Psiquiatria Psicodinâmica
na prática clínica

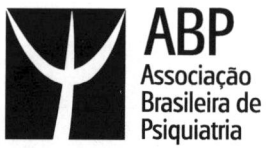

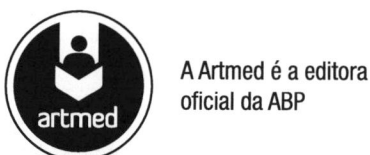

A Artmed é a editora oficial da ABP

NOTA

A medicina é uma ciência em constante evolução. À medida que novas pesquisas e a própria experiência clínica ampliam o nosso conhecimento, são necessárias modificações na terapêutica, em que também se insere o uso de medicamentos. Os autores desta obra consultaram as fontes consideradas confiáveis, num esforço para oferecer informações completas e, geralmente, de acordo com os padrões aceitos à época da publicação. Entretanto, tendo em vista a possibilidade de falha humana ou de alterações nas ciências médicas, os leitores devem confirmar essas informações com outras fontes. Por exemplo, e em particular, os leitores são aconselhados a conferir a bula completa de qualquer medicamento que pretendam administrar, para se certificar de que a informação contida neste livro está correta e de que não houve alteração na dose recomendada nem nas precauções e contraindicações para o seu uso. Essa recomendação é particularmente importante em relação a medicamentos introduzidos recentemente no mercado farmacêutico ou raramente utilizados.

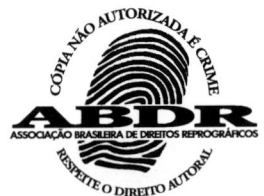

G112p   Gabbard, Glen O.
            Psiquiatria psicodinâmica na prática clínica / Glen O. Gabbard ; tradução: Fernando de Siqueira Rodrigues ; revisão técnica: Gustavo Schestatsky, Gabriela Favalli. – 5. ed. – Porto Alegre : Artmed, 2016.
            xiv, 638 p. : il. ; 23 cm.

            ISBN 978-85-8271-279-5

            1. Psiquiatria. I. Título.

            CDU 616.089

Catalogação na publicação: Poliana Sanchez de Araujo – CRB 10/2094

Glen O. Gabbard

Psiquiatria Psicodinâmica
na prática clínica

5ª Edição

Tradução:
Fernando de Siqueira Rodrigues

Revisão técnica:
Gustavo Schestatsky
Psiquiatra. Especialista e Mestre em Psiquiatria pela Universidade
Federal do Rio Grande do Sul (UFRGS).

Gabriela Favalli
Psiquiatra. Especialista em Psiquiatria da Infância e Adolescência pela UFRGS.
Especialista em Psicoterapia de Orientação Psicanalítica pelo
Centro de Estudos Luís Guedes (CELG)/UFRGS

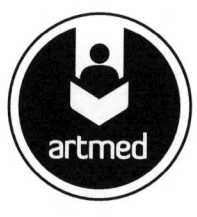

2016

Obra originalmente publicada sob o título *Psychodynamic Psychiatry in Clinical Practice, 5h Edition*
ISBN 9781585624430

First published in the United States by American Psychiatric Publishing, a Division of American Psychiatric Association, Arlington, VA. Copyright ©2014. All rights reserved.

First published in Brazil by Artmed Editora Ltda. in Portuguese. Artmed Editora Ltda. is the exclusive publisher of Psychodynamic Psychiatry in Clinical Practice, Fifth Edition, Copyright ©2014, authored by Glen O. Gabbard, M.D. in Portuguese for distribution Worldwide.

Permission for use of any material in the translated work must be authorized in writing by Artmed Editora Ltda.

The American Psychiatric Association played no role in the translation of this publication from English to the Portuguese language and is no responsible for any errors, omissions, or other possible defects in the translation of the publication.

A American Psychiatric Association não participou da tradução desta publicação do inglês para o português e não é responsável por quaisquer eventuais erros, omissões ou outros defeitos na tradução da publicação.

Gerente editorial: *Letícia Bispo de Lima*

Colaboraram nesta edição:

Coordenadora editorial: *Cláudia Bittencourt*

Editora: *Mirela Favaretto*

Arte sobre capa original: *Márcio Monticelli*

Preparação de originais: *Lisandra Pedruzzi Picon*

Leitura final: *Rebeca Borges*

Editoração: *Techbooks*

Reservados todos os direitos de publicação, em língua portuguesa, à
ARTMED EDITORA LTDA., uma empresa do GRUPO A EDUCAÇÃO S.A.
Av. Jerônimo de Ornelas, 670 – Santana
90040-340 – Porto Alegre – RS
Fone: (51) 3027-7000   Fax: (51) 3027-7070

Unidade São Paulo
Av. Embaixador Macedo Soares, 10.735 – Pavilhão 5 – Cond. Espace Center
Vila Anastácio – 05095-035 – São Paulo – SP
Fone: (11) 3665-1100   Fax: (11) 3667-1333

SAC 0800 703-3444 – www.grupoa.com.br

É proibida a duplicação ou reprodução deste volume, no todo ou em parte, sob quaisquer formas ou por quaisquer meios (eletrônico, mecânico, gravação, fotocópia, distribuição na Web e outros), sem permissão expressa da Editora.

IMPRESSO NO BRASIL
PRINTED IN BRAZIL

A meus professores, pacientes e alunos.

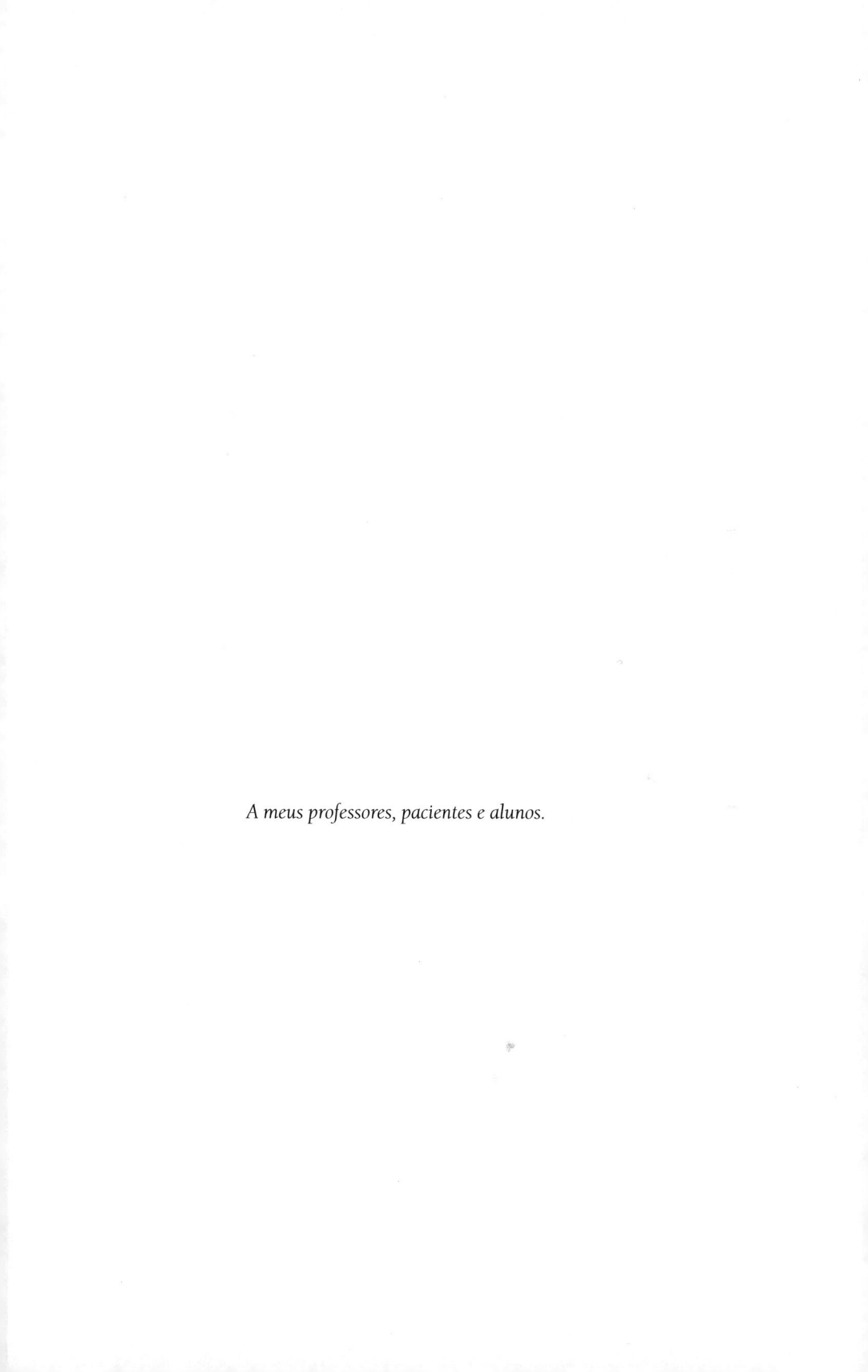

Autor

Glen O. Gabbard, M.D., é professor de psiquiatria da State University of New York – Upstate Medical University, Syracuse, Nova York, e professor clínico de psiquiatria da Baylor College of Medicine, em Houston, Texas. Ele também é analista de treinamento e supervisão do Center for Psychoanalytic Studies em Houston, além de atuar no Gabbard Center, em Bellaire, Texas.

O autor afirma que não tem interesses financeiros ou outras afiliações que representem ou pareçam representar um conflito de interesse com sua contribuição para este livro.

Agradecimentos

O autor agradece a permissão para a reprodução de conteúdos de:
American Psychiatric Association: Diagnostic and Statistical Manual of Mental Disorders, 5th Edition. Washington, DC, American Psychiatric Association, 2013. Partes reproduzidas com permissão.

Gabbard GO: The exit line: heightened transference-countertransference manifestations at the end of the hour. J Am Psychoanal Assoc 30:579–598, 1982. Partes reproduzidas com permissão.

Gabbard GO: The role of compulsiveness in the normal physician. JAMA 254:2926–2929, 1985. Copyright 1985, American Medical Association. Partes reproduzidas com permissão.

Gabbard GO: The treatment of the "special" patient in a psychoanalytic hospital. Int Rev Psychoanal 13:333–347, 1986. Partes reproduzidas com permissão.

Gabbard GO: A contemporary perspective on psychoanalytically informed hospital treatment. Hosp Community Psychiatry 39:1291–1295, 1988. Partes reproduzidas com permissão.

Gabbard GO: Patients who hate. Psychiatry 52:96–106, 1989. Partes reproduzidas com permissão.

Gabbard GO: Splitting in hospital treatment. Am J Psychiatry 146:444–451, 1989. Copyright 1989, American Psychiatric Association. Partes reproduzidas com permissão.

Gabbard GO: Two subtypes of narcissistic personality disorder. Bull Menninger Clin 53:527–532, 1989. Partes reproduzidas com permissão.

Gabbard GO: Psychodynamic psychiatry in the "decade of the brain." Am J Psychiatry 149:991–998, 1992. Copyright 1992, American Psychiatric Association. Partes reproduzidas com permissão.

Gabbard GO, Coyne L: Predictors of response of antisocial patients to hospital treatment. Hosp Community Psychiatry 38:1181–1185, 1987. Partes reproduzidas com permissão.

Gabbard GO, Menninger RW: The psychology of the physician, in Medical Marriages. Edited by Gabbard GO, Menninger RW. Washington, DC, American Psychiatric Press, 1988, pp 23–38. Partes reproduzidas com permissão.

Gabbard GO, Nemiah JC: Multiple determinants of anxiety in a patient with borderline personality disorder. Bull Menninger Clin 49:161–172, 1985. Partes reproduzidas com permissão.

Gabbard GO, Horwitz L, Frieswyk S, et al: The effect of therapist interventions on the therapeutic alliance with borderline patients. J Am Psychoanal Assoc 36:697–727, 1988. Partes reproduzidas com permissão.

Prefácio

Esta nova edição de *Psiquiatria psicodinâmica na prática clínica* está sendo lançada nove anos após a quarta edição. Desde que comecei a escrever este livro, há 25 anos, este foi o maior intervalo de tempo entre as edições. Tanto a American Psychiatric Publishing quanto eu percebemos que era melhor adiar a quinta edição até que o DSM-5 estivesse bem difundido. Como sempre, eu queria que a organização dos capítulos fosse compatível com as categorias do DSM, apesar de não concordar com todas as decisões tomadas pelos grupos de trabalho do manual. Minha preocupação principal é com o fato de o sistema do DSM-5, amplamente ensinado aos residentes, ser, de modo deliberado, ateórico. Eu quero ajudar os clínicos a encontrar uma maneira de manter o pensamento psicodinâmico vivo em seu trabalho com os pacientes. Neste sentido, não devemos perder de vista as complexidades das pessoas se pretendemos ajudá-las ao máximo. Como Hipócrates observou: "É mais importante conhecer a pessoa com a doença do que a doença que a pessoa tem". Assim, após os já costumeiros capítulos introdutórios da Seção I, que atualizam o leitor sobre assuntos como teoria, avaliação, formulação e formas de psicoterapia, reorganizei os capítulos subsequentes de modo que sejam compatíveis com as categorias do DSM-5.

Em alguns casos, adicionei discussões de novas entidades, como a aplicação do pensamento psicodinâmico ao tratamento de pacientes que se enquadram no espectro autista, no Capítulo 13. Também excluí certas discussões do texto, de forma que eu pudesse manter a extensão do livro semelhante à da última edição. No Capítulo 10, incluí o transtorno de estresse pós-traumático e os transtornos dissociativos para que o capítulo estivesse fundamentado nos transtornos psiquiátricos primários relacionados a trauma e estressores. Visto que o DSM-5 aboliu o sistema multiaxial endossado no DSM-IV, eliminei todas as referências aos diversos eixos. Os responsáveis pela versão final do DSM-5 optaram por manter os transtornos da personalidade do mesmo jeito que estavam no DSM-IV, mas eles não estão mais em um eixo separado. Em minha opinião, esse novo desenvolvimento tem implicações tanto positivas como negativas. Por um lado, ele resolve o problema da marginalização dos transtornos da personalidade em um eixo separado (como se não tivessem a mesma importância de todos os outros transtornos psiquiátricos para os psiquiatras); por outro, o reconhecimento especial do papel da personalidade na psiquiatria pode ser um tanto diminuído sem um eixo que chame a atenção para esse domínio.

Visando a preparação desta edição, reuni material relevante ao longo dos vários anos que seguiram à publicação da quarta edição, em 2005, para que eu pudesse atualizar sistematicamente cada capítulo. De fato, o resultado é que todos os 19 capítulos têm novas referências e materiais inéditos. Conforme já observado, alguns conteúdos foram excluídos para manter o tamanho do livro sob controle. Em uma era de reducionismo na sociedade como um todo e na medicina em particular, tentei manter a concepção de mente viva. Os psiquiatras dinâmicos devem ser pensadores biopsicossociais, ainda que nossa ênfase esteja em assuntos como conflito interno, impacto do trauma sobre o pensamento de uma pessoa, fantasias inconscientes, relações objetais internas, estruturas do *self* e mecanismos de defesa. Por essa razão, somos guardiões de uma "chama" que nos lembra que somos muito mais do que nosso genoma ou nosso circuito neural. A ênfase do clínico psicodinâmico está naquilo que é único e idiossincrático em cada um de nós, assim como no papel da neurobiologia nessa individualidade e em como o ambiente influencia o cérebro.

Como sempre, devo muito a meus alunos da Baylor College of Medicine e da State University of New York – Upstate Medical University, em Syracuse, para os quais tive o privilégio de lecionar nos últimos anos. Assim como os melhores professores de um psicoterapeuta são seus pacientes, os alunos são os melhores professores dos educadores. Esta edição do livro reflete meu aprendizado contínuo com os estudantes, que serão meus futuros colegas. Também desejo expressar minha profunda gratidão àqueles membros da American Psychiatric Publishing que me apoiaram ao longo dos meus quase 30 anos de esforços para comunicar minhas ideias aos clínicos de todo o mundo. *Psiquiatria psicodinâmica na prática clínica* já foi traduzido para 11 idiomas e é usado como livro-texto ao redor do mundo. Meu agradecimento especial vai para Rebecca Rinehart, Robert Hales, John McDuffie, Greg Kuny e Bessie Jones, por toda ajuda que me deram na produção deste livro. Em Houston, Jill Craig preparou meticulosamente novas versões do texto original com uma eficiência impressionante. Finalmente, desejo expressar minha gratidão à minha família, em particular à minha esposa, Joyce, que durante toda a produção das cinco diferentes edições deste livro me proporcionou o apoio, o tempo e o espaço necessários para que eu pudesse me concentrar na integração de uma quantidade enorme de informações em um espaço de tempo relativamente breve.

Glen O. Gabbard, M.D.
Bellaire, Texas

Sumário

Seção I
Princípios Básicos e Abordagens de Tratamento na Psiquiatria Dinâmica

1 Princípios básicos da psiquiatria dinâmica — 3

2 As bases teóricas da psiquiatria dinâmica — 33

3 Avaliação psicodinâmica do paciente — 75

4 Tratamentos em psiquiatria dinâmica: psicoterapia individual — 99

5 Tratamentos em psiquiatria dinâmica: terapia de grupo, terapia familiar e de casal e farmacoterapia — 135

6 Tratamentos em psiquiatria dinâmica: contextos com múltiplos profissionais envolvidos no tratamento — 163

Seção II
Abordagens Dinâmicas aos Transtornos do DSM-5

7 Esquizofrenia — 187

8 Transtornos afetivos — 219

9	Transtornos de ansiedade	257
10	Transtornos relacionados a trauma e a estressores e transtornos dissociativos	281
11	Parafilias e disfunções sexuais	311
12	Transtornos relacionados a substâncias e transtornos aditivos e transtornos alimentares	345
13	Transtornos do neurodesenvolvimento e transtornos neurocognitivos	383
14	Transtornos da personalidade do Grupo A: paranoide, esquizoide e esquizotípica	399
15	Transtornos da personalidade do Grupo B: *borderline*	427
16	Transtornos da personalidade do Grupo B: narcisista	481
17	Transtornos da personalidade do Grupo B: antissocial	515
18	Transtornos da personalidade histérica e histriônica	545
19	Transtornos da personalidade do Grupo C: obsessivo-compulsiva, evitativa e dependente	577
	Índice	609

Seção I

Princípios Básicos e Abordagens de Tratamento na Psiquiatria Dinâmica

Capítulo 1

Princípios Básicos da Psiquiatria Dinâmica

> Seria muito mais fácil se pudéssemos evitar o paciente, enquanto exploramos o reino da psicopatologia; seria muito mais simples se pudéssemos nos limitar a examinar a química e a fisiologia de seu cérebro e tratar os eventos mentais como objetos estranhos à nossa experiência imediata, ou como meras variáveis de fórmulas estatísticas impessoais. Ainda que essas abordagens sejam importantes para a compreensão do comportamento humano, elas não conseguem, isoladamente, desvendar ou explicar todos os fatos relevantes. Para podermos adentrar na mente de outra pessoa, devemos mergulhar repetidamente na torrente de suas associações e sentimentos; nós próprios devemos ser o instrumento que os reverbera.
>
> John Nemiah, 1961

A psiquiatria psicodinâmica (termo usado neste livro de forma intercambiável com psiquiatria dinâmica) possui um conjunto diverso de antecessores, incluindo Leibniz, Fechner, o neurologista Hughlings Jackson e Sigmund Freud (Ellenberger, 1970). O termo *psiquiatria psicodinâmica* se refere, em geral, a uma abordagem calcada na teoria e no conhecimento psicanalíticos. A moderna teoria psicodinâmica tem sido vista, com frequência, como um modelo que explica os fenômenos mentais como oriundos do desenvolvimento do *conflito*. Esse conflito deriva de forças inconscientes poderosas que buscam se expressar e requerem monitoramento constante por parte de forças contrárias que evitem sua expressão. Essas forças interativas podem ser conceituadas (com alguma sobreposição) como: 1) um desejo e uma defesa contra o desejo, 2) diferentes instâncias intrapsíquicas, ou partes, com objetivos e prioridades distintos, ou 3) um impulso contrário a uma consciência internalizada das demandas da realidade externa.

A psiquiatria psicodinâmica passou a significar mais do que um modelo de conflito de doença. O psiquiatra dinâmico atual deve, também, compreender o que é geralmente referido como o "modelo deficitário" de doença. Tal modelo é aplicado a pacientes que, por quaisquer razões de desenvolvimento, possuem estruturas psíquicas debilitadas ou ausentes. Esse estado comprometido os impede de se sentirem plenos e seguros de si, e, como resultado, eles necessitam de respostas excessivas de pessoas de seu ambiente para manter a homeostase psicológica. Ainda dentro do âmbito da psiquiatria psicodinâmica, encontra-se, também, o mundo interno inconsciente das relações. Todos os pacientes trazem consigo uma variedade de representações mentais diferentes de aspectos de si próprios e de outras pessoas, muitas das quais podem criar padrões característicos de dificuldades interpessoais. Essas representações do *self* e dos outros formam um mundo de relações objetais internas amplamente inconscientes.

O clínico psicodinâmico atual não pode mais praticar um tipo de psiquiatria separada das influências corporais e socioculturais. De fato, a psiquiatria psicodinâmica deve ser considerada, hoje, como estando situada dentro da estrutura abrangente da psiquiatria *biopsicossocial*. O drástico progresso na genética e na neurociência fortaleceu, paradoxalmente, a posição do psiquiatra psicodinâmico. Agora, temos evidências mais persuasivas, muito mais do que antes, de que muito da vida mental é inconsciente, de que forças sociais do ambiente moldam a expressão dos genes e de que a mente reflete a atividade do cérebro. Atualmente, trabalhamos em uma situação de "ambos/e" em vez de "cada um/ou". Embora seja verdade que todas as funções mentais são, em última instância, produtos do cérebro, isso não significa que a explicação biológica é o melhor ou o mais racional dos modelos para a compreensão do comportamento humano (Cloninger 2004; LeDoux 2012). A neurociência contemporânea não tenta reduzir tudo a genes ou a entidades biológicas. Os neurocientistas bem-informados focam uma abordagem integrativa em vez da redutiva e reconhecem que os dados psicológicos são tão válidos cientificamente quanto os achados biológicos (LeDoux 2012).

Acima de tudo, a psiquiatria psicodinâmica é um *modo de pensar* – não apenas a respeito do paciente, mas também sobre si próprio na relação interpessoal entre o paciente e o terapeuta. Na verdade, para caracterizar a essência da psiquiatria dinâmica, pode-se muito bem utilizar a seguinte definição: *a psiquiatria psicodinâmica é uma abordagem do diagnóstico e do tratamento caracterizada por um modo de pensar a respeito do paciente e do clínico que inclui conflito inconsciente, déficit e distorções de estru-*

turas intrapsíquicas e relações objetais internas, e que integra esses elementos com achados contemporâneos das neurociências.

Essa definição apresenta um desafio para o clínico psicodinâmico. Como integrar o domínio da mente com o domínio do cérebro? A psiquiatria já avançou para além da noção cartesiana do dualismo da substância. Reconhecemos que a mente é a atividade do cérebro (Andreasen, 1997) e que ambos estão intrinsecamente ligados. De certa maneira, as referências à mente e ao cérebro se tornaram uma forma de código para diferentes modos de se pensar a respeito de nossos pacientes e de seus tratamentos (Gabbard, 2005). Polaridades presumidas, como genes *versus* ambiente, medicamento *versus* psicoterapia e biológico *versus* psicossocial, são muitas vezes incluídas de modo superficial em categorias de cérebro e mente. Essas dicotomias são problemáticas e costumam ruir quando estudamos quadros clínicos em psiquiatria. Os genes e o ambiente estão inextricavelmente conectados na moldagem do comportamento humano. A promessa do genoma humano e da "medicina personalizada" não foi cumprida. Termos como *herdabilidade* têm se tornado cada vez mais desprovidos de sentido e redutivos à luz da influência ambiental sobre os genes (Keller, 2011). O arroubo de entusiasmo inicial em relação à medicina personalizada como conhecimento com base na genômica começou a ser desafiado por uma série de críticos. Horwitz e colaboradores (2013), por exemplo, referem-se a essa tendência como "medicina despersonalizada", pois, sem as considerações ambientais, sociais e clínicas que afetam os resultados da doença, as informações genômicas são desapontadoras. A "pessoa" precisa ser levada em conta. A experiência suspende a função de transcrição de alguns genes, enquanto ativa a de outros. Os estressores psicossociais, como o trauma interpessoal, podem ter efeitos biológicos profundos ao alterarem o funcionamento do cérebro. Ademais, pensar na psicoterapia como um tratamento para "transtornos com base psicológica" e em medicamentos como um tratamento para "transtornos biológicos ou cerebrais" é uma distinção ilusória. O impacto da psicoterapia sobre o cérebro está bem-estabelecido (ver Gabbard, 2000).

Um exemplo ilustrativo de como o trauma interpessoal possui efeitos abrangentes sobre a biologia e a psicologia da "pessoa" surge de recentes pesquisas com uso de imagens de adultos que sofreram abuso durante a infância (Heim et al., 2013). Em um estudo controlado, esses indivíduos que sofreram abuso sexual quando eram crianças tiveram um adelgaçamento cortical no campo da representação genital do córtex somatossensorial primário, ou seja, no "homúnculo" onde diferentes áreas corporais são representadas. Pode-se inferir que uma neuroplasticidade dessa natureza possa proteger a criança do processamento sensorial de experiências de abuso específicas, mas ela pode deixar o indivíduo "dormente" na área genital quando for adulto. Essa experiência subjetiva irá, por sua vez, moldar como o jovem integra a sexualidade no sentido de um *self* adulto, um exemplo em que um "déficit" com base na biologia pode contribuir para o conflito psicológico no curso do desenvolvimento.

Quando deixamos de lado a polarização mente e cérebro e enxergamos o paciente como um ser humano em um contexto biopsicossocial, estamos, contudo, diante do problema de que a mente e o cérebro não são idênticos. Nossas mentes certamente refletem a atividade do cérebro, mas a mente não pode ser reduzida a explicações neurocientíficas (Edelson, 1988; LeDoux, 2012; McGinn, 1999; Pally, 1997; Searle, 1992). O uso das tecnologias de imagem de ressonância magnética funcional (RMf) e de tomografia por emissão de pósitrons (PET) levou a enormes considerações em relação à compreensão do funcionamento cerebral. Entretanto, há um risco inerente nessas tecnologias se equipararmos o *self* com o que vemos em um escaneamento cerebral. As tecnologias de escaneamento proporcionam uma maneira conveniente de se externalizar problemas, já que se pode dizer que há algo de errado com "meu cérebro" em vez de que há algo de errado "comigo" (Dumit, 2004).

Se reconhecemos que a mente e o cérebro não são idênticos, qual é a diferença? Em primeiro lugar, o cérebro pode ser observado a partir de uma perspectiva de terceira pessoa. Ele pode ser retirado do crânio e pesado durante a necropsia. Ele pode ser dissecado e examinado em um microscópio. A mente, por sua vez, não pode ser percebida da mesma forma e, portanto, só pode ser conhecida a partir de dentro. A mente é privada. Em vez de recorrer a uma forma ultrapassada de dualismo da substância, os psiquiatras e neurocientistas contemporâneos usam com frequência o constructo de *dualismo explicativo* (Kendler, 2001). Esse tipo de dualismo reconhece que há duas maneiras diferentes de se conhecer ou compreender, que exigem dois tipos diferentes de explicações (LeDoux, 2012). Um tipo de explicação é em primeira pessoa e psicológica, enquanto o outro tipo é em terceira pessoa ou biológica. Nenhuma das abordagens fornece uma explicação completa por si só. Para complicar as coisas ainda mais, conforme observa Damasio (2003): "Consciência e mente não são sinônimos" (p. 184). Em uma variedade de condições neurológicas, várias evidências demonstram que os processos mentais continuam, mesmo que a consciência esteja prejudicada.

No prefácio deste livro, comentei que integramos "cérebro" e "mente" com o intuito de conhecer a "pessoa". Afinal, é uma pessoa que está buscando ajuda. Mas o que é a *pessoa*? Uma definição de dicionário nos diria que se trata de um ser ou *self* real. Contudo, definir o *self* também não é uma tarefa simples. É complicado porque é tanto sujeito quanto objeto. Na frase "Eu penso em mim mesmo", há um "eu" fenomenal, sobre o qual os filósofos escrevem a respeito, e uma representação consciente do *self*. Certamente, outro aspecto do *self* é o conjunto de memórias pessoais que são filtradas pelas lentes próprias do indivíduo com base nos significados que são altamente personalizados. Além disso, partes do *self* estão ocultas para nós – é mais provável que sejamos conscientes das partes desejáveis do *self*, ao mesmo tempo em que reprimimos ou rejeitamos as partes que não gostamos muito. Uma das lições da psiquiatria dinâmica é a de que todos somos mestres do autoengano. A maioria de nós não se conhece tão bem. Outra complicação é a de que não há um *self* monolítico. A maioria de nós possui múltiplas facetas do *self*, que são acionadas pelos diferentes contextos. A cultura é um desses contextos. A cultura asiática, por exemplo, não está centrada na experiência do *self*, e um *self interdependente* é criado pela paternidade/maternidade que foca o contexto social (Jen, 2013).

A próxima complicação que encontramos ao tentarmos definir o que queremos dizer exatamente com *pessoa* é a de que o *self* e a *pessoa* não são a mesma coisa. A distinção pode ser ilustrada dividindo-se o *self* vivenciado subjetivamente do *self* observado por outras pessoas. Quando as pessoas se veem em uma gravação em vídeo, elas raramente ficam satisfeitas. Elas pensam consigo mesmas: "Minha aparência não é assim" ou "Minha voz não soa dessa maneira!". Porém, se elas perguntarem para as outras pessoas presentes, receberão a resposta de que elas têm de fato aquela aparência e sua voz é daquele jeito. A verdade é simples: não nos enxergamos como os outros nos enxergam. Qual é a versão mais verdadeira do *self*: o *self* vivenciado subjetivamente ou o *self* observado? A pergunta não pode ser respondida adequadamente porque ambas as versões são essenciais para se conhecer quem a *pessoa* é. Cada uma delas é incompleta: não podemos ver como somos percebidos pelos outros, mas os outros nem sempre percebem como nos sentimos por dentro. O conhecimento sobre a condição da pessoa requer uma integração das perspectivas interna e externa.

Resumindo, a *pessoa* desafia a categorização fácil: envolve aquilo que é único e idiossincrático – um amálgama complexo de múltiplas variáveis. Eis alguns dos principais determinantes da *pessoa*:

1. A experiência subjetiva de alguém, baseada em uma narrativa histórica única, que é filtrada pelas lentes de significados específicos.
2. Um conjunto de conflitos (e as defesas associadas), representações e autoenganos conscientes e inconscientes.
3. Um conjunto de interações internalizadas com outras pessoas e que são revividas inconscientemente, criando impressões nas outras pessoas.
4. Nossas características físicas.
5. Nosso cérebro como um produto de genes que interagem com forças do ambiente e a criação de redes neurais pela experiência cumulativa.
6. Nossa origem sociocultural.
7. Nossas crenças religiosas/espirituais.
8. Nosso estilo cognitivo e nossas capacidades.

Ao longo deste texto, em nossa busca pela pessoa, as explicações psicológicas serão enfatizadas, mas os fundamentos neurobiológicos também serão salientados, assim como as áreas de integração entre o psicológico e o biológico. O domínio da mente e o domínio do cérebro têm linguagens diferentes. O psiquiatra dinâmico moderno deve se esforçar para ser bilíngue: tanto a linguagem do cérebro quanto a da mente devem ser dominadas para se conhecer a *pessoa* e para que o paciente seja cuidado da melhor maneira possível (Gabbard, 2005).

Embora a psicoterapia dinâmica seja uma das ferramentas principais no arsenal terapêutico do psiquiatra dinâmico, ela não é sinônimo de psiquiatria dinâmica. O psiquiatra dinâmico emprega uma ampla variedade de intervenções terapêuticas, que dependem da avaliação dinâmica das necessidades do paciente. A psiquiatria dinâmica simplesmente fornece uma estrutura conceitual coerente, dentro da qual todos os tratamentos são prescritos. Independentemente de o tratamento ser psicoterapia dinâmica ou farmacoterapia, ele é *informado de modo dinâmico*. De fato, um componente crucial da competência de especialista do psiquiatra dinâmico é saber quando evitar a psicoterapia exploratória em favor de tratamentos que sejam menos ameaçadores para o equilíbrio psíquico do paciente.

Os psiquiatras dinâmicos de hoje devem exercer sua prática no contexto dos avanços impressionantes das neurociências. O ambiente da prática também é caracterizado por uma grande diversidade de grupos culturais, religiosos, étnicos e raciais, cujas experiências culturais são internalizadas e afetam profundamente a forma com que eles pensam e sentem, bem como as manifestações de quaisquer sintomas psiquiátricos que possam surgir. Portanto, um psiquiatra dinâmico contemporâneo esforça-se constantemente para integrar *insights* com compreensão biológica da doença e fatores culturais que influenciam o resultado final da "pessoa". No entanto, todos os psiquiatras dinâmicos ainda são guiados por um número apreciável de princípios consagrados pelo tempo e derivados da teoria e da técnica psicanalítica, os quais proporcionam à psiquiatra psicodinâmica seu caráter único.

O valor único da experiência subjetiva

A psiquiatria dinâmica torna-se mais bem-definida ao ser contrastada com a psiquiatria descritiva. Os profissionais da última categorizam os pacientes de acordo com aspectos fenomenológicos e comportamentais comuns. Eles desenvolvem listas de sintomas que lhes permitem classificar os pacientes de acordo com grupos similares de sintomas. A experiência subjetiva do paciente é menos importante, exceto quando utilizada para informar itens na lista de sintomas. Os psiquiatras descritivos com uma orientação comportamental argumentam que a experiência subjetiva do paciente é periférica em relação à essência do diagnóstico e do tratamento psiquiátrico, os quais devem estar fundamentados no comportamento observável. A visão comportamental mais radical é a de que o comportamento e a vida mental são sinônimos (Watson, 1924/1930). Além disso, o psiquiatra descritivo está interessado, sobretudo, no quanto um paciente é *semelhante* aos outros pacientes com aspectos congruentes, em vez de no quanto ele é *diferente* deles.

Diferentemente, os psiquiatras dinâmicos abordam seus pacientes tentando determinar aquilo que cada um tem de único – como determinado paciente *difere* dos demais como resultado de uma história de vida singular. Os sintomas e os comportamentos são vistos apenas como as trajetórias comuns finais de experiências subjetivas altamente personalizadas, que filtram os determinantes biológicos e ambientais da doença. Além disso, os psiquiatras dinâmicos atribuem extremo valor ao mundo interno do paciente – fantasias, sonhos, medos, esperanças, impulsos, desejos, autoimagens, percepções dos outros e reações psicológicas aos sintomas.

Os psiquiatras descritivos que chegassem a uma caverna fechada e localizada na lateral de uma montanha poderiam muito bem descrever, em detalhes, as características da enorme rocha que obstrui a entrada da caverna, desconsiderando seu interior por esse ser inacessível e, portanto, imperscrutável. Diferentemente, os psiquiatras dinâmicos ficariam curiosos a respeito dos recantos obscuros da caverna que estivessem além da rocha. Como os psiquiatras descritivos, eles repariam nas marcas na entrada, mas as considerariam de forma diferente. Eles gostariam de saber como o exterior da caverna reflete aquilo que está em seu interior. É provável que ficassem curiosos com relação à necessidade de proteger o interior com uma rocha na entrada.

O inconsciente

Continuando com nossa metáfora da caverna, o psiquiatra dinâmico descobriria uma maneira de remover a rocha, entrar nos recantos obscuros da caverna e, talvez com uma lanterna, iluminar seu interior. Os artefatos no chão ou as marcas nas paredes seriam de especial interesse para o explorador, pois eles esclareceriam a história dessa caverna. O borbulhar contínuo de água vertendo do solo poderia sugerir um manancial subterrâneo aplicando pressão de baixo para cima. O psiquiatra dinâmico estaria particularmente interessado em explorar as profundezas da caverna. Até que ponto ela adentraria na montanha? A parede do fundo seria o limite verdadeiro que definiria o espaço interno, ou se trataria de uma "falsa parede", que dá passagem para profundidades ainda maiores?

Como a metáfora da caverna sugere, um segundo princípio definidor da psiquiatria dinâmica é o modelo conceitual da mente que inclui o inconsciente. Freud (1915/1963) reconheceu dois tipos diferentes de conteúdo mental inconsciente: 1) o pré-consciente (i.e., os conteúdos mentais que podem ser facilmente trazidos à consciência ao se deslocar, simplesmente, a atenção da pessoa) e 2) o inconsciente propriamente dito (i.e., os conteúdos mentais que são censurados por serem inaceitáveis e, portanto, reprimidos, não sendo trazidos facilmente à consciência).

Juntos, os sistemas mentais inconsciente, pré-consciente e consciente da mente compõem o que Freud (1900/1953) chamou de *modelo topográfico*. Ele acabou se convencendo da existência do inconsciente por conta de duas evidências clínicas principais: os sonhos e as parapraxias. A análise dos sonhos revelou que um desejo infantil inconsciente era, geralmente, a força motivadora por trás dos sonhos. A construção do sonho disfarçava o desejo, de modo que a análise do sonho era necessária para discernir a verdadeira natureza do desejo. As *parapraxias* consistem em fenômenos como lapsos de linguagem, ações "acidentais", além de esquecimento ou substituição de nomes ou palavras. Uma datilógrafa, por exemplo, escrevia repetidamente "morte" quando, na verdade, queria escrever "mãe". A noção de "lapso freudiano" já é parte integral de nossa cultura e designa a revelação involuntária de desejos ou sentimentos inconscientes da pessoa. Freud (1901/1960) usou esses incidentes embaraçosos para ilustrar a emergência súbita de desejos reprimidos e demonstrar os paralelos entre os processos mentais do cotidiano e os que ocasionam a formação de sintomas neuróticos.

O psiquiatra dinâmico vê os sintomas e os comportamentos como reflexos (ou parte) de processos inconscientes que têm por objetivo a defesa contra desejos e sentimentos reprimidos, assim como a rocha protege os conteúdos da caverna de serem expostos. Além disso, os sonhos e as parapraxias são como os trabalhos artísticos nas paredes das cavernas – comunicações, simbólicas ou não, que, no presente, transmitem mensagens de um passado remoto. O psiquiatra dinâmico deve estar bem-familiarizado com esse reino obscuro para explorá-lo sem maiores dificuldades.

Outra maneira primária em que o inconsciente se manifesta no contexto clínico é por meio do comportamento não verbal do paciente em relação ao clínico. Certos padrões característicos de relacionamento com os outros, estabelecidos na infância, tornam-se internalizados e são desempenhados de modo automático e inconsciente como parte do caráter do paciente. Sendo assim, certos pacientes podem, em consequência disso, agir com deferência em relação ao clínico, enquanto outros se comportam de forma bastante rebelde. Essas formas de relacionamento estão estreitamente vinculadas à noção de memória procedural de Squire (1987), que ocorre fora do âmbito da memória consciente, verbal e narrativa.

Os estudos dos sistemas de memória ampliaram em muito o conhecimento sobre o comportamento no contexto clínico. Uma distinção amplamente utilizada, e que é relevante para o pensamento psicodinâmico, é a diferenciação dos tipos de memória em explícita (consciente) e implícita (inconsciente).

A memória explícita pode ser *genérica*, envolvendo conhecimento de fatos ou ideias, ou *episódica*, envolvendo memórias de incidentes autobiográficos específicos. A memória implícita envolve comportamento observável do qual o indivíduo não é consciente. Um tipo de memória implícita é a memória *procedural*, que envolve o conhecimento de habilidades, como tocar piano e "conhecer o procedimento padrão" de como se relacionar socialmente com os outros. Os esquemas inconscientes referidos como relações objetais internas são, até certa medida, memórias procedurais, as quais são repetidas incessantemente em uma variedade de situações interpessoais. Outro tipo de memória implícita é de natureza *associativa* e envolve conexões entre palavras, sentimentos, ideias, pessoas, eventos ou fatos. Por exemplo, um indivíduo pode ouvir uma música em particular e sentir-se inexplicavelmente triste porque essa música estava tocando no rádio quando chegou a notícia da morte de um parente.

A noção de que uma parte considerável da vida mental é inconsciente é, muitas vezes, desafiada por críticos da psicanálise, mas ela foi amplamente validada pela literatura oriunda da psicologia experimental (Westen, 1999a, 1999b). Os sujeitos de pesquisa que apresentam lesões bilaterais no hipocampo têm grande dificuldade para entender que dois eventos distintos estão conectados, mas suas respostas emocionais sugerem que eles fazem uma conexão inconsciente entre dois eventos (Bechara et al., 1995). A apresentação subliminar de estímulos que possuem significados emocionais ou psicodinâmicos aos sujeitos de pesquisa demonstrou influenciar uma ampla variedade de comportamentos, apesar de as pessoas não terem consciência dos estímulos (Weinberger e Hardaway, 1990). Estudos de potenciais cerebrais relacionados a eventos demonstram que as palavras emotivas evocam ondas alfa no eletroencefalograma, diferentes daquelas evocadas por palavras neutras, mesmo antes de elas terem sido reconhecidas de forma consciente. Em um estudo, uma equipe de clínicos avaliou quais conflitos eram relevantes para sintomas identificados nos pacientes. Palavras refletindo tais conflitos foram, então, selecionadas e apresentadas tanto subliminarmente quanto supraliminarmente aos pacientes (Shevrin et al., 1996). Diferentes padrões de resposta foram documentados para as palavras conscientemente relacionadas aos sintomas do paciente e para aquelas que, de modo hipotético, estavam relacionadas ao inconsciente.

Estudos que revelam tendências racistas inconscientes têm validado de modo bastante impressionante o papel que o inconsciente desempenha, continuamente, nas interações humanas. Muitos dos dados sobre esse fenômeno derivam do Teste de Associação Implícita, que apresenta *flashes* de imagens de rostos negros e brancos aos sujeitos, com adjetivos descritivos positivos e negativos (Banaji e Greenwald, 2013). Os pesquisadores chegaram à conclusão de que, mesmo quando os sujeitos pretendiam associar descrições positivas aos rostos negros tão rápido como faziam com os rostos brancos, eles eram incapazes de fazê-lo. A partir desses estudos, verifica-se que cerca de 75% por cento dos norte-americanos têm uma preferência inconsciente e automática pelos brancos em detrimento dos negros. Uma porcentagem semelhante tende a criar estereótipos de gênero, orientação sexual, idade, peso corporal, deficiência e nacionalidade.

No Estados Unidos, a eleição presidencial de 2008 trouxe à tona mais uma demonstração de funcionamento mental inconsciente. Galdie e colaboradores (2008) desenvolveram uma tarefa de categorização computadorizada bastante veloz para analisar associações mentais automáticas. Eles compararam as associações a medições de autoavaliação para analisar crenças e preferências conscientemente adotadas. As associações automáticas dos participantes politicamente indecisos predisseram mudanças nas crenças e escolhas conscientes relatadas durante uma semana. Os pesquisadores concluíram que aqueles que eram conscientemente indecisos muitas vezes já haviam feito sua escolha de forma inconsciente. Eles observaram que, até mesmo em questões importantes de escolha política, as pessoas pareciam não ter consciência de sua própria inconsciência. Elas davam razões para suas preferências, mas essas razões eram claras confabulações. Mesmo quando as pessoas não sabiam por que tinham votado da maneira como fizeram, ao serem indagadas, elas raramente respondiam "Não sei".

A noção de Freud de que as pessoas tentam ativamente se esquecer de experiências passadas indesejadas foi confirmada pela pesquisa com RMf (Anderson et al., 2004). O processo envolve uma nova forma de interação recíproca entre o córtex pré-frontal e o hipocampo (Fig. 1–1). Quando os sujeitos controlam memórias indesejadas, há um aumento na ativação pré-frontal dorsolateral associado a uma redução na ativação do hipocampo. A magnitude do esquecimento é predita pelas ativações pré-frontal, cortical e do hipocampo direito.

Determinismo psíquico

Afirmar que os sintomas e o comportamento são manifestações externas de processos inconscientes é tocar no terceiro princípio da psiquiatria dinâmica: o determinismo psíquico. A abordagem psicodinâmica afirma que somos conscientemente confusos e inconscientemente controlados. Vivenciamos nosso cotidiano como se tivéssemos liberdade de escolha, mas temos, na realidade, muito mais limitações do que pensamos. Somos, em grande parte, personagens que seguem um roteiro escrito pelo inconsciente. Nossas escolhas de parceiro conjugal, nossos interesses vocacionais e até nossos passatempos não são selecionados aleatoriamente; eles são moldados por forças inconscientes que se relacionam de modo dinâmico entre si.

Por exemplo, uma jovem mulher aprendeu durante a psicoterapia que sua opção pela medicina como carreira profissional foi profundamente definida por eventos de sua infância e por suas reações a esses eventos. Quando ela tinha 8 anos de idade, sua mãe sucumbiu ao câncer. A garota, ao testemunhar essa tragédia, sentiu-se desamparada e impotente naquele momento, e sua decisão de ser médica foi parcialmente determinada por um desejo inconsciente de adquirir domínio e controle sobre a doença e a morte. Em um nível inconsciente, ser uma médica era uma tentativa de dominar ativamente um trauma vivenciado de forma passiva. Em um nível consciente, ela simplesmente percebeu a medicina como uma área fascinante e atraente. Quando o comportamento humano torna-se significativamente sintomático, os limites da escolha se mostram mais óbvios. Um homem que só consegue atingir o orgasmo durante a masturbação, imaginando-se humilhado por um sádico musculoso, perdeu a liberdade de escolha de suas fantasias sexuais. O psiquiatra dinâmico aborda esses sintomas com a compreensão de que eles representam adaptações às demandas de um roteiro inconsciente, forjado por uma mistura de forças biológicas, problemas precoces de apego, defesas, relações objetais e perturbações do *self*. Em suma, o comportamento tem significado.

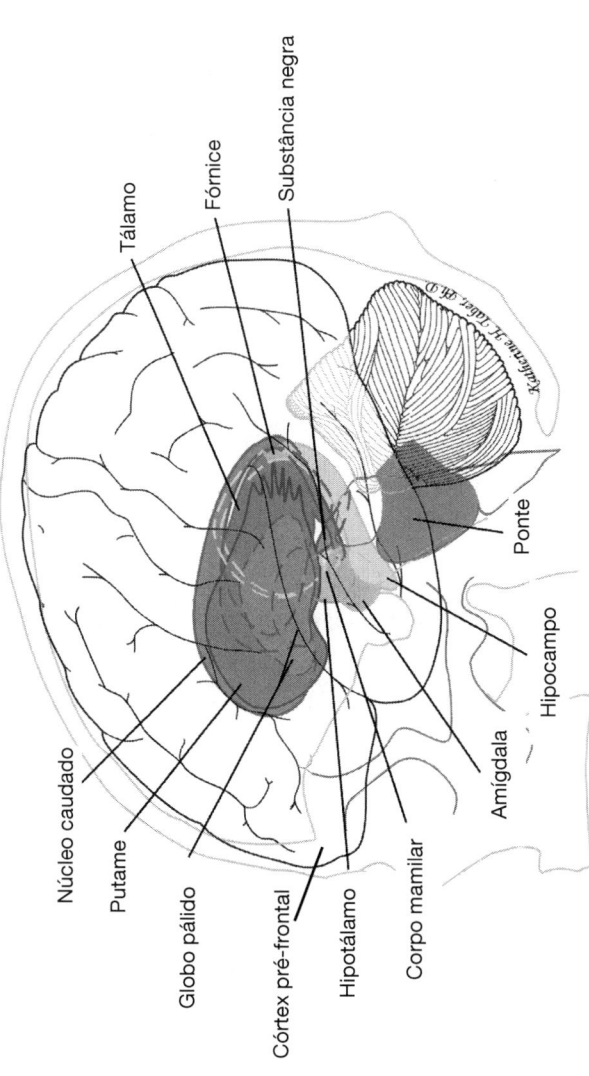

FIGURA 1-1 Esquema (visão lateral sagital) ilustrando as posições relativas do córtex pré-frontal e do hipocampo.

Fonte: Reimpressa a partir de Hurley RA, Hayman LA, Taber KH: "Clinical Imaging in Neuropsychiatry," in The American Psychiatric Publishing Textbook of Neuropsychiatry and Clinical Sciences, 4th Edition. Editada por Yudofsky SC, Hales RE. Washington, DC, American Psychiatric Publishing, 2002, p. 245-283. Copyright 2002, American Psychiatric Publishing. Utilizada com permissão.

O significado raramente é tão simples e direto como o exemplo da médica recém-citado. Mais comumente, um único comportamento ou sintoma serve a diversas funções e soluciona muitos problemas. Conforme foi observado por Sherwood (1969), "Freud defendia claramente que as causas do comportamento eram *tanto* complexas (sobredeterminadas) *quanto* múltiplas (no sentido de serem conjuntos alternados de condições suficientes)" (p. 181). Em outras palavras, certos comportamentos ou sintomas são, às vezes, causados por uma constelação de fatores intrapsíquicos específicos, mas em outras circunstâncias eles são produzidos por uma grande variedade de forças etiológicas diferentes. É suficiente dizer que a visão psicodinâmica do comportamento humano o define como o resultado final de muitas forças conflitantes diferentes, que servem a uma variedade de funções distintas e correspondem tanto às demandas da realidade quanto às necessidades inconscientes.

O princípio do determinismo psíquico, embora seja certamente uma noção fundamental, exige duas advertências. Primeiro, os fatores inconscientes não determinam todos os comportamentos ou sintomas. Quando um paciente com doença de Alzheimer se esquece do nome de sua esposa, isso provavelmente não é uma parapraxia. Quando um paciente com convulsões parciais complexas abotoa e desabotoa sua camisa ritualisticamente durante o momento de uma convulsão, é provável que o sintoma possa ser atribuído a um foco irritativo do lobo temporal. A tarefa do psiquiatra dinâmico é separar os sintomas e os comportamentos que podem ser explicados por fatores dinâmicos daqueles que não podem. A segunda advertência deriva da experiência com pacientes que não fazem qualquer esforço para mudar seu comportamento porque alegam ser vítimas passivas de forças inconscientes. Dentro do conceito do determinismo psíquico, há espaço para escolha. Embora possa ser mais limitada do que gostamos de pensar, a intenção consciente para mudar pode ser um fator influente na recuperação dos sintomas (Appelbaum, 1981). O psiquiatra dinâmico deve ter cautela com o paciente que justifica a continuidade de sua doença invocando o determinismo psíquico.

O passado é o prólogo

Um quarto princípio básico de psiquiatria dinâmica é o de que as experiências da infância são determinantes cruciais da personalidade adulta. Nas palavras sucintas de William Wordsworth: "A criança é o pai do homem". O psiquiatra dinâmico escuta com atenção quando um paciente fala de lembranças da infância, pois sabe que essas experiências podem desempenhar um papel decisivo nos problemas atualmente apresentados. A etiologia e a patogênese estão, de fato, frequentemente vinculadas a eventos da infância na ótica dinâmica. Em alguns casos, um trauma evidente, como o incesto ou o abuso físico, leva a perturbações na personalidade adulta. Mais frequentemente, os padrões crônicos e repetitivos de interação dentro da família possuem uma maior importância etiológica.

O ponto de vista dinâmico também leva em consideração o fato de que os bebês e as crianças percebem seu ambiente por meio de filtros altamente subjetivos, que podem distorcer as qualidades reais daqueles que estão à sua volta. Similarmente, certas crianças são constitucionalmente difíceis de serem criadas, não importando o quão efetivos seus pais possam ser. Há tempos que as pesquisas vêm revelando uma série de temperamentos constitucionais distintos em recém-nascidos (Thomas e Chess, 1984). A etiologia de algumas doenças psiquiátricas pode estar relacionada com o nível de "adequação" entre o temperamento da criança e o temperamento da figura parental. A criança hiperirritável, que se daria razoavelmente bem com uma mãe calma e com reações moderadas, poderia se dar muito mal com uma mãe de temperamento irritadiço. Esse modelo de "boa adequação" evita que se culpe os pais ou as crianças pelos problemas psiquiátricos delas.

As teorias do desenvolvimento infantil sempre foram centrais para a psiquiatria dinâmica. Freud postulou que uma criança passa por três estágios psicossexuais principais em sua trajetória para a maturidade. Cada um desses estágios – o oral, o anal e o genital – está associado a uma zona do corpo em particular, na qual Freud acreditava que a libido ou a energia sexual da criança estava concentrada. Como resultado do trauma ambiental, dos fatores constitucionais ou de ambos, uma criança pode ter seu desenvolvimento detido na fase oral ou anal, resultando em uma fixação que é mantida na vida adulta. Sob estresse, o adulto pode regredir para essa fase mais primitiva do desenvolvimento e manifestar a organização mental da gratificação instintiva associada àquela fase. Apesar de Freud ter reconstruído o desenvolvimento infantil retrospectivamente, com base nos relatos de pacientes adultos em psicanálise, investigadores psicanalíticos que vieram depois dele estudaram o desenvolvimento prospectivamente, por meio da observação direta de bebês e crianças. Essas teorias são discutidas mais detalhadamente no Capítulo 2.

A perspectiva desenvolvimental do pensamento psicodinâmico foi desafiada, recentemente, por uma onda de reducionismo genético. A decodificação do genoma humano foi um grande avanço da ciência, mas tem havido uma tendência desconcertante de ver o genoma como sinônimo de humanidade. O especialista em bioética Alex Mauron (2001) enfatizou que a identidade pessoal não se sobrepõe à identidade genômica. Gêmeos monozigóticos com genomas idênticos podem ser indivíduos extremamente distintos. Felizmente, essa tendência reducionista resultou em uma forte reação por parte dos principais cientistas, que enfatizaram que os genes estão em constante interação com o ambiente e que o DNA não significa destino. Como observou Robinson (2004): "Agora podemos estudar os genes com detalhes suficientes para irmos além do debate natureza-criação. Hoje, está claro que o DNA é tanto herdado quanto ambientalmente responsivo" (p. 397). De modo paradoxal, a pesquisa genética contemporânea e o estudo da plasticidade cerebral mostraram que os genes são altamente regulados por sinais ambientais ao longo de toda a vida (Hyman, 1999). A dotação genética de um indivíduo influencia o tipo de cuidados parentais que ele recebe, e esse *input* de desenvolvimento recebido dos pais e de outras figuras do ambiente pode, por sua vez, influenciar a leitura posterior do genoma. As conexões neurais entre o córtex, o sistema límbico e o sistema nervoso autônomo se ligam em circuitos, de acordo com as experiências específicas do organismo em desenvolvimento. Consequentemente, os circuitos de emoções e lembranças estão vinculados por causa dos padrões consistentes de conexão que resultam de estímulos e do ambiente. Esse padrão de desenvolvimento é frequentemente resumido da seguinte forma: "Neurônios que disparam unidos permanecem unidos" (Schatz, 1992, p. 64).

Pesquisas com primatas tem sido particularmente úteis na demonstração de como as influências ambientais podem prevalecer sobre as tendências genéticas. Suomi (1991) observou que cerca de 20% dos bebês que foram criados por suas mães, em sua colônia de macacos, reagiram a breves separações com aumento dos níveis de cortisol e adrenocorticotrofina, reações depressivas e metabolismo excessivo de norepinefrina. Tal vulnerabilidade pareceu ser genética. Contudo, quando mães com características cuidadoras incomuns dentro da colônia de macacos eram colocadas com esses bebês, a vulnerabilidade inata em relação à ansiedade de separação desaparecia. Ao crescerem, esses macacos ascenderam ao topo da hierarquia social da colônia, sugerindo que essas "supermães" os ajudaram a desenvolver sua sensibilidade inata em um sentido adaptativo, que permitiu que eles fossem mais sintonizados com os sinais sociais e respondessem as esses sinais de uma maneira mais vantajosa para eles.

Das populações de campo de macacos *Rhesus*, 5 a 10% são incomumente impulsivos, insensíveis e agressivos em suas interações com outros membros do grupo (Suomi, 2003). Os macacos *Rhesus*, que partilham aproximadamente 95% de seus genes com os seres humanos, também mostram características comuns no vínculo entre a agressão impulsiva e as medidas do metabolismo serotonérgico (Higley et al., 1991). Há uma relação inversa entre medidas das concentrações do ácido 5-hidroxindolacético (5-HIAA) no líquido cerebrospinal (LCS) e medidas de agressão impulsiva. No entanto, a propensão herdada de desenvolver padrões de agressividade impulsiva pode ser modificada substancialmente por experiências precoces envolvendo relacionamentos de apego social. Os macacos criados por seus pares apresentam de forma consistente concentrações mais baixas de 5-HIAA no LCS do que aqueles criados por suas mães.

O gene transportador de serotonina (*5HTT*) tem uma ampla variação em sua região promotora, o que resulta em uma variação dos alelos na expressão do *5HTT*. Um alelo "curto" (*LS*) confere baixa eficiência de transcrição ao promotor 5HTT em relação ao alelo "longo" (*LL*), sugerindo que a baixa expressão do 5HTT pode resultar na diminuição da função serotonérgica. Bennett e colaboradores (2002) descobriram que concentrações de 5-HIAA no LCS não diferiam, como uma função da condição do *5HTT,* para os sujeitos criados pela mãe, enquanto este macacos criados por seus pares, os indivíduos com o alelo *LS* tinham concentrações significativamente mais baixas de 5-HIAA no LCS do que aquele com o alelo *LL*. Ser criado pela própria mãe pareceu proteger de quaisquer efeitos deletérios potenciais do alelo *LS* sobre o metabolismo de serotonina. Entretanto, os macacos com o polimorfismo *LS* criados por seus pares exibiam níveis muito maiores de agressão impulsiva do que suas contrapartes com o polimorfismo *LL* criados por seus pares, os quais exibiam níveis baixos de agressão impulsiva, semelhantes aos dos macacos *LL* e *LS* criados por suas mães, sugerindo mais uma vez um efeito protetor da criação materna.

Os macacos *Rhesus* com concentrações baixas de 5-HIAA no LCS também tenderam a consumir mais álcool em uma situação de *"happy hour"* em que uma bebida com 7% de etanol e sabor de aspartame estivesse disponível (Suomi, 2003). Aqui, os dados sobre os efeitos da proteção maternal refletem de forma clara o papel do ambiente sobre a influência dos genes. Os macacos criados por seus pares e com o alelo *LS* consumiam mais álcool do que os macacos criados por seus pares e com o alelo *LL*. Ocorria exatamente o contrário caso os sujeitos fossem criados por suas mães. O alelo *LS* resultou, na verdade, em menor consumo de álcool do que o alelo *LL*. Os investigadores concluíram que o alelo curto do gene *5HTT* pode muito bem levar à psicopatologia entre os macacos *Rhesus* que têm história de criação precoce adversa, mas é possível que ele possa ser *adaptativo* para aqueles macacos que têm relacionamento de apego precoce seguro com a mãe (Suomi, 2003).

Em uma série de estudos, Meaney e colaboradores (Francis et al., 1999; Weaver et al., 2002, 2004) demonstraram que ratas mães que apresentam maior cuidado com seu filhotes, limpando-os e lambendo-os durante sua criação, proporcionam a eles uma proteção contra o estresse que dura pelo resto de suas vidas. A expressão de genes que regulam receptores de glucocorticoides é aumentada em decorrência desse comportamento de limpar e lamber. Em harmonia com essa expressão aumentada, está uma supressão de genes que regulam a síntese dos fatores de liberação de corticotrofina. Ainda mais impressionante é o fato de que as filhotes fêmeas de ratas mães que possuem comportamento acentuado de limpar e lamber se tornam mães que limpam e lambem muito seus filhotes. Se as filhotes fêmeas de ratas mães que limpam e lambem pouco forem criadas por mães que limpam e lambem bastante, essas filhotes também se tornarão mães que limpam e lambem muito. Esse comportamento maternal é transmitido ao longo de gerações sem alterar o genoma. Por isso, essa transmissão é muitas vezes chamada de modificação ou programação *epigenética* e está relacionada a diferenças na metilação do DNA (Weaver et al., 2004). A epigenética descreve a forma como nossos corpos podem, de fato, modificar sua constituição genética.

Muitas dessas pesquisas sobre a interação entre genes e ambiente em animais estão encontrando sua correspondência em seres humanos. Os dados dos animais sugerem que há janelas no tempo durante as quais um gene é dependente de um certo tipo de influência ambiental para determinar sua expressão. Os investigadores encontraram janelas semelhantes no desenvolvimento humano para períodos de maior mudança estrutural na formação do cérebro (Ornitz, 1991; Perry et al., 1995; Pynoos et al., 1997). Bremner e colaboradores (1997), por exemplo, mostraram que adultos com transtorno de estresse pós-traumático (TEPT) que vivenciaram abuso sexual e físico na infância tinham volume reduzido do hipocampo esquerdo quando comparados com sujeitos do grupo de controle. É bem possível que as experiências traumáticas durante períodos estáveis do desenvolvimento cerebral possam produzir uma forma de regressão a um estágio mais primário da função e da estrutura neural (Pynoos et al., 1997).

Conforme discutido no Capítulo 17, Reiss e colaboradores (1995) demonstraram que as respostas parentais aos filhos podem afetar a expressão do fenótipo de vulnerabilidade genética ao comportamento antissocial. De modo semelhante, o traço de timidez, e possivelmente a fobia social, parece exigir influências ambientais sobre a vulnerabilidade herdada para aquele traço (Kagan et al., 1988). Esse fenômeno é discutido de forma mais abrangente no Capítulo 9.

A investigação desses genes transportadores de serotonina em macacos *Rhesus* possui paralelo nos estudos humanos. Demonstrou-se que um polimorfismo na região promotora do gene transportador de serotonina (5-HTTLPR) afeta a taxa de transcrição do gene, com o alelo curto (s) transcricionalmente menos eficiente do que o alelo longo (l). Uma metanálise (Karg et al., 2011) encontrou fortes evidências de que o 5-HTTLPR modera a relação entre depressão e estresse, com o alelo s associado a um risco aumentado de desenvolvimento de depressão sob estresse. Outra investigação (Xie et al., 2009) estudou as interações entre eventos estressores da vida e o genótipo do transportador de serotonina 5-HTTLPR no diagnóstico de TEPT. Esses investigadores descobriram que, embora o genótipo do 5-HTTLPR não predissesse por si só o início do TEPT, ele interagia com eventos traumáticos da idade adulta e com adversidades da infância para aumentar o risco do transtorno. Outros estudos que utilizaram metanálises obtiveram resultados negativos, enquanto outros acham que não há muitos motivos para focar variantes individuais, já que é necessário o impacto de uma rede mais ampla de variações genéticas e influências ambientais para se encontrar resultados significativos (Blakely e Veenstra-VanderWeele, 2011; Brzustowicz e Freedman, 2011).

Transferência

A persistência de padrões infantis de organização mental na vida adulta implica que o passado está se repetindo no presente. Talvez o exemplo mais convincente disso seja o conceito psicodinâmico central de *transferência*, em que o paciente experiencia o médico como uma figura importante de seu passado. Qualidades dessa figura do passado são atribuídas ao médico; e os sentimentos associados à figura serão experienciados da mesma maneira com o médico. O paciente *reencena*, inconscientemente, a relação do passado, em vez de lembrá-la, e, assim, introduz ao tratamento uma grande variedade de informações sobre suas relações passadas.

Embora o conceito de transferência esteja geralmente relacionado à psicanálise ou à psicoterapia, a relação terapêutica é tão somente um exemplo de um fenômeno mais geral. Como Brenner (1982) colocou: "*Toda* relação objetal é uma nova adição aos primeiros e definitivos apegos da infância... A transferência é ubíqua, ela se desenvolve em toda situação psicanalítica, pois se desenvolve em toda situação em que outra pessoa é importante na vida de alguém" (p. 194-195).

Contribuições mais recentes para o entendimento da transferência reconhecem que as características *reais* do clínico sempre colaboram para a natureza da transferência (Hoffman, 1998; Renik, 1993). Em outras palavras, se um terapeuta é silencioso e distante do paciente, uma transferência para aquele terapeuta pode se desenvolver de maneira fria, apartada e desconectada. Embora a transferência possa se originar, em parte, dos apegos iniciais da infância, ela também é influenciada pelo comportamento real do terapeuta. Consequentemente, toda relação no contexto clínico é uma mistura de relação real e fenômenos de transferência.

Alguns psicanalistas argumentam que há duas dimensões de transferência: 1) uma dimensão repetitiva, na qual o paciente teme e espera que o analista se comporte como seus pais o fizeram, e 2) uma dimensão objetal do *self*, na qual o paciente deseja um experiência curativa ou corretiva que lhe faltou na infância (Stolorow, 1995). Esses aspectos de transferência oscilam entre os eventos mais remotos e os mais recentes da experiência do paciente.

O psiquiatra dinâmico reconhece a onipresença dos fenômenos de transferência e percebe que os problemas de relacionamento dos quais o paciente reclama com frequência se manifestam na relação do paciente com o terapeuta. O que é único nessa relação na psiquiatria dinâmica *não* é a presença da transferência, mas o fato de que ela representa material terapêutico a ser entendido. Quando submetidos a investidas repletas de ódio por parte de seus pacientes, os psiquiatras dinâmicos não reagem a elas com raiva, como a maioria das outras pessoas na vida desses pacientes faria. Em vez disso, eles tentam determinar que relação passada do paciente está sendo repetida no presente e que contribuição suas características reais podem estar fazendo para a situação. Nesse sentido, os psiquiatras dinâmicos são definidos tanto por aquilo que *não* fazem como por aquilo que fazem.

A partir da perspectiva das neurociências, entendemos a transferência como relacionada às representações internas de objetos desencadeadas pelas características reais do terapeuta (Westen e Gabbard, 2002). As representações existem como uma rede de neurônios que podem ser ativadas em conjunto. Assim, as representações são como potenciais que aguardam sua ativação quando aspectos de um terapeuta lembram o paciente de qualidades semelhantes à figura representada em suas redes neurais. Um homem jovem, ao ver um terapeuta do sexo masculino mais velho e com barba, pode se lembrar de seu pai usando barba e começar a se relacionar com o terapeuta como se ele fosse seu pai. A partir de uma perspectiva das neurociências, o papel da expectativa envolvida na transferência é análoga a como lidamos com o ponto cego em que o nervo óptico sai do olho (Solms e Turnbull, 2003).

Apesar do "buraco" no campo visual, preenchemos a lacuna com base no que esperamos ver. Acredita-se que o córtex orbitofrontal direito desempenha um papel-chave no desenvolvimento de representações internas do *self* e do outro vinculadas por estados afetivos (Schore, 1997). Nessa área do cérebro, há uma convergência de informações processadas no nível subcortical sobre os estados motivacionais e emocionais com informações processadas no nível cortical relacionadas ao ambiente externo. Por isso, as redes que geram representações recebem uma grande quantidade de informações codificadas dessa parte do cérebro (Fig. 1–2).

Schore (2011) enfatiza que o *self* implícito é forjado no desenvolvimento do hemisfério direito do cérebro. Enquanto o hemisfério esquerdo media a maioria dos comportamentos linguísticos, o hemisfério direito é responsável pela intuição e pelos aspectos relacionados ao inconsciente. Assim, na psicoterapia, o hemisfério direito do paciente está envolvido na sintonização com o estado mental do terapeuta, bem como com o próprio estado mental. O que deriva dessa compreensão é que há uma transferência implícita formada e que está baseada, sobretudo, na comunicação não verbal entre os dois membros da díade psicoterápica. Muitas vezes, os "instintos" ou as intuições não são simplesmente suposições aleatórias, mas conclusões feitas de modo inconsciente, com base na comunicação implícita entre terapeuta e paciente.

Contratransferência

Um princípio bastante abrangente adotado por aqueles que praticam a psiquiatria dinâmica é o de que somos, basicamente, mais semelhantes aos pacientes do que diferentes deles. Os mecanismos psicológicos em estados patológicos são meramente extensões dos princípios envolvidos no funcionamento normal do desenvolvimento. O médico e o paciente são seres humanos. Assim como os pacientes apresentam transferência, os terapeutas apresentam contratransferência. Visto que cada relação atual é uma nova adição às relações antigas, parece lógico que a contratransferência do psiquiatra e a transferência do paciente são, em essência, processos idênticos – cada um deles experiencia o outro de modo inconsciente como se esse fosse alguém do passado.

O conceito de *contratransferência* passou por uma evolução considerável desde que começou a ser empregado (Hamilton, 1988; Kernberg, 1965). A definição estrita de Freud (1912/1958) referia-se à transferência do analista para o paciente, ou à resposta do analista à transferência do paciente. O que está implícito nessa conceituação é o surgimento de conflitos não resolvidos do inconsciente do analista. Winnicott (1949), contudo, ao trabalhar com pacientes psicóticos e com graves transtornos da personalidade, observou uma forma diferente de contratransferência. Ele chamou o sentimento de *ódio objetivo,* visto que não era uma reação que tinha origem em conflitos inconscientes não resolvidos no terapeuta, mas sim uma reação natural ao comportamento escandaloso do paciente. É objetivo no sentido

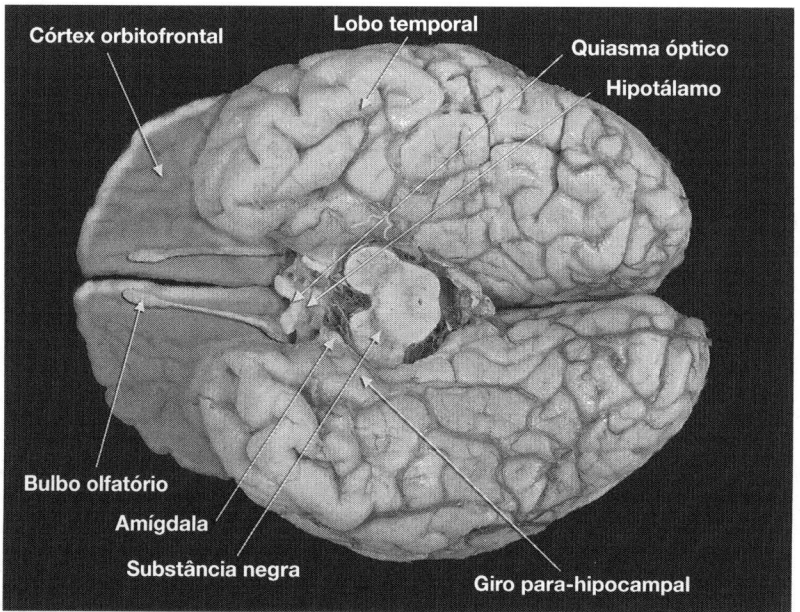

FIGURA 1-2 Córtex orbitofrontal na superfície inferior do cérebro.

de que quase qualquer pessoa reagiria de modo semelhante ao comportamento provocativo do paciente.

Essa definição mais ampla de contratransferência como a reação emocional total, apropriada e consciente do terapeuta ao paciente está ganhando maior aceitação, particularmente porque ela ajuda a caracterizar o trabalho com pacientes com transtornos da personalidade graves, que são um segmento cada vez mais comum da prática da psiquiatria dinâmica. Essa definição serve para atenuar a conotação pejorativa da contratransferência – problemas não resolvidos no terapeuta e que requerem tratamento – e para substituí-la por uma conceituação que vê a contratransferência como uma importante ferramenta diagnóstica e terapêutica, informando ao terapeuta sobre o mundo interno do paciente de forma aprofundada.

Como a definição continuou a evoluir, hoje considera-se que, em geral, a contratransferência envolve tanto as características estritas quanto as integrais, ou mais amplas. A maioria das perspectivas teóricas vê a contratransferência como algo que envolve uma reação conjuntamente criada no clínico, a qual deriva, em parte, de contribuições do passado do clínico e, em parte, dos sentimentos *induzidos* pelo comportamento do paciente (Gabbard, 1995). Em alguns casos, a ênfase pode ser mais sobre as contribuições do clínico do que sobre as do paciente; em outros casos, pode ocorrer justamente o inverso. A contratransferência é tanto uma fonte de informações valiosas sobre o mundo interno do paciente quanto uma interferência no tratamento.

Resistência

O último grande princípio da psiquiatria dinâmica envolve o desejo do paciente de preservar o *status quo*, de contrariar os esforços do terapeuta para produzir *insight* e mudança. Em seus primeiros artigos sobre técnica, Freud (1912/1958) já havia observado essas poderosas forças opositoras: "A resistência acompanha o tratamento passo a passo. Cada associação individual, cada ato da pessoa que está sob tratamento deve levar em conta a resistência e representa um compromisso entre as forças que estão se empenhando na recuperação e as que se opõem a essa" (p. 103). As resistências ao tratamento são tão ubíquas quanto os fenômenos de transferência e podem tomar inúmeras formas, incluindo chegar atrasado às consultas, recusar-se a tomar medicamentos, esquecer-se dos conselhos ou interpretações do psiquiatra, ficar em silêncio nas sessões de terapia, focar material sem importância durante as sessões ou esquecer de pagar a terapia, por exemplo. A resistência pode ser consciente, pré-consciente ou inconsciente. Todas as resistências têm em comum uma tentativa de evitar sentimentos desagradáveis, sejam eles de raiva, culpa, ódio, amor (se dirigido a um objeto proibido, como o terapeuta), inveja, vergonha, luto, ansiedade ou alguma combinação deles.

A resistência defende a doença do paciente. Os mecanismos de defesa característicos do paciente e concebidos para salvaguardá-lo de afetos desagradáveis vêm à tona durante o tratamento dinâmico. Na verdade, a resistência pode ser definida como as defesas do paciente conforme se manifestam no tratamento psicodinâmico (Greenson, 1967). A diferença entre resistências e mecanismos de defesa é simplesmente a seguinte: as primeiras podem ser observadas, já as últimas devem ser inferidas (Thomä e Kächele, 1987). A força da resistência ou do mecanismo de defesa é necessariamente proporcional à força do impulso subjacente. Como Ralph Waldo Emerson uma vez observou: "Quanto mais alto ele falava sobre sua honra, mais rápido contávamos nossas colheres".

O psiquiatra psicodinâmico espera encontrar resistência ao tratamento e está preparado para lidar com esse fenômeno como parte do processo terapêutico. Enquanto outros terapeutas podem ficar irritados quando seus pacientes não seguem os tratamentos prescritos, os psiquiatras dinâmicos ficam curiosos em saber o que essa resistência está protegendo e qual situação passada está sendo reencenada. Embora a resistência possua a conotação de obstáculo que deve ser removido para a condução do tratamento, entender a resistência *é*, em grande parte, a intervenção terapêutica em muitos casos. Freud tinha a tendência de usar a resistência para se referir a dois fenômenos diferentes: 1) a interrupção das associações livres do paciente e 2) a revelação de uma relação objetal interna altamente significativa do passado do paciente, transportada para o momento presente com o terapeuta (Friedman, 1991). A maneira pela qual o paciente resiste é, provavelmente, uma recriação de uma relação passada que influencia uma variedade de relações do presente. Por exemplo, pacientes que passaram a infância se rebelando contra os pais podem acabar se rebelando, inconscientemente, contra os médicos, assim como contra outras figuras de autoridade. O clínico dinâmico ajuda o paciente a entender esses padrões, de modo que ele torna-se plenamente consciente.

Neurobiologia e psicoterapia

A psicoterapia psicodinâmica é uma parte crucial da identidade do psiquiatra psicodinâmico. Os achados da neurobiologia vêm aumentando o entendimento sobre psicoterapia nos últimos anos. Um breve panorama desses achados evidencia o fato de que a psicoterapia tem um impacto importante sobre o cérebro e não pode ser desprezada como um mero "apoio" ou uma tranquilização afável. Em uma série de experimentos com o caracol marinho *Aplysia*, Kandel demonstrou como as conexões sinápticas podem ser permanentemente alteradas e reforçadas por meio da regulação da expressão gênica conectada à aprendizagem a partir do ambiente (Kandel 1979, 1983, 1998). Nesse organismo, o número de sinapses duplica ou triplica em decorrência da aprendizagem. Kandel postulou que a psicoterapia pode ocasionar mudanças semelhantes nas sinapses cerebrais. Da mesma maneira que o psicoterapeuta conceitua representações do *self* e dos objetos como maleáveis por meio da intervenção psicoterápica, Kandel observou que o próprio cérebro é uma estrutura plástica e dinâmica. Se a psicoterapia é considerada como uma forma de aprendizagem, então o processo de aprendizagem que nela ocorre pode produzir alterações na expressão gênica e, desse modo, alterar a força das conexões sinápticas. A sequência de um gene – a sua função-padrão – não pode ser afetada pela experiência ambiental, mas a função de transcrição do gene – a capacidade de um gene de comandar a produção de proteínas específicas – é certamente responsiva aos fatores ambientais e regulada por essas influências.

Uma parte integrante da psicoterapia psicodinâmica é a aquisição de *insight* sobre os próprios problemas. Até pouco tempo atrás, o processo de obtenção de *insight* continuava sendo misterioso em termos de seus correlatos neurais. Jung-Beeman e colaboradores (2004) esclareceram um pouco esse processo. Usando dados de RMf e registros de eletroencefalograma, eles identificaram padrões distintos que sugerem um envolvimento diferente dos hemisférios para se obter soluções de *insight* e de não *insight*. Os sujeitos resolviam problemas verbais e, depois de cada solução correta, indicavam se tinham resolvido o problema com ou sem *insight*. Os investigadores descobriram dois importantes correlatos neurais do *insight*. As imagens demonstraram atividade aumentada no giro temporal anterossuperior do hemisfério direito para soluções de *insight*, em contraste com as de não *insight*. Os registros de eletroencefalograma revelaram um pico repentino de atividade neural de alta frequência (ondas gama) na mesma região, iniciando-se 0,3 segundos antes das soluções de *insight*. Consequentemente, o súbito *flash* do fenômeno do *insight* na terapia pode ser refletido na atividade neural específica, que ocorre quando as conexões que antes eram imprecisas se tornam aparentes.

Pesquisadores na Finlândia mostraram que a terapia psicodinâmica pode ter um impacto significativo sobre o metabolismo da serotonina (Karlsson et al., 2010). Esses investigadores designaram 23 pacientes com transtorno depressivo maior para psicoterapia dinâmica de curta duração ou para uso de fluoxetina por um período de 16 semanas. Utilizando tomografia por emissão de pósitrons (PET), os pesquisadores estimaram a densidade do receptor 5-HT_{1A} antes e depois do tratamento. Eles encontraram que a psicoterapia aumentou a ligação aos receptores 5-HT_{1A}, mas o medicamento antidepressivo não alterou a densidade do receptor 5-HT_{1A} nesses pacientes. Eles concluíram que a psicoterapia leva a mudanças na estrutura molecular da sinapse em pacientes com transtorno depressivo maior. Em uma análise subsequente dos achados, os investigadores mostraram que o aumento na densidade dos receptores 5-HT_{1A} estava fortemente associado a um aumento no funcionamento social e ocupacional (Karlsson et al., 2013).

A combinação de psicoterapia e farmacoterapia é cada vez mais comum em psiquiatria, conforme se acumulam evidências de que muitas condições respondem melhor ao tratamento combinado do que a apenas uma das modalidades isoladamente (Gabbard e Kay, 2001). Visto que ambos os tratamentos afetam o cérebro, em um sentido bastante real, os dois são intervenções biológicas. Entretanto, os mecanismos de ação dos dois tratamentos podem ocorrer em áreas muito diferentes do cérebro. Goldapple e colaboradores (2004), com o uso do PET, escanearam 17 pacientes não medicados com depressão unipolar antes e depois de 15 a 20 sessões de terapia cognitivo-comportamental. Eles compararam os achados a um grupo separado de 13 pacientes deprimidos que responderam à paroxetina. A psicoterapia pareceu alterar regiões do cérebro que os medicamentos não afetaram, e foi associada a aumento na atividade metabólica no cingulado anterior e no hipocampo, com reduções na atividade metabólica nos córtices dorsal, ventral e frontomedial. Em contraste, a paroxetina mostrou aumento na atividade metabólica no córtex pré-frontal e redução no tronco cerebral e no cingulado subgenual. Em suma, a terapia pareceu funcionar de uma maneira "de cima para baixo", enquanto o medicamento funcionou "de baixo para cima".

A maioria das pesquisas com respeito a mecanismos biológicos em psicoterapia foi conduzida em terapias relativamente breves. Entretanto, Buchheim e colaboradores (2012) investigaram pacientes ambulatoriais recorrentemente deprimidos e não medicados, além de participantes em um grupo de controle, agrupados por sexo, idade e escolaridade, antes e após 15 meses de psicoterapia psicodinâmica. Os participantes foram escaneados em dois momentos, durante os quais apresentações de cenas relacionadas a apego com descrições neutras foram alternadas com descrições contendo frases pessoais, previamente extraídas de uma entrevista sobre apego. A medida de resultado foi a interação da diferença de sinal entre apresentações pessoais e neutras, por grupo e tempo, e sua associação com a melhora dos sintomas durante a terapia. Os sinais associados com o processamento de material de apego personalizado variou nos pacientes deprimidos entre as medições inicial e final, mas essas variações não existiram entre os pacientes do grupo-controle. Os sujeitos deprimidos demonstraram uma maior ativação no hipocampo anterior esquerdo/amígdala, no cingulado subgenual e no córtex pré-frontal medial antes do tratamento e uma redução nessas áreas após 15 meses. Essa redução foi relacionada à melhora na depressão, mais especificamente, e no córtex pré-frontal medial com melhora dos sintomas, de modo mais geral.

Esse breve levantamento sobre as recentes pesquisas neurobiológicas relevantes para a psicoterapia nos remete aos dilemas mente-cérebro discutidos anteriormente neste capítulo. O conhecimento das áreas do cérebro ativadas pelas emoções, na presença de sintomas gerados por forças biológicas, de forma alguma diminui a importância de significados individuais e interpretações idiossincráticas de eventos da vida de um indivíduo, com base em experiências anteriores. Na psiquiatria psicodinâmica, devemos diferenciar a causa e o significado. A psiquiatria que perde o domínio do significado é insensata. Os conflitos psicodinâmicos preexistentes podem se vincular a sintomas de origem biológica, com o resultado de que os sintomas funcionam como um veículo para a expressão dos conflitos (Gabbard, 1992). Considere uma analogia: quando um imã é colocado sob uma folha de papel contendo limalhas de ferros, as limalhas se alinham e seguem o movimento do imã ao longo da superfície do papel. De forma semelhante, as questões psicodinâmicas muitas vezes se apropriam das forças biológicas, parecidas com o imã, para seus próprios propósitos. As alucinações auditivas são geradas, em parte, pelas alterações nos neurotransmissores em pessoas com esquizofrenia, mas o conteúdo das alucinações frequentemente tem significados específicos com base nos conflitos psicodinâmicos do paciente.

O papel do psiquiatra dinâmico na psiquiatria contemporânea

O treinamento em psiquiatria dinâmica amplia significativamente o escopo do conhecimento especializado do clínico. Uma vantagem real da abordagem dinâmica é sua atenção ao papel desempenhado pelos fatores de personalidade na doença. Na verdade, a personalidade e sua influência sobre o paciente constituem uma das principais áreas de conhecimento especializado para os psiquiatras dinâmicos (Michels, 1988). Conforme Perry e colaboradores (1987) argumentaram de modo persuasivo, visto que todo tratamento envolve manejo terapêutico e modificação da personalidade do paciente, uma avaliação psicodinâmica pode ser aplicada em todos os pacientes, e não simplesmente naqueles encaminhados para psicoterapia psicanalítica de longo prazo. As resistências caracterológicas ao tratamento frequentemente prejudicam qualquer plano terapêutico bem elaborado. Os sintomas estão inseridos na estrutura do caráter, e o psiquiatra dinâmico reconhece que, em muitos casos, não se pode tratar os sintomas sem primeiro abordar essa estrutura.

O descumprimento de regimes farmacoterapêuticos pode ser, muitas vezes, compreendido de acordo com linhas convencionais de questões de transferência, contratransferência e resistência. Tem-se acumulado uma literatura considerável sobre a prática da farmacoterapia dinâmica (Appelbaum e Gutheil, 1980; Book, 1987; Docherty e Fiester, 1985; Docherty et al., 1977; Gabbard e Kay, 2001; Gutheil, 1977, 1982; Karasu, 1982; Kay, 2001; Ostow, 1983; Riba e Balon, 2005; Thompson e Brodie, 1981; Wylie e Wylie, 1987), e tem havido um amplo consenso de que os significados psicodinâmicos dos medicamentos podem representar obstáculos extraordinários para o cumprimento de regimes medicamentosos. No Capítulo 5, são feitas considerações sobre as abordagens dinâmicas à farmacoterapia mais detalhadamente.

Certamente, não é necessária uma abordagem terapêutica dinâmica para cada paciente psiquiátrico. Aqueles que respondem bem aos medicamentos, à terapia eletroconvulsiva, às psicoterapias breves ou à dessensibilização comportamental podem não necessitar dos serviços de um psiquiatra dinâmico. Como com todas as outras escolas de psiquiatria, a abordagem psicoterapêutica dinâmica não pode tratar todos os pacientes ou todas as doenças psiquiátricas de forma efetiva.

Uma abordagem terapêutica estritamente dinâmica dever ser reservada para os pacientes que mais precisam dela e que não respondem a quaisquer outras intervenções. Contudo, uma abordagem *dinamicamente informada* à maioria dos pacientes, senão a todos eles, enriquecerá a prática do psiquiatra e aumentará a sensação do clínico de domínio sobre os mistérios da psique humana. Ela também ajudará o psiquiatra dinâmico a identificar e entender os problemas de contratransferência diários, que interferem no diagnóstico e no tratamento efetivos. A principal vantagem da perspectiva psicodinâmica é a de que ela operacionaliza o axioma consagrado de que a "pessoa" é o principal objetivo de qualquer intervenção psiquiátrica efetiva. Como Hipócrates disse há muito tempo: "É mais importante conhecer a pessoa com a doença do que a doença que a pessoa tem".

Referências

Anderson MC, Ochsner KN, Kuhl B, et al: Neural systems underlying the suppression of unwanted memories. Science 303:232–235, 2004

Andreasen NC: Linking mind and brain in the study of mental illness: a project for a scientific psychopathology. Science 275:1586–1593, 1997

Appelbaum PS, Gutheil TG: Drug refusal: a study of psychiatric inpatients. Am J Psychiatry 137:340–346, 1980

Appelbaum SA: Effecting Change in Psychotherapy. New York, Jason Aronson, 1981 Banaji MR, Greenwald AG: Blindspot: Hidden Biases of Good People. New York, Delacorte, 2013

Bechara A, Tranel D, Damasio H, et al: Double association of conditioning and declarative knowledge relative to the amygdala and hippocampus in humans. Science 269:1115–1118, 1995

Bennett AJ, Lesch KP, Heils A, et al: Early experience and serotonin transporter gene variation interact to influence primate CNS function. Mol Psychiatry 7:118–122, 2002

Blakely RD, Veenstra-VanderWeele J: Genetic indeterminism, the 5-HTTLPR, and the paths forward in neuropsychiatric genetics. Arch Gen Psychiatry 68:457–458, 2011

Book HE: Some psychodynamics of non-compliance. Can J Psychiatry 32:115–117, 1987

Bremner JD, Randall P, Vermetten E, et al: Magnetic resonance imaging–based measurement of hippocampal volume in posttraumatic stress disorder related to childhood physical and sexual abuse: a preliminary report. Biol Psychiatry 41: 23–32, 1997

Brenner C: The Mind in Conflict. New York, International Universities Press, 1982

Brzustowicz L, Freedman R: Digging more deeply for genetic effects in psychiatric illness. Am J Psychiatry 168:1017–1020, 2011

Buchheim A, Viviani R, Kessler H, et al: Changes in prefrontal-limbic function in major depression after 15 months of long-term psychotherapy. PLoS One 7: e33745. doi: 10.1371/journal.pone.003745.g003, 2012

Cloninger CR: The Silence of Well-Being: Biopsychosocial Foundations. Oxford, UK, Oxford University Press, 2004

Damasio A: Looking for Spinoza: Joy, Sorrow and the Feeling Brain. New York, Har- court, 2003

Docherty JP, Fiester SJ: The therapeutic alliance and compliance with psychopharmacology, in Psychiatry Update: American Psychiatric Association Annual Review, Vol 4. Edited by Hales RE, Frances AJ. Washington, DC, American Psychiatric Press, 1985, pp 607–632

Docherty JP, Marder SR, Van Kammen DP, et al: Psychotherapy and pharmacotherapy: conceptual issues. Am J Psychiatry 134:529–533, 1977

Dumit J: Picturing Personhood: Brain Scans and Biomedical Identity. Princeton, NJ, Princeton University Press, 2004

Edelson M: Psychoanalysis: A Theory in Crisis. Chicago, IL, University of Chicago Press, 1988

Ellenberger HF: The Discovery of the Unconscious: The History and Evolution of Dynamic Psychiatry. New York, Basic Books, 1970

Francis D, Diorio J, Liu D, et al: Non-genomic transmission across generations of maternal behavior and stress responses in the rat. Science 286:1155–1158, 1999

Freud S: The interpretation of dreams (1900), in The Standard Edition of the Complete Psychological Works of Sigmund Freud, Vols 4, 5. Translated and edited by Strachey J. London, Hogarth Press, 1953, pp 1–627

Freud S: The psychopathology of everyday life (1901), in The Standard Edition of the Complete Psychological Works of Sigmund Freud, Vol 6. Translated and edited by Strachey J. London, Hogarth Press, 1960, pp 1–279

Freud S: The dynamics of transference (1912), in The Standard Edition of the Complete Psychological Works of Sigmund Freud, Vol 12. Translated and edited by Strachey J. London, Hogarth Press, 1958, pp 97–108

Freud S: The unconscious (1915), in The Standard Edition of the Complete Psychological Works of Sigmund Freud, Vol 14. Translated and edited by Strachey J. London, Hogarth Press, 1963, pp 159–215
Friedman L: A reading of Freud's papers on technique. Psychoanal Q 60:564–595, 1991
Gabbard GO: Psychodynamic psychiatry in the "decade of the brain." Am J Psychiatry 149:991–998, 1992
Gabbard GO: Countertransference: the emerging common ground. Int J Psychoanal 76:475–485, 1995
Gabbard GO: A neurobiologically informed perspective on psychotherapy. Br J Psychiatry 177:117–122, 2000
Gabbard GO: Mind, brain, and personality disorders. Am J Psychiatry 162:648–655, 2005
Gabbard GO, Kay J: The fate of integrated treatment: whatever happened to the biopsychosocial psychiatrist? Am J Psychiatry 158:1956–1963, 2001
Galdi S, Arcuri L, Gawronski B: Automatic mental associations predict future choices of undecided decision-makers. Science 321:1100–1102, 2008
Goldapple K, Segal E, Garson C, et al: Modulation of cortical-limbic pathways in major depression: treatment-specific effects of cognitive behavior therapy. Arch Gen Psychiatry 61:34–41, 2004
Greenson RR: The Technique and Practice of Psychoanalysis. New York, International Universities Press, 1967
Gutheil TG: Psychodynamics in drug prescribing. Drug Ther 2:35–40, 1977
Gutheil TG: The psychology of psychopharmacology. Bull Menninger Clin 46:321–330, 1982
Hamilton NG: Self and Others: Object Relations Theory in Practice. Northvale, NJ, Jason Aronson, 1988
Heim CM, Mayberg HS, Mletzko T, et al: Decreased cortical representation of genital somatosensory field after childhood sexual abuse. Am J Psychiatry 170:616–623, 2013
Higley JD, Suomi S, Linnoila M: CSF monoamine metabolite concentrations vary according to age, rearing and sex, and are influenced by the stressor of social separation in rhesus monkeys. Psychopharmacology (Berl) 103:551–556, 1991
Hoffman IZ: Ritual and Spontaneity in the Psychoanalytic Process: A Dialectical-Constructivist View. Hillsdale, NJ, Analytic Press, 1998
Horwitz RI, Cullen MR, Abell J, et al: Medicine. (De)personalized medicine. Science 339:1155–1156, 2013
Hyman SE: Looking to the future: the role of genetics and molecular biology in research on mental illness, in Psychiatry in the New Millennium. Edited by Weissman S, Sabshin M, Eist H. Washington, DC, American Psychiatric Press, 1999, pp 101–122
Jen G: Art, Culture, and the Interdependent Self. Cambridge, MA, Harvard University Press, 2013
Jung-Beeman M, Bowden EM, Haberman, et al: Neural activity when people solve verbal problems with insight. PLoS Biol 2:500–510, 2004
Kagan J, Reznick JS, Snidman N: Biological bases of childhood shyness. Science 240:167–171, 1988
Kandel ER: Psychotherapy and the single synapse: the impact of psychiatric thought on neurobiologic research. N Engl J Med 301:1028–1037, 1979

Kandel ER: From metapsychology to molecular biology: explorations into the nature of anxiety. Am J Psychiatry 140:1277–1293, 1983

Kandel ER: A new intellectual framework for psychiatry. Am J Psychiatry 155:457–469, 1998

Karasu TB: Psychotherapy and pharmacotherapy: toward an integrative model. Am J Psychiatry 139:1102–1113, 1982

Karg K, Burmeister M, Shedden K, et al: The serotonin transporter promoter variant (5-HTTLPR), stress, and depression meta-analysis revisited. Arch Gen Psychiatry 68:444–454, 2011

Karlsson H, Hirvonen J, Kajander J, et al: Psychotherapy increases brain serotonin 5-HT1A receptors in patients with major depressive disorder. Psychol Med 40: 523–528, 2010

Karlsson H, Hirvonen J, Salminen J, et al: Increased serotonin receptor 1A binding in major depressive disorder after psychotherapy, but not after SSRI pharmacotherapy, is related to improved social functioning capacity. Psychother Psychosom 82:260–261, 2013

Kay J (ed): Integrated Treatment of Psychiatric Disorders (Review of Psychiatry Series, Vol 20, No 2; Oldham JM, Riba MB, Series Editors). Washington, DC, American Psychiatric Press, 2001

Keller EF: The Mirage of a Space Between Nature and Nurture. Durham, NC, Duke University Press, 2011

Kendler KS: A psychiatric dialogue on the mind-body problem. Am J Psychiatry 158: 989–1000, 2001

Kernberg OF: Notes on countertransference. J Am Psychoanal Assoc 13:38–56, 1965

LeDoux J: Afterword. Psychoanal Rev 99:594–606, 2012

Mauron A: Is the genome the secular equivalent of the soul? Science 291:831–832, 2001

McGinn C: The Mysterious Flame: Conscious Minds in the Material World. New York, Basic Books, 1999

Michels R: The future of psychoanalysis. Psychoanal Q 57:167–185, 1988

Nemiah JC: Foundations of Psychopathology. New York, Oxford University Press, 1961, p 4

Ornitz EM: Developmental aspects of neurophysiology, in Child and Adolescent Psychiatry: A Comprehensive Textbook, 2nd Edition. Edited by Lewis M. Baltimore, MD, Williams & Wilkins, 1991, pp 39–51

Ostow M: Interactions of psychotherapy and pharmacotherapy (letter). Am J Psychiatry 140:370–371, 1983

Pally R: How brain development is shaped by genetic and environmental factors. Int J Psychoanal 78:587–593, 1997

Perry DB, Pollard RA, Blakeley TL, et al: Childhood trauma, the neurobiology of adaptation and "use-dependent" development of the brain: how "states" become "traits." Infant Ment Health J 16:271–291, 1995

Perry S, Cooper AM, Michels R: The psychodynamic formulation: its purpose, structure, and clinical application. Am J Psychiatry 144:543–550, 1987

Pynoos RA, Steinberg AM, Ornitz EM, et al: Issues in the developmental neurobiology of traumatic stress. Ann NY Acad Sci 821:176–193, 1997

Reiss D, Hetherington EM, Plomin R, et al: Genetic questions for environmental studies: differential parenting and psychopathology in adolescence. Arch Gen Psychiatry 52:925–936, 1995

Renik O: Analytic interaction: conceptualizing technique in light of the analyst's irreducible subjectivity. Psychoanal Q 62:553–571, 1993

Riba MB, Balon R: Competency in Combining Pharmacotherapy and Psychotherapy: Integrated and Split Treatment (Core Competencies in Psychotherapy Series, Glen O. Gabbard, Series Editor). Washington, DC, American Psychiatric Publishing, 2005

Robinson GE: Genome mix: beyond nature and nurture. Science 304:397–399, 2004

Schatz CJ: The developing brain. Sci Am 267:60–67, 1992

Schore AN: A century after Freud's project: is a rapprochement between psychoanal- ysis and neurobiology at hand? J Am Psychoanal Assoc 45:807–840, 1997

Schore AN: The right brain implicit self lies at the core of psychoanalysis. Psychoanal Dialogues 21:75–100, 2011

Searle JR: The Rediscovery of the Mind. Cambridge, MA, MIT Press, 1992

Sherwood M: The Logic of Explanation in Psychoanalysis. New York, Academic Press, 1969

Shevrin H, Bond J, Brakel LA, et al: Conscious and Unconscious Processes: Psychodynamic, Cognitive, and Neurophysiological Convergences. New York, Guilford, 1996

Solms M, Turnbull O: The Brain and the Inner World: An Introduction to the Neuroscience of Subjective Experience. New York, Other Press, 2003

Squire LR: Memory and Brain. New York, Oxford University Press, 1987

Stolorow RD: An intersubjective view of self psychology. Psychoanalytic Dialogues 5:393–399, 1995

Suomi SJ: Early stress and adult emotional reactivity in rhesus monkeys, in Childhood Environment and Adult Disease (CIBA Foundation Symposium No. 156). Edited by Bock GR and CIBA Foundation Symposium Staff. Chichester, UK, Wi- ley, 1991, pp 171–188

Suomi SJ: Social and biological mechanisms underlying impulsive aggressiveness in rhesus monkeys, in The Causes of Conduct Disorder and Severe Juvenile Delinquency. Edited by Lahey BB, Moffitt T, Caspi A. New York, Guilford, 2003, pp 345–362

Thomä H, Kächele H: Psychoanalytic Practice, Vol 1: Principles. Translated by Wilson M, Roseveare D. New York, Springer-Verlag, 1987

Thomas A, Chess S: Genesis and evolution of behavioral disorders: from infancy to early adult life. Am J Psychiatry 141:1–9, 1984

Thompson EM, Brodie HKH: The psychodynamics of drug therapy. Curr Psychiatr Ther 20:239–251, 1981

Watson JB: Behaviorism (1924). New York, WW Norton, 1930

Weaver IC, Szyf M, Meaney MJ: From maternal care to gene expression: DNA methylation and the maternal programming of stress responses. Endocr Res 28:699, 2002

Weaver ICG, Cervoni N, Champagne FA, et al: Epigenetic programming by maternal behavior. Nat Neurosci 7:847–854, 2004

Weinberger J, Hardaway R: Separating science from myth in subliminal psychodynamic activation. Clin Psychol Rev 10:727–756, 1990

Westen D: Mind, Brain, and Culture, 2nd Edition. New York, Wiley, 1999a

Westen D: The scientific status of unconscious processes: is Freud really dead? J Am Psychoanal Assoc 47:1061–1106, 1999b

Westen D, Gabbard GO: Developments in cognitive neuroscience, II: implications for theories of transference. J Am Psychoanal Assoc 50:99–134, 2002

Winnicott DW: Hate in the countertransference. Int J Psychoanal 30:69–74, 1949

Wylie HW Jr, Wylie ML: An effect of pharmacotherapy on the psychoanalytic process: case report of a modified analysis. Am J Psychiatry 144:489–492, 1987

Xie P, Kranzler HR, Poling J, et al: Interactive effect of stressful life events and the serotonin transporter 5-HTTLPR genotype on post-traumatic stress disorder diagnosis in two independent populations. Arch Gen Psychiatry 66:1201–1209, 2009

Capítulo 2

As Bases Teóricas da Psiquiatria Dinâmica

Nada é tão prático quanto uma boa teoria.

Kurt Lewin

Como um marinheiro sem um sextante, um psiquiatra que zarpa para navegar pelas águas escuras do inconsciente sem uma teoria logo estará perdido no mar. A teoria psicanalítica é o alicerce da psiquiatria dinâmica. Ela traz ordem ao mundo interior aparentemente caótico do paciente. Ela permite que o psicanalista complemente e transcenda o nível descritivo da catalogação de sintomas e da aplicação de rótulos diagnósticos. Ela proporciona uma forma de entrada e compreensão do interior cavernoso da mente. A teoria não apenas orienta os clínicos na direção de uma compreensão diagnóstica, mas também informa a escolha de tratamento para cada paciente. A compreensão teórica auxilia o psiquiatra dinâmico a decidir o que dizer, quando dizer, como dizer e o que é melhor que não seja dito.

A psiquiatria dinâmica contemporânea incorpora, pelo menos, quatro estruturas teóricas psicanalíticas amplas: 1) psicologia do ego, proveniente da teoria psicanalítica clássica de Freud; 2) teoria das relações objetais, proveniente da obra de Melanie Klein e de membros da "Escola Britânica", como Fairbairn e Winnicott, incluindo, também, as teorias relacional e subjetivista norte-americanas; 3) psicologia do *self*, proveniente de Heinz Kohut e elaborada por muitos contribuintes subsequentes; e 4) teoria do apego.

Embora vários volumes tenham sido escritos sobre cada uma dessas escolas de pensamento, examinaremos aqui apenas as características relevantes das quatro estruturas teóricas. Nos capítulos subsequentes, as teorias serão mais "corporificadas" para ilustrar sua aplicação nas situações clínicas.

Psicologia do ego

Os primeiros anos de Freud como investigador psicanalítico foram bastante influenciados por seu modelo topográfico (descrito no Cap. 1). Os sintomas histéricos eram vistos como resultado de memórias reprimidas de eventos ou ideias. Freud formulou a hipótese de que a intervenção psicoterapêutica poderia suspender a repressão, conduzindo à recuperação das memórias. Por sua vez, uma descrição verbal detalhada da ideia ou do evento patogênico relembrado, acompanhada por afeto intenso, conduziria ao desaparecimento do sintoma. Por exemplo, o braço paralisado de um jovem poderia ser o resultado de um desejo reprimido de golpear seu pai. Segundo esse modelo, o jovem poderia recobrar o uso do braço ao recuperar o desejo do seu inconsciente, verbalizando-o e expressando a raiva em relação ao pai. Esse método catártico, também conhecido como *abreação*, torna consciente a memória patogênica inconsciente.

Contudo, o modelo topográfico logo começou a se mostrar falho para Freud. Repetidamente, ele encontrava resistências às suas manobras terapêuticas em seus pacientes. Algumas memórias não podiam ser trazidas à consciência. Os mecanismos de defesa responsáveis por essa resistência eram eles próprios inconscientes e, portanto, inacessíveis. Essas observações levaram Freud a concluir que o ego possuía componentes tanto conscientes quando inconscientes.

Com a publicação de *O ego e o id*, Freud (1923/1961) introduziu sua teoria estrutural tripartite de ego, id e superego. No modelo estrutural, que substituiu o modelo topográfico, o *ego* era visto como distinto dos impulsos instintivos. O aspecto consciente do ego era o órgão executivo da psique, responsável pela tomada de decisões e pela integração de dados perceptivos. O aspecto inconsciente do ego continha mecanismos de defesa, como a repressão, que eram necessários para neutralizar os poderosos impulsos instintivos alojados no id – mais especificamente, a sexualidade (libido) e a agressividade.

O *id* é uma instância intrapsíquica completamente inconsciente, a qual está interessada apenas na descarga de tensão. O id é controlado tanto pelos aspectos inconscientes do ego quanto pela terceira instância do modelo estrutural – o superego. Em sua maior parte, o *superego* é inconsciente, mas alguns de seus aspectos certamente são conscientes. Ele incorpora a consciência moral e o ideal de ego. A primeira *proscreve* (i.e., dita o que o indivíduo *não* deve fazer, com base na internalização dos valores parentais e sociais), enquanto o último *prescreve* (i.e., dita o que o indivíduo deve fazer ou ser). O superego tende a ser mais sensível aos esforços do id e está, portanto, mais imerso no inconsciente do que o ego (Fig. 2–1).

A psicologia do ego conceitua o mundo intrapsíquico como possuidor de um conflito entre as instâncias. O superego, o ego e o id lutam entre si, enquanto a sexualidade e a agressividade se esforçam para se expressar e descarregar. O conflito entre as instâncias produz ansiedade. Essa ansiedade sinal (Freud, 1926/1959) alerta o ego sobre a necessidade de um mecanismo de defesa. O mecanismo de formação do sintoma neurótico pode ser compreendido dessa maneira. O conflito produz ansiedade, que resulta em defesa, que leva a um compromisso entre o id e o ego. Um sintoma é, então, uma formação de compromisso que tanto defende contra o desejo oriundo do id quanto gratifica o desejo de uma maneira dissimulada.

Por exemplo, um contador com transtorno da personalidade obsessivo-compulsiva estava sempre preocupado com o fato de que seu chefe pudesse estar zangado com ele. Secretamente, ele se ressentia do chefe, e sua ansiedade com relação à raiva desse era uma projeção de seu próprio desejo de explodir com seu chefe e lhe dizer o que pensava sobre ele. Como uma defesa inconsciente, ele era obsequioso e tratava seu chefe de forma agradável para se certificar de que não poderia ser acusado de ficar zangado com ele. O chefe achava esse comportamento irritante, o que acabava resultando em uma tensão constante entre os dois. Em outras palavras, o estilo obsequioso do contador o defendia contra a erupção de sua própria raiva, mas também continha uma expressão atenuada de seus desejos agressivos por causa da reação que produzia em seu chefe.

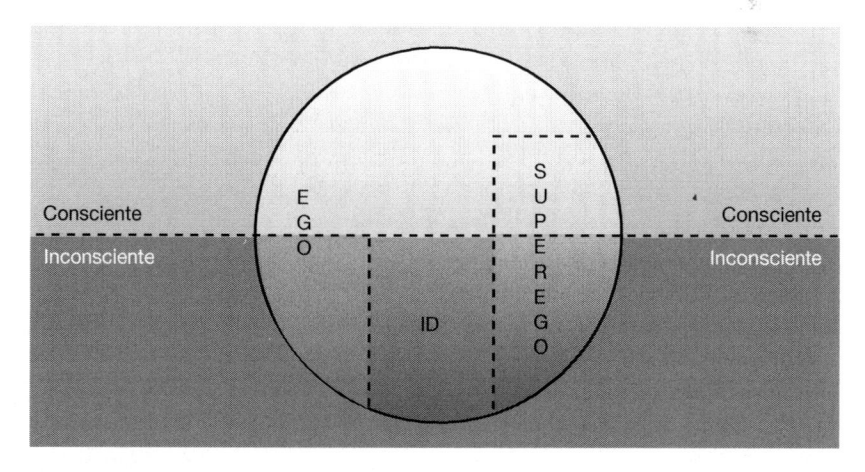

FIGURA 2–1 O modelo estrutural.

Nota: O pré-consciente foi excluído por uma questão de simplificação.

Tais formações de compromisso são um processo mental normal (Brenner, 1982). Os sintomas neuróticos apenas representam a variedade patológica. Os traços de caráter podem ser, por si só, formações de compromisso e representar soluções adaptativas e criativas para o conflito intrapsíquico.

Mecanismos de defesa

Freud reconheceu a existência de outros mecanismos de defesa, mas ele dedicou a maior parte de sua atenção à repressão. A filha de Freud, Anna, em sua obra magna *O ego e os mecanismos de defesa* (Freud, 1936/1966), expandiu o trabalho do pai ao descrever em detalhes nove mecanismos de defesa individuais: regressão, formação reativa, anulação, introjeção, identificação, projeção, voltar-se contra si próprio, reversão e sublimação. Ainda mais importante foi que ela reconheceu as implicações que essa observação cada vez mais atenta da operação defensiva do ego teria no tratamento. O psicanalista já não poderia mais simplesmente esperar que os desejos inaceitáveis provenientes do id se revelassem. Era necessário dar igual atenção às vicissitudes dos esforços defensivos realizados pelo ego, que se manifestariam como resistências ao tratamento.

Ao mudar a ênfase da psicanálise dos impulsos para as defesas do ego, Anna Freud antecipou o movimento da psicanálise e da psiquiatria dinâmica, afastando-se da formação do sintoma neurótico e rumando em direção à patologia do caráter. Na atualidade, definimos parcialmente muitas formas de transtorno da personalidade de acordo com suas operações defensivas típicas. Assim, o psiquiatra dinâmico deve estar inteiramente familiarizado com uma ampla gama de mecanismos de defesa por causa de sua utilidade na compreensão dos problemas neuróticos e dos transtornos da personalidade.

Todas as defesas têm em comum a proteção do ego contra demandas instintivas do id (Freud, 1926/1959). Todos nós temos mecanismos de defesa, e as defesas que utilizamos revelam muito sobre nós. Com frequência, elas são classificadas segundo uma hierarquia que vai da mais imatura, ou patológica, até a mais madura, ou saudável (Vaillant, 1977), e um perfil dos mecanismos de defesa de um indivíduo é um bom indicador de sua saúde psicológica. Os mecanismos de defesa mais comuns estão listados de acordo com sua hierarquia no Quadro 2–1.

Embora essa hierarquia seja de uso comum tanto na prática clínica quanto na pesquisa, ela pode implicar uma rigidez enganosa. Termos como "primitivo" podem ter uma conotação pejorativa. É mais preciso dizer que todos temos a tendência a usar uma variedade de defesas, algumas de categoria primitiva, quando estamos sob estresse ou em grupos grandes. Por outro lado, alguns pacientes psiquiátricos com transtornos graves podem usar algumas das defesas mais maduras em circunstâncias específicas.

QUADRO 2-1 Uma hierarquia dos mecanismos de defesa

Mecanismo de defesa	Descrição
Defesas primitivas	
Cisão	Compartimentalização de experiências do *self* e do outro, de modo que a integração não é possível. Quando o indivíduo é confrontado com as contradições no comportamento, no pensamento ou no afeto, ele encara as diferenças com suave negação ou indiferença. Essa defesa impede que o conflito surja da incompatibilidade dos dois aspectos polarizados do *self* ou do outro.
Identificação projetiva	Sendo tanto um mecanismo de defesa intrapsíquico quanto uma comunicação interpessoal, esse fenômeno envolve se comportar de tal modo que uma pressão interpessoal sutil é colocada sobre outra pessoa para que essa adquira características de um aspecto do *self* ou de um objeto interno que é projetado naquela pessoa. A pessoa que é o alvo da projeção começa, então, a se comportar, pensar e sentir de acordo com aquilo que foi projetado nela.
Projeção	A percepção e a reação a impulsos internos inaceitáveis e seus derivados como se eles estivessem fora do *self*. Difere da identificação projetiva pelo fato de o alvo da projeção não ser mudado.
Negação	A evitação da consciência de aspectos da realidade exterior que sejam difíceis de encarar pela desconsideração de dados sensoriais.
Dissociação	A perturbação do sentido de continuidade do indivíduo nas áreas da identidade, da memória, da consciência ou da percepção, como forma de reter uma ilusão de controle psicológico diante do desamparo e da perda de controle. Apesar de se parecer com a cisão, a dissociação pode, em casos extremos, envolver a alteração da memória de eventos em decorrência da desconexão entre o *self* e o evento.
Idealização	A atribuição de qualidades perfeitas ou quase perfeitas a outras pessoas, como forma de evitar a ansiedade ou os sentimentos negativos, como desprezo, inveja ou raiva.
Atuação	A encenação impulsiva de uma fantasia ou um desejo inconsciente, como forma de evitar afeto doloroso.
Somatização	A conversão de dor emocional ou de outros estados afetivos em sintomas físicos, bem como o foco da atenção do indivíduo em preocupações somáticas (em vez de intrapsíquicas).
Regressão	O retorno a uma fase anterior do desenvolvimento ou do funcionamento para evitar conflitos e tensões associados ao nível atual de desenvolvimento do indivíduo.

(continua)

QUADRO 2–1 Uma hierarquia dos mecanismos de defesa *(continuação)*

Mecanismo de defesa	Descrição
Fantasia esquizoide	A busca pelo refúgio no mundo interno privado do indivíduo a fim de evitar a ansiedade relacionada às situações interpessoais.
Defesas neuróticas "de nível mais elevado"	
Introjeção	A internalização de aspectos de uma pessoa significativa, como forma de lidar com a perda dessa pessoa. Também pode ser introjetado um objeto mau ou hostil, como forma de obter a ilusão de controle sobre o objeto. A introjeção ocorre de maneiras não defensivas, como parte normal do desenvolvimento.
Identificação	A internalização das qualidades de outra pessoa, tornando-se parecida a essa. Enquanto a introjeção leva a uma representação internalizada que é vivenciada como um "outro", a identificação é vivenciada como parte do *self*. Isso também pode desempenhar funções não defensivas no desenvolvimento normal.
Deslocamento	A transferência de sentimentos associados a uma ideia ou um objeto para outro que se pareça, de alguma forma, com o original.
Intelectualização	O uso de ideação excessiva e abstrata para evitar sentimentos difíceis.
Isolamento afetivo	A separação de uma ideia de seu estado afetivo associado, a fim de evitar turbulência emocional.
Racionalização	A justificação de atitudes, crenças ou comportamentos inaceitáveis para torná-las aceitáveis para si mesmo.
Sexualização	A concessão de significado sexual a um objeto ou comportamento para transformar uma experiência negativa em uma outra que seja excitante e estimulante ou para debelar ansiedades associadas ao objeto.
Formação reativa	A transformação de um impulso ou desejo inaceitável em seu oposto.
Repressão	A expulsão de impulsos ou ideias inaceitáveis, ou o impedimento de que esses entrem na consciência. Esta defesa difere da negação uma vez que a última está associada a dados sensoriais externos, enquanto a repressão está associada a estados internos.
Anulação	A tentativa de negar implicações sexuais, agressivas ou vergonhosas de um comentário ou comportamento anterior elaborando, esclarecendo ou fazendo o oposto.

(continua)

QUADRO 2–1 Uma hierarquia dos mecanismos de defesa *(continuação)*

Mecanismo de defesa	Descrição
Defesas maduras	
Humor	A descoberta de elementos cômicos e/ou irônicos em situações difíceis, a fim de reduzir afetos desagradáveis e desconforto pessoal. Este mecanismo também permite alguma distância e objetividade dos eventos, de modo que um indivíduo pode refletir sobre o que está acontecendo.
Supressão	A decisão consciente de não dar vazão a um sentimento, estado ou impulso em particular. Esta defesa difere da repressão e da negação uma vez que é consciente, em vez de inconsciente.
Ascetismo	A tentativa de eliminar aspectos prazerosos da experiência por causa de conflitos produzidos por esse prazer. Este mecanismo pode estar a serviço de metas transcendentais ou espirituais, como no celibato.
Altruísmo	O comprometimento do indivíduo com as necessidades dos outros mais do que com as próprias. O comportamento altruísta pode ser usado a serviço de conflitos narcisistas, mas pode, também, ser a fonte de grandes realizações e contribuições construtivas à sociedade.
Antecipação	O retardo de gratificação imediata ao planejar e pensar sobre conquistas e realizações futuras.
Sublimação	A transformação de objetivos socialmente reprováveis ou internamente inaceitáveis em outros que sejam socialmente aceitáveis.

Aspectos adaptativos do ego

A importância do ego para a psique não está limitada a suas operações defensivas. Heinz Hartmann se estabeleceu como um dos principais contribuintes da psicologia do ego contemporânea, enfocando os aspectos não defensivos do ego. Ele afastou o ego do id e voltou seu foco para o mundo exterior. Hartmann (1939/1958) insistia que havia uma "esfera do ego livre de conflito", que se desenvolve independentemente das forças e dos conflitos do id. Sob a condição um "ambiente médio esperado", certas funções autônomas do ego presentes no nascimento podem aparecer sem serem impedidas pelo conflito. Elas incluem o pensamento, a aprendizagem, a percepção, o controle motor e a linguagem, para citar apenas alguns exemplos. A perspectiva *adaptativa* de Hartmann, então, é o resultado de seu conceito da existência de uma área do ego autônoma e livre de conflitos. Por meio da neutralização das energias sexuais e agressivas, Hartmann acreditava, até algumas defesas poderiam perder sua conexão com as forças instintivas do id e se tornarem autônomas ou adaptativas de modo secundário.

David Rapaport (1951) e Edith Jacobson (1964) retomaram de onde Hartmann havia parado e elaboraram ainda mais suas contribuições seminais à psicologia do ego. Bellak e colaboradores (1973) sistematizaram as funções do ego em escalas utilizadas tanto para a pesquisa quanto para a avaliação clínica. As funções do ego mais importantes incluem o teste de realidade, o controle de impulsos, os processos de pensamento, o julgamento, o funcionamento sintético-integrativo, o domínio-competência e a autonomia primária e secundária (depois de Hartmann).

Teoria das relações objetais

A visão da psicologia do ego é a de que os impulsos (i.e., sexualidade ou agressividade) são primários, enquanto as relações objetais são secundárias. (Há uma tradição bem-estabelecida na escrita psicanalítica, talvez infeliz, de usar o termo *objeto* com o significado de *pessoa*. Apesar das conotações um tanto pejorativas de *objeto*, será mantido seu uso aqui por questões de consistência e clareza.) Em outras palavras, o objetivo mais importante para a criança é a descarga de tensão sob a pressão dos impulsos. A teoria das relações objetais, por sua vez, sustenta que os impulsos surgem no contexto de uma relação (p. ex., a díade bebê-mãe) e, portanto, esses impotentes jamais podem ser separados um do outro. Alguns teóricos das relações objetais (Fairbairn, 1952) sugeriram que os impulsos são primariamente orientados à busca do objeto, em vez da redução da tensão.

Para colocar de maneira mais simples, a teoria das relações objetais engloba a transformação de relações interpessoais em representações internalizadas das relações. Conforme as crianças se desenvolvem, elas não internalizam simplesmente um objeto ou uma pessoa; em vez disso, elas internalizam uma *relação* inteira (Fairbairn, 1940/1952, 1944/1952). Um protótipo do amor, a experiência positiva é formada durante os períodos em que o bebê está sendo amamentado (Freud, 1905/1953). O protótipo inclui uma experiência positiva do *self* (o bebê sendo amamentado), uma experiência positiva do objeto (a mãe atenta e cuidadosa) e uma experiência afetiva positiva (prazer, saciedade). Quando a fome retorna e a mãe do bebê não está imediatamente disponível, um protótipo de experiência negativa ocorre, incluindo uma experiência negativa do *self* (o bebê frustrado e reivindicante), um objeto desatento e frustrante (a mãe indisponível) e uma experiência afetiva negativa de raiva e, talvez, terror. Finalmente, essas duas experiências são internalizadas como dois conjuntos opostos de relações objetais, consistindo de uma representação do *self*, uma representação do objeto e um afeto que liga ambas (Ogden, 1983).

A internalização da mãe pelo bebê, comumente referida como *introjeção* (Schafer, 1968), começa com as sensações físicas associadas à presença da mãe durante a amamentação, mas não se torna significativa até que um limite entre o interno e o externo tenha se desenvolvido. Por volta do 16º mês de vida, imagens isoladas da mãe unem-se gradativamente em uma representação mental duradoura (Sandler e Rosenblatt, 1962). Ao mesmo tempo, uma representação duradoura do *self* se forma, primeiro como uma representação do corpo e, mais tarde, como uma compilação das sensações e das experiências percebidas como pertencentes ao bebê.

O objeto que foi introjetado não está necessariamente correlacionado com o objeto real externo. Por exemplo, uma mãe que está indisponível para amamentar seu bebê pode simplesmente estar ocupada com um filho mais velho, mas ela é *vivenciada* e *introjetada* pelo bebê como hostil, rejeitadora e indisponível. A teoria das relações objetais reconhece que *não* há uma correlação direta entre o objeto real e a representação do objeto internalizada.

A teoria das relações objetais também possui uma perspectiva do conflito diferente da empregada pela psicologia do ego. O conflito inconsciente não é meramente a luta entre um impulso e uma defesa; é também um choque entre pares opostos de unidades de relações objetais internas (Kernberg, 1983; Ogden, 1983; Rinsley, 1977). Em outras palavras, a qualquer momento, diferentes constelações de representações do *self*, representações do objeto e afetos competem entre si pela posição central no palco do teatro intrapsíquico de relações objetais internas.

A internalização das relações objetais sempre envolve uma cisão do ego em suborganizações inconscientes (Ogden, 1983). Elas se encontram em dois grupos:

> (1) suborganizações do *self* do ego, ou seja, aspectos do ego em que a pessoa vivencia, de forma mais complexa, suas ideias e seus sentimentos como sendo próprios, e (2) suborganizações do objeto do ego por meio das quais os significados são gerados com base em uma identificação de um aspecto do ego com o objeto. Essa identificação de objeto é tão profunda que o sentido original de *self* do indivíduo é quase inteiramente perdido. (Ogden, 1983, p. 227)

Esse modelo demonstra claramente a influência da noção de superego de Freud, que é em geral vivenciado como se fosse um "corpo estranho" (i.e., uma suborganização do objeto do ego que monitora o que uma suborganização do *self* do ego está fazendo). O modelo de Ogden também fornece um caminho de volta do intrapsíquico ao interpessoal. Nessa estrutura, a transferência pode ser vista como tomando uma das duas formas: tanto o papel da subdivisão do *self* do ego quanto o da subdivisão do objeto do ego podem ser externalizados no profissional envolvido no tratamento, um processo que é discutido em detalhes mais adiante neste capítulo.

Uma perspectiva histórica

Costuma-se considerar Melanie Klein como a fundadora do movimento das relações objetais. Ela emigrou de Budapeste, e mais tarde de Berlim, para a Inglaterra, em 1926, onde sua teoria do desenvolvimento infantil precoce tornou-se altamente controversa. Ela foi influenciada por Freud, mas também explorou novos terrenos em seu foco sobre os objetos internos. Por meio do trabalho psicanalítico com crianças, ela desenvolveu uma teoria fortemente fundamentada na fantasia intrapsíquica inconsciente e reduziu o tempo de desenvolvimento da teoria clássica ao primeiro ano de vida. O complexo de Édipo, por exemplo, era visto por Klein como coincidindo aproximadamente com o desmame, na segunda metade do primeiro ano.

Nos primeiros meses de vida, de acordo com Klein, o bebê vivencia um terror primitivo de aniquilação, conectado ao instinto de morte de Freud. Como uma maneira de se defender do terror, o ego passa por uma cisão, na qual toda a "maldade" ou a agressividade derivada do instinto de morte é repudiada e projetada na mãe. O bebê, então, vive com medo da perseguição da mãe – que pode ser concretizado como um medo de que a mãe entre no bebê e destrua toda a bondade (derivada da libido) que também tenha passado pela cisão e esteja protegida dentro do bebê. Esse último medo é a ansiedade primária, que Klein (1946/1975) chamou de *posição esquizoparanoide*. Esse modo inicial de organizar a experiência deve seu nome aos proeminentes mecanismos de defesa de cisão do ego ("esquizoide") e projeção ("paranoide"). De fato, a projeção e a introjeção são cruciais para a compreensão da posição esquizoparanoide. Esses mecanismos são usados para separar o "bom" do "mau" tanto quanto for possível (Segal, 1964). Após os objetos persecutórios, ou maus, terem sido projetados na mãe para separá-los dos objetos idealizados, ou bons, eles podem ser reintrojetados (i.e., levados de volta para dentro) para que se possa ganhar domínio e controle sobre eles. Concomitantemente, os objetos bons podem ser projetados para mantê-los seguros dos "maus", que agora estão dentro.

Esses ciclos oscilantes de projeção e introjeção continuam até o bebê começar a perceber que a mãe "má" e a mãe "boa", na verdade, não são diferentes, mas sim a mesma pessoa. Conforme as crianças começam a integrar as duas partes do objeto em um objeto único e completo, elas ficam perturbadas com o fato de que suas fantasias sádicas e destrutivas em relação à mãe possam tê-la destruído. Essa recém-descoberta preocupação com a mãe como um objeto completo é chamada de *ansiedade depressiva* por Klein e anuncia a chegada da *posição depressiva*. Essa experiência envolve a preocupação de que um indivíduo pode ferir os outros, em contraste à posição esquizoparanoide, na qual a preocupação é a de que o indivíduo será ferido pelos outros. A culpa se torna parte proeminente da vida afetiva do bebê, que tenta resolvê-la pela *reparação*. Tal processo pode envolver ações em relação à mãe, as quais são destinadas a reparar o "dano" infligido sobre ela na realidade ou na fantasia. Klein reformula o complexo de Édipo como um esforço para resolver ansiedades depressivas e a culpa por meio da reparação.

As formulações de Klein foram criticadas por se fundamentarem exclusivamente em fantasias e, assim, minimizarem a influência das pessoas reais do ambiente, por enfatizar em demasia o instinto de morte – um conceito que é amplamente desconsiderado pelos teóricos psicanalíticos contemporâneos – e por atribuir formas adultas sofisticadas de cognição aos bebês em seu primeiro ano de vida. Não obstante, seu brilhante desenvolvimento das posições esquizoparanoide e depressiva é de extraordinário valor clínico, especialmente se considerarmos essas posições como dois modos de gerar experiências ao longo da vida, o que cria uma interação dialética na mente, em vez de vê-las como fases do desenvolvimento pelas quais se passa ou que são superadas (Ogden, 1986). Essa conceituação de modos de experiência ao longo da vida diminui o significado do desenvolvimento com base no tempo de Klein.

Para Klein, os impulsos eram fenômenos psicológicos realmente complexos, ligados de modo estreito a relações objetais específicas. Em vez de se originarem no corpo, considerava-se que os impulsos meramente utilizavam o corpo como um veículo para a expressão (Greenberg e Mitchell, 1983). De forma semelhante, ela não considerava que os impulsos simplesmente buscassem a redução da tensão, mas que eles eram direcionados a objetos específicos por razões específicas. Durante a década de 1940, essa perspectiva e outras sustentadas por Klein levaram a um debate bastante acirrado na Sociedade Psicanalítica Britânica. Anna Freud era a principal oponente de Klein, e quando uma divisão finalmente rompeu a sociedade, um segmento, conhecido como Grupo B, seguiu a liderança de Anna Freud, enquanto o Grupo A permaneceu leal a Klein. Um terceiro segmento, o Grupo do Meio, recusou-se a escolher um lado. O Grupo do Meio, até certo ponto influenciado pelo pensamento de Klein, criou a teoria das relações objetais como a conhecemos hoje (Kohon, 1986). Os indivíduos associados a esse terceiro segmento oficialmente não se denominavam um grupo até 1962, quando eles passaram a ser conhecidos como os "Independentes". Entre as principais figuras dos Independentes, às vezes chamados de "Escola Britânica" das relações objetais (Sutherland, 1980), estavam D.W. Winnicott, Michael Balint, W.R.D. Fairbairn, Margaret Little e Harry Guntrip. Esse grupo dominou a sociedade britânica em termos numéricos após as Discussões Controversas de 1943 e 1944 (ver King e Steiner, 1992), muito embora não existisse uma figura central que tivesse publicado uma teoria coerente (Tuckett, 1996). Apesar de haver, de fato, diferenças significativas nos escritos desses pensadores, seus trabalhos compartilhavam de temas comuns. Todos estavam preocupados com o desenvolvimento precoce anterior ao complexo de Édipo e focavam mais as vicissitudes das relações objetais internas do que a teoria das pulsões. Além disso, como Klein, e diferente do Grupo B, eles tendiam a tratar os pacientes mais doentes com métodos psicanalíticos, talvez obtendo, assim, um olhar mais íntimo dos estados mentais primitivos.

Os Independentes serviram para contrabalançar a ênfase exagerada de Klein sobre a fantasia ao enfatizar a influência do ambiente inicial da criança. Winnicott (1965), por exemplo, cunhou o termo *mãe suficientemente boa* para caracterizar os requisitos ambientais mínimos necessários para que a criança tenha o desenvolvimento normal. Balint (1979) descreveu o sentimento compartilhado por muitos pacientes de que algo estava faltando, o qual ele chamou de *falha básica*. Ele via essa falha como algo causado pela falha da mãe em responder às necessidades básicas da criança. Fairbairn (1963), talvez o mais distante da teoria das pulsões, viu a etiologia das dificuldades de seus pacientes esquizoides não na frustração dos impulsos, mas na falha de suas mães em proporcionar experiências que dessem a eles a certeza de que eram verdadeiramente amados por aquilo que eram. Ele acreditava que os instintos ou os impulsos não buscavam prazer: em vez disso, eles buscavam um objeto. Outrossim, Fairbairn foi determinante na introdução da ideia de trauma precoce como um importante fator patogênico que tendia a "congelar" o paciente em um ponto decisivo do desenvolvimento antes dos 3 anos de idade (Fonagy e Target, 2003).

Todos esses pensadores ficaram impressionados com o fato de que a teoria do *déficit*, assim como a teoria do *conflito*, eram necessárias para uma compreensão psicanalítica completa do ser humano. Os analistas têm outra tarefa além da análise do conflito. Eles também servem como um novo objeto a ser internalizado por seus pacientes, de modo que reforçam as estruturas intrapsíquicas deficientes. Esse ponto é crítico para uma teoria clínica das relações objetais – as relações objetais internas do paciente não estão gravadas em granito; elas estão abertas a modificações por meio de novas experiências.

Outro conceito-chave que surge da escola britânica é o de que um bebê possui uma tendência inata de crescer em direção à realização do *self* (Summers, 1999). Winnicott, em particular, percebia que havia um *self verdadeiro*, cujo crescimento poderia ser facilitado ou impedido pelas respostas da mãe e de outras figuras do ambiente. Bollas (1989) ampliou essa perspectiva, argumentando que o motivador primário dentro da criança é a necessidade de se tornar ela mesma, o que é facilitado pela capacidade da mãe de deixar a criança expressar seu *self* verdadeiro na interação com ela. A mãe que não desempenha essa função de facilitadora contribui para o desenvolvimento de um *falso self* na criança, o qual serve para acomodar as necessidades e os desejos da mãe.

Self e ego

Enquanto os psicólogos do ego tendem a minimizar o significado do *self* na busca de uma compreensão completa do ego, os teóricos das relações objetais, devido a seu foco no *self* conforme sua relação com os objetos, procuraram esclarecer mais o lugar do *self* no aparato psíquico. Como foi discutido no Capítulo 1, o *self* é um aspecto da "pessoa" que é impreciso. Ele abrange vários componentes, incluindo sujeito e objeto, um amontoado de memórias pessoais, angústias inconscientes e aspectos rejeitados, dimensões relacionadas ao contexto que surgem em momentos diferentes, além de fenômenos fundamentados na cultura. Boa parte da controvérsia na literatura psicanalítica está centrada no *status* do *self* como uma representação intrapsíquica *versus* uma entidade que inicia pensamento, sentimento e ação (Guntrip, 1968, 1971; Kernberg, 1982; Meissner, 1986; Schafer, 1976; Sutherland, 1983).

Há espaço tanto para o *self* como representação quanto para o *self* como entidade. Na verdade, o *self* pode ser visto como inserido no ego e ser definido como o produto final da integração das muitas de suas representações (Kernberg, 1982). Esse produto final integrado, contudo, não deve ser considerado uma entidade contínua e invariável (Bollas, 1987; Mitchell, 1991; Ogden, 1989; Schafer, 1989). Apesar de muitas vezes desejarmos manter a ilusão de um *self* contínuo, a realidade é que todos somos compostos por múltiplos *selves* descontínuos, que estão sendo constantemente moldados e definidos por relações reais e fantasiadas com os outros. Schafer (1989) compreendeu esse fenômeno como um conjunto de *selves* narrativos ou enredos que desenvolvemos para fornecer um relato emocionalmente coerente de nossas vidas. Mitchell (1991) observou que um paradoxo do trabalho psicanalítico é que, conforme os pacientes aprendem a tolerar essas múltiplas facetas de si mesmos, eles começam a experienciar a si próprios como mais duráveis e mais coerentes.

Mecanismos de defesa

Por causa da associação histórica entre teoria das relações objetais e pacientes gravemente perturbados, uma ênfase considerável é colocada nas defesas primitivas características dos transtornos da personalidade e das psicoses: cisão, identificação projetiva, introjeção e negação.

Cisão

A cisão é um processo inconsciente que separa ativamente sentimentos contraditórios, representações do *self* ou representações do objeto uns dos outros. Embora Freud (1927/1961, 1940/1964) tenha feito referências dispersas à cisão, foi Klein (1946/1975) quem a elevou à posição de alicerce da sobrevivência emocional durante os primeiros meses de vida. A cisão permite ao bebê separar o bom do mau, o prazer do desprazer e o amor do ódio, de maneira a preservar experiências, afetos, representações do *self* e representações do objeto de forma positiva em compartimentos mentais isolados e seguros, livres da contaminação por seus correspondentes negativos. A cisão pode ser vista como um modo biológico básico pelo qual a ameaça é separada do ameaçado; ela é elaborada secundariamente em uma defesa psicológica (Ogden, 1986). Ela é também uma causa fundamental da fragilidade do ego (Kernberg, 1967, 1975). A integração entre derivativos dos impulsos libidinal e agressivo associados a introjeções "boas" e "ruins" serve para neutralizar a agressão. A cisão impede essa neutralização e, assim, priva o ego de uma fonte essencial de energia para o crescimento.

Na visão de Kernberg, a cisão é caracterizada por certas manifestações clínicas: 1) expressão alternante de comportamentos e atitudes contraditórias, as quais o paciente considera com falta de preocupação e suave negação; 2) a compartimentalização de todos no ambiente em campos "totalmente bons" e "totalmente ruins", a qual é muitas vezes referida como *idealização* e *desvalorização*; e 3) a coexistência de representações do *self* contraditórias, que se alternam umas com as outras. Embora Kernberg considerasse a cisão como a operação defensiva principal em indivíduos com transtorno da personalidade *borderline*, às vezes ela pode ser observada em todos os pacientes (Rangell, 1982), e ela não estabelece uma diferença clara entre os sujeitos *borderline* e aqueles que possuem outros transtornos da personalidade (Allen et al., 1988). Kernberg fazia distinções entre caracteres neuróticos e *borderline*, parcialmente baseadas na preferência dos últimos pela cisão em relação à repressão, mas pesquisas empíricas sugerem que essas duas defesas operam independentemente e podem coexistir no mesmo indivíduo (Perry e Cooper, 1986).

Identificação projetiva

Um segundo mecanismo de defesa, a identificação projetiva, é um processo inconsciente de três passos por meio do qual aspectos do indivíduo são rejeitados e atribuídos a algum outro indivíduo (ver Figs. 2–2 a 2–4). Os três passos (Ogden, 1979) são os seguintes:

1. O paciente projeta uma representação do *self* ou do objeto no profissional envolvido no tratamento.
2. O profissional envolvido no tratamento identifica-se inconscientemente com o que é projetado e começa a sentir ou a se comportar conforme o *self* projetado ou a representação do objeto, respondendo à pressão interpessoal exercida pelo paciente (esse aspecto do fenômeno é, às vezes, chamado de *contraidentificação projetiva* [Grinberg, 1979]).
3. O material projetado é "processado psicologicamente" e modificado pelo profissional envolvido no tratamento, que o devolve ao paciente por meio da reintrojeção. A modificação do material projetado, por sua vez, modifica a representação do *self* ou do objeto correspondente, além do padrão de relações interpessoais.

Esses três passos são apresentados de uma maneira artificialmente linear para efeitos de esclarecimento. Contudo, Ogden (1992) destacou que esses aspectos não são verdadeiramente lineares, mas, em vez disso, devem ser conceituados como criadores de uma dialética em que o paciente e o analista entram em uma relação na qual eles estão separados de modo simultâneo, mas também "em sintonia" um com o outro. Uma subjetividade única é criada pela dialética de uma interpenetração de subjetividades. Não obstante, a transferência e a contratransferência podem estar correlacionadas com os passos 1 e 2, respectivamente. Sob esse aspecto, a identificação projetiva possui uma dimensão interpessoal, além de seu papel como um mecanismo de defesa intrapsíquico. A cisão e a identificação projetiva são mecanismos altamente inter-relacionados, que trabalham juntos para manter o "bom" e o "mau" separados (Grotstein, 1981). O elemento interpessoal inerente à definição

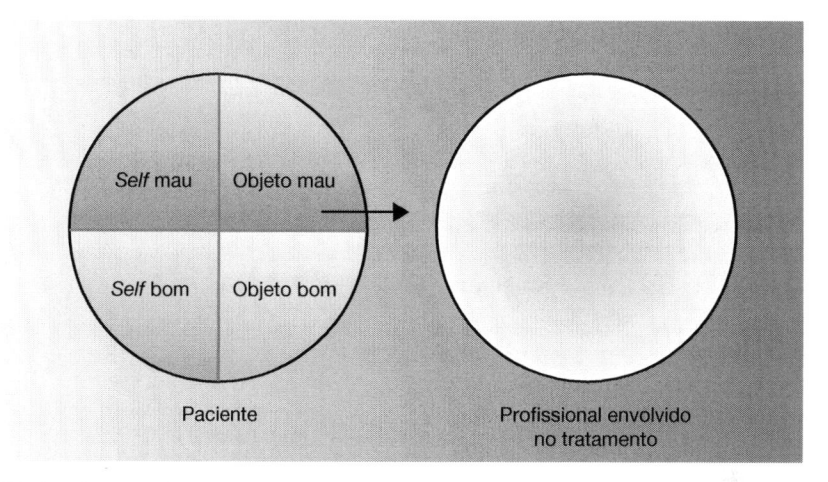

FIGURA 2-2 Identificação projetiva – passo 1. O paciente rejeita e projeta o objeto interno mau sobre o profissional envolvido no tratamento.

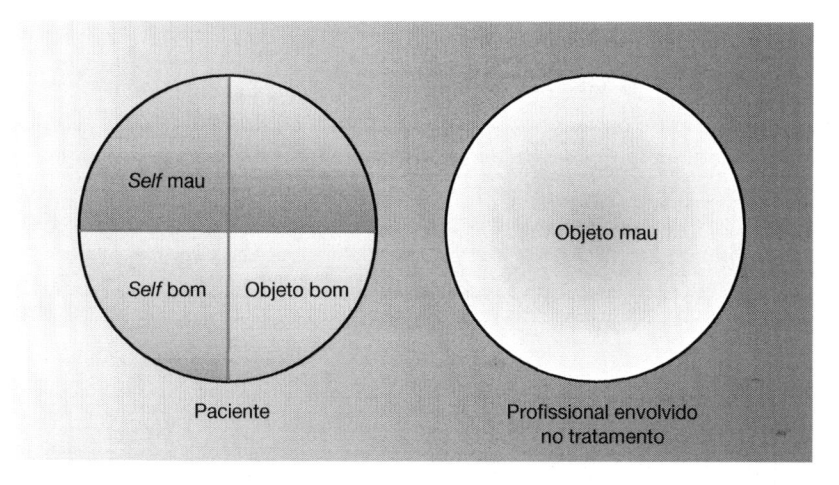

FIGURA 2-3 Identificação projetiva – passo 2. O profissional envolvido no tratamento começa a sentir e/ou se comportar como o objeto mau projetado, respondendo à pressão interpessoal exercida pelo paciente (contraidentificação projetiva).

de Ogden de identificação projetiva deriva da conceituação de Bion (1962) do terapeuta como um recipiente para as projeções do paciente, do mesmo modo que a mãe contém as projeções de seu bebê.

O analistas kleinianos contemporâneos de Londres consideram a identificação projetiva de maneira um tanto diferente. Eles são mais inclinados a conceituar a defesa como envolvendo não a projeção de uma parte do paciente, mas uma fantasia

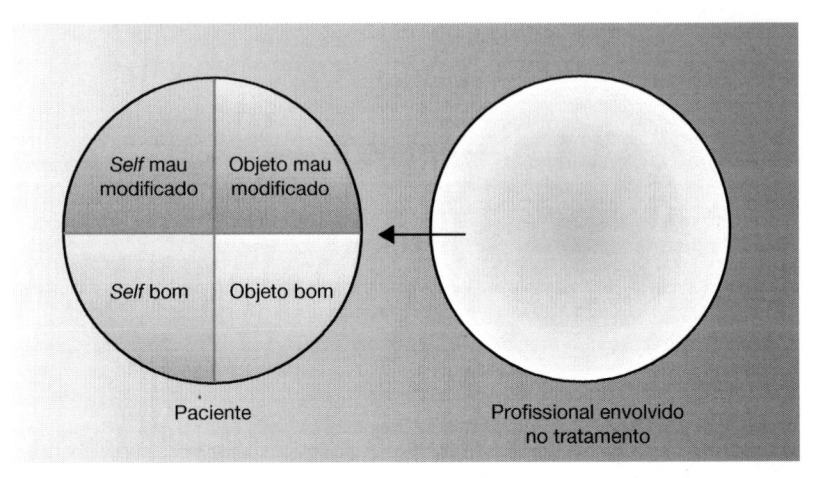

FIGURA 2–4 Identificação projetiva – passo 3. O profissional envolvido no tratamento contém e modifica o objeto mau projetado, o qual é, então, reintrojetado pelo paciente e assimilado (identificação introjetiva).

de uma relação objetal (Feldman, 1997). Nesse aspecto, a transformação do alvo da projeção não é absolutamente necessária. Não obstante, um consenso crescente está surgindo entre os kleinianos de que o analista ou terapeuta é sempre influenciado, até certo ponto, por aquilo que o paciente está projetando e que algum grau de resposta às "cutucadas" do paciente para agir de acordo com as projeções dele pode ajudar o analista a se tornar consciente do que está sendo projetado (Joseph, 1989; Spillius, 1992).

Conforme observado no Capítulo 1, a contratransferência é uma criação conjunta que envolve contribuições tanto do paciente quanto do clínico (Gabbard, 1995). O paciente evoca certas respostas no terapeuta, mas são os conflitos do próprio terapeuta e suas representações do *self* e do objeto que determinam a forma final da resposta contratransferencial. Em outras palavras, o processo requer um "gancho" no recipiente da projeção para fixá-la. Algumas projeções se constituem em uma melhor adaptação ao recipiente do que outras (Gabbard, 1995).

Restringir o conceito de identificação projetiva a um mecanismo de defesa é excessivamente limitante. Por causa do componente interpessoal, ela também pode ser considerada como 1) um meio de comunicação, pelo qual os pacientes obrigam o profissional envolvido no tratamento a experimentar um conjunto de sentimentos semelhantes aos deles próprios; 2) um modo de relação objetal; e 3) um caminho para mudança psicológica, no sentido de que a reintrojeção dos conteúdos projetados, após esses terem sido alterados pelo profissional envolvido no tratamento, resulta em uma modificação do paciente. Embora esse modelo enfatize o que acontece em um contexto clínico, a identificação projetiva também ocorre regularmente em situações não terapêuticas. Nesses cenários, as projeções podem retornar de forma completamente distorcida, ou "empurradas pela goela do paciente abaixo", em vez de serem modificadas ou contidas.

Introjeção

A terceira defesa, a introjeção, é um processo inconsciente pelo qual um objeto externo é simbolicamente absorvido e assimilado como parte do indivíduo. Tal mecanismo pode existir como uma parte da identificação projetiva, em que o que é absorvido foi originalmente projetado, ou pode existir de modo independente como o contrário da projeção. Classicamente, Freud (1917/1963) formulou que a depressão era o resultado da introjeção de um objeto visto de forma ambivalente. A raiva focada nessa introjeção no interior do paciente deprimido resultava em autodepreciação e em outros sintomas de depressão. Na linguagem contemporânea das relações objetais, a introjeção é diferenciada da identificação como um dos dois modos principais de internalização. Se um dos pais é *introjetado*, por exemplo, então ele é internalizado como parte da subdivisão do objeto do ego e é experienciado como uma presença interna que não altera substancialmente a representação do *self*. Por outro lado, na *identificação*, o pai ou a mãe é internalizado como parte da subdivisão do *self* do ego e modifica significativamente a representação do *self* (Sandler, 1990).

Negação

O quarto mecanismo de defesa, a negação, é uma rejeição direta dos dados sensoriais traumáticos. Enquanto a repressão é usada em geral como uma defesa contra desejos e impulsos *internos*, a negação é comumente uma defesa contra a realidade ou mundo exterior quando essa realidade é insuportavelmente perturbadora. Apesar de estar primordialmente associado a psicoses e transtornos da personalidade graves, esse mecanismo de defesa também pode ser usado por pessoas saudáveis, sobretudo diante de eventos catastróficos.

Teoria relacional norte-americana

A escola britânica de relações objetais influenciou muito a teoria relacional norte-americana. Essa teoria das "duas pessoas" e seus primos próximos – intersubjetividade, construtivismo e teoria interpessoal – têm em comum a perspectiva de que as percepções do terapeuta em relação ao paciente são inevitavelmente influenciadas pela subjetividade daquele (Aron, 1996; Gill, 1994; Greenberg, 1991; Hoffman, 1992, 1998; Levine, 1994; Mitchell, 1993, 1997; Natterson, 1991; Renik, 1993, 1998; Stolorow et al., 1987). Uma característica essencial dessa perspectiva é a de que há duas pessoas na sala se influenciando mutuamente a todo momento. Por isso, o terapeuta não pode transcender sua própria subjetividade ao formular os problemas do paciente. Ademais, o comportamento real do terapeuta tem um impacto substancial sobre a transferência do paciente. Alguns argumentariam que essa perspectiva intersubjetiva transcende qualquer escola em particular e é relevante a todas as situações psicoterapêuticas (Aron, 1996; Dunn, 1995; Gabbard, 1997; Levine, 1996).

Durante a última década, as diferenças entre a teoria relacional norte-americana e a escola britânica de relações objetais se tornou cada vez mais insignificante. Como Harris (2011) observa, "o que antes eram diferenças historicamente importantes agora parecem distinções mais sutis" (p. 702). Por isso, as origens geográficas de uma teoria tornam-se relativamente desimportantes, pois há sobreposições consideráveis entre a tradição britânica e os autores norte-americanos da atualidade. A contratransferência e a psicologia das duas pessoas estão, certamente, no coração do movimento relacional. O reconhecimento da incerteza e a necessidade de improvisação na técnica de um terapeuta também têm importância crucial para um ponto de vista relacional/intersubjetivo (Ringstrom, 2007). A noção de *self* também é proeminente em autores da tradição interpessoal e relacional. Bromberg (2006) enfatiza que estados do *self* fundamentados na vergonha são intoleráveis e podem ser cindidos ou dissociados de uma forma que continuidades falsas e incoerências podem ser uma característica proeminente do trabalho psicoterapêutico. Finalmente, o reconhecimento da incerteza no processo coloca ênfase considerável sobre a necessidade de negociação entre o terapeuta e o paciente acerca do significado e da melhor abordagem à própria terapia (Bass, 2007; Pizer, 2004). A visão do analista ou terapeuta não é privilegiada em relação à perspectiva subjetiva do paciente como muitas vezes era na história da psicanálise clássica.

Psicologia do *self*

Kohut

Enquanto a teoria das relações objetais enfatiza as relações *internalizadas* entre *representações* do *self* e do objeto, a psicologia do *self* enfatiza como as relações *externas* ajudam a manter a autoestima e a coesão do *self*. Originada dos escritos seminais de Heinz Kohut (1971, 1977, 1984), essa abordagem teórica considera o paciente como tendo uma necessidade desesperada de certas respostas de outras pessoas para manter um senso de bem-estar.

A psicologia do *self* evoluiu do estudo de Kohut de pacientes ambulatoriais com perturbação narcisista que ele tratava em psicanálise. Ele observou que esses pacientes pareciam diferentes dos clássicos pacientes neuróticos que se apresentavam para tratamento com sintomas histéricos ou obsessivo-compulsivos. Em vez disso, eles se queixavam de sentimentos imprecisos de depressão ou insatisfação nos relacionamentos (Kohut, 1971). Eles também eram caracterizados por uma autoestima vulnerável, que era extremamente sensível ao desprezo de amigos, família, amantes, colegas e outros. Kohut observou que o modelo estrutural da psicologia do ego não parecia adequado para explicar a patogênese e a cura dos problemas desses pacientes.

Kohut reparou que esses pacientes formavam dois tipos de transferências: a especular e a idealizadora. Na transferência especular, o paciente procura no analista por uma resposta de confirmação ou validação, que Kohut associou ao "brilho nos olhos da mãe" em resposta às demonstrações de exibicionismo, adequadas às fases, de seu filho pequeno, que Kohut chamou de *self grandioso e exibicionista*. Essas respostas de aprovação são, de acordo com Kohut, essenciais para o desenvolvimento normal, pois elas fornecem à criança um senso de autovalor. Quando uma mãe falha em empatizar com a necessidade de seu filho por uma resposta especular, a criança tem grande dificuldade em manter um senso de completude e autoestima. Em resposta a essa falha de empatia, o senso de *self* da criança se fragmenta, e ela tenta desesperadamente ser perfeita e "atua" para os pais para ganhar a aprovação que tanto anseia. Essa forma de "se exibir" é outra manifestação do *self grandioso e exibicionista* (Baker e Baker, 1987). Os mesmos fenômenos constituem a transferência especular em adultos que buscam tratamento. O paciente adulto que "atua" para seu terapeuta em uma tentativa desesperada para ganhar aprovação e admiração pode estar desenvolvendo uma transferência especular.

A transferência idealizadora, como o nome sugere, refere-se a uma situação em que o paciente percebe o terapeuta como um pai ou mãe todo-poderoso, cuja presença acalma e cura. O desejo de se aninhar na glória refletida do terapeuta idealizado é uma manifestação dessa transferência. Assim como a criança pode ficar traumatizada pelas falhas empáticas de uma mãe que não fornece respostas especulares ao *self grandioso e exibicionista* do filho, essa mesma criança também pode ficar traumatizada por uma mãe que não empatiza com sua necessidade de idealizá-la ou que não fornece um modelo digno de idealização.

Em ambos os casos, o paciente adulto que possui tais perturbações precoces da função de seus pais e apresenta esses tipos de disposições transferenciais está lutando com um *self* defeituoso ou deficiente – um *self* que se encontra congelado em relação ao desenvolvimento, em um ponto em que apresenta alta tendência à fragmentação. A perspectiva de Kohut era a de que o modelo estrutural de conflito associado com a psicologia do ego não é suficiente para explicar essas necessidades narcísicas especulares e de idealização. Ademais, ele observava um tom moralizador e pejorativo nas atitudes dos analistas que abordavam o narcisismo a partir de um ponto de vista clássico. Ele acreditava que muitos danos haviam sido provocados pela adoção do modelo de Freud (1914/1963), que propunha uma transição de um estado de narcisismo primário para o amor ao objeto como parte do processo normal de amadurecimento. Uma ramificação do pensamento de Freud era de que o indivíduo deveria "superar" os esforços narcisistas e se preocupar mais com as necessidades dos outros.

Kohut pensava que esse ponto de vista era hipócrita. Ele afirmava que as necessidades narcisistas persistem por toda a vida e formam um paralelo no âmbito do amor ao objeto. Ele postulou uma teoria do *duplo eixo* (ver Fig. 2–5), que permitia o desenvolvimento contínuo *tanto* no âmbito narcisista *quanto* no âmbito do amor ao objeto (Ornstein, 1974). Conforme os bebês amadurecem, eles tentam capturar a perfeição perdida da precoce ligação mãe-bebê recorrendo a uma das duas estratégias: o *self* grandioso, em que a perfeição é capturada internamente, e o imago parental idealizado, em que ela é atribuída a um dos pais. Os dois polos constituem o *self bipolar*. Em seu último livro (publicado postumamente), Kohut (1984) ampliou essa conceituação a um *self tripolar*, adicionando um terceiro polo de necessidades *self*-objeto, a *gemelaridade* ou o *alter ego*. Esse aspecto do *self* aparece na transferência como uma necessidade de ser como o terapeuta. Ele tem suas origens de desenvolvimento em um desejo de fusão que é gradualmente transformado em comportamento imitativo. Por exemplo, um menino pode brincar de aparar o gramado enquanto seu pai corta a grama. Esse terceiro polo do *self* tem utilidade clínica limitada se comparado com os outros dois e é muitas vezes excluído das discussões sobre transferências de *self*-objeto. Se as falhas na empatia foram típicas das respostas parentais a essas estratégias, acontece uma parada no desenvolvimento. Com uma atitude parental adequada, em contrapartida, o *self* grandioso é transformado em ambições saudáveis, e o imago parental idealizado se torna internalizado como ideais e valores (Kohut, 1971). Desse modo, os terapeutas poderiam empatizar com as necessidades narcisistas de seus pacientes como normais do desenvolvimento, em vez de considerá-las com desprezo por serem centradas no *self* e imaturas. Enquanto a teoria clássica da psicologia do ego conceitua o paciente como tendo desejos infantis que precisam ser renunciados, Kohut considerava que os pacientes tinham *necessidades* que devem ser entendidas e parcialmente atendidas no tratamento (Eagle, 1990). O primeiro livro de Kohut propôs que essa formulação teórica é primariamente aplicável à patologia de caráter narcisista. Na época em que seu último livro apareceu, ele havia ampliado bastante o escopo da psicologia do *self*:

> A psicologia do *self* está agora tentando demonstrar ... que todas as formas de psicopatologia são baseadas em defeitos na estrutura do *self*, em distorções do *self* ou em fragilidades do *self*. Está tentando mostrar, além disso, que todas essas falhas no *self* se devem a perturbações das relações *self*-objeto na infância. (Kohut, 1984, p. 53)

O termo "*self*-objeto" acabou se tornando genérico para descrever o papel que outras pessoas desempenham para o *self*, com respeito às necessidades especulares, de idealização e de gemelaridade. Do ponto de vista do crescimento e do desenvolvimento do *self*, os outros não são considerados como pessoas separadas, mas como objetos para satisfazer essas necessidades do *self*. Nesse sentido, então, os *self*-objetos podem ser vistos mais como funções (p. ex., tranquilizante, de validação) do que como pessoas. A necessidade dos *self*-objetos jamais é superada, segundo

1. A clássica linha do desenvolvimento levando ao amor objetal

| Narcisismo primário | Amor ao objeto | Narcisismo secundário (seguindo a recusa dos objetos) |

2. A linha narcisista do desenvolvimento

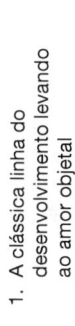

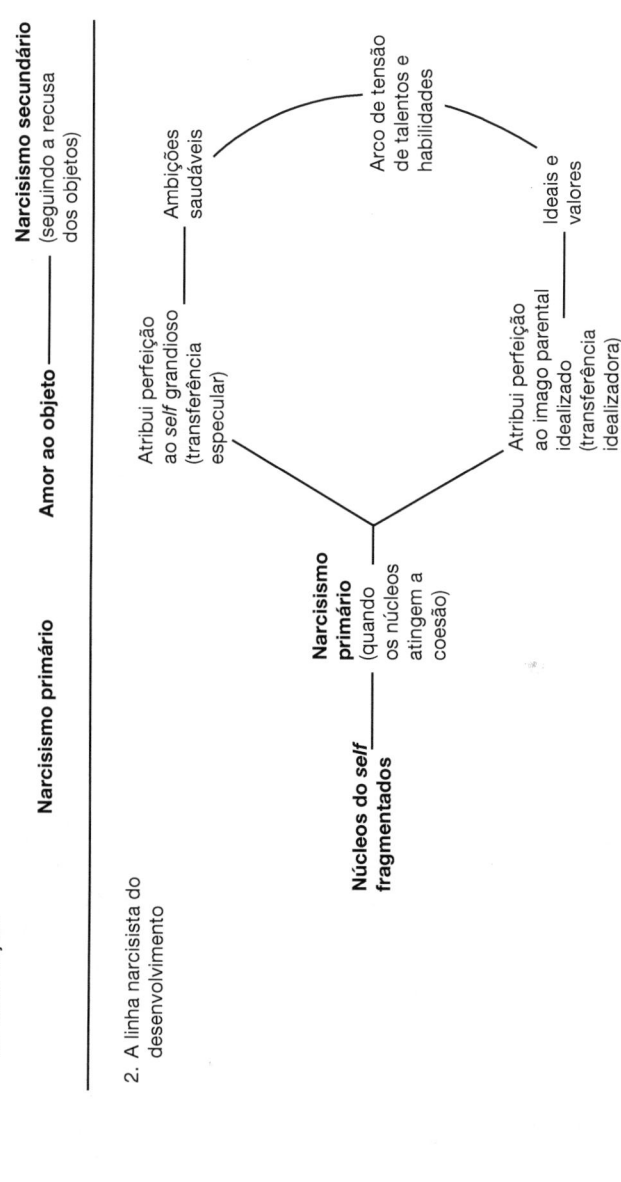

Núcleos do *self* fragmentados → **Narcisismo primário** (quando os núcleos atingem a coesão)

- Atribui perfeição ao *self* grandioso (transferência especular) → Ambições saudáveis ⎫
- Atribui perfeição ao imago parental idealizado (transferência idealizadora) → Ideais e valores ⎭ Arco de tensão de talentos e habilidades

FIGURA 2-5 Teoria do duplo eixo de Kohut (1971).

Kohut, mas, em vez disso, ela persiste por toda a vida – precisamos de *self*-objetos em nosso ambiente para a sobrevivência emocional como precisamos de oxigênio na atmosfera para a sobrevivência física (Kohut, 1984).

Uma implicação da afirmação teórica final de Kohut é que a separação psicológica é um mito. A psicologia do *self* considera impossível a separação entre *self* e *self*-objeto. Todos precisamos de respostas confirmativas e empáticas dos outros ao longo de toda a vida para mantermos nossa autoestima. O amadurecimento e o crescimento partem de uma necessidade de *self*-objetos arcaicos em direção a uma capacidade de usar *self*-objetos mais maduros e apropriados. No contexto clínico, a meta do tratamento é o fortalecimento do *self* fragilizado, de modo que ele possa tolerar experiências de *self*-objeto aquém do desejável sem uma perda significativa da coesão do *self* (Wolf, 1988).

Kohut sempre resistiu a uma definição simples do *self*, que ele acreditava ser uma estrutura tão abrangente que desafiava definições precisas. No entanto, na época de sua morte, em 1981, sua visão do *self* havia mudado claramente de uma representação do *self* para um "*self* supraordenado como a constelação psíquica primária, o centro da experiência e da iniciativa e a principal entidade motivadora" (Curtis, 1985, p. 343). As implicações posteriores incluem uma perda da ênfase difusa sobre o ego e as vicissitudes de impulsos e defesas, um foco maior na experiência subjetiva consciente e a conceituação da agressão como secundária às falhas dos *self*-objetos (p. ex., raiva narcísica) e não como um impulso primário ou inato. As defesas e as resistências nessa estrutura, ou "defesas-resistências", como Kohut (1984) se referia a elas, são consideradas de modo completamente diferente: "Pessoalmente, eu prefiro falar de 'defensividade' dos pacientes – e pensar em suas atitudes defensivas como adaptativas e psicologicamente valiosas – e não de suas 'resistências'" (p. 114). Obviamente, elas são valiosas e adaptativas porque preservam a integridade do *self*.

Ao contrário dos psicólogos do ego, Kohut via o complexo de Édipo como de importância secundária. Os conflitos edípicos envolvendo a sexualidade e a agressividade são meros "produtos de decomposição" das falhas mais precoces de desenvolvimento na matriz de *self*-objeto. Se uma mãe satisfaz adequadamente as necessidades de *self*-objeto de seu filho, o complexo de Édipo pode ser superado sem que a criança fique sintomática. A ansiedade fundamental, de acordo com a psicologia do *self*, é a "ansiedade de desintegração", que envolve o medo de que o *self* do indivíduo irá se fragmentar como resultado de respostas de *self*-objeto inadequadas, acarretando a experimentação de um estado inumano de morte psicológica (Baker e Baker, 1987). Do ponto de vista da psicologia do *self*, a maioria das formas de comportamento sintomático (p. ex., abuso de drogas, promiscuidade sexual, perversões, automutilação, compulsão alimentar e purgação) *não* nasce de conflitos relacionados à ansiedade de castração. Em vez disso, elas refletem "uma tentativa emergencial de manter e/ou restaurar a coesão e a harmonia internas a um *self* vulnerável e não saudável" (Baker e Baker, 1987, p. 5). Essas fragmentações do *self* ocorrem ao longo de um *continuum* que vai da leve preocupação ou ansiedade até o pânico grave relacionado à percepção de que o indivíduo está se desintegrando por completo (Wolf, 1988).

A ênfase da psicologia do *self* nas falhas das figuras dos pais e nas deficiências resultantes do *self* está em sintonia com as teorias britânicas das relações objetais. Ecos da mãe suficientemente boa de Winnicott e da falha básica de Balint podem ser percebidos nos temas dos escritos da psicologia do *self*. Apesar de Kohut não reconhecer as contribuições desses teóricos, sua influência é incontestável. Contudo, os teóricos das relações objetais não desenvolveram a noção do *self* na mesma medida em que Kohut o fez, talvez por causa da adesão deles a um modelo de maturação que retém o potencial moralizador, que foi evitado por Kohut (Bacal, 1987). Kohut também fez uma contribuição significativa ao reconhecer a importância da autoestima na patogênese das perturbações psiquiátricas. Por exemplo, os transtornos da personalidade podem ser vistos como perturbações do *self* manifestadas por tentativas desesperadas para se preservar a auto coesão que, muitas vezes, resultam em relações problemáticas com os demais (Silverstein, 2007). De forma semelhante, o papel do terapeuta muda mais para um esforço empático sustentado do que para um entendimento interpretativo, com o objetivo de proporcionar uma experiência de *self*-objeto que será curativa do transtorno da personalidade, por meio de uma forma de experiência emocional corretiva com o terapeuta. Em outras palavras, a provisão de empatia por um período prolongado de tempo seria a melhor forma de ação terapêutica, em vez de enfatizar o *insight* sobre padrões e relações com os outros.

Contribuições pós-Kohut

Depois da morte de Kohut, uma nova geração de psicólogos do *self* elaboraram e expandiram aspectos de sua teoria. Wolf (1988) identificou outras duas transferências de *self*-objeto. A *transferência do self-objeto adversária* é aquela em que o paciente experiencia o analista como um indivíduo em uma oposição benigna, que, no entanto, mantém algum grau de apoio. O analista também é percebido como alguém que incentiva um certo grau de autonomia do *self* do paciente ao aceitar a necessidade que esse tem de ser adversário. A segunda transferência de *self*-objeto observada por Wolf está relacionada à transferência especular, porém, por causa de sua relação com uma motivação intrínseca de adquirir o domínio, ela é suficientemente diferente para garantir um título único. Conhecida como *transferência do self-objeto eficaz*, ela envolve a percepção do paciente de que o analista está permitindo a ele produzir, efetivamente, um comportamento de *self*-objeto necessário no analista.

Outros analistas influenciados pela psicologia do *self* acreditam que as informações fora do modo de percepção empático-introspectivo devem ser integradas à base de conhecimentos do analista. Lichtenberg (1998; Lichtenberg e Hadley, 1989) considera o conhecimento de "cenas modelo", protótipicas de experiências da infância, como altamente relevante para a reconstrução e a compreensão da experiência precoce do paciente. Ele argumentava que cinco sistemas motivacionais distintos devem ser levados em conta para se compreender inteiramente as forças que estão agindo no paciente. Cada um desses sistemas é fundamentado em necessidades inatas e padrões associados de resposta. Um sistema se desenvolve em resposta à necessidade de apego e afiliação. O segundo sistema envolve respostas à necessidade de regulação psíquica e a exigências fisiológicas. O terceiro sistema evolui em resposta à necessidade de afirmação e exploração. O quarto sistema responde à necessidade de se reagir a experiências aversivas por meio do afastamento e/ou do antagonismo. O quinto sistema envolve respostas à necessidade de prazer sensual e, no fim, excitação sexual. Esses sistemas estão em tensão dialética uns com os outros e passam por uma reordenação hierárquica contínua. Cada um dos cinco pode se desenvolver apenas na presença de uma resposta recíproca dos cuidadores. Lichtenberg tinha reservas com respeito à teoria de Kohut por causa de sua tendência de relegar o prazer sexual e não sexual a uma posição relativamente periférica.

Bacal e Newman (1990) buscaram integrar a psicologia do *self* com a teoria das relações objetais. Eles afirmaram que a psicologia do *self* pode ser compreendida como uma variante da teorias das relações objetais e que Kohut não foi capaz de reconhecer a influência da escola britânica das relações objetais sobre suas ideias. Bacal e Newman destacam que o *self* em conexão com seu objeto, e não isolado dele, é a verdadeira unidade básica da psicologia do *self*.

Outros revisionistas questionaram o modo de ação terapêutica defendido por Kohut, o qual envolve uma frustração ótima das necessidades do paciente no contexto da compreensão empática. Apesar de Kohut ter enfatizado repetitivamente que sua técnica era essencialmente interpretativa, alguns observadores (p. ex., Siegel, 1996) destacaram que sua abordagem era bastante diferente do tipo de frustração proposto por Freud. Em seu último livro, Kohut reconheceu o papel da experiência emocional corretiva. Não obstante, Bacal (1985) criticou a noção de frustração ótima de Kohut e sugeriu que "a responsividade ótima" tinha a mesma importância para o processo analítico. Lindon (1994) tinha preocupações semelhantes e propôs o termo *provisão ótima* para se referir ao problema de abstinência excessiva por parte do analista. Entretanto, ele não via esse tipo de provisão como curativa. Em vez disso, a concepção de provisão de Lindon envolvia a criação de uma atmosfera para facilitar a exploração do inconsciente do paciente, e não necessariamente para reparar os defeitos de desenvolvimento. Ele estipulou que as provisões devem estar a serviço do trabalho analítico mais aprofundado, e não de subversões do processo analítico.

Por fim, os psicólogos do *self* pós-Kohut reconhecem que um afastamento da experiência subjetiva vivenciada, enfatizada por Kohut, está ganhando espaço dentro do campo. Em conformidade com os trabalhos de Stern (2004) e do Grupo de Estudos sobre Processos de Mudança de Boston (2010), há um interesse maior naquilo que é *implícito*, assim como naquilo que é sentido subjetivamente (Coburn, 2006). A esse respeito, há uma consciência maior dos aspectos intersubjetivos do desenvolvimento e do conhecimento procedural implícito que é "intuído" pelo indivíduo, mesmo que não seja vivenciado de forma consciente.

Considerações sobre o desenvolvimento

Em parte, todas as teorias psicanalíticas são baseadas no pensamento acerca do desenvolvimento. Assim como a teoria psicanalítica evoluiu a partir de uma ênfase sobre impulsos, defesas e conflitos intrapsíquicos entre instâncias para preocupações com *self*, objetos e relações, a pesquisa sobre o desenvolvimento também rumou para a mesma direção. As primeiras teorias do desenvolvimento associadas à psicologia do ego focavam zonas libidinais e eram, em grande parte, reconstruções do desenvolvimento precoce fundamentado no trabalho psicanalítico com adultos. Erikson (1959), seguindo o exemplo de Hartmann, fez um esforço para integrar o conflito entre as instâncias ao constructo mais amplo da psicologia do ego. Ele se concentrou em questões psicossociais do ambiente, que permitiram a ele elaborar um esquema de desenvolvimento epigenético caracterizado por uma crise psicossocial em cada fase. Por exemplo, durante a fase oral do desenvolvimento, o bebê deve enfrentar a luta entre a confiança básica e a desconfiança básica. A crise da fase anal envolve a autonomia *versus* a vergonha e a dúvida. Durante a fase fálico-edípica, a criança tem que lidar com a iniciativa *versus* a culpa.

A fase edípica do desenvolvimento começa por volta dos 3 anos de idade e está associada a um foco mais intenso nos genitais como fonte de prazer. Junto com esse interesse, há um anseio intensificado por ser o objeto de amor exclusivo da figura parental do sexo oposto. Ao mesmo tempo, contudo, a díade da criança, ou a estrutura de referência mãe-criança, se transforma em uma tríade, com a criança se tornando consciente da presença de um rival na disputa pelo afeto da figura parental do sexo oposto.

No caso do menino, o primeiro objeto de amor é a mãe, situação que não exige uma mudança de afeição. Ele deseja dormir com ela, acariciá-la e ser o centro de seu mundo. Visto que o pai interfere nesses planos, o menino desenvolve desejos homicidas em relação a seu rival. Esses desejos resultam em culpa, medo de retaliação, por parte do pai e um senso de ansiedade em relação a essa retaliação iminente. Freud observou repetidamente que a principal fonte de ansiedade do menino durante essa fase do desenvolvimento é a de que a retaliação do pai virá na forma de castração. Para evitar essa punição, o menino renuncia a seus esforços sexuais em relação à mãe e se identifica com o pai. A identificação com o agressor carrega com ela a decisão de procurar por uma mulher *parecida* com a mãe, de modo que o menino possa ser *parecido* com o pai. Como parte dessa resolução edípica, o pai retaliador é internalizado por volta do fim do quinto ou sexto ano de vida, formando o superego, o qual Freud considerava o herdeiro do complexo de Édipo. O pensamento contemporâneo acerca da fase edípica do desenvolvimento esclareceu que também há um anseio libidinal pela figura parental do *mesmo sexo*, associado com um desejo de se livrar da figura parental do *sexo oposto*. Essa perspectiva é muitas vezes chamada de *complexo de Édipo negativo*.

Freud, tinha mais dificuldades para explicar o desenvolvimento edípico das meninas. Em uma série de artigos (Freud, 1925/1961, 1931/1961, 1933/1964), ele reconheceu com franqueza sua perplexidade com a psicologia feminina mas, ainda assim, esforçou-se para traçar o desenvolvimento feminino. Uma maneira com a qual ele lidou com essa dificuldade foi supor que o desenvolvimento das meninas era basicamente análogo ao dos meninos. Conforme a visão de Freud, enquanto, nos meninos, o complexo de Édipo é resolvido pelo complexo de castração, nas meninas, ele é *promulgado* por uma consciência da "castração". Nas fases pré-edípicas do desenvolvimento, no entendimento de Freud, a menina sente-se essencialmente como um menino, até que ela descobre a existência do pênis. Nesse instante, ela começa a se sentir inferior e se torna vítima da inveja do pênis. Ela tende a culpar a mãe por sua inferioridade, por isso, ela se volta para o pai como objeto de seu amor, e o desejo por ter um filho do pai substitui o desejo de ter um pênis. Freud acreditava que um dos três caminhos a seguir estava disponível para a menina após a descoberta de sua "inferioridade genital": 1) cessação de toda a sexualidade (i.e., neurose); 2) hipermasculinidade desafiante; ou 3) feminilidade definitiva, o que implicava na renúncia da sexualidade do clitóris. Na resolução edipiana normal, a perda do amor da mãe, em vez do medo da castração pelo pai, foi postulada como o fator principal.

Autores psicanalíticos mais contemporâneos levantaram sérias questões sobre a formulação do desenvolvimento da menina de Freud. Stoller (1976) discordou de Freud a respeito da evolução da feminilidade como um produto de diferenciação sexual, inveja do pênis e conflito inconsciente. Ele considerava que a feminilidade era um potencial inato e que a confluência de determinação do sexo no nascimento, atitudes parentais, organização neurofisiológica do cérebro do feto, interações precoces entre o bebê e os pais e aprendizagem a partir do ambiente formavam um núcleo complexo ao redor do qual um senso maduro de feminilidade tornava-se finalmente organizado. Ele chamou esse primeiro passo de *feminilidade primária* por não ser considerado como um produto de conflito. Tyson (1996) enfatizou que a feminilidade madura começa com a feminilidade primária, mas que a resolução do conflito, bem como as identificações realizadas com ambos os pais, por fim determina a forma final.

Stoller compartilhou a visão de outros autores, como Lerner (1980) e Torok (1970), de que a inveja do pênis é apenas um aspecto do desenvolvimento da feminilidade e não sua origem. A teoria psicanalítica feminista contemporânea enfatizou as implicações terapêuticas adversas de se considerar a inveja do pênis como um fenômeno "fundamental" (Freud, 1937/1964) que desafia a análise e a compreensão mais aprofundadas. Um dos perigos da perspectiva "fundamental" é que ela pode levar a uma tentativa desorientada, por parte dos terapeutas, de ajudar pacientes do sexo feminino a se considerarem como formas inferiores aos homens. Frenkel (1996) destacou que pacientes do sexo feminino geralmente não sentem que sua genitália ou excitação genital são inadequadas, ao contrário do pensamento de Freud, e que o clitóris, longe de ser considerado como um órgão inferior, é um local de iniciação de prazer intenso e orgasmo ocasional em idades tão precoces quanto 4 ou 6 anos de idade. A consciência da vagina também está presente nessa idade. O pensamento atual sobre a construção do gênero enfatiza a influência da cultura, relações objetais e identificações com os pais, em vez de uma ligação estreita com as diferenças anatômicas (Benjamin, 1990; Chodorow, 1996).

A pesquisa em neurociência também ampliou nosso conhecimento sobre as diferenças entre homens e mulheres. As áreas do cérebro envolvidas na discriminação facial são mais desenvolvidas nas mulheres do que nos homens desde o início da vida (McClure, 2000). Na verdade, a maturação neurológica do cérebro em geral avança mais rapidamente nas mulheres do que nos homens (Moore e Cocas, 2006). A conectividade entre os hemisférios esquerdo e direito se mostra maior nas mulheres do que nos homens (Friedman e Downey, 2008). Consequentemente, a lateralização mais precoce do cérebro da mulher resulta na capacidade superior de reconhecer sensivelmente as emoções nos rostos dos outros. Embora essas diferenças neurobiológicas de gênero sejam significativas, elas de maneira alguma ofuscam a importância extraordinária do ambiente de criação inicial no desenvolvimento da mulher. As interações com os pais e com outros cuidadores importantes são centrais na formação do indivíduo – ou seja, a biologia e o ambiente são mutuamente influentes na formação do gênero (Silverman, 2010).

A perspectiva contemporânea a respeito da feminilidade dentro do pensamento psicodinâmico é, talvez, melhor caracterizada por um questionamento sistemático da sabedoria recebida. Chodorow (2012) enfatiza que há muitas feminilidades como há muitas masculinidades, e o clínico não deve abordar uma paciente do sexo feminino com o objetivo de ouvi-la para confirmar teorias específicas. Ao contrário, a posição psicoterapêutica ótima é a de reconhecer que há um conjunto de fatores culturais, intrapsíquicos e biológicos que conduzem a uma individualidade única em cada mulher. Chodorow (2012) argumenta em prol de uma receptividade para a descoberta da singularidade que define o indivíduo:

> Embora o gênero de uma pessoa sempre inclua algum reconhecimento da diferença entre o feminino e o masculino, a apresentação do gênero pessoal de um indivíduo em particular pode ou não estar organizada em torno da diferença entre masculino e feminino. Ademais, mesmo naqueles casos em que está, a consciência genital ou os sentimentos de diferença genital entre os sexos podem ou não formar seu centro. (p. 147)

O desenvolvimento, esteja ele envolvendo a identidade de gênero ou a formação do *self*, dura a vida toda. O desenvolvimento não cessa com a resolução do complexo de Édipo. As constelações defensivas mudam com cada fase subsequente – latência, adolescência, início da fase adulta e idade madura. De fato, Vaillant (1976) documentou uma mudança sistemática durante a vida adulta de defesas imaturas para defesas mais maduras, como altruísmo e sublimação, sugerindo que a personalidade é verdadeiramente dinâmica e maleável ao longo de todo o ciclo da vida. Além disso, enquanto a terapia analítica já foi considerada menos útil para pacientes idosos, agora é lugar-comum utilizar métodos psicodinâmicos em pacientes sexagenários, septuagenários ou octogenários.

Mahler

Desde a década de 1970, uma teoria do desenvolvimento com bases muito mais empíricas surgiu na psicanálise. Os estudos de observação de bebês de Margaret Mahler e colaboradores (1975) estavam entre os primeiros estudos desse tipo e são frequentemente vistos como uma ponte entre a psicologia do ego e a teoria das relações objetais. Por meio da observação de pares mãe-bebê normais e anormais, Mahler e seu grupo foram capazes de identificar três fases amplas do desenvolvimento de relações objetais.

Nos primeiros dois meses de vida, ocorre uma fase *autista*, na qual o bebê parece absorvido em si mesmo e mais preocupado com a sobrevivência do que com as relações. O período entre 2 e 6 meses, chamado de *simbiose*, começa com a resposta de sorriso do bebê e a capacidade visual de seguir o rosto da mãe. Embora o bebê esteja vagamente consciente da mãe como um objeto separado, sua experiência primária da díade mãe-bebê é a de uma unidade dual, em vez de duas pessoas separadas.

A terceira fase, *separação-individuação*, é caracterizada por quatro subfases. Entre 6 e 10 meses, na primeira subfase de *diferenciação*, a criança se torna consciente de que a mãe é uma pessoa separada. Essa consciência pode levar à necessidade por parte da criança de um objeto transicional (Winnicott, 1953/1971), como um cobertor ou uma chupeta, para ajudar a lidar com o fato de que a mãe não está sempre disponível. A *prática* é a próxima subfase, que ocorre entre os 10 e 16 meses. Com as novas habilidades locomotoras dessa idade, as crianças adoram explorar o mundo por sua própria conta, apesar de retornarem com frequência para suas mães a fim de se "reabastecer". A terceira subfase, a *reaproximação*, é caracterizada por uma consciência mais apurada, por parte da criança, da separação da mãe, e ocorre entre os 16 e 24 meses de idade. Essa consciência traz consigo um senso aumentado de vulnerabilidade a separações da mãe.

A quarta e última fase, uma subfase de *separação-individuação,* é marcada pela consolidação da individualidade e o começo da constância objetal. A chegada a esse período, que corresponde aproximadamente ao terceiro ano de vida, é a integração das visões separadas da mãe em um único objeto completo, que pode ser internalizado como uma presença que tranquiliza emocionalmente e que sustenta a criança durante a ausência da mãe. Essa realização corresponde à posição depressiva de Klein e estabelece as condições para a entrada da criança na fase edípica.

Stern e outros

Conforme foi observado anteriormente, contudo, a perspectiva de Kohut desafiou a ênfase de Mahler na separação-individuação ao sugerir que alguma forma de resposta do *self*-objeto por parte das outras pessoas no ambiente era essencial ao longo da vida. Além disso, as pesquisas de observação de bebês de Daniel Stern (1985, 1989) questionou a ideia de que os bebês saem do ventre em um estado autista de absorção em si mesmos. O trabalho de Stern demonstrou que o bebê parece consciente da mãe ou do cuidador desde os primeiros dias de vida. Em conformidade com as ideias de Kohut, Stern observou que as respostas de afirmação e validação advindas da figura materna são cruciais para o senso de evolução do *self* do bebê em desenvolvimento. Ele enfatizou ainda mais o fato de que o bebê desenvolve um senso de *self*-com-outro em resposta à sintonia do cuidador. Stern não concordava com Klein, pois considerava que a fantasia possuía apenas um significado pequeno. Em contraste, ele entendia que o bebê experienciava a realidade primariamente. Ele concluiu que os bebês são excelentes observadores da realidade e que somente quando eles começam a caminhar é que iniciam a usar significativamente a fantasia e a distorção em um esforço para alterar suas percepções.

Stern descreveu cinco sentidos distintos do *self*. Em vez de considerá-los como fases que são suplantadas por períodos subsequentes e mais maduros do desenvolvimento, ele os considerava como domínios diferentes da experiência do *self* (*self* emergente ou "corporal", *self* nuclear, *self* subjetivo, *self* verbal ou categorial e *self* narrativo), cada um dos quais permanecendo pela vida toda e operando em harmonia com outros sensos do *self* coexistentes. Do nascimento aos 2 meses de idade, aparece um *self emergente* que é, predominantemente, um *self* corporal com base fisiológica. Dos 2 aos 6 meses, surge um senso de *self nuclear* que está vinculado a uma maior relação interpessoal. Um senso de *self subjetivo* emerge entre os 7 e 9 meses de vida e é um evento muito importante, pois envolve a combinação de estados intrapsíquicos entre o bebê e a mãe. Entre os 15 e 18 meses de idade, coincidindo com a capacidade de pensar simbolicamente e de se comunicar no âmbito verbal, surge o senso de *self verbal* ou *categorial*. O senso de *self narrativo* acontece entre os 3 e 5 anos de idade. Stern acreditava que essa visão histórica do *self* era encontrada quando os pacientes contavam suas histórias de vida no contexto analítico.

Ao longo de toda sua obra, Stern (2004) enfatizou que a existência humana é fundamentalmente social. Surgimos de uma "matriz intersubjetiva", que é o resultado da sintonia afetiva sensível com as mães e os cuidadores. A compreensão que Stern tinha a respeito dessa interconectividade é muito semelhante à de Kohut, pois ele pensa que as respostas que os outros nos dão são como o oxigênio no ambiente. Conforme ele coloca: "Precisamos dos olhos dos outros para nos formarmos e nos mantermos inteiros" (Stern, 2004, p. 107). Ele acredita firmemente que o desejo de se relacionar de forma intersubjetiva é tão forte em um sistema motivacional quanto os impulsos biológicos.

O conceito de que o desenvolvimento transcorre em um formato *self*-outro foi amplamente validado em pesquisas subsequentes sobre o desenvolvimento (Beebe et al., 1997; Fogel, 1992). De acordo com as visões teóricas de Kohut e Winnicott, o que surge é a visão de um sistema diádico de comunicação entre a mãe e o bebê, que resulta na internalização de um *self*-em-relação-ao-objeto. Em outras palavras, como Fairbairn enfatizou, não é um objeto, mas uma *relação* objetal que é internalizada no desenvolvimento. O que é representado pelo bebê é um processo interativo, completado com uma sequência padronizada de movimentos, as regras para a regulação desses movimentos e as consequências regulatórias do *self* para o bebê (Beebe et al., 1997). Em conformidade com as visões pós-modernas, as pesquisas sobre o desenvolvimento sugerem que toda interação face a face é conjuntamente construída ou bidirecionalmente regulada (Fogel, 1992).

Posner e Rothbart (2000) estudaram a regulação do estado de alerta e encontraram que a interação precoce entre pais e bebê é crucial para regular a tensão no bebê. Meins e colaboradores (2001) examinaram como as mães falam com seus bebês de 6 meses de idade. Eles concluíram que a formação do *self* era facilitada por comentários direcionados à criança, que refletem o estado mental da criança e tratam a criança como uma pessoa. Assim, esses estudos sobre o desenvolvimento confirmam a importância da empatia dos pais no desenvolvimento do *self* da criança.

As pesquisas que examinam o substrato neural para a empatia destacam a importância da sintonia sensível por parte dos pais ou dos cuidadores para o desenvolvimento da criança. A empatia requer a capacidade de mapear os sentimentos de outra pessoa no sistema nervoso do próprio indivíduo (Leslie et al., 2004). Os neurônios-espelho, primeiramente descobertos em macacos, nos quais detectou-se a propriedade incomum de disparos tanto durante a execução de uma ação quanto na observação da mesma ação feita por outros, podem desempenhar um papel crucial. Esses neurônios do córtex pré-motor reagem quando um primata observa certos movimentos de mão realizados por outro primata ou por um humano, ou quando o animal realiza os mesmos movimentos. Em outras palavras, eles codificam ações orientadas ao objeto, sejam elas realizadas ou observadas. Esse grupo de neurônios do córtex pré-motor ventral é ativado durante a observação de um agente que atua de forma proposital sobre os objetos. Fogassi e Gallese (2002) sugeriram que os neurônios-espelho podem estar envolvidos na detecção de metas e, portanto, na compreensão do que está acontecendo dentro da mente de outra pessoa. Estudos de imagem funcional sugeriram que um sistema de espelho do hemisfério direito pode ser crítico para o processamento de emoções dos outros (Leslie et al., 2004). Existe um consenso crescente na literatura sobre o desenvolvimento de que as experiências precoces com respostas dos pais ou dos cuidadores inicialmente regulam afetos e acabam por conduzir a modelos de funcionamento internos ou a representações da relação que continuam as funções regulatórias (Hofer,

2004). A região orbitofrontal direita é considerada essencial no desenvolvimento de representações internalizadas de relações que, no final, agem como reguladores biológicos (Schore, 1997).

Conforme foi observado no Capítulo 1, o desenvolvimento geralmente é a decorrência da influência combinada de predisposição genética e fatores ambientais. Muitas teorias psicanalíticas do desenvolvimento negligenciam fatores genéticos em suas formulações, e uma teoria contemporânea deve complementar a teorização puramente psicanalítica com o conhecimento de pesquisas empíricas sobre as interações gene-ambiente. Por exemplo, Reiss e colaboradores (2000) enfatizaram que as características genéticas da criança suscitam certas reações parentais que podem, por sua vez, influenciar quais genes serão expressos e quais serão suprimidos.

Teoria do apego

A quarta teoria relevante para a psiquiatria dinâmica está enraizada na pesquisa empírica – a teoria do apego. Apesar de os trabalhos seminais de John Bowlby sobre o assunto (Bowlby, 1969, 1973, 1980) já existirem há um bom tempo, só recentemente a teoria do apego conquistou um público amplo entre os psicanalistas. O apego é um vínculo com bases biológicas entre a criança e o cuidador que tem por objetivo assegurar a segurança e a sobrevivência da criança. Contrastando com as teorias das relações objetais, a teoria do apego sugere que o objetivo da criança não é buscar um objeto, mas sim buscar um estado físico alcançado pela proximidade com a mãe/objeto (Fonagy, 2001). Conforme avança o desenvolvimento, o objetivo físico é transformado em um objetivo mais psicológico de obtenção de um sentimento de proximidade com a mãe ou o cuidador. O apego seguro influencia fortemente o desenvolvimento de modelos de funcionamento internos de relacionamentos, que são armazenados como esquemas mentais e levam a experiências com relação a expectativas do comportamento dos outros com respeito ao *self*.

As estratégias de apego, que são bastante independentes das influências genéticas, são adotadas na infância e permanecem relativamente estáveis. Ainsworth e colaboradores (1978) estudaram essas estratégias em um cenário de laboratório conhecido como Situação Estranha. Essa situação, envolvendo a separação de uma criança de seu cuidador, tendia a provocar uma de quatro estratégias comportamentais. Os bebês *seguros* simplesmente procuravam proximidade com o cuidador no momento em que esse retornava e, então, sentiam-se confortados e voltavam a brincar. O comportamento *evitativo* era visto em bebês que pareciam menos ansiosos durante a separação e menosprezavam o cuidador em seu retorno. Esses bebês não demonstravam preferência pela mãe ou pelo cuidador em relação a um estranho. Em uma terceira categoria, chamada de *ansiosa-ambivalente* ou *resistente*, os bebês demonstravam grande angústia com a separação e manifestavam raiva, tensão e comportamento apegado quando o cuidador retornava. Um quarto grupo, chamado de *desorganizado-desorientado*, não apresentava qualquer estratégia coerente para lidar com a experiência de separação.

Um grande número de estudos demonstrou que o estado de apego dos pais determinará não apenas se a criança será seguramente apegada, mas também a categoria precisa de apego na Situação Estranha (Fonagy, 2001). Não obstante, também é verdade que o temperamento biológico, que tem bases genéticas, pode influenciar a resposta da criança ao cuidado dedicado por uma figura de apego (Allen, 2013). Por outro lado, o temperamento pode estar sujeito à influência ambiental e mudar ao longo do tempo por conta da qualidade do cuidado e do apego. Conforme observado no Capítulo 1, os temperamentos inatos que predispõem o indivíduo ao desenvolvimento de timidez ou ansiedade social podem ser positivamente influenciados pela qualidade do cuidado ambiental.

Há algumas evidências de que esses padrões de apego têm continuidade na idade adulta, e essas categorias de estilo de apego podem ser medidas com entrevistas sofisticadas (George et al., 1996). As quatro respostas à Situação Estranha correspondem, respectivamente, às categorias adultas de apego, conforme a seguir: 1) indivíduos seguros/autônomos, que valorizam relações de apego; 2) indivíduos inseguros/que rejeitam, que negam, denigrem, desvalorizam ou idealizam apegos passados e atuais; 3) indivíduos preocupados, que são confusos ou oprimidos tanto pelas relações de apego passadas quanto pelas atuais; e 4) indivíduos não resolvidos ou desorganizados, que, muitas vezes, sofreram negligência ou trauma. Um levantamento de todos os estudos longitudinais que testaram a estabilidade da classificação de apego, da infância à idade adulta, sugere uma variedade que vai da continuidade mínima à alta estabilidade (George e Solomon, 2008). Tal pesquisa reflete muitos fatores que podem estar associados a mudanças na segurança, da infância à idade adulta. Elas incluem eventos estressantes na vida, morte dos pais, suporte social, funcionamento familiar, divórcio e doença grave dos pais ou dos filhos. Assim, devemos concluir que padrões de apego precoces não estão necessariamente gravados em granito.

A teoria do apego fez contribuições significativas para a compreensão sobre o que motiva os seres humanos. A sexualidade, a agressividade e a coesão do *self* são todas relevantes para a compreensão de pacientes adultos que iniciam uma psicoterapia. Contudo, Joseph Sandler (2003) reconheceu que a busca pela segurança também é um fator de motivação primário e derivou essa compreensão, em parte, dos achados de pesquisa e da teoria do apego. Ademais, em contraste com a ênfase kleiniana sobre a fantasia intrapsíquica, a teoria do apego coloca a negligência, o abandono e outros traumas precoces reais, assim como o processamento mental desses traumas, no centro da teoria psicanalítica. Uma grande variedade de evidências sugere que o apego desorganizado é um fator de vulnerabilidade em relação a perturbações psiquiátricas posteriores e que a segurança do apego pode servir como um fator de proteção contra a psicopatologia adulta (Fonagy e Target, 2003).

Algumas pesquisas sugerem que a segurança do apego ou a falta dela pode predizer certos tipos de transtorno da personalidade. O apego incoerente/desorganizado está associado unicamente a uma história de trauma de infância e de apegos disruptivos. Consequentemente, o transtorno da personalidade *borderline* está vinculado tanto ao apego preocupado quanto ao incoerente/desorganizado (Western et al., 2006).

A capacidade do cuidador de observar o estado intencional e o mundo interno do bebê parece influenciar o desenvolvimento de apego seguro na criança. Um conceito-chave na teoria do apego é a *mentalização*, que se refere à capacidade de compreensão de que o pensamento do próprio indivíduo e o pensamento dos demais possuem natureza representacional e de que o comportamento do próprio indivíduo e o comportamento dos demais são motivados por estados internos, como pensamentos e sentimentos (Fonagy, 1998). Os pais ou os cuidadores que possuem eles próprios a capacidade de mentalizar criam uma sintonia com o estado mental subjetivo do bebê, e o bebê, no fim, vê-se na mente do cuidador e internaliza a representação desse para formar um *self* psicológico nuclear. Dessa maneira, o apego seguro da criança em relação ao cuidador engendra a capacidade de mentalizar da criança. Em outras palavras, por meio da interação com o cuidador, a criança aprende que o comportamento pode ser melhor compreendido ao perceber que as ideias e os sentimentos determinam as ações de uma pessoa.

Frequentemente, a mentalização é referida como possuidora de uma "teoria da mente". Muito do que acontece em uma interação clínica, especialmente na psicoterapia, depende da capacidade do clínico de compreender as mentes dos outros. A mentalização verdadeira se torna possível entre os 4 e 6 anos de idade, e estudos de neuroimagem recentes sugerem que o córtex pré-frontal medial, os polos temporais, o cerebelo e os sulcos temporais posterossuperiores podem estar envolvidos como componentes de uma rede de mentalização (Calarge et al., 2003; Frith e Frith, 2003; Sebanz e Frith, 2004).

O papel da teoria na prática clínica

Diante de um conjunto desconcertante de teorias psicanalíticas, um indivíduo pode optar por negar o valor da teoria como um todo. Quem precisa dela? Por que não apenas começar desde o princípio com cada paciente e se ater ao material clínico? Ora, defender essa abordagem é simplesmente defender a formação de novas teorias. Como Kernberg (1987) declarou: "Todas as observações de fenômenos clínicos dependem de teorias, e quando pensamos que estamos nos esquecendo da teoria isso significa apenas que temos uma teoria sobre a qual não estamos conscientes" (p. 181-182).

Uma solução mais sensata seria se familiarizar com os fenômenos descritos por todas as teorias mais importantes e focar cada perspectiva conforme essa for clinicamente adequada para determinado paciente (Gabbard, 2007). A psicanálise e a psiquiatria psicodinâmica são cercadas por polaridades desnecessárias – é edípico ou pré-edípico, conflito ou déficit, teoria clássica ou psicologia do *self*, redução de tensão ou busca de objeto. Tais questões tendem a ser feitas em termos de certo ou errado. Ainda assim, seria possível que modelos diferentes sejam válidos em situações clínicas distintas? Não seria possível que tanto o edípico quanto o pré-edípico, o conflito e o déficit sejam relevantes para a compreensão de um paciente em especial? É claro que é possível.

Alguns aspectos de todas as perspectivas teóricas examinadas neste capítulo muito provavelmente se mostrarão úteis no tratamento dos pacientes. A partir de uma perspectiva do desenvolvimento, certos aspectos da experiência infantil precoce são mais bem explicados por uma teoria do que por outra, e com determinados pacientes a ênfase estará mais em uma direção do que em outra, dependendo dos dados clínicos (Pine, 1988). Na maioria dos pacientes, contudo, encontraremos tanto déficit quanto conflito. Como Eagle (1984) observou na avaliação do papel da teoria na psicanálise: "Somos mais conflitados nas áreas em que somos carentes... É precisamente a pessoa carente de amor que é mais conflitada em relação a dar e receber amor" (p. 130). Na prática, os clínicos se flagram servindo a seus pacientes tanto como *self*-objetos quanto como objetos reais e separados.

Para alguns clínicos, contudo, a mudança de uma perspectiva teórica para outra, dependendo das necessidades do paciente, é excessivamente complicada e morosa. Wallerstein (1988) destacou que é possível aos clínicos prestar atenção aos *fenômenos clínicos* descritos por cada perspectiva teórica sem abranger todo o modelo metapsicológico. Por exemplo, pode-se abordar representações do *self* e do objeto, transferências especulares e idealizadoras e configurações impulso-defesa conforme elas aparecem no contexto clínico sem precisar recorrer a todo o arcabouço teórico em que tais observações estão baseadas. Outros defendem uma maior flexibilidade teórica (Gabbard, 1996, 2007; Pine, 1990; Pulver, 1992), sugerindo que pacientes diferentes e tipos distintos de psicopatologias exigem abordagens teóricas diferentes.

Cada uma dessas abordagens ao pluralismo teórico da psiquiatria dinâmica moderna é viável para alguns clínicos. Independentemente de qual abordagem seja considerada a mais adequada, todos os clínicos devem estar cientes das consequências da imposição rígida de uma teoria ao material clínico. O paciente deve receber a permissão para conduzir o clínico para qualquer campo teórico que pareça a melhor combinação para o material clínico. Outra possibilidade, é claro, é a de que o material leve a terrenos desconhecidos, nos quais nenhum modelo teórico é particularmente útil. Os clínicos podem ter de improvisar e manter a proximidade com o material clínico sem se beneficiar da base proporcionada por um arcabouço teórico. A receptividade possui uma importância fundamental para tanto.

Os clínicos devem sempre se lembrar de que a teoria é uma metáfora. Nossas teorias tentam apreender como a psicologia humana é, mas, por serem metáforas, elas devem ter a mesma sorte de todas as metáforas: em algum momento, elas entram em colapso (Gabbard, 2007). O melhor que podemos fazer é usar as teorias como uma ferramenta para nos ajudar a entender o que está acontecendo no interior do paciente, sabendo que pode ser necessária uma boa dose de procedimentos investigativos com base em tentativa e erro. Também devemos estar preparados para a possibilidade de que estaremos cambaleando ao longo de uma caverna, por um período de tempo, sem conhecer o caminho diante de nós. Não obstante, podemos estar em melhor situação do que o viajante com um mapa de uma caverna totalmente diferente.

Referências

Ainsworth MS, Blehar MC, Waters E, et al: Patterns of Attachment: A Psychological Study of the Strange Situation. Hillsdale, NJ, Lawrence Erlbaum, 1978
Allen JG: Mentalizing in the Development and Treatment of Attachment Trauma. London, Karnac, 2013
Allen JG, Deering CD, Buskirk JR, et al: Assessment of therapeutic alliances in the psychiatric hospital milieu. Psychiatry 51:291–299, 1988
Aron L: A Meeting of Minds: Mutuality and Psychoanalysis. Hillsdale, NJ, Analytic Press, 1996
Bacal HA: Optimal responsiveness and the therapeutic process, in Progress in Self Psychology, Vol 1. Edited by Goldberg A. New York, Guilford, 1985, pp 202–227
Bacal HA: British object-relations theorists and self psychology: some critical reflections. Int J Psychoanal 68:81–98, 1987
Bacal HA, Newman KM: Theories of Object Relations: Bridges to Self Psychology. New York, Columbia University Press, 1990
Baker HS, Baker MN: Heinz Kohut's self psychology: an overview. Am J Psychiatry 144: 1–9, 1987
Balint M: The Basic Fault: Therapeutic Aspects of Regression. New York, Brunner/ Mazel, 1979
Bass A: When the frame doesn't fit the picture. Psychoanal Dialogues 17:1–27, 2007
Beebe B, Lachmann F, Jaffe J: Mother–infant interaction structures and presymbolic self and object representations. Psychoanalytic Dialogues 7:133–182, 1997
Bellak L, Hurvich M, Gedimen HK: Ego Functions in Schizophrenics, Neurotics, and Normals: A Systematic Study of Conceptual, Diagnostic, and Therapeutic Aspects. New York, Wiley, 1973
Benjamin J: An outline of intersubjectivity: the development of recognition. Psychoanalytic Psychology 7(suppl):33–46, 1990
Bion WR: Learning From Experience. New York, Basic Books, 1962
Bollas C: The Shadow of the Object: Psychoanalysis of the Unthought Known. New York, Columbia University Press, 1987
Bollas C: Forces of Destiny: Psychoanalysis and Human Idiom. Northvale, NJ, Jason Aronson, 1989
Boston Change Process Study Group: Change in Psychotherapy: A Unifying Paradigm. New York, WW Norton, 2010
Bowlby J: Attachment and Loss, Vol 1: Attachment. London, Hogarth Press/Institute of Psycho-Analysis, 1969

Bowlby J: Attachment and Loss, Vol 2: Separation: Anxiety and Anger. London, Hogarth Press/Institute of Psycho-Analysis, 1973

Bowlby J: Attachment and Loss, Vol 3: Loss: Sadness and Depression. London, Hogarth Press/Institute of Psycho-Analysis, 1980

Brenner C: The Mind in Conflict. New York, International Universities Press, 1982

Bromberg PM: Awakening the Dreamer: Clinical Journeys. Hillside, NJ, Analytic Press, 2006

Calarge C, Andreasen NC, O'Leary DS: Visualizing how one brain understands an- other: a PET study of theory of mind. Am J Psychiatry 160:1954–1964, 2003

Chodorow NJ: Theoretical gender and clinical gender: epistemological reflections on the psychology of women. J Am Psychoanal Assoc 44(suppl):215–238, 1996

Chodorow NJ: Individualizing Gender and Sexuality: Theory and Practice. New York, Routledge, 2012

Coburn WJ: Self psychology after Kohut—one theory or too many? Int J Psychoanal Self Psychol 1:1–4, 2006

Curtis HC: Clinical perspectives on self psychology. Psychoanal Q 54:339–378, 1985 Dunn J: Intersubjectivity in psychoanalysis: a critical review. Int J Psychoanal 76:723–738, 1995

Eagle MN: Recent Developments in Psychoanalysis: A Critical Evaluation. New York, McGraw-Hill, 1984

Eagle M: The concepts of need and wish in self psychology. Psychoanalytic Psychol- ogy 7(suppl):71–88, 1990

Erikson EH: Identity and the life cycle: selected papers. Psychol Issues 1:1–171, 1959 Fairbairn WRD: Schizoid factors in the personality (1940), in Psychoanalytic Studies of the Personality. London, Routledge & Kegan Paul, 1952, pp 3–27

Fairbairn WRD: Endopsychic structure considered in terms of object-relationships (1944), in Psychoanalytic Studies of the Personality. London, Routledge & Kegan Paul, 1952, pp 82–136

Fairbairn WRD: Psychoanalytic Studies of the Personality. London, Routledge & Kegan Paul, 1952

Fairbairn WRD: Synopsis of an object-relations theory of the personality. Int J Psychoanal 44:224–225, 1963

Feldman M: Projective identification: the analyst's involvement. Int J Psychoanal 78: 227–241, 1997

Fogassi L, Gallese V: The neurocorrelates of action understanding in nonhuman primates, in Mirror Neurons and the Evolution of Brain and Language. Edited by Stanemov MI, Gallese V. Amsterdam, John Benjamin's Publishing, 2002, pp 13–36

Fogel A: Movement and communication in human infancy: the social dynamics of development. Hum Mov Sci 11:387–423, 1992

Fonagy P: An attachment theory approach to treatment of the difficult patient. Bull Menninger Clin 62:147–169, 1998

Fonagy P: Attachment Theory and Psychoanalysis. New York, Other Press, 2001 Fonagy P, Target M: Psychoanalytic Theories: Perspectives From Developmental Psychology. London, Whurr Publishers, 2003

Frenkel RS: A reconsideration of object choice in women: phallus or fallacy. J Am Psychoanal Assoc 44(suppl):133–156, 1996

Freud A: The ego and the mechanisms of defense (1936), in The Writings of Anna Freud, Vol 2, Revised Edition. New York, International Universities Press, 1966

Freud S: Three essays on the theory of sexuality (1905), in The Standard Edition of the Complete Psychological Works of Sigmund Freud, Vol 7. Translated and edited by Strachey J. London, Hogarth Press, 1953, pp 123–245

Freud S: Inhibitions, symptoms and anxiety (1926), in The Standard Edition of the Complete Psychological Works of Sigmund Freud, Vol 20. Translated and edited by Strachey J. London, Hogarth Press, 1959, pp 75–175

Freud S: The ego and the id (1923), in The Standard Edition of the Complete Psychological Works of Sigmund Freud, Vol 19. Translated and edited by Strachey J. London, Hogarth Press, 1961, pp 1–66

Freud S: Some psychical consequences of the anatomical distinction between the sexes (1925), in The Standard Edition of the Complete Psychological Works of Sigmund Freud, Vol 19. Translated and edited by Strachey J. London, Hogarth Press, 1961, pp 241–258

Freud S: Fetishism (1927), in The Standard Edition of the Complete Psychological Works of Sigmund Freud, Vol 21. Translated and edited by Strachey J. London, Hogarth Press, 1961, pp 147–157

Freud S: Female sexuality (1931), in The Standard Edition of the Complete Psycho- logical Works of Sigmund Freud, Vol 21. Translated and edited by Strachey J. London, Hogarth Press, 1961, pp 223–243

Freud S: On narcissism: an introduction (1914), in The Standard Edition of the Complete Psychological Works of Sigmund Freud, Vol 14. Translated and edited by Strachey J. London, Hogarth Press, 1963, pp 67–102

Freud S: Mourning and melancholia (1917), in The Standard Edition of the Complete Psychological Works of Sigmund Freud, Vol 14. Translated and edited by Strachey J. London, Hogarth Press, 1963, pp 237–260

Freud S: Femininity (1933), in The Standard Edition of the Complete Psychological Works of Sigmund Freud, Vol 22. Translated and edited by Strachey J. London, Hogarth Press, 1964, pp 112–135

Freud S: Analysis terminable and interminable (1937), in The Standard Edition of the Complete Psychological Works of Sigmund Freud, Vol 23. Translated and edited by Strachey J. London, Hogarth Press, 1964, pp 209–253

Freud S: Splitting of the ego in the process of defence (1940), in The Standard Edition of the Complete Psychological Works of Sigmund Freud, Vol 23. Translated and edited by Strachey J. London, Hogarth Press, 1964, pp 271–278

Friedman RC, Downey JI: Sexual differentiation of behavior. J Am Psychoanal Assoc 56:147–175, 2008

Frith U, Frith CD: Development and neurophysiology of mentalizing. Philos Trans R Soc Lond B Biol Sci 358:459–473, 2003

Gabbard GO: Countertransference: the emerging common ground. Int J Psychoanal 76:475–485, 1995

Gabbard GO: Love and Hate in the Analytic Setting. New York, Jason Aronson, 1996

Gabbard GO: A reconsideration of objectivity in the analyst. Int J Psychoanal 78:15–26, 1997

Gabbard GO: "Bound in a nutshell": thoughts on complexity, reductionism, and "infinite space." Int J Psychoanal 88:559–574, 2007

George C, Solomon J: The caregiving system: behavioral systems approach to parenting, in Handbook of Attachment: Theory, Research and Clinical Applications, 2nd Edition. Edited by Cassidy J, Shaver, PR. New York, Guilford Press, 2008, pp 833–856

George C, Kaplan N, Main M: The Adult Attachment Interview. Department of Psychology, University of California, Berkeley, 1996

Gill MM: Psychoanalysis in Transition: A Personal View. Hillsdale, NJ, Analytic Press, 1994

Greenberg J: Oedipus and Beyond: A Clinical Theory. Cambridge, MA, Harvard University Press, 1991

Greenberg J, Mitchell SA: Object Relations in Psychoanalytic Theory. Cambridge, MA, Harvard University Press, 1983

Grinberg L: Countertransference and projective counteridentification, in Counter-transference. Edited by Epstein L, Feiner A. New York, Jason Aronson, 1979, pp 169–191

Grotstein JS: Splitting and Projective Identification. New York, Jason Aronson, 1981

Guntrip H: Schizoid Phenomena, Object-Relations, and the Self. New York, International Universities Press, 1968

Guntrip H: Psychoanalytic Theory, Therapy, and the Self. New York, Basic Books, 1971

Harris AE: The relational tradition: landscape and canon. J Am Psychoanal Assoc 59:701–735, 2011

Hartmann H: Ego Psychology and the Problem of Adaptation (1939). Translated by Rapaport D. New York, International Universities Press, 1958

Hofer MA: Developmental psychobiology of early attachment. In Developmental Psychobiology. Edited by Casey BJ. Washington, DC, American Psychiatric Publishing, 2004, pp 1–28

Hoffman IZ: Some practical implications of a social constructivist view of the psychoanalytic situation. Psychoanalytic Dialogues 2:287–304, 1992

Hoffman IZ: Ritual and Spontaneity in the Psychoanalytic Process: A Dialectical--Constructivist View. Hillsdale, NJ, Analytic Press, 1998

Jacobson E: The Self and the Object World. New York, International Universities Press, 1964

Joseph B: Psychic Equilibrium and Psychic Change: Selected Papers of Betty Joseph. Edited by Feldman M, Spillius EB. London, Routledge, 1989

Kernberg OF: Borderline personality organization. J Am Psychoanal Assoc 15:641–685, 1967

Kernberg OF: Borderline Conditions and Pathological Narcissism. New York, Jason Aronson, 1975

Kernberg OF: Self, ego, affects, and drives. J Am Psychoanal Assoc 30:893–917, 1982

Kernberg OF: Object relations theory and character analysis. J Am Psychoanal Assoc 31(suppl):247–272, 1983

Kernberg OF: Concluding discussion, in Projection, Identification, Projective Identification. Edited by Sandler J. Madison, CT, International Universities Press, 1987, pp 179–196

King P, Steiner R: The Freud-Klein Controversies 1941–45. London, Routledge, 1992 Klein M: Notes on some schizoid mechanisms (1946), in Envy and Gratitude and Other Works, 1946–1963. New York, Free Press, 1975, pp 1–24

Kohon G: The British School of Psychoanalysis: The Independent Tradition. New, CT, Yale University Press, 1986

Kohut H: The Analysis of the Self: A Systematic Approach to the Psychoanalytic Treatment of Narcissistic Personality Disorders. New York, International Uni- versities Press, 1971

Kohut H: The Restoration of the Self. New York, International Universities Press, 1977

Kohut H: How Does Analysis Cure? Edited by Goldberg A. Chicago, IL, University of Chicago Press, 1984

Lerner HE: Penis envy: alternatives in conceptualization. Bull Menninger Clin 44: 39–48, 1980

Leslie KR, Johnson-Frey SH, Grafton ST: Functional imaging of face and hand imitation: towards a motor theory of empathy. Neuroimage 21:601–607, 2004

Levine HB: The analyst's participation in the analytic process. Int J Psychoanal 75:665–676, 1994

Levine HB: The analyst's infatuation: reflections on an instance of countertransference love. Paper presented at the annual meeting of the American Psychoanalytic Association, New York, NY, December 1996

Lichtenberg JD: Experience as a guide to psychoanalytic theory and practice. J Am Psychoanal Assoc 46:17–36, 1998

Lichtenberg JD, Hadley JL: Psychoanalysis and Motivation. Hillsdale, NJ, Analytic Press, 1989

Lindon JA: Gratification and provision in psychoanalysis: should we get rid of the "rule of abstinence?" Psychoanalytic Dialogues 4:549–582, 1994

Mahler MS, Pine F, Bergman A: The Psychological Birth of the Human Infant: Symbiosis and Individuation. New York, Basic Books, 1975

McClure EB: A meta-analysis review of sex differences in facial expression processing and their development in infants, children, and adolescents. Psychol Bull 126:423–453, 2000

Meins E, Ferryhough C, Fradley E, et al: Rethinking maternal sensitivity: mothers' comments on infants' mental processes predict security of attachment at 12 months. J Child Psychol Psychiatry 42:637–648, 2001

Meissner WW: Can psychoanalysis find its self? J Am Psychoanal Assoc 34:379–400, 1986

Mitchell SA: Contemporary perspectives on self: toward an integration. Psychoanalytic Dialogues 1:121–147, 1991

Mitchell SA: Hope and Dread in Psychoanalysis. New York, Basic Books, 1993

Mitchell SA: Influence and Autonomy in Psychoanalysis. Hillsdale, NJ, Analytic Press, 1997

Moore DS, Cocas LA: Perception precedes computation: can familiarity preferences explain apparent calculation by human babies? Dev Psychol 42:666–678, 2006

Natterson JM: Beyond Countertransference: The Therapist's Subjectivity in the Therapeutic Process. Northvale, NJ, Jason Aronson, 1991

Ogden TH: On projective identification. Int J Psychoanal 60:357–373, 1979

Ogden TH: The concept of internal object relations. Int J Psychoanal 64:227–241, 1983

Ogden TH: The Matrix of the Mind: Object Relations and the Psychoanalytic Dialogue. Northvale, NJ, Jason Aronson, 1986

Ogden TH: The Primitive Edge of Experience. Northvale, NJ, Jason Aronson, 1989

Ogden TH: The dialectically constituted/decentred subject of psychoanalysis, II: the contributions of Klein and Winnicott. Int J Psychoanal 73:613–626, 1992

Ornstein PH: On narcissism: beyond the introduction, highlights of Heinz Kohut's contributions to the psychoanalytic treatment of narcissistic personality disorders. Annual of Psychoanalysis 2:127–149, 1974

Perry JC, Cooper SH: A preliminary report on defenses and conflicts associated with borderline personality disorder. J Am Psychoanal Assoc 34:863–893, 1986

Pine F: The four psychologies of psychoanalysis and their place in clinical work. J Am Psychoanal Assoc 36:571–596, 1988

Pine F: Drive, Ego, Object, and Self: A Synthesis for Clinical Work. New York, Basic Books, 1990

Pizer SA: Impasse recollected and tranquility: love, dissociation, and discipline in clinical dyads. Psychoanal Dialogues 14:289–311, 2004

Posner MI, Rothbart MK: Developing mechanisms of self-regulation. Dev Psychopathol 12:427–441, 2000

Pulver SE: Psychic change: insight or relationship? Int J Psychoanal 73:199–208, 1992

Rangell L: The self in psychoanalytic theory. J Am Psychoanal Assoc 30:863–891, 1982

Rapaport D: Organization and Pathology of Thought: Selected Sources. New York, Columbia University Press, 1951

Reiss D, Neiderhiser J, Hetherington EM, et al: The Relationship Code: Deciphering Genetic and Social Patterns in Adolescent Development. Cambridge, MA, Harvard University Press, 2000

Renik O: Analytic interaction: conceptualizing technique in light of the analyst's irreducible subjectivity. Psychoanal Q 62:553–571, 1993

Renik O: The analyst's subjectivity and the analyst's objectivity. Int J Psychoanal 79: 487–497, 1998

Ringstrom P: Scenes that write themselves: improvisational moments in relational psychoanalysis. Psychoanal Dialogues 17:69–99, 2007

Rinsley DB: An object relations view of borderline personality, in Borderline Personality Disorders. Edited by Hartocollis P. New York, International Universities Press, 1977, pp 47–70

Sandler J: On internal object relations. J Am Psychoanal Assoc 38:859–880, 1990 Sandler J: On attachment to internal objects. Psychoanalytic Inquiry 23:12–26, 2003

Sandler J, Rosenblatt B: The concept of the representational world. Psychoanal Study Child 17:128–145, 1962

Schafer R: Aspects of Internalization. New York, International Universities Press, 1968

Schafer R: A New Language for Psychoanalysis. New Haven, CT, Yale University Press, 1976

Schafer R: Narratives of the self, in Psychoanalysis: Toward the Second Century. Edited by Cooper AM, Kernberg OF, Person ES. New Haven, CT, Yale University Press, 1989, pp 153–167

Schore AN: A century after Freud's project: is a rapprochement between psychoanal- ysis and neurobiology at hand? J Am Psychoanal Assoc 45:807–840, 1997

Sebanz N, Frith C: Beyond simulation? Neuromechanisms for predicting the actions of others. Nat Neurosci 7:5–6, 2004

Segal H: An Introduction to the Work of Melanie Klein. New York, Basic Books, 1964

Siegel A: Heinz Kohut and the Psychology of Self. London, Routledge, 1996

Silverman DK: Our sexy brain; our compelling environment: interactionism in female development. Psychoanal Rev 97:1–19, 2010
Silverstein ML: Disorders of the Self: A Personality-Guided Approach. American Psychological Association, Washington, DC, 2007
Spillius EB: Clinical experiences of projective identification, in Clinical Lectures on Klein and Bion. Edited by Anderson R. London, Tavistock/Routledge, 1992, pp 59–73
Stern DN: The Interpersonal World of the Infant: A View from Psychoanalysis and Developmental Psychology. New York, Basic Books, 1985
Stern DN: Developmental prerequisites for the sense of a narrated self, in Psychoanalysis: Toward the Second Century. Edited by Cooper AM, Kernberg OF, Person ES. New Haven, CT, Yale University Press, 1989, pp 168–178
Stern DN: The Present Moment in Psychotherapy and Everyday Life. New York, WW Norton, 2004
Stoller RJ: Primary femininity. J Am Psychoanal Assoc 24(suppl):59–78, 1976
Stolorow RD, Brandchaft B, Atwood GE: Psychoanalytic Treatment: An Intersubjective Approach. Hillsdale, NJ, Analytic Press, 1987
Summers FL: Transcending the Self: An Object Relations Model of Psychoanalytic Therapy. Hillsdale, NJ, Analytic Press, 1999
Sutherland JD: The British object relations theorists: Balint, Winnicott, Fairbairn, Guntrip. J Am Psychoanal Assoc 28:829–860, 1980
Sutherland JD: The self and object relations: a challenge to psychoanalysis. Bull Menninger Clin 47:525–541, 1983
Torok M: The significance of penis envy in women, in Female Sexuality: New Psychoanalytic Views. Edited by Chasseguet-Smirgel J. Ann Arbor, University of Michigan Press, 1970, pp 135–170
Tuckett D: Editorial introduction to "My Experience of Analysis With Fairbairn and Winnicott" by Guntrip H. Int J Psychoanal 77:739–740, 1996
Tyson P: Female psychology: an introduction. J Am Psychoanal Assoc 44(suppl):11–20, 1996
Vaillant GE: Natural history of male psychological health, V: the relation of choice of ego mechanisms of defense to adult adjustment. Arch Gen Psychiatry 33:535–545, 1976
Vaillant GE: Adaptation to Life. Boston, MA, Little, Brown, 1977
Wallerstein RS: One psychoanalysis or many? Int J Psychoanal 69:5–21, 1988
Westen D, Nakash O, Thomas C, et al: Clinical assessment of attachment patterns and personality disorder in adolescents and adults. J Consult Clin Psychol 74:1065–1085, 2006
Winnicott DW: The Maturational Processes and the Facilitating Environment: Studies in the Theory of Emotional Development. London, Hogarth Press, 1965
Winnicott DW: Transitional objects and transitional phenomena: a study of the first not-me possession (1953), in Playing and Reality. New York, Basic Books, 1971, pp 1–25
Wolf E: Treating the Self: Elements of Clinical Self Psychology. New York, Guilford, 1988

Capítulo 3

Avaliação Psicodinâmica do Paciente

> Sempre que duas pessoas se encontram, há, na verdade, seis pessoas presentes. Há a pessoa como ela se vê, há a pessoa como a outra a vê e a pessoa como ela realmente é.
>
> *William James*

A avaliação psicodinâmica de um paciente não se separa da avaliação integral do histórico, dos sinais e dos sintomas advindos da tradição médico-psiquiátrica. Psiquiatras dinâmicos valorizam essas informações como um componente crucial da avaliação diagnóstica. Contudo, sua abordagem para compilar essas informações difere da abordagem puramente descritiva do diagnóstico. Ademais, outras informações são de interesse do psiquiatra dinâmico, de forma que a avaliação psicodinâmica pode ser vista como uma extensão significativa da avaliação médico-psiquiátrica descritiva.

A entrevista clínica

Qualquer descrição da abordagem psicodinâmica em uma entrevista clínica deve iniciar com a importância fundamental da relação médico-paciente. Quando um psiquiatra e um paciente se encontram pela primeira vez, dois estranhos estabelecem um contato, cada qual com uma variedade de expectativas no que diz respeito ao outro. Estabelecer comunicação e um entendimento compartilhado devem ser sempre os primeiros itens da agenda de uma entrevista psicodinâmica (MacKinnon et al., 2006; Menninger et al., 1962; Thomä e Kächele, 1987). A primeira tarefa do entrevistador, então, é transmitir ao paciente que ele é aceito, valorizado e validado como uma pessoa única com problemas únicos.

Os entrevistadores que tentam mergulhar de forma empática na experiência de seus pacientes promovem um vínculo com eles com base na óbvia tentativa do entrevistador de entender o ponto de vista do paciente. Essa abordagem não exige comentários tranquilizadores, como: "Não se preocupe, tudo vai ficar bem". Em vez de acalmar a ansiedade do paciente, esses comentários vazios são em geral condenados ao fracasso, pois se parecem com comentários similares anteriormente feitos por amigos e membros da família. Eles apenas conduzem o paciente a acreditar que o entrevistador não compreende um sofrimento verdadeiro. Em vez disso, os entrevistadores podem construir um canal de diálogo melhor com comentários como: "Posso entender como você se sente, considerando o que você passou". Contestar as afirmações de um paciente no começo da entrevista simplesmente confirma quaisquer medos preexistentes de que psiquiatras são indivíduos que fazem julgamentos como se fossem figuras parentais.

Diferenças entre a entrevista psicodinâmica e a entrevista médica

Na entrevista médica, os médicos buscam uma ligação direta entre a queixa principal e sua etiologia e patogênese. Os pacientes geralmente cooperam com esse processo porque eles estão ansiosos para eliminar a dor ou os sintomas associados à doença deles. Os psiquiatras que tentam seguir um caminho linear similar na entrevista clínica encontrarão obstáculos e desvios a todo momento. Além disso, os psiquiatras percebem que os pacientes raras vezes são capazes de ir rapidamente ao ponto devido à sua inabilidade em identificar o que de fato os está incomodando (Menninger et al., 1962). Eles podem ser também extremamente ambivalentes sobre a renúncia a seus sintomas, pois uma doença psiquiátrica é, de certa forma, sempre uma adaptação viável. Finalmente, pacientes psiquiátricos sentem-se com frequência embaraçados por seus sintomas e podem ocultar informações para causar uma boa impressão (MacKinnon et al., 2006).

Uma outra grande diferença entre a obtenção da história médica e a entrevista psicodinâmica é a inter-relação do diagnóstico com o tratamento. Um médico que avalia um paciente por apendicite faz a entrevista com uma mentalidade clara: o diagnóstico precede o tratamento. Na entrevista psicodinâmica, contudo, qualquer distinção entre diagnóstico e tratamento é artificial (MacKinnon et al., 2006). O psiquiatra dinâmico aborda a entrevista com o entendimento de que a maneira pela qual a história é obtida pode ser por si mesma terapêutica. A visão dinâmica, que conecta intimamente o diagnóstico e com o tratamento, é empática uma vez que leva em consideração a perspectiva do paciente. Como observaram Menninger e colaboradores (1962), "o paciente chega para o tratamento e tudo o que é feito por ele, em sua opinião, é tratamento, seja lá como o médico chame isso. Em um certo sentido, portanto, o tratamento sempre precede o diagnóstico" (p. 3). De fato, há, sem dúvida, uma forma de ação terapêutica em ouvir e aceitar a história de vida do paciente, bem como em validar que sua vida tem um significado e um valor (Gabbard, 2010). Ao avaliar o paciente, o clínico também serve como uma testemunha que reconhece e compreende o impacto emocional do que aconteceu ao paciente (Poland, 2000).

Uma terceira distinção entre a entrevista médica e a psicodinâmica encontra-se nas dimensões de atividade e passividade. Em grande medida, os pacientes são participantes passivos no processo diagnóstico médico. O paciente concorda com a avaliação do médico ao responder a perguntas de forma cooperativa. O médico, entretanto, deve encaixar as peças do quebra-cabeças diagnóstico para chegar a um diagnóstico definitivo. O psiquiatra dinâmico tenta evitar essa divisão de papéis. Em vez disso, a abordagem dinâmica envolve um engajamento ativo do paciente como um colaborador em um processo exploratório (Shevrin e Shectman, 1973). O paciente é visto como alguém com uma grande contribuição para uma compreensão final do diagnóstico. Se um paciente começa uma entrevista com ansiedade, o psiquiatra não tenta eliminá-la no intuito de facilitar a entrevista. Ao contrário, o psiquiatra pode tentar engajar o paciente em uma busca colaborativa pelas origens da ansiedade com perguntas como: "Que espécie de preocupações há com essa entrevista para que ela deixe você tão ansioso neste momento?", "Essa situação recorda quaisquer outras situações similares que no passado provocaram ansiedade em você?" ou "Você já ouviu algo sobre mim ou sobre psiquiatras em geral que possa contribuir para sua ansiedade?".

Em uma entrevista dinâmica produtiva, o psiquiatra irá extrair informações relacionadas aos sintomas e à história que permitam um diagnóstico descritivo. Para promover maior abertura por parte do paciente, contudo, os psiquiatras devem se precaver contra uma ênfase exagerada na rotulagem diagnóstica que impeça o desdobramento da complexa relação entre médico e paciente. MacKinnon e colaboradores (2006) alertaram que "a entrevista que é orientada apenas para a determinação de um diagnóstico dá ao paciente o sentimento de que ele é um exemplar de uma patologia a ser examinado e, portanto, realmente o inibe de revelar seus problemas" (p. 6).

Uma quarta diferença entre a orientação médica e a orientação dinâmica na entrevista clínica recai na seleção de dados relevantes. Reiser (1988) ficou alarmado com a tendência de alguns psiquiatras residentes em parar a coleta de dados depois de obter um inventário de sintomas que satisfaça uma categoria diagnóstica descritiva e que permita uma prescrição farmacoterapêutica. Ele alertou que um diagnóstico do DSM é apenas um aspecto do processo diagnóstico e que a falta de interesse dos residentes em entender o paciente como uma pessoa forma um obstáculo para o estabelecimento de uma relação terapêutica. Para os psiquiatras dinâmicos, a vida intrapsíquica do paciente é uma parte crucial do conjunto de dados.

Um outro aspecto único da entrevista psicodinâmica é a ênfase nos sentimentos do médico durante o processo. O cirurgião ou internista que nota sentimentos de raiva, inveja, desejo sexual, tristeza, ódio ou admiração vê nesses sentimentos aborrecimentos que interferem na avaliação da doença. O médico típico suprime esses sentimentos com a finalidade de manter a objetividade e proceder com o exame. Para o psiquiatra dinâmico, tais sentimentos constituem informação diagnóstica crucial. Eles informam ao clínico algo sobre as reações que o paciente suscita em outros. Essas considerações nos conduzem diretamente a dois dos mais importantes aspectos da avaliação psicodinâmica: a transferência e a contratransferência.

A última diferença entre a obtenção da história médica e a entrevista psicodinâmica diz respeito ao ritmo. Na entrevista médica típica, o médico tenta obter o máximo de informações possíveis rapidamente, de modo a tomar uma decisão sobre o diagnóstico e o tratamento, podendo, assim, dirigir-se ao próximo paciente na sala de espera. O entrevistador psicodinâmico, contudo, não deve se sentir apressado. Os clínicos psicodinâmicos desaceleram as coisas para criar um clima no qual o paciente pode refletir, parar, sentir o que quer que esteja sentindo e colocar as ideias em seu lugar (Peebles, 2012). Essa abordagem do tempo transmite uma mensagem poderosa ao paciente: não é em um primeiro encontro que tudo será compreendido, mas ao longo de um período as coisas vão finalmente se desvelar. O psiquiatra residente pode ter aprendido a obter a história em um setor de emergência ou em uma unidade de internação em que o ritmo é completamente diferente. Pode ser necessário um tempo de ajuste antes que os residentes reconheçam que eles possivelmente não conseguirão obter todas as informações de que precisam para uma compreensão psicodinâmica integral do paciente. Eles irão simplesmente desenvolver uma noção dos principais temas que atordoam o paciente e que o levaram a buscar ajuda. Esses temas iniciais podem mudar a configuração de algumas formas ao longo do tempo, mas já fornecem um ponto de partida.

Transferência e contratransferência

Dado o fato de que a transferência é ativa em toda a relação significativa, você pode estar certo de que elementos de transferência existem a partir do primeiro encontro entre o médico e o paciente. De fato, a transferência pode mesmo se desenvolver antes do encontro inicial (Thomä e Kächele, 1987). Depois do primeiro encontro, o futuro paciente pode começar atribuindo qualidades ao psiquiatra com base em porções de informações factuais, experiências prévias com psiquiatras, descrições midiáticas de psiquiatras, experiências positivas ou negativas com outros médicos no passado ou posturas gerais em relação a figuras de autoridade. Um jovem que encontrou seu psiquiatra pela primeira vez na sala de espera exclamou: "Nossa! Você não é, de forma alguma, da maneira como eu esperava que fosse!". Quando o psiquiatra pediu ao paciente que lhe explicasse melhor o que havia dito, o jovem explicou que o nome do psiquiatra evocava a imagem de um homem mais velho e que ele estava chocado com a juventude do psiquiatra real.

A transferência é uma dimensão crítica da avaliação, porque afeta profundamente a cooperação do paciente com o médico. Os pacientes que veem os médicos como se fossem pais austeros e desaprovadores, por exemplo, serão muito menos acessíveis em relação a aspectos embaraçosos de sua história. Do mesmo modo, pacientes que veem os psiquiatras como intrometidos e intrusivos podem teimosamente reter informações e se recusar a cooperar na entrevista. Os psiquiatras que abordam as distorções de transferência no início da entrevista podem remover obstáculos à efetiva obtenção da história.

Durante os primeiros minutos de uma consulta com um psiquiatra, um paciente lutava para superar suas inibições com a fala. O psiquiatra perguntou se quaisquer de suas ações ou comentários dificultavam a fala do paciente. O paciente confidenciou que havia nutrido a noção de que psiquiatras eram como pessoas que leem pensamentos e, portanto, ele precisava ser cauteloso com o que fazia ou dizia na presença desses profissionais. O psiquiatra respondeu com humor: "Receio que não sejamos tão bons assim". Ambos riram, e o paciente achou muito mais fácil se abrir durante o restante da entrevista.

Por definição, a transferência é uma repetição. Os sentimentos associados a uma figura do passado são repetidos com o psiquiatra na situação presente. Essa premissa implica que os padrões de transferência em uma entrevista clínica fornecem vislumbres de relacionamentos passados significativos de um paciente. A visão que o paciente tem do examinador e os sentimentos do paciente em relação a ele são repetições de alguma forma. Além disso, essas repetições também revelam bastante acerca dos relacionamentos significativos atuais do paciente. Em virtude de a transferência ser onipresente, os mesmos padrões do passado são repetidos novamente em todas as relações do paciente. Por exemplo, uma paciente foi a um psiquiatra e reclamou que os homens pareciam desinteressados por ela. Em resposta aos questionamentos de seu psiquiatra, ela foi capaz de conectar esse sentimento de que era negligenciada com a sua percepção na infância de que seu pai a ignorava. Quando o psiquiatra olhou para o relógio ao fim da entrevista, a paciente o acusou de não estar dando atenção a ela – como todos os outros homens.

Para que se evite rotular todas as reações do paciente em relação ao médico como transferência, os psiquiatras devem ter em mente que a relação médico-paciente é sempre uma composição de transferência e relacionamento real. O psiquiatra que lançou um olhar sobre seu relógio forneceu um núcleo de realidade ao medo transferencial da paciente de que mais um outro homem estava perdendo interesse por ela. A avaliação psicodinâmica requer automonitoramento constante ao longo do processo diagnóstico. O psiquiatra acusado de ser desatento deve questionar se ele realmente está se sentindo aborrecido (e transmitindo isso ao paciente) ou se o paciente está distorcendo a situação. Se o aborrecimento é o problema, então o psiquiatra precisa determinar se seu interesse está minguando pela interferência de suas próprias questões ou porque o paciente está fazendo algo que provoca sua desatenção, ou ambos.

Essas considerações são, claro, preocupações contratransferenciais. A estrutura conceitual da entrevista dinâmica é tal que envolve duas pessoas (poderia eu dizer dois pacientes?). Cada qual traz um passado para o presente e projeta aspectos de representações internas de *self* e de objeto no outro (Langs, 1976). É lugar-comum para os psiquiatras dinâmicos perceberem que estão se relacionando com um paciente como se o paciente fosse alguma outra pessoa. O psiquiatra pode notar uma semelhança física marcante entre um paciente e alguém do passado. Como resultado, o psiquiatra atribui, então, qualidades da figura passada ao paciente.

Uma tarefa constante para os psiquiatras dinâmicos é monitorar seus próprios *enactments* e sentimentos contratransferenciais enquanto eles emergem na entrevista com o paciente. Quanto da contratransferência é contribuição do próprio clínico? O quanto é induzido pelo comportamento do paciente em relação ao clínico? Como observei no Capítulo 2, geralmente a contratransferência é uma criação conjunta que envolve contribuições de ambos os membros da díade. Fazer a distinção entre a variedade de contratransferência induzida e aquela que é trazida à situação pelos conflitos inconscientes do próprio clínico é muitas vezes uma tarefa desafiadora. Porque a capacidade de fazer essa distinção depende muito da familiaridade que se tem com o próprio mundo interior, a maioria dos psiquiatras dinâmicos vê uma experiência de tratamento pessoal (seja psicanálise, seja psicoterapia) como algo de enorme valor no monitoramento e no entendimento da contratransferência.

A familiaridade com as respostas típicas de alguém é útil na classificação de contribuições relativas. Uma psiquiatra de crianças, por exemplo, observou que poderia dizer quando estava lidando com uma vítima de abuso infantil porque ela desenvolvia um sentimento irracional de raiva acompanhado por um impulso de abusar da criança. Em outras palavras, um objeto de abuso interno da criança foi projetado na psiquiatra, que, por sua vez, passou a ser provocada por um comportamento ofensivo e desafiador até o ponto em que ela própria se sentiu identificada com o que foi projetado nela. A consciência desses sentimentos a ajudou a entender a natureza do mundo do objeto interno do paciente e os problemas típicos nos relacionamentos interpessoais dele.

Uma forma comum de contratransferência que pode não ser identificada está relacionada a pressupostos conscientes ou inconscientes a respeito da raça ou etnia do paciente. Todos os clínicos, não importa o quanto estejam comprometidos em clinicar em um ambiente livre de preconceitos, vivem e trabalham em sociedades em que tem muitos estereótipos raciais e étnicos. Esses estereótipos podem deformar a compreensão diagnóstica do clínico e se manifestar em formas sutis de *enactments* com o paciente (Leary, 2000). Por exemplo, uma psiquiatra residente percebeu que falava mais lentamente e usando linguagem simples com um paciente de origem asiática até que o paciente a interrompeu e disse de modo educado: "Você não precisa falar tão lentamente. Nasci aqui". Os clínicos brancos podem também falhar ao perceber o impacto sobre a identidade e a autoestima que práticas discriminatórias ao longo da vida infligem em membros de um grupo étnico minoritário. Traumas socialmente induzidos podem ser entendidos de modo errôneo como problemas de uma natureza puramente intrapsíquica. Ademais, o "privilégio branco" pode fazer os clínicos brancos esquecerem o impacto poderoso que ofensas aparentemente pequenas, com frequência referidos como *microtraumas*, podem ter sobre membros de grupos minoritários (Gabbard et al., 2012).

Abordagens para a obtenção da história

O aspecto da obtenção da história na entrevista deve envolver dois objetivos simultâneos: um diagnóstico descritivo e um diagnóstico dinâmico. Para alcançar esses objetivos, o psiquiatra deve manter um estilo de entrevista flexível que mude de uma busca estruturada de fatos específicos (p. ex., sobre sintomas, história familiar, estressores, duração da doença) para uma postura não estruturada de escuta do fluxo e refluxo natural dos processos de pensamento do paciente. Por meio de ambas as partes da obtenção da história, a estruturada e a não estruturada, o examinador faz uma avaliação refinada da interação médico-paciente. Kernberg (1984) caracterizou uma forma da entrevista dinâmica – a entrevista estrutural – como um movimento sistemático que parte de um inventário de sintomas para um foco ativo em operações defensivas no relacionamento presente com o entrevistador.

Inicialmente, o entrevistador deve apenas criar uma atmosfera na qual o paciente se sinta livre para falar. Os psiquiatras residentes iniciantes, em geral, erram ao interrogar agressivamente pacientes apenas para extrair os sintomas e a história. Um outro erro comum é a suposição de uma atitude psicanalítica de ausência, silêncio virtual e passividade. Os residentes, que podem ser indivíduos calorosos e agradáveis, de repente se tornam rígidos, excessivamente formais e apáticos quando entrevistam um paciente. O entrevistador obtém muito mais se tornando um participante ativo no relacionamento – procurando compreender o ponto de vista do paciente de forma cordial e empática.

O psiquiatra pode aprender muito ao permitir que o paciente divague livremente por algum tempo. Comentários iniciais devem ser elaborados para facilitar essa divagação (p. ex., "Conte-me mais sobre isso", "Por favor, continue", "Posso entender que você se sinta dessa maneira" ou "Isso deve ter sido desapontador"). O caráter distintivo do material produzido por esse tipo de associação livre é apoiado por evidências de pesquisas em neurociência. Andreasen e colaboradores (1995) utilizaram tomografias por emissão de pósitrons (PET) para estudar a diferença entre a memória episódica focada, quando alguém rememora experiências passadas, e a memória episódica aleatória, envolvendo pensamentos sem censura sobre experiências, semelhante à associação livre. Eles descobriram diferenças significativas entre os dois tipos de memória e observaram que a atividade mental livre, associada à memória episódica aleatória, produziu grande ativação no córtex de associação e refletiu tanto a recuperação ativa de experiências passadas como o planejamento de experiências futuras. Consequentemente, a alternância entre permitir associações divagantes na entrevista e focar o paciente em eventos específicos pode produzir diferentes tipos de atividade mental e tipos distintos de informações úteis para o entrevistador.

Além de extrair dados essenciais acerca do *status* mental e histórico, os entrevistadores conseguem distinguir padrões de associação que podem revelar conexões inconscientes significativas. A ordem na qual eventos, memórias, preocupações e outras questões psicológicas são verbalizadas raramente é aleatória. Os matemáticos sabem há muito tempo que é impossível a qualquer indivíduo gerar sequências prolongadas de números aleatórios. Dentro de um curto período, os números caem em padrões com algum sentido. A mente prefere a ordem ao caos. Assim é com as verbalizações do paciente. Deutsch e Murphy (1955) basearam sua abordagem de entrevista – conhecida como "anamnese associativa" – no seguinte princípio:

> O método... consiste em registrar não apenas o que o paciente disse, mas também como ele deu a informação. É importante que o paciente não apenas relate suas queixas, mas também em que fase da entrevista e em qual conexão ele introduz suas ideias, queixas e lembranças de suas perturbações somáticas e emocionais. (p. 19)

Embora os pacientes possam estar conscientemente desconcertados por seus sintomas, a ordenação de suas associações podem fornecer pistas para conexões inconscientes. Por exemplo, um homem de 31 anos que chegou com seus pais para uma avalição psiquiátrica consultou pela manhã com um psiquiatra, enquanto seus pais encontravam privadamente um assistente social em um outro prédio. O jovem começou a explicar que ele foi incapaz de manter um trabalho. Ele subitamente começou a se sentir oprimido por uma ansiedade em virtude de não estar certo do paradeiro dos pais. O psiquiatra esclareceu que eles estavam com um assistente social no prédio de escritórios ao lado. O paciente perguntou se ele poderia usar o telefone do psiquiatra para contatá-los. O psiquiatra observou silenciosamente que a ansiedade do paciente a respeito da localização dos pais se seguiu de imediato à sua queixa de que não conseguia manter um trabalho. Ele perguntou ao paciente se as duas preocupações estavam conectadas. Depois de um momento de reflexão, o paciente reconheceu que quando ele estava longe dos pais, no trabalho, ele se preocupava com que algo acontecesse a eles. Esse intercâmbio conduziu a uma discussão produtiva sobre as preocupações do paciente com relação ao fato de ele crescer e de se tornar independente poder ser destrutivo para seus pais.

Por causa do papel central da teoria do desenvolvimento na psiquiatria dinâmica, uma história do desenvolvimento deve ser parte de uma avaliação dinâmica minuciosa. Teria sido o paciente produto de uma gravidez indesejada? O nascimento do paciente ocorreu depois da morte de um irmão mais velho? O paciente atingiu os marcos de desenvolvimento, como falar, caminhar e se sentar nas idades apropriadas? Houve separações traumáticas ou perdas durante os anos de formação? Para obter essas informações valiosas muitas vezes é necessário realizar entrevistas com os pais e outros membros da família – sejam elas feitas por um psiquiatra ou por um assistente social associado a um psiquiatra. Obviamente, os pacientes não estarão aptos a recordar alguns eventos significativos da infância e irão distorcer outros.

Apesar de suas memórias imperfeitas para eventos históricos, os pacientes devem, entretanto, estar engajados em uma revisão do desenvolvimento da infância e da adolescência. Um princípio fundamental da entrevista dinâmica é de que o passado está se repetindo no presente. Para conseguir que o paciente seja um colaborador no processo diagnóstico, o entrevistador pode encorajar a curiosidade do paciente a respeito de conexões entre eventos históricos e sentimentos atuais. Uma variedade de questões abertas serve para estabelecer essa parceria colaborativa: "A ansiedade que está experimentando hoje faz você se recordar de sentimentos que teve em algum momento de seu passado?", "Houve quaisquer eventos em sua infância que podem ter contribuído para seu sentimento como adulto de que não se pode confiar em mulheres?", "Seus problemas conjugais atuais têm alguma similaridade com problemas que você teve em outros relacionamentos no passado?". Conforme o paciente começa a colaborar na busca de conexões entre passado e presente, o examinador deve notar eventos históricos particulares e períodos que parecem importantes para o paciente. De forma semelhante, omissões evidentes do histórico de desenvolvimento são também dignos de nota. O paciente, por exemplo, foca-se exclusivamente em um dos pais como causa de todos os seus problemas atuais enquanto omite qualquer referência ao outro? E quanto às origens culturais e religiosas do paciente? Como esses fatores afetam os relacionamentos familiares e a aceitabilidade dos problemas emocionais?

Depois de alguns minutos de questões abertas concebidas para facilitar um fluxo livre da história da doença atual e de questões relacionadas à família e ao desenvolvimento, o psiquiatra pode, então, preencher as lacunas com questões mais específicas e diretas. Elas podem ser orientadas para o diagnóstico descritivo (p. ex., sintomas específicos necessários ao diagnóstico do DSM-5 [American Psychiatric Association, 2013], informações sobre a duração da doença, exclusão de outras patologias) ou podem ser dirigidas para um diagnóstico dinâmico mais completo (p. ex., traumas de desenvolvimento específicos, padrões de relacionamento ou fantasias recorrentes e devaneios). À medida que o paciente preenche as lacunas, o psiquiatra dinâmico pode começar a formular hipóteses que conectam os relacionamentos passados do paciente com os relacionamentos atuais e com paradigmas de transferência emergentes (Menninger, 1958). Em outras palavras, como repetições de padrões de relacionamentos passados estão criando problemas no presente?

Os pacientes podem fornecer informações dinâmicas importantes sobre sua percepção das conexões entre eventos e sintomas. Novamente, o examinador deve pensar em termos de como questões do passado são suscitadas por estressores no presente. Uma executiva desenvolveu uma ansiedade extraordinária depois de receber uma promoção. Ela identificou a promoção como o estressor, mas não pôde determinar por que isso provocava ansiedade, pois ela buscou esse novo trabalho por vários anos. No decorrer da entrevista, ela frequentemente se referiu à sua irmã mais nova, a qual era divorciada e sustentava duas crianças com um trabalho de pouca qualidade. Uma exploração mais aprofundada da intensa rivalidade fraternal, que existiu entre as irmãs durante a infância, revelou que a ansiedade da executiva estava relacionada com sentimentos de culpa. Ela estava convencida de que sua promoção havia sido destrutiva para sua irmã. Esses sentimentos ressoaram com seu desejo de infância em triunfar sobre sua irmã e ser a única criança aos olhos dos pais.

Holmes e Rahe (1967) desenvolveram uma escala para classificar a gravidade do estresse em inúmeros eventos diferentes da vida. Embora tais escalas possam ajudar a fornecer estimativas consensuais dos efeitos que acompanham eventos particulares da vida, o psiquiatra dinâmico deve abordar cada paciente como um indivíduo único e não assumir *a priori* que determinado evento da vida tem apenas um sentido específico. Por exemplo, um jovem reagiu à morte de seu pai com o sentimento de que estava finalmente livre para buscar sua carreira sem críticas incessantes. Por isso, o estressor resultou em melhora no desempenho escolar e aprimoramento no funcionamento global.

Além disso, o examinador deve ter em mente que alguns estressores podem operar em um nível inconsciente, impedindo o paciente de identificar qualquer evento precipitante quando solicitado a fazê-lo. Uma função da entrevista pode ser trabalhar em conjunto para determinar se algum estressor foi negligenciado. As reações a aniversários, por exemplo, são estressores comuns que o paciente pode negligenciar. Uma paciente com depressão crônica tornou-se agudamente suicida no aniversário do suicídio de seu irmão. Em outro exemplo, quando um médico com um casamento feliz começou a ter problemas matrimoniais sem qualquer razão aparente, ele pediu aconselhamento a um colega psiquiatra. Durante o curso de sua conversação telefônica, o médico subitamente compreendeu que ele estava invocando o $10^{\underline{o}}$ aniversário do divórcio de sua esposa anterior. Esse *insight* revelou que a raiva presente que direcionava à sua esposa atual estava parcialmente associada a seu relacionamento turbulento com a primeira esposa.

Exame do estado mental

Como os psiquiatras descritivos, os psiquiatras dinâmicos estão interessados em dados acerca do estado mental, mas eles abordam a informação de modo um pouco diferente. Primeiramente, uma vez que isso seja razoável e possível, eles preferem tecer questões acerca do estado mental na estrutura da entrevista em vez de adicioná-las ao final, em uma lista de questões formais sobre o estado mental (MacKinnon et al., 2006). Embora algumas questões específicas sobre o estado mental devam ser obviamente anexadas à entrevista caso não sejam suscitadas durante ela, há uma vantagem em minimizar o exame formal do estado mental. Quando essas questões são trazidas ao corpo da entrevista, o paciente vê as distorções de percepção, pensamento e emoção em um contexto significativo. Ademais, ao determinar conexões entre essas distorções e a doença, o paciente torna-se mais envolvido como um colaborador em vez de um mero respondedor passivo de questões.

Orientação e percepção

A orientação de um paciente em relação ao tempo, ao lugar e à pessoa é frequentemente clara no curso da obtenção da história. Fazer perguntas específicas sobre orientação a uma pessoa que está, de modo claro, bem-orientada provavelmente perturbará a harmonia da relação médico-paciente. A hiperatenção é uma constatação de estado mental que também se revela por si própria, sem questionamento direto. Sintomas de percepção significativos, como alucinações auditivas e visuais, muitas vezes são evidentes no início da entrevista, quando o paciente é solicitado a explicar por que está buscando tratamento psiquiátrico. Contudo, o psiquiatra dinâmico está interessado em algo mais do que a presença ou a ausência de alucinações. Se o paciente ouve vozes, o psiquiatra quer saber o que as vozes dizem, sob que circunstâncias elas falam, com as vozes de quem se parecem e o que elas significam para o paciente.

Cognição

A presença de um transtorno do pensamento formal normalmente é clara a partir do momento de obtenção da história na entrevista. Como foi mencionado anteriormente, mesmo associações frouxas estão conectadas de forma idiossincrática na mente do paciente. A tarefa do examinador é compreender a natureza dessas conexões. Delírios são também mais prováveis de serem extraídos por questões abertas relativas ao histórico do que por questões específicas a respeito de "crenças falsas". A presença ou a ausência de delírios é apenas parte da avaliação psicodinâmica; seus significados e funções são igualmente relevantes. Os delírios de grandeza do paciente paranoide podem servir para compensar sentimentos devastadores de baixa autoestima.

Uma vez que a cognição afeta a linguagem e a comunicação, o psiquiatra deve também atentar a parapraxias ou lapsos de linguagem que proporcionam vislumbres do inconsciente em funcionamento. Uma mulher grávida ficou ressentida ao consultar com um psiquiatra para o qual seu obstetra a encaminhou e, a certa altura, exclamou: "Não quero ser mãe de psiquiatra – quero dizer, paciente!". O psiquiatra que a examinava pôde concluir dessa parapraxia que a paciente sentia-se altamente ambivalente com relação ao fato de se tornar mãe.

A maneira de o paciente responder questões pode revelar bastante sobre seu tipo de caráter inconsciente. O paciente obsessivo-compulsivo pode responder questões com excessiva atenção aos detalhes, pedindo muitas vezes ao examinador para explicar melhor sobre uma informação solicitada. Em contrapartida, o paciente passivo-agressivo pode gerar raiva no entrevistador ao solicitar que perguntas sejam repetidas e ao impedir tentativas de obtenção de dados da história. O paciente paranoide pode ver sentidos ocultos constantemente nas questões, colocando o examinador, assim, em posição defensiva.

Determinar a presença ou a ausência de ideação suicida é essencial em qualquer avaliação psiquiátrica. Pacientes suicidas devem ser perguntados de forma aberta sobre se eles têm um plano suicida e se possuem uma rede de apoio de pessoas com quem possam falar antes de agir impulsivamente. A avaliação psicodinâmica deve distinguir o sentido do suicídio contemplado. Existe uma fantasia de reunião com uma pessoa querida falecida? O suicídio é um ato de vingança elaborado para devastar alguém da mesma forma que essa pessoa devastou o paciente? O suicídio é, na verdade, elaborado para matar uma representação interna de objeto que é odiada ou temida? Das muitas soluções possíveis para os problemas do paciente, por que o suicídio é tão predominante?

Afeto

As observações sobre os estados emocionais do paciente fornecem uma verdadeira mina de ouro com informações sobre mecanismos de defesa. Afinal, o gerenciamento dos afetos é uma das mais importantes funções das defesas. Pacientes que descrevem eventos extraordinariamente dolorosos em suas vidas sem o mínimo de comoção podem estar empregando isolamento do afeto. Pacientes hipomaníacos que afirmam estar sempre de bom humor e que são alegres de uma forma incomum com o examinador podem estar usando de negação para se defender contra sentimentos como luto e raiva. Pacientes *borderline* que expressam desprezo e hostilidade em relação a figuras-chave em suas vidas podem estar utilizando uma cisão para repelir qualquer integração de sentimentos bons ou ruins em relação a outros. O humor, uma subcategoria do afeto envolvendo um modo de sentimento interno sustentado, também deve ser avaliado. A exploração de humores de um paciente com frequência revela que eles estão conectados a representações significativas do *self* e de objetos.

Ação

Uma grande riqueza de informações é comunicada por meio de comportamento não verbal na entrevista clínica. Que assuntos particularmente sensíveis resultam na agitação do paciente? Que assuntos provocam silêncio? Que assuntos fazem com que o paciente cesse o contato visual com o examinador? Apesar do fato de os pacientes tentarem ocultar informações essenciais do psiquiatra examinador, seus comportamentos não verbais irão traí-los consistentemente. Freud fez a seguinte observação em 1905:

Quando me dei a tarefa de trazer à luz o que os seres humanos mantêm escondido em seu interior, não pelo irresistível poder da hipnose, mas pela observação do que eles dizem e do que eles demonstram, pensei que a tarefa seria mais dura do que realmente é. Aquele que tem olhos para ver e ouvidos para escutar pode se convencer de que nenhum mortal pode manter um segredo. Se seus lábios estão silenciosos, ele se expressa com as pontas dos dedos; a traição escorre para fora dele por todos os poros. E assim a tarefa de tornar consciente os retiros mais recônditos da mente é algo muito possível de ser alcançado. (Freud 1905/1953, pp. 77-78)

Como Freud sugeriu, uma das "estradas reais" para a observação do inconsciente é o comportamento não verbal. A observação de Freud foi sistematizada no trabalho de Paul Ekman (1985), que desenvolveu o Sistema de Codificação da Ação Facial que categoriza cerca de 10 mil expressões faciais. Ekman observou que as expressões faciais estavam fixadas no cérebro e que elas podem irromper sem qualquer conhecimento consciente cerca de 200 milésimos de segundo depois de um estímulo. Ele foi capaz de identificar quando alguém estava mentindo ao estudar as microexpressões que duravam menos da metade de um segundo enquanto a pessoa respondia às questões. Ele também notou que os movimentos das mãos, a postura, os padrões de discurso e a "linguagem de distanciamento" também são características de uma mentira. Embora uma entrevista psicodinâmica comum não esteja em um contexto forense, no qual a determinação da veracidade é algo essencial, os achados de Ekman alertam todos os clínicos para que estudem mudanças sutis na expressão facial, na postura corporal e no estilo da fala como um sinal de temas emocionais importantes que o paciente deseja ocultar. Relações de apego precoces são internalizadas e codificadas como memória implícita (Amini et al., 1996; Gabbard, 1997). O que se revela na relação com o terapeuta é o modo habitual do paciente de se relacionar com o objeto formado por aquelas relações de apego precoces, sendo que muito daquele modo de relação é não verbal. Pacientes que, por exemplo, são tímidos no que se refere ao contato visual, deferentes em suas maneiras, restritivos em seu gestual e hesitantes em seus padrões de fala estão dizendo ao clínico muito sobre seu inconsciente, suas relações objetais internalizadas e a forma como se relacionam com outros fora da entrevista clínica.

Testagem psicológica

Os testes psicológicos projetivos, principalmente o Rorschach e o Teste de Apercepção Temática, podem ser ferramentas extraordinariamente úteis à avaliação psicodinâmica. O Rorschach consiste em 10 manchas de tinta simétricas que proporcionam estímulos ambíguos ao paciente. Face a essa ambiguidade, os pacientes revelam muito sobre eles próprios por meio de suas interpretações das figuras amorfas contidas nas manchas de tinta. Guias altamente sofisticados para as interpretações do Rorschach têm sistematizado as respostas de acordo com um entendimento diagnóstico psicodinâmico do paciente (Kwawer et al., 1980; Rapaport et al., 1968; Schafer, 1954).

O Teste de Apercepção Temática opera por meio de um princípio similar. Uma série de desenhos ou xilogravuras, retratando pessoas e situações com graus variados de ambiguidade, permite aos pacientes uma boa amplitude de interpretação. Solicita-se aos pacientes que inventem uma história para descrever cada figura. Ao elaborar essas histórias, os pacientes projetam suas próprias fantasias, desejos e conflitos sobre as figuras. A testagem projetiva mostra-se especialmente útil em pacientes que são reservados ou lacônicos na entrevista psiquiátrica e que, por isso, não compartilham sua vida interior com o psiquiatra livremente. Muitos pacientes, entretanto, revelam tanto sobre si próprios no curso da entrevista clínica que a testagem psicológica não se faz necessária como complemento.

Além da testagem projetiva, testes psicológicos padrão que avaliam traços de personalidade também podem ser de grande utilidade. O Inventário Clínico Multiaxial de Millon (Millon, 1977), por exemplo, que já está em sua terceira edição, é útil para identificar temas característicos na personalidade do paciente que podem refletir desejos, medos e defesas.

Exame físico e neurológico

Por razões óbvias, o estado físico e neurológico do paciente é tão importante para o psiquiatra dinâmico quanto para o psiquiatra descritivo. "O osso da cabeça está conectado ao osso do pescoço", assim, o que quer que esteja errado com o corpo afetará o cérebro – e vice-versa. Se a avaliação está sendo feita em um contexto hospitalar, os psiquiatras dinâmicos podem ou não executar os próprios exames físicos e neurológicos. Se a avaliação é de um paciente ambulatorial em um consultório particular, a maioria dos psiquiatras dinâmicos prefere que um internista ou outro médico faça a avaliação física. Independente de quem faça a avaliação, explorar o significado do físico é normalmente benéfico – tanto no que diz respeito a questões de transferência quanto em termos de fantasias do paciente sobre seu corpo. Em qualquer caso, nem uma avaliação descritiva nem uma avaliação dinâmica podem ser completas sem esses dados.

Diagnóstico psicodinâmico

Ao fim da avaliação psicodinâmica, o clínico deve chegar a um diagnóstico descritivo (com base nos critérios do DSM-5) e a um diagnóstico psicodinâmico (com base em um entendimento do paciente e da doença). Embora ambos os diagnósticos determinem o planejamento do tratamento, o diagnóstico descritivo é voltado para a atribuição da classificação correta, enquanto o diagnóstico psicodinâmico é visto como um resumo da compreensão da questão que vai além da classificação.

O diagnóstico descritivo pode ajudar os clínicos a planejarem intervenções farmacológicas apropriadas. O diagnóstico dinâmico pode facilitar o entendimento do clínico acerca do que a prescrição médica significa para o paciente e se a adesão à medicação será um provável problema.

Nesse contexto, é necessário enfatizar que a utilidade de um diagnóstico dinâmico não está limitada a pacientes para quem o tratamento prescrito é a psicoterapia dinâmica. O manejo terapêutico da personalidade do paciente é parte integral de todo o tratamento psiquiátrico e deve sempre ser considerada no planejamento terapêutico (Perry et al., 1987).

Um diagnóstico psicodinâmico completo também envolve a avaliação do paciente a partir de uma ou mais das quatro principais perspectivas teóricas discutidas no Capítulo 2: psicologia do ego, teoria das relações objetais, psicologia do *self* e teoria do apego. Há uma vantagem clara para o entrevistador psicodinâmico em pensar acerca de vários modelos teóricos conforme o material vai se desdobrando na sessão. Quando os clínicos tiram proveito de diversas perspectivas em lugar de favorecer uma ou duas, é mais provável que o paciente se beneficie, porque planejamentos terapêuticos mais ricos e mais complexos podem ser concebidos com diferentes modelos em mente (Peebles, 2012). Além disso, dentro do pensamento psicanalítico e psicodinâmico de hoje, o pluralismo é muito mais comum, uma vez que aprendemos que um sistema teórico raramente tem todas as respostas para todos os pacientes.

Características do ego

Muito pode ser aprendido sobre a força global do ego dos pacientes a partir de suas histórias de trabalho e de seus padrões de relacionamento. Aqueles que são capazes de manter empregos e de estabelecer relacionamentos comprometidos por períodos razoavelmente longos são propensos a ter egos mais resilientes do que aqueles que não conseguem.

A avaliação de certas funções-chave do ego (Bellak et al., 1973) pode ajudar os psiquiatras a entenderem as forças e fraquezas de um paciente e, assim, habilitá-los a prescrever o programa de tratamento. Como é o teste de realidade do paciente? Existe alguma habilidade para distinguir o que é interno do que é externo ou há um padrão persistente de percepção alterada delirante? O teste de realidade do paciente está intacto em situações estruturadas mas prejudicado em situações não estruturadas? E como está o controle dos impulsos do paciente? Há ego suficiente para retardar a descarga dos impulsos ou o paciente é praticamente conduzido por impulsos ao ponto em que há perigo para os outros e para si mesmo? O julgamento é outra função do ego que deve ser avaliada. O paciente pode antecipar adequadamente as consequências das ações?

Ao planejar a forma apropriada de psicoterapia, os psiquiatras devem também determinar a disposição psicológica do paciente. O paciente vê seus problemas como tendo uma origem interior ou as dificuldades são todas externadas e imputadas a outras pessoas no ambiente? O paciente é capaz de sintetizar e integrar várias porções de informações e refletir sobre suas conexões para desenvolver explicações com sentido para sintomas e dificuldades interpessoais? O paciente pensa em metáforas ou analogias que permitem conexões entre vários níveis de abstração? Todas essas considerações ajudam a avaliar as dimensões da disposição psicológica.

Uma parte importante da avaliação do ego é focada em seu funcionamento defensivo. Sob uma perspectiva psicanalítica, Waelder (1960) desenvolveu uma série de questões que abordam as operações defensivas do paciente. Essas mesmas questões poderiam ser adaptadas à avaliação dinâmica: "Quais são os desejos do paciente? O que o paciente quer (inconscientemente)? De que ele tem medo? E quando ele está com medo, o que ele faz?" (p. 182-183). Pine (1990) adicionou algumas questões para avaliar a relação entre os impulsos e as respostas do ego aos impulsos:

> Que desejo está sendo expresso? Qual a relação do desejo com a consciência? Qual é a fantasia? E como isso reflete um compromisso entre desejo, defesa e realidade? De que forma ocorria a defesa contra o desejo? E quão efetiva/adaptativa é a defesa? A ansiedade particular visível pode ser relacionada a este ou aquele desejo contra o qual não houve defesa efetiva? E pode a culpa particular visível ser entendida em termos de operação da consciência em relação a este ou aquele desejo? (p. 44-45)

Pine também sugeriu que o caráter deveria ser avaliado de uma forma similar ao se observar os estilos defensivos característicos do paciente, que são expressos como modos de funcionamento egossintônicos. Também é possível avaliar os mecanismos de defesa no *continuum* da imaturidade para a maturidade descrito no Capítulo 2. O paciente que é capaz de usar a supressão e o humor em meio a uma situação difícil está demonstrando uma força do ego muito maior do que o paciente que recorre à cisão e à identificação projetiva na mesma situação.

Determinar a relação do ego com o superego é outra parte vital de uma avaliação psicológica do ego. O superego é um supervisor rígido e implacável do ego ou há flexibilidade e harmonia na relação entre eles? O paciente defende ideais realistas ou é conduzido por objetivos fantásticos e inalcançáveis? Existem tendências antissociais no paciente caracterizadas por um superego ausente ou subdesenvolvido? As respostas a essas questões também fornecem pistas sobre as experiências do paciente com figuras parentais na infância, pois o superego é uma representação internalizada dessas figuras.

Relações objetais

Como resultado final da avaliação psicodinâmica, o clínico obtém informações sobre os relacionamentos interpessoais do paciente em três contextos: relações na infância, os aspectos reais e os transferenciais da relação entre o paciente e o clínico examinador, e os relacionamentos atuais fora da relação médico-paciente. A natureza dessas relações proporciona ao psiquiatra uma boa quantidade de informações sobre a posição do paciente nos sistemas familiares e sociais. É ainda necessária, contudo, uma avaliação de como os relacionamentos com a família influenciam o desenvolvimento do quadro clínico que leva o paciente ao psiquiatra. O quadro sintomático de um paciente adolescente reflete problemas conjugais dos pais? Em outras palavras, o paciente está servindo como um "transportador" da doença da família inteira?

As informações sobre os relacionamentos interpessoais do paciente também dizem muito sobre a natureza das relações objetais internas dele. Entrevistas com membros da família e outras pessoas significativas podem ajudar a compreender a extensão da distorção inerente à visão do paciente com relação a outros relacionamentos. Certos padrões facilmente discerníveis parecem atravessar todos os relacionamentos. Por exemplo, o paciente sempre parece atuar como um parceiro masoquista dentro de um vínculo sadomasoquista? O paciente está sempre tomando conta de outros que são menos funcionais e mais necessitados de cuidados? Pine (1990) desenvolveu uma série de questões especialmente voltadas a relações objetais que podem ser levantadas pelo clínico durante o curso de uma entrevista:

> Que relação objetal antiga está sendo repetida? E qual dos papéis na relação objetal o sujeito (o paciente) está desempenhando – o próprio papel ou o do outro? Ou ambos? O paciente está se comportando como no passado? Ou como ele gostaria de ser aos olhos dos pais? Ou como eles gostariam que ele fosse? Ou como ele gostaria que seus pais fossem? E que experiências passivas precoces estão sendo repetidas no momento? (p. 47).

Determinar o nível de maturidade das relações objetais é um componente dessa avaliação. O paciente vivencia os outros de forma ambivalente como objetos inteiros, que têm tanto boas quanto más qualidades? De outro modo, o paciente vê os outros de forma idealizada (todos bons) ou desvalorizada (todos maus)? O paciente vê os outros como objetos parciais que necessitam de alguma gratificação e que servem apenas ao interesse do paciente em vez de vê-los como pessoas separadas, com necessidades e preocupações próprias? Finalmente, e quanto à constância do objeto? O paciente consegue tolerar a separação de outras pessoas significativas pela invocação de uma imagem interna tranquilizadora da pessoa de quem sente falta?

O *self*

Uma avaliação dinâmica completa deve avaliar vários aspectos do *self* do paciente. No amplo quadro da psicologia do *self*, os psiquiatras devem examinar a durabilidade e a coesão do *self*. Estaria ele propenso à fragmentação em resposta ao menor sinal de desprezo vindo de um amigo ou colega? O paciente sente necessidade de estar no centro das atenções continuamente para receber respostas afirmativas dos *self*-objetos? A maturidade dos *self*-objetos do paciente também deve ser avaliada.

As necessidades do *self*-objeto do paciente são satisfeitas por uma relação mutuamente gratificante no contexto de um compromisso de longa duração?

Além da autoestima, o psiquiatra também deve avaliar a continuidade do *self* do paciente. O paciente é a mesma pessoa ao longo do tempo, independentemente de circunstâncias externas, ou apresenta uma difusão de identidade generalizada? Como Horowitz (1997) destacou, sem um sentido de coerência e continuidade do *self*, um indivíduo está mais propenso a desenvolver sintomas e mudanças explosivas em seu estado mental. Horowitz também indicou que a coerência do *self* é mais do que estilo interpessoal – ela inclui integridade e virtudes próprias ao caráter de alguém. Evidências de difusão de personalidade indicariam que representações distintas do *self*, separadas umas das outras, estão disputando constantemente o domínio sobre a personalidade total. Diferentes representações do *self* obviamente surgem em conexão com diferentes representações do objeto que são muito influenciadas pelo contexto interpessoal em determinado momento. Os limites do *self* também são objeto de interesse. O paciente consegue diferenciar claramente seus conteúdos mentais daqueles de outros ou existe uma falta de distinção geral nos limites dos *self*-objetos? Os limites do corpo do paciente estão intactos? A mente e o corpo são vistos como conectados ao longo do tempo ou há episódios de despersonalização ou de experiência extracorpórea, nos quais a mente parece independente do corpo?

Padrões de apego e mentalização

O clínico avaliador atenta para os padrões de apego e espera compreender os modelos de funcionamento interno do paciente de acordo com categorias familiares próprias ao apego de adultos: 1) seguro/autônomo, 2) inseguro/que rejeita, 3) preocupado e 4) não resolvido/desorganizado (ver Cap. 2). Em um contexto de pesquisa, os entrevistadores provavelmente farão uso do Questionário de Apego Adulto, que é uma entrevista semiestruturada composta por 15 questões que focalizam as experiências do indivíduo com os pais ou cuidadores durante a infância e sua influência sobre esse indivíduo na idade adulta (Gullestad, 2003). Em certos aspectos, esse é o equivalente adulto da Situação Estranha (Stein et al., 1998). Tal instrumento requer um treinamento extenso e um manual de pontuação. No contexto clínico, os terapeutas devem simplesmente atentar aos padrões e considerar como as experiências da infância podem contribuir para os relacionamentos adultos. Além disso, eles podem avaliar em que medida as dificuldades no processo de apego inicial podem ter promovido ou prejudicado a capacidade de mentalizar. Quando as crianças são apegadas de modo seguro, elas desenvolvem a capacidade de compreender as pessoas em relação a seus sentimentos, desejos, crenças e expectativas (Fonagy, 2001). Nos casos de trauma ou negligência, as crianças tendem a se fechar em seus pensamentos e não se atrevem a conceber o que se passa na mente de seus pais ou cuidadores. Essa reação defensiva pode prejudicar a capacidade de mentalizar (Fonagy, 2001).

Formulação psicodinâmica

Os diferentes elementos enumerados na discussão anterior são a base de uma formulação psicodinâmica. Essa hipótese experimental ou modelo de trabalho ilustra como os elementos interagem para criar o quadro clínico apresentado pelo paciente. Formulações psicodinâmicas devem ser incorporadas a um contexto biopsicossocial (Gabbard, 2010). São três os componentes que compõem a base de uma boa formulação (Sperry et al., 1992). A formulação deve começar com uma ou duas sentenças descrevendo o quadro clínico e o estressor ou os estressores associados que geraram o motivo para a busca de ajuda. A segunda parte de uma formulação é o desenvolvimento de um conjunto de hipóteses acerca de como fatores biológicos, intrapsíquicos e socioculturais contribuem para o quadro clínico. O terceiro componente é uma declaração breve de como os dois primeiros elementos da formulação podem contribuem para o tratamento e o prognóstico.

Inúmeros princípios subjacentes devem ser envolvidos na construção de uma formulação psicodinâmica. Primeiro, os fatores biológicos podem ser genéticos ou ter como base influências do ambiente, como traumas precoces ou lesão cerebral. Segundo, fatores socioculturais podem incluir a família, a religião, as práticas culturais ou até mesmo o impacto da imigração. Alguns pacientes parecem mais perturbados em uma nova cultura do que eles estariam em seu país de origem. A perda de objetos com valor afetivo, valores culturais, língua nativa e ambiente original pode conduzir a um fenômeno de "choque cultural", que compromete consideravelmente a identidade e a autoestima do imigrante, e precipita um processo de luto (Halperin, 2004). Embora a formulação se destine a explicar a condição do paciente, ela não precisa explicar tudo. Ela deve destacar sucintamente as principais questões, sobretudo sua relevância para o planejamento do tratamento.

Com alguns pacientes, um modelo teórico parece ter mais valor explanatório do que os outros dois. Com outros pacientes, entretanto, a adoção de mais de uma perspectiva teórica pode parecer útil para a conceituação de vários aspectos da psicopatologia do paciente. Como foi sugerido no Capítulo 1, os clínicos devem ter a mente aberta em relação aos principais modelos teóricos e devem abraçar uma atitude "ambos/e" em vez de uma atitude "um ou outro". A formulação deve também ser desenvolvida com o entendimento de que ela sofre modificações contínuas enquanto o tratamento prossegue. Na psiquiatria dinâmica, o diagnóstico e o tratamento evoluem sempre juntos. O seguinte caso serve de exemplo para ilustrar esses pontos:

> A senhora A., uma mulher solteira de 33 anos, bibliotecária, chegou ao hospital em meio a um episódio psicótico com características paranoides. Ela estava convencida de que sua mãe estava tramando sua morte e se entrincheirou no apartamento que ela dividia com seu irmão.
>
> Quando a senhora A. voltou a si depois de algumas doses de um antipsicótico, ela se apresentou como uma pessoa alegre, do tipo Poliana, comentando: "Não

sinto nenhuma raiva". Ela disse que se sentia bem e queria voltar para casa. Sua mãe estava feliz em vê-la "voltar ao normal", mas expressou preocupação, pois o irmão da senhora A. ainda estava no apartamento. Aparentemente, ele havia explorado a irmã ao se mudar para lá, comendo de sua comida e vivendo sem pagar aluguel nas últimas semanas.

De acordo com a mãe, a senhora A. levava uma vida isolada e tinha poucos contatos interpessoais além das relações superficiais no trabalho. Ademais, a mãe da paciente revelou que a senhora A. havia tido um episódio psicótico 18 meses antes, quando seu irmão se mudou para sua casa sob as mesmas circunstâncias de exploração. A mãe da senhora A. também relatou uma história familiar de transtorno bipolar.

A seguinte formulação psicodinâmica foi desenvolvida: a senhora A. herdou uma diátese para transtorno bipolar. Seus episódios psicóticos cíclicos, os quais pareciam esquizofreniformes, eram possivelmente uma variante da bipolaridade. Depois de estabilizar a psicose, o psiquiatra poderia considerar a profilaxia com lítio ou um outro estabilizador do humor.

Quando a senhora A. não se encontra em estado psicótico, sua adaptação acontece às expensas de uma negação massiva dos sentimentos negativos, especialmente a raiva, e resulta em uma existência esquizoide. O estressor de ter o irmão vivendo parasitariamente em seu apartamento provocou tanta raiva na senhora A. que ela não poderia manter sua postura defensiva habitual. Sob a pressão desse afeto intenso, ela regrediu a uma posição esquizoparanoide, na qual uma representação inaceitável do *self* abrigando sentimentos assassinos e de raiva foi submetida a uma cisão e projetada em sua mãe. Depois da remissão da psicose da senhora A. com medicamento, ela reintrojetou a representação do *self*, a qual, mais uma vez, veio a ser enterrada por sua negação.

A paciente não apresenta disposição psicológica em considerar quaisquer problemas sobre os quais trabalhar em um processo exploratório terapêutico. Um gerenciamento de caso ou uma terapia familiar é, portanto, necessária para remover o estressor (i.e., o irmão) e permitir que a senhora A. retome sua adaptação anterior com o acompanhamento de um regime medicamentoso e uma psicoterapia de apoio para manter suas defesas e identificar outros estressores potenciais. Poderemos antecipar mais problemas de adesão ao tratamento se o irmão retornar.

Ainda que seja dinâmica em sua conceituação, essa formulação está em consonância com o modelo biopsicossocial defendido por Engel (1977), Fink (1988) e outros, já que leva em consideração predisposição genética, influências sociais e familiares e fatores intrapsíquicos.

Conclusão

O Quadro 3-1 resume os passos envolvidos em uma avaliação psicodinâmica completa. Na análise final, o propósito da avaliação é informar e guiar o plano de tratamento global. O caso da senhora A. ilustra como um diagnóstico psicodinâmico e,

QUADRO 3–1 Avaliação psicodinâmica

Dados de história
   Doença atual com atenção a ligações e estressores associados
   História passada com ênfase em como o passado está se repetindo no presente
      História do desenvolvimento
      História familiar
      Antecedentes culturais/religiosos
Exame do estado mental
   Orientação e percepção
   Cognição
   Afeto
   Ação
Testagem psicológica projetiva (se necessária)
Exame físico e neurológico
Diagnóstico psicodinâmico
   Diagnóstico descritivo do DSM-5
   Características do ego
      Forças e fraquezas
      Mecanismos de defesa e conflitos
      Relações com o superego
   Qualidade das relações objetais
      Relações familiares
      Padrões de transferência-contratransferência
      Inferências sobre relações objetais internas
   Características do *self*
      Autoestima e coesão do *self*
      Continuidade do *self*
      Limites do *self*
      Relação mente-corpo
Padrões de apego/capacidade de mentalização
Formulação psicodinâmica utilizando os dados acima

particularmente, uma formulação psicodinâmica podem ser úteis mesmo quando a psicoterapia dinâmica é contraindicada. O tratamento é, todavia, dinamicamente elaborado. A avaliação dinâmica auxilia em todos os aspectos do plano de tratamento. Uma avaliação das funções do ego contribui para uma decisão sobre se um indivíduo deve ser um paciente hospitalar (internado) ou ambulatorial. Por exemplo, a extensão do controle dos impulsos pode ser uma variável crucial ao decidir se um paciente deve ser internado e, caso seja, quando poderá ter alta. Um entendimento dinâmico pode ajudar os clínicos a decidirem se seus pacientes aceitariam uma recomendação para uma terapia sexual, modificação de comportamento, terapia familiar ou terapia de grupo. Finalmente, a adesão de cada paciente a qualquer regime medicamentoso é afetada pelo substrato caracterológico dele. Os casos discutidos nos capítulos subsequentes ilustram como outros modelos teóricos podem ser usados para o desenvolvimento de uma formulação e como a avaliação dinâmica do paciente orienta o planejamento do tratamento.

Referências

American Psychiatric Association: Diagnostic and Statistical Manual of Mental Disorders, 5th Edition. Washington, DC, American Psychiatric Association, 2013

Amini F, Lewis T, Lannon R, et al: Affect, attachment, memory: contributions toward psychobiologic integration. Psychiatry 59:213–239, 1996

Andreasen NC, O'Leary DS, Cizadlo T, et al: Remembering the past: two facets of episodic memory explored with positron emission tomography. Am J Psychiatry 152:1576–1585, 1995

Bellak L, Hurvich M, Gedimen HK: Ego Functions in Schizophrenics, Neurotics, and Normals: A Systematic Study of Conceptual, Diagnostic, and Therapeutic Aspects. New York, Wiley, 1973

Deutsch F, Murphy WF: The Clinical Interview, Vol 1: Diagnosis: A Method of Teaching Associative Exploration. New York, International Universities Press, 1955

Ekman P: Telling Lies: Clues to Deceit in the Marketplace, Politics, and Marriage. New York, WW Norton, 1985

Engel GL: The need for a new medical model: a challenge for biomedicine. Science 196:129–136, 1977

Fink PJ: Response to the presidential address: is "biopsychosocial" the psychiatric shibboleth? Am J Psychiatry 145:1061–1067, 1988

Fonagy P: Attachment Theory and Psychoanalysis. New York, Other Press, 2001

Freud S: Fragment of an analysis of a case of hysteria (1905), in The Standard Edition of the Complete Psychological Works of Sigmund Freud, Vol 7. Translated and edited by Strachey J. London, Hogarth Press, 1953, pp 1–122

Gabbard GO: Challenges in the analysis of adult patients with histories of childhood sexual abuse. Canadian Journal of Psychoanalysis 5:1–25, 1997

Gabbard GO: Long-Term Psychodynamic Psychotherapy: A Basic Text, 2nd Edition. Washington, DC, American Psychiatric Publishing, 2010

Gabbard GO, Roberts LR, Crisp-Han H, et al: Professionalism in Psychiatry. Wash- ington, DC, American Psychiatric Publishing, 2012

Gullestad SE: The Adult Attachment Interview and psychoanalytic outcome studies. Int J Psychoanal 84:651–668, 2003

Halperin S: The relevance of immigration in the psychodynamic formulation of psychotherapy with immigrants. Int J Appl Psychoanal Studies 1:99–120, 2004

Holmes TH, Rahe RH: Social Readjustment Rating Scale. J Psychosom Res 11:213–281, 1967

Horowitz MJ: Formulation as a Basis for Planning Psychotherapy Treatment. Washington, DC, American Psychiatric Press, 1997

Kernberg OF: Severe Personality Disorders: Psychotherapeutic Strategies. New Haven, CT, Yale University Press, 1984

Kwawer JS, Lerner HD, Lerner PM, et al (eds): Borderline Phenomena and the Rorschach Test. New York, International Universities Press, 1980

Langs RJ: The Bipersonal Field. New York, Jason Aronson, 1976

Leary K: Racial enactments in dynamic treatment. Psychoanalytic Dialogues 10:639–653, 2000

MacKinnon RA, Michels R, Buckley PJ: The Psychiatric Interview in Clinical Practice, 2nd Edition. Washington, DC, American Psychiatric Publishing, 2006

Menninger KA: Theory of Psychoanalytic Technique. New York, Basic Books, 1958

Menninger KA, Mayman M, Pruyser PW: A Manual for Psychiatric Case Study, 2nd Edition. New York, Grune & Stratton, 1962

Millon T: Millon Clinical Multiaxial Inventory Manual. Minneapolis, MN: National Computer Systems, 1977

Peebles MJ: Beginnings: The Art and Science of Planning Psychotherapy, 2nd Edition. New York, Routledge, 2012

Perry S, Cooper AM, Michels R: The psychodynamic formulation: its purpose, structure, and clinical application. Am J Psychiatry 144:543–550, 1987

Pine F: Drive, Ego, Object, and Self: A Synthesis for Clinical Work. New York, Basic Books, 1990

Poland WS: The analyst's witnessing and otherness. J Am Psychoanal Assoc 48:16–35, 2000

Rapaport D, Gill MM, Schafer R: Diagnostic Psychological Testing, Revised Edition. Edited by Holt RR. New York, International Universities Press, 1968

Reiser MF: Are psychiatric educators "losing the mind?" Am J Psychiatry 145:148–153, 1988

Schafer R: Psychoanalytic Interpretation in Rorschach Testing: Theory and Application. New York, Grune and Stratton, 1954

Shevrin H, Shectman F: The diagnostic process in psychiatric evaluations. Bull Menninger Clin 37:451–494, 1973

Sperry L, Gudeman JE, Blackwell B, et al: Psychiatric Case Formulations. Washington, DC, American Psychiatric Press, 1992

Stein H, Jacobs NJ, Ferguson KS, et al: What do adult attachment scales measure? Bull Menninger Clin 62:33–82, 1998

Thomä H, Kächele H: Psychoanalytic Practice, Vol 1: Principles. Translated by Wilson M, Roseveare D. New York, Springer-Verlag, 1987

Waelder R: Basic Theory of Psychoanalysis. New York, International Universities Press, 1960

Capítulo 4

Tratamentos em Psiquiatria Dinâmica

Psicoterapia individual

Talvez a proficiência em psicoterapia individual seja a marca distintiva do psiquiatra dinâmico. Oriunda da psicanálise, a psiquiatria dinâmica enfatiza, compreensivelmente, as nuanças da relação curativa entre o psicoterapeuta e o paciente. O limite de espaço que temos aqui nos limita a um breve panorama dos princípios gerais derivados da vasta literatura sobre psicoterapia individual. As aplicações específicas desses princípios aos transtornos são demonstradas e explicadas na Seção II deste livro. Os leitores interessados em uma discussão mais abrangente sobre a psicoterapia individual devem consultar um dos diversos textos focados nesse assunto (Basch, 1980; Busch, 1995; Cabaniss et al., 2011; Gabbard, 2010; Luborsky, 1984; McWilliams, 2004; Roth, 1987; Summers e Barber, 2009).

Continuum expressivo de apoio

A psicoterapia que está baseada em princípios técnicos da psicanálise tem sido designada por diversos termos; expressiva, dinâmica, de orientação psicanalítica, orientada ao *insight*, exploratória, descobridora e intensiva, para citar alguns. Essa forma de tratamento, voltada à análise das defesas e à exploração da transferência, tem sido tradicionalmente vista como diferente por completo de outra entidade conhecida como psicoterapia de apoio. Esta última, que é mais orientada à supressão do conflito inconsciente e ao reforço das defesas, tem sido amplamente considerada como inferior à terapia expressiva. Essa tendência é refletida pela máxima clínica que orientou os psicoterapeutas por anos: "Seja tão expressivo quanto você pode ser, e tão apoiador quanto você precisa ser" (Wallerstein, 1986, p. 688).

Vários autores expressaram preocupação com relação a essa dicotomia tradicional (Gabbard, 2010; Horwitz et al., 1996; Pine, 1976, 1986; Wallerstein, 1986; Werman, 1984; Winston et al., 2004). Um problema com essa distinção é a implicação de que a psicoterapia de apoio não é psicanaliticamente orientada. Na prática, muitas formas de psicoterapia de apoio são guiadas pela compreensão psicanalítica em todas as etapas do processo. Além do mais, a dicotomia retrata a psicoterapia expressiva e a psicoterapia de apoio como entidades altamente diferenciadas quando, na verdade, elas raras vezes ocorrem de forma pura (Wallerstein, 1986; Werman, 1984). Por fim, a distinção de valor associada ao maior prestígio da psicoterapia expressiva ou da psicanálise sempre trouxe consigo a suposição de que a mudança alcançada como resultado de *insight* ou resolução de conflitos psíquicos é, de algum modo, superior àquela alcançada por meio de técnicas de apoio. Não há dados sólidos que sustentem essa posição.

Na conclusão de um estudo longitudinal com 42 pacientes tratados no Projeto de Pesquisa sobre Psicoterapia da Fundação Menninger, Wallerstein (1986) determinou que todas as formas de psicoterapia contêm uma mistura de elementos expressivos e de apoio, e que as mudanças alcançadas por meio dos elementos de apoio não são, de modo algum, inferiores àquelas alcançadas por meio de elementos expressivos. Em vez de considerar a psicoterapia expressiva e a psicoterapia de apoio como duas modalidades distintas de tratamento, deveríamos enxergar a psicoterapia como um *continuum* expressivo de apoio, o que está mais em conformidade com a realidade da prática clínica e com a pesquisa empírica. Com certos pacientes e em determinados pontos, a terapia irá tender mais fortemente aos elementos expressivos, enquanto com outros pacientes e em outros momentos, ela irá exigir maior atenção em relação aos elementos de apoio. Conforme Wallerstein (1986) observou: "Toda terapia apropriada é sempre expressiva e de apoio (de diferentes maneiras), e o que deve estar em questão, em todos os pontos de toda terapia, é a expressão de *como* e *quando*, e o apoio de *como* e *quando*" (p. 689).

A psicoterapia individual voltada a esse *continuum* pode ser melhor denominada *expressiva de apoio* ou *de apoio-expressiva*. Mesmo a psicanálise, situada no ponto mais extremo do lado expressivo do *continuum*, contém elementos de apoio. Enquanto isso, a maioria das psicoterapias de apoio, no lado oposto do *continuum*, fornece *insight* e compreensão de tempos em tempos. Logo, o terapeuta dinâmico efetivo deve se mover, de modo flexível, de um ponto a outro do *continuum* expressivo de apoio, dependendo das necessidades do paciente em dado momento do processo psicoterapêutico.

O conceito de *continuum* expressivo de apoio proporciona uma estrutura para a consideração de objetivos, características e indicações de psicoterapia individual.

Psicoterapia expressiva de apoio

Objetivos

Historicamente, o *insight* e a compreensão foram sempre considerados os objetivos máximos da psicanálise e da psicoterapia proveniente dos princípios psicanalíticos. Desde a década de 1950, contudo, há aceitação considerável da noção de que a relação terapêutica por si só é curativa, independentemente de seu papel em fornecer *insight*. Loewald (1957/1980) observou que o processo de mudança é "posto em movimento não simplesmente pela habilidade técnica do analista, mas pelo fato de que o analista disponibiliza a si mesmo para o desenvolvimento de uma nova 'relação objetal' entre ele e o paciente" (p. 224).

Embora a maioria dos psicanalistas defenda objetivos que envolvam o *insight* e a relação terapêutica, há uma variação sobre a qual dimensão é dada maior ênfase. Alguns focam mais a resolução dos conflitos por meio da interpretação, enquanto outros destacam a importância de se desenvolver autenticidade ou "o verdadeiro *self*" (Winnicott, 1962/1976). Alguns terapeutas são mais ambiciosos com relação aos resultados terapêuticos; outros conceituam o processo psicoterapêutico como uma busca pela verdade sobre o indivíduo (Grinberg, 1980). Outros, ainda, acreditam que a capacidade de reflexão sobre o próprio mundo interno deve ser o objetivo (Aron, 1998). Os kleinianos enxergam o objetivo como a reintegração de aspectos do *self* que foram previamente perdidos pela identificação projetiva (Steiner, 1989). Aqueles influenciados pela teoria do apego (Fonagy, 2001) argumentam que a melhoria da capacidade de mentalização é o objetivo.

Do ponto de vista das relações objetais, uma melhoria na qualidade das relações do indivíduo é o objetivo da psicoterapia, independentemente se a tendência é maior em direção à extremidade de apoio ou à expressiva do *continuum*. À medida que as relações objetais mudam no decorrer da psicoterapia, o indivíduo é capaz de perceber e se relacionar com as pessoas externas de maneira diferente. Na prática contemporânea, é bem mais provável que os pacientes busquem terapia por causa da insatisfação com a qualidade de suas relações do que por causa de sintomas distintos, como faziam no tempo de Freud. Consequentemente, não se pode subestimar a importância desse objetivo.

Na psicoterapia orientada pela psicologia do *self*, os objetivos envolvem o fortalecimento da coesão do *self* e a ajuda para que o paciente escolha *self*-objetos mais maduros, como foi mencionado no Capítulo 2. Nas palavras de Kohut (1984), "A essência da cura psicanalítica reside na capacidade recém-adquirida do paciente de identificar e buscar *self*-objetos apropriados, conforme se apresentem em seu real entorno, e ser sustentado por eles" (p. 77).

O objetivo da psicoterapia na extremidade de apoio do *continuum* é, primeiramente, ajudar o paciente a se adaptar aos estresses e a fortalecer as defesas, a fim de facilitar a capacidade adaptativa dele para lidar com os estresses da vida cotidiana.

Além disso, visto que as técnicas de apoio são, muitas vezes, usadas no tratamento de pacientes com graves fragilidades do ego, a construção do ego é um aspecto crucial das psicoterapias de apoio. Por exemplo, o terapeuta pode servir como um ego auxiliar, ajudando os pacientes a testar a realidade de modo mais preciso, ou a prever consequências de suas ações e, com isso, melhorar o julgamento deles. Winston e colaboradores (2004) forneceram uma abordagem sistemática à psicoterapia de apoio que é adaptada às necessidades individuais do paciente.

Duração

O tempo de duração da psicoterapia expressiva de apoio é essencialmente independente do *continuum* expressivo de apoio. As terapias que são altamente de apoio ou altamente expressivas podem ser tanto breves quanto longas. Embora as definições de psicoterapia dinâmica breve e de longo prazo variem, para os propósitos deste livro, conceitua-se *psicoterapia de longo prazo* como aqueles tratamentos com duração maior de seis meses ou 24 semanas de duração (Gabbard, 2010). A maioria das terapias de longo prazo possui final aberto, mas algumas têm um número determinado de sessões desde o início. Nesta seção, discute-se a terapia dinâmica de longo prazo e aborda-se a terapia breve mais ao final do capítulo.

Frequência das sessões

Contrastando com a duração da terapia, a frequência das sessões por semana tende a ser altamente correlacionada com o *continuum* expressivo de apoio. Como regra geral, uma maior quantidade de sessões semanais caracteriza a extremidade expressiva do *continuum*. A psicanálise, um tratamento extremamente expressivo, é caracterizada por 3 a 5 sessões por semana e é em geral conduzida com o paciente deitado em um divã, enquanto o analista fica sentado atrás. Em geral, as formas altamente expressivas de psicoterapia envolvem 1 a 3 sessões por semana com o paciente sentado em uma posição ereta. Em contraste, a psicoterapia com objetivos primários de apoio raramente ocorre mais de uma vez por semana e é, muitas vezes, realizada com uma frequência mensal.

A questão da frequência está conectada ao papel da transferência no processo psicoterapêutico (discutido posteriormente neste capítulo). A experiência clínica mostra que a transferência se intensifica conforme a frequência das sessões aumenta. Visto que os tratamentos mais expressivos focam a transferência, esses terapeutas geralmente preferem encontrar seus pacientes no mínimo uma vez por semana. Em contrapartida, os processos de apoio trabalham com a transferência em menor grau e, assim, não exigem uma sessão por semana. Também, enquanto os tratamentos altamente expressivos são quase de modo invariável administrados em sessões de 45 ou 50 minutos, os processos de apoio tendem a usar o tempo de forma mais flexível. Certos pacientes que requerem contatos de apoio mais frequentes com o terapeuta se saem melhor com duas sessões de 25 minutos do que com uma sessão de 50 minutos.

A realidade da prática psiquiátrica é a de que as questões práticas podem pesar mais do que as considerações teóricas na determinação da frequência das sessões. Alguns pacientes podem ter condições financeiras para pagar apenas uma sessão por semana, mesmo que fosse melhor para eles fazer três. Outros pacientes, por causa de horários de trabalho inconvenientes ou problemas de transporte, podem conseguir ir ao consultório de seu terapeuta somente uma vez por semana. Antes de aceitar tais limitações, contudo, o terapeuta deve ter em mente que a resistência muitas vezes encontra esconderijos convenientes. Uma investigação dessas limitações práticas pode revelar que o paciente tem maior flexibilidade de tempo e dinheiro do que pode ser reconhecida de imediato.

Associação livre

A associação livre é frequentemente considerada como a principal forma pela qual o paciente se comunica com o analista. Isso requer que o paciente relaxe o controle habitual sobre seus processos de pensamento, em um esforço de dizer qualquer coisa que vier à mente, sem censurar suas palavras ou seus pensamentos. Na prática real, as resistências inevitavelmente intervêm quando os pacientes tentam fazer a associação livre. Diz-se com frequência, às vezes com certo tom de brincadeira, que quando um paciente é capaz de associar de forma livre sem a interferência da resistência, então ele está pronto para receber alta. Os pacientes também podem usar a própria associação livre como uma resistência para focar uma questão particular de sua situação de vida atual (Greenson, 1967).

A associação livre também é útil nas terapias altamente expressivas, embora de modo mais seletivo do que na análise. O terapeuta, por exemplo, pode pedir ao paciente para associar vários elementos de um sonho, a fim de ajudar tanto o paciente quanto o próprio terapeuta a entender as conexões inconscientes que tornam possível a interpretação desse sonho. O terapeuta também pode achar útil usar a noção de associação livre como uma forma de ajudar o paciente que está com dificuldades para prosseguir ou que fica em silêncio. Quando o paciente pergunta: "O que eu faço agora?", o terapeuta pode responder: "Diga simplesmente o que vier à sua mente".

A associação livre se torna muito menos útil conforme os terapeutas se acercam dos tratamentos do *continuum* em que predominam uma base de apoio. Como Greenson (1967) afirmou, o processo por si só requer um ego saudável e maduro para manter uma cisão entre um ego observador e um outro que experiencia. Os pacientes com tendências psicóticas podem se tornar cada vez mais regressivos caso lhes seja permitida a associação livre em um processo de apoio. Ademais, esses pacientes muitas vezes carecem de capacidade egoica para refletir sobre suas associações e integrá-las a uma compreensão significativa e coerente de questões inconscientes.

Neutralidade, anonimato e abstinência

Entre 1912 e 1915, Freud publicou uma série de prescrições da técnica que formou a base do que é frequentemente chamado de modelo "clássico" de tratamento. Princípios como neutralidade, anonimato e abstinência evoluíram a partir desses artigos. Nos últimos anos, contudo, esses conceitos tornaram-se altamente controversos, pois ficou cada vez mais claro que a maneira como Freud, na realidade, praticava diferia de modo considerável de algumas das recomendações em seus artigos sobre a técnica (Lipton, 1977; Lohser e Newton, 1996). Enquanto Freud, às vezes, aconselhava os analistas a proceder com distanciamento emocional, não demonstrar nada a respeito de si próprios e deixar de lado todos os seus sentimentos, os registros por escrito de seus próprios pacientes demonstraram que ele era transparente com relação a seu humor; muitas vezes jogava conversa fora; dava suas próprias opiniões sobre outras pessoas, obras de arte e questões políticas da época; e se envolvia com entusiasmo como uma "pessoal real". Sua própria subjetividade ficava bastante evidenciada. As prescrições que escreveu sobre a técnica eram evidentemente baseadas em suas preocupações com o potencial de atuação da contratransferência em seus colegas, em vez de refletirem o que ele achava mais adequado para o avanço do processo analítico. Freud não era muito "freudiano".

A neutralidade talvez seja o aspecto mais mal-entendido da técnica psicanalítica e psicoterapêutica. Freud nem mesmo usava essa palavra em seus escritos. James Strachey traduziu a palavra alemã *Indifferenz* como "neutralidade", muito embora, em alemão, ela realmente implique uma subcorrente de participação emocional do analista, mais do que um distanciamento. Ela é frequentemente mal-interpretada, sendo atribuídos a ela significados como frieza ou indiferença (Chessick, 1981). Até nos tratamentos mais expressivos, o calor emocional é uma parte necessária da relação terapêutica. De modo semelhante, a preocupação com a situação singular do paciente é essencial para o estabelecimento de empatia.

Os terapeutas que se retiram do campo interpessoal da terapia, assumindo uma atitude indiferente e não participativa, diminuem a efetividade dela e acabam se fechando para a experiência do mundo objetal interno do paciente (Hoffman e Gill, 1988). Há um amplo consenso de que o terapeuta é um participante do processo terapêutico de uma forma espontânea (Gabbard, 1995; Hoffman e Gill, 1988; Mitchell, 1997; Racker, 1968; Renik, 1993; Sandler, 1976). Como a prática do próprio Freud demonstrou, há uma subjetividade irredutível (Renik, 1993) que não pode ser eliminada com uma máscara de anonimato. Ademais, os terapeutas que se permitem responder às tentativas inconscientes do paciente de transformá-los em objetos transferenciais conseguem uma percepção muito maior a respeito do mundo interno do paciente. Os terapeutas podem tomar consciência de sentimentos contratransferenciais somente *após* terem respondido como uma das representações do *self* ou dos objetos internos projetados do paciente (Sandler, 1976; ver também Gabbard, 1995). Como foi apontado no Capítulo 1, a contratransferência, que é criada conjuntamente pela subjetividade do terapeuta e pelas representações internas projetadas do paciente, é uma fonte de informações valiosas no processo de tratamento.

O significado contemporâneo de *neutralidade* mais amplamente aceito é a suposição de uma postura não julgadora em relação aos comportamentos, pensamentos, desejos e sentimentos. Anna Freud (1936/1966), que não utilizava o termo, sugeriu que o analista deva permanecer equidistante do id, do ego, do superego e das demandas da realidade externa. Essa postura, contudo, é mais *ideal* do que realista. Frequentemente, os terapeutas realizam julgamentos privados sobre o que os pacientes dizem ou fazem, e um terapeuta espontâneo e engajado às vezes revela esses julgamentos de maneira não verbal, isso se não o fizer em comentários explícitos ao paciente. Greenberg (1986) redefiniu a neutralidade como assumir uma posição equidistante entre um objeto antigo do passado do paciente e um novo objeto do terapeuta no presente. Esse modelo conceitual pode refletir mais precisamente o processo interno do terapeuta. Ele é atraído para um papel que é evocado pelo mundo interno do paciente e, depois, tenta se desembaraçar de tal papel, de forma a refletir o que está acontecendo entre ele e o paciente.

O *anonimato* foi redefinido na prática contemporânea de forma similar. Freud (1912/1958) escreveu que o analista deve se dedicar com afinco para adquirir a opacidade de um espelho, mas os analistas e os terapeutas analíticos de hoje reconhecem que o anonimato é uma construção mítica. Fotografias, livros e outros itens de interesse pessoal estão espalhados pelo consultório do terapeuta. Quando o terapeuta decide falar, tanto o que ele diz quanto a maneira com que ele responde ao material do paciente revelam bastante a respeito de sua subjetividade. Consequentemente, o analista está sempre revelando a si próprio, tanto em modos não verbais quanto verbais. A maioria dos analistas e terapeutas analíticos, no entanto, reconhece ainda que a reserva tem seu valor. A revelação de detalhes sobre a família ou os problemas pessoais do terapeuta é raramente útil e pode sobrecarregar o paciente de maneira a criar uma inversão de papéis, em que o paciente pensa que deve cuidar do terapeuta. De forma semelhante, fazer julgamentos severos sobre os pensamentos, os sentimentos ou as ações do paciente pode ser destrutivo por agravarem a autocrítica dele.

A *abstinência* é um terceiro termo que tem sido amplamente mal-interpretado por alguns profissionais. Freud sugeriu que o analista precisava conter a gratificação dos desejos transferenciais, de modo que esses desejos pudessem ser analisados, em vez de satisfeitos. Hoje, há um vasto reconhecimento de que gratificações transferenciais parciais ocorrem ao longo de todo o tratamento. A risada do terapeuta em resposta a uma piada, a escuta empática intrínseca à psicoterapia e o calor e a compreensão proporcionados pelo terapeuta fornecem gratificações ao paciente. O conceito de limites terapêuticos ou analíticos estabelece restrições à relação física, de modo que os limites psicológicos e emocionais podem ser ultrapassados por meio do processo de empatia, identificação projetiva e introjeção (Gabbard e Lester, 2003). Bons limites profissionais não devem ser construídos para promover rigidez e frieza (Gutheil e Gabbard, 1998). Os bons terapeutas se sentem à vontade para rir com o paciente e podem se emocionar ao escutarem uma história triste. Também podem cumprimentar o paciente com entusiasmo no início da sessão. Contudo, eles mantêm a abstinência em relação à gratificação de desejos sexuais e de qualquer outra forma potencial de exploração do paciente para suas próprias necessidades pessoais.

Intervenções

As intervenções realizadas pelo terapeuta podem ser colocadas em oito categorias ao longo de um *continuum* expressivo de apoio: 1) interpretação, 2) observação, 3) confrontação, 4) clarificação, 5) encorajamento para falar, 6) validação empática, 7) intervenções psicoeducacionais e 8) aconselhamento e elogio (Fig. 4–1).

Interpretação

Nas formas mais expressivas de tratamento, a interpretação é considerada como o principal instrumento decisivo do terapeuta (Greenson, 1967). Em sua forma mais simples, a interpretação envolve tornar consciente algo que era inconsciente anteriormente. Uma interpretação é uma declaração explicativa que vincula um sentimento, um pensamento, um comportamento ou um sintoma a seu significado ou sua origem inconsciente. Por exemplo, o terapeuta pode dizer a um paciente que reluta em aceitar qualquer coisa que lhe seja dita: "Talvez você sinta a necessidade de discordar de minhas observações, porque evoco em você a lembrança de seu pai". Dependendo do momento da terapia e do preparo do paciente para ouvir, as interpretações podem focar a transferência (como nesse exemplo), questões extratransferenciais, a situação passada ou presente do paciente, ou as resistências ou fantasias do paciente. Como princípio geral, o terapeuta não aborda conteúdo inconsciente por meio da interpretação até que o material esteja quase consciente e, portanto, relativamente acessível à consciência do paciente.

Observação

A observação se distingue da interpretação por não tentar explicar significados inconscientes ou fazer vínculos causativos. O terapeuta meramente aponta um comportamento não verbal, um padrão no processo terapêutico, um traço de emoção no rosto do paciente ou a sequência de ir de um comentário a outro. Um terapeuta poderia dizer, por exemplo: "Um padrão que observei é o de que, ao entrar em meu consultório, no início de cada sessão, você parece um tanto amedrontado e puxa a cadeira em direção à parede antes de se sentar. O que você

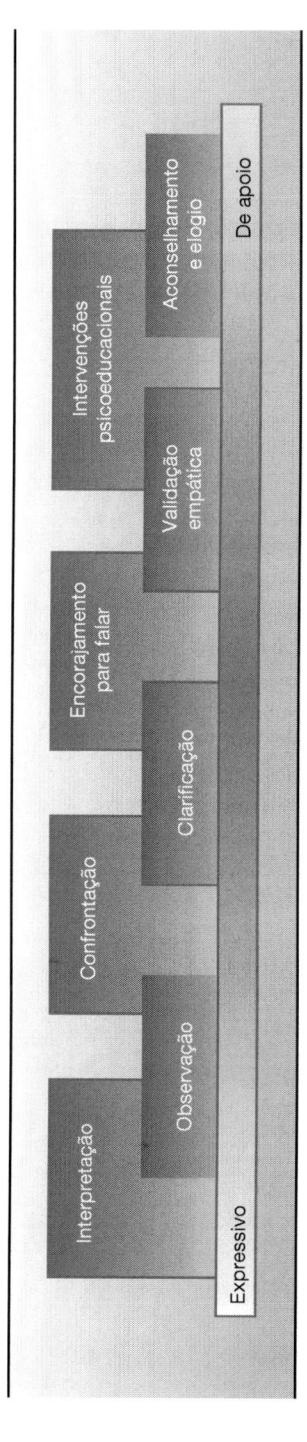

FIGURA 4-1 Um *continuum* expressivo de apoio de intervenções.

pensa a respeito disso?" Como nesse exemplo, o terapeuta não especula sobre o motivo para o comportamento, mas, em vez disso, estimula a colaboração do paciente sobre o assunto.

Confrontação

A próxima intervenção mais expressiva é a confrontação, que aborda algo que o paciente não quer aceitar ou identifica a evitação ou a minimização do paciente. Diferente da observação, que geralmente objetiva algo fora da consciência do paciente, a confrontação geralmente aponta a evitação de material consciente. A confrontação, que muitas vezes é suave, traz a conotação infeliz da linguagem comum de ser agressiva ou ríspida. O exemplo a seguir ilustra que a confrontação não é necessariamente forçada ou hostil. Na última sessão de um processo terapêutico de longo prazo, um paciente falou extensivamente sobre problemas que ele encontrou no carro a caminho da sessão. O terapeuta comentou: "Acho que você prefere falar sobre seu carro do que encarar a tristeza que está sentido em relação à nossa última sessão".

Clarificação

Mais adiante no *continuum* que vai das intervenções expressivas até as de apoio, a clarificação envolve uma reformulação ou síntese das verbalizações do paciente para que se chegue a uma visão mais coerente do que está sendo comunicado. A clarificação difere da confrontação porque ela carece do elemento de negação ou minimização. Uma clarificação tem por objetivo ajudar o paciente a articular algo que é difícil de colocar em palavras.

Encorajamento para falar

Mais próximas do centro do *continuum*, aparecem intervenções que não são nem de apoio, nem expressivas por si próprias. O *encorajamento para falar* pode ser amplamente definido como um pedido por informações a respeito de um tópico trazido à tona pelo paciente. Pode ser uma questão aberta, como: "O que você acha disso?", ou um pedido mais específico, como: "Conte-me mais sobre seu pai". Tais intervenções são comumente usadas tanto nos tratamentos mais expressivos quanto nos que são mais de apoio.

Validação empática

A validação empática é uma demonstração da sintonia empática do terapeuta com o estado interno do paciente. Comentários típicos de validação empática seriam: "Consigo entender por que você se sente deprimido com isso" ou "Dói quando você é tratado dessa maneira". Na visão dos psicólogos do *self*, a imersão empática na experiência interna do paciente é essencial, independentemente do ponto em que a terapia se encontra no *continuum* expressivo de apoio (Kohut, 1984; Ornstein,

1986). Quando os pacientes sentem que o terapeuta compreende suas experiências subjetivas, é mais provável que eles aceitem interpretações. As intervenções afirmativas (Killingmo, 1995) também podem ser percebidas como validação empática. Um terapeuta de um paciente que foi abusado na infância, por exemplo, poderia dizer: "Você tem todo o direito de ter raiva de seu pai".

Intervenções psicoeducacionais

As intervenções psicoeducacionais envolvem informações compartilhadas com um paciente com base no treinamento e no conhecimento do terapeuta. Um terapeuta poderia, por exemplo, explicar a diferença entre luto e depressão.

Aconselhamento e elogio

A categoria de aconselhamento e elogio inclui duas intervenções que estão vinculadas pelo fato de ambas prescreverem e reforçarem certas atividades. O aconselhamento envolve sugestões diretas ao paciente com respeito a como se comportar, enquanto o elogio reforça certos comportamentos do paciente ao expressar a aprovação explícita a esses. Um exemplo do primeiro é: "Acho que você precisa parar de sair com esse homem imediatamente". Um exemplo do último é: "Estou muito contente em saber que você conseguiu dizer a ele que não quer mais vê-lo". Esses comentários estão no lado oposto do *continuum* em relação às intervenções psicanalíticas tradicionais por se desviarem da neutralidade e comprometerem, em certa medida, a autonomia do paciente para tomar decisões.

A maioria dos processos psicoterapêuticos contém todas essas intervenções em algum momento do tratamento. Porém, uma terapia é classificada como primariamente expressiva ou primariamente de apoio com base nas intervenções que predominam. Essas associações de intervenções com o *continuum* não são rígidas.

Pine (1986) e Horwitz e colaboradores (1996) defenderam as técnicas de apoio para "amortecer o impacto" das interpretações na terapia de apoio de pacientes frágeis. Werman (1984, p. 83) propôs que sejam feitas "interpretações para cima" de sentimentos ou comportamentos transferenciais para relacioná-los às situações atuais, em vez de relacioná-los às primeiras experiências, prevenindo, assim, a regressão em pacientes com fragilidades de ego graves. Essas intervenções são o inverso das interpretações clássicas, pois elas fornecem explicações conscientes, e não inconscientes, dos sentimentos ou do comportamento do paciente.

Embora esse *continuum* de intervenções seja fornecido para propósitos educacionais, o psicoterapeuta precisa estar ciente de que não deve parecer alguém que está realizando um "procedimento" no paciente. A técnica deve ser invisível. Da perspectiva do paciente, a psicoterapia deve ser percebida como uma conversa com uma pessoa que está preocupada e está tentando oferecer compreensões úteis. Deve-se evitar a aparência de estar fazendo pronunciamentos dogmáticos ou falando um jargão arcaico que seja desestimulante para o paciente.

Transferência

Freud gostava muito de dizer que o que fazia um processo terapêutico ser psicanalítico era o foco na transferência e na resistência. Certamente, todas as formas de psicoterapia orientadas dinamicamente dão bastante atenção ao estado da transferência. Contudo, a maneira específica pela qual a transferência é abordada (ou não abordada) varia consideravelmente, dependendo da dimensão expressiva de apoio. Na psicanálise formal, o destaque e a compreensão da transferência é de suprema importância, embora os analistas contemporâneos falem de um conjunto ou série de transferências, em vez de *uma* transferência (Westen e Gabbard, 2002). Pode-se encontrar transferências com a mãe, o pai e os irmãos, todas no tratamento do mesmo paciente.

Tanto a psicanálise quanto a psicoterapia expressiva empregam a interpretação extratransferencial, assim como a interpretação transferencial. A psicoterapia pode ser um tanto mais limitada do que a psicanálise, pois ela foca as disposições transferenciais mais intimamente relacionadas aos problemas apresentados (Roskin, 1982). Na prática real, contudo, as distinções entre a psicanálise e a psicoterapia expressiva são imprecisos e difíceis de serem delineadas.

Há uma tradição de longa data que pensa a interpretação da transferência como uma intervenção que é utilizada na psicoterapia altamente expressiva para pacientes plenamente funcionais e organizados neuroticamente. Com pacientes mais perturbados, a sabedoria convencional tem determinado a utilização de pouca interpretação transferencial, visto que os pacientes têm sido considerados como frágeis demais para refletir sobre a interação presente. Contudo, pesquisas recentes e rigorosas questionaram a sabedoria convencional. Um ensaio controlado randomizado de psicoterapia dinâmica (Høglend et al., 2006) designou, de modo aleatório, cem pacientes ambulatoriais para um grupo que empregava a interpretação transferencial ou para um grupo que não utilizava a interpretação transferencial. O grupo que recebeu interpretação transferencial o fez em níveis moderados, de 1 a 3 interpretações por sessão. Apesar de não terem sido encontradas diferenças gerais nos resultados entre os dois grupos de tratamento, um achado inesperado contrariou a sabedoria convencional. Os pacientes com relações objetais prejudicadas se beneficiaram mais das terapias que utilizaram a interpretação transferencial do que aqueles sem interpretação transferencial. Esse efeito se manteve em uma avaliação de seguimento, três anos depois. Em um estudo subsequente (Høglend et al., 2011), os investigadores examinaram mais detalhadamente os efeitos do trabalho transferencial no contexto da aliança terapêutica e da qualidade das relações objetais. Eles descobriram que, para pacientes com uma aliança forte e níveis mais elevados de relações objetais, o efeito específico do trabalho transferencial teve a tendência a ser menor e apenas marginalmente significativo. O do trabalho transferencial teve o efeito específico mais forte para pacientes com baixa qualidade de pontuações na escala de relações objetais dentro do contexto de uma aliança fraca.

Uma implicação do estudo é que o trabalho transferencial pode ser crucial ao se tratar pacientes que têm dificuldades para estabelecer relações estáveis e satisfatórias. Em outras palavras, a aliança terapêutica será mais desafiadora para esses pacientes, a não ser que se possa examinar a situação presente com o paciente e compreender suas ansiedades sobre formar uma aliança com o terapeuta. Ao fazer isso, o terapeuta também estará ajudando o paciente a compreender as ansiedades inerentes ao estabelecimento de relações estáveis fora da transferência. Outra implicação do estudo é que os pacientes com níveis elevados de relações objetais podem não exigir uma grande quantidade de interpretação transferencial. Aqueles que são desenvoltos e têm uma aliança positiva podem perceber a interpretação transferencial como brusca. Paradoxalmente, essa abordagem pode resultar em aumento da resistência. Esse achado pode ser um reflexo da antiga advertência dos terapeutas de que a transferência não deve ser interpretada até se tornar uma resistência.

Conforme foi observado no Capítulo 1, hoje a transferência é vista, com frequência, como tendo uma qualidade bidimensional envolvendo uma repetição de experiências passadas com objetos antigos, por um lado, e uma busca por um novo objeto ou uma nova experiência de *self*-objeto que será reparadora e corretiva para o paciente, por outro lado. Além disso, a noção de transferência como uma distorção se tornou mais complexa. O terapeuta deve evitar uma abordagem "acusatória" para a interpretação transferencial, pois o paciente pode estar respondendo de forma legítima a comportamentos ou atitudes reais do terapeuta. O terapeuta deve sempre se engajar em uma autoanálise contínua para separar o aspecto repetitivo e "padronizado" da transferência oriunda do mundo intrapsíquico do paciente e as contribuições reais do terapeuta para a interação (Gabbard, 1996; Hoffman, 1998; Mitchell, 1997).

Em terapias projetadas para serem primariamente de apoio, o terapeuta está envolvido no mesmo processo de monitoramento de desenvolvimentos da transferência e de respostas contratransferenciais. A transferência é observada interiormente, mas, em geral, não é abordada ou interpretada para o paciente. O objetivo do tratamento ao se evitar a interpretação é construir uma aliança terapêutica sólida com uma transferência positiva (Wallerstein, 1986). Essa combinação de apego transferencial positivo e aliança terapêutica colaborativa é o mecanismo da "cura pela transferência", por meio da qual o paciente se esforça para agradar o terapeuta e fazer ele sentir orgulho. Embora as mudanças derivadas desse modelo tenham sido tradicionalmente depreciadas como inferiores àquelas oriundas da resolução dos conflitos, as pesquisas sugerem que elas podem ser estáveis e duradouras (Horwitz, 1974; Wallerstein, 1986).

Resistência

Conforme observado no Capítulo 1, a resistência envolve o surgimento das defesas caracterológicas do paciente dentro da situação terapêutica. Nas terapias mais expressivas, analisar e compreender a resistência é parte da rotina diária do trabalho do terapeuta. Por exemplo, caso o paciente atrase-se frequentemente para as sessões ou fique sempre em silêncio, o terapeuta pode considerar essas resistências com interesse e curiosidade, em vez de desvalorizá-las como um comportamento desafiador e intencional. As resistências não são afetadas por proibições ou censura. Ao contrário, o terapeuta consegue a ajuda do paciente na compreensão das origens da resistência e, então, aborda a resistência com interpretação.

A resistência relacionada às questões de transferência é chamada de *resistência transferencial*. Ela envolve interferências com o trabalho terapêutico oriundas das percepções da transferência. Por exemplo, um paciente pode se sentir incapaz de falar sobre fantasias masturbatórias porque está convencido de que seu terapeuta desaprova a masturbação. Para evitar o recebimento de um julgamento negativo do terapeuta, o paciente consequentemente escolhe permanecer em silêncio. Na linguagem da teoria das relações objetais, uma resistência transferencial pode ser compreendida como a tendência inconsciente do paciente de se agarrar firmemente a uma relação objetal interna em particular. Isso pode se manifestar como um impasse terapêutico, no qual o paciente relaciona-se repetidamente com o terapeuta como se esse fosse uma outra pessoa.

Os estudantes de psicanálise e psicoterapia psicanalítica frequentemente levantam a questão: "Resistência a quê?". Friedman (1991) observou que o verdadeiro significado de resistência é o de os sentimentos associados a ela poderem compelir o paciente à ação irreflexiva, em vez da observação reflexiva. Ele assinalou que aquilo que é resistido é uma atitude mental particular, a qual descreve como "uma ativação consciente simultânea de desejos reprimidos e uma fria contemplação de seu significado, de modo que eles são experienciados tanto como desejos quanto como aspectos objetivos do *self* em conflito" (p. 590). Além do mais, a ênfase atual sobre a intersubjetividade também sugere que a resistência do paciente pode ser acompanhada paralelamente por uma contrarresistência no terapeuta, que pode se mancomunar com as dificuldades do paciente em alcançar o espaço reflexivo necessário para o tratamento psicanalítico.

No Capítulo 2, observei a perspectiva diferente que os psicólogos do *self* têm sobre a resistência. Eles consideram as resistências como atividades psíquicas saudáveis que salvaguardam o crescimento do *self* (Kohut, 1984). Em vez de interpretar as resistências, eles empatizam com a necessidade do paciente de manifestá-las. Essa visão está em conformidade com a preocupação de que a abordagem clássica de buscar o conteúdo por baixo da resistência possui implicações moralistas. Entretanto, essa abordagem empática levou alguns analistas a considerarem a técnica da psicologia do *self* como fundamentalmente de apoio.

Conforme abordado pelos comentários anteriores sobre a psicologia do *self*, a resistência é vista como essencial e adaptativa no contexto da psicoterapia predominantemente de apoio. As resistências são, muitas vezes, manifestações de estruturas defensivas que precisam ser reforçadas como parte da terapia. O terapeuta pode até encorajar a resistência ao apontar, para o paciente, que certos assuntos são desagradáveis demais para serem discutidos e que devem ser adiados para um momento mais oportuno. De forma semelhante, mecanismos de retardo podem ser reforçados com o intuito de apoiar um ego fragilizado e perturbado por impulsos. Quando as ações de um paciente usurpam a verbalização de sentimentos dolorosos, como na atuação, o terapeuta pode ser forçado a impor limites ao comportamento autodestrutivo, em vez de interpretar a resistência a falar, como no tratamento expressivo. Essa imposição de limites pode envolver a hospitalização ou a insistência para que o paciente entregue substâncias ilegais para o terapeuta.

Elaboração

As interpretações raramente resultam em respostas do tipo "Eureca!" e em curas dramáticas. Geralmente, elas são repelidas pelas forças da resistência e requerem repetição frequente por parte do terapeuta em diferentes contextos. Essa interpretação repetitiva da transferência e da resistência até que o *insight* tenha se tornado plenamente integrado à consciência do paciente é conhecida como *elaboração*. Embora os esforços do terapeuta sejam necessários, o paciente faz parte do trabalho de aceitação e integração dos *insights* do terapeuta entre as sessões de terapia (Karasu, 1977). O triângulo de *insight* (Menninger, 1958) é um modelo conceitual útil para o processo de elaboração (ver Fig. 4–2). Durante o curso da terapia, o terapeuta observa certos padrões 1) nas relações externas do paciente e depois os vincula aos 2) padrões de transferência e às 3) relações anteriores com os parentes. Em algum momento, o paciente torna consciente essas ligações inconscientes. Esses padrões podem ser acompanhados ao longo de toda a terapia, já que eles se relacionam aos três lados do triângulo e podem ser apontados ao paciente cada vez que aparecerem. À medida que o paciente vê um padrão se repetindo em novos contextos, o padrão se torna menos estranho e o paciente obtém maior domínio sobre ele.

Esse mesmo modelo pode ser reelaborado nos termos da teoria das relações objetais. Constelações de *self*-objeto-afeto recorrentes aparecem na transferência, em relações extratransferenciais atuais e em memórias de relações passadas. Em termos da psicologia do *self*, o padrão pode ser a expectativa de espelhamento ou a necessidade de idealizar os outros. Independentemente do modelo teórico empregado, contudo, todas as escolas de pensamento consideram a experiência repetida desses padrões centrais de relações na transferência como de extrema importância. Esse processo de elaboração é aplicado quase que exclusivamente aos tratamentos com um componente expressivo significativo – ele é raras vezes empregado para caracterizar processos primariamente de apoio.

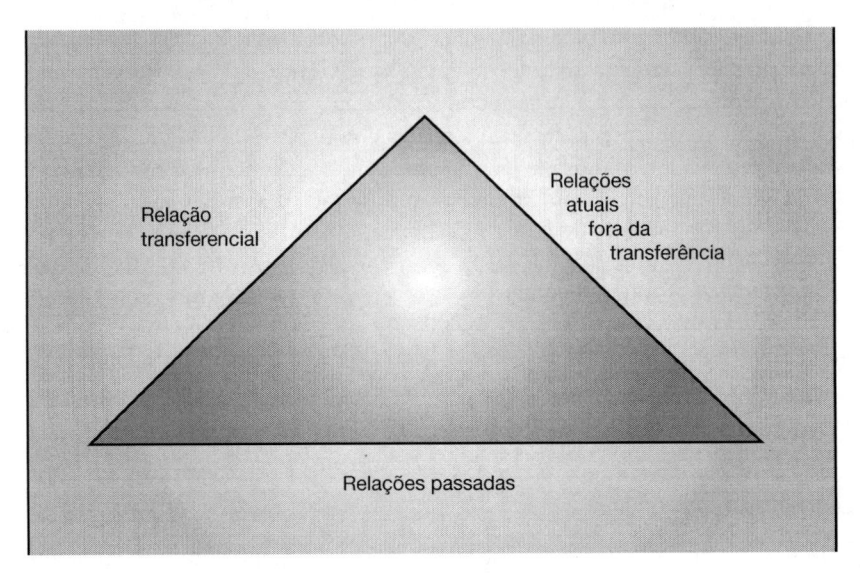

FIGURA 4–2 Triângulo do *insight* (modelado segundo Menninger, 1958).

Utilização dos sonhos

Na psicanálise e em formas altamente expressivas de terapia, a interpretação dos sonhos é considerada como uma "estrada real" para uma compreensão do inconsciente (Freud, 1900/1953, p. 608). As associações do paciente aos elementos do sonho são usadas para compreender o conteúdo latente ou oculto do sonho, que fica por trás do conteúdo manifesto ou explícito. Os símbolos dos sonhos podem, então, ser interpretados para ajudar o paciente a entender de forma mais aprofundada as questões inconscientes no sonho. (Ver Gabbard, 2010 para um relato mais sistemático do trabalho com sonhos.)

Nas psicoterapias da extremidade de apoio do *continuum*, o terapeuta escuta cuidadosamente o sonho do paciente e pensa a respeito da mesma forma que faria um terapeuta expressivo. Contudo, o terapeuta limita os esforços a interpretações "para cima" (Werman, 1984, p. 83) que ajudem o paciente a associar o sonho a atitudes e sentimentos conscientes em relação ao terapeuta como uma pessoa real, e a outras situações reais em sua vida durante a vigília. A associação livre com relação ao sonho não é encorajada, visto que ela pode levar a uma regressão maior.

Entre as extremidades de apoio e expressiva do *continuum*, há espaço para a interpretação seletiva do sonho, na qual o terapeuta relaciona o sonho a questões conscientes ou inconscientes de um setor limitado da vida psicológica do paciente. O foco é maior sobre a superfície psicológica do que sobre as profundezas do inconsciente e está voltado para os objetivos específicos da psicoterapia (Werman, 1978).

Aliança terapêutica

Freud (1913/1958) estava consciente de que é improvável que os pacientes sejam capazes de utilizar a compreensão interpretativa, a não ser que tenha sido estabelecida uma relação adequada. Essa relação relativamente livre de conflito e racional de que o paciente tem com o analista foi chamada de *aliança de trabalho* por Greenson (1965/1978). Ela envolve a capacidade do paciente em colaborar produtivamente com o terapeuta, o qual é percebido como um profissional com boas intenções e que auxilia. A relação de um paciente com seus pais tende a predizer a natureza da aliança de trabalho com o terapeuta (Lawson e Brossart, 2003).

Esforços de pesquisa importantes sobre a aliança terapêutica confirmaram sua influência no processo e no resultado da psicoterapia (Frieswyk et al., 1986; Hartley e Strupp, 1983; Horvath e Symonds, 1991; Horwitz, 1974; Horwitz et al., 1996; Lawson e Brossart, 2003; Luborsky et al., 1980; Martin et al., 2000; Marziali et al., 1981). Muitas dessas pesquisas apontam para a força da aliança terapêutica como um fator dominante sobre o resultado de uma ampla variedade de terapias (Bordin, 1979; Hartley e Strupp, 1983; Horvath e Symonds, 1991; Lawson e Brossart, 2003; Luborsky et al., 1980; Martin et al., 2000).

Uma metanálise recente, que envolveu 200 relatos de pesquisa e mais de 14 mil tratamentos (Flückiger et al., 2012) descobriu que há uma correlação robusta entre a aliança terapêutica e o resultado positivo. Essa ligação está presente, independentemente de manuais de transtornos específicos serem usados ou não e do tipo de psicoterapia ou da especificidade dos resultados.

Uma aplicação dessa pesquisa extensiva é que em todas as psicoterapias, independentemente de sua localização no *continuum* expressivo de apoio, os terapeutas devem atentar desde o início para o estabelecimento e a manutenção da aliança terapêutica. Esse foco não requer a formação de uma transferência positiva que não permite a expressão de sentimentos negativos. Em vez disso, os terapeutas devem ajudar os pacientes a identificar seus objetivos de tratamento e, então, devem se aliar aos aspectos saudáveis do ego de seus pacientes que estão se esforçando para atingir esses objetivos. Assim, é mais provável que os pacientes percebam seus terapeutas como colaboradores que estão trabalhando *com* eles, e não *contra* eles. Ao trabalharem com uma perspectiva mais de apoio com pacientes que possuem egos frágeis, os terapeutas descobrem que a aliança é mais difícil de ser desenvolvida e mantida (Horwitz et al., 1996). As reações transferenciais caóticas do paciente *borderline*, por exemplo, interferem na formação de uma aliança e é uma grande conquista terapêutica para o paciente quando consegue perceber o terapeuta como uma pessoa que o auxilia e colabora em objetivos comuns (Adler, 1979).

Mecanismos de mudança

O mecanismo de mudança nas formas mais expressivas de psicoterapia depende em parte dos objetivos do tratamento. Por isso, as visões dos mecanismos de mudança muitas vezes variam de acordo com esses objetivos de tratamento. O *insight* e as experiências relacionais de cura, que já foram vistas como mutuamente exclusivas, são agora consideradas como processos compatíveis que funcionam de modo sinérgico para a mudança terapêutica (Cooper, 1992; Gabbard, 2010; Jacobs, 1990; Pine, 1998; Pulver, 1992). Em outras palavras, uma relação terapêutica provavelmente não será sustentada, a menos que haja *insight* sobre o que está acontecendo na relação. Por outro lado, a própria relação pode fornecer uma compreensão interpretativa da dinâmica do paciente.

Também há um maior reconhecimento de diversos modos de ação terapêutica, que variam de acordo com o paciente. Blatt (1992, 2004) identificou dois tipos de pacientes que mudam de formas diferentes. Os pacientes *introjetivos* são ideacionais e preocupados com o estabelecimento e a manutenção de um conceito de *self* viável, mais do que com o estabelecimento de intimidade na área interpessoal. Eles parecem mais responsivos ao *insight* por meio de intervenções interpretativas. Por sua vez, os pacientes *anacliticos* estão mais preocupados com questões de relacionamento do que com o desenvolvimento do *self* e obtêm maior valor terapêutico a partir da qualidade da relação terapêutica do que da interpretação.

Os pacientes mudam de formas variadas, utilizando mecanismos terapêuticos diferentes. Os desenvolvimentos recentes na neurociência cognitiva ajudam a articular como a mudança ocorre e o que os terapeutas podem fazer para facilitá-la (Gabbard e Westen, 2003). As ligações entre as redes de associações são modificadas como resultado da terapia, de modo que uma representação de uma figura de autoridade, por exemplo, pode não desencadear a mesma reação emocional que antes da terapia. Ademais, novas ligações associativas, que antes eram fracas, agora estão mais fortalecidas. Em suma, mudanças duradouras requerem uma desativação relativa de ligações problemáticas em redes ativadas, associadas a uma ativação aumentada de conexões novas e mais adaptativas. Essas alterações em redes de associações podem ser facilitadas por diversas técnicas. O terapeuta pode apontar distinções entre formas diferentes dos pacientes refletirem sobre si próprios, atitudes conscientes a respeito de si mesmos e como eles toleram sentimentos e se tornam conscientes deles. Os terapeutas também podem abordar a frequência ou a intensidade de estados emocionais conscientes e ajudar os pacientes a examinar seus estilos conscientes de enfrentamento (Gabbard, 2010; Gabbard e Westen, 2003).

Além disso, por meio da interpretação, os terapeutas fornecem *insight* para uma ampla variedade de eventos mentais que estão interconectados: medos, fantasias, desejos, expectativas, defesas, conflitos, transferências e padrões de relacionamento. Os terapeutas podem, por exemplo, assinalar como um problema atual com um chefe está relacionado a conflitos com um dos pais no passado. Esse *insight* também pode servir para modificar conexões entre os nós de uma rede neural.

Além da interpretação, os terapeutas fornecem observações a partir de uma perspectiva externa. Eles apontam como certos padrões habituais do paciente refletem turbulências e conflitos emocionais. Essa função do psicoterapeuta é muito parecida com a de um indivíduo se ver em uma gravação de vídeo e entender como ele se apresenta aos outros. Não importa o quão inteligente um paciente possa ser, ou quanta capacidade de *insight* ele possa ter, os terapeutas sempre têm uma perspectiva exterior – diferente daquela do paciente (Gabbard, 1997). Contudo, para a elaboração efetiva dos problemas do paciente, os terapeutas também devem validar a experiência interna subjetiva do paciente com empatia e compreensão (Gabbard, 2010). Consequentemente, a melhor posição possível para o terapeuta é oscilar entre a observação a partir de uma perspectiva de terceira pessoa e validar, enfaticamente, uma figura que está sintonizada à perspectiva de primeira pessoa. Fonagy (1999) enfatizou que uma via crucial para a mudança terapêutica pode residir na capacidade crescente do paciente de "encontrar a si mesmo" na mente do terapeuta. Ao comentar sobre sentimentos e comunicações não verbais que são vistos apenas pelo terapeuta, o paciente pode começar a montar um retrato de si mesmo com base nas observações do terapeuta. Os padrões implícitos se tornam, então, mais disponíveis para a reflexão consciente.

Em uma revisão da literatura sobre o processo da psicoterapia comparativa, Blagys e Hilsenroth (2000) identificaram sete técnicas que distinguem as formas psicodinâmicas de terapia da terapia cognitivo-comportamental. Esses aspectos estão resumidos no Quadro 4–1.

Diener e colaboradores (2007) conduziram uma metanálise sobre como o terapeuta facilita a experiência emocional do paciente, uma tônica central da terapia dinâmica, conforme refletido no Quadro 4–1. Eles descobriram que há uma relação estatisticamente significativa entre a facilitação terapêutica da experiência ou da expressão emocional do paciente e o resultado positivo, quando mais de um tipo de construto de resultado é incluso. Também observaram que várias técnicas específicas parecem úteis nesse sentido, incluindo fazer referências específicas aos indicadores emocionais no paciente, aumentar a consciência do paciente sobre os sentimentos que ele pode estar evitando e focar especificamente as mudanças de humor do paciente: tensão muscular, lágrimas ou outros reflexos de estados emocionais. Esses investigadores repararam que a observação dos estados afetivos devem preceder qualquer esforço para interpretar qualquer significado.

QUADRO 4–1 Aspectos distintivos da técnica na psicoterapia psicodinâmica

Foco no afeto e na expressão da emoção
Exploração das tentativas de evitar aspectos da experiência
Identificação de temas e padrões recorrentes
Discussão de experiências passadas
Foco nas relações interpessoais
Foco na relação terapêutica
Exploração dos desejos, sonhos e fantasias

Fonte: Blagys e Hilsenroth (2000).

Outro modo importante de ação terapêutica vem dos elementos da própria relação terapêutica que não envolvem compreensão e *insight* específicos. Os pacientes experienciam um novo tipo de relação que pode conduzir à internalização das atitudes emocionais do terapeuta e à identificação com a forma do terapeuta abordar os problemas. Além disso, o terapeuta pode ser internalizado como uma presença que é tranquilizadora e confortadora ao paciente. A função do terapeuta como alguém que contém e processa interações significativas é também internalizada como resultado da terapia.

Além das técnicas que são destinadas a estimular o *insight* e daquelas que se originam da relação terapêutica, existem estratégias secundárias que podem ser úteis para a promoção de mudança. Tais estratégias incluem o uso implícito ou explícito da sugestão, a confrontação de crenças disfuncionais, o exame dos métodos de resolução de problemas do paciente, as formas de autorrevelação que ajudam o paciente a entender o impacto que ele tem sobre os outros e a afirmação ou a validação da experiência do paciente (Gabbard e Westen, 2003).

Na análise de Wallerstein (1986) dos dados do Projeto de Pesquisa sobre Psicoterapia da Fundação Menninger, ele descobriu que as mudanças produzidas por medidas predominantemente de apoio envolviam uma variedade de mecanismos. A cura pela transferência conectada com a transferência dependente positiva não analisada já foi mencionada. Uma variante é o "paciente vitalício", que perde seus ganhos caso a terapia seja interrompida, mas que pode ser mantido em um nível elevado de funcionamento desde que o contato com o terapeuta continue indefinidamente. Muitos pacientes são capazes de reduzir os contatos a uma vez por mês ou menos, mas têm a tendência de descompensar se houver qualquer menção ao término. Outro mecanismo de apoio de cura é a "transferência da transferência", na qual a dependência positiva na relação terapêutica é transferida para outra pessoa, geralmente um cônjuge. Ainda, outro mecanismo é chamado de "a cura antitransferencial" e envolve a mudança por meio do desafio e da atuação contra o terapeuta. Ainda assim, outros pacientes na amostra de Wallerstein mudaram por meio de uma variante estreitamente definida da experiência emocional corretiva, na qual o comportamento transferencial do paciente foi tratado pelo terapeuta com preocupação constante e sem julgamento. Finalmente, alguns pacientes parecem se beneficiar de um tratamento de apoio voltado ao aconselhamento direto e sem julgamento. Wallerstein chamou esse processo de "teste de realidade e reeducação".

Em todas as terapias, as interações entre o terapeuta e o paciente são acompanhadas por conexões afetivas e interativas não conscientes, que foram chamadas por Lyons-Ruth e colaboradores (1998) de *conhecimento relacional implícito*. Esse conhecimento pode ocorrer em momentos de encontro entre o paciente e o terapeuta que não são simbolicamente representados ou dinamicamente inconscientes no sentido comum. Em outras palavras, algumas mudanças no tratamento ocorrem na área do conhecimento procedural, envolvendo como agir, sentir e pensar em um contexto relacional em particular.

Momentos específicos de reconhecimento mútuo – um olhar, um toque de humor compartilhado, um sentimento de intenso envolvimento – podem ser lembrados muito tempo depois de interpretações específicas terem sido esquecidas. A psicoterapia pode ser considerada uma nova relação de apego que reestrutura a memória implícita relacionada aos apegos. Os protótipos armazenados são modificados pelas novas interações com um terapeuta afetivamente engajado (Amini et al., 1996). Ao mesmo tempo, a memória explícita envolvendo uma narrativa consciente é alterada pela compreensão interpretativa.

Outra implicação desse modelo de ação terapêutica é que o *continuum* expressivo de apoio de intervenções mostrado na Figura 4–1 não responde por toda mudança terapêutica. Muitos momentos de encontro entre terapeuta e paciente ocorrem fora da área da "técnica" (Stern et al., 1998). As respostas humanas espontâneas por parte do terapeuta podem ter um impacto terapêutico poderoso.

Pesquisas recentes indicam que outro reflexo da mudança envolve uma melhora modesta nas defesas ao longo da psicoterapia psicodinâmica de longo prazo (Perry e Bond, 2012). Em um estudo naturalístico envolvendo 21 pacientes com depressão grave e/ou transtornos da personalidade que foram tratados por em média 228 semanas, os investigadores descobriram que a melhora nas defesas durante os primeiros dois anos e meio estava associada à melhoria significativa em medidas externas de sintomas e de funcionamento da vida cinco anos mais tarde. Em outras palavras, os pacientes dependeram menos de defesas primitivas e mais de defesas consideradas mais maduras, demonstrando que mesmo melhoras relativamente modestas nas defesas podem ser associadas à melhoria substancial na vida real.

Término

Os psicoterapeutas devem se resignar em viver uma vida profissional de perdas contínuas. Os pacientes entram em suas vidas, compartilham seus pensamentos e sentimentos mais íntimos e, depois, o terapeuta pode nunca mais ouvir falar deles. Visto que a perda é uma experiência desagradável para todos nós, o término de um processo psicoterapêutico traz consigo a vulnerabilidade à atuação transferencial e contratransferencial. Embora um término organizado e mutuamente acordado seja o ideal, metade ou mais dos pacientes ambulatoriais interrompem o tratamento de modo prematuro (Baekeland e Lundwall, 1975), e menos de 20% daqueles em populações de centros de saúde mental comunitários passam por um processo de término mutuamente negociado (Beck et al., 1987).

O término pode ocorrer por uma variedade de razões. Ele pode ser forçado por circunstâncias externas da vida do terapeuta ou do paciente. As seguradoras ou os planos de saúde podem determinar a interrupção. Os próprios recursos financeiros do paciente podem se esgotar. O paciente pode abandonar de repente e se recusar a voltar por causa de insatisfação com o terapeuta ou por ansiedade em relação a assuntos altamente carregados. O terapeuta deve sentir que o máximo benefício foi alcançado e recomendar o término, ou o terapeuta e o paciente podem concordar mutuamente com uma data de término.

As indicações para o término não são absolutas, mas uma boa regra geral é que o paciente está pronto para parar quando os objetivos da psicoterapia foram alcançados e/ou ele é capaz de internalizar o processo psicoterapêutico sem a presença do terapeuta. Os sintomas apresentados podem ter sido eliminados ou melhorados, o superego pode ter sido modificado, as relações interpessoais do paciente podem ter mudado e o paciente pode perceber um novo sentido de independência. Nos casos de psicoterapia predominantemente de apoio, as indicações incluem uma estabilidade no funcionamento do paciente, uma inversão de quaisquer processos regressivos e uma redução geral dos sintomas. Os clínicos devem sempre reconhecer, contudo, que um certo subgrupo de pacientes altamente perturbados pode precisar de terapia de baixa frequência contínua e, muitas vezes, por período indefinido (Gabbard e Wilkinson, 1994; Wallerstein, 1986).

Depois que o terapeuta e o paciente tiverem concordado mutuamente com a data para o término, uma série de manifestações transferenciais podem surgir. Alguns dos sintomas iniciais podem reaparecer (Dewald, 1971; Roth, 1987). A transferência negativa pode vir à tona pela primeira vez quando o paciente percebe que o terapeuta não estará presente para sempre. Os terapeutas podem ter que auxiliar seus pacientes no luto das fantasias de gratificação final na transferência. Nos tratamentos de apoio, o terapeuta deve enfatizar continuamente uma relação positiva e evitar a mobilização de transferências negativas que não possam ser manejadas (Dewald, 1971). Por causa dos enormes desafios enfrentados pelo terapeuta durante o processo de término, muitos profissionais preferem continuar com a mesma frequência de sessões até o final. Outros "desmamam" o paciente gradualmente, diminuindo a frequência das sessões.

Quando o paciente termina a terapia de maneira unilateral, os terapeutas precisam lidar com o sentimento de que eles falharam de alguma forma. Nessas situações, os terapeutas podem lembrar a si mesmos de que o paciente sempre tem o privilégio de interromper o tratamento, e que esse término pode, no final, trazer bons resultados. Por outro lado, os terapeutas podem ajudar apenas aqueles pacientes que desejarem ser ajudados e que colaboram com o processo. Todo o terapeuta terá falhas, e os limites da profissão devem ser reconhecidos e aceitos.

Em situações nas quais o término é uma decisão unilateral do terapeuta, um conjunto diferente de problemas surge. Quando o término é forçado por causa de exigências do treinamento, com uma mudança de estágio, o terapeuta em treinamento pode querer evitar a discussão sobre o processo de término por conta de sentimentos de culpa. Alguns terapeutas irão até mesmo evitar que seus pacientes saibam de sua saída até o último minuto. Em geral, sempre que restrições externas são colocadas para a duração do processo, os pacientes devem ser informados tão logo quanto possível, de modo que suas reações possam ser acomodadas como parte do tratamento. Quando um terapeuta precisa deixar o tratamento por razões externas, os pacientes frequentemente sentem que a natureza arbitrária de certas relações parentais foram recriadas (Dewald, 1971). Qualquer que seja o impacto sobre o paciente, o ponto essencial é que as reações do paciente devem ser completamente exploradas, muito embora o terapeuta possa achar desconcertante ouvir sobre a raiva e o ressentimento do paciente. (Para uma discussão mais ampla sobre as complexidades que cercam o término, ver Gabbard, 2010.)

Indicações de ênfase expressiva ou de apoio na psicoterapia

Antes de considerar as indicações para orientar um processo psicoterapêutico na direção da extremidade expressiva ou de apoio do *continuum*, os terapeutas devem compreender que prever quem responderá a qual forma de psicoterapia é uma tarefa incerta, na melhor das hipóteses. Há algumas indicações na literatura de que pacientes mais sadios tendem a aproveitar melhor a psicoterapia do que pacientes mais gravemente doentes (i.e., o rico fica mais rico [Luborsky et al., 1980]). Um estudo sobre quem se beneficia mais com a psicoterapia (Luborsky et al., 1988) concluiu que tanto uma relação positiva no princípio quanto uma congruência entre o tema da relação conflituosa central e o conteúdo das interpretações prediziam um bom resultado. A força da aliança terapêutica na primeira ou na segunda sessão pode ser o melhor preditor do resultado, de acordo com pesquisas empíricas sobre a matéria (Horvath e Symonds, 1991; Martin et al., 2000; Morgan et al., 1982). Contudo, essa variável é bastante afetada pela natureza da combinação paciente-terapeuta, que é quase impossível de ser quantificada.

Diversas características dos pacientes podem ajudar os clínicos a decidir se é indicado um foco predominantemente expressivo ou de apoio (Quadro 4–2). As indicações para uma modalidade altamente expressiva, como a psicanálise, incluem 1) uma forte motivação para compreender a si próprio, 2) um sofrimento que interfere na vida, a ponto de tornar-se um incentivo para o paciente suportar os rigores do tratamento, 3) uma capacidade de não apenas regredir e abrir mão do controle de sentimentos e pensamentos, mas também para rapidamente obter de novo o controle e refletir sobre essa regressão (regressão a serviço do ego) (Greenson, 1967), 4) tolerância para a frustração, 5) uma capacidade de *insight* ou disposição psicológica, 6) teste de realidade intacto, 7) relações objetais significativas e duradouras, 8) controle de impulsos razoavelmente bom e 9) capacidade para manter um emprego (Bachrach e Leaff, 1978). A capacidade para pensar em termos de metáforas e analogias, em que um conjunto de circunstâncias pode ser entendido em paralelo com outro, também indica um bom prognóstico para o tratamento expressivo. Por fim, as respostas reflexivas para tentativas de interpretação durante o período de avaliação podem sugerir uma adequação à terapia expressiva.

Duas indicações gerais para psicoterapia de apoio são as fragilidades ou as deficiências crônicas do ego e a regressão em uma pessoa saudável que está passando

QUADRO 4-2 Indicações de ênfase expressiva ou de apoio na psicoterapia

Expressiva	De apoio
Forte motivação para a compreensão	Deficiências de ego significativas de natureza crônica
Sofrimento significativo	Crise grave na vida
Capacidade de regredir a serviço do ego	Baixa tolerância à ansiedade
Tolerância à frustração	Baixa tolerância à frustração
Capacidade de *insight* (disposição psicológica)	Falta de disposição psicológica
Teste de realidade intacto	Teste de realidade comprometido
Relações objetais significativas	Relações objetais gravemente prejudicadas
Bom controle dos impulsos	Baixo controle dos impulsos
Capacidade de manter um emprego	Pouca inteligência
Capacidade para pensar em termos de analogias e metáforas	Baixa capacidade de auto-observação
Respostas reflexivas para tentativas de interpretação	Disfunção cognitiva de base orgânica
	Capacidade tênue para formar uma aliança terapêutica

por uma grave crise em sua vida. A primeira pode incluir problemas como teste de realidade prejudicado, pouco controle de impulsos e baixa tolerância à ansiedade. A disfunção cognitiva com base cerebral e a falta de disposição psicológica são outras indicações para a orientação da psicoterapia em uma direção de apoio. Os pacientes com transtornos da personalidade graves que tendem a atuar muito, também podem necessitar de medidas de apoio (Adler, 1979; Luborsky, 1984). Outros pacientes que com frequência aproveitam melhor uma abordagem predominantemente de apoio são aqueles com relações objetais prejudicadas de modo grave e com uma capacidade tênue para formar uma aliança terapêutica. Os indivíduos que estão em meio a uma séria crise em suas vidas, como um divórcio ou a morte do cônjuge ou de um filho, ou que foram afetados por uma catástrofe, como uma enchente ou um tornado, raramente se adequam às abordagens expressivas ou exploratórias pelo fato de que seu ego pode estar sobrecarregado pelo trauma recente. Depois de iniciado um processo de apoio, contudo, esses pacientes, às vezes, podem mudar para uma orientação expressiva.

Apesar de essas indicações estarem focadas nos dois extremos do *continuum* expressivo de apoio, a maioria dos pacientes apresenta uma mistura de indicações, algumas apontando para uma direção expressiva; e outras, para a extremidade de apoio. O terapeuta deve avaliar continuamente como – e quando – ser de apoio ou expressivo conforme o processo avança. Além disso, em um estudo longitudinal naturalístico e prospectivo (Scheidt et al., 2003), os investigadores descobriram que, na prática privada da psicoterapia psicodinâmica, o diagnóstico psiquiátrico e a gravidade dos sintomas contribuem pouco para a decisão de aceitar um paciente para tratamento. A resposta emocional do terapeuta e a motivação do paciente foram os determinantes mais fortes de quais pacientes receberam terapia dinâmica.

Psicoterapia breve

Nos últimos 20 anos, tem havido um grande interesse e uma extensa literatura sobre formas de psicoterapia breve derivadas dos princípios psicanalíticos. Comparações metodológicas sofisticadas com outras modalidades de tratamento demonstraram que a psicoterapia dinâmica breve ajuda tanto quanto outras psicoterapias (Crits-Christoph, 1992). Diversos textos excepcionais detalham diretrizes para os clínicos (Book, 1998; Budman, 1981; Davanloo, 1980; Dewan et al., 2004; Garfield, 1998; Gustafson, 1986; Horowitz et al., 1984a; Malan, 1976, 1980; Mann, 1973; Sifneos, 1972). Também estão disponíveis vários artigos abrangentes de revisão que comparam e contrastam as abordagens e tentam integrá-las (Gustafson, 1984; MacKenzie, 1988; Ursano e Hales, 1986; Winston e Muran, 1996). Apesar das variações e das abordagens, há áreas consideráveis de consenso com relação à prática da psicoterapia breve. Essa breve discussão enfatiza esses pontos de concordância.

Indicações e contraindicações

De muitas maneiras, as indicações para a psicoterapia dinâmica breve de natureza expressiva estão em paralelo com aquelas associadas à psicoterapia expressiva de longo prazo. Os critérios de seleção importantes incluem: 1) a capacidade de *insight* ou disposição psicológica, 2) níveis elevados de funcionamento do ego, 3) forte motivação para compreender a si mesmo, além do mero sintoma de alívio, 4) a capacidade de formar relações aprofundadas (particularmente, uma aliança inicial com o terapeuta) e 5) a capacidade de tolerar a ansiedade. Um outro aspecto é central na seleção de pacientes para a psicoterapia breve: o foco. Por conta de sua brevidade, a psicoterapia com tempo limitado deve ter uma natureza focal, ao contrário da difundida amplitude da psicanálise e da psicoterapia altamente expressiva de final aberto. Portanto, para prosseguir com a terapia breve, o terapeuta e o paciente devem identificar o foco dinâmico para o problema na primeira ou na segunda sessão de avaliação. Finalmente, a terapia breve pode ser de especial ajuda para indivíduos relativamente saudáveis que estão passando por uma transição do desenvolvimento, como a mudança de residência, a mudança de emprego ou o nascimento do primeiro filho.

As contraindicações incluem os mesmos fatores que desaconselham a psicoterapia de longo prazo de natureza expressiva, mas também abrangem outros aspectos que poderiam não contraindicar o tratamento de longo prazo. Se um paciente não consegue delimitar o problema a uma questão de foco dinâmico, a psicoterapia breve é contraindicada. Não se pode esperar que os transtornos da personalidade que sejam responsíveis a abordagens expressivas de longo prazo respondam à terapia de curto prazo, a não ser que o paciente apresente uma queixa situacional, como um luto, ou que os objetivos sejam limitados a essa queixa temporária (Horowitz et al., 1984a). Embora alguns autores excluam pacientes cronicamente fóbicos ou obsessivos, Davanloo (1980) considerava os pacientes com esses sintomas como extremamente responsíveis a seu estilo de psicoterapia breve.

Pesquisas empíricas confirmaram que os bons resultados da psicoterapia dinâmica breve dependem da seleção cuidadosa dos pacientes. A qualidade das relações objetais é um dos melhores preditores do resultado (Høglend, 2003; Piper et al., 1990). Colocando de forma mais simplificada, aqueles indivíduos com uma capacidade para relações objetais mais maduras tendem a aproveitar melhor o tratamento. Outro estudo (Vaslamatzis et al., 1989) demonstrou taxas de desistência mais elevadas em pacientes que não eram verdadeiramente adequados para a psicoterapia breve. Um terceiro projeto determinou que pacientes enlutados que eram altamente motivados e melhor organizados eram candidatos mais adequados para a terapia expressiva breve, enquanto aqueles com menos motivação e menor organização do autoconceito se saíram melhor com abordagens de apoio (Horowitz et al., 1984b). Pacientes com uma história de relações interpessoais problemáticas ou um diagnóstico de transtorno da personalidade geralmente não são adequados para a terapia breve. As pesquisas sugerem que eles necessitam de mais de 35 sessões para atingir mudanças dinâmicas estáveis (Høglend, 2003).

Número de sessões

Autores diferentes recomendam formas distintas de lidar com o limite de tempo da terapia breve. Mann (1973), que considerava uma aceitação de limites e uma renúncia de expectativas mágicas como centrais para o processo terapêutico, insistiu em um limite de 12 sessões. Davanloo (1980), por sua vez, apresentava como média de 15 a 25 sessões e não estabelecia um término específico no começo do tratamento. Embora Sifneos (1972) também se recusasse a estipular um número específico de sessões, seus tratamentos tendiam a durar apenas 12 a 16 sessões. Como regra geral, então, a terapia breve dura de 2 a 3 meses no mínimo e de 5 a 6 meses no máximo e envolve uma variação de 10 a 24 sessões.

Processo terapêutico

Embora as técnicas associadas à terapia de longo prazo sejam, no geral, aplicáveis aos tratamentos breves, sua diferença mais destacável é que são marcadamente aceleradas. Os terapeutas devem formular sua hipótese central mais rapidamente e devem proceder à interpretação das resistências ao *insight* de modo mais precoce e de forma mais vigorosa. Os autores diferem em termos do grau de confrontação ao lidar com as resistências, mas todos reconhecem que a intensidade do processo desencadeia ansiedade. Gustafson (1984) enfatizou que confrontar as resistências requer uma estrutura *empática* de referência ou o paciente se sentirá atacado. Malan (1976), apropriando-se do triângulo do *insight* de Karl Menninger, sugeriu que a tarefa primordial do terapeuta é vincular a queixa enfocada aos padrões das relações passadas, das relações presentes e da transferência. Um breve exemplo ilustra esse processo.

> O senhor B., um militar de 35 anos, iniciou a terapia com uma queixa principal: "Sou dominador demais". Ele estava casado há oito meses com sua segunda esposa, a qual ele dizia já estar reclamando desse seu traço de caráter, da mesma forma que sua primeira esposa. Na segunda sessão, o senhor B. entrou e começou a falar de um jogo de *softball*, do qual ele acabara de sair. Ele discordou da decisão do árbitro de chamá-lo à base central, mas observou: "Você não discute com o árbitro. Ele é quem manda. Você está pedindo para se incomodar se discutir com ele". Mais tarde, na sessão, ele falou sobre seu pai, que era tenente-coronel do exército. Ele descreveu seu pai como um homem arbitrário com quem não se podia negociar. O paciente havia sempre acreditado que suas próprias opiniões não eram valorizadas pelo pai. Ainda mais tarde na sessão, o senhor B. disse: "Não acho que 12 sessões sejam suficientes. Mas acredito que teremos que nos limitar a isso. Foi o que você disse".
>
> Nesse momento, o terapeuta fez uma intervenção que juntou os três lados do triângulo: "Parece que suas experiências com o árbitro, seu pai e comigo são todas semelhantes – você sente que nós tomamos decisões arbitrárias, em relação às quais você não pode dizer nada". O terapeuta foi, então, capaz de formular uma interpretação com respeito à maneira que o paciente havia tratado a primeira e a segunda esposa. Ele estava transformando o trauma experienciado passivamente de ser dominado por completo pelo pai em uma experiência de dominação ativa da esposa. Ele a dominava da mesma forma que o pai o dominava.

Book (1998) adaptou o tema central da relação conflituosa de Luborsky (1984) para o processo da psicoterapia dinâmica breve. Ele enfatizou que os terapeutas devem identificar três componente no paciente o mais rápido possível durante a fase de avaliação: um desejo, uma resposta vinda do outro e uma resposta do *self*. Os pacientes contam histórias descrevendo episódios de relacionamentos nos quais esses três componentes logo se tornam evidentes. O objetivo da terapia psicodinâmica breve dentro dessa formulação é ajudar o paciente a realizar seu desejo, dominando o medo de como os outros irão responder. Esse domínio é ajudado pela conceituação da resposta temida como uma forma de distorção da transferência.

Uma adaptação que geralmente é necessária na mudança da terapia dinâmica de longo prazo para a terapia dinâmica breve é a utilização mais criteriosa da interpretação da transferência. Onze estudos diferentes encontraram uma associação negativa entre interpretações transferenciais frequentes e o resultado imediato ou de longo prazo (Høglend, 2003). Essa diretriz é apenas um princípio geral. O uso mais frequente das interpretações transferenciais pode ser mais produtivo com alguns subgrupos de pacientes, dependendo das características clínicas e da capacidade de trabalho na transferência.

Psicoterapia de apoio breve

Há muito menos literatura sobre psicoterapias breves de natureza de apoio. A principal indicação de psicoterapia de apoio breve é para pessoas relativamente saudáveis que estão passando por uma crise específica em suas vidas. As técnicas envolvidas são semelhantes àquelas da psicoterapia de apoio de longo prazo, a saber: formação do ego, facilitação do desenvolvimento de uma transferência positiva sem interpretá-la e restauração de defesas adaptativas anteriores, conforme ilustrado no exemplo a seguir:

> A senhora C., de 52 anos de idade, começou a consultar por causa de sentimentos de culpa e ansiedade com relação à gravidez de sua filha solteira de 23 anos. O psiquiatra ouviu e empatizou com a paciente sobre a dificuldade que os pais têm de ver seus filhos se tornarem algo diferente daquilo que esperavam. A paciente explicou que ela estava tão distraída por sua culpa e ansiedade com respeito à situação que não era capaz de desempenhar suas atividades normalmente no trabalho ou em casa. O psiquiatra tentou restaurar as defesas obsessivo-compulsivas usuais da senhora C., sugerindo que ela estabelecesse uma rotina estruturada em casa, de modo que pudesse realizar todas as suas tarefas domésticas costumeiras. Ele ressaltou que permanecer ocupada iria ajudá-la a parar de pensar tanto na filha. A senhora C. seguiu essa sugestão e, na sessão seguinte, pareceu ter melhorado consideravelmente. Durante esse encontro, o psiquiatra apontou que a senhora C. falava como se a gravidez da filha fosse sua própria responsabilidade. A paciente respondeu: "Você quer dizer que eu não abri as pernas dela?". O médico afirmou: "Isso mesmo. Você não abriu as pernas dela". A paciente sentiu um grande alívio com as palavras do médico e agradeceu por tê-la livrado da culpa. Ela ligou na semana seguinte e disse que não precisava retornar, pois se sentia "100% melhor".

Nesse exemplo, o psiquiatra primeiro ajudou a paciente a restaurar suas defesas adaptativas ao encorajá-la a retornar às suas atividades de costume. Depois, ele utilizou a transferência positiva da paciente para absolvê-la da culpa. Essa absolvição, vinda de uma figura de autoridade a qual ela respeitava, se não idealizava, teve um impacto muito maior sobre ela do que teria se ela simplesmente dissesse a mesma mensagem a si mesma.

Psicoterapia de longo prazo *versus* psicoterapia breve

A determinação de prescrever psicoterapia de longo prazo ou breve é uma decisão complexa. Obviamente, a presença ou a ausência de uma questão focal é de relevância considerável (Ursano e Dressler, 1974). Se a queixa do paciente for suficientemente delimitada, uma recomendação para a psicoterapia breve pode resultar em menores gastos e menos inconvenientes ao paciente. Também, em um estudo da taxa de evasão em uma clínica pública de saúde mental, a determinação de um período de terapia especificado no início do tratamento resultou na metade da taxa de evasão, quando comparada com os pacientes sem essa clara determinação sobre o término (Sledge et al., 1990). No entanto, problemas caracterológicos complicados podem interferir na implementação efetiva de qualquer abordagem de "tratamento rápido" com um paciente. Em uma era em que a duração da terapia é frequentemente determinada por terceiros que a pagam, com base em considerações de custos, os terapeutas devem saber que menos não é necessariamente melhor. Em uma análise rigorosa da relação dose-efeito com psicoterapia, havia claramente uma associação positiva entre a quantidade de tratamento e a quantidade de benefício para o paciente (Howard et al., 1986).

Por fim, há sempre o perigo de os terapeutas prescreverem o que eles acham que o paciente precisa, em vez do que o paciente quer. O paciente está pedindo por um exame e uma reestruturação fundamental da personalidade, ou a solicitação está limitada a um auxílio com um problema ou uma queixa em particular? O paciente deve colaborar de modo claro na determinação do tipo de tratamento. Devemos lembrar sempre o ditado – atribuído a Freud – de que, de alguma maneira, o paciente está sempre certo.

Eficácia da psicoterapia

A eficácia da psicoterapia individual não está mais em questão. Agora, há evidências incontestáveis de que a psicoterapia é um tratamento eficaz (Luborsky et al., 1975; Shedler, 2010; Smith et al., 1980). De fato, as pesquisas mostram que a magnitude da mudança trazida pela psicoterapia está em um nível que justificaria a interrupção do ensaio clínico, já que não seria ético privar os pacientes de um tratamento tão efetivo (Ursano e Silberman, 1994). Uma metanálise da eficácia da psicoterapia dinâmica breve (Crits-Christoph, 1992) descobriu que o paciente da terapia dinâmica breve estava, em média, muito melhor do que 86% dos sujeitos-controle não tratados quando os sintomas-alvo foram examinados. Em outra metanálise, Anderson e Lambert (1995) descobriram que os tratamentos dinâmicos breves "tinham melhor desempenho do que intervenções alternativas na avaliação de seguimento, quando medições da personalidade eram usadas ou quando a avaliação acontecia seis ou mais meses após o tratamento" (p. 512). Leichsenring e colaboradores (2004) fizeram uma metanálise de estudos de terapia dinâmica de curto prazo entre 1970 e 2004. Eles não encontraram diferenças entre a terapia dinâmica breve e a terapia cognitivo-comportamental com relação às mudanças em problemas-alvo, problemas psiquiátricos gerais e funcionamento social. Abbass e colaboradores (2006) publicaram uma metanálise semelhante, mas compararam a terapia dinâmica breve com o tratamento mínimo e um grupo-controle que não recebeu intervenção, para adultos com transtornos mentais comuns. Os resultados da maior parte das categorias de transtornos sugeriram melhoria significativamente maior, a qual foi mantida nos grupos de tratamento *versus* os grupos-controle.

Apesar dos obstáculos importantes, como controles adequados, eventos inesperados da vida e gastos extraordinários, para se fazer pesquisas rigorosas sobre terapia dinâmica de longo prazo (Gunderson e Gabbard, 1999), um número crescente de pesquisas sustenta o valor da terapia psicodinâmica de longo prazo. Leichsenring e Rabung (2008) conduziram uma metanálise sobre a efetividade da terapia dinâmica de longo prazo. Os resultados mostraram efetividade geral e resultados significativamente maiores para os problemas-alvo e o funcionamento da personalidade quando a terapia dinâmica de longo prazo foi comparada com formas mais curtas de psicoterapia. Leichsenring e Rabung concluíram que, para pacientes mais difíceis de serem tratados e com maior comorbidade e mais complexidade, a terapia dinâmica prolongada pode ser a melhor escolha. Shedler (2010) observou que, como resultado de uma série de contribuições recentes à literatura de pesquisa, agora podemos dizer que evidências empíricas sustentam a eficácia da psicoterapia psicodinâmica. Ele observou que os tamanhos de efeito da terapia dinâmica são tão grandes quanto aqueles relatados para outras terapias que são, muitas vezes, promovidas como "baseadas em evidências". Além disso, ele assinalou que os pacientes que recebem tratamento psicodinâmico mantêm os ganhos terapêuticos e, muitas vezes, continuam a melhorar após o tratamento ter terminado quando as medidas de seguimento são incluídas na pesquisa. A terapia psicodinâmica parece ter "liberação prolongada", já que ela põe em movimento um processo interno contínuo de autorreflexão. Nos capítulos subsequentes deste livro, vários estudos serão analisados à medida que sejam aplicados a transtornos específicos.

Os ensaios controlados randomizados são com frequência criticados porque os pacientes são muito selecionados, não têm comorbidades e são tratados em um contexto muito sofisticado que não tem correlação com o que acontece no "mundo real". Dois estudos diferentes – um nos Estados Unidos, conduzido pelo *Consumer Reports* ("Saúde mental: a terapia ajuda?", 1995) e um na Alemanha, utilizando um *design* semelhante (Hartmann e Zepf, 2003) – tentaram medir os benefícios da psicoterapia em um contexto naturalístico. Um questionário foi distribuído aos pacientes que haviam passado pela psicoterapia a fim de permitir que eles estimassem sua condição antes e depois do tratamento. Em ambos os estudos, a psicoterapia de longo prazo produziu significativamente mais melhorias do que a terapia de curto prazo, e houve uma relação estreita entre a duração do tratamento e a taxa de melhora. Conforme foi observado, há indicações relativamente limitadas para a terapia breve, e a maioria dos pacientes necessita mais do que uma breve intervenção.

Para haver certeza, é necessário que muito mais pesquisas sobre a psicoterapia psicodinâmica de longo prazo sejam conduzidas (Gabbard et al., 2002). De modo mais específico, os ensaios controlados para cada transtorno são urgentemente necessários. Embora esses ensaios sejam comuns na literatura sobre terapia cognitiva breve, os pesquisadores psicodinâmicos têm se mostrado lentos. Também são urgentemente necessárias pesquisas para identificar indicações e contraindicações da terapia psicodinâmica de longo prazo, para definir os aspectos que distinguem uma abordagem psicodinâmica dos demais métodos e para testar quais tipos de pacientes se beneficiam mais com essa intervenção (Gunderson e Gabbard, 1999).

Referências

Abbass AA, Hancock JT, Henderson J, et al: Short-term psychodynamic psychotherapies for common mental disorders. Cochrane Database of Systematic Reviews 2006, Issue 4. Art. No.: CD004687. DOI: 10.1002/14651858.CD004687.pub3

Adler G: The myth of the alliance with borderline patients. Am J Psychiatry 47:642–645, 1979

Amini F, Lewis T, Lannon R, et al: Affect, attachment, memory: contributions toward psychobiologic integration. Psychiatry 59:213–239, 1996

Anderson EM, Lambert MJ: Short-term dynamically oriented psychotherapy: a review and meta-analysis. Clin Psychol Rev 15:503–514, 1995

Aron L: Self-reflexivity and the therapeutic action of psychoanalysis. Paper presented at the annual meeting of the American Psychoanalytic Association, Toronto, Ontario, Canada, May 1998

Bachrach HM, Leaff LA: "Analyzability": a systematic review of the clinical and quantitative literature. J Am Psychoanal Assoc 26:881–920, 1978

Baekeland F, Lundwall L: Dropping out of treatment: a critical review. Psychol Bull 82:738–783, 1975

Basch MF: Doing Psychotherapy. New York, Basic Books, 1980

Beck NC, Lambert J, Gamachei M, et al: Situational factors and behavioral self- predictions in the identification of clients at high risk to drop out of psychotherapy. J Clin Psychol 43:511–520, 1987

Blagys MD, Hilsenroth MJ: Distinctive features of short term psychodynamic inter- personal psychotherapy: a review of the comparative psychotherapy process literature. Clin Psychol 7:167–188, 2000

Blatt SJ: The differential effect of psychotherapy and psychoanalysis with anaclitic and introjective patients: the Menninger Psychotherapy Research Project revisited. J Am Psychoanal Assoc 40:691–724, 1992

Blatt S: Experiences of Depression. Washington, DC, American Psychological Asso- ciation, 2004

Book HE: How to Practice Brief Psychodynamic Psychotherapy: The Core Conflictual Relationship Theme Method. Washington, DC, American Psychological Association, 1998

Bordin ES: The generalizability of the psychoanalytic concept of the working alliance. Psychotherapy: Theory, Research, and Practice 16:252–260, 1979

Budman SH (ed): Forms of Brief Therapy. New York, Guilford, 1981

Busch F: The Ego at the Center of Clinical Technique (Critical Issues in Psychoanalysis 1). Northvale, NJ, Jason Aronson, 1995

Cabaniss DL, Cherry S, Douglas CJ, et al: Psychodynamic Psychotherapy: A Clinical Manual. Hoboken, NJ, Wiley-Blackwell, 2011

Chessick RD: What is intensive psychotherapy? Am J Psychother 35:489–501, 1981

Cooper AM: Psychic change: development in the theory of psychoanalytic techniques. Int J Psychoanal 73:245–250, 1992

Crits-Christoph P: The efficacy of brief dynamic psychotherapy: a meta-analysis. Am J Psychiatry 149:151–158, 1992

Davanloo H (ed): Short-Term Dynamic Psychotherapy. New York, Jason Aronson, 1980

Dewald PA: Psychotherapy: A Dynamic Approach, 2nd Edition. New York, Basic Books, 1971

Dewan MJ, Steenbarger BN, Greenberg RP (eds): The Art and Science of Brief Psychotherapies: A Practitioner's Guide. Washington, DC, American Psychiatric Publishing, 2004

Diener MJ, Hilsenroth MJ, Weinberger J: Therapists affect focus and patient outcomes in psychodynamic psychotherapy: a meta-analysis. Am J Psychiatry 164:936–941, 2007

Flückiger C, Del Re AC, Wampold BE, et al: How central is the alliance in psychotherapy? A multi-level longitudinal meta-analysis. J Couns Psychol 59:10–17, 2012

Fonagy P: The process of change, and the change of processes: what can change in a "good" analysis? Keynote address at the spring meeting of Division 39 of the American Psychological Association, New York, April 1999

Fonagy P: Attachment Theory and Psychoanalysis. New York, Other Press, 2001

Freud A: The ego and the mechanisms of defense (1936), in The Writings of Anna Freud, Vol 2, Revised Edition. New York, International Universities Press, 1966 Freud S: The interpretation of dreams (1900), in The Standard Edition of the Complete Psychological Works of Sigmund Freud, Vols 4, 5. Translated and edited by Strachey J. London, Hogarth Press, 1953, pp 1–627

Freud S: Recommendations to physicians practising psycho-analysis (1912), in The Standard Edition of the Complete Psychological Works of Sigmund Freud, Vol 12. Translated and edited by Strachey J. London, Hogarth Press, 1958, pp 109–120

Freud S: On beginning the treatment (1913), in The Standard Edition of the Complete Psychological Works of Sigmund Freud, Vol 12. Translated and edited by Strachey J. London, Hogarth Press, 1958, pp 121–144

Friedman L: A reading of Freud's papers on technique. Psychoanal Q 60:564–595, 1991

Frieswyk SH, Allen JG, Colson DB, et al: Therapeutic alliance: its place as a process and outcome variable in dynamic psychotherapy research. J Consult Clin Psychol 54:32–38, 1986

Gabbard GO: Countertransference: the emerging common ground. Int J Psychoanal 76:475–485, 1995

Gabbard GO: Love and Hate in the Analytic Setting. Northvale, NJ, Jason Aronson, 1996

Gabbard GO: A reconsideration of objectivity in the analyst. Int J Psychoanal 78:15–26, 1997

Gabbard GO: Long-Term Psychodynamic Psychotherapy: A Basic Text, 2nd Edition. Washington, DC, American Psychiatric Publishing, 2010

Gabbard GO, Lester EP: Boundaries and Boundary Violations in Psychoanalysis. Washington, DC, American Psychiatric Publishing, 2003

Gabbard GO, Westen D: Rethinking therapeutic action. Int J Psychoanal 84:823–841, 2003

Gabbard GO, Wilkinson SM: Management of Countertransference With Borderline Patients. Washington, DC, American Psychiatric Press, 1994

Gabbard GO, Gunderson JG, Fonagy P: The place of psychoanalytic treatments within psychiatry. Arch Gen Psychiatry 59:505–510, 2002

Garfield SL: The Practice of Brief Psychotherapy. New York, Wiley, 1998

Greenberg JR: Theoretical models and the analyst's neutrality. Contemporary Psychoanalysis 22:87–106, 1986

Greenson RR: The Technique and Practice of Psychoanalysis. New York, International Universities Press, 1967

Greenson RR: The working alliance and the transference neurosis (1965), in Explorations in Psychoanalysis. New York, International Universities Press, 1978, pp 119–224

Grinberg L: The closing phase of the psychoanalytic treatment of adults and the goals of psychoanalysis: "the search for truth about one's self." Int J Psychoanal 61:25–37, 1980

Gunderson JG, Gabbard GO: Making the case for psychoanalytic therapies in the current psychiatric environment. J Am Psychoanal Assoc 47:679–703, 1999

Gustafson JP: An integration of brief dynamic psychotherapy. Am J Psychiatry 141: 935–944, 1984

Gustafson JP: The Complex Secret of Brief Psychotherapy. New York, WW Norton, 1986

Gutheil T, Gabbard GO: Misuses and misunderstandings of boundary theory in clinical and regulatory settings. Am J Psychiatry 155:409–414, 1998

Hartley DE, Strupp HH: The therapeutic alliance: its relationship to outcome in brief psychotherapy, in Empirical Studies of Psychoanalytic Theories, Vol 1. Edited by Masling J. Hillsdale, NJ, Analytic Press, 1983, pp 1–37

Hartmann S, Zepf S: Defectiveness of psychotherapy in Germany: a replication of the Consumer Reports study. Psychother Res 13:235–242, 2003

Hoffman IZ: Ritual and Spontaneity in the Psychoanalytic Process: A Dialectical-Constructivist View. Hillsdale, NJ, Analytic Press, 1998

Hoffman IZ, Gill MM: Critical reflections on a coding scheme. Int J Psychoanal 69: 55–64, 1988

Høglend P: Long-term effects of brief dynamic therapy. Psychother Res 13:271–290, 2003

Høglend P, Amlo S, Marble A, et al: Analysis of the patient-therapist relationship in dynamic psychotherapy: an experimental study of transference interpretations. Am J Psychiatry 163:1739–1746, 2006

Høglend P, Hersoug AG, Bogwald KP, et al: Effects of transference work in the context of therapeutic alliance and quality of object relations. J Consult Clin Psychol 79:697–706, 2011

Horowitz MJ, Marmar C, Krupnick J, et al: Personality Styles and Brief Psychotherapy. New York, Basic Books, 1984a

Horowitz MJ, Marmar C, Weiss DS, et al: Brief psychotherapy of bereavement reactions: the relationship of process to outcome. Arch Gen Psychiatry 41:438–448, 1984b

Horvath AD, Symonds BD: Relation between working alliance and outcome in psychotherapy: a meta-analysis. J Couns Psychol 38:139–149, 1991

Horwitz L: Clinical Prediction in Psychotherapy. New York, Jason Aronson, 1974
Horwitz L, Gabbard GO, Allen JG, et al: Borderline Personality Disorder: Tailoring the Psychotherapy to the Patient. Washington, DC, American Psychiatric Press, 1996
Howard KI, Kopts SM, Krause MS, et al: The dose-effect relationship in psychotherapy. Am Psychol 41:159–164, 1986
Jacobs TJ: The corrective emotional experience: its place in current technique. Psychoanalytic Inquiry 10:433–454, 1990
Karasu TB: Psychotherapies: an overview. Am J Psychiatry 134:851–863, 1977
Killingmo B: Affirmation in psychoanalysis. Int J Psychoanal 76:503–518, 1995
Kohut H: How Does Analysis Cure? Edited by Goldberg A. Chicago, IL, University of Chicago Press, 1984
Lawson DM, Brossart DF: Link among therapies and parent relationship, working alliance, and therapy outcome. Psychother Res 13:383–394, 2003
Leichsenring F, Rabung S: Effectiveness of long term psychodynamic psychotherapy: A meta-analysis. JAMA 300:1551–1565, 2008
Leichsenring F, Rabung S, Leiding E: The efficacy of short term psychodynamic psychotherapy in specific psychiatric disorders: a meta-analysis. Arch Gen Psychiatry 61:1208–1216, 2004
Lipton SD: The advantages of Freud's technique as shown in his analysis of the Rat Man. Int J Psychoanal 58:255–273, 1977
Loewald HW: On the therapeutic action of psychoanalysis (1957), in Papers on Psychoanalysis. New Haven, CT, Yale University Press, 1980, pp 221–256
Lohser B, Newton PM: Unorthodox Freud: The View From the Couch. New York, Guilford, 1996
Luborsky L: Principles of Psychoanalytic Psychotherapy: A Manual for Supportive-Expressive Treatment. New York, Basic Books, 1984
Luborsky L, Singer B, Luborsky L: Comparative studies of psychotherapies: is it true that "everyone has won and all must have prizes?" Arch Gen Psychiatry 32:995–1008, 1975
Luborsky L, Mintz J, Auerbach A, et al: Predicting the outcome of psychotherapy: findings of the Penn Psychotherapy Project. Arch Gen Psychiatry 37:471–481, 1980
Luborsky L, Crits-Christoph P, Mitz J, et al: Who Will Benefit From Psychotherapy? Predicting Therapeutic Outcomes. New York, Basic Books, 1988
Lyons-Ruth K, Members of the Change Process Study Group: Implicit relational knowing: its role in development and psychoanalytic treatment. Infant Ment Health J 19:282–289, 1998
MacKenzie KR: Recent developments in brief psychotherapy. Hosp Community Psychiatry 39:742–752, 1988
Malan DH: The Frontier of Brief Psychotherapy: An Example of the Convergence of Research and Clinical Practice. New York, Plenum, 1976
Malan DH: Toward the Validation of Dynamic Psychotherapy: A Replication. New York, Plenum, 1980
Mann J: Time-Limited Psychotherapy. Cambridge, MA, Harvard University Press, 1973
Martin DJ, Garske JP, Davis KK: Relation of the therapeutic alliance with outcome and other variables: a meta-analytic review. J Consult Clin Psychol 68:438–450, 2000

Marziali E, Marmar C, Krupnick J: Therapeutic alliance scales: development and relationship to psychotherapy outcome. Am J Psychiatry 138:361–364, 1981
McWilliams N: Psychoanalytic Psychotherapy. New York, Guilford, 2004
Menninger KA: Theory of Psychoanalytic Technique. New York, Basic Books, 1958 Mental health: does therapy help? Consumer Reports, November 1995, pp 734–739 Mitchell SA: Influence and Autonomy in Psychoanalysis. Hillsdale, NJ, Analytic Press, 1997
Morgan R, Luborsky L, Crits-Christoph P, et al: Predicting the outcomes of psychotherapy by the Penn Helping Alliance Rating Method. Arch Gen Psychiatry 39: 397–402, 1982
Ornstein A: "Supportive" psychotherapy: a contemporary view. Clin Soc Work J 14: 14–30, 1986
Perry JC, Bond M: Change in defense mechanisms during long-term dynamic psychotherapy and a five year outcome. Am J Psychiatry 169:916–925, 2012
Pine F: On therapeutic change: perspectives from a parent-child model. Psychoanalysis and Contemporary Science 5:537–569, 1976
Pine F: Supportive psychotherapy: a psychoanalytic perspective. Psychiatric Annals 16:526–529, 1986
Pine F: Diversity and Direction in Psychoanalytic Technique. New Haven, CT, Yale University Press, 1998
Piper WE, Azim HFA, McCallum M, et al: Patient suitability and outcome in shortterm individual psychotherapy. J Consult Clin Psychol 58:475–481, 1990
Pulver SE: Psychic change: insight or relationship? Int J Psychoanal 73:199–208, 1992
Racker H: Transference and Counter-transference. New York, International Universities Press, 1968
Renik O: Analytic interaction: conceptualizing technique in light of the analyst's irreducible subjectivity. Psychoanal Q 62:553–571, 1993
Roskin G: Changing modes of psychotherapy. Journal of Psychiatric Treatment and Evaluation 4:483–487, 1982
Roth S: Psychotherapy: The Art of Wooing Nature. Northvale, NJ, Jason Aronson, 1987
Sandler J: Countertransference and role-responsiveness. International Review of Psychoanalysis 3:43–47, 1976
Scheidt CE, Burger T, Strukely S, et al: Treatment selection in private practice psychodynamic psychotherapy: a naturalistic prospective longitudinal study. Psychother Res 13:293–305, 2003
Shedler J: The efficacy of psychodynamic psychotherapy. Am Psychol 63:98–109, 2010
Sifneos PE: Short-Term Psychotherapy and Emotional Crisis. Cambridge, MA, Harvard University Press, 1972
Sledge WH, Moras K, Hartley D, et al: Effect of time-limited psychotherapy on patient dropout rates. Am J Psychiatry 147:1341–1347, 1990
Smith ML, Glass GV, Miller TI: The Benefits of Psychotherapy. Baltimore, MD, Johns Hopkins University Press, 1980
Steiner J: The aim of psychoanalysis. Psychoanal Psychother 4:109–120, 1989
Stern DN, Sander LW, Nahum JP, et al: Non-interpretive mechanisms in psychoanalytic therapy: the "something more" than interpretation. Int J Psychoanal 79: 903–921, 1998
Summers RF, Barber JP: Psychodynamic Therapy: A Guide to Evidence-Based Practice. New York, Guilford, 2009

Ursano RJ, Dressler DM: Brief *versus* long-term psychotherapy: a treatment decision. J Nerv Ment Dis 159:164–171, 1974

Ursano RJ, Hales RE: A review of brief individual psychotherapies. Am J Psychiatry 143:1507–1517, 1986

Ursano RJ, Silberman EK: Psychoanalysis, psychoanalytic psychotherapy, and sup- portive psychotherapy, in The American Psychiatric Press Textbook of Psychia- try, 2nd Edition. Edited by Hales RE, Yudofsky SC, Talbott J. Washington, DC, American Psychiatric Press, 1994, pp 1035–1060

Vaslamatzis G, Markidis M, Katsouyanni K: Study of the patients' difficulties in ending brief psychoanalytic psychotherapy. Psychother Psychosom 52:173–178, 1989

Wallerstein RS: Forty-Two Lives in Treatment: A Study of Psychoanalysis and Psychotherapy. New York, Guilford, 1986

Werman DS: The use of dreams in psychotherapy: practical guidelines. Can Psychiatr Assoc J 23:153–158, 1978

Werman DS: The Practice of Supportive Psychotherapy. New York, Brunner/Mazel, 1984

Westen D, Gabbard GO: Developments in cognitive neuroscience, II: implications for theories of transference. J Am Psychoanal Assoc 50:99–134, 2002

Winnicott DW: The aims of psychoanalytic treatment (1962), in The Maturational Processes and the Facilitating Environment. London, Hogarth, 1976, pp 166–170

Winston A, Muran C: Common factors in the time-limited therapies, in American Psychiatric Press Review of Psychiatry, Vol 15. Edited by Dickstein LJ, Riba MB, Oldham JM. Washington, DC, American Psychiatric Press, 1996, pp 43–68

Winston A, Rosenthal R, Winston E: Supportive Psychotherapy. Washington, DC, American Psychiatric Publishing, 2004

Capítulo 5

Tratamentos em Psiquiatria Dinâmica

Terapia de grupo, terapia familiar e de casal e farmacoterapia

Psicoterapia dinâmica de grupo

Todos nós vivemos e trabalhamos em um contexto de grupos. A psicoterapia de grupo oportuniza aos pacientes o aprendizado de como eles funcionam em grupo – que papéis desempenham, que expectativas e fantasias inconscientes eles abrigam em relação a grupos e que obstáculos eles encontram ao se relacionarem com outras pessoas no trabalho e em casa. As dimensões singulares da experiência de grupo podem ser exploradas apenas parcialmente na psicoterapia individual. Particularmente, o contexto psicossocial no qual o grupo se dá não está disponível em uma terapia individual (Rutan e Stone, 2001).

Aspectos singulares da experiência de grupo

Muito de nosso conhecimento a respeito das forças operando em grupos é derivado do trabalho de Wilfred Bion (1961). Depois da Primeira Guerra Mundial, Bion começou a conduzir pequenas experiências de grupo na Clínica Tavistock. Seu entendimento dos grupos girou em torno de sua observação de que dois subgrupos estão presentes em todos os grupos: 1) o "grupo de trabalho" e 2) o "grupo de suposição básica". O primeiro está envolvido com a tarefa real de um grupo e é voltado para a realização dessa tarefa. Poucos grupos, contudo, trabalham racionalmente para a consecução de seus objetivos sem interferência de suposições básicas (Rioch, 1970).

As *suposições básicas* referem-se às fantasias inconscientes que fazem os grupos se comportarem de uma "maneira como se" (Rioch, 1970). Em outras palavras, os membros do grupo começam a agir com base em uma suposição sobre o grupo que é diferente da realidade da tarefa colocada. As suposições básicas são divididas em três categorias: dependência, luta/fuga e acasalamento. Esses estados emocionais distintos são inconscientes em sua origem, mas são facilmente dedutíveis a partir do comportamento do grupo. Essas suposições desencaminham o grupo de trabalho e impedem a realização de sua tarefa. Em um grupo de psicoterapia, a tarefa de compreensão dos problemas de cada um pode ser desviada de seu curso pelo desenvolvimento de suposições básicas. No entanto, assim como Freud descobriu que a transferência na psicanálise é mais uma ferramenta terapêutica do que um obstáculo, Bion descobriu que as próprias suposições básicas podem ser de enorme valia para que se ajude individualmente os membros de grupos a compreenderem a si mesmos no contexto do grupo.

As observações iniciais de Bion acerca de suposições básicas ficavam em um nível descritivo, mas à medida que foi ganhando mais experiência com dinâmicas de grupo, ele compreendeu que as suposições básicas eram grupos de defesas contra ansiedades psicóticas presentes em todos. Os grupos são poderosamente regressivos e proporcionam aos pacientes uma janela para seus medos mais primitivos. Bion compreendeu que os mecanismos associados às posições depressivas e esquizoparanoides identificados por Melanie Klein (ver Cap. 2) estavam também presentes nas suposições básicas.

A suposição básica de dependência, por exemplo, pode ser vista como um grupo de defesas contra ansiedades depressivas (Ganzarain, 1980). Nessa suposição básica, os pacientes se comportam como se fossem fracos, ignorantes e incapazes de ajudar uns aos outros e como se fossem totalmente dependentes do terapeuta, a quem veem como um ser divino. O medo subjacente é o de que sua voracidade (i.e., sua necessidade oral) venha a engolfar o terapeuta e resulte em seu abandono. Para se defender da ansiedade e da culpa conectadas com a potencial destruição do terapeuta (i.e., de sua mãe em um nível inconsciente), os pacientes acreditam que o terapeuta é uma figura inesgotável, onisciente e onipotente, que sempre estará à disposição deles e que sempre terá as respostas.

Na suposição básica de luta/fuga, o grupo regrediu para uma franca posição esquizoparanoide. Toda a "maldade" está cindida e projetada. O desejo de lutar ou de fugir é um conjunto de defesas contra a ansiedade paranoide. Para evitar um perseguidor externamente percebido que o destruirá, o grupo tanto pode lutar como fugir do perseguidor. O grupo se torna não reflexivo e vê a ação como a única solução para a ameaça percebida.

A suposição básica de acasalamento é um conjunto de defesas contra ansiedades depressivas. A suposição, nesse caso, frequentemente gira em torno de dois membros do grupo que se reproduzirão e criarão um messias para resgatá-lo (Rioch, 1970). Há uma atmosfera global de otimismo e esperança, uma crença de que o amor prevalecerá. Essa atitude extremamente otimista pode ser vista como uma defesa maníaca contra a preocupação do grupo de que a destrutividade, o ódio e a hostilidade também existam em seu interior. Por isso, nessa perspectiva, o acasalamento pode ser visto como um esforço maníaco reparatório (Ganzarain, 1980).

Os psicoterapeutas de grupos devem estar continuamente atentos ao desenvolvimento de suposições básicas em seus grupos, de forma que possam interpretá-las e examiná-las antes que os grupos se tornem muito destrutivos para a tarefa. A transferência não examinada pode fazer um indivíduo deixar a psicoterapia; suposições básicas não examinadas podem conduzir à dissolução da terapia de grupo.

Além das suposições básicas, há outras forças operando nos grupos. Ocorre um contágio emocional quando emoções intensas se espalham pelo grupo inteiro de forma quase instantânea (Rutan e Stone, 2001). Todos nós podemos encontrar sentimentos de tristeza, raiva ou hilaridade irresistíveis no contexto de um grupo. Uma outra força poderosa é o fenômeno da "sucção de papel" (Redl, 1963). É comum observar que o comportamento de um indivíduo em uma situação personalizada pode mudar drasticamente com a entrada em um grupo, como no caso, por exemplo, do "bom garoto" que "se envolve com a turma errada". Indivíduos que se comportam de uma forma diferente em grupos muitas vezes descrevem a si mesmos como tendo sido puxados ou "sugados" para o desempenho de um papel que parece fora de seu controle. Um paciente individual em uma psicoterapia de grupo pode servir como um porta-voz para todo o grupo, enquanto todos os outros permanecem em silêncio. Um outro indivíduo pode servir como um "bode expiatório", comportando-se de forma a se tornar o alvo da raiva de todos. Tanto o fenômeno do porta-voz como o do bode expiatório podem ser compreendidos como versões de grupo da identificação projetiva (Horwitz, 1983; Ogden, 1982). No caso do "bode expiatório", por exemplo, as partes inaceitáveis de todos os membros do grupo são projetadas em um indivíduo que, então, sente-se coagido a responder como as partes projetadas dos outros pacientes. Se o terapeuta dá apoio ao bode expiatório e interpreta o processo do grupo, as partes projetadas podem ser reintrojetadas.

Características de grupos psicoterapêuticos

A maioria dos terapeutas se encontra com seus grupos uma vez por semana (Rutan e Stone, 2001), embora alguns possam se encontrar duas vezes por semana. A duração varia de 75 a 125 minutos, e a média do grupo de psicoterapia dinâmica é de 6 a 10 membros (Rutan e Stone, 2001; Sadock, 1983). Os grupos menores podem ser viáveis se os membros forem ativamente participativos.

A composição de um grupo de terapia dinâmica pode variar consideravelmente, muito embora grupos heterogêneos sejam vistos como tendo vantagens sobre grupos homogêneos (Yalom, 1985). O consenso dos clínicos é de que grupos nos quais todos sejam similares raramente vão além de níveis superficiais de interação. Por outro lado, se um grupo é muito heterogêneo, ele pode ser disfuncional em decorrência da falta de uma base comum entre os pacientes. Ademais, alguns indivíduos podem se sentir isolados caso acreditem que são muito diferentes de todos os outros no grupo em virtude de sua idade, origem cultural ou condição socioeconômica. Enfim, se os membros do grupo têm níveis altamente variáveis de força do ego, o grupo pode não tomar forma devido à dificuldade de explorar questões psicológicas.

O consenso na literatura é de que grupos de terapia dinâmica devem ser heterogêneos em relação aos conflitos de seus membros, mas homogêneos no que diz respeito a uma similaridade razoável de força do ego (Whitaker e Lieberman, 1964; Yalom, 1985). A maior parte da literatura sobre psicoterapia dinâmica de grupo tende ao extremo expressivo do *continuum* expressivo de apoio. Os grupos que têm uma natureza mais apoiadora podem ser mais homogêneos também. Os grupos de terapia dinâmica geralmente são abertos, e novos membros podem ser acrescidos enquanto velhos membros saem.

Nos últimos anos, com as pressões de planos de saúde e a responsabilização no ambiente da assistência médica, versões mais breves da psicoterapia de grupo têm se tornado mais frequentes mesmo para grupos heterogêneos. MacKenzie (1997) desenvolveu um conceito de psicoterapia de grupo com tempo delimitado, em que ele delineou três modelos de psicoterapia de grupo com base nas necessidades do paciente e na consciência das limitações dos recursos disponíveis para o tratamento: 1) intervenção de crise (de 1 a 8 sessões), 2) terapia com tempo delimitado (de 8 a 26 sessões) e 3) terapia a longo prazo (mais de 26 sessões). As pesquisas conduzidas empiricamente apontam a eficácia de formas mais breves de terapia de grupo dinâmica. Em um estudo de grupos de terapia expressiva de 12 semanas para pacientes ambulatoriais que não se adaptaram a uma experiência de perda (Piper et al., 1992), os pacientes tratados apresentaram uma melhora maior do que os pacientes-controle de lista de espera, e seus avanços foram mantidos ou mesmo ampliados nos seis meses seguintes.

Os psicoterapeutas dinâmicos de grupo variam no grau em que utilizam uma abordagem centrada no grupo enquanto outros empregam uma abordagem centrada no indivíduo. Os defensores mais extremados da abordagem centrada no grupo (Ezriel, 1950) entendem a interpretação das forças de grupo como muito mais importantes do que a interpretação de conflitos individuais. De fato, Ezriel (1950) sugeriu que o terapeuta deve se abster de fazer uma interpretação até que uma tensão comum de grupo ou tema tenha se desenvolvido. Uma abordagem menos extrema foi defendida por Horwitz (1977), que propôs que interpretações individuais podem ser usadas para a tarefa de construção da consciência de grupo concernente a uma questão coletiva comum, a qual é, então, também interpretada. Há experiências comuns de grupo de que todos compartilham e que merecem interpretação, como não ter todas as necessidades de alguém atendidas pelo líder, competição por apoio e ansiedade relacionada a ser ignorado. Contudo, se também não há foco em questões individuais, os pacientes podem sentir que suas razões individuais para buscar tratamento foram negligenciadas pelo terapeuta. A maioria dos terapeutas de grupo concorda com um modelo combinado envolvendo tanto intervenções centradas no indivíduo quanto intervenções centradas no grupo (Slipp, 1988).

Transferência, contratransferência, resistência e aliança de grupo

Transferência, contratransferência e resistência são os pilares da psicoterapia dinâmica de grupo assim como do trabalho com o indivíduo. Entretanto, a própria modalidade de grupo altera significativamente a transferência. Primeiro, a intensidade das transferências do paciente pode ser diluída por seu redirecionamento a seus companheiros de terapia. A psicoterapia de grupo permite a formação de várias transferências simultâneas. O terapeuta, então, é munido de um laboratório no qual as relações objetais internas dos pacientes são exibidas de modo que todos, as vejam, por meio da externalização em relacionamentos com membros individuais do grupo. Embora transferências diferentes também se desenvolvam na terapia individual, elas tendem a aparecer ao longo de um período maior. O ambiente de grupo pode permitir que o terapeuta ganhe uma maior familiaridade com as relações objetais internas dos pacientes em um período muito mais curto.

Embora a transferência possa ser diluída em uma terapia de grupo, o contrário também é verdadeiro. A transferência pode ser intensificada quando o grupo inteiro é arrebatado por sentimentos poderosos tanto de valência negativa como positiva. Os terapeutas que servem como recipientes para todas as projeções de objetos maus nos membros do grupo compreendem, rapidamente, que a contratransferência pode ser também intensificada em um contexto de grupo. As exigências de contratransferência sobre o terapeuta do grupo podem ser imensas. Felizmente, há uma proteção embutida em relação a uma contratransferência em atuação, porque os pacientes do grupo de imediato detectam o comportamento inapropriado ou a percepção equivocada por parte do terapeuta. Para amenizar a transferência e a contratransferência, alguns terapeutas preferem trabalhar com um coterapeuta em uma psicoterapia de grupo. Ter uma parceria ajuda o terapeuta a processar os sentimentos intensos suscitados pelo grupo.

A rivalidade fraternal e um desejo transferencial de ser filho único ou o favorito são desenvolvimentos comuns em todas as terapias dinâmicas. Entretanto, essas questões podem ter uma qualidade mais coerciva na terapia de grupo, e o terapeuta deve evitar diligentemente a demonstração de qualquer favoritismo em relação a membros específicos (Yalom, 1985).

Além da transferência dos pacientes para o terapeuta e para outros membros do grupo, há uma terceira forma de transferência que é realmente única dos grupos: a transferência para o grupo como um todo. Essa forma de transferência proporciona aos pacientes uma oportunidade de examinar suas expectativas em relação a outros grupos nos quais eles vivem e trabalham. O grupo como um organismo integral é frequentemente visto como uma "mãe" idealizada e gratificante, que satisfaz a ânsia do paciente por uma união com uma figura que ama de modo incondicional. Em reconhecimento a essa tendência, Scheidlinger (1974) chamou esse fenômeno de "grupo-mãe". Quando essa forma de transferência está em plena floração, o terapeuta pode ser visto como uma terrível figura maternal em contraste com a benevolência integralmente doadora do grupo como um todo. Outros autores (Gibbard e Hartman, 1973) observaram na transferência idealizada para o grupo como um todo uma postura defensiva que evita enxergar o grupo (mãe) como sádico.

Assim como a aliança terapêutica pode predizer o sucesso de uma terapia individual, a aliança do grupo pode ser um bom prognóstico para um resultado positivo na terapia de grupo. De fato, os pacientes em terapia de grupo tendem a dar mais importância a fatores de clima de relacionamento do que aqueles em terapia individual dão (Holmes e Kivlighan, 2000). Embora a aliança de grupo seja mais difícil de ser definida do que a aliança terapêutica em uma psicoterapia individual, ela é geralmente vista como a colaboração ativa em relação a objetivos terapêuticos, que ocorre entre os membros do grupo e o terapeuta, entre os próprios membros e entre os membros e o grupo como um todo (Gillaspy et al., 2002). Os dados preliminares sugerem que a aliança de grupo possa ser o melhor preditor de um bom resultado em terapia de grupo para pacientes com abuso de substâncias, em um programa de tratamento residencial (Gillaspy et al., 2002). Em um estudo mais recente (Lo Coco et al., 2012), a aliança terapêutica foi avaliada em 32 pacientes em grupos psicodinâmicos heterogêneos. Os investigadores descobriram que a redução dos sintomas de um paciente era maior quando havia um acordo, entre o membro do grupo e os outros pacientes, de que sua aliança com o grupo como um todo era forte.

A elaboração da transferência e da resistência constitui a essência da tarefa do terapeuta dinâmico, do mesmo modo que na psicoterapia individual. De fato, Ganzarain (1983) sugeriu que a elaboração é a característica-chave que distingue a terapia psicanalítica de grupo de outras formas de tratamento de grupo. Ele enfatizou, particularmente, a elaboração de ansiedades primitivas de tipo psicótico e seus mecanismos de defesa associados. As forças regressivas ativadas pela experiência de grupo levam o paciente ao contato com a ansiedade decorrente das posições esquizoparanoide e depressiva muito mais rápida e profundamente do que em um tratamento individual. A elaboração da transferência é também facilitada pelos estímulos de outros membros do grupo. Um paciente individual pode tentar validar uma impressão pessoal do terapeuta por meio de uma "checagem" com os outros membros do grupo. Quando os colegas, e não o terapeuta, confrontam as distorções inerentes à percepção transferencial, o paciente pode ter muito mais disposição em ouvir e aceitar um *feedback*.

Indicações e contraindicações

Algumas indicações para a psicoterapia dinâmica de grupo são as mesmas da terapia individual expressiva de apoio. Essas indicações incluem 1) forte motivação,

2) disposição psicológica, 3) um nível de força do ego razoavelmente alto, 4) desconforto suficiente para que o paciente esteja disposto a suportar as frustrações inerentes a esse processo e 5) problemas em relacionamentos interpessoais (Yalom, 1985). Entretanto, a pergunta que o clínico deve colocar é: Que critérios específicos indicam que um paciente é particularmente mais adequado para a psicoterapia de grupo do que para a psicoterapia individual?

Há uma tradição infeliz em nossa área de ver a psicoterapia de grupo como uma modalidade de tratamento de segunda classe. Artigos de revisão comparando a psicoterapia individual à de grupo não dão sustentação a essa tendência (Lambert e Bergin, 1994; MacKenzie, 1996). A maior parte desses estudos comparativos não encontra qualquer diferença nos resultados. A terapia dinâmica de grupo é provavelmente uma modalidade subutilizada, apesar de sua atratividade em termos de relação custo-eficácia. A psicoterapia ambulatorial de grupo pode ser uma forma particularmente útil de manter ganhos terapêuticos obtidos por pacientes com transtornos da personalidade após terem recebido alta do tratamento diário (Bateman e Fonagy, 2001; Wilberg et al., 2003). Em alguns casos, melhoras posteriores são observadas no tratamento de grupo após a alta dos pacientes.

Vários tipos de problemas podem ser tratados de forma mais efetiva em um contexto de grupo do que em um tratamento individual (Sadock, 1983). O paciente que é extremamente ansioso em relação a figuras de autoridade pode achar mais fácil falar e se relacionar na companhia de pessoas em igual situação. Um paciente cujo problema primário parece ter se originado de conflito com algum irmão pode descobrir que um contexto de grupo reativa a perturbação de uma maneira mais fácil de examinar e resolver. Inversamente, algumas vezes um filho único que não teve a experiência de ter um irmão e que tem dificuldade em aprender a dividir durante a vida adulta pode descobrir que um grupo é o melhor lugar para tratar dessas questões. Os pacientes não psicóticos que se baseiam na projeção podem se beneficiar das confrontações de outros membros que discutem de modo constante as distorções trazidas para o grupo. Os pacientes *borderline* que fazem uma transferência intensamente negativa na terapia individual podem se beneficiar da diluição de transferência inerente ao trabalho de grupo. Contudo, esses pacientes quase sempre necessitam de terapia individual também (ver Cap. 15). Quando as duas modalidades são combinadas, há efeitos aditivos e amplificadores tanto para o tratamento individual como para o tratamento de grupo (Porter, 1993; Sperry et al., 1996). Os efeitos aditivos da terapia individual incluem uma exploração intrapsíquica profunda e uma experiência emocional corretiva. Os efeitos aditivos da terapia de grupo são a exploração de múltiplas transferências e a oportunização de um contexto no qual o paciente pode arriscar novos comportamentos. Um dos efeitos amplificadores da terapia individual é que ela pode fornecer uma oportunidade para explorar material desenvolvido a partir de sessões de grupo, podendo prevenir, assim, a saída prematura do grupo. Um efeito amplificador possível da terapia de grupo é uma oportunidade a mais para analisar as resistências transferenciais das sessões individuais.

A terapia de grupo é geralmente efetiva para paciente com transtornos da personalidade, incluindo os de tipo histérico, obsessivo-compulsivo e alguns do tipo *borderline*, narcisista, passivo-agressivo e dependente, pois o contexto de grupo pode ser o único no qual esses pacientes recebem um *feedback* sobre como seus padrões de caráter afetam os outros. Muito das psicopatologias encontradas em pacientes com transtornos da personalidade envolve traços de caráter egossintônicos (i.e., comportamentos que causam sofrimentos a outros, mas não ao paciente). O *feedback* de seus pares na terapia de grupo muitas vezes ajuda esses pacientes a refletirem sobre seus padrões de comportamento, de forma que esses traços em algum momento se tornem egossintônicos (i.e., desconfortáveis para os próprios pacientes), o que é o primeiro passo para que se consiga motivação suficiente para mudar. O efeito da psicoterapia de grupo sobre transtornos da personalidade em particular e as indicações para terapia individual e terapia de grupo combinadas são abordadas mais adiante na Seção II deste volume.

Uma diferença óbvia entre a psicoterapia de grupo e a individual ao avaliar as indicações é que o terapeuta de grupo deve constantemente avaliar o ajuste entre um paciente em potencial e o grupo em sua composição atual. Um indivíduo *borderline* pode ser bastante tolerável em um grupo de pacientes com um alto nível de força do ego, mas dois podem exaurir o grupo com demandas por atenção desproporcionais e atuações disruptivas. De forma semelhante, questões como idade e gênero devem estar equilibradas quando se decidir sobre indicações para um grupo em particular.

Certas sintomatologias clínicas consensualmente são vistas como contraindicações à psicoterapia dinâmica de grupo, incluindo 1) baixa motivação, 2) desorganização psicótica, 3) adição ativa a substâncias, 4) transtorno da personalidade antissocial, 5) somatização grave, 6) disfunção cognitiva de base orgânica e 7) alto risco de suicídio (Yalom, 1985). Pacientes adictos e aqueles com características antissociais podem, contudo, ser tratados efetivamente em grupos homogêneos de natureza confrontativa (ver Caps. 12 e 17). Como no caso das indicações, um grupo em particular pode ser contraindicado para alguns pacientes devido a sua composição, mas eles podem, em vez disso, ser adequados para um grupo diferente. Entretanto, é importante enfatizar que as pesquisas (Chapman et al., 2012) indicam que os terapeutas subestimam o número de pacientes que pioram durante a terapia de grupo e que eles não estão aptos a predizer de forma precisa como os pacientes percebem o relacionamento com o grupo.

Terapia familiar e de casal

Embora muitos terapeutas familiares e de casal clinicando hoje não sejam dinamicamente orientados, esse campo teve sua origem no trabalho de diversos clínicos antes psicanaliticamente orientados, incluindo Theodore Lidz, Lyman Wynne, Nathan

Ackerman, Murray Bowen e Virginia Satir. O foco desses terapeutas familiares pioneiros sobre a psicologia do indivíduo foi alterado nas décadas de 1950 e 1960 por um grupo de pesquisadores de Palo Alto, incluindo Gregory Bateson, Don Jackson e Jay Haley (Bateson et al., 1956). A terapia familiar sistêmica desenvolveu-se a partir do trabalho desse grupo e, com isso, a ênfase foi deslocada do indivíduo para o sistema familiar. A psicopatologia individual e a história pessoal se tornaram secundárias em relação à família como um todo, a qual passou a ser vista como um sistema com vida própria. Até recentemente, essa abordagem sistêmica à terapia da família, com suas subsequentes elaborações feitas por Minuchin (1974) e Selvini Palazzoli e colaboradores (1978), dominou de modo amplo o campo da terapia familiar.

A terapia familiar de Bowen tem origem na teoria psicanalítica, mas a técnica que se desenvolveu a partir das ideias de Bowen (1978) é, em larga medida, não dinâmica. Nessa forma de tratamento, um membro individual da família se encontra com o terapeuta de forma pouco frequente (muitas vezes, uma vez por mês) para estudar cuidadosamente os padrões intergeracionais da família do paciente. O paciente é auxiliado na compreensão de como os padrões atuais nas relações familiares são repetições de padrões das gerações passadas. A abordagem é rigorosamente cognitiva, e o paciente não é encorajado a expressar sentimentos. As questões de transferência não são vistas como importantes e não são interpretadas. Pelo contrário, uma vez que os pacientes tenham obtido uma compreensão intelectual de seus padrões familiares, eles são encorajados a abordar as questões não resolvidas diretamente com os membros da família apropriados.

Os fenômenos derivados do pensamento psicanalítico, como a transferência e a contratransferência, são reconhecidos em diversos modelos diferentes de terapia familiar e de casal (Glick et al., 2000; Sholevar e Schwoeri, 2003). As transferências podem ocorrer de um companheiro para o outro, não apenas do paciente para o terapeuta. Além disso, o casal ou a família como um todo podem desenvolver transferências intensas em relação ao terapeuta. Analogamente à psicoterapia de grupo, o terapeuta pode ter contratransferências em relação ao casal ou à família como um todo, em vez de para com um paciente individual.

Atualmente, a teoria das relações objetais, assim como os amálgamas das perspectivas de relações objetais, a psicologia do *self* e a teoria intersubjetiva, forma a base da maioria das terapias psicodinâmicas de casal e familiares. Neste capítulo, examinaremos algumas das principais abordagens que utilizam esses conceitos, particularmente em terapias que são elaboradas para casais e/ou parceiros conjugais.

Compreensão teórica

Ao trabalhar com casais na Clínica Tavistock durante as décadas de 1950 e 1960, Henry Dicks (1963) começou a notar que casais relativamente saudáveis – que pareciam ter casamentos satisfatórios – estavam desenvolvendo, muitas vezes, relações objetais primitivas. Ele observou que cada cônjuge tendia a perceber o outro como se ele ou ela fosse outra pessoa. Geralmente, o marido percebia a esposa como se ela fosse uma representação objetal interna de sua própria psique, com frequência a própria mãe. De forma similar, a esposa relacionava-se com o marido como se ele fosse uma simples projeção de seu mundo interno. Dicks concluiu que uma fonte importante de desentendimento conjugal era o fracasso de cada cônjuge em verificar a verdadeira natureza ou a identidade do outro. Em vez disso, os cônjuges tendiam a coagir um ao outro ao se comportarem de jeitos bastante estereotipados e constritivos. Os casais tendiam a se deteriorar em unidades polarizadas, como sádico-masoquista, dominante-submisso, saudável-doente e independente-dependente. Dicks reconheceu que cada uma dessas metades polarizadas formava uma personalidade integral na díade conjugal, mas que cada indivíduo sozinho era incompleto. Da mesma forma que seu colega Bion estava constatando que os grupos exerciam uma força regressiva sobre os indivíduos, Dicks estava descobrindo que o casamento tinha um efeito regressivo similar. Mesmo em pessoas com uma considerável força do ego, o casamento parecia regredi-las rapidamente para relações pais-criança.

O que Dicks observou, claramente, foi uma forma de transferência. Os cônjuges estavam reencenando um relacionamento passado no presente. Na linguagem da teoria das relações objetais, os cônjuges estavam fazendo uso da cisão e da identificação projetiva para tornar um conflito *interno* em um conflito *externo* ou conjugal, com uma representação objetal interna, geralmente de um dos pais, cindida e projetada no cônjuge. Aquele que projetava se comportava, então, de forma a coagir o outro cônjuge a se comportar como o objeto interno projetado. Um marido, por exemplo, que esteja acostumado a ser mimado por sua mãe, pode recriar inconscientemente a situação com sua mãe em seu casamento ao agir de maneira infantil e evocar uma resposta maternal de sua esposa. Alternativamente, o cônjuge pode projetar uma representação do *self* no outro e coagir este a um comportamento como aquele do *self* representado, enquanto aquele que projeta se comporta como uma representação objetal complementar. O caso do Sr. B. no Capítulo 4 ilustrava essa situação. Ele projetou uma representação do *self* submisso tanto na primeira como na segunda esposa, enquanto se comportava como o pai dominador e agressivo.

O conflito conjugal pode ser visto como uma recriação dos conflitos com os pais de alguém por meio da cisão e da identificação projetiva. A escolha de um companheiro é obviamente muito influenciada por esse processo. Dicks (1963) acreditava que essas escolhas são "amplamente baseadas em sinais inconscientes ou sugestões pelas quais os cônjuges reconhecem em uma pessoa central, mais ou menos egossintônica, a 'adequação' do outro para uma elaboração conjunta ou para repetir cisões ou conflitos ainda não resolvidos dentro das personalidades de cada um, enquanto ao mesmo tempo, paradoxalmente, também sentem uma garantia de que não obterão uma elaboração com aquela pessoa" (p. 128). Por isso, os casais são unidos por desejos conflitantes de elaboração de relações objetais não resolvidas por um lado e, por outro, para simplesmente repeti-las com o outro.

Vários autores expandiram essa compreensão das relações objetais do conflito conjugal para a família inteira (Scharff e Scharff, 1987; Shapiro et al., 1975; Slipp, 1984, 1988; Stewart et al., 1975; Zinner e Shapiro, 1972, 1974). Esse autores observaram que o paciente identificado em uma família é frequentemente um "transportador" ou aquele que contém a cisão, as partes inaceitáveis dos outros membros da família. Nesse sentido, o equilíbrio da família é mantido por esse arranjo entre cisão e identificação projetiva. Um garoto adolescente, por exemplo, pode agir com impulsos antissociais que caracterizam aspectos de uma representação inaceitável do *self* de seu pai que foi projetivamente repudiada por este, sendo contida pelo filho. Uma criança pode ser idealizada da mesma forma por meio da identificação projetiva de aspectos positivos do *self* ou de representações objetais. A teoria das relações objetais se ajusta bem à terapia familiar porque seus construtos (p. ex., cisão e identificação projetiva) fornecem uma ponte entre o intrapsíquico e o interpessoal e entre o indivíduo e a família (Slipp, 1984; Zinner, 1976).

Técnica

A técnica da terapia das relações objetais para casais e famílias se desenvolve a partir da compreensão teórica. O objetivo global é ajudar o casal ou os membros da família a reinternalizar os conflitos que foram externalizados por meio de uma identificação projetiva (Scharff e Scharff, 1991; Zinner, 1976). Falando de forma prática, esse modelo teórico deve simultaneamente ajudar o casal a lidar com suas reais diferenças enquanto examina as projeções de cada cônjuge, de modo que, por fim, cada indivíduo se reaproprie das partes projetadas como um resultado da terapia (Polonsky e Nadelson, 2003). Para alcançar esse objetivo, o terapeuta de relações objetais geralmente deve se encontrar com a família ou o casal para uma sessão de 50 minutos toda semana ou a cada duas semanas (Slipp, 1988).

O processo terapêutico começa com um diagnóstico cuidadoso de como as representações internas de *self* e de objetos foram distribuídos pela família por meio de cisão e identificação projetiva. Quando esse padrão se torna aparente, o terapeuta tenta explicar como um sistema inconsciente e combinado é formado entre os membros da família para perpetuar um comportamento patológico no paciente identificado. A estabilidade da família depende da capacidade de um ou mais membros individuais de conter várias partes projetadas de outros membros. Como em outras formas de psicoterapia dinâmica, essas interpretações explanatórias são normalmente enfrentadas com resistências desde o início. Essa força antiterapêutica pode tomar a forma de uma tentativa de "sugar" o terapeuta para o interior do sistema familiar. Em outras palavras, os membros da família repetem inconscientemente os padrões patológicos da família em vez de verbalizá-los e explorá-los. Na terapia conjugal, por exemplo, um marido pode usar identificação projetiva com o terapeuta da mesma forma com que faz com a esposa.

Em razão dessas resistências poderosas, os terapeutas familiares de relações objetais devem estar especialmente sintonizados com suas reações de contratransferência em um sentido amplo ou objetivo. Em outras palavras, é de importância crítica que os terapeutas se permitam conter as partes projetadas dos membros da família, de forma que eles possam diagnosticar e interpretar mais adequadamente o que acontece no interior da família (Slipp, 1988). Os terapeutas estão, nessa altura, em uma posição de assinalar os padrões patológicos combinados no momento atual do processo terapêutico e de conectá-los com o que ocorre fora desse processo.

A forma mais comum de resistência no início de uma terapia de casal é dada pela expectativa de ambos os cônjuges de que o terapeuta "conserte" o outro companheiro (Jones e Gabbard, 1988). Como a externalização do conflito sobre o companheiro está muito bem-estabelecida, ambos os cônjuges estão mais interessados em persuadir o terapeuta de que eles estão "certos" do que em consertar o casamento (Berkowitz, 1984). Os terapeutas devem evitar de forma consistente tomar partido nesses conflitos. Em vez disso, eles devem ajudar os casais a expandir suas perspectivas para que obtenham uma avaliação de suas próprias contribuições para o conflito no casamento.

A transição da visão do problema como um conflito conjugal para a percepção dele como um conflito interno desempenhado no interior da relação conjugal é uma tarefa difícil para cada cônjuge. A identificação projetiva na díade conjugal exige um estado de conflito continuado – a polarização inerente ao processo de cisão mantém o equilíbrio estável (Zinner, 1976). Qualquer esforço para desestabilizar esse arranjo é algo provável de ser altamente ameaçador para ambos os cônjuges. A necessidade de que o cônjuge seja o "objeto mau" pode ser tão imperiosa que todos os esforços terapêuticos em nada resultem (Dicks, 1963). Apesar da compreensão das interações patológicas entre eles, alguns casais escolhem viver em um estado de perturbação em vez de encarar a ansiedade associada à mudança.

Em última análise, evidentemente, a mudança proveniente da terapia conjugal não é responsabilidade do terapeuta – apenas os próprios cônjuges podem decidir se eles desejam mudar o casamento. Quando os terapeutas obstinam-se na direção de um resultado particular, eles muitas vezes estão envolvidos em uma interação combinada, na qual se tornaram identificados com partes projetadas dos membros da família. Além disso, quanto mais o terapeuta pressiona por mudanças, mais é provável que o casal resista. Muito da resistência surge devido ao fato de um pacto conjugal inconsciente, envolvendo o comportamento de ambos os membros do casal ou de todos os membros da família, estar sendo desafiado pelo esforço do terapeuta em alterar o sistema. Às vezes, esse pacto tácito deve ser identificado e desnudado para todos os participantes do processo. Quando a terapia se encontra em um impasse devido a essa resistência, por vezes é útil ao terapeuta apresentar várias opções ao casal e transmitir que eles são livres para escolher como proceder em suas vidas. O divórcio ou nenhuma mudança devem estar entre essas opções e devem ser considerados resultados aceitáveis pelo terapeuta. Somente então o casal compreenderá que cabe a eles, em última instância, decidir como eles vivem suas vidas.

Terapia de casal intersubjetiva e da psicologia do *self*

Nos últimos anos, os conceitos da psicologia do *self* também têm sido aplicados aos conflitos conjugais. O próprio Kohut (1984), em uma nota de rodapé de seu último trabalho, observou que "um bom casamento é aquele em que um ou outro cônjuge assume o desafio de prover as funções dos *self*-objetos de que o *self* do outro, temporariamente prejudicado, necessita em certo momento" (p. 220). Ele também observou que quando as necessidades dos *self*-objetos não são satisfeitas por um cônjuge, o resultado pode ser o divórcio e uma amargura sem fim – uma forma muito comum de raiva narcísica crônica.

Zeitner (2012) foca sobre as vicissitudes da estrutura do *self* quando ele entra em um relacionamento. Nesse sentido, ele mistura contribuições da psicologia do *self* com outras da teoria contemporânea das relações objetais. Seu conceito de díade do *self* é usado para descrever o quanto duas personalidades individuais se modificam conforme entram em um sistema de relacionamento conjugal. Esse construto é único para um casal individual e não será replicado em futuras relações. Notando que a díade do *self* compartilha algumas funções com a noção de Kohut de *self*-objeto, Zeitner enfatiza que, para que o casal permaneça íntimo e estável, cada cônjuge requer do outro uma confirmação central, ao passo que ambos também se desenvolvem por meio de uma série de identificações projetivas progressivas nas quais cada um internaliza aspectos do outro.

Os conflitos que surgem da necessidade de respostas para *self*-objetos por parte do outro cônjuge podem formar a base de uma estratégia para a terapia de casal (Ringstrom, 1994, 1998, no prelo; Shaddock, 1998). Ringstrom (1994) assinalou a importância da natureza bidimensional da transferência na terapia com casais (ver Cap. 1). Tendo sido frustrado em suas tentativas de ter satisfeitas as necessidades de seus *self*-objetos a partir do outro, o casal pode estar "trancafiado reciprocamente em transferências de dimensão antagonista e repetitiva de um em relação ao outro, enquanto cada cônjuge está experimentando o ansiado *self*-objeto na transferência para o terapeuta" (Ringstrom, 1994, p. 161). Embora esse desenvolvimento possa ser problemático de algumas formas, a sintonização do terapeuta em relação a isso pode restaurar a esperança ao casal.

Ringstrom (2014) enfatiza três temas que são centrais a seu entendimento da psicodinâmica dos casais: 1) a realização da experiência do *self* no contexto de uma relação íntima, comprometida e de longa duração; 2) o reconhecimento mútuo das experiências subjetivas de ambos os cônjuges; e 3) o fato de que a relação tem, em última instância, uma mente que lhe é própria. Com esses temas em mente, ele esboça um método operacionalizado em seis passos para pensar e praticar a terapia de casal a partir de uma abordagem intersubjetiva.

O terapeuta deve, primeiramente, estar sintonizado com a subjetividade de cada cônjuge como uma forma de instilar esperança, perspectiva e retomada de crescimento. Um aspecto crucial da terapia, o qual Ringstrom descreve no segundo passo, é a necessidade do terapeuta de deixar claro que nenhum dos três participantes do processo terapêutico tem uma visão da realidade privilegiada ou "correta". Cada perspectiva tem sua própria forma de legitimidade e validade. No terceiro passo, um modelo de desenvolvimento é utilizado para entender como a história da infância e adolescência de cada cônjuge traz algo de único para a relação. No quarto passo, o terapeuta examina como os cônjuges reencenam seu passado conflituoso no intuito de permanecerem os mesmos, enquanto também tentam mudar. Estados dissociados do *self* se tornam atualizados por meio do tratamento, de modo que também possam ser examinados. O passo cinco dessa abordagem é para salientar como a capacidade de cada cônjuge para a atualização do *self* pode ser aprimorada com a introspecção na presença do outro. O passo seis prepara o casal para se envolver no trabalho intersubjetivo de reconhecer e negociar o sentido do *self* de um para o outro e chegar a algum acordo com relação aos conflitos relacionais. Um casal deve também reconhecer que certos termos podem não ser negociáveis. Ringstrom (2014) enfatiza que esses passos sugerem uma abordagem mais linear do que de fato acontece na prática. Todos os seis passos podem aparecer em uma sessão.

Ringstrom também leva em conta os antecedentes de apego de cada membro do casal. O que está no centro de seu modelo é uma compreensão da capacidade de cada cônjuge de mentalizar e de reconhecer a si mesmos e aos outros como centros de suas próprias iniciativas. As falhas em mentalizar, baseadas em experiências traumáticas iniciais, criam problemas difíceis para o casal por causa de sua incapacidade em dimensionar a validade da visão subjetiva do companheiro com a validade da visão do próprio indivíduo.

Indicações e contraindicações

O modelo do "consumidor" é uma abordagem de bom senso que os clínicos podem utilizar para decidir se o paciente necessita de terapia individual ou familiar de casal. O que o paciente está pedindo? Apenas um "paciente" vem ao consultório ou são dois? A discussão está focada em "meu problema" ou em "nosso problema"? O problema é visto como tendo uma origem interna ou uma origem externa? Se os pais vêm com o filho adolescente, o problema de determinar a escolha da terapia pode ser mais complexo. Frequentemente, o adolescente não está convencido da necessidade de tratamento e pode permanecer em silêncio durante a maior parte do primeiro encontro. Enquanto isso, os pais podem falar sem parar sobre os problemas do filho. O clínico avaliador precisa fazer uma determinação rápida no que diz respeito ao próximo encontro. Ver apenas um "paciente" será uma conivência com os processos familiares de cisão e identificação projetiva (Stewart et al., 1975)? Quando está em dúvida, evidentemente, o clínico pode simplesmente continuar um processo de avaliação exploratória até que fique mais clara a dinâmica da família. Nos momentos em que um cônjuge ou alguns membros da família simplesmente se recusarem a participar de um processo terapêutico, o terapeuta pode ser forçado a trabalhar com apenas um membro da família ou a não fazer qualquer intervenção.

Slipp (1988) destacou o nível de diferenciação do paciente identificado em relação à família como uma boa regra para determinar a escolha terapêutica. A psicoterapia individual é provavelmente o tratamento de escolha para adolescentes ou jovens adultos que conseguiram se separar, psicológica e geograficamente, de suas famílias e que vivem suas próprias vidas com operações defensivas razoavelmente maduras. Contudo, a terapia familiar ou uma combinação de terapia familiar e individual é provavelmente o tratamento que mais auxilia indivíduos do mesmo grupo etário que não saíram de casa ou que vivem separadamente, mas que ainda se encontram emocionalmente atrelados a suas famílias de uma maneira intensa e conflituosa.

Um problema que surge frequentemente na psicoterapia individual é a exigência do paciente em trazer o cônjuge para um encontro com o objetivo de trabalhar sobre assuntos conjugais. Se o processo individual está bem-estabelecido, tentar convertê-lo também em um processo terapêutico de casal é algo que raramente é bem-sucedido. O cônjuge que é trazido pelo outro em geral sente que a lealdade primordial do terapeuta é devida a este último e raramente é capaz de formar uma aliança com o terapeuta. Uma solução mais adequada é encaminhar o casal a um terapeuta conjugal enquanto se continua com o processo individual original.

Os terapeutas familiares e de casais de hoje devem ser cautelosos ao aplicar modelos psicodinâmicos de funcionamento de gênero e de papel que tenham um viés estritamente heterossexista. Em uma época na qual menos de um quarto dos norte-americanos vive em um contexto familiar que se parece com o da família padronizada dos seriados de televisão dos anos de 1950 (Schwartz, 2004), os terapeutas devem estar dispostos a aprender sobre os problemas únicos de cada família e de cada casal. Suposições sobre a maternidade, sobre os papéis dos respectivos pais e sobre o que é projetado e introjetado precisam ser reavaliadas em famílias homossexuais, com base nas narrativas únicas que esses casais e famílias apresentam no consultório. Como uma criança, por exemplo, internaliza duas "mães" em vez de uma? A competição entre dois pais do mesmo gênero pode ser bem diferente daquela experimentada por cônjuges de gêneros diferentes. Todos esses fatores devem ser esclarecidos quando se está avaliando e tratando famílias e casais que não se encaixam em modelos psicodinâmicos tradicionais.

Farmacoterapia dinâmica

Várias décadas atrás, a frase "farmacoterapia dinâmica" seria considerada uma contradição de termos. O legado do dualismo mente/corpo polarizou as abordagens dinâmica e farmacológica em relação aos transtornos psiquiátricos por muitos anos. Felizmente, tendências integrativas recentes trouxeram a psiquiatria contemporânea a um ponto no qual o uso combinado de medicamento e psicoterapia é agora uma prática comum tanto para condições não psicóticas quanto psicóticas (ver Busch e Sandberg, 2007; Gabbard, 1999; Gabbard e Kay, 2001; Thompson e Brodie, 1981).

Em situações nas quais a psicoterapia formal não é parte do tratamento, o pensamento psicodinâmico pode ser extremamente útil na melhoria da adesão a intervenções psicotrópicas. Cerca de um terço dos pacientes realmente adere ao medicamento conforme prescrito, outro terço adere parcialmente e outro ainda não adere ao que foi prescrito, o que sugere que as taxas de adesão ao tratamento encontram-se em torno de 50% (Wright, 1993). A adesão ambulatorial ao medicamento antidepressivo fica em torno de apenas 40% depois de 12 semanas (Myers e Branthwaite, 1992). Entre os esquizofrênicos, 74% dos pacientes ambulatoriais se tornam não aderentes ao tratamento neuroléptico dentro de um período de dois anos a partir da alta hospitalar (Weiden et al., 1995). Embora uma mudança para o medicamento *depot* melhore temporariamente a adesão ao tratamento, cerca de seis meses depois da alta não há diferença nas taxas de adesão entre pacientes recebendo medicamento *depot* e aqueles que tomam medicamento por via oral.

Como discutido no Capítulo 8, pacientes bipolares são também notoriamente não aderentes ao tratamento medicamentoso. Uma complicação adicional ao abordar a falta de adesão é que os pacientes têm uma tendência marcante a relatar pouco sobre em que medida não estão aderindo à terapia prescrita. Vários estudos têm usado um método com base em um microprocessador para monitoramento contínuo da adesão. Nesse método, um circuito microeletrônico grava a data e o horário de cada abertura e fechamento do recipiente do medicamento. Um estudo utilizando essa tecnologia mostrou que enquanto a não adesão ao tratamento autorrelatada era de 7% quando avaliada por entrevista, subia para 53% quando avaliada pelo método com base no microprocessador para monitoramento contínuo (Dunbar-Jacob, 1993).

A adesão ao tratamento medicamentoso não tem sido sistematicamente estudada nos vários ensaios de fármacos relatados nos periódicos psiquiátricos. Apenas recentemente, os pesquisadores observaram o impacto da intervenção psicoterapêutica sobre a adesão ao medicamento. Uma metanálise de ensaios clínicos randomizados comparando o tratamento apenas com antidepressivos ao tratamento com antidepressivos combinado com uma intervenção psicológica na depressão (Pampallona et al., 2004) encontrou que os resultados com o tratamento combinado eram melhores do que com o medicamento apenas. Ademais, em terapias mais longas, a adição de psicoterapia pareceu manter os pacientes no tratamento também. As taxas de desistência verificadas nos estudos foram melhoradas pelo acréscimo da psicoterapia, e se pode inferir que a atenção a questões psicoterapêuticas na farmacoterapia, mesmo se uma psicoterapia formal não for utilizada, pode melhorar o nível de adesão. A partir de uma perspectiva psicodinâmica, conceitos como transferência, contratransferência, resistência e aliança terapêutica são tão importantes quando se prescreve um medicamento como quando se conduz uma psicoterapia.

Transferência

O psiquiatra que prescreve um medicamento não é menos uma figura de transferência do que a figura do próprio psicoterapeuta. Para os pacientes, a decisão de aderir ou não às recomendações do médico ativa questões inconscientes quanto à expectativas dos pais. Quando os pacientes se recusam a tomar o medicamento prescrito, os psiquiatras muitas vezes reagem, tornando-se mais autoritários, insistindo para que o tratamento seja seguido sem questionamento. Essa abordagem geralmente produz um efeito oposto ao esperado, pois ela apenas exacerba a disposição de transferência em ver o profissional como uma figura parental exigente. Busch e Sandberg (2007) enfatizam que os pacientes frequentemente experimentam sentimentos de vergonha relacionados à sua necessidade de medicamento psiquiátrico. Quando o psiquiatra que prescreve se torna cada vez mais autoritário, o paciente pode experimentar a sensação de estar sendo constrangido e humilhado pelo médico, mostrando menor probabilidade de cumprir as ordens do terapeuta.

Uma abordagem muito mais produtiva é solicitar a colaboração dos pacientes para explorar suas preocupações. Uma série de questões, como as seguintes, pode ser útil: "Você tem quaisquer preocupações quanto ao uso de medicamentos além dos efeitos colaterais?", "Você se recorda de ter apresentado problemas com o uso de medicamentos no passado?", "Você ouviu na televisão ou leu algo nos jornais sobre esse medicamento?", "Sua família tem algum sentimento particular quanto ao fato de usar medicamentos?" "O que você acha que causou sua doença?", "Esse medicamento tem algum significado especial para você?" e "Que sentimentos você tem em relação ao médico prescritor?".

Um paciente vivenciou a prescrição de um antidepressivo como uma falha empática da parte do psiquiatra. Quando a não adesão do paciente foi explorada, ele disse ao médico: "Eu estava procurando alguém que validasse meus sentimentos. Em vez disso, você tentou bani-los com medicamentos". Quando o psiquiatra o encorajou a falar mais, o paciente foi capaz de conectar esse sentimento com experiências pregressas com seu pai, o qual ele sentia ser desatento e indiferente em relação a suas preocupações.

Outros pacientes, especialmente aqueles que têm tendências características a serem controladores ou dominadores, veem o medicamento como uma ameaça a sua postura contrária à dependência. Ciechanowski e colaboradores (2001) aplicaram a teoria do apego adulto em uma tentativa de compreender melhor a não adesão de diabéticos que se encontravam em regime de automedicação. Eles descobriram que os pacientes com um estilo de apego rejeitador tinham níveis significativamente mais altos de hemoglobina glicosilada. Ademais, entre os pacientes com um estilo de apego rejeitador, aqueles que percebiam ter uma comunicação ruim com seu prestador de cuidados de saúde apresentavam níveis mais altos se comparados com aqueles que sentiam que a qualidade da comunicação era boa. Nesse estudo, adultos com um estilo de apego rejeitador em geral sentiam que seus cuidadores ou pais eram pessoas consistentemente insensíveis no âmbito emocional. Como resultado, eles se tornaram compulsivamente autoconfiantes e tentavam evitar o tipo de relacionamento colaborativo necessário para o tratamento. Embora esse estudo não tenha envolvido medicamentos psiquiátricos, ele ressalta, no entanto, o fato de que a adesão a um tratamento com medicamento pode significar uma submissão à dominação de figuras parentais poderosas. A esses pacientes deve ser dado algum controle com relação à utilização do medicamento (Thompson e Brodie, 1981). Com pacientes excessivamente submissos, muitas vezes se observa a situação oposta. Os comprimidos fazem esses pacientes se sentirem "alimentados" e cuidados de forma que eles podem decidir que não mais necessitam assumir responsabilidades por quaisquer aspectos de sua doença.

Os esforços de transferência podem ser particularmente intensos com pacientes manhosos, "manipuladores que rejeitam ajuda" (Groves, 1978). Esses pacientes frustram sistematicamente toda intervenção de tratamento, farmacológica ou não. Frequentemente, eles passaram por uma longa lista de agentes psicotrópicos sem sentirem qualquer benefício. Explorar a dinâmica da transferência pode conduzir à descoberta de um grande ressentimento e amargura em relação a figuras parentais de quem o paciente acredita não ter recebido cuidado suficiente. Ao rejeitar a ajuda oferecida a eles, esses pacientes podem estar procurando inconscientemente uma vingança contra seus pais (Gabbard, 1988). Quando esses pacientes percebem que estão tornando difícil a vida de seus médicos, muitas vezes experienciam um sentimento secreto de vitória.

Um aspecto único da transferência na farmacoterapia dinâmica é a transferência para o próprio medicamento (Gutheil, 1982). Respostas placebo a medicamentos muitas vezes têm essa mesma qualidade de transferência. Um paciente maníaco, por exemplo, ficou claramente deprimido depois de uma dose de 300 mg de carbonato de lítio, uma resposta que não poderia ser explicada farmacologicamente. Efeitos colaterais de placebo são também comuns. Uma outra manifestação de transferência em relação a medicamentos é a resposta à mudança dos rituais medicamentosos no caso de pacientes crônicos (Appelbaum e Gutheil, 1980). Esses pacientes podem descompensar para uma psicose com a menor alteração de seu tratamento medicamentoso.

A relação de transferência em relação a um medicamento pode ficar mais clara em situações nas quais o comprimido "assume" o lugar do médico ausente. Os comprimidos podem funcionar como objetos transicionais para alguns pacientes, permitindo que mantenham algum senso de conexão com seus psiquiatras mesmo quando os veem com pouca frequência (Book, 1987). Tocar ou olhar para o comprimido pode ter um efeito calmante sobre o paciente. Em programas de treinamento, nos quais residentes alternam entre serviços anualmente, os pacientes podem lidar com a perda de seu médico que está indo embora tornando-se muito apegados ao medicamento prescrito por ele (Gutheil, 1977).

As transferências desse tipo são poderosas e podem levar a uma outra forma de não adesão – a recusa em suspender os medicamentos por causa do significado inconsciente para o paciente. As questões de transferência devem sempre ser levadas em conta quando se prescreve agentes psicotrópicos para pacientes paranoides.

Em casos mais sutis, o paciente pode suspender o medicamento devido ao motivo manifesto de efeitos colaterais desagradáveis, quando, na realidade, ele está com medo de ser envenenado. A insistência na adesão aumentará muito a paranoia, enquanto a exploração empática da natureza dos medos pode ajudar o paciente a compreender que seus medos são infundados e a ver o terapeuta como alguém menos ameaçador (Book, 1987).

Contratransferência

A prescrição de medicamento é tão provável de ser contaminada pela contratransferência como qualquer outra intervenção de tratamento. Uma manifestação comum de contratransferência é a superprescrição. Não é incomum um paciente chegar a um hospital ou a uma emergência com um saco de papel pardo cheio de agentes psicoativos. Um desses pacientes estava usando três antipsicóticos, dois antidepressivos, carbonato de lítio e dois benzodiazepínicos. Depois de alguns dias no hospital, era óbvio que esse paciente evocava sentimentos intensos de impotência e raiva naqueles que o tratavam. A quantidade excessiva de medicamentos refletiu o desespero da contratransferência do psiquiatra responsável.

A ferida narcísica pode ser também um fator de contratransferência. Alguns psicoterapeutas podem deixar de prescrever um medicamento muito necessário por acreditarem que fazer isso seria o equivalente a reconhecer que suas habilidades psicoterapêuticas têm sido ineficazes. Outros podem induzir sentimentos de culpa em pacientes que não aderem ao tratamento, de modo que esses pacientes se sentem forçados a aderir à farmacoterapia contra sua vontade para não magoar seu médico.

Alguns psiquiatras ficam ansiosos em relação a todo tipo de sentimentos intensos na transferência. O medicamento pode ser visto como uma forma de lidar com essa ansiedade contratransferencial. A discussão em torno dos efeitos colaterais também pode ser influenciada por essa ansiedade. Por exemplo, um psiquiatra pode evitar tocar no assunto de efeitos colaterais sexuais dos inibidores seletivos da recaptação de serotonina (ISRSs) por causa de seu próprio desconforto em relação a uma discussão sexual aberta. Como resultado, os pacientes que sentem esses efeitos podem simplesmente suspender o medicamento sem informar o médico.

A raiva contratransferencial, que é uma resposta comum a pacientes que não aderem ao tratamento, pode tomar várias formas. Alguns psiquiatras podem pactuar com a não adesão para demonstrar o quão doentes ficarão seus pacientes se eles não seguirem as "ordens do médico" (Book, 1987). Outros podem intimidar os pacientes para que usem os medicamentos ou ameaçar dar alta a eles caso não sigam o tratamento. Esses psiquiatras que têm dificuldade em controlar sua raiva podem se recusar a colocar limites nos pacientes que exigem quantidade crescente de medicamento. Nesses casos, o psiquiatra espera que a gratificação das exigências do paciente mantenham a agressão e a hostilidade fora da relação terapêutica. Infelizmente, a exigência e a raiva do paciente normalmente aumentam.

Resistência

A resistência ao tratamento é uma força tão poderosa na farmacoterapia quanto na psicoterapia. A doença pode ser preferível à saúde por inúmeras razões. É bem sabido, por exemplo, que os pacientes com transtorno bipolar podem desfrutar tanto de seus episódios maníacos que eles interrompem o uso do lítio. Em um estudo com pacientes esquizofrênicos (Van Putten et al., 1976), uma causa similar de resistência foi descoberta. Nessa investigação, os efeitos colaterais e os ganhos secundários tiveram pouco a ver com a não adesão. Uma psicose egossintônica de grandeza foi o fator discriminador mais poderoso que distinguiu pacientes esquizofrênicos que não aderiram ao tratamento dos que aderiram. Evidentemente, os pacientes que não se comprometeram com o tratamento preferiam sua experiência de grandeza psicótica. Goldberg e Ernst (2012) assinalaram que o construto psicanalítico de *reações terapêuticas negativas* pode ser aplicado também à farmacoterapia. Alguns pacientes, frequentemente devido à raiva em relação a seus primeiros cuidadores, podem ter um prazer sádico consciente ou inconsciente em frustrar os esforços do médico. Eles recusam um agente após o outro como algo totalmente sem benefício.

A negação da doença é também uma causa proeminente de resistência à farmacoterapia. Para alguns pacientes, qualquer agente psicotrópico traz consigo o estigma da doença mental. Quando um episódio psicótico agudo entra em remissão, um paciente pode parar o uso do medicamento antipsicótico responsável pela remissão, porque o tratamento de manutenção conota uma doença mental crônica. Os pacientes não psicóticos que estão bastante dispostos a se submeter a uma intervenção psicoterapêutica reclamam ao se sugerir um medicamento, pois estão convencidos de que isso significa que eles estão mais perturbados do que pensavam. Do mesmo modo, pacientes que tiveram um familiar em tratamento psicofarmacológico podem se identificar inconscientemente com ele quando lhes é oferecido o mesmo medicamento (Book, 1987). Essa identificação pode servir de resistência para aceitar o tratamento, particularmente se o familiar teve um resultado especialmente desfavorável, como o suicídio.

Aliança terapêutica

A discussão anterior sobre a não adesão ao tratamento deve tornar claro que a aliança terapêutica tem um papel crucial na farmacoterapia dinâmica. Vários autores têm afirmado que a participação na aliança terapêutica é parte do processo de prescrição médica (Docherty e Fiester, 1985; Elkin et al., 1988; Gutheil, 1982; Howard et al., 1970). Embora muitas das pesquisas psicofarmacológicas contemporâneas não quantifiquem a relação médico-paciente, muitos investigadores têm notado sua influência sobre a adesão. Um estudo (Howard et al., 1970) descobriu que aspectos sutis do comportamento do terapeuta, incluindo o entusiasmo vocal, a linguagem corporal e o uso do nome do paciente diferenciavam os psiquiatras com baixas taxas de abandono do tratamento daqueles com altas taxas de desistência.

Esse estudo também indicou que a atenção à aliança terapêutica na primeira sessão impedia a não adesão ao tratamento com medicamentos. Um estudo mais recente (Ratanawongsa et al., 2013), a partir de um contexto de medicina interna, observou a ligação entre uma boa comunicação e a adesão a medicamentos com refil em diabéticos. Os investigadores descobriram que cerca de 30% dos pacientes não haviam tomado seus medicamentos de acordo com o prescrito. Entretanto, a taxa de não adesão foi de apenas 4 a 6% para os pacientes que descreveram seu médico como alguém com quem haviam estabelecido uma relação de confiança. De fato, os médicos que se comunicavam melhor tinham mais altas taxas de adesão aos medicamentos por parte dos pacientes, mesmo se a comunicação não fosse especificamente focada no próprio medicamento. Mesmo em contextos médicos não psiquiátricos, a relação médico-paciente é essencial para o estabelecimento de uma boa adesão ao plano de tratamento.

Pesquisas com pacientes deprimidos têm indicado que a aliança terapêutica é um fator-chave, independentemente do tipo de tratamento. Mesmo que o paciente esteja sendo tratado com medicamento antidepressivo, o construto psicodinâmico da aliança terapêutica é tão importante quanto quando um paciente está recebendo apenas psicoterapia. Uma equipe de pesquisadores (Krupnick et al., 1996) examinou uma amostra de 225 pacientes deprimidos no Programa de Pesquisa Colaborativa para o Tratamento da Depressão do Instituto Nacional de Saúde Mental (National Institute of Mental Health Treatment of Depression Collaborative Research Program). Os avaliadores clínicos pontuaram transcrições gravadas em vídeo de sessões de tratamento em todos os quatro grupos: 16 semanas de terapia cognitiva, 16 semanas de terapia interpessoal, 16 semanas de imipramina associada a manejo clínico e 16 semanas de placebo associado a manejo clínico. Quando os resultados desses pacientes foram avaliados, descobriu-se que a aliança terapêutica teve um efeito significativo sobre os resultados clínicos para todos os quatro grupos. De fato, a contribuição do paciente para a aliança terapêutica respondeu por 21% da variação de resultado com base em medidas padronizadas de resultado, com a variação do resultado sendo atribuída mais à aliança total do que ao próprio método de tratamento! Entre os quatro grupos, nenhum mostrou diferenças significativas em termos de relação entre a aliança terapêutica e o resultado clínico. Esse foi o primeiro estudo empírico a mostrar que a aliança terapêutica tinha o mesmo efeito sobre o resultado, independentemente de o tratamento ser uma psicoterapia ou uma farmacoterapia.

Estudos acerca das taxas de abandono tanto em contextos de tratamento psicoterapêutico como psicofarmacológico enfatizam que as expectativas dos pacientes podem influenciar na desistência (Freedman et al., 1958; Overall e Aronson, 1963). Pacientes diferentes chegam ao psiquiatra com expectativas distintas sobre os tipos de tratamento disponíveis. A uma certa altura da primeira entrevista, os psiquiatras devem explorar as expectativas de seus pacientes, de modo que o tratamento prescrito seja, de alguma forma, consistente com elas. Se o tratamento de escolha é contrário às noções preconcebidas de um paciente, um esforço educativo pode ser necessário para persuadir o paciente de sua utilidade.

As pesquisas sobre o efeito placebo fornecem perspectivas intrigantes com respeito ao papel da expectativa do paciente. Em um estudo (Wager et al., 2004), um creme sem efeito, que se dizia ser utilizado como analgésico, foi dado aos indivíduos. Então, foi fornecido um estímulo doloroso de calor ou choque em seus pulsos. Aqueles que apresentaram um aumento de atividade no córtex pré-frontal antes do estímulo também manifestaram maior redução de atividade em regiões do cérebro sensíveis à dor, relatando uma redução subjetiva da dor. Os investigadores concluíram que os resultados sugeriam que o alívio antecipado da dor está intimamente ligado à redução da dor real. O controle cognitivo relacionado à atividade pré-frontal pode ajudar os pacientes a adotarem um estado mental associado ao alívio da dor. De forma semelhante, a orientação cuidadosa dos pacientes acerca do agente a ser prescrito e a atenção à relação médico-paciente podem fornecer um contexto de expectativa positiva, que pode facilitar uma redução nos componentes cognitivos da depressão.

Em contrapartida ao efeito placebo, que é causado pelas expectativas positivas do paciente, está o efeito nocebo, que é causado pelas expectativas negativas. Pesquisas bem-elaboradas têm demonstrado que informações verbais negativas do médico podem converter um estímulo não doloroso a um nível de experiência dolorosa que é notavelmente similar aos estímulos dolorosos (Colloca e Finniss, 2012). Os estudos envolvendo efeitos nocebo destacam o significado do quanto os efeitos negativos potenciais ou os efeitos colaterais são transmitidos ao paciente dentro da relação médico-paciente. A forma com que os efeitos negativos potenciais são apresentados ao paciente pode contribuir para os resultados clínicos finais. Embora se tenha uma obrigação ética relacionada ao consentimento informado de informar possíveis efeitos adversos do medicamento, o psiquiatra deve incorporar uma perspectiva global positiva para os resultados e proporcionar porcentagens de uma forma que minimize a atenção a aspectos negativos do medicamento (Colloca e Finniss, 2012).

No Capítulo 4, o conceito de colaboração foi enfatizado na discussão da aliança terapêutica na psicoterapia. Um conceito análogo de "prescrição participativa" (Gutheil, 1982) é relevante para a farmacoterapia. A tendência inconsciente de alguns psiquiatras em mudar para um modo mais autoritário quando prescrevem medicamentos está sujeita a causar o efeito oposto ao pretendido, na forma de não adesão. A variável da orientação do paciente influencia positivamente o desenvolvimento de uma aliança terapêutica na farmacoterapia.

Tipos especiais de problemas de adesão são frequentemente encontrados quando o medicamento é adicionado a um processo de psicoterapia em andamento, como no seguinte exemplo:

> A senhora D., uma profissional casada de 39 anos, buscou tratamento psiquiátrico devido a sentimentos depressivos, baixa energia, falta de satisfação em seu trabalho, dificuldade em dormir e diminuição do desejo sexual. Ela parecia extrema-

mente grata pela oportunidade de ter alguém que a escutasse. Depois de algumas semanas e de várias sessões de psicoterapia, ela começou a sentir muita confiança em seu terapeuta. Ela abriu seu coração de uma maneira pungente e comovente durante as sessões. Com muitas lágrimas, ela contou sobre as extraordinárias dificuldades em sua vida e sobre os problemas que tinha em casa e no trabalho.

Cerca de seis semanas depois dessas sessões, seu terapeuta disse a ela que seus sintomas tinham uma gravidade suficiente para que ele receitasse um antidepressivo para ela. O terapeuta escreveu a prescrição, explicou os efeitos colaterais que ela poderia sofrer e se despediu dela com instruções de que começasse a usar o medicamento imediatamente.

Na semana seguinte, a senhora D. chegou para sua consulta e começou a falar mais uma vez sobre seus problemas, mas não fez qualquer menção ao medicamento. Quando seu terapeuta perguntou a ela como estava o uso do fármaco que ele havia prescrito, a paciente disse que ela não tinha tido tempo de ir à farmácia para atender à prescrição, mas que ela faria isso nos próximos dias. O terapeuta, mais uma vez, enfatizou a importância de começar o uso do medicamento o mais rápido possível. A senhora D. minimizou sua falha em atender à prescrição e reafirmou ao terapeuta que ela faria isso antes da próxima consulta.

Uma semana se passou, e a senhora D. retornou para sua sessão terapêutica. Mais uma vez, ela expôs que não havia ido à farmácia. Sabendo que essa falha na adesão estava refletindo alguma dinâmica que não era imediatamente aparente, seu terapeuta explorou com ela as suas razões para não querer tomar o medicamento. Com certa relutância, a senhora D. admitiu que estava com muito medo de que estivesse recebendo o medicamento porque seu terapeuta não queria ouvir todas as queixas que trazia a cada sessão. A senhora D. sentiu a prescrição como se ela estivesse recebendo um "cale a boca". O terapeuta perguntou se ela tinha tido quaisquer experiências similares em sua vida. A paciente disse que seu pai não era uma pessoa que verbalizava as coisas e que ele a havia castigado durante toda sua infância e adolescência por se queixar o tempo todo. A senhora D. também observou que seu marido agia da mesma maneira e que ele havia insistido para que ela fosse a um psiquiatra, assim ele não precisaria escutar suas queixas. A paciente temia que o terapeuta não quisesse mais vê-la para sessões de psicoterapia, caso ela respondesse bem ao medicamento.

O terapeuta disse a ela que o medicamento e a psicoterapia não se excluíam mutuamente e que ele continuaria a trabalhar de forma psicoterapêutica com ela enquanto estivesse tomando o medicamento. A senhora D. mostrou-se aliviada por ter essa garantia e aderiu à prescrição de forma regular depois daquela sessão.

Hoje, a questão não é mais se a combinação de psicoterapia e medicamento é benéfica, mas sim como a combinação é benéfica (Gabbard e Bartlett, 1998; Gabbard e Kay, 2001). Há variações ilimitadas de como os dois métodos terapêuticos podem interagir em qualquer tratamento particular. Do mesmo modo, há diversas maneiras pelas quais os pacientes respondem quando o medicamento é adicionado à sua psicoterapia. Alguns pacientes sentem que o tratamento está se voltando para o medicamento e que o terapeuta está desistindo deles (Roose e Stern, 1995). Outros percebem que o medicamento os ajuda a extrair mais da terapia.

Os clínicos que combinam as duas abordagens devem estar cientes da "relação bimodal" inerente ao duplo papel (Docherty et al., 1977). O paciente deve ser visto simultaneamente como uma pessoa com perturbações e como um sistema nervoso central doente. A primeira visão requer uma abordagem empática e subjetiva, enquanto a segunda demanda uma abordagem objetiva e com um modelo médico. O clínico deve ser capaz de alternar entre esses dois modelos de forma refinada, enquanto permanece atento ao impacto dessa alternância sobre o paciente.

Os psiquiatras que combinam psicoterapia e medicamento podem também ficar perplexos em relação à maneira mais cuidadosa de levantar questões sobre medicamentos durante uma sessão de psicoterapia (Gabbard e Kay, 2001). Infelizmente, a estratégia técnica não pode ser reduzida a orientações "tipo cartilha". Com alguns pacientes, a discussão acerca do medicamento servirá como uma resistência ao trabalho sobre questões psicoterapêuticas. Com outros, serão enfatizados temas psicodinâmicos elaborados para capturar o interesse do terapeuta, enquanto eles evitam completamente questões envolvendo medicamentos, como efeitos colaterais de ordem sexual, que podem ser embaraçosos de se discutir. Com certos pacientes, em alguns momentos do processo de terapia, pode ser ótimo trazer à tona as questões sobre medicamentos no início da consulta. Com outros, reservar cinco minutos ao final da sessão para discutir o uso de medicamentos pode servir melhor à terapia. Com outros ainda, as questões de medicamento podem ser entrelaçadas dentro do próprio enredo dos temas da psicoterapia e serão discutidos intermitentemente durante toda a sessão.

A compatibilidade fundamental entre a biologia e a psicodinâmica foi enfatizada no Capítulo 1. Um exemplo desse casamento é a prática crescente da combinação da farmacoterapia com a psicoterapia. Visto que ainda estão sendo construídas relações conceituais entre as duas abordagens, muito da prática permanece empírica a esta altura. Como em toda psiquiatria, o princípio condutor deve ser ajudar o paciente em vez de permanecer fiel a uma corrente teórica.

Referências

Appelbaum PS, Gutheil TG: Drug refusal: a study of psychiatric inpatients. Am J Psychiatry 137:340–346, 1980

Bateman A, Fonagy P: Treatment of borderline personality disorder with psychoanalytically oriented partial hospitalization: an 18-month follow-up. Am J Psychiatry 158:36–42, 2001

Bateson G, Jackson DD, Haley J, et al: Toward a theory of schizophrenia. Behav Sci 1: 251–264, 1956

Berkowitz DA: An overview of the psychodynamics of couples: bridging concepts, in Marriage and Divorce: A Contemporary Perspective. Edited by Nadelson CC, Polonsky DC. New York, Guilford, 1984, pp 117–126

Bion WR: Experiences in Groups and Other Papers. New York, Basic Books, 1961

Book HE: Some psychodynamics of non-compliance. Can J Psychiatry 32:115–117, 1987
Bowen M: Family Therapy in Clinical Practice. New York, Jason Aronson, 1978
Busch FN, Sandberg LS: Psychotherapy and Medication: The Challenge of Integration. New York, Analytic Press, 2007
Chapman CL, Bulingame GM, Gleave R, et al: Clinical prediction in group psychotherapy. Psychother Res 22: 673–681, 2012
Ciechanowski PS, Katon W, Russo J, et al: The patient–provider relationship: attachment theory and adherence to treatment in diabetes. Am J Psychiatry 158:29–35, 2001
Colloca L, Finniss D: Nocebo effects, patient-clinician communication, and therapeutic outcomes. JAMA 307:567–568, 2012
Dicks HV: Object relations theory and marital studies. Br J Med Psychol 36:125–129, 1963
Docherty JP, Fiester SJ: The therapeutic alliance and compliance with psychopharmacology, in Psychiatry Update: American Psychiatric Association Annual Review, Vol 4. Edited by Hales RE, Frances AJ. Washington, DC, American Psychiatric Press, 1985, pp 607–632
Docherty JP, Marder SR, Van Kammen DP, et al: Psychotherapy and pharmacotherapy: conceptual issues. Am J Psychiatry 134:529–533, 1977
Dunbar-Jacob J: Contributions to patient adherence: is it time to share the blame? Health Psychol 12:91–92, 1993
Elkin I, Pilkonis PA, Docherty JP, et al: Conceptual and methodological issues in comparative studies of psychotherapy and pharmacotherapy, I: active ingredients and mechanisms of change. Am J Psychiatry 145:909–917, 1988
Ezriel H: A psychoanalytic approach to group treatment. Br J Med Psychol 23:59–74, 1950
Freedman N, Engelhardt DM, Hankoff LD, et al: Drop-out from outpatient psychiatric treatment. Arch Neurol Psychiatry 80:657–666, 1958
Gabbard GO: A contemporary perspective on psychoanalytically informed hospital treatment. Hosp Community Psychiatry 39:1291–1295, 1988
Gabbard GO: Combined pharmacotherapy and psychotherapy, in Comprehensive Textbook of Psychiatry VII, Vol 2. Edited by Kaplan HI, Sadock BJ. Baltimore, MD, Williams & Wilkins, 1999, pp 2225–2234
Gabbard GO, Bartlett AB: Selective serotonin reuptake inhibitors in the context of an ongoing analysis. Psychoanalytic Inquiry 18:657–672, 1998
Gabbard GO, Kay J: The fate of integrated treatment: whatever happened to the biopsychosocial psychiatrist? Am J Psychiatry 158:1956–1963, 2001
Ganzarain RC: Psychotic-like anxieties and primitive defenses in group analytic psychotherapy. Issues in Ego Psychology 3:42–48, 1980
Ganzarain RC: Working through in analytic group psychotherapy. Int J Group Psychother 33:281–296, 1983
Gibbard GR, Hartman JJ: The significance of utopian fantasies in small groups. Int J Group Psychother 23:125–147, 1973
Gillaspy JA Jr, Wright AR, Campbell C, et al: Group alliance and cohesion as predictors of drug and alcohol abuse treatment outcomes. Psychotherapy Research 12: 213–229, 2002
Glick ID, Berman EM, Clarkin JF, et al: Marital and Family Therapy, 4th Edition. Washington, DC, American Psychiatric Press, 2000

Goldberg JF, Ernst CL: Managing the Side Effects of Psychotropic Medication. Washington, DC, American Psychiatric Publishing, 2012

Groves J: Taking care of the hateful patient. N Engl J Med 298:883–887, 1978

Gutheil TG: Psychodynamics in drug prescribing. Drug Ther 2:35–40, 1977

Gutheil TG: The psychology of psychopharmacology. Bull Menninger Clin 46:321–330, 1982

Holmes SE, Kivlighan Jr DM: Comparison of therapeutic factors in group and individual treatment processes. J Couns Psychol 47:478–484, 2000

Horwitz L: A group-centered approach to group psychotherapy. Int J Group Psychother 27:423–439, 1977

Horwitz L: Projective identification in dyads and groups. Int J Group Psychother 33: 259–279, 1983

Howard K, Rickels K, Mock JE, et al: Therapeutic style and attrition rate from psychiatric drug treatment. J Nerv Ment Dis 150:102–110, 1970

Jones SA, Gabbard GO: Marital therapy of physician couples, in Medical Marriages. Edited by Gabbard GO, Menninger RW. Washington, DC, American Psychiatric Press, 1988, pp 137–151

Kohut H: How Does Analysis Cure? Edited by Goldberg A. Chicago, IL, University of Chicago Press, 1984

Krupnick JL, Sotsky SM, Simmens S, et al: The role of therapeutic alliance in psychotherapy and pharmacotherapy outcome: findings in the National Institute of Mental Health Treatment of Depression Collaborative Research Program. J Consult Clin Psychol 64:532–539, 1996

Lambert MJ, Bergin AE: The effectiveness of psychotherapy, in Handbook of Psychotherapy and Behavior Change, 4th Edition. Edited by Bergin AE, Garfield SL. New York, Wiley, 1994, pp 143–189

Lo Coco G, Gullo S, Kivlighan DM: Examining patients' and other group members' agreement about their alliance to the group as a whole and changes in patient symptoms using response surface analysis. J Couns Psychol 59:197–207, 2012

MacKenzie KR: The time-limited psychotherapies: an overview, in American Psychiatric Press Review of Psychiatry, Vol 15. Edited by Dickstein LJ, Riba MB, Oldham JM. Washington, DC, American Psychiatric Press, 1996, pp 11–21

MacKenzie KR: Time-Managed Group Psychotherapy: Effective Clinical Applications. Washington, DC, American Psychiatric Press, 1997

Minuchin S: Families and Family Therapy. Cambridge, MA, Harvard University Press, 1974

Myers ED, Branthwaite A: Outpatient compliance with antidepressant medication. Br J Psychiatry 160:83–86, 1992

Ogden TH: Projective Identification and Psychotherapeutic Technique. New York, Jason Aronson, 1982

Overall B, Aronson H: Expectations of psychotherapy in patients of lower socioeconomic class. Am J Orthopsychiatry 33:421–430, 1963

Pampallona S, Bollini P, Tibaldi G, et al: Combined pharmacotherapy and psychological treatment for depression: a systematic review. Arch Gen Psychiatry 61:714–719, 2004

Piper WE, McCallum M, Azim HFA: Adaptation to Loss Through Short-Term Group Psychotherapy. New York, Guilford, 1992

Polonsky DC, Nadelson CC: Psychodynamic couples therapy, in Textbook of Family and Couples Therapy: Clinical Applications. Edited by Sholevar GP, Schwoeri LD. Washington, DC, American Psychiatric Publishing, 2003, pp 439–459

Porter K: Combined individual and group psychotherapy, in Comprehensive Group Psychotherapy, 3rd Edition. Edited by Kaplan HI, Sadock BJ. Baltimore, MD, Williams & Wilkins, 1993, pp 314–324

Ratanawongsa N, Karter AJ, Parker MM, et al: Communication and medication refill adherence: the diabetes study of Northern California. JAMA Intern Med 173:210–218, 2013

Redl F: Psychoanalysis and group therapy: a developmental point of view. Am J Orthopsychiatry 33:135–147, 1963

Ringstrom PA: An intersubjective approach to conjoint therapy, in Progress in Self Psychology, Vol 10. Edited by Goldberg A. Hillsdale, NJ, Analytic Press, 1994, pp 159–182

Ringstrom PA: Competing selfobject functions: the bane of the conjoint therapist. Bull Menninger Clin 62:314–325, 1998

Ringstrom P: A Relational Psychoanalytic Approach to Couples Therapy. New York, Routledge, 2014

Rioch MJ: The work of Wilfred Bion on groups. Psychiatry 33:56–66, 1970

Roose SP, Stern RH: Medication use in training cases: a survey. J Am Psychoanal Assoc 43:163–170, 1995

Rutan JS, Stone WN: Psychodynamic Group Psychotherapy: Third Edition. New York, Guilford, 2001

Sadock BJ: Preparation, selection of patients, and organization of the group, in Comprehensive Group Psychotherapy, 2nd Edition. Edited by Kaplan HI, Sadock BJ. Baltimore, MD, Williams and Wilkins, 1983, pp 23–32

Scharff DE, Scharff JS: Object Relations Family Therapy. Northvale, NJ, Jason Aronson, 1987

Scharff DE, Scharff JS: Object Relations Couple Therapy. Northvale, NJ, Jason Aronson, 1991

Scheidlinger S: On the concept of the "mother-group." Int J Group Psychother 24:417–428, 1974

Schwartz AE: Ozzie and Harriet are dead: new family narratives in a postmodern world, in Uncoupling Convention: Psychoanalytic Approaches to Same-Sex Couples and Families. Edited by D'Ercole A, Drescher J. Hillsdale, NJ, Analytic Press, 2004, pp 13–29

Selvini Palazzoli M, Boscolo L, Cecchin G, et al: Paradox and Counterparadox: A New Model in the Therapy of the Family in Schizophrenic Transaction. New York, Jason Aronson, 1978

Shaddock D: From Impasse to Intimacy: How Understanding Unconscious Needs Can Transform Relationships. Northvale, NJ, Jason Aronson, 1998

Shapiro ER, Zinner J, Shapiro RL, et al: The influence of family experience on borderline personality development. International Review of Psychoanalysis 2:399–411, 1975

Sholevar GP, Schwoeri LD: Psychodynamic family therapy, in Textbook of Family and Couples Therapy: Clinical Applications. Edited by Sholevar GP, Schwoeri LD. Washington, DC, American Psychiatric Publishing, 2003, pp 77–102

Slipp S: Object Relations: A Dynamic Bridge Between Individual and Family Treatment. New York, Jason Aronson, 1984

Slipp S: The Technique and Practice of Object Relations Family Therapy. Northvale, NJ, Jason Aronson, 1988

Sperry L, Brill PL, Howard KI, et al: Treatment Outcomes in Psychotherapy and Psychiatric Interventions. New York, Brunner/Mazel, 1996

Stewart RH, Peters TC, Marsh S, et al: An object-relations approach to psychotherapy with marital couples, families, and children. Fam Process 14:161–178, 1975

Thompson EM, Brodie HKH: The psychodynamics of drug therapy. Curr Ther 20:239–251, 1981

Van Putten T, Crumpton E, Yale C: Drug refusal in schizophrenia and the wish to be crazy. Arch Gen Psychiatry 33:1443–1446, 1976

Wager TD, Rilling JK, Smith EE, et al: Placebo-induced changes in fMRI in the anticipation and experience of pain. Science 303:1162–1167, 2004

Weiden P, Rapkin B, Zymunt A, et al: Postdischarge medication compliance of inpatients converted from an oral to a depot neuroleptic regimen. Psychiatr Serv 46: 1049–1054, 1995

Whitaker DS, Lieberman MA: Psychotherapy Through the Group Process. New York, Atherton Press, 1964

Wilberg T, Karterud S, Pedersen G, et al: Outpatient group psychotherapy following day treatment for patients with personality disorders. J Pers Disord 17:510–521, 2003

Wright EC: Non-compliance—or how many aunts has Matilda? Lancet 342:909–913, 1993

Yalom ID: The Theory and Practice of Group Psychotherapy, 3rd Edition. New York, Basic Books, 1985

Zeitner R: Self Within Marriage: The Foundation Basis for Lasting Relationships. New York, Routledge, 2012

Zinner J: The implications of projective identification for marital interaction, in Contemporary Marriage: Structure, Dynamics, and Therapy. Edited by Grunebaum H, Christ J. Boston, MA, Little, Brown, 1976, pp 293–308

Zinner J, Shapiro R: Projective identification as a mode of perception and behavior in families of adolescents. Int J Psychoanal 53:523–530, 1972

Zinner J, Shapiro R: The family as a single psychic entity: implications for acting out in adolescence. International Review of Psychoanalysis 1:179–186, 1974

Capítulo 6

Tratamentos em Psiquiatria Dinâmica

Contextos com múltiplos profissionais envolvidos no tratamento

Considerando que os princípios psicodinâmicos evoluíram muito a partir da prática da psicanálise, eles são, às vezes, entendidos de forma restrita, como se fossem relevantes apenas para o tratamento de pacientes ambulatoriais. Um residente de psiquiatria pediu ajuda a seu supervisor para compreender um paciente hospitalizado e obteve como resposta: "A dinâmica se aplica apenas aos pacientes ambulatoriais, e não aos internados". Nada poderia estar mais distante da verdade, é claro. No entanto, o comentário do supervisor reflete uma tendência infeliz na psiquiatria hospitalar moderna de usar a unidade psiquiátrica como um mero aparato de contenção, em que os pacientes esperam seus medicamentos fazerem efeito. O tratamento de muitos pacientes melhora muito ao se abordar a intervenção hospitalar com uma perspectiva dinâmica.

Os hospitais psiquiátricos testemunharam um declínio acentuado no período de permanência, o qual está relacionado a uma revisão agressiva da utilização feita por seguradoras e planos de saúde (Gabbard, 1992a, 1994). Como resultado, muitas das valiosas informações obtidas a partir do tratamento hospitalar prolongado de pacientes gravemente perturbados foram adaptadas para serem usadas em outros contextos, como a hospitalização parcial ou o hospital-dia. Mesmo nos contextos hospitalares, contudo, as estratégias psicodinamicamente informadas continuaram a ser de considerável utilidade, já que elas foram modificadas para um foco mais restrito no ambiente de cuidados agudos (Gabbard, 1997). Seja o tratamento realizado durante uma breve estadia em um hospital ou uma intervenção mais prolongada em um serviço hospitalar parcial, há certas vantagens e desafios associados ao contexto com múltiplos profissionais envolvidos no tratamento. Neste capítulo, examino como o pensamento psicodinâmico pode ser aplicado de forma útil em tais contextos. Os modelos discutidos devem ser considerados como igualmente aplicáveis aos tratamentos hospitalares, aos hospitais-dia e aos contextos ambulatoriais de tratamento intensivo que envolvam múltiplos profissionais no tratamento.

Uma revisão histórica

O profissional pode tirar proveito de uma longa tradição de aplicação dos princípios psicanalíticos ao tratamento hospitalar. A história de noção de hospital psicanalítico começou com o trabalho de Simmel (1929) na Schloss Tegel, em Berlim, onde ele observou que certos pacientes não poderiam ser analisados fora de um hospital por causa de vários comportamentos sintomáticos, como alcoolismo ou fobias. Ele tinha a ideia de que um hospital poderia prolongar o tempo do paciente no divã ao treinar membros da equipe para que realizassem um tratamento quase analítico no próprio local conforme as questões de transferência e resistência surgissem.

Em seu criativo e brilhante *Guide to the Order Sheet*, Will Menninger (1939/1982) retirou a ênfase do modelo da psicanálise individual e tentou aplicar os princípios da psicanálise diretamente no ambiente hospitalar, por meio da manipulação desse. Trabalhando a partir da suposição de que todos os sintomas e comportamentos perturbados derivam de transtornos na fusão e expressão apropriadas dos dois grandes impulsos instintivos – libido e agressividade –, ele desenvolveu um sistema de tratamento ambiental amplamente fundamentado na sublimação, sem necessidade de *insight*. Em vez de frustrar e interpretar conflitos e desejos inconscientes, essa abordagem enfocava a recanalização das energias para caminhos menos prejudiciais. Por exemplo, Menninger encorajava a expressão direta de hostilidades em relação a objetos substitutos; as prescrições para um paciente poderiam variar desde a demolição de um prédio até socar um saco de boxe. Infelizmente, esse segundo modelo não poderia levar em conta pacientes com fragilidade de ego envolvendo problemas de controle dos impulsos e que precisassem de um tratamento projetado para ajudá-los a ganhar mais controle sobre a expressão dos impulsos, em vez de redirecioná-los. Além do mais, essa conceituação era limitada por confinar a si mesma à teoria dual dos instintos, em voga na época, que tendia a negligenciar o contexto das relações objetais, no qual os impulsos perturbados ocorrem, e não permitiam o exame sistemático da transferência e da contratransferência no ambiente.

O terceiro modelo se originou a partir da consciência de que os pacientes estavam recriando, com vários membros da equipe do hospital, os conflitos que tinham com seus próprios familiares (Hilles, 1968). A interpretação de padrões desadaptativos de comportamento em termos de suas raízes no passado era comum nesse modelo, que se baseava cada vez menos no fornecimento de válvulas de escape substitutas para as necessidades inconscientes. O ambiente não era visto como uma comunidade terapêutica em que experiências reais e construtivas com os pares são enfatizadas, mas sim como uma tela sobre a qual padrões arcaicos são projetados e, então, examinados.

Vários autores (Gabbard, 1986, 1988, 1989c, 1992a; Harty, 1979; Stamm, 1985b; Wesselius, 1968; Zee, 1977) definiram com precisão a compreensão da contratransferência como uma parte integral desse modelo. As influências da contratransferência ocorrem regularmente, e não de modo ocasional, e o exame sistemático da contratransferência deve ser parte da rotina de trabalho da equipe de tratamento. Um tema recorrente ao longo das várias formulações do tratamento hospitalar psicanaliticamente orientado é o que os pacientes recriam no ambiente suas próprias relações objetais internas. Esse ponto de vista está refletido na tentativa integradora de Kernberg (1973) em sintetizar a teoria das relações objetais psicanalíticas, a teoria dos sistemas e o uso de processos de grupo em uma abordagem geral ao tratamento hospitalar. Um princípio básico de sua abordagem é que existe em todos nós um potencial tanto para relações objetais de nível mais elevado quanto para níveis mais primitivos, que podem levar à regressão em situações de grupo. Ele teorizou que, enquanto um nível mais elevado de relação objetal é ativado em relações terapêuticas individuais, a versão mais primitiva tem uma probabilidade muito maior de ser ativada em modalidades de tratamento de grupo. Uma combinação de tratamento individual e de grupo na hospitalização proporciona uma intervenção em ambos os níveis.

Princípios dinâmicos no tratamento hospitalar contemporâneo

Uma abordagem dinâmica proporciona uma compreensão diagnóstica que dedica especial atenção às fragilidades e às forças de ego dos pacientes, às suas relações objetais intrapsíquicas conforme manifestadas em relações familiares ou sociais, à sua capacidade de trabalho psicológico e às origens infantis de seus problemas atuais. Uma avaliação psicodinâmica pode levar um clínico a concluir que as intervenções interpretativas e a revelação de material inconsciente não são recomendadas. Com pacientes que têm fragilidades de ego significativas e/ou prejuízo cognitivo de base orgânica, as abordagens de apoio do ego e aquelas voltadas para a construção da autoestima podem ser recomendadas.

As teorias psicanalíticas de desenvolvimento são úteis na elaboração dos planos de tratamento de pacientes internados. Uma equipe hospitalar psicanaliticamente orientada percebe que a maioria de seus pacientes apresenta fixações no desenvolvimento. O conhecimento da teoria psicanalítica permite que a equipe responda em um nível de desenvolvimento apropriado, aceitando a noção de que o paciente é uma criança no corpo de um adulto. Essa perspectiva ajuda a equipe a evitar os perigos da despersonificação (Rinsley, 1982), em que se espera que o paciente se comporte como um adulto maduro e educado, apesar de sua grave psicopatologia. Essa despersonificação tem ocorrido muitas vezes na história de vida de pacientes gravemente perturbados durante interações com seus familiares.

A teoria psicanalítica fornece modelos de intervenção voltados às necessidades de desenvolvimento apropriadas à fase em que o paciente se encontra, como o espelhamento empático (Kohut, 1971) e o provimento de um ambiente de contenção (Stamm, 1985a; Winnicott, 1965). Dentro desse contexto, os limites associados à estrutura do hospital são vistos não como punições por comportamento imaturo e irritante, mas como substitutos externos para estruturas intrapsíquicas ausentes. De modo semelhante, os membros da equipe devem realizar funções de um ego auxiliar, como teste de realidade, controle dos impulsos, antecipação das consequências (julgamento) e realce da diferenciação entre *self* e objeto. A partir da perspectiva da teoria do apego, a equipe do ambiente proporciona uma base segura para os pacientes. Os afetos intensos dos pacientes são contidos até que possam ser modulados por eles próprios. Os membros da equipe promovem o apego ao escutar as narrativas pessoais dos pacientes e tentar compreender suas perspectivas (Adshead, 1998).

Os pacientes que entram em uma unidade de internação ou ambulatorial tendem a repetir suas situações familiares no ambiente. Para ser mais preciso, eles exteriorizam suas relações objetais internas. A recapitulação das relações objetais internas do paciente no campo interpessoal do ambiente pode ser melhor entendida por meio de um exame dos mecanismos de defesa de cisão e de identificação projetiva. Embora esses mecanismos sejam até certo ponto operativos em pacientes neuróticos, eles prevalecem mais em indivíduos com níveis *borderline* e psicótico de organização de ego, características de pacientes mais comumente encontrados em contextos de internação. Ademais, esses mecanismos são indubitavelmente ativados, em parte, pela dinâmica de grupo inerente à equipe que trabalha com pacientes internados ou em hospital-dia. A cisão e a identificação projetiva trabalham em conjunto para rejeitar ou exteriorizar representações de objeto ou do *self*, frequentemente associadas a estados afetivos específicos. Essa rejeição projetiva também é um meio de coagir as pessoas no ambiente para participar de uma versão exteriorizada de uma relação objetal interna.

A identificação projetiva opera de modo inconsciente, automático e com uma força que compele. Os clínicos se sentem "intimidados" ou coagidos a se ajustarem ao papel que foi projetivamente atribuído a eles. Um axioma básico do tratamento psicodinamicamente orientado reconhece que os membros da equipe são mais parecidos com os pacientes do que diferentes deles. Os sentimentos, as fantasias, as identificações e as introjeções internas dos pacientes têm seus correspondentes nos profissionais envolvidos no tratamento. Visto que esses correspondentes podem estar mais fortemente reprimidos na equipe, ao serem ativados por um paciente eles são vivenciados como forças estranhas que tomam conta do profissional envolvido no tratamento. Symington (1990) caracterizou esse processo de identificação projetiva como um paradigma agressor/vítima, no qual um indivíduo é privado da liberdade de pensar por si próprio. De fato, os clínicos que são alvos do material projetivo muitas vezes sentem que estão em uma espécie de submissão ao paciente, de modo que não conseguem pensar, sentir ou funcionar em seu papel terapêutico.

Definir a identificação projetiva dessa maneira sugere que grande parte da intensa contratransferência vivenciada pelos membros da equipe pode ser compreendida como oriunda de identificações inconscientes, com aspectos projetados do mundo interno do paciente. Contudo, seria ingênuo e excessivamente simplista supor que todas as reações emocionais que surgem nos profissionais envolvidos no tratamento possam ser atribuídas ao comportamento do paciente. Os clínicos também manifestam reações emocionais em conformidade com a forma clássica, ou restrita, de contratransferência, na qual os profissionais envolvidos no tratamento reagem aos pacientes como se estes fossem pessoas de seu passado. Uma das vantagens de se trabalhar no contexto de uma equipe de tratamento é que os membros podem ajudar uns aos outros a distinguir padrões contratransferenciais característicos de questões psicológicas próprias de cada um daqueles que são identificações coagidas por aspectos do mundo interno projetado do paciente. Seria ideal se cada membro da equipe pudesse fazer essas distinções individualmente, mas essas expectativas não são realistas em contextos com múltiplos profissionais envolvidos no tratamento.

Descrever os mecanismos de cisão e identificação projetiva fornecem apenas uma explicação parcial da tendência que os pacientes têm de exteriorizar suas relações objetais internas nas relações do ambiente. Apontar que essa repetição ocorre de modo inconsciente, automático e com uma força coercitiva não explica adequadamente as forças motivacionais inconscientes por trás da repetição. Pelo menos quatro forças diferentes podem ser identificadas, as quais contribuem para a repetição das relações objetais internas (Gabbard, 1992b; Pine, 1990).

Domínio ativo de trauma vivenciado passivamente

Na recriação de padrões internalizados de relacionamento no contexto de internação hospitalar ou de hospital-dia, os pacientes podem estar tentando dominar de forma ativa o trauma vivenciado passivamente. Ao reativar relações problemáticas, os pacientes podem obter um sentimento de domínio e controle sobre os relacionamentos traumáticos do passado, pois, dessa vez, eles estão no comando.

Manutenção de apegos

As unidades de relações objetais também são reestabelecidas com os profissionais envolvidos no tratamento, pois a nova relação serve como uma forma de manter apegos em relação às pessoas-chave da infância, mais marcadamente com os pais. Mesmo se as relações da infância com os pais forem abusivas e conflituosas, a criança as considerará, não obstante, como uma fonte de prazer (Pine, 1990). Um relacionamento sadomasoquista é melhor do que a inexistência de relações (Gabbard,

1989b). Além disso, até mesmo relações "ruins" ou atormentadas podem ser tranquilizadoras, no sentido de que são previsíveis e confiáveis, além de proporcionarem ao paciente um senso de continuidade e significado (Gabbard, 1998). A alternativa é um profundo senso de abandono e a ansiedade de separação associada.

Um pedido de ajuda

Considerar a identificação projetiva apenas como um mecanismo de defesa é incorrer em reducionismo (ver Cap. 2). Como a pessoa-alvo do material projetado o experiencia de modo intenso, a identificação projetiva também é uma forma de comunicação (Casement, 1990; Gabbard, 1989a; Ogden, 1982). As ansiedades primitivas operam de uma forma que fazem os pacientes sentir uma pressão extraordinária para se livrarem de afetos não manejáveis, incluindo as representações do *self* e de objeto associadas a esses afetos. Algum alívio é fornecido quando um profissional envolvido no tratamento é forçado a vivenciar um material projetado que é opressivo para um paciente. O paciente pode estar comunicando inconscientemente ao clínico: "Não posso articular minha experiência interna, mas ao criar sentimentos semelhantes em você, talvez você possa empatizar com minhas lutas internas e me ajudar de alguma forma". Logo, embora a identificação projetiva possa ser projetada para livrar um indivíduo de sentimentos opressivos e exteriorizá--los em um contexto interpessoal, ela também é um meio de buscar ajuda para esses sentimentos por meio de uma forma rudimentar de empatia (Casement, 1990).

Um desejo de transformação

Relações objetais internas abusivas também podem ser exteriorizadas na esperança de que elas possam ser transformadas. Sandler e Sandler (1978) observaram que os pacientes internalizam uma interação desejada, uma fantasia deles mesmos se relacionando ao pai ou à mãe, que responde a eles de uma forma que satisfaz seus desejos. Nesse sentido, pode-se inferir que as relações antigas são repetidas com a esperança inconsciente de que, desta vez, elas são diferentes (i.e., tanto o objeto quanto o *self* serão transformados na relação fantasiada pela qual o paciente anseia).

Um hospital-dia ou uma unidade de internação pode proporcionar uma forma nova e diferente de relação interpessoal que facilita a internalização de relações objetais menos patológicas. As respostas iniciais a um paciente podem ser semelhantes àquelas de outros do seu ambiente, mas conforme os membros da equipe se familiarizam com o mundo objetal interno do paciente, eles se esforçam para conter as projeções, em vez de se identificar com elas. Assim, um círculo vicioso é quebrado. O paciente é confrontado por um grupo de pessoas que respondem diferentemente de todo mundo. Essas pessoas tentam compreender o processo interpessoal, em vez de "entrarem na dança" automaticamente.

Weiss e colaboradores (1986), que estudaram transcrições de análises gravadas em áudio, concluíram que um fator curativo da análise é o fato de o analista não responder de acordo com as expectativas do indivíduo sendo analisado. Segundo esses investigadores, um paciente desenvolve crenças patológicas com base em interações precoces com figuras parentais e, então, busca inconscientemente invalidar essas crenças na análise, de modo que o desenvolvimento possa avançar. As pesquisas deles são bastante aplicáveis aos contextos com múltiplos profissionais envolvidos no tratamento, em que os pacientes testam continuamente, mas de modo inconsciente, os membros da equipe para ver se eles são diferentes das figuras do ambiente onde estavam antes de serem hospitalizados. Contudo, essa situação exige uma advertência. Os membros da equipe que simplesmente "agem de modo gentil" com o paciente podem impedi-lo de voltar a vivenciar e elaborar antigos padrões de relacionamento. Assim sendo, há sempre um equilíbrio ótimo entre servir como um novo objeto e servir como um antigo objeto em qualquer contexto de tratamento (Gabbard e Wilkinson, 1994). Com o passar do tempo, os padrões do "objeto antigo" de relacionamento são gradualmente substituídos por novos modos de relacionamento, com base em novas experiências com a equipe de tratamento e em uma compreensão recém-descoberta pelo paciente de suas necessidades inconscientes de recriar relações passadas.

Dentro dessa formulação de relações objetais internas, a tarefa terapêutica é diagnosticar cuidadosamente as representações do *self* e de objetos do paciente e manter uma vigilância diligente com respeito à natureza dos *selfs* e dos objetos internos projetados a qualquer momento. Em tal tarefa, está implicada a suposição de que os profissionais envolvidos no tratamento têm familiaridade suficiente com suas próprias configurações internas de *self* e objetos, de modo que eles possam identificar as duas variedades de contratransferência.

Nesse modelo de tratamento, com base em transferência-contratransferência, a equipe de tratamento deve manter uma abertura aos sentimentos poderosos, engendrados por esses pacientes. O exame da contratransferência deve ser uma parte integral do processo de tratamento. A equipe deve se permitir servir livremente como receptáculo para as projeções de objetos e do *self* do paciente e para os afetos conectados com as relações objetais. Individualmente, essa abordagem significa evitar a postura de "médico dedicado" descrita por Searles (1967/1979), na qual o profissional envolvido no tratamento tenta ser amável o tempo todo, como uma defesa contra a vulnerabilidade a direcionar sadismo e ódio ao paciente. Se o profissional envolvido no tratamento for excessivamente controlado ou defensivo em relação a reações emocionais ao paciente, o processo diagnóstico de delinear essas relações objetais internas estarão fadadas ao fracasso. Ou de forma mais importante, o processo de tratamento será uma enganação: o paciente será incapaz de ver o profissional envolvido no tratamento como uma pessoa genuína, envolvida em uma relação objetal total e substanciosa.

Apesar da pressão crescente, nos últimos anos, para se usar as reuniões de equipe para a documentação de planos de tratamento de orientação comportamental, as reações emocionais dos membros da equipe aos pacientes devem ser discutidas abertamente e com compreensão. Se as reuniões de equipe tornarem-se meramente sessões administrativas orientadas a tarefas, sem dedicar tempo para o processamento de paradigmas de transferência e contratransferência, a disfunção subsequente da equipe causará prejuízos ao trabalho clínico. Além disso, a equipe não estará mais envolvida em um tratamento dinamicamente orientado, mas apenas no "manejo de casos".

A atitude do líder da unidade ou da equipe é crucial para o estabelecimento das condições de discussões baseadas na contratransferência. O líder deve ser um modelo para os outros membros da equipe ao examinar abertamente seus próprios sentimentos e relacioná-los às relações objetais internas do paciente. O líder também deve valorizar e aceitar as expressões de sentimentos por parte de outros membros da equipe e evitar interpretá-las como uma manifestação de conflitos individuais do profissional não resolvidos e não analisados. Quando um membro da equipe compartilha um sentimento perturbador envolvido no tratamento de um paciente, o líder precisa fazer perguntas, como: "Por que o paciente necessita evocar essa reação em você?", "O que ele está repetindo?", "Com que figura do passado do paciente você está se identificando?" e "Como podemos usar os sentimentos que o paciente evoca em você para compreender como o cônjuge ou os amigos devem reagir a ele?". O líder da equipe de tratamento também deve se familiarizar com o estilo que cada membro da equipe tem de se relacionar com os pacientes. Essa consciência deve incluir um conhecimento das reações contratransferenciais típicas para certos tipos de pacientes, assim como o funcionamento mais adaptativo e livre de conflitos. Essa familiaridade ajuda o líder de equipe a localizar com precisão os desvios dos padrões característicos das relações com os pacientes. Obviamente, em algumas circunstâncias, o líder de uma equipe de tratamento pode precisar falar com os membros, de forma individual e particular, sobre a necessidade de tratamento pessoal ou de uma mudança profissional.

Os membros da equipe de tratamento devem estar cientes de que irão vivenciar sentimentos poderosos em relação ao paciente, que podem ser usados como uma ferramenta diagnóstica e terapêutica. Uma distinção pode ser feita entre ter sentimentos e agir sob sua influência. Obviamente, os membros da equipe devem ser orientados a observar e discutir com outros integrantes, mas não agir sob influência dos sentimentos de natureza destrutiva ou erótica. Eles devem ser encorajados a processar seus sentimentos em reuniões da equipe e a usar esses sentimentos para diagnosticar e compreender as relações objetais internas do paciente. Conforme o tratamento avança, os membros da equipe estarão equipados com uma compreensão maior das relações objetais internas do paciente, de modo que eles tenham uma tendência muito menor à identificação contratransferencial e possam, em vez disso, esclarecer as distorções do paciente e a natureza de seus mundos objetais internos. Assim, se os membros da equipe recebem permissão para experienciar sentimentos contratransferenciais poderosos e para discuti-los no início do tratamento de determinado paciente, eles serão capazes de abordar o paciente mais objetivamente conforme o tratamento progride.

Se os profissionais envolvidos no tratamento estiverem inclinados a negar seu ódio, sua raiva e seu desprezo contratransferenciais por questão de culpa, eles irão comunicar, assim mesmo, seus sentimentos negativos intensos de forma não verbal (Poggi e Ganzarain, 1983). O pacientes têm uma capacidade extraordinária de detectar essas comunicações e podem, como resultado, tornar-se cada vez mais paranoides. Conforme os membros da equipe reconhecem sua própria ambivalência e lidam com ela mais abertamente, os pacientes serão capazes de reconhecer sua ambivalência e terão menos medo de seu ódio. Enquanto os membros da equipe negam seu ódio, eles apenas confirmam o medo do paciente de que esses sentimentos não podem ser e devem ser evitados a todo custo.

O modelo de interação equipe-paciente aqui sugerido é um diretamente análogo àquele defendido para o psicoterapeuta no Capítulo 4. Os membros da equipe hospitalar devem evitar a indiferença e participar do campo interpessoal do paciente de uma maneira espontânea, mas controlada. Essa capacidade de se permitir ser "sugado", embora apenas parcialmente, é um recurso extraordinário que habilita os profissionais envolvidos no tratamento a obter uma compreensão empática dos problemas de relacionamento do paciente (Hoffman e Gill, 1988).

Cisão no contexto com múltiplos profissionais envolvidos no tratamento

Uma vantagem do contexto com múltiplos profissionais envolvidos no tratamento sobre a terapia individual é o fato de que as representações do *self* e de objetos do paciente são exteriorizadas imediatamente em vários membros da equipe, em vez de o serem de forma gradual e apenas no psicoterapeuta. O contexto, então, serve como uma ferramenta diagnóstica e terapêutica extraordinária para a compreensão do processo de cisão (ver Cap. 2).

A cisão no tratamento hospitalar foi bem-descrita em vários artigos sobre a intensa contratransferência evocada por pacientes com transtorno da personalidade *borderline* resistentes ao tratamento (Burnham, 1966; Gabbard, 1986, 1989c, 1992b, 1994, 1997; Main, 1957). As pesquisas empíricas sugerem que a cisão não é exclusiva dos pacientes *borderline*, mas é característica de uma ampla variedade de transtornos da personalidade (Allen et al., 1988; Perry e Cooper, 1986). Os membros da equipe se flagram assumindo e defendendo posições altamente polarizadas uns contra os outros, com uma veemência desproporcional à importância do assunto. O paciente apresentou uma representação do *self* para um grupo de profissionais envolvidos no tratamento e outra representação do *self* para outro grupo (Burnham, 1966; Cohen, 1957; Gabbard, 1986, 1989c, 1992b, 1994, 1997; Searles, 1965). Por meio da identificação projetiva, cada representação do *self* evoca uma reação correspondente no profissional envolvido no tratamento, que pode ser compreendida como uma identificação inconsciente com o objeto interno projetado do paciente. O paradigma de transferência-contratransferência produzido por uma constelação *self*-objeto pode diferir daquele gerado por outra. Essa discrepância pode primeiro se manifestar em uma reunião de equipe na qual o paciente esteja sendo discutido.

Os membros da equipe podem ficar confusos com as descrições discordantes apresentadas e fazer perguntas entre si: "Estamos falando do mesmo paciente?".

Uma cisão total desse tipo ilustra muito bem a noção consagrada pelo tempo de que os pacientes recapitulam seu mundo objetal interno no ambiente hospitalar (Gabbard, 1989c). Vários profissionais envolvidos no tratamento identificam-se inconscientemente com os objetos internos do paciente e interpretam papéis de um roteiro que é escrito pelo inconsciente do paciente. Além disso, por causa do elemento de controle inerente à identificação projetiva, há, muitas vezes, uma característica de obrigatoriedade para as respostas dos profissionais envolvidos no tratamento. Eles se sentem compelidos a se comportar "como outra pessoa". Se a identificação projetiva não estivesse envolvida, a cisão puramente intrapsíquica resultante causaria poucas perturbações na equipe, e seus integrantes não considerariam o processo como uma situação de cisão, pois eles provavelmente não se sentiriam polarizados e com raiva uns dos outros.

A cisão que ocorre no tratamento hospitalar representa uma situação especial, na qual tanto a cisão intrapsíquica quanto a interpessoal desenvolvem-se simultaneamente (Hamilton, 1988). Os aspectos interpessoais da cisão que ocorrem em equipes possuem um claro paralelo com a cisão intrapsíquica do paciente. A identificação projetiva é o veículo que converte a cisão intrapsíquica em cisão interpessoal.

Os membros da equipe que são selecionados como receptáculo de objetos internos projetados do pacientes não são escolhidos aleatoriamente. Certos pacientes têm uma capacidade fora do comum de detectar conflitos latentes e preexistentes entre os vários membros da equipe, e suas projeções podem ser orientadas de acordo. A vinheta a seguir, que trata de um caso real (Gabbard, 1989c), ilustra esse padrão:

> A senhorita E., uma paciente *borderline* de 26 anos de idade, foi admitida no hospital por seu psicoterapeuta, o doutor F., durante uma crise suicida. Dez dias após sua admissão, enquanto ela ainda estava verbalizando a ideação suicida, o doutor F. abordou o senhor G., enfermeiro-chefe da unidade, e disse que gostaria de levar a senhorita E. até o *campus* da universidade local, de modo que ela pudesse se matricular para o semestre. O senhor G. respondeu que, de acordo com as normas do hospital, os pacientes que recebem cuidados por apresentarem risco de suicídio não podem deixar a unidade. Ele sugeriu que o doutor F. comparecesse a uma reunião da equipe da unidade para discutir mais a fundo sobre o manejo da paciente. Quando o senhor G. explicou à senhorita E. que ela não poderia deixar a unidade para se matricular, ela ficou furiosa e o acusou de ser um "tirano" que não tinha consideração pelas necessidades individuais dos pacientes. Ela o contrastou com o doutor F., a quem idealizava, dizendo que ele era "o único que me compreende". Na reunião da equipe seguinte, ocorreu um debate acalorado entre o doutor F. e o senhor G., que agia como um porta-voz da equipe da unidade. No meio desse confronto, o senhor G. disse ao doutor F. que este era bem conhecido por seu desprezo em relação às normas do hospital e por sua propensão a tratar os pacientes de forma "especial". Como refutação a essa acusação, o doutor F. informou ao senhor G. que, de todos os enfermeiros do hospital, ele era conhecido como o mais rígido e punitivo.

Esse exemplo demonstra como a cisão e a identificação projetiva não ocorrem gratuitamente. A senhorita E. selecionou, claramente, indivíduos que se adequavam aos paradigmas de relações objetais internas atribuídos a eles. Como diversos autores (Adler, 1985; Burnham, 1966; Shapiro et al., 1977) observaram, há, com frequência, um núcleo de realidade na atribuição de projeções objetais internas sobre os membros da equipe. Essa vinheta também reflete uma observação feita por Burnham (1966) de que a clivagem se dá, geralmente, entre aqueles profissionais envolvidos no tratamento que enfatizam a estrutura administrativa de referência (i.e., o que é bom para o grupo) e aqueles que enfatizam uma estrutura individualista de referência, baseada no que é bom para um paciente particularmente. Outro aspecto típico desse arranjo é que, nas sessões de psicoterapia, o paciente pode omitir informações derivadas das atividades diárias da unidade e focar exclusivamente as memórias da infância e no material transferencial (Adler, 1985; Kernberg, 1984). O psicoterapeuta não tem, então, consciência das interações problemáticas na unidade e é pego de surpresa quando a equipe de enfermeiros direciona sua atenção a elas.

Como resultado dessa forma de cisão, Adler (1985) observou que a equipe de tratamento pode, na realidade, excluir o psicoterapeuta do processo de planejamento terapêutico. Dessa maneira, os membros da equipe da unidade podem consolidar sua aliança ao projetar, para fora do grupo, no psicoterapeuta, o que é "ruim" e incompetência. Se esse processo continua sem ser notado, torna-se impossível para a equipe da unidade e para o psicoterapeuta reconciliarem suas diferenças e chegarem a um meio-termo. Como os objetos internos do paciente, esses dois lados da equipe de tratamento não podem ser integrados. O poder regressivo dos grupos é bem-conhecido e pode resultar no uso da cisão e da identificação projetiva em profissionais que, do contrário, estariam bem-integrados (Bion, 1961; Kernberg, 1984; Oldham e Russakoff, 1987).

O processo de revisão da utilização intensiva associado aos planos de saúde também serve como um núcleo conveniente para a cisão. A equipe de tratamento pode tentar cimentar uma aliança com o paciente ao exteriorizar todo o potencial de raiva e agressividade. O revisor do plano de saúde é um repositório natural e conveniente para todos os sentimentos negativos que possam existir entre os profissionais envolvidos no tratamento e o paciente. Logo, o revisor da seguradora pode ser colocado no papel do "objeto mau" tanto pelo paciente quanto pelos profissionais envolvidos no tratamento, que podem se comiserar em relação à sua vitimização pelo revisor, ao mesmo tempo em que evitam qualquer discussão direta sobre a raiva e a agressão transferencial-contratransferencial (Gabbard et al., 1991).

Quando uma equipe chega a esse ponto em termos de fragmentação, frequentemente o paciente é culpado por tentar "dividir e conquistar" (Rinsley, 1980). O que muitas vezes é esquecido sob essas circunstâncias é o fato de que a cisão é um processo inconsciente que os pacientes empregam automaticamente para manter sua sobrevivência emocional. Geralmente, não culpamos os pacientes por outros mecanismos de defesa. A questão singular na cisão parece ser a percepção dos profissionais envolvidos no tratamento de que o paciente está sendo destrutivo de forma consciente e maliciosa. Uma estrutura empática de referência é útil para lembrar os membros da equipe de que a cisão é a tentativa do paciente de debelar a destrutividade para sua proteção pessoal.

Em suma, a cisão em um contexto com múltiplos profissionais envolvidos no tratamento envolve quatro aspectos primários: 1) o processo ocorre em um nível inconsciente; 2) o paciente percebe cada um dos membros da equipe de formas muito diferentes, baseadas em projeções das representações objetais internas do paciente, e trata cada membro da equipe de forma distinta, de acordo com essas projeções; 3) os membros da equipe reagem ao paciente por meio de identificação projetiva, como se eles realmente fossem os aspectos projetados do paciente; e 4) como resultado, os profissionais envolvidos no tratamento assumem posições altamente polarizadas nas discussões de equipe sobre o paciente e defendem essas posições com extraordinária veemência (Gabbard, 1989c).

Manejo da cisão no contexto com múltiplos profissionais envolvidos no tratamento

Qualquer discussão sobre como manejar a cisão deve começar com a advertência de Burnham (1966) de que a prevenção completa da cisão não é possível nem desejável. Assim como outros mecanismos de defesa, a cisão proporciona uma válvula de escape que protege os pacientes daquilo que percebem como um perigo opressor. Esse é um processo que se desenvolve independentemente das medidas preventivas implementadas pelos profissionais envolvidos no tratamento. O ponto essencial é que a equipe de tratamento deve monitorar continuamente a cisão para evitar que ela destrua o tratamento, devastando o moral da equipe e prejudicando de forma irreparável certas relações dentro dessa equipe. Casos de morbidade psiquiátrica grave e demissões já resultaram dessas situações (Burnham, 1966; Main, 1957).

A educação é uma forma importante de ajudar a equipe a manejar a cisão. Todos os profissionais de saúde mental que trabalham com pacientes gravemente perturbados devem estar familiarizados de modo pleno com o conceito de cisão e suas variantes. Se os membros da equipe não conseguem reconhecer a cisão quando essa se desenvolve, pode não haver esperanças para o manejo da situação. Em discussões sobre a contratransferência, os membros da equipe podem ser encorajados a trabalhar para conter aspectos projetados do paciente, em vez de agir em função deles. Os sentimentos intensos em relação aos pacientes devem ser considerados material útil para discussão e supervisão, e não reações proibidas que devem ser ocultadas dos supervisores. Ao desenvolverem uma compreensão do mecanismo da cisão, os membros da equipe podem aprender a evitar explorá-la ao recusarem a idealização, o que provocaria a desvalorização de outros membros da equipe (Adler, 1973; Shapiro et al., 1977). Os membros da equipe também devem aprender a monitorar suas tendências contratransferenciais de projetar aspectos de si mesmos no paciente.

Contudo, a educação é apenas o começo. Um espírito de comunicação aberta sobre as diferenças deve ser estabelecido e monitorado pela equipe. Há muitos anos,

Stanton e Schwartz (1954) demonstraram de maneira persuasiva o valor profilático da discussão minuciosa e aberta sobre as discordâncias da equipe. Os psicoterapeutas devem se considerar como parte da equipe de tratamento e aliar-se às decisões administrativas da equipe da unidade (Adler, 1985). A adesão rígida a preocupações com a confidencialidade podem alimentar diretamente as tendências do paciente à cisão.

Um dos principais objetivos no tratamento de pacientes com patologia de caráter maior é a integração de representações do *self* e de objetos cindidas. Para isso, muitas vezes é útil fazer o membro da equipe identificado com o objeto mau e o profissional envolvido no tratamento identificado com o objeto bom a se encontrarem conjuntamente com o paciente para discutirem, de maneira franca, a percepção do paciente sobre o que está se passando. Esse arranjo torna mais difícil para o paciente manter visões polarizadas, porque ambos os membros da equipe estão agindo de forma razoável e humana. Ademais, os profissionais envolvidos no tratamento que encaram essa situação comumente se tornam menos polarizados e tendem a um meio-termo. A própria separação exigida pelo mecanismo de cisão é abalada. Embora essa confrontação possa aumentar, temporariamente, a ansiedade do paciente, ela também transmite a mensagem de que os sentimentos negativos podem ser contidos em relações interpessoais sem que ocorram consequências desastrosas.

Quando a situação estiver muito carregada emocionalmente, a ponto de os participantes não desejarem se reunir, um consultor objetivo pode ser chamado para mediar a discussão (Gabbard, 1986). O consultor pode assumir o papel de um ego observador para o grupo e, dessa forma, estimular os indivíduos envolvidos na cisão a se identificarem com aquela função.

Essas reuniões pressupõem um reconhecimento, por todas as partes, de que há um processo de cisão em andamento. Tal reconhecimento constitui um importante passo em direção ao manejo bem-sucedido da cisão. Comumente, os membros da equipe relutam de modo considerável em se verem envolvidos na cisão. Quando uma reunião especial é convocada para discutir a dinâmica da equipe com respeito a determinado paciente, pode haver forte resistência por parte dos profissionais envolvidos no tratamento, visto que uma reunião dessa natureza faz o paciente parecer muito especial (Burnham, 1966). Em vez de ver a reunião da equipe como uma forma produtiva de discutir o processo de cisão, um profissional envolvido no tratamento que esteja sendo idealizado pode estar convencido de que está certo enquanto todos os demais estão errados. Ser idealizado pode ser tão gratificante que o indivíduo pode não querer examinar a idealização como parte de um processo defensivo do paciente (Finell, 1985). Obviamente, essa abordagem enfurece ainda mais a equipe e amplia a cisão.

Quando uma reunião de equipe é convocada para discutir uma cisão potencial, todos os envolvidos devem abordar uns aos outros com o pressuposto de que todos são clínicos competentes e razoáveis e que se preocupam com o bem-estar do paciente. Quando essa abordagem funciona, o grupo sente que cada membro da equipe trouxe uma peça do quebra-cabeça, de modo que o todo se torna mais claro (Burnham, 1966). Contudo, algumas cisões parecem irreparáveis, e assim como os objetos internos do paciente não podem ser integrados, os objetos externos também não podem ser reconciliados entre si.

Quanto mais cedo a cisão for descoberta, menos complicada e mais sujeita à mudança ela será. Certos sinais de alerta devem ser continuamente monitorados nas reuniões de equipe: 1) quando um profissional envolvido no tratamento está sendo punitivo em relação a um paciente, 2) quando um profissional envolvido no tratamento é atipicamente indulgente, 3) quando um profissional envolvido no tratamento defende repetidamente um paciente contra comentários críticos de outros membros da equipe, e 4) quando um membro da equipe acredita que ninguém consegue compreender o paciente (Gabbard, 1989c).

Quando os membros da equipe conseguem engolir seu orgulho e aceitar que podem estar envolvidos em uma identificação inconsciente com os aspectos projetados do paciente, eles podem começar a empatizar com os sentimentos e as perspectivas de seus colegas. A vontade de considerar o ponto de vista de outra pessoa pode levar ao trabalho colaborativo em prol do paciente, o que resulta em melhoria acentuada no processo de cisão. A cisão interna do paciente muitas vezes começa a ser resolvida ao mesmo tempo em que a clivagem externa da equipe desaparece (Gabbard, 1986). Esses desenvolvimentos paralelos podem ser compreendidos como o terceiro passo da identificação projetiva – as representações objetais, anteriormente cindidas e projetadas, foram contidas e modificadas pelos profissionais envolvidos no tratamento e, então, reintrojetadas (de forma modificada) pelo paciente em um contexto interpessoal significativo. Ao abordar suas próprias diferenças de forma bem-intencionada, os membros da equipe podem proporcionar uma atmosfera em que as boas experiências predominam sobre as ruins – uma condição essencial para facilitar a integração do amor e do ódio no paciente.

O papel do tratamento de grupo no ambiente

As descrições prévias sobre a introjeção e a projeção das representações do *self* e de objetos ilustram a necessidade de monitoramento cuidadoso do processo de grupo em cada unidade psiquiátrica. Reuniões de equipe frequentes são essenciais para integrar os fragmentos cindidos que circulam entre os membros da equipe e os pacientes. De modo semelhante, as reuniões de grupo regulares com os pacientes promovem um processamento cuidadoso das interações entre a equipe e os pacientes, e entre os próprios pacientes; elas também servem para prevenir a atuação de conflitos que se desenvolvem nessas relações. A teoria das relações objetais fornece uma boa estrutura conceitual para a compreensão do processo de grupo na unidade (Kernberg, 1973, 1984; Oldham e Russakoff, 1987). Stanton e Schwartz (1954) ilustraram como a dinâmica no grupo de pacientes pode refletir diretamente dinâmicas semelhantes na equipe. Mais especificamente, é comum que pacientes individuais atuem expressando conflitos encobertos da equipe. O processamento sistemático de conflitos interpessoais, tanto nas reuniões com a equipe quanto nas reuniões de pacientes com a equipe, pode ser de grande valor na identificação de processos paralelos nos dois grupos.

O foco real de pequenos grupos de pacientes na unidade de internação hospitalar ou no hospital-dia varia, dependendo das forças de ego e das categorias diagnósticas dos pacientes em uma unidade em particular. Contudo, em geral, as reuniões de grupos psicoterapêuticos servem como uma interface entre as dificuldades intrapsíquicas dos pacientes e seus conflitos no ambiente. Kibel (1987) sugeriu que o foco desses grupos deve estar nas dificuldades interpessoais que surgem no cotidiano da unidade hospitalar. Essas dificuldades podem estar vinculadas às deficiências ou aos conflitos intrapsíquicos dos pacientes. Ele sugeriu a retirada da ênfase na transferência desses grupos, pois a ansiedade gerada pelo trabalho transferencial pode sobrecarregar tanto o ego individual quanto o ego coletivo do grupo. Horwitz (1987), por sua vez, acreditava que o foco na transferência pudesse ser valioso para os grupos de pacientes internados, servindo para fortalecer a aliança terapêutica dentro do grupo. Quando reuniões de grupo pequeno são adequadamente conduzidas, elas também podem se tornar refúgios ou santuários em que os pacientes podem desabafar seus sentimentos em relação à experiência de serem pacientes psiquiátricos internados, e os membros da equipe podem, por sua vez, validar esses sentimentos e experiências (Kibel, 1987). O uso mais específico de grupos de pacientes internados é discutido na Seção II deste livro, no contexto de entidades diagnósticas distintas.

Indicações para uma abordagem dinamicamente orientada

Uma potencial objeção ao modelo de tratamento apresentado neste capítulo é o fato de que uma estrutura conceitual baseada na modificação de relações objetais não se aplica à intervenção breve da mesma forma que à abordagem hospitalar prolongada. A falácia nesse argumento está na conceituação de que o tratamento hospitalar ocorre em um vácuo, em vez de existir como um segmento de um esforço contínuo ao longo de muitos meses ou anos. Há um efeito cumulativo de muitas invalidações das expectativas inconscientes do paciente ao longo do tempo. Apenas com falhas repetidas em produzir o mesmo padrão de respostas nos profissionais envolvidos no tratamento é que os pacientes finalmente começam a assimilar e internalizar as novas relações objetais apresentadas a eles. Os membros da equipe de uma unidade de internação ou de um serviço de hospitalização parcial, o psicoterapeuta e os amigos e parentes podem, no final, proporcionar novas experiências e respostas para fortalecer o ego do paciente e aprimorar suas relações objetais para um nível de funcionamento mais adequado na sociedade.

Erros graves de tratamento podem ser infligidos ao paciente, e com a mesma facilidade, tanto em um contexto de longo prazo quanto em um de curto prazo. Uma compreensão psicodinâmica sofisticada do paciente auxilia os profissionais envolvidos no tratamento em seus esforços para evitar erros técnicos. Eles podem evitar, por exemplo, a armadilha de ficar em conluio com a posição passiva do paciente perante o tratamento. Uma noção dinâmica fundamental é que o paciente é um colaborador no processo de tratamento. O tratamento psicodinamicamente orientado encoraja os pacientes a refletirem sobre conexões entre sua situação presente e os antecedentes da infância, de modo que eles comecem a compreender como estão perpetuando padrões que foram definidos há muito tempo. Intimamente conectada com essa noção, está a ideia de que os pacientes são capazes de ativamente dar passos em direção à mudança de sua situação.

No emprego original do termo *atuação*, por parte de Sigmund Freud (1914/1958), ele estava observando a tendência transferencial dos pacientes de repetirem na prática algo do passado, em vez de lembrá-lo ou verbalizá-lo. O mesmo fenômeno ocorre no tratamento de pacientes internados ou em hospital-dia, onde eles repetem seu modo característico de se envolver com outras pessoas, na tentativa de gratificar suas necessidades e seus desejos. Outra noção psicodinâmica básica é que os pacientes devem avançar em direção à reflexão e à verbalização de sua experiência interna, em vez de permitirem que ela automaticamente os force à ação. Aqueles pacientes que, por razões de disfunção cognitiva, baixa inteligência ou retraimento psicótico, não conseguem iniciar um intercâmbio verbal produtivo com os membros da equipe podem, apesar disso, beneficiar-se dos aspectos não verbais da experiência com novas formas de relações objetais. Como Ogden (1986) enfatizou, um tratamento não tem que ser verbal para que seja de natureza psicanalítica.

Já há um acúmulo de evidências de que o tratamento hospitalar psicanaliticamente orientado é efetivo, sobretudo para transtornos da personalidade (Dolan et al., 1997; Gabbard et al., 2000). Os dados sugerem que o tratamento após a alta pode ser igualmente importante para que haja bons resultados. Chiesa e colaboradores (2003) compararam dois modelos de intervenção psicossocial para transtornos da personalidade. Os pacientes foram alocados, de modo naturalístico, em um grupo de tratamento de internação prolongada de um ano, sem tratamento ambulatorial com especialista após a alta, ou um grupo de tratamento de internação de seis meses, seguido por 18 meses de terapia ambulatorial psicanaliticamente orientado, com duas sessões por semana, e seis meses de cuidados psicossociais na comunidade. Um terceiro grupo foi formado por uma amostra pareada de pacientes com transtorno da personalidade que receberam cuidados psiquiátricos padronizados sem psicoterapia. Os dois grupos de pacientes expostos ao tratamento psicanaliticamente orientado mostraram melhora bastante significativa depois de dois anos, enquanto o grupo psiquiátrico geral, que não recebeu esse tratamento, permaneceu inalterado. Quando os pacientes que receberam apenas tratamento de internação prolongada foram comparados com os do modelo de dois estágios, aqueles com menor permanência na internação seguida de tratamento ambulatorial apresentaram resultados superiores.

No estudo mais sofisticado de tratamento psicanaliticamente orientado em hospital-dia, Bateman e Fonagy (1991, 2001) designaram aleatoriamente 38 pacientes com transtorno da personalidade *borderline* para hospitalização parcial ou para cuidados psiquiátricos gerais. Os pacientes no grupo do hospital-dia mostraram resultados muito melhores em todos os aspectos e continuaram a melhorar após o término do tratamento. O tratamento deles também foi considerado altamente eficaz em termos de custo, em comparação com os cuidados psiquiátricos gerais recebidos pelos demais (Bateman e Fonagy, 2003).

Tratamento combinado em contextos ambulatoriais

Embora até aqui o capítulo tenha enfocado, principalmente, os contextos com múltiplos profissionais envolvidos no tratamento em unidades de internação ou em programas de hospitalização parcial, talvez a situação mais comumente encontrada na psiquiatria ambulatorial que envolve múltiplos profissionais no tratamento seja aquela em que um psiquiatra prescreve e outro clínico conduz a psicoterapia. Em muitos casos, é claro, um psiquiatra tanto prescreve o medicamento quanto se responsabiliza pela psicoterapia. Contudo, esse modelo de *uma pessoa* pode estar desaparecendo. Os planos de saúde tendem a remunerar melhor os psiquiatras se esses praticarem a administração de medicamentos em vez da psicoterapia. Em um estudo envolvendo psiquiatras que atuam em consultórios, em termos de prática de psicoterapia, Mogtabai e Olfson (2008) descobriram que a psicoterapia foi fornecida em apenas 28,9% das consultas nos anos de 2004 e 2005, uma redução significativa em relação a 44,4% das consulta em 1996 e 1997. Hoje, é mais comum um psiquiatra prescrever enquanto outro profissional de saúde mental conduz a psicoterapia.

Esse modelo de *duas pessoas* pode ter algumas vantagens, como o fato de que os dois profissionais envolvidos no tratamento podem se consultar mutuamente em casos difíceis, e a intensidade da transferência pode ser diluída em algumas situações. Contudo, em muitos casos, a comunicação não ocorre, pois o tempo gasto ao se consultar outros profissionais envolvidos no tratamento não é remunerado por um terceiro ou pelo plano de saúde (Gabbard, 2000). Como resultado, as discussões com colegas são consideradas como tendo baixa prioridade na lista de ações do clínico. Além disso, em alguns contextos de plano de saúde, o psicoterapeuta e o farmacoterapeuta são designados de acordo com quem atende um plano de saúde, e os dois clínicos podem não se conhecer e não ter o menor interesse em trabalhar colaborativamente. Essa falta de comunicação pode produzir outra forma de cisão, como no exemplo a seguir:

> A senhorita H. era uma paciente de 29 anos com transtorno da personalidade *borderline,* que consultava com um psiquiatra para medicamento e com um psicólogo para psicoterapia. Em uma sessão com seu psiquiatra, que prescreveu para ela um inibidor da recaptação de serotonina, ela disse a ele: "Talvez eu não devesse dizer isto, mas meu psicoterapeuta está gritando comigo durante as sessões". O psiquiatra ficou perturbado ao ouvir que um colega seu da área de saúde mental estava se comportando dessa maneira. Ele perguntou para a senhorita H. se ela daria permissão para ele ligar para o terapeuta. Ela disse que ficaria feliz em dar essa permissão.

Quando o psiquiatra ligou para o psicólogo, ele informou ao colega sobre o que a senhorita H. estava dizendo sobre ele. O psicólogo declarou: "Estou feliz por você ter ligado, pois eu sentia que uma cisão estava se desenvolvendo entre nós". Então, em voz baixa, mas audível, ele disse: "Você ouve o volume em que estou falando agora? Quando falo com ela neste nível, ela me diz: "Pare de gritar comigo". O psiquiatra respondeu dizendo: "É mesmo? Ela considera isso como grito?". O psicólogo respondeu: "Sei que parece ridículo, mas ela ficava tão abalada por gritarem com ela quando era criança que está inclinada a me ver exatamente como se eu fosse um de seus pais, que a repreendiam. Então, tenho que falar quase que sussurrando para ela não achar que estou gritando." O psiquiatra percebeu que seu colega estava em um dilema real e empatizou com ele, em vez de pensar criticamente que ele precisava ser corrigido. Ele disse: "Posso entender como isso deve ser difícil. Tenho sua permissão para falar com ela sobre esta conversa?" O psicólogo respondeu: "Sim, é claro. Eu ficaria muito agradecido por isso". Na sessão seguinte, o psiquiatra da senhorita H. transmitiu a ela o que ele havia ouvido do psicólogo. Ela ficou na defensiva e respondeu: "Parecem gritos para mim". O psiquiatra rebateu: "Sei que parecem, mas essa é a questão. É uma percepção baseada em suas experiências passadas".

Nessa vinheta, o psiquiatra da senhorita H. foi capaz de detectar um processo de cisão que estava se desenvolvendo e lidou com isso de forma mais construtiva, ligando para seu colega terapeuta e discutindo francamente sobre o que estava acontecendo. Mesmo que não haja remuneração por um terceiro para essas conversas entre colegas, elas são essenciais no tratamento de pacientes mais difíceis, a fim de evitar um processo disruptivo de cisão. Talvez a abordagem preventiva mais adequada seja estabelecer uma discussão explícita no começo do tratamento entre o psicoterapeuta e o psiquiatra encarregado das prescrições (Meyer e Simon, 1999; Gabbard, 2000). Deve haver uma discussão franca sobre quem é o responsável pela segurança e pelo tratamento do paciente em uma crise, um acordo para a troca de informações quando mudanças significativas no tratamento estiverem sendo contempladas e o estabelecimento de comunicação clara sobre quando um deles estiver fora da cidade ou indisponível. Goldberg e Ernst (2012) sugerem que o terapeuta pode redirecionar o paciente para o psiquiatra encarregado das prescrições quando o paciente traz à tona preocupações com o medicamento, fortalecendo, dessa forma, a mensagem sobre a divisão do trabalho. O paciente deve compreender que os dois profissionais são parte de uma equipe de tratamento que deve se sentir livre para falar entre si. Assim, o paciente precisa dar seu consentimento para que os dois colegas conversem. Busch e Sandberg (2007) assinalam que as preocupações com a confidencialidade às vezes não são adequadamente discutidas com o paciente, e cada um dos clínicos pode apenas presumir que o paciente sabe que os dois profissionais conversam de modo periódico. Consequentemente, há a necessidade de tornar isso explícito em reuniões com o paciente. Busch e Sandberg também assinalam que, quando cada clínico pratica de acordo com um modelo teórico diferente, isso pode levar a perturbações na implementação do tratamento. Os dois profissionais podem estar, inadvertidamente, transmitindo um modelo de duas doenças ao paciente pela forma que eles falam sobre as causas e os tratamentos necessários à condição do paciente. A reconciliação dos dois modelos é outra boa razão para haver discussão entre os dois profissionais, tanto inicialmente e como conforme os problemas se desenvolvem. Por fim, deve haver um acordo inicial de que, caso um dos dois profissionais deseje encerrar sua participação no tratamento, serão tomadas medidas para que um outro clínico o substitua.

Referências

Adler G: Hospital treatment of borderline patients. Am J Psychiatry 130:32–36, 1973
Adler G: Borderline Psychopathology and Its Treatment. New York, Jason Aronson, 1985
Adshead G: Psychiatric staff as attachment figures. Br J Psychiatry 172:64–69, 1998
Allen JG, Deering CD, Buskirk JR, et al: Assessment of therapeutic alliances in the psychiatric hospital milieu. Psychiatry 51:291–299, 1988
Bateman AW, Fonagy P: The effectiveness of partial hospitalization in the treatment of borderline personality disorder: a randomized controlled trial. Am J Psychiatry 156:1563–1569, 1991
Bateman AW, Fonagy P: Treatment of borderline personality disorder with psychoanalytically oriented partial hospitalization: an 18-month follow-up. Am J Psychiatry 158:36–42, 2001
Bateman AW, Fonagy P: Health service utilization costs for borderline personality disorder patients treated with psychoanalytically oriented partial hospitalization *versus* general psychiatric care. Am J Psychiatry 160:169–171, 2003
Bion WR: Experiences in Groups and Other Papers. New York, Basic Books, 1961
Burnham DL: The special-problem patient: victim or agent of splitting? Psychiatry 29:105–122, 1966
Busch FN, Sandberg LS: Psychotherapy and Medication: The Challenge of Integration. New York: Analytic Press, 2007
Casement PJ: The meeting of needs in psychoanalysis. Psychoanalytic Inquiry 10:325–346, 1990
Chiesa M, Fonagy P, Holmes J: When more is less: an exploration of psychoanalytically oriented hospital-based treatment for severe personality disorder. Int J Psychoanal 84:637–650, 2003
Cohen RA: Some relations between staff tensions and the psychotherapeutic process, in The Patient and the Mental Hospital: Contributions of Research in the Science of Social Behavior. Edited by Greenblatt M, Levinson DJ, Williams RH. Glencoe, IL, Free Press, 1957, pp 301–308
Dolan B, Warren F, Norton K: Change in borderline symptoms one year after therapeutic community treatment for severe personality disorder. Br J Psychiatry 171: 274–279, 1997
Finell JS: Narcissistic problems in analysts. Int J Psychoanal 66:433–445, 1985
Freud S: Remembering, repeating and working-through (further recommendations on the technique of psycho-analysis II) (1914), in The Standard Edition of the Complete

Psychological Works of Sigmund Freud, Vol 12. Translated and edited by Strachey J. London, Hogarth Press, 1958, pp 145–156

Gabbard GO: The treatment of the "special" patient in a psychoanalytic hospital. International Review of Psychoanalysis 13:333–347, 1986

Gabbard GO: A contemporary perspective on psychoanalytically informed hospital treatment. Hosp Community Psychiatry 39:1291–1295, 1988

Gabbard GO: On "doing nothing" in the psychoanalytic treatment of the refractory borderline patient. Int J Psychoanal 70:527–534, 1989a

Gabbard GO: Patients who hate. Psychiatry 52:96–106, 1989b

Gabbard GO: Splitting in hospital treatment. Am J Psychiatry 146:444–451, 1989c

Gabbard GO: Comparative indications for brief and extended hospitalization, in American Psychiatric Press Review of Psychiatry, Vol 11. Edited by Tasman A, Riba MB. Washington, DC, American Psychiatric Press, 1992a, pp 503–517

Gabbard GO: The therapeutic relationship in psychiatric hospitalization. Bull Menninger Clin 56:4–19, 1992b

Gabbard GO: Treatment of borderline patients in a multiple-treater setting. Psychiatr Clin North Am 17:839–850, 1994

Gabbard GO: Training residents in psychodynamic psychiatry, in Acute Care Psychiatry: Diagnosis and Treatment. Edited by Sederer LI, Rothschild AJ. Baltimore, MD, Williams & Wilkins, 1997, pp 481–491

Gabbard GO: Treatment-resistant borderline personality disorder. Psychiatric Annals 28:651–656, 1998

Gabbard GO: Combining medication with psychotherapy in the treatment of personality disorders, in Psychotherapy for Personality Disorders. Edited by Gunderson JG, Gabbard GO. Washington, DC, American Psychiatric Publishing, 2000, pp 65–93

Gabbard GO, Wilkinson SM: Management of Countertransference With Borderline Patients. Washington, DC, American Psychiatric Press, 1994

Gabbard GO, Takahashi T, Davidson JE, et al: A psychodynamic perspective on the clinical impact of insurance review. Am J Psychiatry 148:318–323, 1991

Gabbard GO, Coyne L, Allen JG, et al: Evaluation of intensive inpatient treatment of patients with severe personality disorders. Psychiatr Serv 51:893–898, 2000

Goldberg JF, Ernst CL: Managing the Side Effects of Psychotropic Medication. Washington, DC, American Psychiatric Publishing, 2012

Hamilton NG: Self and Others: Object Relations Theory in Practice. Northvale, NJ, Jason Aronson, 1988

Harty MK: Countertransference patterns in the psychiatric treatment team. Bull Menninger Clin 43:105–122, 1979

Hilles L: Changing trends in the application of psychoanalytic principles to a psychiatric hospital. Bull Menninger Clin 32:203–218, 1968

Hoffman IZ, Gill MM: Critical reflections on a coding scheme. Int J Psychoanal 69:55–64, 1988

Horwitz L: Transference issues in hospital groups. Yearbook of Psychoanalysis and Psychotherapy 2:117–122, 1987

Kernberg OF: Psychoanalytic object-relations theory, group processes and administration: toward an integrative theory of hospital treatment. Annual of Psycho- analysis 1:363–388, 1973

Kernberg OF: Severe Personality Disorders: Psychotherapeutic Strategies. New Haven, CT, Yale University Press, 1984

Kibel HD: Inpatient group psychotherapy: where treatment philosophies converge. Yearbook of Psychoanalysis and Psychotherapy 2:94–116, 1987

Kohut H: The Analysis of the Self: A Systematic Approach to the Psychoanalytic Treatment of Narcissistic Personality Disorders. New York, International Universities Press, 1971

Main TF: The ailment. Br J Med Psychol 30:129–145, 1957

Menninger WC: The Menninger Hospital's Guide to the Order Sheet (1939). Bull Menninger Clin 46:1–112, 1982

Meyer DJ, Simon RI: Split treatment: clarity between psychiatrists and therapists, part I. Psychiatr Ann 29:241–245, 1999

Mogtabai R, Olfson M: National trends in psychotherapy by office-based psychiatrists. Arch Gen Psychiatry 65:962–970, 2008

Ogden TH: Projective Identification and Psychotherapeutic Technique. New York, Jason Aronson, 1982

Ogden TH: The Matrix of the Mind: Object Relations and the Psychoanalytic Dialogue. Northvale, NJ, Jason Aronson, 1986

Oldham JM, Russakoff LM: Dynamic Therapy in Brief Hospitalization. Northvale, NJ, Jason Aronson, 1987

Perry JC, Cooper SH: A preliminary report on defenses and conflicts associated with borderline personality disorder. J Am Psychoanal Assoc 34:863–893, 1986

Pine F: Drive, Ego, Object, and Self: A Synthesis for Clinical Work. New York, Basic Books, 1990

Poggi RG, Ganzarain R: Countertransference hate. Bull Menninger Clin 47:15–35, 1983

Rinsley DB: Treatment of the Severely Disturbed Adolescent. New York, Jason Aronson, 1980

Rinsley DB: Borderline and Other Self Disorders: A Developmental and Object-Relations Perspective. New York, Jason Aronson, 1982

Sandler J, Sandler AM: On the development of object relations and affects. Int J Psychoanal 59:285–296, 1978

Searles HF: Collected Papers on Schizophrenia and Related Subjects. New York, International Universities Press, 1965

Searles HF: The "dedicated physician" in the field of psychotherapy and psychoanalysis (1967), in Countertransference and Related Subjects. Madison, CT, International Universities Press, 1979, pp 71–88

Shapiro ER, Shapiro RL, Zinner J, et al: The borderline ego and the working alliance: indications for family and individual treatment in adolescence. Int J Psychoanal 58:77–87, 1977

Simmel E: Psycho-analytic treatment in a sanatorium. Int J Psychoanal 10:70–89, 1929

Stamm I: Countertransference in hospital treatment: basic concepts and paradigms. Bull Menninger Clin 49:432–450, 1985a

Stamm I: The hospital as a "holding environment." International Journal of Therapeutic Communities 6:219–229, 1985b

Stanton AH, Schwartz MS: The Mental Hospital: A Study of Institutional Participation in Psychiatric Illness and Treatment. New York, Basic Books, 1954

Symington N: The possibility of human freedom and its transmission (with particular reference to the thought of Bion). Int J Psychoanal 71:95–106, 1990

Weiss J, Sampson H, the Mount Zion Psychotherapy Research Group: The Psychoanalytic Process: Theory, Clinical Observations, and Empirical Research. New York, Guilford, 1986

Wesselius LF: Countertransference in milieu treatment. Arch Gen Psychiatry 18:47–52, 1968

Winnicott DW: The Maturational Processes and the Facilitating Environment: Studies in the Theory of Emotional Development. London, Hogarth Press, 1965

Zee HJ: Purpose and structure of a psychoanalytic hospital. J Natl Assoc Priv Psychiatr Hosp 84:20–26, 1977

Seção II

Abordagens Dinâmicas aos Transtornos do DSM-5

Capítulo 7

Esquizofrenia

Não há qualquer período de desenvolvimento em que o humano existe fora do reino das relações interpessoais.

Harry Stack Sullivan

Os fatores genéticos desempenham um papel importante no desenvolvimento da esquizofrenia. Os estudos mais bem controlados sugerem uma concordância para esquizofrenia em gêmeos monozigóticos de 40 a 50%, enquanto a concordância em gêmeos dizigóticos é semelhante àquela encontrada entre os demais irmãos (Kety, 1996; Plomin et al., 1990). É provável que haja alguma heterogeneidade genética – em outras palavras, existe provavelmente mais de um gene defeituoso envolvido, e mais de um quadro genético subjacente ao transtorno. Também é provável que a penetrância incompleta tenha importância, visto que menos da metade dos pares de gêmeos monozigóticos é concordante. Fatores ambientais também parecem estar envolvidos no desenvolvimento da esquizofrenia, embora não haja ainda um consenso sobre a natureza exata desses aspectos. Esforços de pesquisa sugerem que ser criado em um ambiente urbano (Pedersen e Mortensen, 2001) e lesões cerebrais na infância (Abdelmalik et al., 2003) podem aumentar os riscos de desenvolvimento de esquizofrenia. Um estudo de base populacional sugeriu que o estresse grave para uma mãe no primeiro trimestre da gestação pode alterar o risco de esquizofrenia no filho (Khashan et al., 2008). Esses investigadores postularam que estressores graves no ambiente podem interagir com efeitos combinados de múltiplos genes suscetíveis e, assim, influenciar a influenciar o neurodesenvolvimento na interface fetoplacentária materna.

Nenhum dos achados de pesquisas biológicas atenua o impacto de um fato irredutível: a esquizofrenia é uma doença que acontece a uma pessoa com uma constituição psicológica singular. Mesmo que fatores genéticos respondessem por 100% da etiologia da esquizofrenia, os clínicos ainda se depararão com um indivíduo complexo no âmbito dinâmico reagindo a uma doença profundamente perturbadora. As abordagens psicodinâmicas sofisticadas para o manejo do paciente esquizofrênico sempre serão componentes vitais do arsenal terapêutico do clínico.

Não há *um* tratamento para a esquizofrenia. Todas as intervenções terapêuticas devem ser adaptadas às necessidades singulares de cada paciente em especial. A esquizofrenia é uma doença heterogênea com manifestações clínicas de formas variadas. Uma organização útil da sintomatologia descritiva do transtorno pode ser feita em três grupos: 1) sintomas positivos, 2) sintomas negativos e 3) relações pessoais transtornadas (Andreasen et al., 1982; Keith e Matthews, 1984; Munich et al., 1985; Strauss et al., 1974). Primeiro proposto por Strauss e colaboradores (1974), esse modelo distingue três processos psicopatológicos distintos, encontrados em pacientes esquizofrênicos. Tal classificação é uma de muitas que foram sugeridas. Alguns propõem que o terceiro grupo deva abranger sintomas de desorganização mental ou cognitiva. Escolhi focar as relações pessoais transtornadas em razão de sua relevância à abordagem do tratamento psicodinamicamente orientado. Os sintomas positivos incluem perturbações do conteúdo do pensamento (como delírios), perturbações da percepção (como alucinações) e manifestações comportamentais (como catatonia e agitação), que se desenvolvem ao longo de um curto período e frequentemente acompanham um episódio psicótico agudo.

Enquanto os sintomas positivos floridos constituem uma "presença" inegável, os sintomas negativos de esquizofrenia são melhor categorizados como uma "ausência" de função. Esses sintomas negativos incluem afeto restrito, pobreza de pensamento, apatia e anedonia. Os pacientes nos quais predomina um quadro de sintomas negativos podem ser caracterizados por uma série de aspectos que sugerem uma anormalidade da estrutura cerebral, incluindo adaptação pré-mórbida pobre, baixo desempenho escolar, dificuldades maiores para manter empregos, baixo desempenho em testes cognitivos, resposta insatisfatória ao tratamento, início da doença em idade precoce e dificuldades pré-mórbidas no funcionamento social e instrumental (Andreasen et al., 1990).

Carpenter e colaboradores (1988) sugeriram uma distinção mais aprofundada entre os sintomas negativos. Eles assinalaram que certas formas de retraimento social, afeto embotado e empobrecimento aparente do pensamento podem realmente ser secundários em relação a ansiedade, depressão, privação ambiental e efeitos farmacológicos. Portanto, essas manifestações não devem ser rotuladas de *sintomas negativos*, pois elas são de curta duração e secundárias. Carpenter e colaboradores (1988) propuseram o termo *síndrome deficitária* para fazer referência aos sintomas negativos claramente primários que perduram ao longo do tempo. A duração dos sintomas negativos também é significativa em termos prognósticos. Kirkpatrick e colaboradores (2001) salientaram que a patologia do déficit define um grupo de pacientes com uma doença que é fundamentalmente diferente da esquizofrenia sem aspectos de déficit. Eles apontaram que a doença do déficit tem uma evolução diferente, correlatos biológicos distintos e resposta ao tratamento também diferente.

Como os sintomas negativos, os relacionamentos pessoais transtornados tendem a se desenvolver durante um longo período. Esses problemas emergem de um substrato caracterológico e incluem inúmeras dificuldades interpessoais, tão variadas quanto a gama da personalidade humana. Manifestações proeminentes de relacionamentos interpessoais transtornados incluem retraimento, expressões inapropriadas de agressividade e sexualidade, falta de consciência das necessidades dos outros, exigências excessivas e incapacidade de fazer contato significativo com terceiros.

Keshavan e Eack (2014) sugeriram que o planejamento psicoterápico é ajudado pela consideração da sequência típica das fases que caracterizam o curso da transferência. Na fase pré-mórbida, as dificuldades cognitivas e sociais são identificáveis ao longo da infância. Na fase prodrômica, há declínios cognitivos e sociais, assim como alterações do pensamento, da personalidade e do humor, com sintomas subliminares que possuem caráter semelhante ao psicótico. Na fase psicótica, aparecem os sintomas positivos floridos, como delírios e alucinações. Uma fase transitória e de recuperação pode durar de meses a anos, e é caracterizada pela ambivalência em relação ao tratamento, uma tendência à recaída sob estresse, além de depressão e ansiedade comórbidas. A fase estável e crônica inclui, geralmente, sintomas negativos persistentes, remissões e exacerbações dos sintomas psicóticos e déficits cognitivos. Esses investigadores salientaram que os objetivos da psicoterapia podem variar conforme as fases da doença. A prevenção da psicose e a redução dos sintomas prodrômicos são os principais objetivos durante o pródromo. Na fase psicótica, a redução da gravidade e da duração da psicose e o apoio são centrais. A prevenção de recaídas e comorbidades é crítica para a fase transitória. Finalmente, a reabilitação e a reintegração à comunidade são os objetivos nucleares da fase estável e crônica. Logo, qualquer abordagem psicoterapêutica precisa ser ajustada aos problemas principais na apresentação clínica do paciente.

Compreensão psicodinâmica da esquizofrenia

Muitos modelos psicodinâmicos foram propostos para auxiliar os clínicos na compreensão do processo esquizofrênico. A controvérsia conflito *versus* déficit (descrita no Cap. 2) é um aspecto proeminente nas discussões das teorias da esquizofrenia. O próprio Freud vacilou entre um modelo de conflito e um modelo de déficit da esquizofrenia conforme sua conceituação evoluiu (Arlow e Brenner, 1969; Grotstein, 1977a, 1977b; London, 1973a, 1973b; Pao, 1973). Muito da conceituação de Freud (1911/1958, 1914/1963, 1915/1963, 1924a/1961, 1924b/1961) se desenvolveu a partir de sua noção de catexia, que se referia à quantidade de energia vinculada a qualquer estrutura intrapsíquica ou representação objetal. Ele estava convencido de que a esquizofrenia era caracterizada por uma descatexia de objetos. Às vezes, ele empregava esse conceito de descatexia para descrever um distanciamento do investimento emocional ou libidinal de representações objetais intrapsíquicas; em outros momentos, ele utilizava esse termo para descrever o retraimento social em relação às pessoas reais do ambiente (London, 1973a). Freud definiu a esquizofrenia como uma regressão em resposta à intensa frustração e ao conflito com os outros. Essa regressão das relações objetais para um estágio autoerótico de desenvolvimento era acompanhada por um retraimento do investimento emocional em representações objetais e em figuras externas, o que explicava o surgimento de retraimento autista nos pacientes esquizofrênicos. Freud (1914/1963) postulou que a catexia do paciente era, então, reinvestida no *self* ou no ego.

Alguns autores (London, 1973a, 1973b; Wexler, 1971) consideravam a teoria da descatexia de Freud como um reconhecimento de um modelo de déficit de esquizofrenia, embora Freud também tenha tentado, de maneira clara, levar o conflito em consideração. Após desenvolver o modelo estrutural, ele revisou devidamente a sua perspectiva em relação à psicose (Freud, 1924a/1961, 1924b/1961). Enquanto via a neurose como um conflito entre o ego e o id, ele considerava a psicose como um conflito entre o ego e o mundo externo. A psicose envolvia uma rejeição e um subsequente remodelamento da realidade. Apesar dessa revisão, Freud continuava a falar do retraimento da catexia e de seu reinvestimento no ego. Ele usou o retraimento da catexia dos objetos para explicar sua observação de que, comparados com os pacientes neuróticos, os esquizofrênicos eram incapazes de elaborar transferências.

A noção de Freud de que os pacientes esquizofrênicos não elaboram vínculos transferenciais estava relacionada, sem dúvida, ao fato de que ele não empregava esforços terapêuticos intensivos com esses indivíduos. Harry Stack Sullivan, por sua vez, dedicou sua vida ao tratamento da esquizofrenia e chegou a conclusões muito diferentes. Ele acreditava que a etiologia do transtorno resultava de dificuldades interpessoais precoces (particularmente, na relação pais-criança) e conceituou o tratamento como um processo interpessoal de longo prazo, que tentava abordar esses problemas iniciais. De acordo com Sullivan (1962), a falha na maternagem produzia um *self* carregado de ansiedade no bebê e impedia que a criança tivesse suas necessidades satisfeitas. Esse aspecto da experiência do *self* era, então, dissociado, mas o dano à autoestima era profundo. O início da doença esquizofrênica, na visão de Sullivan, era o reaparecimento do *self* dissociado que levava a um estado de pânico e, depois, à desorganização psicótica. Sullivan sempre considerou que a capacidade para as relações interpessoais está presente, até mesmo no mais retraído paciente esquizofrênico. Seu trabalho pioneiro com pacientes esquizofrênicos foi conduzido por sua discípula, Frieda Fromm-Reichmann (1950), que enfatizou que as pessoas esquizofrênicas não estão felizes com seus estado de retraimento. Elas são, fundamentalmente, pessoas solitárias que não conseguem superar seu medo e desconfiança dos demais por conta de experiências adversas em etapas precoces da vida.

Enquanto Sullivan e seus seguidores estavam desenvolvendo suas teorias interpessoais, os primeiros psicólogos do ego observavam que os limites falhos do ego eram um dos principais déficits nos pacientes esquizofrênicos. Federn (1952) não concordava com a afirmação de Freud de que a catexia dos objetos era retraída na esquizofrenia. Em vez disso, Federn enfatizou o retraimento da catexia dos limites do ego. Ele observou que os pacientes esquizofrênicos não têm, caracteristicamente, qualquer barreira entre o que está dentro e o que está fora, porque os limites do ego não então mais investidos no âmbito psicológico (como de fato estão nos pacientes neuróticos).

Muitas dessas formulações psicanalíticas iniciais criaram dificuldades profundas entre os clínicos que tratavam pacientes com esquizofrenia e suas famílias. Termos como *mãe esquizofrenizante* geraram uma atmosfera em que as mães se sentiam culpadas por causar esquizofrenia em seus filhos. Nas décadas subsequentes, apareceram formulações psicodinâmicas mais sofisticadas de esquizofrenia (Arlow e Brenner, 1969; Blatt e Wild, 1976; Grand, 1982; Grotstein, 1977a, 1977b; Mahler, 1952; Ogden, 1980, 1982). A maior parte dessas teorias é baseada em reconstruções do trabalho com pacientes adultos. Em outras palavras, os clínicos estudaram os processos mentais no contexto psicoterapêutico e, então, extrapolaram retrospectivamente até as questões do desenvolvimento na infância. Infelizmente, muitas formulações psicanalíticas não integram os achados das pesquisas biológicas em suas teorias da etiologia.

Muitas configurações psicológicas refletem a interface entre o neurobiológico e o psicológico. As crianças que acabam desenvolvendo esquizofrenia têm uma aversão às relações objetais que dificulta a criação de vínculos com eles. A hipersensibilidade ao estímulo e as dificuldades com a atenção e a concentração também são traços comuns da personalidade pré-esquizofrênica. As pesquisas têm sugerido que perdas regionais difusas da regulação da entrada de estímulos sensoriais normais no sistema nervoso central podem ser características da esquizofrenia (Freedman et al., 1996; Judd et al., 1992), de modo que os pacientes acham difícil filtrar estímulos irrelevantes e, como consequência disso, têm uma sensação crônica de sobrecarga sensorial. Robbins (1992) sugeriu uma correlação entre estados emocionais de esquecimento mental e achados de atrofia cortical e diminuição na atividade nos lobos frontais de pacientes esquizofrênicos. Esse grupo de aspectos reunidos enseja desafios complicados para pais e cuidadores, os quais devem se adaptar às demandas dessas crianças. Segundo um estudo prospectivo projetado de modo sofisticado (Cannon et al., 2002), os prejuízos significativos no desenvolvimento da neuromotricidade, da linguagem receptiva e do cognitivo na infância predizem o transtorno esquizofreniforme.

As teorias da etiologia e da patogênese devem ter em conta as evidências substanciais de que os fatores genéticos desempenham um papel muito importante. Na ausência desses fatores, mesmo as situações familiares altamente disfuncionais não produzem doença esquizofrênica nos filhos (Wahlberg et al., 1997). Uma das hipóteses mais instigantes é a de Kendler e Eaves (1986), que postularam que os genes controlam o grau em que um indivíduo é sensível aos aspectos ambientais, predispõem e aumentam os riscos *versus* aspectos que protegem e reduzem os riscos. De fato, comparados aos sujeitos do grupo-controle, os pacientes com níveis mais altos de risco familiar para psicose reagem com maior intensidade emocional aos estresses da vida cotidiana (Myrin-Germeys et al., 2001). Essa teoria de controle genético da sensibilidade ao ambiente foi apoiada por um estudo finlandês, no qual um grupo de 58 indivíduos adotados com mães biológicas esquizofrênicas foram comparados a um grupo de 96 adotados com risco genético comum (Wahlberg et al., 1997). Entre os filhos de pais adotivos com altos níveis de desvio da comunicação, uma proporção maior desses adotados com alto risco genético mostrou evidências de transtorno do pensamento, em relação ao grupo de adotados que serviu de comparação. Nesse modelo conceitual, a ênfase é colocada na "adequação" entre criança e família. Um subgrupo de adotados com alto risco genético não se "adequou" a seus pais adotivos, os quais foram caracterizados por um alto desvio da comunicação.

Uma das implicações desse modelo conceitual é que uma experiência positiva de criação pode proteger indivíduos de alto risco contra o desenvolvimento futuro da esquizofrenia. Essa visão foi apoiada pelo Finnish Adoptive Family Study (Estudo Finlandês da Família Adotiva) (Tienari et al., 1994). Nessa investigação, os filhos de mães esquizofrênicas que tiveram uma experiência positiva de adoção foram protegidos de uma esquizofrenia posterior, enquanto os indivíduos geneticamente vulneráveis que experienciaram uma família adotiva perturbada tenderam a desenvolver a doença. Em um relato subsequente sobre os filhos adotados de mães com transtornos do espectro da esquizofrenia, Tienari e colaboradores (2004) visitaram os adotados e suas famílias adotivas em casa e mediram a disfunção familiar em uma escala que ia de "saudável" até "gravemente disfuncional". Os investigadores concluíram que as crianças adotadas e com alto risco eram mais suscetíveis ao desenvolvimento da esquizofrenia se houvesse disfunção familiar significativa. Essa relação não estava presente naqueles com baixo risco genético. Assim, esses achados deram suporte à noção de que há um efeito interativo de risco genético e o ambiente de criação na esquizofrenia.

Em uma revisão abrangente da literatura, Olin e Mednick (1996) identificaram características pré-mórbidas que parecem ser marcadores de risco para uma futura psicose. Essas características se encaixam em duas categorias: 1) fatores etiológicos precoces, incluindo complicações perinatais, história familiar de esquizofrenia, exposição da mãe à gripe na gestação, déficits neurocomportamentais, separação dos pais no primeiro ano de vida, funcionamento familiar ansiogênico e criação em uma instituição; e 2) precursores comportamentais e sociais de doença mental identificados por clínicos e professores, além de variáveis de personalidade reveladas por entrevistas e questionários. Em outras palavras, ocorre uma interação entre vulnerabilidade genética, atributos ambientais e traços individuais.

Muito da literatura psicodinâmica sobre esquizofrenia tem como foco considerações sobre o tratamento. De fato, a compreensão psicodinâmica é relevante para o tratamento da esquizofrenia, independentemente de sua etiologia. Algumas linhas comuns atravessam muitas das teorias psicodinâmicas que orientam a abordagem do clínico ao paciente. Primeiro, os sintomas psicóticos possuem um significado (Karon, 1992). Delírios grandiosos ou alucinações, por exemplo, muitas vezes sucedem imediatamente uma agressão à autoestima do paciente esquizofrênico (Garfield, 1985; Garfield et al., 1987). O conteúdo grandioso do pensamento ou de percepções é o esforço do paciente para contrabalançar uma ferida narcísica.

Um segundo tema é o de que as relações humanas são cheias de terror para esses pacientes. As intensas ansiedades que envolvem o contato com os outros são aparentes, muito embora a etiologia não possa ser inteiramente explicada. As preocupações com a integridade dos limites do ego do indivíduo e o medo da fusão com os outros representam um problema contínuo que é muitas vezes resolvido pelo isolamento. As relações de tratamento representam um desafio para o paciente, no sentido de ele ser capaz de acreditar que se conectar às outras pessoas não causará uma catástrofe. Por fim, uma terceira linha comum envolve a convicção de todos os autores orientados pela psicodinâmica de que as relações terapêuticas dinamicamente orientadas e com clínicos sensíveis podem melhorar de modo substancial a qualidade de vida dos pacientes esquizofrênicos. Em um estudo com pacientes esquizofrênicos plenamente recuperados (Rund, 1990), 80% haviam passado por psicoterapia de longo prazo e tinham atribuído grande importância a ela. Mesmo quando a recuperação plena não é alcançada, a relação terapêutica ainda pode ser de extraordinário valor na adaptação geral do paciente à vida.

Abordagens de tratamento

Farmacoterapia

Estudos controlados bem-delineados demonstram de maneira abundante que os medicamentos antipsicóticos são altamente eficazes no manejo de sintomas positivos de esquizofrenia. A acessibilidade do paciente esquizofrênico a todas as outras formas de intervenção terapêutica é bastante melhorada pelo emprego criterioso dos antipsicóticos. Keith e Matthews (1984) chegaram a afirmar que "estar livre de sintomas positivos proporciona um *status sine qua non* para os tratamentos psicossociais" (p. 71). Os sintomas negativos e as relações interpessoais transtornadas são, contudo, muito menos afetados pelos medicamentos e, dessa forma, exigem abordagens psicossociais. Alguns dos novos agentes antipsicóticos atípicos (como clozapina, risperidona e olanzapina) parecem causar um maior impacto sobre as constelações de sintomas negativos.

Visto que numerosos textos extraordinários sobre farmacologia estão disponíveis, enfoco aqui as abordagens psicossociais ao tratamento. Conforme discutido no Capítulo 5, a não adesão ao medicamento prescrito é um problema contínuo no tratamento de muitos pacientes esquizofrênicos. Os psiquiatras dinâmicos envolvidos no manejo de longo prazo dos pacientes com esquizofrenia devem considerar a adesão ao uso dos medicamentos uma questão do tratamento. Cada paciente deve ser educado sobre a probabilidade de recaída, caso o uso do medicamento seja interrompido, sobre sinais de discinesia tardia e sobre o manejo dos efeitos colaterais mais benignos. Além disso, o significado do medicamento para o paciente deve ser explorado de tempos em tempos, particularmente ao primeiro sinal de não adesão. Conforme foi enfatizado no Capítulo 5, a prescrição de medicamentos antipsicóticos deve ocorrer no contexto de uma aliança terapêutica que seja cuidadosamente estimulada por meio da sensibilidade em relação à experiência interna que o paciente tem de todos os tratamentos.

Há uma década, os antipsicóticos atípicos foram recebidos de forma entusiasmada, com a fantasia de que poderiam revolucionar o tratamento da esquizofrenia. Contudo, conforme mais pesquisas foram feitas, aumentou-se também a consciência de que a verdadeira eficácia desses agentes no tratamento da esquizofrenia não é tão diferente dos antipsicóticos convencionais. Porém, o perfil de efeitos colaterais é, com frequência, mais benigno e, portanto, faz esses agentes serem atraentes tanto para pacientes como para psiquiatras. Em alguns casos, a clozapina parecer ter alguma vantagem sobre os demais agentes (Lieberman et al., 2012). Por exemplo, em um estudo comparando pacientes que receberam clozapina com aqueles que tomaram um antipsicótico convencional, aqueles tratados com clozapina tinham uma probabilidade muito maior de participar da terapia de reabilitação psicossocial (Rosenheck et al., 1998).

Muitos pacientes com esquizofrenia que descobrem estar melhores tomando um novo medicamento têm uma grande dificuldade de integrar o recém-adquirido senso de *self* que surge com a melhora sintomática. Os pacientes com psicose crônica também podem ter se isolado em relação aos riscos da intimidade. A remissão de sintomas psicóticos pode abrir a possibilidade de envolvimento romântico e sexual pela primeira vez em anos. Muitos pacientes podem experimentar uma ansiedade intensa diante dessa perspectiva. Os riscos inerentes à perda e à rejeição devem ser enfrentados quando esses pacientes começam a entrar em contato com as outras pessoas (Duckworth et al., 1997). Finalmente, a saída da psicose pode apresentar aos pacientes uma crise existencial sobre o propósito e o significado da vida. Eles reconhecem que uma boa parte de suas vidas foi perdida para uma doença crônica e são forçados a reavaliar seus valores pessoais e espirituais. Aqueles que se incorporam à força de trabalho são confrontados com a integração do significado do trabalho, com um sentido de propósito e de identidade pessoal após terem sido incapazes de trabalhar por longos períodos de tempo.

Além do treinamento de habilidades, reabilitação e outras modalidades, os pacientes que respondem bem aos antipsicóticos atípicos também precisam de uma relação humana de apoio, na qual esses ajustes possam ser explorados.

Psicoterapia individual

Apesar de uma rica tradição clínica da psicoterapia individual psicanaliticamente orientada na esquizofrenia, os estudos de pesquisa foram bastante pressionados para demonstrar que o paciente esquizofrênico médio provavelmente obterá benefícios significativos a partir desses esforços. O Estudo do Hospital Estadual de Camarillo (The Camarillo State Hospital Study, maio de 1968) é muitas vezes citado, pois ele foi o primeiro trabalho de larga escala que comparou os resultados de pacientes esquizofrênicos conforme eram tratados com psicoterapia ou medicamento antipsicótico. Os grupos de pacientes que receberam medicamentos mostraram melhora significativamente maior, tanto em relação aos que não os receberam quanto aos que receberam somente psicoterapia. Além disso, nenhum efeito interativo foi observado entre a psicoterapia e o medicamento antipsicótico. Esse estudo sofreu críticas, contudo, porque foi fundamentado em terapeutas inexperientes que não tinham qualquer comprometimento em especial com o tipo de psicoterapia que haviam sido instruídos a praticar com seus sujeitos de pesquisa. Também, as medidas dos resultados não eram sensíveis o bastante para captar mudanças no funcionamento interpessoal e geral que poderiam responder especificamente à psicoterapia (Conte e Plutchik, 1986). Dois outros estudos que também tinham muitos problemas metodológicos (Grinspoon et al., 1972; Rogers et al., 1967) encontraram benefícios questionáveis da psicoterapia. Karon e VandenBos (1981) demonstraram maior melhora em indivíduos esquizofrênicos tratados por terapeutas experientes, comparados com um grupo-controle de pacientes que receberam tratamento de rotina com fenotiazinas e terapia de apoio, mas esse estudo também foi criticado por causa de problemas metodológicos, como falta de distribuição aleatória e transferência prematura de pacientes do grupo de tratamento com medicamentos para uma unidade de doentes crônicos (Keith e Matthews, 1984; Klein, 1980).

O estudo mais bem desenvolvido sobre os efeitos da psicoterapia dinâmica com pacientes esquizofrênicos é o Boston Psychotherapy Study (Estudo Psicoterapêutico de Boston), relatado por Stanton, Gunderson e colaboradores (Gunderson et al., 1984; Stanton et al., 1984). Uma das principais falhas nos estudos anteriores foi a falta de definição da forma da psicoterapia sendo administrada pelos terapeutas do projeto. No estudo de Boston, os pacientes esquizofrênicos não crônicos de diversos contextos institucionais e de atendimento ambulatorial foram designados para psicoterapia de adaptação à realidade e de apoio, ou psicoterapia exploratória e orientada ao *insight*. Aqueles incluídos na análise (95 dos 164 pacientes originais) permaneceram em sua situação de tratamento designada por pelo menos seis meses. No seguimento de dois anos, os investigadores obtiveram dados completos sobre 47 pacientes da amostra original. Nesse ponto da análise de dados, os pacientes que receberam terapia de adaptação à realidade e de apoio mostraram menos recaídas e melhor desempenho de papéis. De outro lado, os pacientes que receberam terapia exploratória e orientada ao *insight* tiveram ganhos maiores na cognição e no funcionamento do ego. Os investigadores concluíram que as diferenças gerais entre os dois grupos foram relativamente pequenas.

Infelizmente, apesar da metodologia e do desenho sofisticados do estudo de Boston, a generalização dos resultados deve ser limitada por diversas razões. Primeiro, apenas 47 pacientes completaram os dois anos de duração do estudo; por isso, muitas das comparações definitivas foram baseadas em aproximadamente 20 sujeitos de cada grupo de tratamento (Carpenter, 1984). Segundo, a coleta de dados foi interrompida após dois anos. Muitos terapeutas experientes que tratam pacientes esquizofrênicos considerariam dois anos como, meramente, o início da fase intermediária da terapia. Os pacientes com esquizofrenia são reconhecidamente difíceis de serem envolvidos em um processo psicoterapêutico. Ademais, esperar que um terapeuta adote um modelo mais ou menos expressivo ou um modelo mais ou menos de apoio no tratamento de um paciente esquizofrênico introduz uma artificialidade ao tratamento que está sendo avaliado. Em nenhum outro transtorno a flexibilidade é mais importante do que na psicoterapia da esquizofrenia. Conforme foi salientado no Capítulo 4, em um contexto naturalístico, o psicoterapeuta alterna continuamente entre intervenções expressivas e de apoio, dependendo das necessidades do paciente em determinado momento.

Os próprios investigadores (Glass et al., 1989) avaliaram, subsequentemente, o processo real de terapia de modo superficial, utilizando transcrições de gravações de áudio, e concluíram que o achado mais precoce de diferenças gerais mínimas entre os dois grupos "ocultava processos distintos dentro das terapias, os quais têm efeitos importantes e específicos" (p. 607). Os terapeutas que foram avaliados como habilidosos na exploração dinâmica produziram melhoras mais expressivas na psicopatologia global, na negação da doença e no retardo-apatia.

Por fim, outra diferença irredutível entre as necessidades de pesquisa e o ambiente da prática clínica devem ser levados em conta na interpretação dos dados do estudo de Boston. As motivações, tanto conscientes quanto inconscientes, que levam um psicoterapeuta a iniciar algo que pode se tornar um compromisso vitalício para tratar um paciente esquizofrênico são individuais. Sejam quais forem as forças que levam um terapeuta e um paciente a se "escolherem" mutuamente, elas são ignoradas pelos desenhos dos estudos de grandes grupos que requerem uma distribuição aleatória rigorosa cientificamente do paciente para o terapeuta (Müller, 1984). Somente o estudo intensivo de casos individuais pode esclarecer essa contribuição significativa para o sucesso da psicoterapia.

Em um relato subsequente, Gunderson (1987) reconheceu a dificuldade de envolver pacientes esquizofrênicos em um processo psicoterapêutico de longo prazo. Ele observou que seu estudo e outros sugeriram que cerca de dois terços dos pacientes esquizofrênicos irão abandonar a psicoterapia quando essa for indicada, de forma não específica, como parte de um estudo de pesquisa. Gunderson examinou cuidadosamente os dados do estudo de Boston para determinar as características típicas daqueles que continuaram na psicoterapia. Seu achado surpreendente foi de que esses pacientes eram caracterizados por isolamento social, embotamento emocional e desorganização interna. Contudo, eles tendiam a um desempenho de papéis mais consistente do que o grupo que abandonou o tratamento. Ele também determinou que a taxa de abandono é afetada pelas normas culturais internas do ambiente hospitalar. Por exemplo, pacientes do hospital da Administração de Veteranos que participaram do estudo tinham uma probabilidade muito maior de abandonar do que aqueles hospitalizados no Hospital McLean, em que a psicoterapia é uma parte-padrão do tratamento. Gunderson também concluiu que a hospitalização de longo prazo pode ser útil para envolver os pacientes. Ao dividir os pacientes entre aqueles que haviam recebido psicoterapia de adaptação à realidade e de apoio e aqueles que haviam recebido psicoterapia exploratória e orientada ao *insight*, ele determinou que os pacientes emocionalmente distantes e com pensamento transtornado, mas com uma visão otimista de sua doença, tinham maior probabilidade de continuar com a primeira modalidade, enquanto os pacientes que apresentavam um teste de realidade praticamente intacto, relações interpessoais razoavelmente boas e uma visão de seu episódio psicótico como um evento infeliz tinham maior probabilidade de continuar com a segunda modalidade.

Os achados de Gunderson são consistentes com aqueles do estudo de seguimento de longo prazo de McGlashan (1984, 1987), envolvendo pacientes tratados no Chestnut Lodge. Nesse estudo, 163 pacientes esquizofrênicos previamente hospitalizados no Chestnut Lodge e que receberam psicoterapia intensiva psicanaliticamente orientada foram acompanhados, em média, por 15 anos após a alta. Cerca de um terço desses pacientes teve resultados considerados entre moderados e bons (McGlashan, 1984). Dos dois grupos identificáveis cuja psicose remitiu, um grupo tentou integrar a experiência psicótica em sua vida. Os pacientes desse grupo acreditavam que haviam obtido informações importantes do episódio psicótico e ficaram curiosos com relação ao significado de seus sintomas. O segundo grupo demonstrou outro caminho de recuperação estável, a saber: o de "finalizar de vez" a doença. Esses pacientes tiveram a tendência de possuir uma visão fixa e negativa de sua doença e não apresentaram interesse algum em compreender seus sintomas psicóticos. Embora ambos os grupos tenham atingido adaptações razoavelmente estáveis, aqueles que integraram suas experiências psicóticas parecem ter obtido resultados consideravelmente superiores.

Esses achados sugerem que pacientes que conseguem integrar uma experiência psicótica em suas vidas podem se beneficiar do trabalho exploratório no contexto da psicoterapia, enquanto aqueles que deram por encerrado de vez um episódio psicótico provavelmente não se beneficiarão e pode ser que sejam até mesmo prejudicados pelas tentativas exploratórias persistentes. Mesmo as psicoterapias que envolvem algum *insight* exigem apoio significativo por parte do terapeuta. A distinção expressiva de apoio é certamente menos rígida na psicoterapia da esquizofrenia do que no tratamento de pacientes de funcionamento superior.

De fato, muitos argumentariam que as abordagens de apoio são essenciais para o sucesso com pacientes que têm esquizofrenia. Um estudo longitudinal prospectivo, feito na Dinamarca, envolveu 269 pacientes consecutivamente admitidos (Rosenbaum et al., 2012) e comparou a psicoterapia psicodinâmica de apoio, conforme os manuais, adicionada ao tratamento usual, com apenas o tratamento usual para pacientes com um primeiro episódio de transtorno do espectro da esquizofrenia. Embora a randomização não tenha feito parte do estudo, os investigadores fizeram um grande esforço para minimizar vieses. Após dois anos, a melhora sintomática e o funcionamento global foram significativamente superiores no grupo com psicoterapia dinâmica de apoio e tratamento usual em comparação com o grupo que recebeu apenas o tratamento usual.

A terapia pessoal (Hogarty et al., 1995, 1997a, 1997b) é uma das intervenções psicossociais individuais mais rigorosamente testadas com a esquizofrenia. Contrastando com as terapias psicodinâmicas, que geralmente não são específicas para um transtorno, a terapia pessoal é específica para o transtorno. Ela também está fundamentada nas pesquisas sobre a doença; consequentemente, ela é baseada no modelo da vulnerabilidade ao estresse e considera a desregulação do afeto relacionado ao estresse como central para a exacerbação do sintoma. Alguns terapeutas psicodinâmicos basearam suas suposições sobre a doença em teorias psicanalíticas que podem não possuir qualquer base empírica. Por outro lado, uma gama de técnicas terapêuticas caracteriza a terapia pessoal, e muitos terapeutas dinâmicos têm uma flexibilidade semelhante ao ajustarem sua abordagem às necessidades do paciente.

A terapia pessoal avança em fases. Na fase inicial, o foco está na estabilização clínica dos sintomas, no desenvolvimento da aliança terapêutica e no fornecimento de psicoeducação básica. Essa fase ocorre, geralmente, durante os primeiros meses após a alta do hospital. A fase intermediária é voltada para ajudar o paciente a se tornar consciente dos sinais afetivos internos associados aos estressores. Alguns pacientes também podem, nesse ponto, iniciar o treinamento em habilidades sociais, exercícios de relaxamento e treinamento para aprimorar a percepção social. A fase avançada da terapia é projetada para proporcionar oportunidades para a introspecção. Além disso, o paciente recebe instruções sobre princípios de resolução de conflitos e manejo de crítica. Em cada fase, a terapia é ajustada às necessidades individuais do paciente.

Hogarty e colaboradores (1997a, 1997b) designaram aleatoriamente 151 pacientes com esquizofrenia para a terapia pessoal ou para um dos dois tratamentos comparativos: terapia familiar e terapia individual de apoio. Eles seguiram os pacientes por três anos após a alta do hospital. Apenas 18% encerraram prematuramente o estudo, e desses, a maioria não estava no grupo de terapia pessoal. A terapia pessoal foi considerada mais efetiva do que a terapia familiar e de apoio na prevenção de recaídas psicóticas e afetivas, bem como na não adesão aos medicamentos; contudo, essa maior efetividade foi vista apenas naqueles pacientes que viviam com suas famílias. Entre os pacientes que não viviam com suas famílias, aqueles que receberam terapia pessoal se saíram pior – eles apresentaram significativamente mais descompensações psicóticas do que aqueles que receberam terapia de apoio. Os investigadores concluíram que a terapia pessoal provavelmente deve ser estendida até que os pacientes tenham alcançado estabilidade residencial e melhora sintomática.

Nesse estudo, a terapia pessoal pareceu ser altamente benéfica para o desempenho de papéis ou ajustamento social, mas seus efeitos sobre os sintomas não foram significativamente maiores do que aqueles dos tratamentos comparativos. De fato, os pacientes que receberam terapia pessoal na verdade tiveram *mais* ansiedade do que aqueles que receberam terapia de apoio ou tratamento familiar. Também, a terapia pessoal pareceu ter um impacto mais durável do que a terapia de apoio. Os pacientes que receberam terapia pessoal continuaram a melhorar no ajustamento social durante o segundo e o terceiro ano após a alta, enquanto aqueles que receberam a terapia de apoio, com ou sem intervenção familiar, experimentaram efeitos de ajustamento que atingiram seu pico aos 12 meses após a alta e mantiveram um platô depois disso.

Em conformidade com nossa compreensão contemporânea da melhor estratégia de tratamento para a esquizofrenia, a terapia pessoal era apenas uma modalidade no conjunto do plano terapêutico geral do estudo de Hogarty e colaboradores. Os pacientes receberam medicamentos antipsicóticos, e várias abordagens de reabilitação também foram utilizadas com a terapia pessoal. Conforme Fenton e McGlashan (1997) destacam, a terapia pessoal fornece o contexto ideal no qual se deve considerar "a combinação específica das intervenções que serão mais úteis para determinado paciente, com determinado tipo de esquizofrenia, nessa determinada fase da doença ou da recuperação" (p. 1495). Esse esforço de ajustar a escolha das intervenções às necessidades específicas do paciente faz bastante sentido em termos clínicos. A terapia pessoal certamente pode ser aplicada dentro de uma estrutura de compreensão psicodinâmica de defesas, relações objetais e senso do *self* do paciente.

Além disso, ensaios controlados randomizados de terapia cognitivo-comportamental (TCC) demonstraram que as intervenções psicoterapêuticas podem ser um componente útil de um plano de tratamento geral para a esquizofrenia (Kuipers et al., 1998; Tarrier et al., 1998). Em um estudo, as melhoras dos pacientes que resultaram da TCC foram amplamente sustentadas no seguimento de 18 meses (Kuipers et al., 1998). Estratégias como treinamento em resolução de problemas e prevenção de recaídas pareceram especialmente úteis nesse estudo e devem ser incorporadas em qualquer abordagem psicoterapêutica. Um resumo de todas as pesquisas atuais sobre TCC sugeriu que a psicoterapia diminui a gravidade de delírios, alucinações, sintomas positivos e sintomas negativos, além de melhorar o funcionamento social (Dixon et al., 2010). Contudo, a maioria dos pacientes que apresentaram esquizofrenia de início recente e aqueles que estão no meio de uma exacerbação aguda de sintomas psicóticos não foram bem-estudados com a TCC.

Em um ensaio controlado randomizado de terapia cognitiva com pacientes que apresentavam sintomas negativos e eram extremamente incapacitados, Grant e colaboradores (2012) encontraram que mesmo sintomas negativos persistentes nessa população poderiam ser melhorados com o uso de um modelo cognitivo que envolva o medo de fracasso e os comportamentos correspondentes destinados a prevenir esse medo. A abordagem empregou explicações de normalização para melhorar a combinação terapêutica e reduzir o estigma. O questionamento socrático também foi utilizado como uma forma de desenvolver explicações alternativas de fenômenos psicóticos. São desenvolvidas formulações colaborativas, como ajudar um paciente a reconhecer que a maneira como se sente em relação às vozes, e não as vozes em si, é a fonte da raiva.

Em sua visão geral de tratamentos psicossociais para a esquizofrenia, Keshavan e Eacke (2014) enfatizaram que o papel de uma aliança terapêutica contínua e positiva é um forte preditor do resultado terapêutico. Contudo, poucas tarefas são mais desafiadoras do que construir uma combinação terapêutica com alguém que sofre de esquizofrenia, devido à frequente falta de *insight* que esses pacientes têm de sua doença.

Selzer e Carsky (1990) destacaram a importância de encontrar um elemento organizador – uma pessoa, uma ideia ou um objeto inanimado – que permita ao paciente e ao terapeuta falar sobre o que está se passando entre eles. Nesse estágio inicial do tratamento, os pacientes são, muitas vezes, incapazes de reconhecer que estão doentes e que necessitam de tratamento, e o foco principal deve ser o estabelecimento de uma relação. Por exemplo, Frese (1997) advertiu os clínicos para que evitem desafiar as crenças delirantes dos pacientes. Ele assinalou que, quando os pacientes têm delírios, eles naturalmente presumem que os delírios são verdadeiros, mesmo diante de evidências do contrário. Frese, que teve ele próprio esquizofrenia por muitos anos, enquanto construía uma carreira de sucesso como psicólogo, aconselhou os clínicos a considerar que os pacientes falam de forma poética e metafórica. Ele sugeriu que é útil ajudar os pacientes a ver como os outros consideram suas crenças, de modo que consigam evitar certas ações que possam levá-los à internação em um hospital psiquiátrico. Aliando-se à necessidade de evitar a hospitalização, o terapeuta pode conquistar a cooperação do paciente, e este pode aderir a outros aspectos do plano de tratamento, como os medicamentos.

Grande parte do trabalho inicial da psicoterapia deve ser diretiva e projetada para reparar déficits do paciente que impeçam o desenvolvimento de uma aliança terapêutica (Selzer, 1983; Selzer e Carsky, 1990; Selzer et al., 1989). O trabalho subsequente de construção de uma aliança pode ter resultados significativos. Quando Frank e Gunderson (1990) examinaram o papel da aliança terapêutica na evolução e nos resultados dos 143 pacientes esquizofrênicos do Estudo Psicoterapêutico de Boston, eles descobriram que ela foi um preditor importantíssimo de sucesso do tratamento. Os pacientes com boa aliança terapêutica apresentaram maior probabilidade de permanecer na psicoterapia, de aderir aos medicamentos prescritos e de alcançar bons resultados no final de dois anos.

A aliança de tratamento também pode ser facilitada pelo apoio e pela restauração das defesas do paciente, tendo como foco os pontos fortes do paciente e proporcionando uma segurança para ele. McGlashan e Keats (1989) enfatizaram que, acima de tudo, a psicoterapia deve oferecer amparo. Os sentimentos e os pensamentos de que as outras pessoas não compreendem são aceitos pelo psicoterapeuta. O retraimento ou o comportamento bizarro é aceito e compreendido, sem qualquer exigência de que o paciente deve mudar para ser aceito. Grande parte desse aspecto da técnica consiste em "estar com" (McGlashan e Keats, 1989) – o desejo de se colocar, consistentemente, na companhia de outro ser humano sem fazer exigências excessivas. Conforme Karon (1992) apontou, o terror é o afeto primário da pessoa com esquizofrenia. Os terapeutas devem ser capazes de aceitar os sentimentos de terror quando esses são projetados neles, e de evitar o retraimento e o sentimento de opressão em face de afetos tão poderosos.

Conforme a aliança se torna mais sólida, o terapeuta pode, então, começar a identificar fatores de recaída específicos do indivíduo e ajudar o paciente a aceitar o fato de que possui uma doença grave. O terapeuta deve, também, servir como um ego auxiliar para o paciente. Quando fraquezas profundas do ego, como julgamento insatisfatório, estão em evidência, o terapeuta pode ajudar o paciente a antecipar as consequências de suas ações.

Na condução de psicoterapia com pessoas esquizofrênicas, o terapeuta deve considerar a distinção de Bion (1967) entre as partes psicóticas e não psicóticas da personalidade como uma ferramenta útil. A parte psicótica da mente do paciente ataca o pensamento racional, com base na realidade, da parte não psicótica. Sentimentos dolorosos também são projetados nos outros em função de a parte psicótica não conseguir suportar a frustração, de modo que o terapeuta deve procurar indicadores nos sentimentos contratransferenciais evocados pelo paciente (Lucas, 2003). Além disso, não importa quão psicótico o paciente possa ser, sempre há um setor não psicótico que o terapeuta pode abordar.

O terapeuta deve estar atento aos déficits. Alguns pacientes apresentam limitações cognitivas substanciais, que o terapeuta deve assinalar com bastante cautela. Quando esses déficits são abordados, o terapeuta também pode desejar fornecer aconselhamento sobre como compensar os déficits, de modo que o paciente não se sinta desesperançado em relação a eles.

Alguns trabalhos excelentes, com base na TCC e com pesquisa empírica demonstrando sua eficácia, foram descritos em detalhes por Kingdon e Turkington (1994). Grande parte de sua abordagem está estreitamente relacionada à terapia de apoio dinamicamente orientada, que reconhece a fragilidade e busca fortalecer o funcionamento do ego. Por exemplo, ao discutir as alucinações de um paciente, o terapeuta pode desejar explorar a qualidade idiossincrática da percepção. Perguntas como: "Há mais alguém que consiga ouvir o que é dito?" podem ser feitas, e o terapeuta pode perguntar sobre as crenças do paciente com relação à origem das vozes. Ao trabalhar com delírios, o terapeuta pode perguntar cuidadosamente se há outras explicações possíveis para os fenômenos em que o paciente acredita. É possível que o paciente esteja levando as coisas para o lado pessoal ou percebendo algo no comportamento das outras pessoas? Também é válido explorar uma cadeia de interferências. Por exemplo, se o paciente acredita que há um *chip* de silício em seu cérebro, o terapeuta pode querer saber como a eletricidade chegaria ao *chip*. A experiência do paciente deve ser geralmente aceita, e uma atmosfera positiva deve ser criada para uma exploração que possa levar a algum pensamento crítico, por parte do paciente, sobre outras possibilidades.

Somente após uma sólida aliança ter sido estabelecida, os fatores de recaída específicos do indivíduo terem sido observados e discutidos, os déficits terem sido abordados e o paciente já estiver devidamente instalado em sua residência com familiares ou outras pessoas é que o terapeuta deve tentar uma abordagem expressiva, na qual o *insight* ou a interpretação seja central. Alguns pacientes podem nunca chegar a esse ponto. Quando as estratégias de apoio e de reabilitação forem suficientes, o terapeuta pode deixar de interferir, se assim desejar. A fantasia de salvar o paciente da esquizofrenia deve ser evitada – essa é a pior atitude psicológica possível que o terapeuta pode ter. Os terapeutas devem se sentir confortáveis com a possibilidade de que os paciente preferem escolher "o diabo que já conhecem", em vez de encarar as incertezas da mudança e da melhora. A psicoterapia efetiva requer uma atitude do terapeuta que permita que o desejo do paciente de permanecer doente seja uma alternativa aceitável para a mudança psicoterapêutica (Searles, 1976/1979). Entretanto, um grupo significativo de pessoas com esquizofrenia deseja colaborar com o terapeuta para adquirir uma compreensão de sua doença e de como ela despedaçou o senso de quem elas são. Na literatura profissional, os pacientes esquizofrênicos falaram eloquentemente sobre os benefícios da psicoterapia individual (Anônimo, 1986; Ruocchio, 1989). Esses pacientes comentam sobre a importância de ter em suas vidas uma figura consistente, que esteja presente em qualquer adversidade que surgir ao longo de muitos anos. Esses pacientes transmitem como suas experiências subjetivas de si mesmos e de suas vidas foram significativamente alteradas por uma relação psicoterapêutica de longo prazo, muito embora as medidas dos resultados possam não ter sido sensíveis o bastante para registrar tais alterações. Nas palavras de um paciente, (Anônimo, 1986), "um ego frágil que é deixado sozinho permanece frágil. Os medicamentos ou o apoio superficial não substituem, por si próprios, o sentimento de ser compreendido por outro ser humano" (p. 70).

Uma das vozes mais articuladas que apareceram foi a de Elyn Saks (2008, 2009). Ela é uma professora de direito que credita à psicanálise a salvação de sua vida.Ela escreveu eloquentemente sobre o valor dos medicamentos e a importância da superação da negação da doença por parte do indivíduo. Ela disse que a relação terapêutica está no centro de tudo, pois essa ajudou-a a superar o isolamento da esquizofrenia e proporcionou a ela alguém que pode ajudá-la a determinar o que é e o que não é real. Ela enfatizou que a ferida narcísica alimenta a maior parte da negação, a qual considera como uma autoproteção durante a fase catastrófica da doença, que redefine a pessoa. Apenas a ajuda contínua proporcionada pela intervenção psicoterapêutica e sua repetida observação de que os sintomas retornam sempre que ela interrompe os medicamentos é que, finalmente, a convenceram a superar a negação.

Psicoterapia de grupo

Os estudos sobre psicoterapia de grupo com pacientes esquizofrênicos sugerem que essa modalidade pode ser útil, mas eles enfatizam o momento adequado de sua implementação. O momento propício parece ser após os sintomas positivos terem sido estabilizados por meio da intervenção farmacológica (Kanas et al., 1980; Keith e Matthews, 1984). O paciente desorganizado de forma aguda é incapaz de filtrar os estímulos ambientais, e os múltiplos estímulos de um contexto de grupo podem sobrecarregar o ego já atormentado do paciente, bem quando ele está tentando se reestabelecer. Uma revisão de estudos controlados sobre terapia de grupo para esquizofrenia (Kanas, 1986) encontrou evidências consideráveis da eficácia da psicoterapia de grupo com pacientes internados, mas uma clara tendência de maior sucesso em unidades de pacientes crônicos do que em alas de pacientes agudos. Depois de a sintomatologia positiva ter sido controlada, os grupos de pacientes internados podem ser um grande apoio para os indivíduos esquizofrênicos, conforme forem se reorganizando e ao verem outros se preparando para a alta. Estudos sobre a eficácia sugerem que, como uma modalidade para pacientes ambulatoriais, a terapia de grupo pode ser tão efetiva quanto a terapia individual (O'Brien, 1983). Para o paciente que está estabilizado com medicamentos, sessões semanais de 60 a 90 minutos podem servir para criar confiança e proporcionar um grupo de apoio em que os pacientes possam discutir livremente sobre preocupações, como maneiras de lidar com alucinações auditivas e com o estigma da doença mental.

Intervenção familiar

Na literatura relacionada à pesquisa empírica sobre a eficácia das intervenções psicossociais na esquizofrenia, nenhuma modalidade foi mais comprovada do que as intervenções familiares. Numerosos estudos (Falloon et al., 1982; Goldstein et al., 1978; Hogarty, 1984; Leff et al., 1982) demonstraram que o tratamento familiar, associado aos medicamentos antipsicóticos, é três vezes mais efetivo na prevenção de recaídas do que os medicamentos isolados. Essas investigações utilizaram um fator conhecido como emoção expressa (EE), primeiramente identificado por Brown e colaboradores (1972). Esse termo foi criado para descrever um estilo de interação entre os membros da família e o paciente, que é caracterizado por um intenso e exagerado envolvimento e por críticas excessivas. Embora esse conceito não culpe os pais por causar esquizofrenia em seus filhos, ele reconhece que as famílias são afetadas pela doença e que elas podem se tornar contribuintes secundárias para a recaída por meio de uma intensificação de suas interações com o paciente esquizofrênico. Em suma, famílias com EE elevada produzem uma frequência maior de recaídas em um membro esquizofrênico do que aquelas com EE baixa.

Uma metanálise de 27 estudos da relação dos indicadores de EE com a esquizofrenia confirmou que a EE é um preditor de recaída significativo e robusto (Butzlaff e Hooley, 1998). A relação entre a EE elevada e a recaída pareceu mais forte para os pacientes com formas mais crônicas de esquizofrenia. Pesquisas recentes sugerem que há uma sinergia específica entre vulnerabilidades neurocognitivas e críticas familiares. Rosenfarb e colaboradores (2000) demonstraram que em 41 pacientes com esquizofrenia de início recente, a combinação de déficits de memória de trabalho e críticas por parte dos familiares predizia o pensamento psicótico.

A pesquisa extensiva sobre a EE conduziu ao desenvolvimento de uma abordagem psicoeducacional sofisticada com famílias de pessoas esquizofrênicas. As famílias são treinadas para reconhecer sinais e sintomas prodrômicos que prenunciam a recaída e a reduzir a crítica e o envolvimento excessivo, e são ajudadas a ver que um programa medicamentoso pode preservar o funcionamento ótimo. Outras áreas de educação incluem a instrução sobre os efeitos colaterais dos medicamentos e seu manejo, o curso e o prognóstico de longo prazo da esquizofrenia, bem como sua base genética e biológica. Os clínicos que empregam essa abordagem podem, de maneira efetiva, recrutar a ajuda dos familiares como colaboradores na prevenção da recaída.

O rigor das pesquisas sobre intervenções familiares em pessoas que têm esquizofrenia é admirável. Os estudos em geral utilizam randomização, critérios de inclusão bem-estabelecidos, resultados sistematicamente coletados, evidências de adesão à intervenção e controles adequados. Revisões da eficácia desses tratamentos familiares sugerem que a intervenção familiar de longo prazo é efetiva na diminuição das taxas de recaída, na redução de EE e na melhora dos resultados (Dixon e Lehman, 1995; Penn e Mueser, 1996). Os ganhos do tratamento também parecem consideravelmente estáveis, muitas vezes durando até dois anos. A abordagem familiar da esquizofrenia com base na EE elevada também é extremamente efetiva em termos de custos, ao se considerar o custo social da doença mental grave. McFarlane (2002) descobriu que essa abordagem também é bastante eficaz com grupos multifamiliares. Dessa maneira, ela se torna mais acessível àqueles que possuem recursos mais limitados.

Os resultados impressionantes obtidos com esse modelo conceitual de intervenção familiar foram, contudo, contestados. Alguns investigadores questionaram se controlar a EE é o fator exclusivo envolvido na prevenção de recaídas. Um estudo (MacMillan et al., 1986) demonstrou que a ingestão regular de medicamentos antipsicóticos e a duração da doença antes da hospitalização eram fatores que, quando considerados, eliminavam o efeito da EE na predição da recaída. Outro estudo (Parker et al., 1988) examinou 57 pacientes esquizofrênicos a partir do ponto de vista do nível da EE das famílias. A recaída foi predita pela presença de apenas um dos pais na família e por um curso pior da doença, mas o nível da EE não foi preditivo. Os investigadores especularam que aqueles pacientes com um curso pior da doença podem evocar respostas nos parentes que tenham EE elevada, particularmente se o paciente vive em um lar com apenas um dos pais. Falloon (1988) assinalou que as pesquisas sobre a EE não incluíram medidas seriadas que ajudariam a determinar se os transtornos do comportamento em pacientes esquizofrênicos *provocam* respostas de EE elevada nos pais, ou se *resultam do* estresse de relações com EE elevada.

Questões adicionais foram levantadas sobre o construto de EE elevada e as intervenções familiares que ele informa. Muitas famílias de pacientes esquizofrênicos sentem que estão sendo responsabilizadas pela recaída quando estão simplesmente respondendo a uma situação difícil da melhor maneira que podem (Lefley, 1992). Conforme Kanter e colaboradores (1987) observaram, se as famílias forem instadas a permanecer não intrusivas, elas podem não conseguir responder de maneira apropriada quando o comportamento provocativo e a falta de controle forem exibidos pelo familiar esquizofrênico. Ademais, em alguns casos pode-se considerar que uma mudança de EE elevada para baixa causou a melhora do paciente, quando, na verdade, a família simplesmente baixou sua EE *como resultado* da melhora do paciente (Hogarty et al., 1986). Os pesquisadores também questionaram se a EE é um construto que permanece estável ao longo do tempo (Lefley, 1992). Outras preocupações incluem a observação de que a EE elevada está relacionada a outras doenças além da esquizofrenia, o fato de que apenas uma certa proporção de pessoas com esquizofrenia é influenciada pela EE elevada e a percepção de que o construto como um todo é, essencialmente, cultural (Jenkins e Karno, 1992).

Dada a controvérsia que cerca a relação entre a recaída e a EE, os clínicos podem ficar confusos em relação às intervenções mais úteis a serem feitas com as famílias. Kanter e colaboradores (1987) salientaram que os esforços psicoeducacionais que envolvem informações sobre a doença, o apoio e o aconselhamento podem produzir resultados que são tão impressionantes quanto os dados dos estudos sobre EE. Hatfield (1990) enfatizou que a educação é, provavelmente, mais útil do que o tratamento no trabalho com famílias e que intervenções específicas são desnecessárias. Apesar disso, visto que ambientes altamente estimulantes tendem a ser difíceis de lidar para os pacientes esquizofrênicos, reduzir a intensidade dos estímulos ambientais é uma atitude bastante sábia. Ademais, as pesquisas recentes sugerem que dois elementos da EE – o envolvimento emocional excessivo e a crítica excessiva – não devem ser tratados juntos (King e Dixon, 1996). Nessa investigação, formada por 69 pacientes e 108 familiares, o envolvimento emocional excessivo pareceu estar associado a um melhor resultado social nos pacientes, sugerindo que a crítica excessiva pode ser o fator que promove a recaída.

Treinamento de habilidades psicossociais

A reabilitação psicossocial, que é geralmente definida como uma abordagem terapêutica que encoraja os pacientes a desenvolver suas capacidades plenas por meio de apoios ambientais e procedimentos de aprendizagem (Bachrach, 1992), deveria representar uma grande parte do tratamento contemporâneo para qualquer pessoa com esquizofrenia. Essa abordagem individualmente adaptada envolve a capitalização das forças e das competências do paciente, restaurando sua esperança, maximizando seu potencial vocacional, encorajando o envolvimento ativo do paciente com seu próprio tratamento e ajudando-o a desenvolver habilidades sociais. Esses objetivos variados são, frequentemente, incluídos sob a categoria de treinamento de habilidades psicossociais. Hogarty e colaboradores (1991) mostraram que indivíduos que receberam treinamento de habilidades psicossociais apresentaram melhoras substanciais em medidas de ajuste social e tiveram uma taxa mais baixa de recaída, comparados com um grupo-controle, em um seguimento de um ano. Apesar disso, esse ganho desapareceu dentro de dois anos após o fim do tratamento.

A reabilitação ou remediação cognitiva também tem sido incorporada a essas estratégias. Por meio da prática repetida de técnicas relacionadas, vários déficits cognitivos são modificados. Revisões utilizando técnicas metanalíticas demonstraram que intervenções de remediação cognitiva podem melhorar o funcionamento cognitivo na esquizofrenia, enquanto fornecem, também, benefícios mais generalizáveis aos sintomas problemáticos e a outros domínios do funcionamento (Keshavan e Eack, 2014). No treinamento de habilidades sociais, os pacientes participam de atividades de representação de papéis e de outros exercícios para melhorar seu funcionamento em contextos interpessoais. As pesquisas sobre essas abordagens ainda não são convincentes em relação à eficácia. Embora pareça haver melhoras evidentes no desempenho de comportamentos motores específicos quando ocorre o treinamento, essas habilidades podem diminuir com o tempo. Além disso, as evidências sobre a possibilidade de que o treinamento de habilidades psicossociais possa ser generalizado do contexto clínico para a vida diária ainda são bastante fracas (Keshavan e Eack, 2004; Penn e Mueser, 1996; Scott e Dixon, 1995). Não obstante, há uma visão geral de que o ensino de habilidades específicas e a modificação de déficits cognitivos se mostram promissores como parte de um plano de tratamento geral.

Tratamento hospitalar

Para o paciente esquizofrênico que apresenta um surto psicótico agudo, a hospitalização breve proporciona um "intervalo" – uma chance para se reorganizar e obter uma nova orientação em relação ao futuro. Os medicamentos antipsicóticos aliviam a maior parte dos sintomas positivos. A estrutura da unidade hospitalar oferece um porto seguro para prevenir que os pacientes machuquem a si mesmos ou a outras pessoas. Os membros da equipe de enfermeiros do ambiente hospitalar desempenham funções de ego auxiliar para o paciente. Um esforço psicoeducacional pode começar com o paciente e sua família, a fim de estabelecer um ambiente ótimo após a hospitalização. Eles devem estar preparados para o fato de que estão lidando com uma doença que dura a vida inteira e que o objetivo é minimizar a deficiência, e não promover uma cura duradoura. A importância do uso dos medicamentos é enfatizada, e o conceito da EE também pode ser explicado. Ao mesmo tempo, a equipe de tratamento precisa transmitir esperança. Muitas vezes, é útil destacar que, embora a doença seja crônica, pesquisas consideráveis sugerem que alguns pacientes esquizofrênicos se tornam cada vez mais funcionais conforme envelhecem (Harding et al., 1987).

O impulso proporcionado pela hospitalização breve é contrarregressivo. As defesas são restauradas, e o paciente deve ser reencaminhado ao funcionamento tão rapidamente quanto possível. A onipotência do paciente é desafiada pela necessidade de se acomodar às necessidades dos demais. Ao se impor uma rotina de horários à vida do paciente, alguma frustração em relação a suas necessidades e desejos são inevitáveis. Esse nível ótimo de frustração ajuda os pacientes a melhorar o teste de realidade e outras funções do ego (Selzer, 1983). Depois que a sintomatologia positiva do paciente for, em certa medida, diminuída, o tratamento de grupo pode ser instituído, o qual pode também ser continuado de forma ambulatorial, dependendo da receptividade do paciente ao formato de grupo. Para alguns pacientes ambulatoriais isolados, as reuniões de grupo podem ser seu único contato social significativo.

Para aqueles pacientes com sintomas predominantemente negativos, o diagnóstico e os medicamentos podem ser reavaliados. Há razões secundárias, como depressão, ansiedade e efeitos colaterais de medicamentos, que poderiam explicar os sintomas negativos? De modo semelhante, o processo psicoterapêutico, caso esteja em curso, pode ser reavaliado com a colaboração do terapeuta para determinar a necessidade de se fazer uma mudança na estratégia. O trabalho com a família pode ocorrer de uma forma psicoeducacional, e os familiares podem ser recrutados para a busca de estressores presentes que impeçam o paciente de responder ao tratamento convencional.

Os pacientes esquizofrênicos que são resistentes ao tratamento também podem apresentar um quadro predominante de relações interpessoais perturbadas. Esses pacientes têm, com frequência, sérias dificuldades caracterológicas que coexistem com a esquizofrenia. Às vezes, os clínicos tendem a se esquecer de que todo paciente esquizofrênico também tem uma personalidade. Esses problemas caracterológicos podem, dessa forma, resultar na não adesão aos medicamentos, na alienação dos membros da família e de outras pessoas de apoio no ambiente, na negação da doença e na incapacidade de funcionar em um contexto laboral. Uma unidade de internação ou um hospital-dia pode ser o contexto ideal para abordar a dimensão caracterológica que acompanha a esquizofrenia e para examinar as bases da não adesão do paciente.

Muitos dos princípios de tratamento descritos neste capítulo são ilustrados pelo seguinte exemplo de caso:

> O senhor I., um homem solteiro de 22 anos de idade do sudeste dos Estados Unidos, possuía uma história de esquizofrenia que não respondera nem ao tratamento ambulatorial com medicamentos, nem à hospitalização breve. Encaminhado para a hospitalização psiquiátrica, ele se apresentou para a admissão acompanhado por seus pais. Quando foi solicitado a descrever seus problemas, ele recitou uma série de queixas físicas que envolviam praticamente todas as áreas anatômicas de seu corpo, mas negou veementemente quaisquer problemas psiquiátricos. Ao saber que estava sendo internado em um estabelecimento psiquiátrico, ele relutou em as-

sinar seu consentimento de entrada no hospital. Somente com repetidas garantias de que um completo exame físico e neurológico fazia parte da avaliação psiquiátrica, ele consentiu a hospitalização.

As preocupações somáticas do paciente impediam qualquer obtenção da história de seu transtorno psiquiátrico. Felizmente, seus pais foram capazes de preencher as lacunas. O senhor I. era o mais novo dos três filhos de um casal extremamente bem-sucedido. O pai do paciente era um respeitado executivo, e sua mãe tinha uma posição administrativa proeminente no sistema escolar. Seu irmão mais velho se formara em uma escola de medicina de prestígio, e sua irmã fora laureada ao se formar em administração de empresas. O próprio paciente havia frequentado a faculdade por um curto período, mas foi forçado a abandoná-la após o início de sua doença. Ele se queixava de hipersensibilidade ao barulho em seu dormitório e expressava a preocupação de que os outros estavam falando dele. Finalmente, ele pediu para ser levado em casa, para que não fosse humilhado pelos outros jovens do dormitório, que ele afirmava que o estavam chamando, no meio da noite, de "perdedor", "veado" e "louco".

Depois de deixar a faculdade, o senhor I. voltou a viver com seus pais, exigindo cada vez mais o tempo deles. Quando seu pai tentava sair para trabalhar pela manhã, o paciente atravessava a porta de casa para correr atrás dele e, às vezes, pulava sobre o capô de seu carro para evitar que ele saísse. Ele também acordava seu pai no meio da noite, exigindo que ele escutasse suas queixas físicas. Ele acusava repetidamente seu pai de negligência, dizendo: "O que você vai fazer a respeito da minha dor?". O senhor I. foi examinado por diversos especialistas e, muitas vezes, por vários especialistas de uma área, sem qualquer diagnóstico de doença física. Ele insistia na ideia de que necessitava de "monitoramento" contínuo de seus pais, pois, assim, eles ficariam cientes dos altos e baixos de seus sintomas físicos. O senhor I. foi abençoado com pais afetuosos e preocupados, que tentavam aplacar seus pedidos de atenção passando longos períodos com ele. Em uma ocasião, o pai do paciente se sentou e ouviu suas preocupações somáticas por 10 horas seguidas.

O senhor I. também continuava a ouvir vozes que o condenavam e, em uma oportunidade, ele atacou um estranho na rua porque estava convencido de que o estranho estava dizendo coisas desagradáveis sobre ele. O senhor I. havia sido hospitalizado por umas poucas semanas em duas ocasiões diferentes, e havia recebido a prescrição de quatro medicamentos antipsicóticos distintos em diferentes momentos. A cada vez, o paciente descontinuava o medicamento por negar que tinha uma condição psiquiátrica que justificasse o psicotrópico e por causa dos efeitos colaterais anticolinérgicos que o incomodavam.

Logo depois da admissão, um exame do estado mental revelou que o paciente continuava a sofrer de alucinações auditivas, embora não se queixasse do fato de "escutar vozes". Em vez disso, ele estava convencido de que as pessoas estavam realmente falando dele. Em diversas ocasiões durante os primeiros dias de sua hospitalização, ele confrontou raivosamente outros pacientes porque pensava que eles o estavam ridicularizando. Todos eles negaram que estavam falando a respeito dele. Além disso, o senhor I. achava difícil completar um pensamento, por causa de um transtorno do pensamento formal, que consistia em bloqueio e descarrilamento. Ele parava no meio de uma frase, mudava o assunto e, então, começava outra frase.

O senhor I. demonstrava muita ansiedade no hospital, pois nenhum dos membros da equipe "monitorava" seus sintomas físicos como seus pais o faziam.

Conforme esperado, o paciente tentava recriar sua situação familiar no ambiente hospitalar. Ele desenvolveu apegos transferenciais intensos com seu médico e sua enfermeira, exigindo a presença deles o tempo todo. Quando o médico deixou a unidade após um encontro com ele, o senhor I. tentou correr atrás dele porta afora, exatamente como ele havia tentado impedir seu pai de sair para trabalhar.

Os exames físicos e neurológicos não revelaram achados significativos. Depois de uma avaliação psiquiátrica cuidadosa, a equipe de tratamento desenvolveu uma formulação explicativa. As inquietações paranoides e as preocupações somáticas mascaravam uma autoestima extremamente baixa. O senhor I. crescera se sentindo a "ovelha negra" da família, visto que suas limitações impediam-no de competir com os indivíduos muito bem-sucedidos à sua volta. Para preservar algum grau de autoestima, ele formou uma identidade de "vítima" de problemas físicos incapacitantes, os quais o impediam de desempenhar em um nível aceitável. O senhor I. podia, assim, atribuir seus fracassos na escola e em vários empregos a doenças físicas.

As preocupações somáticas também proporcionavam um foco organizador para os pensamentos do paciente, prevenindo, dessa forma, um estado de fragmentação psicótica ou uma dissolução do *self* mais aprofundados. Essa preocupação somática grave estava ligada à sua percepção paranoide de escárnio por parte das outras pessoas, por meio dos mecanismos de introjeção e de projeção. Ainda muito jovem, o senhor I. internalizou (como objetos persecutórios) as expectativas e as exigências de seus pais. Assim, estranhos na rua ou no corredor, que ele acreditava estarem falando dele, haviam se tornado esses objetos persecutórios que ele tinha projetado no ambiente. Quando os perseguidores foram retroinjetados, eles se tornaram perseguidores internos na forma de várias dores que requeriam atenção imediata. Logo, o paciente sentia-se constantemente cercado por uma variedade de algozes, tanto em seu ambiente quanto em seu corpo.

Em um nível neurofisiológico, a incapacidade do senhor I. de filtrar vários estímulos pode ter agravado seu sentimento de numerosas fontes de dor e tormento. Por fim, a somatização cumpria ainda outra função: ela era a única forma que o paciente conhecia de manter as relações objetais e, portanto, defender-se da ansiedade de separação grave. Obviamente, esse paciente tinha pouco interesse em quaisquer avaliações diagnósticas ou sugestões de tratamento advindas dos profissionais consultados. Esses achados e recomendações eram muito menos significativos para ele do que sua inquietação com a necessidade de ser continuamente "monitorado". A litania das queixas físicas do paciente não eram, na verdade, destinadas a obter uma resposta de melhora por parte das pessoas que o cercavam; em vez disso, seu propósito era manter uma presença externa contínua, para que ele não tivesse que enfrentar as ansiedades relacionadas ao abandono. Paradoxalmente, suas queixas tendiam a evocar a resposta oposta, ou seja, alienar e afastar as outras pessoas. Inicialmente, a equipe de tratamento tentou controlar os sintomas positivos do senhor I. por meio de medicamentos. Contudo, o paciente recusava firmemente os medicamentos, pois ele os associava aos médicos anteriores, que haviam dito a ele que suas dores estavam "todas em sua cabeça".

Respeitando a necessidade do senhor I. de preservar a autoestima e de organizar seu pensamento por meio do investimento intenso em sintomas físicos, seu médico do hospital garantiu a ele que ninguém estava questionando a gravidade de sua dor. O médico explicou que a doença do paciente possuía tanto aspectos psicológicos quanto físicos. Ele ainda explicou que uma manifestação física da doença era a dificuldade de filtrar vários estímulos do ambiente e de dentro do corpo. Por meio dessa abordagem, o médico convenceu o paciente de que os medicamentos antipsicóticos poderiam representar uma tentativa válida, pois eles frequentemente tinham um efeito benéfico sobre o sistema de "filtragem". Depois de o paciente ter concordado em tomar o medicamento, seu transtorno do pensamento melhorou muito, permitindo que ele falasse mais coerentemente com os membros da equipe e com outros pacientes. Suas alucinações auditivas continuaram apesar dos medicamentos, mas diminuíram consideravelmente em frequência e gravidade.

A equipe de tratamento tentou, então, reparar alguns dos déficits de ego do paciente, funcionando como egos auxiliares. Em uma ocasião, por exemplo, uma enfermeira estava reunida com o senhor I. em uma sala fechada da unidade hospitalar quando ele começou a alegar que havia pessoas falando dele no corredor do lado de fora da sala. Para demonstrar que não havia ninguém ali, a enfermeira abriu a porta e caminhou com o senhor I. pelo corredor. Então, ela explicou para o paciente que sua doença envolvia vozes que tinham origem em seu interior, sendo então percebidas como se viessem de fontes externas. Essa abordagem foi reforçada pelo *feedback* fornecido por outros pacientes em reuniões de grupo.

Inicialmente, esse paciente tinha sido mantido fora das reuniões de grupo na unidade por causa da natureza excessivamente estimulante dessa modalidade de tratamento. Após ter sido estabilizado pelos medicamentos, contudo, ele começou a participar dos grupos e trazia, com frequência, sua inquietação a respeito de os outros estarem falando dele. Os demais pacientes negavam prontamente essas acusações, e todos eles o encorajavam a "verificar" sempre que ouvisse a voz. As acusações hostis do paciente em relação aos outros e aos membros da equipe mudaram gradualmente para questionamentos moderados, conforme ele percebia que as vozes de fato emanavam de dentro dele.

Conforme o senhor I. adquiria maior controle sobre seus sintomas positivos, o foco do tratamento foi mudando para suas relações interpessoais perturbadas. O paciente tentou estabelecer a mesma relação que tinha com o pai com seu médico do hospital. Este se viu passando mais tempo interagindo com o senhor I. do que com qualquer outro de seus pacientes. A urgência com que o senhor I. apresentava suas queixas de diarreia, dores de estômago, dor nas articulações, etc., fazia o médico do hospital relutar para se separar do senhor I. e deixar o hospital. Um dia, quando o senhor I. o seguiu de forma frenética até o exterior da unidade e continuou a caminhar ao seu lado pela calçada, o médico percebeu o quanto o paciente havia repetido sua situação familiar no hospital. O senhor I. sentia que merecia a atenção completa de seu médico e estava alheio às necessidades dos outros pacientes que compartilhavam do mesmo profissional. O médico, então, pediu ao senhor I. para que reduzisse suas expectativas em relação ao tempo que eles passariam juntos. Essa abordagem de estabelecimento de limites abordou o sentimento de privilégio do paciente.

Essa abordagem também apresentou uma nova forma de relação objetal a ser internalizada pelo paciente. O paradigma da relação objetal de um *self* queixoso e exigente ligado a um objeto indulgente foi modificado pela experiência do senhor I. com um novo objeto que era cuidadoso, mas que também estabelecia limites. A experiência com esse novo objeto acarretou mudanças correspondentes na representação do *self* do paciente. Embora inicialmente frustrado, o paciente se tornou mais tolerante com as ausências do médico e passou a aceitar mais as limitações de suas expectativas em relação aos demais. Além disso, as limitações que o senhor I. encontrou nessa relação o levaram a discutir sua ansiedade de separação com o médico. O senhor I. começou a expressar sua inquietação com fato de que, na falta de uma figura cuidadora, suas necessidades básicas não seriam atendidas.

A fase inicial dessa psicoterapia foi caracterizada por extensos relatos do paciente sobre seus sintomas físicos. O terapeuta escutou esses relatos com interesse e preocupação, empatizando com a necessidade do paciente de focar o aspecto somático, e não o psicológico. Periodicamente, entretanto, o terapeuta comentava que, na realidade, ele era incapaz de ajudar o paciente com quaisquer enfermidades, pois não tinha nada a acrescentar ao amplo trabalho da equipe de tratamento e dos profissionais consultados. Conforme a confiança se desenvolveu, o paciente começou a discutir seus sentimentos de inferioridade profundos dentro do contexto de sua família. Apesar de seu irmão e de sua irmã terem distinguido-se academicamente, sua única distinção era o fato de que ele possuía uma variedade de enfermidades que o impediam de ser bem-sucedido. A negação do paciente de sua doença psiquiátrica, sua falta de disposição psicológica e sua ausência de curiosidade em relação a seus sintomas levaram o terapeuta a adotar uma abordagem predominantemente de apoio. Dentro desse contexto, então, o paciente foi finalmente capaz de explorar outros sentimentos em relação a si mesmo e ao seu lugar em sua família.

Como parte do plano de tratamento geral, o paciente se envolveu em um grupo de habilidades sociais com um pequeno número de integrantes. Nesse contexto, ele foi confrontado, de maneira moderada, em relação a seus problemas de higiene, sua falha em responder a perguntas conversacionais, seu ensimesmamento e seu alheamento às necessidades dos outros. Ele começou a melhorar em todas essas áreas, além da melhora geral em seu funcionamento interpessoal. Por exemplo, ele passou a dizer "bom dia" às outras pessoas que falavam com ele e, até mesmo, a perguntar como elas estavam. O paciente também passou por uma avaliação vocacional e um programa de treinamento, em que ele teve que desempenhar tarefas simples sob supervisão. O terapeuta ocupacional encarregado do programa era cuidadoso ao ajustar o nível de complexidade das tarefas para a capacidade do paciente, de modo que sua autoestima não fosse gravemente ameaçada. Finalmente, uma abordagem psicoeducacional foi empregada com os pais do paciente para ajudá-los a aceitar as limitações do filho. Foi dito aos pais que as expectativas e o envolvimento excessivos seriam contraproducentes, pois o paciente os experienciaria como pressão para que tivesse um desempenho além de suas capacidades.

Esse fragmento de tratamento dinamicamente orientado ilustra como os diferentes modelos teóricos discutidos no Capítulo 2 podem ser úteis na intervenção terapêutica de um paciente. Os princípios da psicologia do *self* conduziram a equipe de tratamento a ter uma consciência empática da necessidade que esse paciente tinha de manter sua autoestima, e os profissionais envolvidos em seu tratamento optaram por não desafiar sua somatização. Um modelo teórico das relações de objeto facilitou a compreensão do médico acerca da relação problemática do paciente com ele. Por fim, a perspectiva da psicologia do ego foi útil de duas maneiras: 1) um modelo de déficit de ego foi aplicado na forma de técnicas de construção de ego da equipe de enfermagem, e 2) um modelo de conflito foi usado para a compreensão das alucinações auditivas. As vozes persecutórias que esse paciente ouvia chamando-o de "perdedor" ou "louco" se originavam de um conflito doloroso entre as expectativas internalizadas de seus pais (na forma de seu ideal de ego e superego) e a realidade de suas limitações (funcionamento realista do ego). Essas vozes sempre pareciam mais evidentes depois que o paciente experienciava qualquer fracasso em seu programa vocacional. No presente ambiente de breves internações destinadas tão somente à estabilização, essa abordagem multidisciplinar e bem-integrada ao tratamento muitas vezes não é possível em um contexto hospitalar. Contudo, os princípios dessa abordagem podem ser adotados em vários contextos ambulatoriais, de maneira que a pessoa como um todo seja tratada a partir de uma perspectiva dinamicamente orientada.

Em suma, os pacientes com esquizofrenia precisam de figuras terapêuticas em suas vidas. Eles necessitam de ajuda para navegar pelas realidades complicadas do sistema de saúde mental. Eles também precisam de alguém para facilitar sua compreensão sobre os medos e as fantasias que os impedem de aceitar sua doença e sua adesão aos vários componentes do plano de tratamento geral. De fato, um dos papéis centrais do psicoterapeuta é explorar os problemas de adesão que surjam em outras áreas do tratamento. Na prática contemporânea, esse papel é frequentemente atribuído a um clínico que administra o caso, em geral porque o paciente não está interessado na terapia ou porque os recursos da comunidade não podem proporcionar a psicoterapia. Os administradores do caso servem como defensores do paciente, guias para os recursos de saúde mental e coordenadores do plano de tratamento total. Muito embora a administração do caso seja orientada para a realidade e a adaptação, os problemas de transferência e de contratransferência aparecem; os administradores do caso devem ser, assim, capazes de proporcionar intervenções psicoterapêuticas efetivas (Kanter, 1989). O que as pessoas com esquizofrenia mais precisam é de indivíduos preocupados, sejam esses chamados de administradores do caso ou de psicoterapeutas, que possam oferecer relações humanas compassivas para proteção de um mundo confuso e ameaçador.

Referências

Abdelmalik P, Husted J, Chow EWC, et al: Childhood head injury and expression of schizophrenia in multiply affected families. Arch Gen Psychiatry 60:231–236, 2003
Andreasen NC, Olsen SA, Dennert JW, et al: Ventricular enlargement in schizophrenia: relationship to positive and negative symptoms. Am J Psychiatry 139:297– 302, 1982
Andreasen NC, Flaum M, Swayze VW, et al: Positive and negative symptoms in schizophrenia: a critical reappraisal. Arch Gen Psychiatry 47:615–621, 1990

Anonymous: Can we talk? The schizophrenic patient in psychotherapy: a recovering patient. Am J Psychiatry 143:68–70, 1986

Arlow JA, Brenner C: The psychopathology of the psychoses: a proposed revision. Int J Psychoanal 50:5–14, 1969

Bachrach LL: Psychosocial rehabilitation and psychiatry in the care of long-term patients. Am J Psychiatry 149:1455–1463, 1992

Bion WR: Differentiation of the psychotic from non-psychotic personalities (1957), in Second Thoughts: Selected Papers on Psycho-Analysis. New York, Jason Aronson, 1967, pp 43–64

Blatt SJ, Wild CM: Schizophrenia: A Developmental Analysis. New York, Academic Press, 1976

Brown GW, Birley JLT, Wing JK: Influence of family life on the course of schizophrenic disorders: a replication. Br J Psychiatry 121:241–258, 1972

Buztlaff RL, Hooley JM: Expressed emotion and psychiatric relapse: a meta-analysis. Arch Gen Psychiatry 55:547–552, 1998

Cannon M, Caspi A, Moffit T et al: Evidence for early childhood, pan-developmental impairment specific to schizophreniform disorder. Arch Gen Psychiatry 59:449–456, 2002

Carpenter WT Jr: A perspective on the Psychotherapy of Schizophrenia Project. Schizophr Bull 10:599–602, 1984

Carpenter WT Jr, Henrichs DW, Wagman AMI: Deficit and nondeficit forms of schizophrenia: the concept. Am J Psychiatry 145:578–583, 1988

Conte HR, Plutchik R: Controlled research and supportive psychotherapy. Psychiatric Annals 16:530–533, 1986

Dixon LB, Lehman AF: Family interventions for schizophrenia. Schizophr Bull 21: 631–643, 1995

Dixon L, Dickerson F, Bellack AS, et al: The 2009 schizophrenia PORT psychosocial treatment recommendations and summary statements. Schizophr Bull 36:48–70, 2010

Duckworth K, Nair V, Patel JK, et al: Lost time, found hope and sorrow: the search for self, connection, and purpose during "awakenings" on the new antipsychot- ics. Harv Rev Psychiatry 5:227–233, 1997

Falloon IRH: Expressed emotion: current status. Psychol Med 18:269–274, 1988

Falloon IRH, Boyd JL, McGill CW, et al: Family management in the prevention of exacerbations of schizophrenia: a controlled study. N Engl J Med 306:1437–1440, 1982

Federn P: Ego Psychology and the Psychoses. New York, Basic Books, 1952

Fenton WS, McGlashan TH: We can talk: individual psychotherapy for schizophrenia. Am J Psychiatry 154:1493–1495, 1997

Frank AF, Gunderson JG: The role of the therapeutic alliance in the treatment of schizophrenia: relationship to course and outcome. Arch Gen Psychiatry 47:228–236, 1990

Freedman R, Adler LE, Myles-Worsley M, et al: Inhibitory gating of an evoked response to repeated auditory stimuli in schizophrenic and normal subjects: human recordings, computer simulation, and an animal model. Arch Gen Psychiatry 53:1114–1121, 1996

Frese FJ: Recovery: myths, mountains, and miracles. Presentation to The Menninger Clinic staff, Topeka, KS, May 30, 1997

Freud S: Psycho-analytic notes on an autobiographical account of a case of paranoia (dementia paranoides) (1911), in The Standard Edition of the Complete Psychological Works of Sigmund Freud, Vol 12. Translated and edited by Strachey J. London, Hogarth Press, 1958, pp 1–82

Freud S: The loss of reality in neurosis and psychosis (1924a), in The Standard Edition of the Complete Psychological Works of Sigmund Freud, Vol 19. Translated and edited by Strachey J. London, Hogarth Press, 1961, pp 181–187

Freud S: Neurosis and psychosis (1924b), in The Standard Edition of the Complete Psychological Works of Sigmund Freud, Vol 19. Translated and edited by Strachey J. London, Hogarth Press, 1961, pp 147–153

Freud S: On narcissism: an introduction (1914), in The Standard Edition of the Complete Psychological Works of Sigmund Freud, Vol 14. Translated and edited by Strachey J. London, Hogarth Press, 1963, pp 67–102

Freud S: The unconscious (1915), in The Standard Edition of the Complete Psycho- logical Works of Sigmund Freud, Vol 14. Translated and edited by Strachey J. London, Hogarth Press, 1963, pp 159–215

Fromm-Reichmann F: Principles of Intensive Psychotherapy. Chicago, IL, University of Chicago Press, 1950

Garfield D: Self-criticism in psychosis: enabling statements in psychotherapy. Dynamic Psychotherapy 3:129–137, 1985

Garfield D, Rogoff M, Steinberg S: Affect-recognition and self-esteem in schizophrenia. Psychopathology 20:225–233, 1987

Glass L, Katz H, Schnitzer R, et al: Psychotherapy of schizophrenia: an empirical investigation of the relationship of process to outcome. Am J Psychiatry 146:603–608, 1989

Goldstein MJ, Rodnick EH, Evans JR, et al: Drug and family in the aftercare of acute schizophrenics. Arch Gen Psychiatry 35:1169–1177, 1978

Grand S: The body and its boundaries: a psychoanalytic view of cognitive process disturbances in schizophrenia. International Review of Psychoanalysis 9:327–342, 1982

Grant PM, Huh GA, Perivoliotis D, et al: Randomized trial to evaluate the efficacy of cognitive therapy for low functioning patients with schizophrenia. Arch Gen Psychiatry 69:121–127, 2012

Grinspoon L, Ewalt JR, Shader RI: Schizophrenia: Pharmacotherapy and Psychotherapy. Baltimore, MD, Williams & Wilkins, 1972

Grotstein JS: The psychoanalytic concept of schizophrenia, I: the dilemma. Int J Psychoanal 58:403–425, 1977a

Grotstein JS: The psychoanalytic concept of schizophrenia, II: reconciliation. Int J Psychoanal 58:427–452, 1977b

Gunderson JG: Engagement of schizophrenic patients in psychotherapy, in Attachment and the Therapeutic Process: Essays in Honor of Otto Allen Will, Jr. Edited by Sacksteder JL, Schwartz DP, Akabane Y. Madison, CT, International Univer- sities Press, 1987, pp 139–153

Gunderson JG, Frank AF, Katz HM, et al: Effects of psychotherapy in schizophrenia, II: comparative outcome of two forms of treatment. Schizophr Bull 10:564–598, 1984

Harding CM, Zubin J, Strauss JS: Chronicity in schizophrenia: fact, partial fact, or artifact? Hosp Community Psychiatry 38:477–486, 1987

Hatfield AB: Family Education in Mental Illness. New York, Guilford, 1990

Hogarty GE: Depot neuroleptics: the relevance of psychosocial factors – a United States perspective. J Clin Psychiatry 45:36–42, 1984

Hogarty GE, Anderson CM, Reiss DJ, et al: Family psychoeducation, social skills training, and maintenance chemotherapy in the aftercare treatment of schizophrenia, I: one-year effects of a controlled study on relapse and expressed emotion. Arch Gen Psychiatry 43:633–642, 1986

Hogarty GE, Anderson CM, Reiss DJ, et al: Family psychoeducation, social skills training, and maintenance chemotherapy in the aftercare treatment of schizophrenia, II: two-year effects of a controlled study on relapse and adjustment. Arch Gen Psychiatry 48:340–347, 1991

Hogarty GE, Kornblith SF, Greenwald D, et al: Personal therapy: a disorder-relevant psychotherapy for schizophrenia. Schizophr Bull 21:379–393, 1995

Hogarty GE, Kornblith SJ, Greenwald D, et al: Three-year trials of personal therapy among schizophrenic patients living with or independent of family, I: description of study and effects on relapse rates. Am J Psychiatry 154:1504–1513, 1997a

Hogarty GE, Greenwald D, Ulrich RF, et al: Three-year trials of personal therapy among schizophrenic patients living with or independent of family, II: effects on adjustment of patients. Am J Psychiatry 154:1514–1524, 1997b

Jenkins JH, Karno M: The meaning of expressed emotion: theoretical issues raised by cross-cultural research. Am J Psychiatry 149:9–21, 1992

Judd LL, McAdams LA, Budnick B, et al: Sensory gating deficits in schizophrenia: new results. Am J Psychiatry 149:488–493, 1992

Kanas N: Group therapy with schizophrenics: a review of controlled studies. Int J Group Psychother 36:339–351, 1986

Kanas N, Rogers M, Kreth E, et al: The effectiveness of group psychotherapy during the first three weeks of hospitalization: a controlled study. J Nerv Ment Dis 168: 487–492, 1980

Kanter J: Clinical case management: definition, principles, components. Hosp Community Psychiatry 40:361–368, 1989

Kanter J, Lamb HR, Loeper C: Expressed emotion in families: a critical review. Hosp Community Psychiatry 38:374–380, 1987

Karon BP: The fear of understanding schizophrenia. Psychoanalytic Psychology 9: 191–211, 1992

Karon BP, VandenBos G: Psychotherapy of Schizophrenia. New York, Jason Aronson, 1981

Keith SJ, Matthews SM: Schizophrenia: a review of psychosocial treatment strategies, in Psychotherapy Research: Where Are We and Where Should We Go? Edited by Williams JBW, Spitzer RL. New York, Guilford, 1984, pp 70–88

Kendler KS, Eaves LJ: Models for the joint effect of genotype and environment on liability to psychiatric illness. Am J Psychiatry 143:279–289, 1986

Keshavan S, Eack SM: Psychosocial treatments for chronic psychosis, in Gabbard's Treatments of Psychiatric Disorders, 5th Edition. Edited by Gabbard GO. Washington, DC, American Psychiatric Publishing, 2014

Kety SS: Genetic and environmental factors in the etiology of schizophrenia, in Psychopathology: The Evolving Science of Mental Disorder. Edited by Matthysse H, Levy DL, Kagan J, et al. New York, Cambridge University Press, 1996, pp 477–487

Khashan KS, Abel KM, McNamee R, et al: Higher risk of offspring schizophrenia following antenatal maternal exposure to severe adverse life events. Arch Gen Psychiatry 65:146–162, 2008

King S, Dixon MJ: The influence of expressed emotion, family dynamics, and symptom type on the social adjustment of schizophrenic young adults. Arch Gen Psychiatry 53:1098–1104, 1996

Kingdon DG, Turkington D: Cognitive-Behavioral Therapy of Schizophrenia. New York, Guilford, 1994

Kirkpatrick B, Buchanan RW, Ross DE, et al: A separate disease within the syndrome of schizophrenia. Arch Gen Psychiatry 58:165–171, 2001

Klein DF: Psychosocial treatment of schizophrenia, or psychosocial help for people with schizophrenia? Schizophr Bull 6:122–130, 1980

Kuipers E, Fowler D, Garety P, et al: London–East Anglia randomised controlled trial of cognitive-behavioural therapy for psychosis, III: follow-up and economic evaluation at 18 months. Br J Psychiatry 173:61–68, 1998

Leff J, Kuipers L, Berkowitz R, et al: A controlled trial of social intervention in the families of schizophrenic patients. Br J Psychiatry 141:121–134, 1982

Lefley HP: Expressed emotion: conceptual, clinical, and social policy issues. Hosp Community Psychiatry 43:591–598, 1992

Lieberman JA, Stroup TS, Perkins DO (eds): Essentials of schizophrenia. Washington, DC, American Psychiatric Publishing, 2012

London NJ: An essay on psychoanalytic theory: two theories of schizophrenia, part I: review and critical assessment of the development of the two theories. Int J Psychoanal 54:169–178, 1973a

London NJ: An essay on psychoanalytic theory: two theories of schizophrenia, part II: discussion and restatement of the specific theory of schizophrenia. Int J Psy- choanal 54:179–193, 1973b

Lucas R: The relationship between psychoanalysis and schizophrenia. Int J Psychoanal 84:3–15, 2003

MacMillan JF, Gold A, Crow TJ, et al: Expressed emotion and relapse. Br J Psychiatry 148:133–143, 1986

Mahler M: On child psychosis and schizophrenia: autistic and symbiotic infantile psychoses. Psychoanal Study Child 7:286–305, 1952

May PRA: Treatment of Schizophrenia: A Comparative Study of Five Treatment Methods. New York, Science House, 1968

McFarlane WR: Multifamily Groups in the Treatment of Severe Psychiatric Disorders. New York, Guilford, 2002

McGlashan TH: The Chestnut Lodge follow-up study, II: long-term outcome of schizophrenia and the affective disorders. Arch Gen Psychiatry 41:586–601, 1984

McGlashan TH: Recovery style from mental illness and long-term outcome. J Nerv Ment Dis 175:681–685, 1987

McGlashan TH, Keats CJ: Schizophrenia: Treatment Process and Outcome. Washington, DC, American Psychiatric Press, 1989

Müller C: Psychotherapy and schizophrenia: the end of the pioneers' period. Schizophr Bull 10:618–620, 1984

Munich RL, Carsky M, Appelbaum A: The role and structure of long-term hospital- ization: chronic schizophrenia. Psychiatr Hosp 16:161–169, 1985

Myrin-Germeys I, van Os J, Schwartz JE: Emotional reactivity to daily life stress in psychosis. Arch Gen Psychiatry 58:1137–1144, 2001

O'Brien C: Group psychotherapy with schizophrenia and affective disorders, in Comprehensive Group Psychotherapy, 2nd Edition. Edited by Kaplan HI, Sadock BJ. Baltimore, MD, Williams & Wilkins, 1983, pp 242–249

Ogden TH: On the nature of schizophrenic conflict. Int J Psychoanal 61:513–533, 1980

Ogden TH: The schizophrenic state of nonexperience, in Technical Factors in the Treatment of the Severely Disturbed Patient. Edited by Giovacchini PL, Boyer LB. New York, Jason Aronson, 1982, pp 217–260

Olin SS, Mednick SA: Risk factors of psychosis: identifying vulnerable populations premorbidly. Schizophr Bull 22:223–240, 1996

Pao P-N: Notes on Freud's theory of schizophrenia. Int J Psychoanal 54:469–476, 1973

Parker G, Johnston P, Hayward L: Parental "expressed emotion" as a predictor of schizophrenic relapse. Arch Gen Psychiatry 45:806–813, 1988

Pedersen CB, Mortensen PB: Evidence of a dose-response relationship between urbanicity during upbringing and schizophrenia risk. Arch Gen Psychiatry 58:1039–1046, 2001

Penn DL, Mueser KT: Research update on the psychosocial treatment of schizophrenia. Am J Psychiatry 153:607–617, 1996

Plomin R, Defries JC, McClearn GE: Behavioral Genetics: A Primer, 2nd Edition. New York, WH Freeman, 1990

Robbins M: Psychoanalytic and biological approaches to mental illness: schizophrenia. J Am Psychoanal Assoc 40:425–454, 1992

Rogers CR, Gendlin ET, Kiesler DJ, et al (eds): The Therapeutic Relationship and Its Impact: A Study of Psychotherapy With Schizophrenics. Madison, University of Wisconsin Press, 1967

Rosenbaum B, Harder S, Knudsen P, et al: Supportive psychodynamic psychotherapy *versus* treatment as usual for first-episode psychosis: two-year outcome. Psychiatry 75:331–341, 2012

Rosenfarb IS, Nuechterlein KH, Goldstein MJ, et al: Neurocognitive vulnerability, interpersonal criticism, and the emergence of unusual thinking by schizophrenic patients during family transactions. Arch Gen Psychiatry 57:1174–1179, 2000

Rosenheck R, Tekell J, Peters J, et al: Does participation in psychosocial treatment augment the benefit of clozapine? Arch Gen Psychiatry 55:618–625, 1998

Rund BR: Fully recovered schizophrenics: a retrospective study of some premorbid and treatment factors. Psychiatry 53:127–139, 1990

Ruocchio PJ: How psychotherapy can help the schizophrenic patient. Hosp Community Psychiatry 40:188–190, 1989

Saks ER: The Center Cannot Hold: My Journey Through Madness. New York, Hyperion, 2008

Saks ER: Some thoughts on denial of mental illness. Am J Psychiatry 166:972–973, 2009

Scott JE, Dixon LB: Psychological interventions for schizophrenia. Schizophr Bull 21: 621–630, 1995

Searles HF: Psychoanalytic therapy with schizophrenic patients in a private-practice context (1976), in Countertransference and Related Subjects: Selected Papers. New York, International Universities Press, 1979, pp 582–602

Selzer MA: Preparing the chronic schizophrenic for exploratory psychotherapy: the role of hospitalization. Psychiatry 46:303–311, 1983

Selzer MA, Carsky M: Treatment alliance and the chronic schizophrenic. Am J Psychother 44:506–515, 1990

Selzer MA, Sullivan TB, Carsky M, et al: Working With the Person With Schizophrenia: The Treatment Alliance. New York, New York University Press, 1989

Stanton AH, Gunderson JG, Knapp PH, et al: Effects of psychotherapy on schizophrenic patients, I: design and implementation of a controlled study. Schizophr Bull 10:520–563, 1984

Strauss JS, Carpenter WT, Bartko JJ: The diagnosis and understanding of schizophrenia, part III: speculations on the processes that underlie schizophrenic symptoms and signs. Schizophr Bull 11:61–69, 1974

Sullivan HS: Schizophrenia as a Human Process. New York, WW Norton, 1962

Tarrier N, Yusupoff L, Kinney C, et al: Randomised controlled trial of intensive cognitive-behaviour therapy for patients with chronic schizophrenia. BMJ 317:303–307, 1998

Tienari P, Wynne LC, Moring J, et al: The Finnish Adoptive Family Study of Schizophrenia: implications for family research. Br J Psychiatry 164(suppl 23):20–26, 1994

Tienari P, Wynne LC, Sorri A, et al: Genotype-environment interaction in schizophreniaspectrum disorder: long-term follow-up study of Finnish adoptees. Br J Psychiatry 184:216–222, 2004

Wahlberg K-E, Lyman CW, Oja H, et al: Gene–environment interaction in vulnerability to schizophrenia: findings from the Finnish Adoptive Family Study of Schizophrenia. Am J Psychiatry 154:355–362, 1997

Wexler M: Schizophrenia: conflict and deficiency. Psychoanal Q 40:83–99, 1971

Capítulo 8

Transtornos Afetivos

Hoje, as abordagens psicodinâmicas para a compreensão da depressão reconhecem que os transtornos afetivos são fortemente influenciados por fatores genéticos e biológicos. De fato, a doença depressiva serve como um modelo ideal para estudar como os genes e o ambiente interagem para produzir síndromes clínicas. Agora, compreendemos que a etiologia da depressão unipolar inclui, aproximadamente, fatores 40% genéticos e 60% ambientais (Nemeroff, 2003).

Kendler e colaboradores (1993) acompanharam 680 pares de gêmeas de zigosidade conhecida para determinar se um modelo etiológico para predizer episódios depressivos maiores poderia ser desenvolvido. Eles descobriram que o papel dos fatores genéticos era substancial, mas não preponderante. O preditor mais influente era a presença de eventos estressantes recentes. Dois outros fatores, as relações interpessoais e um temperamento caracterizado por neuroticismo, também desempenharam um papel etiológico significativo. O neuroticismo parecia afastar o apoio social em muitos casos.

Em um relato subsequente de uma amostra expandida do estudo das gêmeas, Kendler e colaboradores (1995) obtiveram um conhecimento mais aprofundado sobre a etiologia da depressão. O modelo mais convincente que surgiu de seus achados foi que a sensibilidade aos efeitos dos eventos estressantes da vida que induzem à depressão parece estar sob controle genético. Por exemplo, quando os indivíduos com o mais baixo risco genético para depressão maior foram examinados, eles tinham uma probabilidade de início de depressão maior de, aproximadamente, apenas 0,5% por mês na ausência de um evento estressante de vida. Quando esses indivíduos foram expostos a um estressor, contudo, a probabilidade subiu para 6,2%. Naqueles indivíduos que apresentavam o risco genético mais elevado, a probabilidade de início da depressão por mês era de apenas 1,1% sem a exposição a um estressor vital, mas o risco aumentava consideravelmente para 14,6% quando um evento de vida estressante estava presente.

Um apoio adicional a esse modelo foi fornecido por um estudo prospectivo com 1.037 crianças da Nova Zelândia (Caspi et al., 2003). Os investigadores que trabalharam nesse estudo descobriram que um polimorfismo funcional na região promotora do gene transportador de serotonina (*5-HTT*) moderava a influência dos eventos de vida estressantes sobre a depressão. Outros estudos replicaram as descobertas do grupo de Caspi, e há uma especulação generalizada de que esses indivíduos com dois alelos s no *5-HTTLPR* têm maior probabilidade de ficarem deprimidos em resposta a eventos relativamente comuns e de baixo nível de ameaça (Gotlib et al., 2008). Em outras palavras, esse polimorfismo genético produz uma sensibilidade aumentada ao impacto de eventos estressantes. Contudo, conforme observado no Capítulo 1, algumas metanálises com relação a esse polimorfismo genético produziram resultados negativos, e há uma visão contraposta de que o impacto de uma rede mais ampla de variações genéticas e de influências ambientais é necessário para produzir resultados significativos (Blakely e Veenstra-VanderWeele, 2011; Brzustowicz e Freedman, 2011).

Em uma análise subsequente, Kendler e colaboradores (1999) encontraram que cerca de um terço da associação entre eventos de vida estressantes e os inícios de depressão não era causal, visto que aqueles indivíduos predispostos à depressão maior selecionam a si mesmos em ambientes de alto risco. Por exemplo, as pessoas com um temperamento neurótico podem afastar as demais e, dessa forma, causar o rompimento de uma relação significativa. Os estressores mais poderosos no estudo pareceram ser morte de um parente próximo, agressão, conflitos conjugais graves e divórcio/separação. Contudo, há também evidências consideráveis de que as experiências precoces de abuso, negligência ou separação podem criar uma sensibilidade neurobiológica que predispõe os indivíduos a responder aos estressores, na idade adulta, por meio do desenvolvimento de um episódio depressivo maior. Por exemplo, Kendler e colaboradores (1992) documentaram um risco aumentado de depressão em mulheres que foram separadas do pai ou da mãe na infância ou na adolescência. Em um trabalho subsequente, Kendler e colaboradores (2001) encontraram outras diferenças de gênero com relação ao efeito depressogênico dos eventos de vida estressantes. Os homens eram mais sensíveis aos efeitos depressogênicos de divórcio/separação e de conflitos no trabalho, enquanto as mulheres eram mais sensíveis aos efeitos depressogênicos dos problemas encontrados com indivíduos mais próximos a elas.

Como Nemeroff (1999) destacou, a visão de Freud de que a perda precoce cria uma vulnerabilidade que predispõe o indivíduo à depressão na idade adulta foi confirmada por pesquisas recentes. Agid e colaboradores (1999) relataram um estudo de caso-controle em que as taxas de perda parental precoce devido à morte de um dos pais ou a separação permanente antes da idade de 17 anos foram avaliadas em pacientes com vários transtornos psiquiátricos adultos. A perda de um dos pais durante a infância aumentou significativamente a probabilidade de desenvolver depressão maior durante a vida adulta. O efeito da perda devido à separação permanente foi mais expressivo do que a perda causada pela morte, do mesmo modo que a perda antes dos nove anos de idade teve efeitos mais significativos quando comparada à perda em uma idade posterior da infância ou da adolescência. Além disso,

Gilman e colaboradores (2003) encontraram que o divórcio dos pais no início da infância estava associado a um risco mais elevado de depressão ao longo da vida. Não são apenas as perdas no início da infância que parecem aumentar a vulnerabilidade à depressão. Tanto o abuso físico quanto o sexual foram associados de forma independente com a depressão adulta em mulheres (Bernet e Stein, 1999; Bifulco et al., 1998; Brown, 1993; Brown e Eales, 1993). As mulheres com uma história de abuso ou negligência na infância têm duas vezes mais chances de apresentar relações negativas e baixa autoestima na idade adulta do que aquelas sem a mesma história (Bifulco et al., 1998). As mulheres que foram abusadas ou negligenciadas e que apresentam relações negativas e baixa autoestima na idade adulta têm uma probabilidade 10 vezes maior de sofrer de depressão.

O trauma precoce, que parece relevante para uma quantidade significativa de adultos com depressão, pode levar a alterações biológicas permanentes. Vythilingam e colaboradores (2002) constataram que mulheres deprimidas que sofreram abuso na infância apresentavam um volume hipocampal esquerdo médio 18% menor do que sujeitos deprimidos que não sofreram abuso, e um volume hipocampal esquerdo médio 15% menor do que indivíduos saudáveis. Além disso, um bom número de pesquisas documentou que os níveis de fator de liberação de corticotrofina (CRF), que induz a hipófise a secretar hormônio andrenocorticotrófico (ACTH), são consistentemente elevados no líquido cerebrospinal de pacientes deprimidos quando comparados aos sujeitos não deprimidos do grupo-controle (Heim et al., 2000; Nemeroff, 1998a). Quando o CRF foi injetado diretamente no cérebro dos animais de laboratório, eles exibiram comportamento semelhante à depressão em humanos. Essas observações sugerem um modelo de estresse-diátese para transtornos do humor. Em outras palavras, um substrato genético pode servir para diminuir os níveis de monoamina nas sinapses ou para aumentar a reatividade do eixo hipotalâmico-hipofisário-suprarrenal ao estresse. Se o indivíduo não está passando por um estresse grave, o limiar geneticamente determinado não é necessariamente suficiente para induzir depressão. Contudo, experiências de negligência ou abuso na infância podem ativar a resposta ao estresse e induzir atividade elevada nos neurônios que contêm CRF, que são responsivos ao estresse e excessivamente ativos em pessoas deprimidas. Essas células podem se tornar supersensíveis em certos indivíduos, reagindo drasticamente mesmo a estressores leves. Hammen e colaboradores (2000) confirmaram que, em mulheres adultas, a adversidade na infância parece sensibilizá-las à depressão induzida por estressor na vida adulta.

Em um estudo desenhado de modo sofisticado, Heim e colaboradores (2000) estudaram 49 mulheres saudáveis, com idades entre 18 e 45 anos, que não estavam ingerindo medicamento psicotrópico ou hormonal. Eles dividiram as participantes em quatro grupos: 1) aquelas sem história de abuso infantil ou transtorno psiquiátrico, 2) aquelas com depressão maior atual que foram sexual ou fisicamente abusadas na infância, 3) aquelas sem depressão maior atual que foram sexual ou fisicamente abusadas na infância e 4) aquelas com depressão maior atual, mas sem história de abuso na infância. As participantes com história de abuso na infância exibiram respostas hipofisárias, suprarrenais e autonômicas aumentadas ao estresse quando comparadas com sujeitos do grupo-controle. O efeito foi particularmente significativo em mulheres com sintomas atuais de depressão e ansiedade. A resposta do ACTH ao estresse em mulheres com história de abuso na infância e uma depressão maior atual foi mais de seis vezes maior do que a resposta em sujeitos do grupo-controle com a mesma idade. Os investigadores concluíram que o eixo hipotalâmico-hipofisário-suprarrenal e a hiper-reatividade do sistema nervoso autônomo relacionados com a hipossecreção de CRF é uma consequência persistente do abuso de crianças, que pode contribuir para a diátese para depressão no adulto. Outra pesquisa mostrou que os efeitos do abuso na infância sobre os sintomas depressivos no adulto são moderados por polimorfismos genéticos no gene do receptor tipo I do hormônio liberador de corticotrofina (CRHR 1) (Bradley et al., 2008). Com isso, uma onda de pesquisas recentes sugere que a interação gene-ambiente deve ser levada em consideração ao se compreender quais pessoas ficam deprimidas e quais estão protegidas frente ao abuso na infância.

Os estressores precoces na infância são inerentes a um modelo psicodinâmico que vê a patologia do adulto como estando relacionada a traumas precoces. Contudo, a perspectiva dinâmica também leva em consideração o significado de um estressor particular. Os clínicos devem ter em mente que o que pode parecer um estressor relativamente leve a um observador externo pode possuir significados conscientes ou inconscientes poderosos para o paciente, que amplificam muito seu efeito. Hammen (1995) observou que "os profissionais da área chegaram a um consenso considerável de que não se trata apenas da mera ocorrência de um evento da vida negativo, mas a interpretação do significado do evento pela pessoa e sua importância no contexto de sua ocorrência" (p. 98). Em um estudo longitudinal sobre a relação entre as reações depressivas e os estressores, Hammem e colaboradores (1985) constataram que aqueles estressores cujo conteúdo estava relacionado à definição de *self* do paciente tinham maior probabilidade de precipitar episódios depressivos. Em outras palavras, em alguém cujo senso de *self* é parcialmente definido por suas conexões sociais, a perda de uma relação interpessoal significativa pode precipitar uma depressão maior. Todavia, se o autovalor de alguém está especialmente vinculado ao domínio e à realização, essa pessoa apresenta maior probabilidade de ter um episódio depressivo em resposta a um aparente fracasso no trabalho ou na escola.

Um relato recente de Kendler e colaboradores (2003) sugeriu que os eventos da vida com significados particulares para o indivíduo podem estar mais intimamente ligados ao início de um episódio depressivo maior em pacientes adultos. Em entrevistas com sua amostra de gêmeos do Registro de Gêmeos da Virgínia, com base em dados populacionais, eles encontraram que o início da depressão maior era predito por avaliações mais elevadas de perdas e humilhações relacionadas aos estressores. Eles também observaram que os eventos com uma combinação de humilhação (por causa de uma separação iniciada por uma pessoa significativa) e perda foram mais depressogênicos do que os eventos puramente de perda, como a morte. Os eventos humilhantes que desvalorizam de modo direto o indivíduo em sua essência estavam fortemente relacionados a risco para episódios depressivos. Assim, um clínico psicodinâmico deve explorar o significado de todos os estressores para determinar a forma singular como o estressor afetou o paciente.

Compreensão psicodinâmica da depressão

A histórias das abordagens psicanalíticas/psicodinâmicas da depressão começa com a obra clássica de Sigmund Freud *Luto e melancolia* (Freud, 1917/1963). A ideia de que as perdas precoces na infância levavam à vulnerabilidade e à depressão na idade adulta era central para a perspectiva de Freud. Ele também observou que a autodepreciação acentuada, bastante comum entre os pacientes deprimidos, era o resultado da raiva voltada para o interior. Mais especificamente, ele conceituou que a raiva é direcionada para o interior porque o *self* do paciente se identificou com o objeto perdido. Nas palavras de Freud: "Dessa maneira, a sombra do objeto caiu sobre o ego, e o último poderia, a partir daí, ser julgado por uma entidade especial, como se fosse um objeto, o objeto abandonado" (p. 249). Em 1923, Freud observou que internalizar um objeto perdido e se identificar com ele pode ser a única forma de algumas pessoas conseguirem renunciar a uma figura importante de suas vidas. Nesse mesmo ano, em *O ego e o id* (Freud, 1923/1961), ele postulou que os pacientes melancólicos têm um superego severo, o que ele relacionava à culpa por eles terem sido agressivos em relação a seus entes queridos.

Karl Abraham (1924/1927) desenvolveu as ideias de Freud ao vincular o presente com o passado. Ele sugeriu que os adultos deprimidos sofreram um duro golpe em sua autoestima durante a infância e que a depressão dos adultos é desencadeada por uma nova perda ou nova decepção, que suscita sentimentos negativos intensos em relação a figuras, tanto do passado quanto do presente, que tenham magoado o paciente por meio da supressão do amor, seja essa real ou imaginada.

Klein (1940/1975) observou que as defesas maníacas, como onipotência, negação, desprezo e idealização, são desenvolvidas em resposta aos afetos dolorosos produzidos pelo "anseio" em relação aos objetos de amor perdidos. Essas defesas são utilizadas a serviço de 1) resgatar e restaurar os objetos de amor perdidos, 2) livrar-se dos objetos internos maus e 3) negar a dependência servil aos objetos de amor. Clinicamente, os pacientes podem expressar essas operações maníacas por meio de uma negação de qualquer agressividade ou destrutividade em relação aos outros, de uma disposição eufórica que seja contrária à sua situação de vida real, de uma idealização dos outros ou de uma atitude de desprezo ou de escárnio em relação às outras pessoas, que serve para se livrar da necessidade de relacionamentos. Um aspecto que faz parte da postura defensiva maníaca é, muitas vezes, um desejo de triunfar sobre os pais e, assim, reverter a relação filho-pai. Tal desejo de triunfo pode, por sua vez, dar origem à culpa e à depressão. Na perspectiva de Klein, esse mecanismo é parcialmente responsável pela depressão que se desenvolve, com frequência, após um sucesso ou uma promoção.

A formulação de Klein é útil, pois ajuda os clínicos a compreender como a função psicológica de um episódio maníaco pode coexistir com determinantes biológicos. A função defensiva da mania fica evidenciada de modo mais claro em pacientes maníacos disfóricos (Post et al., 1989), cuja ansiedade e depressão "irrompem" em um episódio maníaco, demandando o reaparecimento da negação maníaca. Além disso, de uma forma muito mais atenuada, as defesas hipomaníacas são tipicamente recrutadas para a defesa contra a ameaça dos afetos depressivos ou do luto. Um paciente, por exemplo, disse ter se sentido "eufórico" depois de saber da morte de sua mãe. Ele se sentiu poderoso, expansivo e libertado da dependência. Apesar desses sentimentos, ele foi capaz de observar como era estranho o fato de ele não se sentir de luto.

Na década de 1950, as contribuições de Bibring (1953) surgiram, diferindo substancialmente daquelas de Freud e de Klein em relação ao papel da agressividade. Ele acreditava que a depressão era mais bem compreendida como um estado afetivo primário não relacionado à agressividade voltada para o interior, conforme Freud e Klein enfatizavam. Ele considerava os estados melancólicos como originados da tensão entre os ideais e a realidade. Três aspirações narcisistas altamente almejadas – ser valorizado e amado, ser forte ou superior e ser bom e amoroso – são tidas como padrões de conduta. Contudo, a consciência do ego de sua incapacidade real ou imaginada para corresponder a esses padrões produz depressão. Como resultado, a pessoa deprimida se sente desamparada e impotente. Ele acreditava que qualquer ferida provocada na autoestima de um indivíduo poderia precipitar uma depressão clínica. Assim, a vulnerabilidade narcisista era fundamental para a compreensão de Bibring sobre o que aciona o processo depressivo. Ele não considerava que o superego tivesse um papel-chave no processo.

Após estudar os registros de crianças deprimidas na Clínica Hampstead, no Reino Unido, Sandler e Joffe (1965) concluíram que elas ficavam deprimidas quando sentiam que haviam perdido algo essencial para a autoestima, mas se sentiam desamparadas para fazer qualquer coisa em relação a essa perda. Eles enfatizaram que a perda não era apenas um objeto de amor imaginado ou real, mas também um estado de bem-estar conferido ao indivíduo pelo objeto. Esse estado se torna um tipo de "paraíso perdido", o qual começa a ser idealizado e intensamente desejado, embora seja inalcançável.

Jacobson (1971a) desenvolveu a formulação de Freud ao sugerir que os pacientes deprimidos se comportavam, na verdade, como se fossem o objeto de amor perdido e sem valor, muito embora eles não assumam todas as características da pessoa perdida. Em algum momento, esse objeto interno mau – ou o objeto de amor externo perdido – é transformado em um superego sádico. Um paciente deprimido, então, torna-se "uma vítima do superego, tão desamparado e impotente quanto uma criança pequena que é torturada por sua mãe cruel e poderosa" (p. 252).

A senhora J., uma dona de casa de 49 anos de idade, tornou-se psicoticamente deprimida. Ela ficou convencida de que era completamente destituída de valor e estava preocupada com como seu pai tinha batido nela quando era criança por ser uma "menina tão má". Às vezes, a introjeção má do pai abusivo e odiado era absorvida na visão que a paciente tinha de seu próprio *self*, e ela se cortava tanto como uma forma de autopunição quanto como uma forma de atacar o objeto interno. Em outras vezes, o pai era experienciado como um objeto interno separado, ou um superego agressivo, que a repreendia por ser má. Nessas circunstâncias, a senhora J. escutava uma voz alucinada dizendo: "Você é má" e "Você merece morrer".

O mundo objetal interno da senhora J. indica como, na depressão psicótica, pode haver uma fusão do *self* com o objeto, por um lado, e a reativação de uma relação objetal interna em que um objeto mau atormentador, ou um superego primitivo, persegue um *self* mau, por outro. Jacobson acreditava que a mania pode ser entendida como uma reunião mágica do *self* com uma figura de superego agressiva, mudando, assim, aquela figura de um atormentador punitivo para uma figura amável, boa e indulgente. O objeto idealizado pode, então, ser projetado no mundo externo para estabelecer relações altamente idealizadas com as outras pessoas, pelas quais toda agressividade e destrutividade são negadas.

Arieti (1977) postulou uma ideologia preexistente em pessoas que se tornam gravemente deprimidas. Ao tratar pacientes desse tipo, ele observou que eles, muitas vezes, apresentavam um padrão de vida para uma outra pessoa, em vez de para eles mesmos. Ele chamou a pessoa para quem eles viviam de o *"outro dominante"*. Frequentemente, o cônjuge é o outro dominante nessa formulação, mas um ideal ou uma organização pode, às vezes, servir à mesma função. Ele usou o termo *meta dominante* ou *etiologia dominante* quando um propósito ou uma meta transcendente ocupou esse lugar no mundo psicológico do indivíduo. Essas pessoas sentem que viver para alguém ou alguma outra coisa não está funcionando para elas, mas se sentem incapazes de mudar. Elas podem acreditar que a vida não tem valor se não conseguirem evocar, no outro dominante, a resposta que desejam ou se não conseguirem alcançar seu objetivo impossível.

Muito pode ser aprendido sobre depressão por meio da teoria do apego. John Bowlby (1969) via o apego da criança à sua mãe como necessário para a sobrevivência. Quando o apego é perturbado pela perda de um dos pais ou por causa de um apego instável a um dos pais, as crianças veem a si mesmas como não sendo dignas de receber amor e consideram suas mães ou cuidadores como pessoas com quem não podem contar e que abandonam. Consequentemente, na vida adulta, elas podem se tornar deprimidas sempre que experienciarem uma perda, pois ela reativa os sentimentos de ser um fracasso, abandonado e indigno de ser amado.

Diversos temas passam pelas várias formulações psicodinâmicas, que estão resumidas no Quadro 8–1. Quase todas as visões psicanalíticas enfatizam uma vulnerabilidade narcisista fundamental ou uma autoestima frágil em paciente deprimidos (Busch et al., 2004). A raiva e a agressividade também estão implicadas na maioria das teorias, particularmente em conexão com a culpa e com o autodenegrimento que elas produzem. Além disso, a busca por uma figura cuidadora altamente

QUADRO 8-1 Principais contribuições históricas para os modelos psicodinâmicos de depressão/distimia

Freud (1917/1963)	Raiva voltada para o interior.
Abraham (1924/1927)	A perda atual reativa o golpe à autoestima na infância.
Klein (1940/1975)	Falha no desenvolvimento durante a posição depressiva.
Bibring (1953)	Tensão no ego entre os ideais e a realidade.
Sandler e Joffe (1965)	Desamparo em resposta à perda do objeto amado, real ou imaginada, na infância.
Bowlby (1969)	A perda reativa o sentimento de não ser digno de amor e de estar abandonado, sentimentos secundários ao apego inseguro.
Jacobson (1971a, 1971b)	O objeto amado perdido transformado em superego sádico.
Arieti (1977)	Viver para o outro dominante.

perfeccionista, com a certeza de que tal pessoa não será encontrada, faz parte do quadro depressivo. Um superego exigente e perfeccionista parece desempenhar um papel central e pode se tornar um tormento por causa de suas demandas sobre o indivíduo. Em alguns casos, um círculo vicioso é estabelecido (Busch et al., 2004). Um indivíduo deprimido pode tentar compensar por meio da idealização de si mesmo ou de um outro significativo. Essa idealização, contudo, aumenta apenas a probabilidade de um desapontamento, o qual desencadeia, então, a depressão, pois esses padrões elevados não foram atingidos. O fracasso também leva à desvalorização do *self* e à raiva direcionada ao *self*.

Um modelo psicodinâmico contemporâneo da depressão compreenderia que as experiências precoces do trauma fazem com que a criança desenvolva representações problemáticas do *self* e dos objetos. No caso de abuso físico e sexual, a criança internaliza um *self* mau e merecedor de abuso, o qual é hipervigilante em relação à vitimização. É provável que a representação do objeto seja a de uma figura abusiva e punitiva que ataca o *self*. O sentimento de ser atormentado e perseguido por esse objeto interno abusivo se enquadra bem às observações de um superego punitivo. De maneira semelhante, a perda precoce de um dos pais leva uma criança a desenvolver um senso de *self* abandonado, que não pode ter suas necessidades atendidas de forma habitual por um dos pais. A criança também internaliza uma representação de objeto que abandona e cresce com um senso de perda e de anseio que é reativado com qualquer estressor da idade adulta que envolva perda. Por isso, os efeitos das perdas são aumentados quando elas ocorrem na vida adulta. Visto que a autoestima de uma criança é amplamente baseada em como ela é tratada em interações familiares precoces, uma autoestima vulnerável é, também, um legado da perda e do trauma na infância. A constituição da personalidade da criança no contexto de relações problemáticas com pais e outras figuras significativas irá resultar, provavelmente, em dificuldades de relações na vida adulta. Assim, os adultos com esses antecedentes podem ter dificuldades em formar e manter relações e podem ser mais vulneráveis à perda e à ferida narcísica causadas por outros.

O estudo de mecanismos de defesa é outro componente da teoria psicanalítica que é relevante para um modelo psicodinâmico de depressão. Os mecanismos de defesa são estabelecidos no início da vida, a fim de lidar com estados afetivos dolorosos. O trabalho de Kwon (1999; Kwon e Lemmon, 2000) sugere que certos mecanismos de defesa podem contribuir para o desenvolvimento de depressão, enquanto outros podem ajudar a proteger contra a depressão. Voltar-se contra o *self*, o que envolve uma autocrítica exagerada e persistente, é uma defesa imatura que tem um efeito aditivo sobre o estilo atributivo negativo no desenvolvimento da disforia. Outros mecanismos de defesa imaturos também parecem aumentar o risco de depressão e outros transtornos psiquiátricos (Vaillant e Vaillant, 1992). Por outro lado, certos mecanismos de defesa de nível mais elevado, como a principalização (também chamada de intelectualização), que envolve a reinterpretação da realidade por meio de princípios gerais e abstratos, podem moderar positivamente a influência de estilos atributivos sobre os níveis de disforia. Por isso, adicionar uma perspectiva sobre as defesas pode facilitar a compreensão e o tratamento da depressão (Hayes et al., 1996; Jones e Pulos, 1993).

Outro princípio do pensamento psicodinâmico é o foco naquilo que é singular em cada paciente, em vez de considerar os pacientes como parte de um grande grupo. Nesse tocante, os modelos psicodinâmicos de depressão levam em consideração qualidades únicas de mecanismos de defesa e relações objetais em cada pessoa deprimida. Por exemplo, Blatt (1998, 2004) estudou grandes populações de pacientes deprimidos e notou que dois tipos psicodinâmicos subjacentes surgem desse trabalho. O tipo *anaclítico* é caracterizado por sentimentos de desamparo, solidão e fraqueza, relacionados a medos crônicos de ser abandonado e ficar desprotegido. Esses indivíduos têm anseios de serem cuidados, protegidos e amados. Eles são caracterizados pela vulnerabilidade às perturbações de relações interpessoais e geralmente usam os mecanismos de defesa de negação, rejeição, deslocamento e repressão. Em contrapartida, os pacientes *introjetivos* que são deprimidos estão mais preocupados com o autodesenvolvimento. Os relacionamentos íntimos são considerados secundários, e eles utilizam mecanismos de defesa diferentes: intelectualização, formação reativa e racionalização. Eles são exageradamente perfeccionistas e competitivos, além de serem excessivamente direcionados ao sucesso no trabalho e na escola. Os tipos anaclíticos manifestam sua depressão, sobretudo, por sentimentos disfóricos de abandono, perda e solidão. Os tipos introjetivos manifestam sua depressão por sentimentos de culpa e de desvalia. Eles também têm uma sensação de fracasso e uma percepção de que seu senso de autonomia e controle foi perdido.

No DSM-5, ocorreu uma mudança significativa na conceituação da depressão. As situações de luto não estão mais excluídas da consideração do diagnóstico do transtorno depressivo maior. Quando os indivíduos que estavam passando por uma depressão relacionada ao luto foram estudados, havia alguns aspectos singulares dessas pessoas em comparação com aquelas cuja depressão não foi desencadeada por luto (Kendler et al., 2008). Contudo, as similaridades entre a depressão relacionada ao luto e a depressão desencadeada por outros eventos de vida estressantes tiveram um peso muito maior do que suas diferenças. Ademais, quando a ideação suicida em um grupo de 60 viúvas e viúvos recentes foi comparada com a de 60 sujeitos casados (Stroebe et al., 2005), ficou claro que as pessoas enlutadas têm maior risco de ideação quando comparadas àquelas que não estão de luto. A ideação suicida aumentada no luto está vinculada à solidão emocional extrema e sintomas depressivos graves e, portanto, requer a mesma atenção clínica que seria dada a um paciente não enlutado que esteja sofrendo de um episódio depressivo maior.

Psicodinâmica do suicídio

Muitos transtornos psiquiátricos diferentes podem culminar no resultado trágico do suicídio. Contudo, o suicídio está relacionado de forma mais proeminente aos transtornos afetivos maiores, e por isso é considerado em detalhes no contexto deste capítulo. Antes de examinar a perspectiva psicodinâmica do suicídio, uma ressalva deve ser feita. Os determinantes do comportamento suicida podem ser tanto biológicos quanto psicológicos. A psicodinâmica revelada pelo trabalho psicoterapêutico com pacientes suicidas pode ser, em alguns aspectos, *secundária* a alterações neuroquímicas, de modo que todas as modalidades de tratamento somático disponíveis podem ser empregadas de forma agressiva juntamente com a abordagem psicoterapêutica. Em muitos casos, a psicoterapia isolada é insuficiente para pacientes com tendências suicidas graves. Em um estudo comparativo (Lesse, 1978), apenas 16% dos pacientes gravemente deprimidos submetidos à psicoterapia tiveram um resultado positivo, enquanto 83% dos pacientes que receberam psicoterapia e farmacoterapia e 86% daqueles que receberam eletroconvulsoterapia (ECT) obtiveram bons resultados. Salvar a vida do paciente é muito mais importante do que a pureza teórica.

O comportamento e a ideação suicida, bem como todos os atos e pensamentos, são os produtos finais dos princípios de sobredeterminação e da função múltipla (ver Cap. 1). As motivações para o suicídio são variadas e, muitas vezes, obscuras (Meissner, 1986). O clínico deve, portanto, ouvir cuidadosamente cada paciente, observando os desenvolvimentos transferenciais-contratransferenciais particulares antes de chegar a qualquer conclusão sobre os fundamentos dinâmicos do suicídio.

Em conformidade com sua compreensão da dinâmica da depressão, Freud (1917/1963) pressupôs que o ego poderia matar a si próprio apenas ao se tratar como um objeto, de modo que ele postulou que o suicídio resulta de impulsos assassinos deslocados, ou seja, desejos destrutivos em relação a um objeto internalizado são, em vez disso, direcionados contra o *self*. Após o desenvolvimento do modelo estrutural (Freud 1923/1961), Freud redefiniu o suicídio como a vitimização do ego por um superego sádico. A visão de Karl Menninger (1933) do suicídio era um pouco mais complexa. Ele acreditava que pelo menos três desejos podem contribuir para um ato suicida: o desejo de matar, o desejo de ser morto e o desejo de morrer. O desejo de matar pode ser direcionado não apenas a um objeto *interno*. A experiência clínica confirma reiteradamente que o suicídio muitas vezes tem por objetivo destruir a vida dos sobreviventes. Os pacientes deprimidos muitas vezes sentem, por exemplo, que o suicídio é a única maneira de se vingar de seus pais de modo satisfatório. O cônjuge do paciente pode ser, de forma semelhante, o "alvo" de um suicídio.

Um tema recorrente nas relações objetais dos pacientes suicidas é o drama entre um atormentador sádico e uma vítima atormentada. Como no caso da senhora J. descrito anteriormente, há com frequência um objeto interno persecutório que torna o paciente bastante infeliz. Alternativamente, o paciente que se identifica com o perseguidor pode atormentar todo mundo em seu ambiente. Em alguns casos, o paciente pode acreditar que o único resultado possível do drama é se submeter ao atormentador por meio do suicídio (Meissner, 1986). Essa figura persecutória interna foi chama de "executor oculto" (Asch, 1980).

Em outros casos, a agressividade desempenha um papel bem menos importante na motivação do suicídio. Fenichel (1945) observou que o suicídio pode ser a realização de um desejo de reunião, ou seja, um reencontro alegre e mágico com um ente querido que se perdeu, ou uma união narcisista com uma figura de superego amada. A perda do objeto frequentemente está por trás do comportamento suicida, e muitos pacientes suicidas revelam fortes anseios de dependência em relação ao objeto perdido (Dorpat, 1973). Nesse tocante, o suicídio pode ser um desejo regressivo de um reencontro com uma figura materna perdida. As últimas palavras do reverendo Jim Jones no homicídio e suicídio em massa, em 1978, na Guiana, foram "Mãe... mãe", ditas antes de ele dar um tiro em sua própria cabeça. Um processo de luto patológico muitas vezes está envolvido em suicídios, particularmente aqueles que ocorrem no aniversário da morte de uma pessoa amada. As pesquisas têm demonstrado, por exemplo, que há uma correlação estatisticamente significativa entre o suicídio e o aniversário da morte de um dos pais (Bunch e Barraclough, 1971). Quando a autoestima e a integridade do *self* de um indivíduo dependem de um apego com um objeto perdido, o suicídio pode ser a única forma de restaurar a coesão do *self*.

> A senhora K., uma mulher de 24 anos, sofria de depressão psicótica e havia perdido seu irmão gêmeo por suicídio há dois anos. Após a morte dele, ela se retraíra em relação à vida, tencionando matar. Ademais, ela tinha tornado-se psicoticamente identificada com seu irmão a ponto de se identificar como homem e a usar o prenome dele. Sua doença havia sido refratária aos medicamentos antidepressivos, ao carbonato de lítio e à ECT. Ela achava que não podia continuar vivendo sem seu irmão. A senhora K., por fim, cometeu suicídio no aniversário da morte do irmão.

Para avaliar o risco de suicídio de qualquer paciente, os temas psicodinâmicos devem ser colocados no contexto de um conjunto de preditores de risco de suicídio. Um exame prospectivo de 954 pacientes (Clark e Fawcett, 1992) revelou que havia utilidade em diferenciar fatores de risco de curto e longo prazo ao se tentar predizer o suicídio. Sete fatores prediziam o suicídio dentro de um período de um ano de entrada no estudo: ataques de pânico, ansiedade psíquica, perda grave de prazer e interesses, turbulência depressiva envolvendo uma rápida mudança de ansiedade para depressão e para raiva, ou vice-versa, abuso de álcool, concentração reduzida e insônia global. Fatores de risco de longo prazo incluíram desesperança, ideação suicida, intenção suicida e história de tentativas prévias de suicídio. A desesperança, que tem se mostrado repetidamente um preditor mais acurado do risco de suicídio do que a depressão, pode estar vinculada a uma visão rigidamente sustentada do *self* que não pode ser mudada apesar de desapontamentos repetidos. Se o indivíduo não consegue corresponder às expectativas rigidamente sustentadas daquilo que o *self* deveria ser, a desesperança pode ser um resultado e o suicídio pode parecer a única solução. De modo semelhante, Arieti (1977) observou que certos pacientes que não conseguem mudar sua ideologia dominante ou sua expectativa do outro dominante podem apresentar, também, um risco elevado para suicídio. Ao avaliar a ideação suicida, um risco mais elevado existe quando a ideação é *egossintônica* – os pacientes acham a ideação suicida aceitável e parecem ter desistido de lutar contra o impulso de se matar.

Para colocar o suicídio em um contexto psicodinâmico, os clínicos devem compreender a natureza do evento precipitante, as motivações conscientes e inconscientes e as variáveis psicológicas preexistentes que aumentam a probabilidade de os pensamentos suicidas serem colocados em prática. Por meio do uso de testagem psicológica projetiva, pesquisadores (Smith, 1983; Smith e Eyman, 1988) estudaram e identificaram quatro padrões de funcionamento de ego e de paradigmas de relações objetais internas, que diferenciam os indivíduos que fizeram tentativas sérias daqueles que fizeram, meramente, gestos para controlar outras pessoas significativas. Aqueles que fizeram tentativas sérias exibiram: 1) uma incapacidade para abrir mão de desejos infantis de cuidados associada a conflitos a respeito de ser assumidamente dependente; 2) uma visão sóbria, mas ambivalente, a respeito da morte; 3) expectativas excessivamente elevadas em relação a si mesmo; e 4) controle excessivo do afeto, particularmente da agressividade. Embora esses padrões se apliquem mais aos homens do que às mulheres (Smith e Eyman, 1988), uma atitude inibitória em relação à agressividade distingue mulheres que fazem tentativas sérias das que fazem tentativas mais amenas. Esses achados dos testes implicam que as estruturas psicológicas preexistentes que favorecem o suicídio sejam mais consistentes entre pacientes individuais do que as várias motivações por trás de um ato suicida em particular.

Alguns fatores de risco para o suicídio parecem se alinhar ao gênero. Os transtornos da personalidade com agressividade impulsiva e o abuso de substâncias são dois preditores independentes de suicídio em homens que têm depressão maior

(Dumais et al., 2005). Para as mulheres, o abuso sexual está fortemente associado a uma história de tentativas de suicídio, assim como de intenção suicida (Bebbington et al., 2009). Por conseguinte, como parte de uma avaliação de mulheres suicidas, aquelas que foram abusadas sexualmente devem ser identificadas para que o foco adequado do tratamento seja empregado. Tanto para homens quanto para mulheres, os transtornos de ansiedade comórbidos amplificam claramente as tentativas de risco de suicídio em pessoas com transtornos do humor e também devem ser levados em consideração (Sareen et al., 2005).

Considerações sobre o tratamento

Estudos de resultado

Embora se mencione com frequência que a terapia cognitivo-comportamental (TCC) tenha, como um tratamento para a depressão, uma base de evidências muito mais extensa do que a psicoterapia psicodinâmica, a quantidade crescente de materiais publicados demonstrando a eficácia da psicoterapia psicodinâmica para o tratamento da depressão é raramente citada. Driessen e colaboradores (2013) compararam a eficácia da psicoterapia psicodinâmica com a da TCC em um ensaio controlado randomizado (ECR), envolvendo 341 pacientes ambulatoriais que buscavam tratamento para o transtorno depressivo maior, fazendo desse o maior ECR de psicoterapia dinâmica já conduzido. Cada grupo recebeu 16 sessões de tratamento. Não foram encontradas diferenças de tratamento estatisticamente significativas para quaisquer medidas de resultados. A taxa média de remissão pós-tratamento foi de 22,7%. O achado mais importante foi que a psicoterapia psicodinâmica não era inferior à TCC.

Duas metanálises confirmaram a eficácia da psicoterapia psicodinâmica para o tratamento da depressão, e ambas focaram a psicoterapia psicodinâmica de curto prazo (PPCP). Driessen e colaboradores (2010) incluíram 23 estudos, totalizando 1.365 sujeitos. A PPCP foi considerada significativamente mais efetiva do que as condições de controle, e as mudanças produzidas entre o pré-tratamento e o pós-tratamento foram mantidas nos seguimentos por até um ano. Quando comparada com outras psicoterapias, não foram encontradas diferenças significativas nos seguimentos de 3 ou de 12 meses. Aqueles tratamentos que focaram mais a extremidade de apoio do *continuum* foram tão efetivos quanto os que tiveram um foco mais expressivo.

Cuijpers e colaboradores (2008) conduziram sete metanálises envolvendo um total de 53 estudos, em que sete tipos principais de psicoterapia para a depressão adulta, entre leve e moderada, foram comparados entre si. Cada tipo principal de tratamento foi examinado em pelo menos cinco ensaios comparativos randomizados, e a psicoterapia psicodinâmica foi uma das intervenções consideradas. Os investigadores não encontraram qualquer evidência de que os tratamentos eram mais ou menos eficazes, com exceção da terapia interpessoal (que foi um pouco mais eficaz) e do tratamento de apoio não diretivo (que foi um pouco menos eficaz). Eles concluíram que não havia grandes diferenças na eficácia entre as principais psicoterapias para a depressão leve a moderada.

A psicoterapia psicodinâmica de curto prazo pode ter uma efetividade semelhante à do antidepressivo fluoxetina na depressão leve a moderada. Salminen e colaboradores (2008) estudaram 51 pacientes com transtorno depressivo maior de gravidade leve a moderada e os designaram randomicamente para tratamento com 20 a 40 mg/dia de fluoxetina por 16 semanas ou para PPCP por um período semelhante. Ambos os tratamentos tiveram eficácia elevada na redução de sintomas, bem como na melhoria da capacidade funcional.

Uma investigação-piloto controlada e randomizada (Gibbons et al., 2012) concluiu que a PPCP é efetiva para a depressão em um sistema de saúde mental comunitário. Quarenta pacientes que buscavam tratamento para depressão entre moderada e grave foram aleatoriamente designados para 12 semanas de psicoterapia com um terapeuta comunitário treinado em terapia dinâmica breve ou com um terapeuta que fornecia o tratamento habitual (TH).

Quando os resultados foram examinados, determinou-se que os juízes cegos eram capazes de discriminar as sessões dinâmicas das sessões de TH com base na adesão às intervenções dinâmicas. Além disso, embora esse estudo-piloto não tivesse poder estatístico adequado para avaliar a eficácia, foram observados tamanhos de efeito entre moderados a grandes em favor da psicoterapia dinâmica sobre o TH. Entre os pacientes tratados com a terapia dinâmica, 50% passaram para uma faixa de normalidade em relação aos sintomas depressivos, contra apenas 29% daqueles tratados com TH.

Um estudo inovador sobre a psicoterapia psicodinâmica de curto prazo para a depressão descreveu sua efetividade em um contexto naturalístico usando um modelo de pesquisa de tratamento híbrido de efetividade/eficácia (Hilsenroth et al., 2003). Vinte e um pacientes com transtorno depressivo maior, transtorno depressivo sem outra especificação, distimia ou transtorno da adaptação com humor deprimido, receberam sessões com frequência de 1 ou 2 vezes por semana. Nesse estudo, diferentemente da maioria das pesquisas anteriores, os pacientes não foram excluídos devido a comorbidades. Além disso, a duração do tratamento não foi fixada, como é o caso dos ECRs, mas foi determinada pelo clínico, pelo paciente e pelo progresso do trabalho. Todos os pacientes completaram um mínimo de nove sessões, e o número médio de sessões foi de 30 durante um período médio de sete meses. A sintomatologia depressiva e global do DSM-IV (American Psychiatric Association, 1994), bem como o funcionamento relacional, social e ocupacional foram avaliados por meio de classificações clínicas e autorrelatos pré e pós-tratamento. Mudanças positivas estatisticamente significativas ocorreram em todas as áreas de funcionamento. Foi observada uma ligação direta significativa de processo-resultado entre as técnicas terapêuticas e uma melhora dos sintomas depressivos. Especificamente, pareceu mais importante ter como foco da sessão o afeto e a expressão de emoções. Os autores reconheceram as limitações do pequeno tamanho da amostra e os níveis leves a moderados de prejuízo. Entretanto, o estudo é o primeiro em termos de abordagem da eficácia em um contexto naturalístico.

Os estudos mais recentes começaram a investigar a combinação de psicoterapia com antidepressivos no tratamento da depressão. Em um estudo holandês, 167 pacientes ambulatoriais com depressão maior foram distribuídos aleatoriamente para ensaios clínicos de seis meses de tratamento com antidepressivos ou de terapia combinada (de Jonghe et al., 2001). O tratamento com antidepressivos inicial foi feito com fluoxetina, e um protocolo de passos sucessivos usando amitriptilina e moclobemida foi utilizado para intolerância ou ineficácia. A terapia combinada adicionou 16 sessões de psicoterapia psicodinâmica de apoio breve. Diferenças estatisticamente significativas nas taxas de sucesso, favorecendo de modo consistente a terapia combinada, ficaram evidentes com 8, 16 e 24 semanas de tratamento. Em seis meses, 40% dos pacientes que receberam somente antidepressivos haviam parado de tomar os medicamentos, enquanto apenas 22% dos que faziam a terapia combinada haviam parado. Após as 24 semanas, a taxa média de sucesso para o grupo da farmacoterapia foi de 40,7%, já para o grupo da terapia combinada foi de quase 60%. Os pacientes submetidos à terapia combinada tinham menor probabilidade de parar de tomar seus medicamentos ou de abandonar o tratamento e, assim, possuíam uma probabilidade de recuperação significativamente maior.

Outro estudo que apoia a superioridade da terapia combinada sobre a farmacoterapia isolada para o tratamento da depressão maior foi realizado por Burnand e colaboradores (2002). Nesse estudo suíço, 74 sujeitos foram randomizados em grupos de tratamento com clomipramina isolada ou clomipramina e psicoterapia psicodinâmica em um contexto de tratamento ambulatorial agudo, com duração de 10 semanas. Os pacientes que tomaram a clomipramina isoladamente receberam cuidados de apoio comparáveis à quantidade de psicoterapia estruturada que o grupo de terapia combinada estava recebendo. A melhora foi observada em ambos os grupos. Contudo, os pacientes no grupo de tratamento combinado apresentou taxas menores de falha terapêutica e melhor adaptação no trabalho em 10 semanas. Além disso, esse grupo apresentou melhor funcionamento global e taxas mais baixas de hospitalização no momento da alta. A psicoterapia psicodinâmica de curto prazo também se mostrou efetiva em termos de custo: uma economia de 2.311 dólares por paciente no grupo de tratamento combinado, resultante de menos dias de trabalho perdidos e menor hospitalização. Essa quantia excedeu o custo do fornecimento de psicoterapia.

ECRs que investigam a terapia psicodinâmica de longo prazo e a psicanálise com pacientes deprimidos continuam indisponíveis. Muitos clínicos reconhecem que há um subgrupo de pacientes deprimidos que necessita desse tratamento. Blatt e colaboradores (1995) reanalisaram os dados do Programa de Pesquisa Colaborativa para o Tratamento da Depressão do Instituto Nacional de Saúde Mental e concluíram que pacientes altamente perfeccionistas e autocríticos (i.e., o subtipo introjetivo de sujeitos deprimidos) não responderam bem a nenhuma das quatro células de tratamento, que incluíram 16 semanas de terapia cognitiva, 16 semanas de terapia interpessoal, 16 semanas de imipramina combinada com manejo clínico e 16 semanas de placebo combinado com manejo clínico. Dois estudos naturalísticos de acompanhamento (Blatt, 1992; Blatt et al., 1994) sugeriram que a terapia psicodinâmica de longo prazo pode ser efetiva em pacientes autocríticos e perfeccionistas que não responderam a modalidades breves. Muitos desses pacientes provavelmente têm traços caracterológicos obsessivo-compulsivos ou narcisistas significativos. Esses pacientes perfeccionistas também podem ter risco elevado de suicídio (Blatt, 1998; Hewitt et al., 1997), por isso, o investimento de tempo, energia e recursos pode ser plenamente justificado. São necessárias mais pesquisas para confirmar essa hipótese.

Princípios de tratamento

Mania

A maioria dos pacientes maníacos não se beneficia com as intervenções psicoterapêuticas até que sua mania seja primeiro controlada farmacologicamente. Muito do tratamento subsequente envolve a prevenção da recaída enfocando problemas com a não adesão e a falta de *insight* sobre a doença. Diversos temas psicodinâmicos maiores, frequentes em pacientes bipolares, devem ser abordados. Em conformidade com a negação geral de sua doença, esses pacientes muitas vezes argumentam que seus sintomas maníacos ou hipomaníacos não fazem parte de uma doença, mas são, em vez disso, um reflexo de quem eles realmente são. Os pacientes com transtorno bipolar são notoriamente desprovidos de *insight*. Em um estudo com 28 pacientes maníacos tratados em uma unidade de internação (Ghaemi et al., 1995), foram feitas medidas de *insight* na admissão e na alta. Os investigadores descobriram que, mesmo quando todos os outros sintomas de mania haviam melhorado ou remitido, o *insight* permanecia notavelmente ausente.

Há um outro tema psicodinâmico envolvendo a cisão ou a descontinuidade psíquica e que está muitas vezes relacionado a essa negação. Muitos pacientes bipolares continuam a negar a importância de seus episódios maníacos anteriores quando estão eutímicos. Eles podem afirmar que o comportamento era simplesmente o resultado de não se cuidarem bem e, muitas vezes, eles insistem de modo veemente que o que aconteceu antes nunca mais irá se repetir. Nessa forma de cisão, a representação do *self* envolvida no episódio maníaco é vista como inteiramente desconectada do *self* na fase eutímica. Essa falta de continuidade do *self* não parece incomodar o paciente, ao mesmo tempo em que pode exasperar os membros da família e os clínicos. O clínico responsável pelo paciente precisa trabalhar psicoterapeuticamente para unir os fragmentos do *self* em uma narrativa contínua da vida do paciente, de modo que a necessidade da manutenção da farmacoterapia possa se tornar mais atraente. Às vezes, a gravação de episódios maníacos (com a permissão do paciente) e a reprodução delas quando o paciente está eutímico podem ajudar a convencê-lo da conexão entre o *self* maníaco e o *self* eutímico.

A partir de uma perspectiva kleiniana, a tarefa psicoterapêutica fundamental com o paciente bipolar pode ser facilitar o trabalho de luto. A perda parental precoce, sobretudo a perda da mãe, está fortemente associada ao desenvolvimento do transtorno bipolar (Mortensen et al., 2003). De fato, as crianças que perdem suas mães antes dos 5 anos de idade têm um risco quatro vezes maior de desenvolver transtorno bipolar. Há também uma forte ligação entre o trauma físico na infância e a mania na idade adulta (Levitan et al., 1998), e é possível que a necessidade de negar a agressão tenha raízes nos primeiros anos de vida. A ameaça de sentimentos agressivos e persecutórios leva à necessidade de defesas maníacas para negá-los. Depois de um episódio maníaco, os pacientes podem ficar agudamente conscientes de sua própria destrutividade e se sentir com remorso em relação ao prejuízo que causaram a outras pessoas durante a fase maníaca. Os psicoterapeutas podem, então, se deparar com um momento propício para ajudar os pacientes a integrar os lados amoroso e agressivo de seu *self* e de suas representações objetais internas. A continuação da cisão desses aspectos de si próprio oferece ao paciente um alívio temporário da dor, mas nenhuma chance de resolução definitiva de suas ansiedades depressivas. Klein (1940/1975) observou que, conforme os sentimentos de perseguição e agressividade diminuem, as defesas maníacas se tornam menos necessárias. Logo, outro objetivo é ajudar o paciente a se tornar mais capaz de internalizar uma relação em que o bom predomina sobre o mau; e o amor, sobre o ódio.

Em um estudo prospectivo de dois anos de recaída em 61 pacientes ambulatoriais com transtorno bipolar (Ellicott et al., 1990), a recaída não pôde ser explicada pelas mudanças nos níveis de lítio ou pela adesão ao medicamento. Contudo, houve uma associação significativa entre eventos de vida estressantes e a recaída. Os investigadores concluíram que as intervenções psicológicas em momentos de estresse elevado são cruciais para a prevenção das recorrências. O psiquiatra dinâmico deve estar sintonizado à importância de estressores específicos na vida do paciente e monitorá-los ao mesmo tempo em que maneja o estabilizador do humor.

O lítio e outros estabilizadores do humor frequentemente passam a ter significados especiais para os pacientes bipolares. Para alguns deles, o medicamento representa um método para privá-los da euforia egossintônica de seus períodos maníacos. O medicamento também lembra os pacientes de membros da família que sofreram de transtorno bipolar e que passaram por consequências adversas, como o suicídio. Jamison (1995) descreveu sua própria batalha contra o transtorno bipolar e comentou sobre o valor extraordinário da psicoterapia em ajudá-la a continuar tomando lítio e a compreender seus medos quanto à adesão ao regime medicamentoso. Por meio da psicoterapia, ela descobriu seus medos secretos em relação ao medicamento: "Na verdade, por baixo de tudo, eu estava secretamente aterrorizada com o fato de que o lítio poderia *não* funcionar: e se eu o tomasse e, ainda assim, ficasse doente? E se, ao contrário, eu não o tomasse, não teria que ver meus piores medos se realizarem" (p. 103).

Embora os problemas com a não adesão devam ser vigorosamente abordados, a farmacoterapia do transtorno bipolar tem efetividade limitada na prevenção de recorrências ao longo do tempo. Apenas cerca de 40% dos pacientes que tomam lítio ficam livres de recaídas em um *follow-up* de cinco anos (Maj, 1999). Taxas altas de problemas no emprego e de dificuldades familiares são a regra, e não a exceção (Miklowitz e Frank, 1999). Por conseguinte, há um consenso de que a psicoterapia deve possuir objetivos mais amplos do que, simplesmente, melhorar a adesão; ela deve incluir a identificação de estressores, a melhoria do funcionamento familiar e o processamento do impacto da doença sobre o paciente e os demais. Miklowitz e colaboradores (2003) demonstraram em um estudo rigorosamente desenhado que acrescentar a psicoeducação da família à farmacoterapia melhora tanto a adesão ao medicamento quanto o ajuste sintomático no período após o episódio. Em uma revisão das evidências de psicoterapia adjuntiva para transtorno bipolar, Miklowitz (2008) constatou que essa modalidade de psicoterapia melhorou os resultados sintomáticos e funcionais do transtorno bipolar por um período de dois anos. Os tratamentos que enfatizam a adesão ao medicamento e o reconhecimento precoce dos sintomas de humor têm efeitos mais fortes sobre a mania, mas Miklowitz constatou que as abordagens que enfatizam as estratégias de enfrentamento cognitivo e interpessoal possuem efeitos mais fortes sobre a depressão. Esses dados foram fundamentados em 18 ensaios de psicoeducação individual e de grupo, cuidado sistemático, terapia familiar, terapia interpessoal e TCC.

Salzman (1998) argumentou persuasivamente em prol da integração da farmacoterapia e da psicoterapia ao tratamento de pacientes bipolares. A construção de uma aliança terapêutica é a grande prioridade, e ela é alcançada por meio da exploração psicoterapêutica, da empatia e da educação, e não com o uso de táticas de debate. A criação de um gráfico de humor também pode ser útil. As mudanças transferenciais da idealização para a desvalorização são comuns, e a atuação contratransferencial em resposta à frustração e à raiva também é um risco presente.

Jamison (1995) compartilhou a visão de que o tratamento combinado é necessário: "Inefavelmente, a psicoterapia cura. Ela dá algum sentido à confusão, controla os sentimentos e pensamentos terríveis, restitui algum controle e esperança, além de uma possibilidade de aprendizagem em relação a tudo isso. (...) Nenhum comprimido pode me ajudar a lidar com o problema de não querer tomá-los; do mesmo modo, não há quantidade de psicoterapia isolada que possa prevenir minha mania e minhas depressões. Preciso de ambos" (p. 89).

Depressão

O primeiro passo na abordagem psicoterapêutica da depressão, independentemente de o paciente estar em um hospital ou em um ambulatório, é o estabelecimento de uma aliança terapêutica. Para construir a relação necessária, o clínico deve simplesmente ouvir e empatizar com o ponto de vista do paciente. Talvez o erro mais comum, tanto de membros da família quanto de profissionais de saúde mental iniciantes, seja tentar animar o paciente enfocando o positivo. Comentários como: "Você não tem motivo para estar deprimido – você tem qualidades tão boas" ou "Por que se suicidar? Há muito para se viver" provavelmente têm o efeito oposto do pretendido. Esses comentários "animadores" são experienciados pelos pacientes deprimidos como falhas profundas de empatia, que os levam a se sentir ainda menos compreendidos e mais isolados e, portanto, mais suicidas.

Ao contrário, os clínicos que trabalham com esses pacientes devem transmitir sua compreensão de que há de fato um motivo para se estar deprimido. Eles podem empatizar com a dor da depressão, enquanto recrutam a ajuda do paciente em uma busca colaborativa por suas causas subjacentes. A abordagem inicial deve ser de apoio, mas firme (Arieti, 1977; Lesse, 1978). Interpretações prematuras, como: "Você não está realmente deprimido – você está com raiva", serão experienciadas como desprovidas de empatia e errôneas. O clínico ajudará mais se simplesmente escutar e tentar compreender o entendimento que o paciente tem de sua doença.

Um terapeuta psicodinâmico avalia cuidadosamente a natureza do estressor que pareceu desencadear a depressão. O estressor envolveu humilhação e perda? Trouxe de volta as perdas ou os traumas do início da infância? Qual foi o significado particular do estressor para o paciente? O terapeuta dinâmico deseja saber o que o paciente associa ao estressor. O evento traz a lembrança de outros sentimentos, pensamentos ou fantasias que estiveram presentes na mente do paciente? Um terapeuta dinâmico também pode encorajar o paciente a relatar sonhos que possam esclarecer o que está ocorrendo de modo inconsciente. Em suma, como foi observado no Capítulo 1, o terapeuta psicodinâmico está mais buscando a "pessoa" do que tentando erradicar a "doença".

No curso da obtenção da história e da avaliação do estressor, os terapeutas psicodinâmicos também escutam atentamente os temas que ocorrem em torno dos padrões de relacionamento e da autoestima do paciente. Eles consideram os diversos temas psicodinâmicos enumerados anteriormente à medida que avaliam quais desses temas podem estar mais precisamente envolvidos na patogênese da depressão do paciente. A raiva deles está voltada para o interior? Há uma preocupação de que sua destrutividade ou sua ganância tenham prejudicado pessoas amadas? Há uma visão perfeccionista do *self* que parece impossível de ser alcançada? O paciente é atormentado por um superego cruel e implacável, que está constantemente esperando mais do que o paciente pode dar? Há um anseio por objetos amados perdidos no presente ou no passado que faz o paciente se sentir sem esperança? O paciente viveu para um "outro dominante", em vez de realizar os próprios sonhos e desejos? A depressão é mais do tipo anaclítico, com sentimentos proeminentes de desamparo, fraqueza e solidão, ou é mais do tipo introjetivo, ao qual o autodesenvolvimento parece mais importante do que a busca por um objeto amado que cuida e protege? De forma semelhante, que mecanismos de defesa o paciente usa para lidar com estados afetivos dolorosos?

Enquanto explora esses temas na narrativa de vida do paciente, o terapeuta psicodinâmico também observa cuidadosamente os fenômenos da transferência, da contratransferência e da resistência. A forma como o paciente se relaciona com o terapeuta e os sentimentos evocados no terapeuta pelo paciente fornecem os indicadores dos padrões familiares de problemas de relacionamento que ocorrem fora da terapia. O padrão de resistência pode refletir as defesas que o paciente também usa em outras situações da vida. Em algum momento, o terapeuta desenvolve uma formulação das dificuldades do paciente, que envolvem tanto os problemas de desenvolvimento iniciais quanto a situação atual. É provável que o significado do estressor irá figurar de modo proeminente na formulação.

A formulação tenta abordar questões como as seguintes: Quais eventos aparentemente precipitaram a depressão? Qual aspiração narcisisticamente valorizada o paciente não conseguiu alcançar? Qual é a ideologia dominante do paciente? Quem é o outro dominante para quem o paciente está vivendo e de quem o paciente não está recebendo as respostas desejadas? Há culpa conectada à agressividade ou à raiva; se positivo, de quem o paciente tem raiva? Há frustração dos esforços do *self* pelas repostas do *self*-objeto? O paciente tem um tipo de depressão primariamente anaclítico (Blatt et al., 1995), em que a mudança terapêutica envolve relações interpessoais? Ou o paciente tem uma depressão mais introjetiva, na qual a definição e o valor do *self* são mais centrais?

Enquanto o clínico escuta a história do paciente e desenvolve hipóteses sobre a base psicodinâmica da depressão, o paciente forma um apego transferencial como o terapeuta. Nos termos de Arieti (1977), o terapeuta se torna um "terceiro dominante", além do outro dominante na vida do paciente. Muitas das mesmas preocupações que são problemáticas nas relações primárias do paciente também aparecem na transferência. Arieti indicou que a construção de uma aliança terapêutica pode exigir que os terapeutas se adequem a certas expectativas do paciente durante os estágios iniciais da psicoterapia, facilitando, assim, a repetição da patologia na relação terapêutica. Quando tiverem sido reunidas informações suficientes, o terapeuta pode ter que mudar para uma abordagem mais expressiva e interpretar para o paciente o padrão do "outro dominante" que causou tanta dificuldade. Arieti observou que "o paciente deve perceber, de forma consciente, que ele não sabe como viver por si próprio. Ele nunca escutou a si mesmo; em situações de grande importância afetiva, ele nunca foi capaz de se afirmar. Ele se preocupava apenas em obter aprovação, afeto, amor, admiração ou cuidado por parte do outro dominante" (p. 866). Após essa percepção, uma grande quantidade de raiva em relação ao outro dominante pode vir à tona.

Depois que a ideologia dominante foi exposta, a tarefa do terapeuta é ajudar, então, o paciente a conceber novas formas de viver. Conforme Bibring (1953), as aspirações idealizadas devem ser suficientemente modificadas para que possam ser realizadas, ou devem ser abandonadas e substituídas por outros objetivos. Diante da perspectiva de desenvolver novos padrões e propósitos de vida, esses pacientes podem depender de seus terapeutas para obter respostas. Se estes compactuarem, dizendo aos pacientes o que fazer, estarão simplesmente reforçando os sentimentos de baixa autoestima e ineficácia (Betcher, 1983; Maxmen, 1978). Os apelos dos pacientes para que seus dilemas sejam resolvidos podem ser simplesmente devolvidos com a explicação de que eles estão na melhor posição para fazer planos de vida alternativos.

O estabelecimento do significado interpessoal e do contexto da própria depressão é central para a abordagem psicodinâmica com pacientes deprimidos. Infelizmente, os pacientes muitas vezes resistem de modo tenaz a essas implicações interpessoais (Betcher, 1983). Muitas vezes, eles preferem ver sua depressão e seus desejos suicidas como ocorrendo em um vácuo, insistindo com veemência que ninguém, além deles mesmos, devem ser culpados. A atenção cuidadosa aos desenvolvimentos de transferência-contratransferência pode levar ao rompimento dessa forma de resistência. Tanto na psicoterapia quanto no tratamento hospitalar, os pacientes recapitulam suas relações objetais internas, assim como seus padrões de relacionamento com figuras externas. Os pacientes deprimidos, em particular, geram sentimentos fortes. No decorrer do tratamento, o terapeuta pode sentir desespero, raiva, desejos de se livrar do paciente, fantasias de resgate poderosas e uma infinidade de outros sentimentos. Todas essas respostas emocionais podem refletir como outras pessoas na vida do paciente também se sentem. Essas dimensões interpessoais da depressão podem estar envolvidas na causa ou na perpetuação da condição. Para examinar o impacto da condição do paciente sobre os outros, o terapeuta deve recrutar a colaboração dele utilizando esses sentimentos, de forma construtiva, na relação terapêutica. Muitos casos refratários de depressão ficaram presos na repetição de um padrão característico de relação objetal que tem fundamentos caracterológicos fortes e que são, portanto, difíceis de serem alterados.

> O senhor L. era um químico respeitado que precisou ser hospitalizado quando ficou deprimido com risco de suicídio, aos 41 anos de idade. Enquanto o senhor L. era paciente ambulatorial, todas os medicamentos antidepressivos conhecidos haviam sido tentados em doses terapêuticas com níveis séricos monitorados, e a ECT havia sido usada durante as primeiras semanas de sua estadia no hospital. Nenhuma das intervenções somáticas tinha proporcionado qualquer alívio à depressão. Não obstante, o paciente continuou a afirmar que ele era uma vítima de um "desequilíbrio químico" e que era responsabilidade do médico restabelecer o equilíbrio. O senhor L. se queixava de insegurança, sentimentos de desvalia, incapacidade de dormir, incapacidade para trabalhar ou se concentrar e desesperança em relação ao futuro. Ele sentia que todas as suas realizações eram desprovidas de significado e que havia levado a sua esposa à loucura por meio de suas demandas repetidas para confortá-lo. A senhora L. se desesperava porque tudo o que ela oferecia ao marido não parecia ajudá-lo em nada. Sempre que ela tentava assinalar os aspectos positivos da vida do marido, ele respondia com um "sim, mas", considerando os argumentos dela irrelevantes.
>
> O residente responsável pelo tratamento do senhor L. e os outros membros da equipe de tratamento compartilhavam a frustração da senhora L. O senhor L.

exigia que eles atendessem suas necessidades, mas depois rejeitava todas as sugestões e os *insights* deles por considerá-los inúteis. Toda a equipe de tratamento se sentia incapacitada, impotente e exausta diante da depressão do senhor L. Sempre que os vários residentes de plantão faziam a ronda noturna na unidade hospitalar, o senhor L. os envolvia em longas discussões sobre sua depressão. Ele listava os medicamentos que haviam sido tentados e explicava o papel dos neurotransmissores na depressão. Ele pedia, então, conselhos sobre sua condição. Inevitavelmente, o residente que estava fazendo a ronda entrava na discussão, em uma tentativa de aliviar o sofrimento desse indivíduo obviamente inteligente e bem-informado. Toda sugestão feita por qualquer residente, contudo, era menosprezada pelo senhor L. e considerada "inútil". Ao final dessas discussões, os residentes de plantão sentiam que todo o tempo gasto com o senhor L. não havia servido para nada, e eles iam embora se sentindo esgotados e desvalorizados.

A equipe de tratamento apresentou seu dilema com o senhor L. ao supervisor dos residentes, que assinalou como o mundo interno do paciente estava sendo recriado no hospital. Assumindo o papel do "queixoso que rejeita ajuda", o senhor L. estava restabelecendo uma relação objetal interna caracterizada por uma representação do *self* de longo sofrimento e vitimizada, conectada a uma representação objetal impotente e inútil. O senhor L. usou a reativação dessa relação objetal interna para atormentar todos à sua volta. Ele era, assim, capaz de descarregar uma reserva enorme de raiva que vinha de suas interações infantis com sua mãe, a qual ele sentia que havia falhado em suprir suas necessidades.

Como resultado dessa consulta com o supervisor, ocorreu uma mudança drástica na abordagem de tratamento. Os residentes e a equipe de enfermagem envolvidos com o senhor L. foram capazes de deixar de lado seus esforços terapêuticos heroicos e começaram a recrutar a colaboração do paciente para que se descobrisse o que estava se passando. Não mais um receptor passivo de tratamento "médico", o paciente estava agora envolvido como um colaborador ativo em um processo psicológico de reflexão e compreensão.

O paradigma das relações objetais que estava sendo colocado em prática no ambiente hospitalar foi esclarecido e descrito para o paciente. Ao mesmo tempo, o assistente social que trabalhava no caso explicou a compreensão psicanalítica para a senhora L., com o objetivo de facilitar o alívio da imensa culpa que ela sentia e de ajudá-la a compreender que a situação atual era uma recapitulação de uma experiência infantil não resolvida. Quando a equipe de tratamento parou de responder como a representação objetal interna do senhor L., ele começou a se apresentar de modo diferente. Inicialmente, ele ficou enraivecido com a sugestão de que deveria aceitar alguma responsabilidade por sua condição. O residente explicou para ele, contudo, que tudo que era possível em termos de intervenções farmacológicas já havia sido tentado e que, agora, o senhor L. teria que considerar suas próprias contribuições para o sentimento de que ele estava "preso" nas profundezas do desespero. Essa mudança na abordagem apresentou ao senhor L. uma nova relação objetal com a qual lutar. Após sua teimosia inicial, ele fez um intenso trabalho psicológico. Ele entrou em contato com a raiva que sentia de sua mãe por ela não ter dado a validação e o amor de que ele sentia necessidade, assim como seu prazer em atormentar a esposa para se vingar da mãe.

O caso do senhor L. ilustra como uma depressão grave que é refratária aos tratamentos somáticos convencionais pode ter relação com resistências caracterológicas enormes, que fazem com que o paciente fique "preso" em uma relação *self*-objeto não resolvida. Conforme foi descrito no Capítulo 6, um avanço nesse tipo de tratamento pode ocorrer quando os membros da equipe invalidam a expectativa do paciente de que eles responderão como a representação objetal projetada; em vez disso, os membros da equipe fornecem um novo modelo de compreensão, bem como uma nova série de objetos e interações para a internalização por parte do paciente.

Outro aspecto do avanço com o senhor L. foi que os membros da equipe perceberam que ele não era apenas uma vítima de uma doença, mas também um vitimizador das pessoas à sua volta. Ao discutir o ganho secundário frequentemente associado à depressão, Bibring (1953) observou que alguns pacientes deprimidos exploram suas doenças para justificar suas expressões veladas de impulsos destrutivos e sádicos em relação aos outros. O senhor L. havia forçado sua esposa a assumir o papel de sua mãe, apenas para que pudesse considerar seu tratamento maternal como inútil. Ao comentar sobre o sadismo escondido que é frequentemente encontrado no paciente deprimido, Jacobson (1971b) observou: "O depressivo nunca deixa de fazer seu companheiro e, muitas vezes, todo seu ambiente, e sobretudo seus filhos, sentirem-se terrivelmente culpados, puxando-os para baixo para um estado cada vez mais depressivo" (p. 295). De fato, a equipe de tratamento inteira começou a se sentir como a senhora L. Os membros se sentiam cada vez mais culpados por não conseguirem encontrar uma forma de intervir terapeuticamente com o senhor L., e ficavam mais deprimidos e esgotados como resultado de cada falha sucessiva. Jacobson também afirmou que alguns paciente deprimidos (como o senhor L.) podem estabelecer um círculo vicioso que afasta seus companheiros bem quando eles mais precisam do amor deles. Os cônjuges aborrecem-se rapidamente e podem começar a agir de modo cruel ou negligente, como resultado de seus sentimentos de inadequação, ferindo, assim, esses pacientes quando eles estão mais necessitados e vulneráveis. Os profissionais envolvidos no tratamento podem cair em um padrão semelhante, tornando-se sarcásticos ou frios porque seus paciente rejeitam sua ajuda.

A vinheta clínica sobre o senhor L. também destaca a importância do envolvimento da família ao se tratar um paciente gravemente deprimido. A literatura sobre famílias de pacientes deprimidos indica claramente que as taxas de recaída, o curso da depressão e o comportamento suicida são todos afetados pelo funcionamento familiar (Keitner e Miller, 1990). Em um estudo (Hooley e Teasdale, 1989), o melhor preditor de recaída foi a percepção do paciente deprimido de que seu cônjuge estava altamente crítico. Em paralelo com as pesquisas sobre famílias de pacientes esquizofrênicos, os estudos também mostraram que a emoção expressa elevada em familiares de pacientes deprimidos pode influenciar e contribuir para a recaída (Hooley et al., 1986; Vaughn e Leff, 1976). Os pacientes deprimidos provocam muita hostilidade e sadismo em seus familiares, e os clínicos devem ajudar os parentes a superar os sentimentos de culpa em relação a essas reações, de modo que possam reconhecê-las como respostas compreensíveis a um membro deprimido da família.

Indicações e contraindicações

Para muitos pacientes com depressão ou distimia, uma combinação de psicoterapia e medicamentos parece a mais adequada. Nemeroff (1998b) observou que, enquanto em torno de 65% dos pacientes deprimidos respondem a um único antidepressivo, com 50% de declínio nas escalas classificatórias de gravidade, apenas 30% retornam a um estado completamente eutímico com base em seus escores nessas escalas-padrão. Thase e colaboradores (1997) constataram uma vantagem altamente significativa para a combinação de psicoterapia e medicamentos nas depressões recorrentes mais graves. Contudo, quando as formas de depressão mais leves foram estudadas, a terapia combinada não foi mais efetiva do que a psicoterapia isolada. Os medicamentos são, muitas vezes, ineficazes na depressão menor, e esses pacientes podem precisar de psicoterapia para que seu funcionamento normal seja restaurado.

As pesquisas estão começando a definir certas formas de depressão que podem responder preferencialmente à psicoterapia. Nemeroff e colaboradores (2003) estudaram formas crônicas de depressão maior associadas a traumas de infância. Foram tratados 681 pacientes com um antidepressivo isolado (nefazodona), uma forma de psicoterapia cognitiva isolada ou uma combinação. Entre aqueles com uma história de trauma infantil precoce, a psicoterapia isolada foi superior à monoterapia com antidepressivos. Além disso, a combinação de farmacoterapia e psicoterapia foi apenas marginalmente superior à psicoterapia isolada entre os pacientes que tinham história de abuso infantil. Por conseguinte, os investigadores concluíram que a psicoterapia pode ser um elemento absolutamente essencial no tratamento de formas crônicas da depressão maior em que há história de trauma infantil.

Alguns pacientes deprimidos não fazem uso do medicamento prescrito por uma variedade de razões, incluindo o fato de sentirem que não merecem melhorar ou de sentirem que tomar o medicamento os estigmatiza como portadores de uma doença mental. De Jonge e colaboradores (2001) concluíram que o tratamento combinado ofereceu vantagens significativas quando comparado à farmacoterapia isolada para pacientes com depressão maior. Os pacientes do grupo com terapia combinada aderiram de modo significativamente maior ao medicamento e ao tratamento em geral e, portanto, apresentaram maior probabilidade de recuperação. Uma grande vantagem do tratamento combinado, então, é a capacidade de abordar diretamente problemas de não adesão, de forma mais efetiva e nos momentos oportunos, como parte do processo psicoterapêutico.

Alguns pacientes se recusam de maneira veemente a tomar os medicamentos, não tomam por causa de condições médicas preexistentes ou não toleram os efeitos colaterais. As abordagens psicodinâmicas podem ser necessárias para a compreensão do significado dos medicamentos e as razões para a recusa nesses casos. A experiência clínica mostrou que alguns pacientes só aceitam medicamentos após uma fase preparatória da psicoterapia psicodinâmica.

Outros pacientes podem ter uma condição que é parcial ou completamente refratária a qualquer tratamento somático. A psicoterapia psicodinâmica de longo prazo pode ser indicada em casos de falhas de tratamento em tentativas com múltiplos medicamentos e/ou terapias breves. Os clínicos que avaliam esses casos devem suspeitar de três categorias distintas (Gabbard, 2000): 1) depressão maior comórbida com transtorno da personalidade, 2) personalidade depressiva e 3) depressão caracterológica no contexto de transtornos da personalidade. Com respeito à primeira categoria, diversos estudos (Duggan et al., 1991; Reich e Green, 1991; Shea et al., 1990) sugeriram que certos transtornos da personalidade podem contribuir para uma tendência de manter a depressão uma vez que ela já tenha ocorrido, e fatores caracterológicos também podem ser responsáveis pela baixa adesão ao medicamento. A combinação de psicoterapia psicodinâmica com o medicamento pode ser necessária para tratar essa população de forma efetiva.

Com referência à segunda categoria, há muita controvérsia em torno do fato de o transtorno da personalidade depressiva ser ou não verdadeiramente distinto da distimia. Os dados sugerem que a distinção entre os dois é válida e clinicamente útil (Phillips et al., 1998) e que a duração da psicoterapia é significativamente maior para sujeitos que têm transtorno da personalidade depressiva do que para aqueles que não têm. Os pacientes distímicos também podem necessitar de um tratamento combinado para a obtenção de uma resposta ótima. Uma tentativa com psicoterapia psicodinâmica pode ser útil, em alguns casos, para esclarecer diagnósticos, definir comorbidades e promover a recuperação.

A terceira categoria se refere, sobretudo, aos pacientes com graves transtornos da personalidade, especialmente *borderline*, que se queixam de "depressão", mas não atendem aos critérios do DSM-5 (American Psychiatric Association, 2013). Esses pacientes apresentam desafios de intervenções singulares tanto para o psicoterapeuta quanto para o farmacoterapeuta, e as diretrizes práticas da American Psychiatric Association (2001) recomendam o tratamento combinado.

Tratamento do paciente suicida

Poucos eventos na vida profissional de um psiquiatra são mais perturbadores do que o suicídio de um paciente. Em um estudo (Chemtob et al., 1988), aproximadamente metade dos psiquiatras que perderam um paciente por suicídio experienciou níveis de estresse comparáveis aos das pessoas que estão se recuperando da morte de um de seus pais. Pesquisas posteriores (Hendin et al., 2004) sugerem que diversos fatores específicos podem contribuir para o sofrimento que os psicoterapeutas vivenciam após o suicídio de um paciente. Dos 34 terapeutas estudados logo após o suicídio de um paciente, 38% relataram estar passando por sofrimento grave. Os quatro contribuintes principais para esse sofrimento foram a não hospitalização de um paciente iminentemente suicida que se matou logo em seguida, uma tomada de decisão de tratamento que o terapeuta considerou que contribuiu para o suicídio, reações negativas recebidas da instituição do terapeuta e o medo de ser judicialmente processado pela família do paciente. Um suicídio consumado lembra os terapeutas as limitações inerentes à profissão. A tendência natural dos clínicos, seja na prática hospitalar ou na psicoterapia, é fazer todos os esforços para evitar o suicídio. Implementar medidas razoáveis que evitem que os pacientes tirem a própria vida certamente representa um bom julgamento, do ponto de vista clínico, uma conduta responsável, do ponto de vista ético, e uma medicina defensiva adequada, do ponto de vista médico-legal. Contudo, quando o papel de salvador se torna desgastante demais, os resultados podem ser contraterapêuticos.

Primeiro, os clínicos devem ter sempre em mente um fato incontestável: os pacientes que têm a intenção verdadeira de se matar, no final, o farão. Nenhum tipo de restrição física, observação cuidadosa e habilidade clínica podem impedir o paciente suicida que está verdadeiramente determinado. Um desses pacientes foi colocado em uma sala isolada com nada além de um colchão. Todas as suas roupas e seus pertences foram retirados e sua situação era verificada em intervalos regulares de 15 minutos ao longo de todo o dia. Entre as rondas de 15 minutos da equipe, o paciente começou a pular no colchão de modo tão intenso que ele conseguiu bater repetidamente sua cabeça contra o teto, até que, finalmente, conseguiu quebrar o pescoço. Esses incidentes ilustram que os membros da equipe hospitalar devem reconhecer que não podem evitar a ocorrência de todos os suicídios em uma unidade de internação. Olin (1976) chegou a sugerir que, se jamais ocorre suicídio em um hospital específico, os membros da equipe hospitalar podem estar assumindo responsabilidades excessivas sobre os pacientes. Em vez disso, os clínicos devem enfatizar repetidamente que o paciente tem, em última instância, a responsabilidade de aprender a verbalizar os impulsos suicidas, em vez de botá-los em prática.

Depois da consumação dos suicídios, os clínicos frequentemente se sentem culpados por não terem detectado os sinais de aviso que teriam lhes possibilitado predizer uma tentativa de suicídio iminente. Apesar da volumosa literatura sobre fatores de risco de suicídio de curto e longo prazo, a capacidade dos profissionais de predizer o suicídio de um paciente específico ainda é muito limitada. Goldstein e colaboradores (1991) estudaram um grupo de 1.906 pacientes internados com transtornos afetivos. Utilizando dados sobre fatores de risco, os pesquisadores aplicaram múltiplas regressões logísticas em etapas para desenvolver um modelo estatístico que iria predizer o suicídio com sucesso. Esse modelo falhou em identificar um único paciente que tenha cometido suicídio. Os investigadores relutantemente concluíram que, mesmo entre grupos de pacientes internados com alto risco, não é possível predizer suicídio com base na nossa compreensão atual do fenômeno. O principal meio de avaliação de risco iminente de suicídio em um contexto clínico é a comunicação verbal da intenção por parte de um paciente ou um ato que tenha clara intenção suicida. Os clínicos não podem ler mentes e não devem repreender a si mesmos por seu aparente fracasso quando não estavam presentes indicações verbais ou não verbais claras de ideação suicida. Um estudo (Isometsä et al., 1995) constatou que, de 571 casos de suicídio, apenas 36% daqueles que se encontravam sob cuidados psiquiátricos comunicaram suas intenções suicidas.

O tratamento da depressão suicida geralmente inclui farmacoterapia adequada ou ECT. Diversos fatores de risco devem ser avaliados, incluindo os seguintes: sentimentos de desesperança, ansiedade grave ou ataques de pânico, abuso de substância, eventos adversos recentes, problemas financeiros ou desemprego, morar sozinho, viuvez ou divórcio, sexo masculino e idade de 60 anos ou mais (Clark e Fawcett, 1992; Hirschfeld e Russell, 1997). Se o paciente possui um plano definido e parece ter a intenção de realizá-lo imediatamente, a hospitalização psiquiátrica de emergência é necessária. Se o risco de suicídio é substancial mas não é iminente, um membro da família ou outra pessoa próxima deve ser envolvida. A disponibilidade de armas de fogo em casa ou em outro local deve ser avaliada. Revisões da literatura (Cummings e Koepsell, 1998; Miller e Hemenway, 1999) fornecem fortes evidências de que a disponibilidade de uma arma aumenta consideravelmente o risco de suicídio. A comunicação regular é essencial nessas circunstâncias, e o abuso de substância também deve ser investigado. Em casos de ansiedade intensa ou pânico, o uso de benzodiazepínicos deve ser considerado (Hirschfeld e Russell, 1997). A psicoterapia também pode ser de extraordinária importância na compreensão de por que o paciente quer morrer e o que ele espera que irá acontecer após sua morte.

O risco de suicídio com qualquer paciente é um desafio imenso. Muitos pacientes negam quaisquer fatores de risco porque não querem ser impedidos de se matarem. Contudo, recentemente, foi desenvolvido um teste de associação implícita que oferece alguns dados empíricos com base nas associações inconscientes do paciente. Pede-se ao indivíduo para que classifique estímulos representando os construtos de "morte", "vida" e "eu" *versus* "não eu". A associação implícita de morte ou de suicídio com o *self* foi associada com um aumento de aproximadamente seis vezes na probabilidade de realizar uma tentativa de suicídio nos seis meses seguintes (Nock et al., 2010). Os investigadores esclareceram que isso excede a validade preditiva dos fatores de risco conhecidos.

Os clínicos psicodinâmicos tendem a concordar que os profissionais envolvidos no tratamento que acabam caindo na ilusão de que podem salvar seus pacientes do suicídio estão, na verdade, diminuindo as chances de fazê-lo (Hendin, 1982; Meissner, 1986; Richman e Eyman, 1990; Searles, 1967/1979; Zee, 1972). Uma questão psicológica saliente no paciente com tendências suicidas graves é o desejo de ser cuidado por uma mãe incondicionalmente amorosa (Richman e Eyman, 1990; Smith e Eyman, 1988). Alguns terapeutas erram ao tentar gratificar essa fantasia satisfazendo todas as necessidades do paciente. Eles podem aceitar telefonemas do paciente a qualquer hora do dia ou da noite e durante suas férias.

Podem atender o paciente sete dias por semana no consultório. Alguns até se envolveram sexualmente com seus pacientes, em um esforço desesperado para satisfazer as demandas intermináveis associadas à depressão (Twemlow e Gabbard, 1989). Esse tipo de comportamento exacerba o que Hendin (1982) descreveu como uma das características mais letais dos pacientes suicidas: a tendência de atribuir aos outros a responsabilidade de mantê-los vivos. Ao tentar satisfazer essas demandas sempre crescentes, o terapeuta entra em conluio com a fantasia do paciente de que realmente há uma mãe incondicionalmente amorosa em algum lugar e que ela é diferente de todas as outras pessoas. Possivelmente, os terapeutas não podem sustentar essa ilusão de forma indefinida; aqueles que tentam fazê-lo estão levando o paciente a uma decepção devastadora, que pode aumentar o risco de suicídio.

Os clínicos que acabam assumindo o papel de salvadores de pacientes suicidas trabalham, frequentemente, com a suposição consciente ou inconsciente de que eles podem fornecer o amor e a preocupação que não foram oferecidas, assim transformando de modo mágico o desejo de morrer do paciente em um desejo de viver. Essa fantasia é uma armadilha, contudo, conforme Hendin (1982) observou: "A meta oculta do paciente é uma tentativa de provar que nada que o terapeuta possa fazer será suficiente. O desejo de se ver como salvador do paciente suicida pode cegar o terapeuta ao fato de que o paciente o escalou para o papel de executor" (p. 171-172). Os terapeutas são mais úteis aos suicidas quando tentam compreender e analisar, de forma diligente, a origem dos desejos suicidas, em vez de se submeterem aos pacientes.

Os terapeutas deveriam procurar por transferências idealizadas, que muitas vezes formam-se rapidamente quando os pacientes estão procurando por um salvador. Predizer e interpretar as decepções transferenciais no início do processo pode ser útil. Alguns terapeutas reconhecem abertamente que não podem impedir o paciente de cometer suicídio e oferecem, em vez disso, a oportunidade de compreender por que o paciente pensa que o suicídio é a única opção (Henseler, 1991). Muitas vezes, admitir isso tem um efeito tranquilizante e pode produzir uma maior colaboração na tarefa psicoterapêutica.

É útil fazer a distinção entre *tratamento* e *manejo* do paciente suicida. O último inclui medidas como observação contínua, restrições físicas e remoção de objetos afiados do ambiente. Embora essas intervenções sejam úteis para prevenir que o paciente ponha em prática seus impulsos suicidas, as técnicas de manejo não diminuem, necessariamente, a vulnerabilidade futura do paciente de recorrer ao comportamento suicida. O *tratamento* de pacientes suicidas – que consiste em medicamentos e uma abordagem psicoterapêutica à compreensão dos fatores internos e dos estressores externos que tornam o paciente suicida – é necessário para alterar o desejo fundamental de morrer.

A contratransferência despertada pelo paciente suicida apresenta um obstáculo enorme ao tratamento. Alguns clínicos simplesmente evitam qualquer responsabilidade por pacientes gravemente deprimidos que apresentam risco de se matar. Aqueles que tentam tratar esses pacientes acreditam que sua *raison d'être* é anulada pelo desejo de morrer do paciente. O suicídio de um paciente também é a ferida narcísica máxima para o profissional envolvido no tratamento. A ansiedade dos clínicos a respeito do suicídio do paciente pode derivar mais do medo de que outras pessoas irão responsabilizá-los pela morte do que pela preocupação com o bem-estar do paciente (Hendin, 1982; Hendin et al., 2004). É lugar-comum para os terapeutas estabelecer um padrão para os demais e um outro para si mesmos. O terapeuta que garante aos outros clínicos que eles não são responsáveis pelo suicídio de um paciente pode sentir-se exageradamente responsável por manter os próprios pacientes vivos, muitas vezes, com a suposição de que outros terapeutas o criticarão caso um paciente se mate.

Os terapeutas que tratam pacientes com tendências suicidas graves em algum momento se sentem atormentados pela repetida anulação de seus esforços. É provável que o ódio contratransferencial se desenvolva nesses momentos, e os profissionais envolvidos no tratamento muitas vezes acalentam um desejo inconsciente de que o paciente morra para que o tormento termine. Maltsberger e Buie (1974) observaram que sentimentos de aversão e de causar prejuízo ao paciente estão entre as reações contratransferenciais mais comuns ligadas ao tratamento de indivíduos com tendências suicidas graves. A incapacidade de tolerar os próprios desejos sádicos em relação a esses pacientes pode levar os profissionais envolvidos no tratamento a pôr em prática seus sentimentos contratransferenciais. Os autores advertem que, embora o desejo de causar prejuízo ao paciente possa ser inaceitável e desconfortável, a aversão é potencialmente mais letal, pois ela pode levar os clínicos a negligenciarem os pacientes e proporcionar uma oportunidade à tentativa de suicídio. Em uma unidade de internação, essa forma de contratransferência pode ser manifestada pelo simples "esquecimento" de verificar o estado do paciente conforme ditado pelas regras de observação de indivíduos suicidas.

O ódio contratransferencial precisa ser aceito como parte da experiência de tratamento de pacientes suicidas. Ele geralmente surge como resposta direta à agressão do paciente. As ameaças de suicídio podem pairar sobre a cabeça do terapeuta como a mítica espada de Dâmocles, atormentando e controlando o terapeuta dia e noite. De forma semelhante, os membros da família de pacientes podem ser assolados por preocupações de que, se fizerem um movimento falso ou um comentário não empático, serão responsáveis por um suicídio. Se o ódio contratransferencial é cindido e rejeitado pelo terapeuta, ele pode ser projetado no paciente, que, então, deve lidar com os desejos assassinos do terapeuta, além dos impulsos suicidas preexistentes. Os clínicos também podem lidar com seus sentimentos de agressividade por meio da formação reativa, que pode levar a fantasias de resgate e esforços exagerados para prevenir o suicídio. Searles (1967/1979) alertou os terapeutas dos perigos desse estilo defensivo:

> E o paciente suicida, que nos encontra tão incapazes de estar cientes dos sentimentos assassinos que ele estimula em nós por meio de suas ameaças de suicídio, as quais

causam culpa e ansiedade, sente-se cada vez mais constringido, talvez ao ponto de cometer suicídio, pelo terapeuta que, em uma formação reativa contra seus desejos inconscientes de matar o paciente, comporta-se de forma cada vez mais "protetora" em relação ao paciente, por quem sente uma preocupação médica baseada na onipotência. Por isso, paradoxalmente, o médico preocupado de forma mais ansiosa em *manter o paciente vivo* é o que tende de modo mais vigoroso, em um nível inconsciente, a levá-lo ao que parece ser a única ação autônoma deixada para ele: o suicídio. (p. 74)

Os psicoterapeutas que tratam pacientes suicidas devem ajudá-los a se reconciliarem com sua ideologia dominante (Arieti, 1977) e suas fantasias de vida mantidas de forma rígida (Richman e Eyman, 1990; Smith e Eyman, 1988). Quando há uma disparidade entre a realidade e a visão restrita do paciente sobre como a vida deveria ser, o terapeuta pode ajudar o paciente a enfrentar o luto pela fantasia de vida perdida. Essa técnica pode demandar, paradoxalmente, que o terapeuta reconheça a desesperança do paciente, de modo que o luto pelos sonhos perdidos possa ser enfrentado e substituídos por novos sonhos mais realistas. Por exemplo, um homem de 23 anos se tornou suicida quando percebeu que jamais seria aceito em Harvard, um sonho que ele havia alimentado desde a infância. O terapeuta reconheceu que sua admissão em Harvard seria bastante improvável e, então, ajudou o paciente a aceitar a perda do sonho. Ao mesmo tempo, ele auxiliou o paciente a considerar caminhos alternativos para uma educação que ajudaria a construir a autoestima dele. Assim, o terapeuta o ajudou a ver quanto sofrimento é causado por expectativas excessivamente elevadas (Richman e Eyman, 1990).

Para tratar pacientes suicidas de forma efetiva, os clínicos devem distinguir a responsabilidade do paciente da responsabilidade do profissional envolvido no tratamento. Os médicos, em geral, e os psiquiatras, em particular, apresentam a tendência caracterológica de possuírem um senso de responsabilidade exagerado (Gabbard, 1985). Sendo assim, é útil atribuir ao paciente uma porção da responsabilidade da manutenção de sua segurança. Um contrato assinado pelo paciente, que indica que ele não cometerá suicídio, não possui valor legal e raramente apresenta qualquer valor clínico. Uma alternativa é um plano de segurança conjuntamente construído pelo terapeuta e pelo paciente (Stanley et al., 2009). Esse plano proporciona ao paciente um conjunto específico de estratégias de enfrentamento e fontes de apoio quando os pensamentos suicidas surgem. A perspectiva do plano é baseada no reconhecimento de que os impulsos suicidas mais oscilam do que permanecem constantes. O plano de segurança também opera com a suposição de que os pacientes não estão simplesmente influenciados por seus sentimentos suicidas – eles podem desenvolver um plano de enfrentamento dos sentimentos que evita a visita regular à sala de emergência.

Dentro desse modelo, o paciente deve reconhecer os sinais de alerta de que a ideação suicida retornou e, então, implementar automaticamente uma série de passos que foram desenvolvidos de modo colaborativo com o terapeuta. Esses passos podem incluir a socialização com amigos ou familiares específicos; a remoção de qualquer item na casa que possa ser usado para uma tentativa de suicídio;

envolver-se em atividades, como exercício ou limpeza do escritório ou da casa, que distraem o pensamento do indivíduo; ou a execução de jogos ou buscas na internet que o indivíduo ache gratificante.

Os terapeutas, por sua vez, devem equilibrar a preocupação com o paciente com calma, e não devem ser excessivamente ansiosos. Uma dose de pragmatismo é essencial. É necessária uma tolerância em relação à ideação suicida, pois o paciente fica menos ansioso se o terapeuta está calmo. Finalmente, o terapeuta deve fazer sua parte no plano colaborativo.

Os terapeutas tendem a se culpar pelos resultados adversos que estão além do controle deles. Em última instância, devem se conformar com o fato de que há doenças psiquiátricas terminais. Os pacientes devem arcar com a responsabilidade de decidir se irão cometer suicídio ou trabalhar colaborativamente com o terapeuta para compreender o desejo de morrer. Felizmente, maioria dos pacientes contempla o suicídio com alguma ambivalência. A parte do indivíduo suicida que questiona a solução suicida pode levá-lo a escolher a vida em vez da morte.

Referências

Abraham K: A short study of the development of the libido, viewed in light of mental disorders (1924), in Selected Papers on Psychoanalysis. London, Hogarth, 1927, pp 418–501

Agid O, Shapiro B, Zislan J, et al: Environment and vulnerability to major psychiatric illness: a case control study of early parental loss in major depression, bipolar disorder, and schizophrenia. Mol Psychiatry 4:163–172, 1999

American Psychiatric Association: Diagnostic and Statistical Manual of Mental Disorders, 4th Edition. Washington, DC, American Psychiatric Association, 1994

American Psychiatric Association: Diagnostic and Statistical Manual of Mental Disorders, 5th Edition. Washington, DC, American Psychiatric Association, 2013

American Psychiatric Association: Practice Guideline for the Treatment of Patients With Borderline Personality Disorder. Washington, DC, American Psychiatric Association, 2001

Arieti S: Psychotherapy of severe depression. Am J Psychiatry 134:864–868, 1977 Asch SS: Suicide and the hidden executioner. International Review of Psychoanalysis 7:51–60, 1980

Bebbington PE, Cooper C, Minot S, et al: Suicide attempts, gender, and sexual abuse: data from the 2000 British Psychiatric Morbidity Survey. Am J Psychiatry 166:1135–1140, 2009

Bernet CZ, Stein MB: Relationship of childhood maltreatment to the onset and course of major depression in adulthood. Depress Anxiety 9:169–174, 1999

Betcher RW: The treatment of depression in brief inpatient group psychotherapy. Int J Group Psychother 33:365–385, 1983

Bibring E: The mechanism of depression, in Affective Disorders: Psychoanalytic Contributions to Their Study. Edited by Greenacre P. New York, International Universities Press, 1953, pp 13–48

Bifulco A, Brown GW, Moran P, et al: Predicting depression in women: the role of past and present vulnerability. Psychol Med 28:39–50, 1998

Blakely RD, Veenstra-VanderWeele J: Genetic indeterminism, the 5-HTTLPR, and the paths forward in neuropsychiatric genetics. Arch Gen Psychiatry 68:457–458, 2011

Blatt SJ: The differential effect of psychotherapy and psychoanalysis with anaclitic and introjective patients: the Menninger Psychotherapy Research Project revisited. J Am Psychoanal Assoc 40:691–724, 1992

Blatt SJ: Contributions of psychoanalysis to the understanding and treatment of depression. J Am Psychoanal Assoc 46:723–752, 1998

Blatt SJ: Experiences of Depression: Theoretical, Clinical and Research Perspectives. Washington, DC, American Psychological Association, 2004

Blatt SJ, Ford R, Berman WH, et al: Therapeutic Change: An Object Relations Perspective. New York, Plenum, 1994

Blatt SJ, Quinlan DM, Pilkonis PA, et al: Impact of perfectionism and the need for approval in the brief treatment of depression: the National Institute of Mental Health Treatment of Depression Collaborative Research Program revised. J Con sult Clin Psychol 63:125–132, 1995

Bowlby J: Attachment and Loss, Vol 1: Attachment. New York, Basic Books, 1969

Bradley RG, Binder EB, Epstein MP, et al: Influence of child abuse on adult depression: moderation by the corticotropin-releasing hormone receptor gene. Arch Gen Psychiatry 65:190–200, 2008

Brown G: Life events and affective disorder: replications and limitations. Psychosom Med 55:248–259, 1993

Brown G, Eales M: Etiology of anxiety and depressive disorders in an inner-city population. Psychol Med 23:155–165, 1993

Brzustowicz L, Freedman R: Digging more deeply for genetic effects in psychiatric ill ness. Am J Psychiatry 168:1017–1020, 2011

Bunch J, Barraclough B: The influence of parental death and anniversaries upon suicide dates. Br J Psychiatry 118:621–626, 1971

Burnand Y, Andreoli A, Kolatte E et al: Psychodynamic psychotherapy and clomipramine in the treatment of depression. Psychiatr Serv 53:585–590, 2002

Busch FN, Rudden M, Shapiro T: Psychodynamic Treatment of Depression. Washington, DC, American Psychiatric Publishing, 2004

Caspi A, Sugden K, Moffitt TE, et al: Influence of life stress on depression: moderation by a polymorphism in the 5-HTT gene. Science 301:386–389, 2003

Chemtob CM, Hamada RS, Bauer G, et al: Patients' suicides: frequency and impact on psychiatrists. Am J Psychiatry 145:224–228, 1988

Clark DC, Fawcett J: An empirically based model of suicide risk assessment for patients with affective disorder, in Suicide and Clinical Practice. Edited by Jacobs D. Washington, DC, American Psychiatric Press, 1992, pp 55–73

Cuijpers P, van Straten A, Andersson G, et al: Psychotherapy for depression in adults: a meta-analysis of comparative outcome studies. J Consult Clin Psychol 76:909–922, 2008

Cummings P, Koepsell TD: Does owning a firearm increase or decrease the risk of death? JAMA 280:471–473, 1998 de Jonghe F, Kool S, van Aalst G, et al: Combining psychotherapy and antidepressants in the treatment of depression. J Affect Disord 64:217–229, 2001

Dorpat TL: Suicide, loss, and mourning. Suicide Life Threat Behav 3:213–224, 1973

Driessen E, Cuijpers P, de Maat SCM, et al: The efficacy of short-term psychodynamic psychotherapy for depression: a meta-analysis. Clin Psychol Rev 30:25–36, 2010

Driessen E, Van HL, Don FJ, et al: The efficacy of cognitive-behavioral therapy and psychodynamic therapy in the outpatient treatment of major depression: a randomized clinical trial. Am J Psychiatry 170:1041–1050, 2013

Duggan CF, Lee AS, Murray RM: Do different subtypes of hospitalized depressives have different long-term outcomes? Arch Gen Psychiatry 48:308–312, 1991

Dumais A, Lesage AD, Alda M: Risk factors for suicide completion in major depression: a case-control study of impulsive and aggressive behaviors in men. Am J Psychiatry 162:2116–2124, 2005

Ellicott A, Hammen C, Gitlin M, et al: Life events and the course of bipolar disorder. Am J Psychiatry 147:1194–1198, 1990

Fenichel O: The Psychoanalytic Theory of Neurosis. New York, WW Norton, 1945

Freud S: The ego and the id (1923), in The Standard Edition of the Complete Psychological Works of Sigmund Freud, Vol 19. Translated and edited by Strachey J. London, Hogarth Press, 1961, pp 1–66

Freud S: Mourning and melancholia (1917), in The Standard Edition of the Complete Psychological Works of Sigmund Freud, Vol 14. Translated and edited by Strachey J. London, Hogarth Press, 1963, pp 237–260

Gabbard GO: The role of compulsiveness in the normal physician. JAMA 254:2926–2929, 1985

Gabbard GO: Psychodynamic Psychotherapy in Clinical Practice, 3rd Edition. Washington, DC, American Psychiatric Press, 2000

Ghaemi SN, Stoll SL, Pope HG: Lack of insight in bipolar disorder: the acute manic episode. J Nerv Ment Dis 183:464–467, 1995

Gibbons MBC, Thompson SM, Scott K, et al: Supportive-expressive dynamic psychotherapy in the community mental health system: a pilot effectiveness trial for the treatment of depression. Psychotherapy 49:303–316, 2012

Gilman SE, Kawachi I, Fitzmaurice GM, et al: Family disruption in childhood and risk of adult depression. Am J Psychiatry 160:939–946, 2003

Goldstein RB, Black DW, Nasrallah A, et al: The prediction of suicide: sensitivity, specificity, and predictive value of a multimyriad model applied to suicide among 1,906 patients with affective disorders. Arch Gen Psychiatry 48:418–422, 1991

Gotlib IH, Joormann J, Minor KL, et al: HPA axis reactivity: a mechanism underlying the associations among 5-HTTLPR, stress, and depression. Biol Psychiatry 63:847–851, 2008

Hammen CL: Stress and the course of unipolar and bipolar disorders, in Does Stress Cause Psychiatric Illness? Edited by Mazure CM. Washington, DC, American Psychiatric Press, 1995, pp 87–110

Hammen C, Marks T, Mayol A, et al: Depressive self-schemas, life stress, and vulnerability to depression. J Abnorm Psychol 94:308–319, 1985

Hammen C, Henry R, Daley S: Depression and sensitization to stressors among young women as a function of childhood adversity. J Consult Clin Psychol 68: 782–787, 2000

Hayes AM, Castonguay LG, Goldfried MR: Effectiveness of targeting vulnerability factors of depression in cognitive therapy. J Consult Clin Psychol 64:623–627, 1996

Heim C, Newport DJ, Heit S, et al: Pituitary-suprarrenal and autonomic responses to stress in women after sexual and physical abuse in childhood. JAMA 284:592–597, 2000

Hendin H: Psychotherapy and suicide, in Suicide in America. New York, WW Norton, 1982, pp 160–174

Hendin H, Haas AP, Maltsberger JT: Factors contributing to therapists' distress after the suicide of a patient. Am J Psychiatry 161:1442–1446, 2004

Henseler H: Narcissism as a form of relationship, in Freud's On Narcissism: An Introduction. Edited by Sandler J, Person ES, Fonagy P. New Haven, CT, Yale University Press, 1991, pp 195–215

Hewitt PL, Newton J, Flett GL, et al: Perfectionism and suicide ideation in adolescent psychiatric patients. J Abnorm Child Psychol 25:95–101, 1997

Hilsenroth MJ, Ackerman SJ, Blagys MD, et al: Short-term psychodynamic psychotherapy for depression: an examination of statistical, clinically significant, and technique-specific change. J Nerv Ment Dis 191:349–357, 2003

Hirschfeld RMA, Russell JM: Assessment and treatment of suicidal patients. N Engl J Med 337:910–915, 1997

Hooley JM, Teasdale JD: Predictors of relapse in unipolar depressives: expressed emotion, marital distress, and perceived criticism. J Abnorm Psychol 98:229–235, 1989

Hooley JM, Orley J, Teasdale JD: Levels of expressed emotion and relapse in de- pressed patients. Br J Psychiatry 148:642–647, 1986

Isometsä ET, Heikkinen ME, Marttunen MJ, et al: The last appointment before suicide: is suicide intent communicated? Am J Psychiatry 152:919–922, 1995

Jacobson E: Psychotic identifications, in Depression: Comparative Studies of Normal, Neurotic, and Psychotic Conditions. Edited by Jacobson E. New York, International Universities Press, 1971a, pp 242–263

Jacobson E: Transference problems in depressives, in Depression: Comparative Studies of Normal, Neurotic, and Psychotic Conditions. Edited by Jacobson E. New York, International Universities Press, 1971b, pp 284–301

Jamison KR: An Unquiet Mind. New York, Vintage Books, 1995

Jones EE, Pulos SM: Comparing the process of psychodynamic and cognitive behavioral therapies. J Consult Clin Psychol 61:306–316, 1993

Keitner GI, Miller IW: Family functioning and major depression: an overview. Am J Psychiatry 147:1128–1137, 1990

Kendler KS, Neale MC, Kessler RC, et al: Childhood parental loss and adult psychopathology in women: a twin study perspective. Arch Gen Psychiatry 49:109–116, 1992

Kendler KS, Kessler RC, Neale MC: The prediction of major depression in women: toward an integrated etiological model. Am J Psychiatry 150:1139–1148, 1993

Kendler KS, Kessler RC, Walters EE, et al: Stressful life events, genetic liability, and onset of an episode of major depression in women. Am J Psychiatry 152:833–842, 1995

Kendler KS, Karkowski LM, Prescott CA: Causal relationship between stressful life events and the onset of major depression. Am J Psychiatry 156:837–841, 1999

Kendler KS, Thornton LM, Prescott CA: Gender differences in the rates of exposure to stressful life events and sensitivity to their depressogenic effects. Am J Psychiatry 158:587–593, 2001

Kendler KS, Hettema JM, Butera F, et al: Life event dimensions of loss, humiliation, entrapment, and danger in the prediction of onsets of major depression and generalized anxiety. Arch Gen Psychiatry 60:789–796, 2003

Kendler KS, Myers J, Zisook S: Does bereavement-related major depression differ from major depression associated with other stressful life events? Am J Psychiatry 165:1449–1455, 2008

Klein M: Mourning and its relation to manic-depressive states (1940), in Love, Guilt and Reparation and Other Works 1921–1945. New York, Free Press, 1975, pp 344–369

Kwon P: Attributional style and psychodynamic defense mechanisms: toward an integrative model of depression. J Pers 67:645–658, 1999

Kwon P, Lemmon KE: Attributional style and defense mechanisms: a synthesis of cognitive and psychodynamic factors in depression. J Clin Psychol 56:723–735, 2000

Lesse S: Psychotherapy in combination with antidepressant drugs in severely depressed outpatients: 20-year evaluation. Am J Psychother 32:48–73, 1978

Levitan RD, Parikh SV, Lesage AD, et al: Major depression in individuals with a history of childhood physical or sexual abuse: relationship to neurovegetative features, mania and gender. Am J Psychiatry 155:1746–1752, 1998

Maj M: Lithium prophylaxis of bipolar disorder in ordinary clinical conditions: patterns of long-term outcome, in Bipolar Disorders: Clinical Course and Outcome. Edited by Goldberg JF, Harrow M. Washington, DC, American Psychiatric Press, 1999, pp 21–37

Maltsberger JT, Buie DH: Countertransference hate in the treatment of suicidal patients. Arch Gen Psychiatry 30:625–633, 1974

Maxmen JS: An educative model for inpatient group therapy. Int J Group Psychother 28:321–338, 1978

Meissner WW: Psychotherapy and the Paranoid Process. Northvale, NJ, Jason Aronson, 1986

Menninger KA: Psychoanalytic aspects of suicide. Int J Psychoanal 14:376–390, 1933

Miklowitz DJ: Adjunctive psychotherapy for bipolar disorder: state of the evidence. Am J Psychiatry 165:1408–1419, 2008

Miklowitz DJ, Frank E: New psychotherapies for bipolar disorder, in Bipolar Disorders: Clinical Course and Outcome. Edited by Goldberg JF, Harrow M. Washington, DC, American Psychiatric Press, 1999, pp 57–84

Miklowitz DJ, George EL, Richards JA, et al: A randomized study of family focused psychoeducation and pharmacotherapy in the outpatient management of bipolar disorder. Arch Gen Psychiatry 60:904–912, 2003

Miller M, Hemenway D: The relationship between firearms and suicide: a review of the literature. Aggress Violent Behav 4:59–75, 1999

Mortensen PB, Pedersen CB, Melbye M, et al: Individual and familial risk factors for bipolar affective disorders in Denmark. Arch Gen Psychiatry 60:1209–1215, 2003

Nemeroff CB: The neurobiology of depression. Sci Am 278:42–49, 1998a

Nemeroff CB: Polypharmacology in psychiatry: good or bad? CNS Spectrums 3:19, 1998b

Nemeroff C: The preeminent role of early untoward experience on vulnerability to major psychiatric disorders: the naturenurture controversy revisited and soon to be resolved. Mol Psychiatry 4:106–108, 1999

Nemeroff C: The neurobiological consequences of child abuse. Presentation at the 156th annual meeting of the American Psychiatric Association, San Francisco, CA, May 17–22, 2003

Nemeroff CB, Heim CM, Thase ME, et al: Differential responses to psychotherapy versus pharmacotherapy in patients with chronic forms of major depression and childhood trauma. Proc Natl Acad Sci U S A 100:14,293–14,296, 2003

Nock MK, Park JM, Finn CT, et al: Measuring the suicidal mind: implicit cognition predicts suicidal behavior. Psychol Sci 21:511–517, 2010

Olin HS: Psychotherapy of the chronically suicidal patient. Am J Psychother 30:570–575, 1976

Phillips KA, Gunderson JG, Triebwasser J, et al: Reliability and validity of depressive personality disorder. Am J Psychiatry 155:1044–1048, 1998

Post RM, Rubinow ER, Uhde TW, et al: Dysphoric mania: clinical and biological correlates. Arch Gen Psychiatry 46:353–358, 1989

Reich JH, Green AI: Effect of personality disorders on outcome of treatment. J Nerv Ment Dis 179:74–82, 1991

Richman J, Eyman JR: Psychotherapy of suicide: individual, group, and family approaches, in Understanding Suicide: The State of the Art. Edited by Lester D. Philadelphia, PA, Charles C Thomas, 1990, pp 139–158

Salminen JK, Karlsson H, Hietala J, et al: Short-term psychodynamic psychotherapy and fluoxetine in major depressive disorder: a randomized comparative study. Psychother Psychosom 77:351–357, 2008

Salzman C: Integrating pharmacotherapy and psychotherapy in the treatment of a bipolar patient. Am J Psychiatry 155:686–688, 1998

Sandler J, Joffe WG: Notes on childhood depression, Int J Psychoanal 46:88–96, 1965

Sareen J, Cox BJ, Afifi TO, et al: Anxiety disorders and risk for suicidal ideation and suicide attempts. Arch Gen Psychiatry 62:1249–1257, 2005

Searles HF: The "dedicated physician" in the field of psychotherapy and psychoanalysis (1967), in Countertransference and Related Subjects. Madison, CT, Inter- national Universities Press, 1979, pp 71–88

Shea MT, Pilkonis PA, Beckham E, et al: Personality disorders and treatment outcome in the NIMH Treatment of Depression Collaborative Research Program. Am J Psychiatry 147:711–718, 1990

Smith K: Using a battery of tests to predict suicide in a long term hospital: a clinical analysis. Omega 13:261–275, 1983

Smith K, Eyman J: Ego structure and object differentiation in suicidal patients, in Primitive Mental States of the Rorschach. Edited by Lerner HD, Lerner PM. Madison, CT, International Universities Press, 1988, pp 175–202

Stanley B, Brown G, Brent D, et al: Cognitive behavior therapy for suicide prevention (CBT-SP): treatment model, feasibility and acceptability. J Am Acad Child Adolesc Psychiatry 48:1005–1013, 2009

Stroebe M, Stroebe W, Abakoumkin G: The broken heart: suicidal ideation in bereavement. Am J Psychiatry 162:2178–2180, 2005

Thase ME, Greenhouse JB, Frank E, et al: Treatment of major depression with psychotherapy or psychotherapy-pharmacotherapy combinations. Arch Gen Psychiatry 54:1009–1015, 1997

Twemlow SW, Gabbard GO: The lovesick therapist, in Sexual Exploitation in Professional Relationships. Edited by Gabbard GO. Washington, DC, American Psy- chiatric Press, 1989, pp 71–87

Vaillant GE, Vaillant CA: A cross-validation of two methods of investigating defenses, in Ego Mechanisms of Defense: A Guide for Clinicians and Researchers. Edited by Vaillant GE. Washington, DC, American Psychiatric Press, 1992, pp 159–170

Vaughn CE, Leff JP: The influence of family and social factors on the course of psychiatric illness: a comparison of schizophrenic patients and neurotic patients. Br J Psychiatry 129:125–137, 1976

Vythilingam M, Heim C, Newport J, et al: Childhood trauma associated with smaller hippocampal volume in women with major depression. Am J Psychiatry 159: 2072–2080, 2002

Zee HJ: Blindspots in recognizing serious suicidal intentions. Bull Menninger Clin 36:551–555, 1972

Capítulo 9

Transtornos de Ansiedade

> Em regra, o que está fora da visão perturba a mente dos homens mais seriamente do que aquilo que eles podem ver.
>
> *Júlio César*

A ansiedade é um afeto que foi fundamental no nascimento da psicanálise e da psiquiatria psicodinâmica. Freud (1895/1962) criou a expressão *neurose de ansiedade* e identificou duas formas de ansiedade. Uma era a sensação difusa de preocupação ou de pavor que se originava a partir de um pensamento ou um desejo reprimido, e era curável por meio da intervenção psicoterapêutica. A outra forma de ansiedade era caracterizada por uma sensação avassaladora de pânico, acompanhada por manifestações de descarga autonômica, incluindo sudorese profunda, frequências respiratória e cardíaca aumentadas, diarreia e uma sensação subjetiva de terror. Esta última forma, na visão de Freud, não resultava de fatores psicológicos. Ao contrário, ela era conceituada como o resultado do acúmulo fisiológico da libido relacionado à falta de atividade sexual. Ele chamou essa forma de *neurose atual*.

Em 1926, Freud refinou ainda mais sua compreensão da ansiedade como resultado de sua recente criação, o modelo estrutural (Freud 1926/1959). A ansiedade era vista agora como o resultado do conflito psíquico entre desejos sexuais ou agressivos inconscientes originados do id e as ameaças correspondentes de punição vindas do superego. A ansiedade era compreendida como um *sinal* da presença de perigo no inconsciente. Em resposta a esse sinal, o ego mobilizava mecanismos de defesa para impedir que sentimentos e pensamentos inaceitáveis viessem à tona, tornando-se conscientes. Caso a ansiedade de sinal falhasse em ativar adequadamente os recursos defensivos do ego, o resultado seria, então, uma ansiedade intensa e mais persistente ou outros sintomas neuróticos. Nesse sentido, a ansiedade foi conceituada por Freud tanto como uma manifestação somática de conflito neurótico quanto como um sinal adaptativo para afastar o conflito neurótico da consciência.

No modelo de Freud, a ansiedade é um afeto do ego. O ego controla o acesso à consciência e, por meio da repressão, divorcia-se de qualquer associação com impulsos instintivos do id. Ele censura tanto o próprio impulso quanto a representação intrapsíquica correspondente. Um desejo ou um impulso instintivo reprimido pode, ainda, encontrar expressão como um sintoma, embora seja provável que ele venha a ser deslocado e disfarçado no momento em que alcança a expressão sintomática. Dependendo das operações defensivas e das manifestações sintomáticas, a neurose resultante pode tomar a forma de um pensamento obsessivo, uma paralisia histérica ou uma evitação fóbica.

A ansiedade pode estar vinculada a um medo consciente e aceitável que mascara uma preocupação mais profunda e menos aceitável. Alguns pacientes podem apresentar ansiedade e não ter a menor ideia de por que estão ansiosos. A tarefa do clínico psicodinâmico é compreender as origens inconscientes dessa ansiedade. Freud originou a ideia de que cada período de desenvolvimento sucessivo na vida de uma criança produz um medo característico associado àquela fase. A partir das descobertas de Freud e de investigadores psicanalíticos subsequentes, uma hierarquia do desenvolvimento da ansiedade (Quadro 9-1) pode ser construída para ajudar o clínico psicodinâmico na determinação das fontes inconscientes da ansiedade sintomática de um paciente.

No nível mais maduro, a ansiedade que se origina no superego pode ser compreendida como sentimentos de culpa ou sofrimentos agudos da consciência por não se conseguir viver de acordo com um padrão interno de comportamento moral. Durante a fase edípica, a ansiedade foca o dano potencial ou a perda dos genitais pelas mãos de uma figura paterna retaliatória. Esse medo pode ser expresso metaforicamente como a perda de outra parte do corpo ou qualquer outra forma de lesão física. Ao nos recuarmos na hierarquia do desenvolvimento até uma ansiedade mais precoce, encontramos o medo de perder o amor ou a aprovação de outra pessoa significativa (originalmente, um dos pais). Uma fonte mais primitiva de ansiedade em termos de desenvolvimento é a possibilidade de perder não apenas o amor do objeto, mas também o próprio objeto – o que é geralmente chamado de *ansiedade de separação*. As formas mais primitivas de ansiedade são a *ansiedade persecutória* e a *ansiedade de desintegração*. A primeira deriva da posição esquizoparanoide kleiniana, na qual a ansiedade primária é a de que objetos persecutórios do exterior irão invadir e aniquilar o paciente a partir de dentro. A ansiedade de desintegração pode derivar tanto do medo de perder o senso do *self*, ou dos limites pela fusão com um

QUADRO 9-1 Uma hierarquia do desenvolvimento da ansiedade

Ansiedade do superego
Ansiedade de castração
Medo de perda do amor
Medo de perda do objeto (ansiedade de separação)
Ansiedade persecutória
Ansiedade de desintegração

objeto, quanto da preocupação de que o *self* do indivíduo irá se fragmentar e perder sua integridade na falta de espelhamento ou de respostas idealizadas de outros no ambiente.

Sempre que a ansiedade fizer parte do quadro clínico, o psiquiatra psicodinâmico deve recrutar a colaboração do paciente na identificação das origens do desenvolvimento da ansiedade. Essas informações podem ser verificadas em uma entrevista de uma hora, ou podem requerer uma avaliação extensa. A ansiedade, como a maioria dos sintomas, é muitas vezes determinada por diversas questões que derivam de uma variedade de níveis de desenvolvimento (Gabbard e Nemiah, 1985).

A organização hierárquica dessas variantes de ansiedade pode levar à suposição equivocada de que os níveis mais primitivos de ansiedade são "superados" conforme o desenvolvimento prossegue. Na verdade, os níveis mais primitivos de ansiedade persistem em todos e podem ser facilmente desencadeados em situações traumáticas ou estressantes, ou em grupos grandes. Por exemplo, as ansiedades persecutórias em relação a "estranhos" ou àqueles que são diferentes têm sido, historicamente, fatores importantes em guerras, conflitos geográficos e políticos e preconceito racial. Essa hierarquia de desenvolvimento é apenas uma diretriz para auxiliar o clínico. Cada pessoa tem uma mistura única de ansiedades, e algumas podem ter ansiedades que não se adequam perfeitamente a essas categorias. O clínico deve ser criativo ao compreender os medos específicos de cada paciente e as origens desses medos.

As evidências empíricas vinculam fatores biológicos e genéticos à geração de ansiedade. Embora os avanços na pesquisa de neurociência sobre transtornos de ansiedade tenham sido impressionantes, há um risco, contudo, de um tipo de reducionismo biológico na compreensão da ansiedade. Os mecanismos neurofisiológicos podem produzir uma forma adaptativa de ansiedade sinal, bem como formas mais patológicas de ansiedade sintomática crônica.

Conforme observado no Capítulo 1, os polimorfismos no gene transportador de serotonina (5-*HTTLPR*) foram estudados com grande interesse, tanto na depressão quanto no transtorno de estresse pós-traumático. As pesquisas também revelaram contribuições possíveis desse gene para o desenvolvimento da ansiedade. Lesch e colaboradores (1996) constataram que os indivíduos com uma versão mais curta do gene podem ter uma maior ansiedade associada a um temperamento neurótico do que aqueles que possuem uma versão mais longa. Além disso, aqueles indivíduos que têm uma ou duas cópias do alelo curto exibem maior atividade neuronal da amígdala em resposta a estímulos de medo, quando comparados a indivíduos que possuem uma versão mais longa (Hariri et al., 2002). Quase 70% das pessoas têm a versão mais curta e menos vigorosa do gene que está associado a uma ansiedade maior. Uma interpretação desse achado é que essa distribuição pode refletir a seleção natural, em que os indivíduos com maior ansiedade podem estar mais bem equipados para sobreviver aos perigos em seu ambiente do que aqueles que são menos preocupados.

Um estudo com gêmeos, projetado para examinar fatores de risco genético e ambientais para transtornos de ansiedade (Hettema et al., 2005), constatou que os genes predispunham a dois grandes grupos de transtornos, um relacionado ao pânico e à ansiedade generalizada, e outro vinculado às fobias específicas. As outras associações entre os transtornos tendem a envolver fatores ambientais. Outro estudo com gêmeos (Kendler et al., 2008) descobriu que a tendência ao medo envolvia efeitos dinâmicos em termos de desenvolvimento, com fatores genéticos influenciando a intensidade do medo nas idades de 8 e 9 anos, mas declinando substancialmente de importância ao longo do tempo. Novos conjuntos de fatores de risco genético impactam a intensidade do medo no início da adolescência, no fim da adolescência e no início da idade adulta. Conforme as crianças crescem, as influências da família e dos pares no ambiente parecem declinar em importância. Na literatura, no cinema e na cultura popular, a ansiedade é frequentemente banalizada. Contudo, um estudo longitudinal de base populacional em adultos, constatou que um transtorno de ansiedade preexistente é um fator de risco independente para o início subsequente de ideação e tentativas de suicídio (Sareen et al., 2005). Além disso, conforme observado no Capítulo 8, a ansiedade intensa pode amplificar o risco de tentativas de suicídio em pessoas com transtornos do humor. O diagnóstico e o tratamento de transtornos de ansiedade devem ser levados a sério como parte de uma avaliação psiquiátrica completa.

Ao categorizar a ansiedade como uma doença, em vez de também considerá-la como um sintoma sobredeterminado de conflito inconsciente, pode-se acabar negligenciando esse aspecto adaptativo da ansiedade. A preocupação com o que irá acontecer no futuro pode levar ao pensamento altamente criativo. As soluções de problemas são encontradas como resultado da preocupação. A dúvida saudável a respeito do *self* também pode estar vinculada à preocupação. Se a ansiedade é vista exclusivamente como um problema que deve ser erradicado de modo psicofarmacológico, a psique pode sofrer uma perda substancial.

No Projeto de Pesquisa sobre Psicoterapia da Fundação Menninger, 18 de 35 pacientes apresentaram aumento de ansiedade ao término da psicanálise ou da psicoterapia, muito embora 13 desses 18 pacientes tenham sido classificados por avaliadores independentes como tendo alcançado melhora substancial (Appelbaum, 1977). Ao avaliar esses resultados, os investigadores (Appelbaum, 1977; Siegal e Rosen, 1962) diferenciaram entre ansiedade primária, que é desorganizadora para o paciente (análoga ao transtorno de pânico), e a ansiedade de sinal, que pode ser adaptativa. Os pesquisadores observaram que um aumento na tolerância à ansiedade – definida como a capacidade de sentir ansiedade sem ter que descarregá-la, – muitas vezes ocorre como resultado da psicoterapia dinâmica e reflete a expansão do ego. Muitos dos pacientes que melhoraram apresentaram ganhos significativos na capacidade de fazerem um uso eficiente da atividade ideativa a serviço da ansiedade que restringe o indivíduo. Os investigadores concluíram que a presença ou a falta da ansiedade após o tratamento era uma base insuficiente para a avaliação da mudança. Pode ser que um domínio maior do ego sobre a ansiedade permita que o indivíduo confronte certas preocupações existenciais inerentes à vida de forma mais direta. A ansiedade pode ser adaptativa ou desadaptativa, e a suposição de que toda ansiedade deve ser erradicada é certamente injustificada, com base na experiência clínica e de vida.

O conceito psicanalítico de ansiedade de sinal é apoiado pelas evidências neurocientíficas de pesquisas sobre um subgrupo de processos mentais inconscientes que têm uma função de sinal de antecipação do perigo (Wong, 1999). A atividade cerebral (potencial relacionado ao evento) e a atividade eletrodérmica foram medidas enquanto os participantes dessa pesquisa visualizavam imagens subliminares (inconscientes) de um rosto. Uma segunda fase do experimento envolveu condicionamento, no qual apresentações supraliminares (conscientes) de um rosto desagradável foram vinculadas a um choque aversivo no dedo. Visto que o rosto era percebido conscientemente, os sujeitos aprenderam que um leve choque aconteceria alguns segundos após verem o rosto desagradável. Na fase final do experimento, as imagens subliminares (inconscientes) dos estímulos previamente condicionados – o rosto desagradável – foram apresentadas sem vinculação a um choque. Nessa fase final, ocorreu atividade cerebral de ondas lentas logo antes do ponto em que o choque fora dado anteriormente. Nenhuma atividade foi encontrada para um rosto agradável. Os investigadores observaram que essa atividade cerebral de ondas lentas foi uma onda de expectativa ou um processo antecipatório que foi obtido inconscientemente. Em outras palavras, muito embora não houvesse percepção consciente do rosto desagradável, inconscientemente o estímulo foi percebido e o cérebro reagiu com a expectativa de um choque. Essa reatividade fisiológica foi compreendida como um índice dos processos mentais, como a expectativa. Essa demonstração de que um estado mental antecipatório pode ser obtido inconscientemente em humanos proporciona uma evidência crucial consistente com o conceito de sinal. A pesquisa também reflete o fato de que alguma ansiedade pode inicialmente ser inconsciente, em resposta à antecipação de uma situação temida, e pode entrar apenas de forma gradual na consciência. A ansiedade, dessa forma, serve a uma função adaptativa para avisar o indivíduo sobre uma situação perigosa que pode, então, ser manejada de modo a evitar o perigo.

Um último problema deve ser mencionado como uma forma de introdução aos transtornos de ansiedade do DSM-5 (American Psychiatric Association, 2013). Há uma preocupação crescente entre os pesquisadores e os clínicos de que a taxonomia associada aos transtornos de ansiedade é mais ilusória do que real (Tyrer et al., 2003). Os estudos de comorbidade de transtornos de ansiedade estão constatando que é mais provável que os pacientes tenham dois ou mais transtornos de ansiedade do que uma forma pura de qualquer das entidades diagnósticas específicas. Assim, um clínico que desenvolve um plano de tratamento abrangente deve ter em mente que, provavelmente, a abordagem irá focar mais do que um transtorno de ansiedade. Ademais, Tyrer e colaboradores (2003) argumentaram que o núcleo de um quadro clínico neurótico é uma mistura de aspectos de ansiedade e de depressão com uma patologia da personalidade significativa. Esse quadro neurótico geral pode ser mais relevante, do ponto de vista clínico, do que dividir os transtornos de ansiedade em entidades distintas que não possuem estratégias de tratamento drasticamente diferentes.

Os transtornos de ansiedade passaram por mudanças importantes no desenvolvimento do DSM-5. O transtorno obsessivo-compulsivo foi retirado da categoria dos transtornos de ansiedade e, em vez disso, foi agrupado com outros transtornos que compartilham comportamentos obsessivos ou compulsivos, como a tricotilomania e o transtorno dismórfico corporal. De forma semelhante, o transtorno de estresse pós-traumático e o transtorno de estresse agudo foram retirados dos transtornos de ansiedade e realocados para uma nova categoria de transtornos relacionados a trauma e a estressores. Os transtornos de ansiedade fundamentais agora são os transtornos fóbicos, o transtorno de ansiedade generalizada, o transtorno de pânico, além dos novos acréscimos a essa categoria, incluindo o mutismo seletivo e o transtorno de ansiedade de separação, que eram anteriormente categorizados como transtornos associados à infância e à adolescência.

Transtorno de pânico

Embora os ataques de pânico geralmente durem apenas alguns minutos, eles produzem sofrimento considerável no paciente. Além de experienciar sintomas fisiológicos alarmantes, como asfixia, tontura, sudorese, tremores e taquicardia, os pacientes com transtorno de pânico muitas vezes têm a sensação de morte iminente. A maioria dos pacientes com transtorno de pânico também tem agorafobia (i.e., o medo de estar em um local ou em uma situação dos quais a fuga seria difícil ou extremamente embaraçosa). Visto que os ataques de pânico são recorrentes, os pacientes com frequência desenvolvem uma forma secundária de ansiedade antecipatória, preocupando-se de modo constante com quando e onde o próximo ataque ocorrerá. Os pacientes com transtorno de pânico que apresentam agorafobia restringem com frequência seu percurso para tentar controlar a situação temida de ter um ataque de pânico em um lugar onde não possam sair facilmente.

O transtorno de pânico pode parecer não ter um conteúdo psicológico. Os ataques podem parecer que surgem "do nada", sem desencadeantes ambientais ou intrapsíquicos aparentes. Como consequência, o papel do psiquiatra psicodinâmico é muitas vezes – e infelizmente – considerado irrelevante no tratamento desses pacientes. Uma porcentagem significativa dos pacientes com transtorno de pânico apresenta esses ataques por conta de fatores psicodinâmicos e podem, assim, responder a intervenções psicológicas (Milrod et al., 1997; Nemiah, 1984). Os clínicos psicodinâmicos devem investigar profundamente as circunstâncias dos ataques e a história de cada paciente com transtorno de pânico para determinar como os fatores psicológicos são relevantes.

Embora as evidências de fatores neurofisiológicos no transtorno de pânico sejam impressionantes, essas observações são mais persuasivas com relação à patogênese do que à etiologia. Nenhum dos dados neurobiológicos explica o que desencadeia o início de um ataque de pânico. Em um estudo-piloto envolvendo entrevistas psicodinâmicas com nove pacientes consecutivos que apresentavam transtorno de pânico, um psiquiatra pesquisador foi capaz de identificar estressores significativos que precederam o início dos ataques de pânico em todos os casos (Busch et al., 1991). Esses estressores tendiam a estar conectados a uma alteração no nível das expectativas colocadas sobre o paciente. As mudanças nas expectativas relacionadas às situações de trabalho eram comuns, assim como eram as perdas associadas às figuras centrais na vida dos pacientes. Muitos dos eventos de perda estavam associados a experiências de infância, nas quais o apego em relação a um dos pais ou a outra pessoa importante estivera ameaçado. Outro denominador comum entre os pacientes investigados foi a percepção dos pais como ameaçadores, temperamentais, críticos, controladores e exigentes. Uma análise mais detalhada das entrevistas demonstrou um padrão de ansiedade com respeito à socialização com outros durante a infância, relações parentais não apoiadoras e sentimento de estar preso. Lidar com a raiva e a agressividade era difícil para maioria dos pacientes.

Muitas das observações nesse estudo exploratório foram confirmadas pela pesquisa empírica. Constatou-se que os pacientes com transtorno de pânico apresentavam uma incidência mais elevada de eventos de vida estressantes, particularmente perdas, nos meses que precederam o início do transtorno de pânico, quando comparados aos sujeitos do grupo-controle (Faravelli e Pallanti, 1989; Venturello et al., 2002). Em outro estudo controlado de pacientes com transtorno de pânico (Roy-Byrne et al., 1986), os sujeitos do grupo experimental não apenas experienciaram um número significativamente maior de eventos de vida estressantes no ano que precedeu o início do pânico, mas também sentiram um sofrimento maior com esses eventos em suas vidas do que os sujeitos do grupo-controle. Em um amplo estudo com 1.018 pares de gêmeas (Kendler et al., 1992a), o transtorno de pânico foi significativa e fortemente associado à separação ou à morte dos pais. A separação precoce da mãe foi especialmente vinculada ao transtorno de pânico. Milrod e colaboradores (2004) observaram que, em alguns casos, o transtorno de pânico pode ser um resultado de uma perda interpessoal e representa uma forma complicada de luto. Em uma avalição do pânico em 51 pacientes, 47% da coorte experienciou um início de transtorno de pânico em até seis semanas após uma perda interpessoal significativa.

Uma teoria patogenética com algum grau de sustentação empírica é que os pacientes com transtorno de pânico têm uma vulnerabilidade neurofisiológica predisponente que pode interagir com estressores ambientais específicos para produzir o transtorno. Kagan e colaboradores (1988) identificaram em diversas crianças uma característica temperamental inata, a qual chamaram de "inibição comportamental ao desconhecido". Essas crianças tendem a se assustar facilmente com qualquer coisa que seja estranha a seu ambiente. Como uma forma de enfrentarem seu medo, elas dependem de seus pais para protegê-las. À medida que crescem e amadurecem, contudo, essas crianças aprendem que seus pais não estarão sempre disponíveis para protegê-las e confortá-las. Elas podem, então, exteriorizar as próprias inadequações projetando-as nos pais, os quais elas consideram como não confiáveis e imprevisíveis. Essas crianças podem ficar com raiva da disponibilidade inconsistente de seus pais, mas a raiva cria novos problemas, pois elas se preocupam com o fato de que suas fantasias de raiva serão destrutivas e afastarão seus pais, deixando-as com a perda de um dos pais, de quem elas dependem para obter segurança (Busch et al., 1991; Milrod et al., 1997). Com isso, acaba se formando um círculo vicioso, no qual a raiva da criança ameaça a conexão com um dos pais e, assim, aumenta a dependência amedrontada e hostil da criança. A ansiedade de separação deveria ser cuidadosamente incorporada à formulação dos pacientes com transtorno de pânico, pois uma metanálise de 20 estudos (Kossowsky et al., 2013) indicou que crianças com transtorno de ansiedade de separação tinham maior probabilidade de desenvolver transtorno de pânico mais tarde.

Compreender a patogênese do transtorno de pânico a partir da perspectiva da teoria do apego também é útil em uma abordagem psicodinâmica (Shear, 1996). Um pequeno estudo preliminar do estilo de apego em 18 mulheres com transtorno de ansiedade sugeriu que todas tinham estilos de apego problemáticos (Manassis et al., 1994). Das 18 pacientes, 14 foram diagnosticadas com transtorno de pânico; elas tendiam a ter taxas mais elevadas de apego preocupado. Os pacientes com transtorno de pânico com frequência veem a separação e o apego como mutuamente excludentes. Eles têm dificuldade de modular a oscilação normal entre a separação e o apego, pois apresentam uma sensibilidade aumentada em relação à perda de liberdade e à perda de segurança e proteção. Essa dificuldade resulta no fato de operarem dentro de uma gama extremamente estreita de comportamento, que tenta, de modo simultâneo, evitar a separação, que é por demais aterrorizante, e o vínculo, que é intenso em demasia. Essa zona de conforto restrita muitas vezes se manifesta por um estilo supercontrolador de interação com os outros, caracterizado por dificuldades de mentalização.

O nível extremo de pânico observado nesses pacientes pode refletir uma função da ansiedade sinal inadequada para ativar os recursos defensivos do ego. Ameaças ao apego, em particular, parecem desencadear esse tipo de pânico avassalador. Milrod (1998) sugeriu que aqueles que desenvolvem transtorno de pânico têm a tendência de apresentar sentimentos de fragmentação do *self* e podem necessitar de um terapeuta ou de outra companhia para ajudá-los a sentir que possuem um senso de identidade firme. A presença de deficiências do ego que envolvem uma confusão *self*-outro pode estar relacionada a essas dificuldades na utilização da ansiedade como um sinal.

Outro fator etiológico em pacientes mulheres, que também tem relação com dificuldades no apego, é o abuso físico ou sexual na infância. Em uma investigação, constatou-se que o abuso sexual infantil ocorre em uma taxa de 45,1% nas mulheres com transtornos de ansiedade, comparada com uma taxa de 15,4% em um grupo de mulheres sem transtornos de ansiedade (Stein et al., 1996). Quando o transtorno de pânico foi examinado em particular, 60% das mulheres com esse quadro apresentaram uma história de abuso sexual infantil, em comparação com 31% das mulheres com outros transtornos de ansiedade. Visto que o trauma infantil interfere no apego da criança em relação aos pais, o abuso sexual poderia explicar algumas das dificuldades que os pacientes com transtorno de pânico têm em se sentirem seguros com objetos significativos de suas vidas. A internalização de representações abusivas dos pais também interfere no desenvolvimento de confiança na vida adulta.

DeMasi (2004) sugeriu que o terror traumático armazenado na memória implícita pode ser desencadeado por um estímulo condicionado, vinculado a uma situação anterior de perigo. Seu modelo integra achados neurocientíficos com compreensão psicodinâmica. Ele se baseia no trabalho de LeDoux (1996), que observou que as memórias inconscientes de medo estabelecidas na amígdala parecem deixar marcas indeléveis no cérebro. A amígdala é a primeira área do cérebro a ser ativada quando o indivíduo é confrontado com um sinal de medo. Essa ativação pode ser inteiramente inconsciente, e a resposta de luta/fuga pode tomar o controle antes que o tálamo tenha tempo de transmitir a informação para o córtex, de modo que o pensamento racional do córtex pré-frontal possa ser aplicado à situação. Por exemplo, uma percepção subliminar de uma cobra pode ativar a amígdala, mas o córtex pode processar subsequentemente as informações de modo mais detalhado e reconhecer que uma inofensiva cobra de jardim (*Thamnophis sirtalis*) não representa ameaça alguma. DeMasi sugere que a ansiedade avassaladora do transtorno de pânico está vinculada ao circuito amígdala primitiva/sistema límbico e não consegue ser adequadamente processada pelas forças da razão no córtex. Assim, os perigos imaginários, que frequentemente têm origem em traumas anteriores, não são discriminados dos perigos reais.

Os relatos de casos de tratamentos bem-sucedidos de pacientes com transtorno de pânico tanto com psicanálise quanto com psicoterapia psicodinâmica (Abend, 1989; Milrod e Shear, 1991; Milrod et al., 1997; Sifneos, 1972) fornecem razões para acreditar que as intervenções psicodinâmicas têm um papel importante a desempenhar na abordagem desse transtorno. Os resultados promissores de um ensaio aberto de psicoterapia psicodinâmica com foco no pânico (Milrod et al., 2001) levaram à implementação de um ensaio controlado randomizado (ECR) dessa modalidade de tratamento que está atualmente em andamento.

No decorrer da terapia psicodinâmica, as dificuldades do paciente nos relacionamentos acabam centradas, com frequência, na transferência com o terapeuta. Os conflitos relacionados à raiva, à independência e à separação são especialmente proeminentes. Em geral, cabe ao terapeuta explorar os medos do paciente de se tornar excessivamente dependente dele conforme o tratamento avança. De modo semelhante, pode haver ansiedade indevida em relação à perda do terapeuta, tanto temporariamente, por causa de férias, quanto de modo permanente, por conta do fim do tratamento.

Em muitos casos, episódios fantasiosos de raiva incontrolável, ou até fúria assassina, podem ser centrais na terapia. A raiva dos pais pode ter sido tão intensa que qualquer explosão de raiva é vista como potencialmente destrutiva. Algumas crianças podem ter experienciado seus pais como pessoas que as abandonaram emocionalmente quando elas expressavam sua raiva. O exame de mecanismos de defesa característicos elaborados para evitar a raiva é, muitas vezes, de valor considerável. Tipicamente, pacientes com transtorno de pânico usam alguma combinação das defesas a seguir: formação reativa, anulação, somatização e externalização (Busch et al., 1995). Tanto a anulação quanto a formação reativa podem ajudar o paciente a se livrar de afetos negativos como a raiva. Os psicoterapeutas podem ter que ajudar os pacientes a se tornarem cientes de sua ansiedade em relação à expressão da raiva e à necessidade de se defender dela. Além disso, o terapeuta dinâmico deve pressionar o paciente a fornecer os pormenores do que precipitou o ataque de pânico e começar a vincular as ansiedades relacionadas a catástrofes a eventos de vida. Dessa forma, a capacidade de mentalização do paciente irá aumentar até o ponto em que ele possa ver que algo está sendo representado pelo ataque de pânico. Em outras palavras, a percepção de uma catástrofe real é apenas uma representação, e não uma realidade.

As defesas de somatização e externalização frequentemente trabalham de modo sinérgico para impedir a reflexão interna. Na somatização, a atenção do paciente está focada nos fenômenos fisiológicos em vez de estar nas causas ou nos significados psicológicos. Na externalização, os problemas são atribuídos às pessoas externas, que são percebidas como causadoras de maus-tratos ao paciente. Usadas em combinação, essas defesas podem criar uma forma específica de relação objetal, na qual os outros (p. ex., família, amigos, médicos) são recrutados como curadores, com a expectativa de que consertem algo no corpo do paciente. Com frequência, esse padrão de relação objetal também se manifesta na transferência.

Em um ECR, a psicoterapia psicanalítica se mostrou eficaz para o transtorno de pânico (Milrod et al., 2007). Os pacientes randomicamente designados receberam psicoterapia psicodinâmica duas vezes por semana ou sessões de treinamento de relaxamento aplicado, também duas vezes por semana, durante 12 semanas. A terapia foi baseada nas ideias de Milrod (1998) e Busch e colaboradores (1995). Os significados pessoais dos sintomas de pânico foram explorados, e os conflitos centrais envolvendo separação e autonomia, reconhecimento da raiva, problemas de relacionamento, preocupação com a separação e sexualidade foram todos abordados, sendo incluídos conforme surgiam na transferência. Ao final das 12 semanas, 73% dos pacientes que receberam psicoterapia psicodinâmica focada no pânico responderam bem ao fim do tratamento, em comparação a 39% daqueles que se encontravam no grupo-controle de relaxamento. Um manual descrevendo esse tratamento foi publicado subsequentemente (Busch et al., 2011).

Alguns pacientes com transtorno de pânico se beneficiam da combinação de medicamentos e psicoterapia (Wiborg e Dahl, 1996). A farmacoterapia isolada geralmente não é suficiente para causar a remissão dos sintomas ou para melhorar o controle sintomático dos ataques de pânico (Cooper, 1985; Zitrin et al., 1978). Ademais, alguns pacientes apresentam grande resistência aos medicamentos, frequentemente porque acreditam que eles os estigmatizam como doentes mentais. Por isso, a psicoterapia pode ser necessária para ajudá-los a compreender e eliminar suas reservas com respeito à farmacoterapia. A terapia também é útil para aqueles com transtornos da personalidade, particularmente com transtornos da personalidade *borderline*, narcisista ou histriônica. Sem o tratamento dessas condições, os resultados dos pacientes com transtorno de pânico podem ser afetados de maneira adversa (Reich, 1988).

Para um plano de tratamento abrangente e efetivo, os pacientes com transtorno de pânico requerem abordagens psicoterapêuticas associadas aos medicamentos adequados. Em todos os pacientes com sintomas de transtorno de pânico ou agorafobia, uma avaliação psicodinâmica cuidadosa ajuda a ponderar as contribuições de fatores biológicos e dinâmicos.

> O senhor M., um escriturário de 27 anos, buscou uma clínica ambulatorial com uma queixa de ataques de pânico que ocorriam sempre que ele tentava sair da cidade. Inicialmente, ele foi incapaz de vincular o pânico a qualquer conteúdo psicológico, mas a exploração aprofundada feita pelo psiquiatra que o avaliou revelou uma variedade de fatores contribuintes. O senhor M. havia acabado de comprar uma casa e sua esposa estava grávida de seu primeiro filho. Quando o psiquiatra fez um comentário sobre a maior responsabilidade associada a esses eventos, o paciente respondeu que se sentia mais com 7 anos de idade do que com 27. Ele prosseguiu, dizendo que não tinha certeza se estava preparado para assumir as responsabilidades de marido e de pai, tendo que pagar pela hipoteca da casa. O psiquiatra pediu para que o senhor M. descrevesse com mais detalhes as circunstâncias dos ataques de pânico. O senhor M. explicou novamente que tinha os ataques sempre que ia sair da cidade. O psiquiatra perguntou sobre o propósito dessas viagens, e o senhor M. explicou que elas tinham por objetivo sair para caçar com seu pai. O psiquiatra perguntou se algo desagradável já havia acontecido nessas viagens. Após alguns momentos de reflexão, o senhor M. respondeu que ele havia acertado seu pai com um tiro de modo acidental em duas ocasiões de caça, embora seu pai felizmente tivesse sofrido apenas ferimentos leves em ambas situações.
>
> O psiquiatra desenvolveu, então, uma formulação explicativa provisória, baseada em sua avaliação de que o transtorno de pânico do senhor M. estava relacionado a um conflito psicológico. Os eventos recentes de sua vida o haviam colocado em uma competição mais direta com seu pai, já que agora ele também era marido, pai e provedor. Esses eventos ativaram desejos agressivos de longa data que ele possuía em relação ao pai e que eram fundamentados em uma rivalidade edípica reprimida e inconsciente. O impulso para destruir o pai tinha surgido na forma de acidentes em duas viagens de caça anteriores. Agora, toda vez que o senhor M. planejava sair da cidade para caçar com seu pai, a ameaça de surgimento dos impulsos agressivos criava uma ansiedade de sinal que era transformada em um ataque de pânico pleno, pois esse paciente em particular possuía o substrato neural subjacente necessário para transformar a ansiedade em pânico. O resultado era uma evitação de situações em que os desejos destrutivos e a retaliação imaginada (castração) seriam ativados.
>
> Para compreender os fatores dinâmicos envolvidos no desencadeamento do pânico, o paciente começou uma psicoterapia expressiva de apoio com ênfase expressiva. Com o avançar do processo, o senhor M. começou a falar cada vez mais sobre seu apego pela mãe. Logo ficou claro que sua mãe também ficava aterrorizada

com separações. Quando criança, cada vez que o senhor M. saía de casa, sua mãe o alertava sobre os muitos perigos que ele poderia encontrar. Por meio do processo psicoterapêutico, o senhor M. acabou percebendo que compartilhava da ansiedade em relação às separações de sua mãe. Observou que toda vez que sua esposa viajava a negócios, ele se preocupava o tempo todo, pois temia que ela pudesse morrer e abandoná-lo. As ansiedades edípicas do paciente eram claramente agravadas por ansiedades mais primitivas em relação à perda do objeto, originalmente de sua mãe, mas, agora, de sua esposa.

Após quase dois anos de psicoterapia, o senhor M. estava livre dos ataques de pânico e também da ansiedade antecipatória. Ele recebera uma promoção no trabalho e conseguira lidar com isso sem ansiedade. Seu novo trabalho necessitava que ele saísse da cidade quase todos os dias úteis, e ele era capaz de fazer isso sem experienciar qualquer pânico.

Alguns anos mais tarde, o senhor M. retornou para tratamento posterior quando dois eventos de vida reativaram a estrutura mental subjacente que mediava seus ataques de pânico. Um negócio privado que ele havia começado havia se tornado um enorme sucesso, resultando em um estilo de vida muito mais abastado. Ademais, seu pai havia sido diagnosticado com um tipo de câncer incurável. Dessa vez, foi necessária uma combinação de medicamento (alprazolam) e psicoterapia para reduzir os ataques de pânico do senhor M. a níveis manejáveis.

Fobias

As fobias incluídas na classificação do DSM-5 para transtornos de ansiedade abrangem fobias específicas, transtorno de ansiedade social ou fobia social, e agorafobia. A compreensão psicodinâmica das fobias ilustra o mecanismo neurótico da formação de sintomas descrito no início deste capítulo. Quando pensamentos sexuais ou agressivos proibidos que podem levar a uma punição retaliatória ameaçam emergir do inconsciente, a ansiedade sinal é ativada, o que leva ao emprego de três mecanismos de defesa: deslocamento, projeção e evitação (Nemiah, 1981). Essas defesas eliminam a ansiedade reprimindo, mais uma vez, o desejo proibido, mas a ansiedade é controlada à custa da criação de uma neurose fóbica. O seguinte exemplo clínico ilustra a formação do sintoma fóbico de maneira mais elaborada.

> O senhor N. era um executivo de 25 anos que havia recém terminado um mestrado em administração de empresas e assumido seu primeiro cargo em uma corporação. Ele havia desenvolvido uma fobia social que envolvia um medo intenso de conhecer novas pessoas no trabalho ou em situações sociais. Ele também havia desenvolvido uma ansiedade intensa, que surgia toda vez que tinha que falar na frente de um grupo de pessoas no trabalho. Quando era forçado a enfrentar as situações temidas, ele sentia falta de ar e tropeçava nas palavras de maneira que não conseguia completar as frases.
>
> A terapia dinâmica breve foi recomendada ao senhor N., por causa de suas forças de ego notáveis, a natureza focal de seu sintoma, seu bom funcionamento global, seu alto nível de motivação e sua considerável disposição psicológica. Na

terceira sessão, o senhor N. esclareceu para o terapeuta que a pior parte de conhecer pessoas novas era ter que se apresentar. Ocorreu, então, o seguinte diálogo:

TERAPEUTA: Qual é a dificuldade em dizer seu nome?
SENHOR N.: Não faço ideia.
TERAPEUTA: Se refletir um pouco sobre seu nome, o que vem à sua mente?
SENHOR N.: (*após uma pausa*): Bem, é o nome do meu pai também.
TERAPEUTA: Como isso faz você se sentir?
SENHOR N.: Um pouco desconfortável, eu acho.
TERAPEUTA: Por que isso acontece?
SENHOR N.: Bem, eu não tive uma relação muito boa com ele. Desde que ele deixou minha mãe, quando eu tinha 4 anos de idade, nós não nos vimos muito.
TERAPEUTA: Então, você e sua mãe tiveram que viver sozinhos depois que ele foi embora?
SENHOR N.: Exato. Minha mãe não se casou novamente, então, tive que ser o homem da casa desde muito cedo e eu não me sentia pronto para assumir tamanha responsabilidade. Sempre me ressenti disso. Quando era garoto, todo mudo sempre dizia que eu agia como se fosse um adulto. Isso me incomodava, porque parecia que eu estava fingindo ser um adulto quando era, na verdade, uma criança por dentro. Sentia como se eu estivesse enganando todo mundo, e se eles descobrissem isso, ficariam muito bravos comigo.
TERAPEUTA: Eu me pergunto se é assim que você se sente quando se apresenta a alguém.
SENHOR N.: Acho que é exatamente assim que me sinto. Dizer meu nome é dizer que estou tentando ser meu pai.

A interpretação do terapeuta ajudou o senhor N. a perceber que sua ansiedade estava relacionada à culpa e à vergonha por ter ocupado prematuramente a posição de seu pai. Ele imaginava que os outros conseguiriam perceber essa ocultação, ou fraude, e iriam reprová-lo. Após 10 sessões de terapia dinâmica breve, o paciente superou sua fobia social e era capaz de funcionar bem no trabalho e em contextos sociais.

No auge da fase edípica do desenvolvimento do senhor N., seu pai o deixou sozinho com sua mãe. Nessa situação geradora de ansiedade original, ele temeu a castração ou a punição retaliatória (de seu pai) por tomar o lugar do pai com a mãe. Como adulto, o senhor N. lidou com a ansiedade deslocando a situação originalmente temida para uma derivação insignificante e aparentemente trivial dessa situação, ou seja, dizer seu nome durante as apresentações. Simbolicamente, essa simples convenção social assumiu o significado de substituir o pai. A segunda manobra defensiva desse paciente foi projetar a situação temida no ambiente, de modo que a ameaça de punição ou reprovação viesse do exterior, e não das fontes internas (i.e., o superego). O terceiro e último mecanismo de defesa do paciente foi a evitação. Ao evitar todas as situações em que tivesse que se apresentar ou falar diante dos outros, o senhor N. podia manter o controle sobre sua ansiedade à custa de restringir sua vida social e prejudicar seu desempenho no trabalho.

A ansiedade do senhor N. com respeito a falar diante de outras pessoas é amplamente compartilhada. Em um levantamento metropolitano (Pollard e Henderson, 1988), um quinto dos indivíduos contatados na cidade de St. Louis tinha uma fobia social relacionada a falar ou se apresentar em público. Quando os investigadores modificaram a questão por meio da inclusão dos critérios de "sofrimento significativo" do DSM-III (American Psychiatric Association, 1980), a taxa de prevalência caiu para 2%. Contudo, números exatos relacionados à fobia social são difíceis de determinar, porque o diagnóstico é frequentemente aplicado a padrões interpessoais gerais de timidez e de evitação do sexo oposto por conta do medo de rejeição. O *continuum* vai da fobia social, em um extremo, a um estilo caracterológico generalizado de relacionamento, conhecido como transtorno da personalidade evitativa (ver Cap. 19), no outro. Apesar da elevada prevalência do transtorno de ansiedade social na população geral, mais de 80% dos indivíduos em um levantamento epidemiológico nacional não receberam tratamento para a condição (Grant et al., 2005).

As fobias se enquadram bem em um modelo de diátese genético-constitutiva em interação com estressores ambientais. Kendler e colaboradores (1992b) estudaram 2.163 gêmeas e concluíram que o melhor modelo para o transtorno é uma propensão herdada a fobias, que requer fatores etiológicos ambientais específicos para o indivíduo produzir uma síndrome fóbica plena. Em sua população de estudo, um dos claros estressores ambientais associados ao risco aumentado para fobia era a morte parental antes dos 17 anos de idade (Kendler et al., 1992a). O estilo parental específico também tem sido vinculado ao desenvolvimento de fobia social na juventude. Lieb e colaboradores (2000) acompanharam uma coorte de 1.047 adolescentes e identificou um estilo parental percebido de superproteção e rejeição, junto com uma psicopatologia parental (particularmente, a depressão e a fobia social), como fundamental no desenvolvimento da fobia social nesses sujeitos. Um estudo de seguimento prospectivo com 238 crianças, do nascimento até a nona série, constatou que a exposição ao estresse materno durante a infância e no período pré-escolar também pode ser um importante fator contribuinte para o desenvolvimento de transtorno de ansiedade social (Essex et al., 2010).

Os dados de estudos de tomografia por emissão de pósitrons sugerem que pacientes com fobia social, assim como aqueles com transtorno de pânico, podem ter um forte componente de atividade subcortical subjacente a seu medo. Tillfors e colaboradores (2001) compararam o fluxo sanguíneo cerebral regional (FSCr) em sujeitos com fobia social com o FSCr de um grupo que estava falando diante de um público, mas cujos integrantes não sofriam de fobia social. Os pacientes com fobia social apresentaram um perfil de FSCr associado à atividade subcortical aumentada no complexo amigdaloide, enquanto os sujeitos sem fobia exibiram um padrão de perfusão cortical relativamente aumentada.

O trabalho de Kagan e colaboradores (1988) sobre inibição comportamental parece se aplicar à fobia social quase na mesma medida que é relevante para o transtorno de pânico. Embora Kagan e colaboradores tenham descoberto que os bebês com esse temperamento nascem com um limiar baixo para excitabilidade límbico-hipotalâmica em resposta a mudanças inesperadas no ambiente, eles também concluíram que alguma forma de estresse ambiental crônico deve agir sobre a disposição temperamental original para resultar em um comportamento envergonhado, tímido e quieto aos dois anos de idade. Eles postularam que estressores como humilhação e críticas por parte de um irmão mais velho, discussões parentais e morte de um dos pais, ou a separação de um deles, estavam provavelmente entre os principais fatores ambientais contributivos.

Rosenbaum e colaboradores (1992) ampliaram o trabalho de Kagan e colaboradores (1988) por meio da avaliação dos pais de crianças comportamentalmente inibidas a partir de uma coorte não clínica estudada por Kagan. Os pais dessas crianças corriam um risco maior de apresentarem transtornos de ansiedade, principalmente a fobia social. Os pais das crianças com inibição comportamental e ansiedade exibiam taxas significativamente mais elevadas de dois ou mais transtornos de ansiedade, quando comparados com dois diferentes conjuntos de pais de grupos-controle. Uma possível interpretação de seus achados é de que as crianças com inibição comportamental que acabam desenvolvendo transtornos de ansiedade manifestos estão expostas a pais com maior ansiedade, que podem transmitir para as crianças que o mundo é um lugar perigoso. Ademais, uma alta emoção expressa e a crítica materna, em particular, parecem mediar a relação entre o transtorno de ansiedade da mãe e a inibição comportamental da criança, levando ao risco de psicopatologia (Hirshfeld et al., 1997).

A fobia social é uma condição com um alto nível de comorbidade. Em um estudo com 13 mil adultos (Schneier et al., 1992), transtornos comórbidos maiores durante a vida estavam presentes em 69% dos sujeitos com fobia social. Esses investigadores afirmaram que, na falta de comorbidade, a fobia social é raramente tratada por profissionais de saúde mental. Pode-se postular que a diátese genético-constitutiva descrita por Kagan e colaboradores (1988), Rosenbaum e colaboradores (1992) e outros pode predispor a uma variedade de transtornos de ansiedade.

O trabalho clínico com pacientes socialmente fóbicos revela que certas relações objetais internas características estão presentes. Especificamente, esses pacientes internalizaram representações dos pais, dos cuidadores ou dos irmãos que envergonham, criticam, ridicularizam, humilham, abandonam e embaraçam (Gabbard, 1992). Essas introjeções são estabelecidas no início da vida e, então, são repetidamente projetadas nas pessoas do ambiente, que, então, são evitadas. Embora esses pacientes possam ter uma predisposição genética para experienciar outras pessoas como nocivas, as experiências positivas podem mitigar esses efeitos em certa medida. É como se um modelo geneticamente programado estivesse presente no nascimento. Conforme os cuidadores se comportam segundo o modelo programado, o indivíduo se torna cada vez mais temeroso dos outros e desenvolve uma fobia social. Uma vez que os cuidadores sejam sensíveis ao medo da criança e o compensem, as introjeções tornam-se mais benignas, menos ameaçadoras e apresentam menor probabilidade de produzir a síndrome adulta da fobia social.

Embora muitos pacientes com fobia social respondam bem aos inibidores seletivos da recaptação da serotonina (ISRSs) e/ou à terapia cognitivo-comportamental

(TCC), a terapia dinâmica também pode ser útil. Alguns pacientes apresentam uma doença particularmente resistente ao tratamento, porque temem qualquer situação em que possam se sentir julgados ou criticados. Visto que o contexto terapêutico é considerado uma dessas situações, um medo transferencial de ser humilhado ou julgado pode levar os pacientes a perderem consultas com frequência ou a pararem o tratamento por completo. Na verdade, por causa das taxas de comorbidade elevadas do transtorno, a fobia social só pode ser descoberta quando um paciente busca tratamento por outra razão. O embaraço e a vergonha são estados afetivos centrais, e o terapeuta que se sintoniza com esses afetos pode ter mais chance de formar uma aliança terapêutica melhor nas visitas iniciais do paciente. Explorar suas fantasias sobre como o terapeuta e os outros poderiam reagir a eles também ajuda os pacientes a começar a considerar que suas percepções de como os outros se sentem em relação a eles podem ser diferentes de como esses outros realmente se sentem a respeito deles. A resistência ao tratamento deve ser lidada de modo agressivo, pois, sem abordagem terapêutica, esses pacientes frequentemente evitam a escola ou o trabalho, e muitos acabam incapacitados ou vivendo da assistência social (Schneier et al., 1992).

A terapia psicodinâmica para o transtorno de ansiedade social foi testada em um ECR multicêntrico, com a TCC sendo um controle (Leichsenring et al., 2013). O tipo de terapia dinâmica usada foi baseada no modelo de Luborsky (1984) e adaptada especificamente para tratar o transtorno de ansiedade social. Tanto a TCC quanto a terapia psicodinâmica foram eficazes no tratamento do transtorno de ansiedade social, mas houve diferenças significativas em favor da TCC. Uma característica desse estudo que reflete a prática comum em contextos clínicos é que mesmo os terapeutas psicodinâmicos encorajaram os pacientes a enfrentar a situação que os assombrava, quer fosse uma entrevista de emprego ou o comparecimento a uma aula. O terapeuta não acompanhava, contudo, o paciente em qualquer das situações temidas.

A maior parte do foco deste capítulo em relação às fobias tem sido dedicada ao transtorno de ansiedade social. As fobias específicas geralmente respondem bem às exposições ao vivo e não requerem tratamento psicodinâmico. Contudo, as ramificações interpessoais das agorafobias frequentemente se beneficiam de uma abordagem dinâmica. Em virtude de estarem confinados em suas casa, os indivíduos com agorafobia grave muitas vezes requerem cuidados de outra pessoa significativa, como um cônjuge ou um dos pais. É comum, por exemplo, que uma mulher agorafóbica e seu marido tenham ficado acomodados à condição dela durante muitos anos. O marido pode realmente se sentir mais seguro sabendo que sua mulher está sempre em casa. Se a agorafobia for tratada, o equilíbrio do casal pode se desestabilizar. O marido pode ficar mais ansioso por conta do medo de que sua esposa começará a buscar outros homens agora que ela está saindo de casa. A avaliação e o tratamento adequados das fobias devem incluir um exame cuidadoso de como a fobia se enquadra na rede de relacionamentos do paciente. Uma compreensão psicodinâmica do contexto interpessoal de uma fobia pode, então, ser crucial para lidar com as resistências aos tratamentos convencionais, como a dessensibilização comportamental e a farmacoterapia.

Transtorno de ansiedade generalizada

Os critérios do DSM-5 para o transtorno de ansiedade generalizada (TAG) buscaram esclarecer a fronteira entre esse transtorno e a preocupação normal. A ansiedade deve ser excessiva, difícil de ser controlada e suficientemente frequente, de modo que esteja mais dias presente do que ausente por um período de seis meses, pelo menos. Ela também deve causar sofrimento clinicamente significativo ou prejuízo profissional, social ou em outras áreas importantes de funcionamento. O diagnóstico requer que o foco da ansiedade não esteja confinado às características de outros transtornos, como preocupação em ter ataques de pânico, preocupação em relação à contaminação, medo de ser envergonhado em público, e assim por diante. A ansiedade e a preocupação devem estar associadas a três ou mais dos seis sintomas a seguir, com a ideia de que, pelo menos, alguns sintomas estiveram mais dias presentes do que ausentes durante os seis meses anteriores: 1) inquietação ou sensação de estar com os nervos à flor da pele, 2) fatigabilidade, 3) dificuldade de se concentrar ou sensações de "branco" na mente, 4) irritabilidade, 5) tensão muscular, ou 6) perturbação do sono (dificuldade em conciliar ou manter o sono, ou sono insatisfatório e inquieto).

O TAG continua a ser controverso. Entre todos os transtornos de ansiedade, ele está associado com as taxas de comorbidade mais elevadas. Em um estudo multicêntrico (Goisman et al., 1995), quase 90% dos pacientes com TAG tinham uma história de pelo menos outro transtorno de ansiedade durante a vida. Em todo caso, os clínicos comumente encontram pacientes com preocupações crônicas, e visto que muitos desses pacientes têm dificuldade de trabalhar como resultado de sua ansiedade difusa, o tratamento pode ser de suma importância para eles.

A psicoterapia psicodinâmica pode ser ajustada de forma ideal para o TAG como uma maneira de desconstruir os fatores que estão produzindo a ansiedade, tanto consciente quanto inconscientemente. Leichsenring e colaboradores (2009) conduziram um estudo que comparou a psicoterapia psicodinâmica de curto prazo e a TCC no tratamento do TAG. Os pacientes foram randomicamente designados para ambas as formas de tratamento, e a abordagem foi conduzida de acordo com os manuais em até 30 sessões semanais. Tanto a TCC quanto a psicoterapia psicodinâmica de curto prazo resultaram em melhorias grandes, significativas e estáveis com respeito aos sintomas de ansiedade. Entre os tratamentos, não foram encontradas diferenças significativas no resultado em relação à medida de resultado primário.

Todos os clínicos deparam-se com a questão de compatibilizar o tratamento mais adequado para as características do paciente. Estudos de grupo em larga escala dizem muito pouco ao clínico sobre como determinar qual indivíduo tem maior probabilidade de se beneficiar de qual tratamento (Barlow e Beck, 1984). A preocupação e a ansiedade aparecem em resposta a numerosas situações ao longo do ciclo vital. As fases de desenvolvimento da vida são, muitas vezes, fatores de produção da preocupação. Os clínicos podem ficar tentados a simplesmente prescrever medicamentos em vez de ouvir a história do paciente. Contudo, resultados mais abrangentes podem ser alcançados ao se dedicar tempo para considerar como esse paciente em particular chegou a esse sintoma específico nessa fase particular da vida. A seguinte vinheta clínica é ilustrativa.

> A senhora O., uma estudante de pós-graduação de 23 anos, marcou uma consulta devido a episódios periódicos de ansiedade intensa. Cerca de três vezes por mês, ela começava a se preocupar com a morte enquanto estava deitada na cama. Geralmente, ela começava a ruminar da seguinte maneira: "Tenho 23 anos agora; em apenas sete anos, terei 30. Depois, terei 40 anos, e meus filhos já estarão crescidos. Daí, serei avó e me aposentarei e, então, vou morrer." Esses pensamentos levaram a preocupações de que os pais dela, os quais estavam vivos e bem, iriam morrer em breve. Conforme esses pensamentos se intensificavam, a ansiedade que ela experienciava aumentava até o ponto que seu coração acelerava e ela não conseguia dormir.
>
> Após uma avaliação diagnóstica, muitas intervenções possíveis foram discutidas com ela: a prescrição de medicamentos contra ansiedade, a exploração psicoterapêutica das causas da ansiedade ou uma combinação das duas. Ela respondeu de forma bastante objetiva que não tinha interesse em medicamentos. "Como uma pílula pode fazer meu medo da morte ir embora?", ela perguntou. Ela deixou claro que queria compreender as origens de sua ansiedade para que pudesse dominar seus medos.
>
> Ela começou uma psicoterapia que levou ao crescente domínio da ideação sobre o afeto perturbador. Seu terapeuta empatizou com a senhora O. no sentido da natureza assustadora da morte, mas também observou que as preocupações com a vida também levavam, muitas vezes, ao medo da morte. Ele perguntou a ela o que estava acontecendo com sua vida que poderia contribuir para sua ansiedade. Ela respondeu imediatamente que isso não tinha nada a ver com o fato de seu marido estar lotado no exterior. As lágrimas começaram a brotar de seus olhos, e seu terapeuta alcançou a ela uma caixa de lenços de papel.
>
> A senhora O. ignorou a caixa de lenços e continuou falando sobre como as pessoas jovens estavam morrendo de Aids e câncer. O terapeuta perguntou por que ela não tinha pegado um lenço quando ele havia oferecido. Ela disse que achava que isso teria sido um sinal de fraqueza. O terapeuta perguntou se sempre foi difícil para ela reconhecer que precisava da ajuda de outras pessoas. Ela respondeu que, durante toda sua vida, todo mundo havia lhe contado sobre seus problemas e que nunca pode reconhecer que tinha problemas e de que precisava da ajuda dos outros. O terapeuta sugeriu que talvez ela precisasse apresentar uma fachada pseudoindependente como uma forma de negar suas necessidades. Ela prontamente reconheceu que temia o sentimento de fraqueza associado à vulnerabilidade e a ter necessidades. Seu terapeuta mostrou para ela que a morte era a situação derradeira

de vulnerabilidade e necessidade. Ela respondeu, então, que achava que a pior coisa em relação à morte era ter que passar por isso sozinha.

Conforme a senhora O. continuou a explorar as fontes de sua ansiedade, ela revelou uma história de dificuldades significativas com expressão da raiva. Ela temia que sua raiva surgisse sob a forma de uma explosão que afastaria os outros. Sua ansiedade noturna muitas vezes surgia após ver filmes violentos. Ela disse que se incomodava muito com o fato de que outras pessoas expressavam sua raiva de maneira tão violenta e franca, enquanto ela se esforçava tanto para controlar a sua. A exploração psicoterapêutica mais aprofundada levou à revelação de uma grande quantidade de raiva em relação a seu pai, que a senhora O. não era capaz de expressar. Sua preocupação inconsciente era de que sua raiva seria tão explosiva que iria destruí-lo.

Após dois meses de psicoterapia, os episódios de ansiedade intensa desapareceram. A senhora O. ainda se preocupava com a morte até uma certa medida, mas ela havia desenvolvido um maior domínio sobre o medo conforme compreendia as preocupações subjacentes sobre o impacto de sua raiva e os seus medos de ser abandonada e ficar sozinha. Em outras palavras, um domínio mais amplo da ideação do afeto permitia a ela o controle de seus sintomas.

O caso da senhora O. ilustra o princípio consagrado pelo tempo de que, na psiquiatria clínica, devemos adaptar o tratamento ao paciente. Contrário ao ponto de vista de alguns terceiros envolvidos no pagamento, o tratamento mais adequado para um paciente não é, necessariamente, o mais efetivo em termos de custo. Embora alguns clínicos argumentem que um agente ansiolítico poderia eliminar de forma mais rápida e mais barata o sintoma da paciente, a senhora O. estava pedindo por algo diferente do mero alívio de sintomas. Conforme Barber e Luborsky (1991) argumentam, os diagnósticos de transtornos de ansiedade específicos requerem tratamentos diferentes em circunstâncias distintas com pacientes diferentes. A psicoterapia psicodinâmica pode ser o tratamento de escolha para o paciente que possui disposição psicológica, que está motivado para compreender a matriz da qual os sintomas surgem e que deseja investir tempo, dinheiro e esforço em um processo terapêutico. A senhora O. não pediu medicamento e, provavelmente, não o teria tomado se tivesse sido prescrito.

Às vezes, o medicamento pode ser um coadjuvante de curto prazo crucial das intervenções psicoterapêuticas para o TAG. Contudo, ele não pode ser dado indiscriminadamente ao paciente como se fosse um tratamento definitivo para a ansiedade. Os pacientes precisam aprender a tolerar a ansiedade como um sinal significativo no decorrer da psicoterapia. Aqueles com força de ego razoável passam a ver a ansiedade como uma janela para o inconsciente.

O tratamento da ansiedade deve começar com uma avaliação psicodinâmica completa e cuidadosa, com a ansiedade conceituada como uma "ponta do *iceberg*" multideterminada. O clínico deve diagnosticar a natureza do medo subjacente do paciente (ver Quadro 9–1). Além disso, o papel da ansiedade na organização da personalidade do paciente deve ser avaliado. Qual é a capacidade do ego para tolerar a ansiedade e suportar uma exploração das origens da ansiedade? As constelações particulares das relações objetais internas parecem evocar a ansiedade? A ansiedade está conectada com preocupações em relação à dissolução do *self*? Prescrever a intervenção psicodinâmica apropriada depende, parcialmente, da situação clínica e dos interesses do paciente. Alguns pacientes podem responder rapidamente e bem breves comentários educativos e esclarecedores e, depois, não precisar de mais tratamento. Outros, que apresentam sintomas altamente focais e certas forças de ego notáveis, podem ter sua ansiedade melhorada com terapia dinâmica breve. Os pacientes neuróticos com um menor número de queixas focais e um interesse mais profundo na mudança de personalidade fundamental podem precisar de psicanálise. Por fim, os pacientes com patologia do caráter grave que se queixam de ansiedade precisam de psicoterapia expressiva de apoio de longo prazo antes de experienciarem um provável alívio dos sintomas.

Quando a terapia psicodinâmica é realizada em pacientes com TAG, o terapeuta precisa ser tolerante ao foco do paciente em sintomas somáticos e outras preocupações que parecem mais superficiais. Uma hipótese de trabalho relacionada à função defensiva é que o foco sobre essas preocupações distraem o paciente das preocupações subjacentes mais perturbadoras. Esse padrão defensivo de evitação característico pode ser associado a um vínculo conflitante e inseguro na infância, bem como a traumas precoces (Crits-Christoph et al., 1995). Após escutar empaticamente as preocupações apresentadas pelo paciente, o terapeuta pode começar a questionar sobre as relações familiares, as dificuldades interpessoais e a situação de trabalho. O terapeuta pode, então, fazer ligações entre as várias situações de preocupação, de modo que os padrões dos conflitos centrais das relações comecem a surgir. Como em toda terapia dinâmica, algumas das evidências mais persuasivas desses padrões podem surgir na relação transferencial. Conforme as fontes de ansiedade se tornam vinculadas aos conflitos recorrentes, o paciente passa a perceber que a ansiedade pode ser dominada por meio de uma compreensão das expectativas inconscientes de fracasso nos relacionamentos e no trabalho. Um resultado positivo pode ser, também, a capacidade para utilizar a ansiedade como um sinal de um conflito recorrente que leva à introspecção e à compreensão aprofundada.

Referências

Abend SM: Psychoanalytic psychotherapy, in Handbook of Phobia Therapy: Rapid Symptom Relief in Anxiety Disorders. Edited by Lindemann C. Northvale, NJ, Jason Aronson, 1989, pp 395–403

American Psychiatric Association: Diagnostic and Statistical Manual of Mental Disorders, 3rd Edition. Washington, DC, American Psychiatric Association, 1980

American Psychiatric Association: Diagnostic and Statistical Manual of Mental Disorders, 5th Edition. Washington, DC, American Psychiatric Association, 2013

Appelbaum SA: The Anatomy of Change: A Menninger Report on Testing the Effects of Psychotherapy. New York, Plenum, 1977

Barber JP, Luborsky L: A psychodynamic view of simple phobia and prescriptive matching: a commentary. Psychotherapy 28:469–472, 1991

Barlow DH, Beck JG: The psychosocial treatment of anxiety disorders: current status, future directions, in Psychotherapy Research: Where Are We and Where Should We Go? Edited by Williams JBW, Spitzer RL. New York, Guilford, 1984, pp 29–69

Busch FN, Cooper AM, Klerman GL, et al: Neurophysiological, cognitive-behavioral, and psychoanalytic approaches to panic disorder: toward an integration. Psychoanalytic Inquiry 11:316–332, 1991

Busch FN, Shear MK, Cooper AM, et al: An empirical study of defense mechanisms in panic disorder. J Nerv Ment Dis 183:299–303, 1995

Busch FN, Milrod BL, Singer MB, et al: Manual of Panic-Focused Psychodynamic Psychotherapy. Hoboken, NJ, Taylor and Francis, 2011

Cooper AM: Will neurobiology influence psychoanalysis? Am J Psychiatry 142:1395–1402, 1985

Crits-Christoph P, Crits-Christoph K, Wolf-Palacio D, et al: Brief supportive-expressive psychodynamic therapy for general anxiety disorder, in Dynamic Therapies for Psychiatric Disorders (Axis I). Edited by Barber JP, Crits-Christoph P. New York, Basic Books, 1995, pp 43–83

De Masi F: The psychodynamic of panic attacks: a useful integration of psychoanalysis and neuroscience. Int J Psychoanal 85:311–336, 2004

Essex MJ, Klein MH, Slattery MJ, et al: Early risk factors and developmental pathways to chronic high ambition and social anxiety disorder in adolescents. Am J Psychiatry 167:40–46, 2010

Faravelli C, Pallanti S: Recent life events and panic disorder. Am J Psychiatry 146:622–626, 1989

Freud S: Inhibitions, symptoms and anxiety (1926), in The Standard Edition of the Complete Psychological Works of Sigmund Freud, Vol 20. Translated and edited by Strachey J. London, Hogarth Press, 1959, pp 75–175

Freud S: On the grounds for detaching a particular syndrome from neurasthenia under the description "anxiety neurosis" (1895), in The Standard Edition of the Complete Psychological Works of Sigmund Freud, Vol 3. Translated and edited by Strachey J. London, Hogarth Press, 1962, pp 85–117

Gabbard GO: Psychodynamics of panic disorder and social phobia. Bull Menninger Clin 56(suppl A):A3–A13, 1992

Gabbard GO, Nemiah JC: Multiple determinants of anxiety in a patient with borderline personality disorder. Bull Menninger Clin 49:161–172, 1985

Goisman RM, Goldenberg I, Vasile RG, et al: Comorbidity of anxiety disorders in a multicenter anxiety study. Compr Psychiatry 36:303–311, 1995

Grant BF, Hasin DS, Blanco C, et al: The epidemiology of social anxiety disorder in the United States: results from a national epidemiologic survey on alcohol related conditions. J Clin Psychiatry 66:1351–1361, 2005

Hariri AR, Mattay VS, Tessitore A, et al: Serotonin transporter genetic variation and the response of the human amygdala. Science 297:400–403, 2002

Hettema JM, Prescott CA, Myers JM, et al: The structure of genetic and environmental risk factors for anxiety disorders in men and women. Arch Gen Psychiatry 62:182–189, 2005

Hirshfeld DR, Biederman J, Brody L, et al: Expressed emotion toward children with behavioral inhibition: associations with maternal anxiety disorder. J Am Acad Child Adolesc Psychiatry 36:910–917, 1997

Kagan J, Reznick JS, Snidman N: Biological bases of childhood shyness. Science 240:167–171, 1988

Kendler KS, Neale MC, Kessler RC, et al: Childhood parental loss and adult psychopathology in women: a twin study perspective. Arch Gen Psychiatry 49:109–116, 1992a

Kendler KS, Neale MC, Kessler RC, et al: The genetic epidemiology of phobias in women: the interrelationship of agoraphobia, social phobia, situational phobia, and simple phobia. Arch Gen Psychiatry 49:273–281, 1992b

Kendler KS, Gardner CO, Annas P, et al: A longitudinal peer twin study of fears from middle childhood to early adulthood: evidence for a developmentally dynamic genome. Arch Gen Psychiatry 65:421–429, 2008

Kossowsky J, Pfaltz MC, Schneider S: The separation anxiety hypothesis of panic disorder revisited: a meta-analysis. Am J Psychiatry 170:768–781, 2013

Leichsenring F, Salzer S, Jaeger U, et al: Short-term psychodynamic psychotherapy and cognitive-behavioral therapy in generalized anxiety disorder: a randomized, controlled trial. Am J Psychiatry 166:875–881, 2009

Leichsenring F, Salzer S, Beutel ME, et al: Psychodynamic therapy and cognitive-behavioral therapy in social anxiety disorder: a multicenter randomized controlled trial. Am J Psychiatry 170:759–767, 2013

LeDoux J: The Emotional Brain: The Mysterious Underpinnings of Emotional Life. London, Weidenfeld & Nicolson, 1996

Lesch KP, Bengel D, Heils A, et al: Association of anxiety-related traits with a polymorphism in the serotonin transporter gene regulatory region. Science 274:1527–1531, 1996

Lieb R, Wittchen HU, Hofler M, et al: Parental psychopathology, parenting styles, and the risk of social phobia in offspring: a prospective-longitudinal community study. Arch Gen Psychiatry 57:859–866, 2000

Luborsky L: Principles of Psychoanalytic Psychotherapy: A Manual for Supportive-Expressive Treatment. New York, Basic Books, 1984

Manassis K, Bradley S, Goldberg S, et al: Attachment in mothers with anxiety disorders and their children. J Am Acad Child Adolesc Psychiatry 33:1106–1113, 1994

Milrod B: Unconscious pregnancy fantasies as an underlying dynamism in panic disorder. J Am Psychoanal Assoc 46:673–690, 1998

Milrod B, Shear MK: Psychodynamic treatment of panic: three case histories. Hosp Community Psychiatry 42:311–312, 1991

Milrod BL, Busch FN, Cooper AM, et al: Manual of Panic-Focused Psychodynamic Psychotherapy. Washington, DC, American Psychiatric Press, 1997

Milrod B, Busch F, Leon AC, et al: A pilot open trial of brief psychodynamic psychotherapy for panic disorder. Journal of Psychotherapy Research 10:239–245, 2001

Milrod B, Leon AC, Shear MK: Can interpersonal loss precipitate panic disorder? (letter). Am J Psychiatry 161:758–759, 2004

Milrod B, Leon AC, Busch F, et al: A randomized controlled clinical trial of psycho-analytic psychotherapy for panic disorder. Am J Psychiatry 164:265–272, 2007

Nemiah JC: A psychoanalytic view of phobias. Am J Psychoanal 41:115–120, 1981

Nemiah JC: The psychodynamic view of anxiety, in Diagnosis and Treatment of Anxiety Disorders. Edited by Pasnau RO. Washington, DC, American Psychiatric Press, 1984, pp 115–137

Pollard CA, Henderson JG: Four types of social phobia in a community sample. J Nerv Ment Dis 176:440–445, 1988

Reich JH: DSM-III personality disorders and the outcome of treated panic disorder. Am J Psychiatry 145:1149–1152, 1988

Rosenbaum JF, Biederman J, Bolduc EA, et al: Comorbidity of parental anxiety disorders as risk for childhood-onset anxiety in inhibited children. Am J Psychiatry 149:475–481, 1992

Roy-Byrne PP, Geraci M, Uhde TW: Life events of the onset of panic disorder. Am J Psychiatry 143:1424–1427, 1986

Sareen J, Cox BJ, Afifi TO, et al: Anxiety disorders and risk for suicidal ideation and suicide attempts: a population-based longitudinal study of adults. Arch Gen Psychiatry: 62:1249–1257, 2005

Schneier FR, Johnson J, Hornig CD, et al: Social phobia: comorbidity and morbidity in an epidemiological sample. Arch Gen Psychiatry 49:282–288, 1992

Shear MK: Factors in the etiology and pathogenesis of panic disorder: revisiting the attachment-separation paradigm. Am J Psychiatry 153(suppl):125–136, 1996

Siegal RS, Rosen IC: Character style and anxiety tolerance: a study of intrapsychic change, in Research in Psychotherapy, Vol 2. Edited by Strupp H, Luborsky L. Baltimore, MD, French-Bray Printing Co, 1962, pp 206–217

Sifneos PE: Short-Term Psychotherapy and Emotional Crisis. Cambridge, MA, Harvard University Press, 1972

Stein MB, Walker JR, Anderson G, et al: Childhood physical and sexual abuse in patients with anxiety disorders and in a community sample. Am J Psychiatry 153: 275–277, 1996

Tillfors M, Furmark T, Marteinsdottir I, et al: Cerebral blood flow in subjects with social phobia during stressful speaking tasks: a PET study. Am J Psychiatry 158: 1220–1226, 2001

Tyrer P, Seivewright H, Johnson T: The core elements of neurosis: mixed anxiety-depression (cothymia) and personality disorder. J Pers Disord 17:129–138, 2003 Venturello S, Barzega G, Maina G et al: Premorbid conditions and precipitating events in early onset panic disorder. Compr Psychiatry 43:28–36, 2002

Wiborg IM, Dahl AA: Does brief dynamic psychotherapy reduce the relapse rate of panic disorder? Arch Gen Psychiatry 53:689–694, 1996

Wong PS: Anxiety, signal anxiety, and unconscious anticipation: neuroscientific evidence for an unconscious signal function in humans. J Am Psychoanal Assoc 47: 817–841, 1999

Zitrin CM, Klein DF, Woerner MG: Behavior therapy, supportive psychotherapy, imipramine, and phobias. Arch Gen Psychiatry 35:307–316, 1978

Capítulo 10

Transtornos Relacionados a Trauma e a Estressores e Transtornos Dissociativos

Nos últimos anos, o interesse psiquiátrico pela dissociação cresceu em conjunto com o interesse pelo transtorno de estresse pós-traumático (TEPT) e pelas respostas a traumas em geral. O pensamento psicanalítico focalizou tradicionalmente as necessidades inconscientes, desejos e impulsos em combinação com as defesas contra eles. A fantasia intrapsíquica tinha um papel maior do que o trauma externo. Os transtornos dissociativos e o TEPT nivelaram o campo de atuação de forma que os clínicos psicodinâmicos contemporâneos agora dão o mesmo valor a influências patogenéticas de eventos reais. O material crescente de pesquisa sobre reações ao trauma conduziu a novas categorizações no sistema do DSM-5 (American Psychiatric Association, 2013). Embora o TEPT fosse anteriormente incluído entre os transtornos de ansiedade, a revisão no DSM-5 agrupa o transtorno de estresse agudo, o TEPT, o transtorno da adaptação e o transtorno de apego reativo em uma nova categoria designada como *transtornos relacionados a trauma e a estressores*. Um entendimento maior do TEPT e do transtorno de estresse agudo ampliaram o leque de respostas a eventos adversos de modo que não há mais uma exigência de que uma resposta subjetiva específica ao evento adverso deva ser de medo, de desamparo ou de horror. Um grande número de pessoas se sente entorpecida no decorrer de um evento adverso que é experimentado direta ou indiretamente e começa a apresentar sintomas depois de certo tempo. O TEPT inclui, agora, quatro grupos distintos de sintomas: revivência, evitação, alterações negativas persistentes no humor e na cognição e excitabilidade aumentada. Finalmente, o novo subtipo dissociativo foi acrescido ao TEPT e exige todos os sintomas deste transtorno do DSM-5, mais a despersonalização e/ou desrealização.

Também ocorreram mudanças na conceituação dos transtornos dissociativos no DSM-5. A fuga dissociativa foi incluída como um especificador da amnésia dissociativa, de forma que não é mais listada como um diagnóstico separado. A definição do transtorno dissociativo de identidade foi alterada para enfatizar a natureza intrusiva dos sintomas dissociativos como perturbações na consciência, incluindo uma experiência de possessão como uma alteração de identidade e uma consciência de que a amnésia relacionada a eventos cotidianos, não apenas a eventos traumáticos, é típica. Finalmente, a desrealização não é mais separada do transtorno de despersonalização.

Neste capítulo, foram incluídos tanto os transtornos relacionados a trauma e a estressores como os transtornos dissociativos devido a suas origens similares na experiência traumática.

Transtornos relacionados a trauma e a estressores

As pesquisas sugerem que o trauma é uma experiência praticamente universal, com 89,6% dos norte-americanos tendo sido expostos a um evento traumático durante a vida (Breslau, 2009). O próprio TEPT aflige aproximadamente 6,8% dos norte-americanos (Kessler et al., 2005). Quase 40% dos indivíduos que recebem o diagnóstico de TEPT continuam a ter sintomas significativos uma década depois de seu início (Kessler et al., 1995) e muitos têm prejuízo profissional substancial (Davidson, 2001). Como já foi observado no Capítulo 1, há uma consideração de que a vulnerabilidade genética interage com eventos traumáticos na vida adulta e adversidades na infância para o aumento de risco do TEPT. Um estudo sobre sintomas de estresse agudo e pós-traumático subsequentes a um tiroteio em um *campus* universitário (Mercer et al., 2012) sugeriu que o genótipo multi-indicador 5-HTTL-PR pode servir como um preditor útil de risco para sintomas relacionados ao TEPT nas semanas e nos meses seguintes ao trauma. Isso também fica claro em inúmeros estudos em que o abuso infantil fornece por si só uma tendência significativa de risco para o desenvolvimento do TEPT adulto. O abuso infantil aumenta a vulnerabilidade ao alterar o funcionamento do eixo hipotalâmico-hipofisário-suprarrenal e ao alterar a natureza do perfil de apego da criança pequena. Além disso, o abuso infantil parece interagir com fatores genéticos. Em um estudo envolvendo indivíduos altamente traumatizados de regiões mais pobres da cidade (Binder et al., 2008), quatro polimorfismos de nucleotídeo único do gene FKBP5 interagiram com a gravidade do abuso infantil para predizer os sintomas do TEPT. Os investigadores não conseguiram descobrir interações genéticas significativas para o trauma que não envolvesse o abuso infantil como um preditor de sintomas do TEPT adulto. Uma das implicações do estudo é que variações específicas em um gene relacionado ao estresse podem ser influenciadas por um trauma em tenra idade, especificamente, por formas de abuso infantil.

Alguns tipos de crianças parecem ser mais vulneráveis ao desenvolvimento de sintomas de TEPT. Estudos prospectivos de crianças expostas a traumas mostram que eventos traumáticos são bastante comuns e que muitas vezes não resultam em um quadro pleno de TEPT. Contudo, crianças que têm ansiedade e/ou depressão preexistente parecem apresentar um risco maior para o desenvolvimento do TEPT após a exposição a um trauma (Copeland et al., 2007; Storr et al., 2007).

Embora a gravidade de sintomas pós-traumáticos tenha sido anteriormente diretamente proporcional à gravidade do estressor, estudos empíricos sugerem o contrário. A incidência de TEPT é, na verdade, bastante baixa entre pessoas que estão saudáveis antes de experienciarem o trauma (Schnyder et al., 2001). Eventos que parecem relativamente pouco graves podem desencadear TEPT em certos indivíduos devido ao significado subjetivo atribuído ao evento. Traumas antigos podem ser despertados por circunstâncias atuais. Uma investigação com 51 pacientes queimados (Perry et al., 1992) demonstrou que o TEPT era predito por queimaduras menores, pelo menor suporte emocional percebido e pelo sofrimento emocional maior. Uma lesão mais grave ou extensa não predizia sintomas pós-traumáticos. Os achados desse estudo estão em conformidade com o consenso crescente de que o TEPT talvez dependa mais de questões subjetivas, como significados pessoais e a interação entre fatores genéticos e ambientais na história pessoal, do que da gravidade do estressor.

A psicoterapia é geralmente o tratamento de escolha para o TEPT, e inúmeras intervenções psicológicas podem ser úteis, incluindo as abordagens cognitivo-comportamental, interpessoal, dinâmica e eclética (Youngner et al., 2014). Revisões da literatura sugerem que o TEPT é tratado de forma mais efetiva com uma terapia focada no trauma, com metanálises que demonstram respostas fortes à terapia cognitivo-comportamental (TCC; Bradley et al., 2005). As técnicas de TCC geralmente focalizam a confrontação do paciente com suas memórias traumáticas em vez da evitação, ao passo que também confrontam as cognições distorcidas em torno do trauma que permitem que os sintomas de TEPT persistam. A terapia psicodinâmica pode ser útil em alguns pacientes com TEPT, mas ainda faltam evidências fortes a partir de ensaios clínicos (Forbes et al., 2010).

As abordagens psicodinâmicas que enfatizam a construção cuidadosa de uma aliança terapêutica podem ser úteis em muitos casos. Como foi observado antes, um subtipo dissociativo de TEPT foi acrescentado ao DSM-5. Lanius e colaboradores (2010) identificaram características neurobiológicas do TEPT dissociativo que o diferenciam do subtipo mais tradicional, que envolve os sintomas de excitabilidade aumentada. O subtipo não dissociativo de TEPT, caracterizado por revivência e excitabilidade aumentada, é visto como uma forma de desregulação que envolve uma submodulação emocional. Esse tipo é mediado por uma falha da inibição pré-frontal das regiões límbicas. Em contraste, o subtipo dissociativo de TEPT envolve uma *supermodulação* emocional mediada por uma inibição pré-frontal da linha média das mesmas regiões límbicas. Os tratamentos de exposição devem ser usados com grande cautela em pacientes que têm uma supermodulação emocional significativa. Esses sintomas podem impedir o envolvimento emocional com as informações relacionadas ao trauma, reduzindo, assim, a efetividade do tratamento (Lanius et al., 2010). Em um estudo sobre o transtorno da personalidade *borderline* (Kleindienst et al., 2011), os níveis de dissociação serviram como um preditor negativo importante de resposta a tratamentos comportamentais e de exposição. Logo, os sintomas dissociativos devem ser avaliados cuidadosamente antes de se proceder a um tratamento com base em exposição para pacientes com TEPT. Esses pacientes exigem uma intervenção com base em fases que inclua a identificação e a modificação de esquemas de apego e o desenvolvimento de habilidades de regulação do humor.

Broom e colaboradores (1989) compararam pacientes que receberam terapia dinâmica, hipnoterapia e dessensibilização sistêmica. Todos os três grupos de tratamento com TEPT mostraram maior melhoria nos sintomas do que um grupo-controle. A terapia dinâmica alcançou maior redução em sintomas evitativos, mas teve menor impacto sobre sintomas intrusivos. O grupo de dessensibilzação e o de hipnoterapia mostraram um padrão reverso. As técnicas comportamentais provaram ser efetivas, mas o relaxamento necessário às modalidades comportamentais pode ser de difícil alcance para os pacientes de TEPT devido às suas habilidades autotranquilizadoras prejudicadas.

Lindy e colaboradores (1983) utilizaram uma terapia dinâmica breve, conforme os manuais, consistindo de 6 a 12 sessões. Em um estudo bem-controlado desse tratamento com sobreviventes de incêndios, esses investigadores demonstraram uma melhora significativa nos 30 pacientes que participaram, 19 dos quais preenchiam os critérios do DSM-III (American Psychiatric Association, 1980) para o TEPT isolado ou com depressão comórbida.

Independentemente do tipo de tratamento utilizado, a psicoterapia individual deve ser altamente personalizada para pacientes com TEPT. Taxas de abandono de 50% e não resposta são bastante comuns na literatura sobre o tratamento do TEPT (Schottenbauer et al., 2008). Um subgrupo significativo de pacientes ficam arrasados pela reconstrução do trauma e reagem com deterioração clínica. A integração de experiências traumáticas cindidas deve ser titulada em conformidade com a capacidade particular do paciente para essa integração. O terapeuta deve estar disposto a conter os aspectos projetados do *self* traumatizado até que o paciente seja capaz de reintegrá-los. Os clínicos devem estar vigilantes quanto ao risco de suicídio, especialmente em veteranos de guerra. Hendim e Haas (1991) descobriram que a culpa relacionada ao combate era o preditor mais significativo do desejo de se matar em veteranos. Muitos desses pacientes sentiam que mereciam ser punidos, porque eles haviam se transformado em assassinos.

Em razão dessas considerações, a psicoterapia dinâmica de pacientes com TEPT deve encontrar um equilíbrio entre uma postura observadora e imparcial, que permita ao paciente reter informações perturbadoras, e uma postura de encorajamento suave, que ajude o paciente a reconstruir um retrato completo do trauma. Integrar a memória do trauma com o senso contínuo do paciente do *self* pode ser um objetivo irreal, porque o paciente não deve ser forçado a proceder em um ritmo que se torne opressor e desorganizador. A construção de uma aliança terapêutica sólida na qual os pacientes se sintam seguros é crucial para o sucesso da terapia. A orientação acerca das reações comuns ao trauma pode facilitar essa aliança. Uma validação empática do direito do paciente de se sentir do modo como ele se sente também favorece a aliança.

Independentemente do tipo de terapia que alguém esteja conduzindo, uma ênfase na construção e na reparação da aliança terapêutica é essencial no tratamento do TEPT. As rupturas na aliança terapêutica são comuns na exposição prolongada, e reparar essas rupturas deve ser algo da mais alta prioridade para o terapeuta. Em um estudo com 116 pacientes com TEPT que se submeteram a 10 semanas de terapia de exposição prolongada (McLaughlin et al., 2013), as rupturas na aliança ocorreram com uma frequência de 46%. Ademais, rupturas não reparadas predisseram um pior resultado no tratamento.

Lindy (1996) identificou quatro tipos de transferências que são comuns em pacientes com TEPT: 1) a transferência de figuras envolvidas no evento traumático para o terapeuta, 2) a transferência de memórias específicas repudiadas do evento traumático para a situação do tratamento, 3) a transferência para o terapeuta de funções intrapsíquicas do paciente que foram distorcidas como um resultado do trauma (com a esperança de que uma função mais saudável seja restaurada) e 4) a transferência de um papel amplo e onipotente para o terapeuta, no qual ele pode ajudar o paciente a divisar o que aconteceu e restabelecer um senso de significado pessoal.

Todas essas transferências, evidentemente, suscitam contratransferências correspondentes. O terapeuta, decidido em resgatar o paciente do trauma horrível que ele experienciou, pode desenvolver fantasias de onipotência. Alternativamente, o terapeuta pode se sentir sobrecarregado, com raiva e desamparado em resposta à resistência aparente do paciente em deixar o trauma de lado. Os próprios terapeutas podem se sentir traumatizados em simplesmente ouvir o horror que o paciente experienciou. Quando o paciente é particularmente persistente em manter as memórias do trauma, o terapeuta pode ser tomado por sentimentos de desesperança e/ou indiferença.

Transtornos dissociativos

Em essência, a dissociação representa uma falha em integrar aspectos da percepção, da memória, da identidade e da consciência. Casos menores de dissociação, como "hipnose de estrada", sentimentos transitórios de estranheza ou "distanciamento", são fenômenos comuns na população em geral. Numerosas evidências empíricas sugerem que a dissociação ocorre especialmente como uma defesa contra o trauma. Frequências elevadas de sintomas dissociativos foram documentadas na esteira de bombardeios (Koopman et al., 1994), terremotos (Cardeña e Spiegel, 1993), combates de guerra (Marmar et al., 1994), tortura (Van Ommeren et al., 2001) e naqueles que testemunharam uma execução (Freinkel et al., 1994). A dissociação permite aos indivíduos conservar uma ilusão de controle psicológico quando eles experienciam uma sensação de desamparo e perda de controle sobre seus corpos. As defesas dissociativas têm a função dupla de ajudar as vítimas a se afastarem de um evento traumático enquanto ele está ocorrendo e de retardar a elaboração necessária que coloca o evento em perspectiva com o resto de suas vidas.

O próprio trauma pode ser considerado uma descontinuidade repentina da experiência (Spiegel, 1997). A dissociação durante o trauma também conduz a um processo descontínuo de armazenamento de memória. Aproximadamente, de 25 a 50% das vítimas experienciam algum tipo de distanciamento do trauma, ao passo que outras têm amnésia total ou parcial em relação ao evento (Spiegel, 1991). Esses mecanismos mentais permitem às vítimas que compartimentalizem a experiência, de modo a torná-las não mais acessíveis à consciência – como se o trauma não tivesse acontecido com elas. Não é claro por que algumas pessoas apresentam dissociação e outras, não. Uma investigação de soldados em treinamento de sobrevivência sugeriu que aqueles que tinham relatado ameaças à vida deles no passado eram mais suscetíveis à dissociação sob o estresse do treinamento (Morgan et al., 2001). Outro estudo (Griffin et al., 1997) apontou que diferenças psicológicas podem ter algo a ver com a propensão à dissociação.

Estudos de imagens por ressonância magnética (RM) com veteranos do Vietnã demonstraram um volume reduzido do hipocampo direito naqueles que tiveram TEPT comparados àqueles que não tiveram (Bremner et al., 1995). Mulheres deprimidas que foram submetidas a abuso físico e/ou sexual prolongado durante a infância também apresentam volume menor do hipocampo em comparação a indivíduos do grupo-controle (Vythilingam et al., 2002). O hipocampo é essencial na retenção e na recordação da memória, levando alguns pesquisadores a levantar a hipótese de que as dificuldades de memória associadas à dissociação estão ligadas a alguma lesão na região (Spiegel, 1997). Yehuda (1997) sugeriu que a responsividade aumentada do eixo hipotalâmico-hipofisário-suprarrenal leva a um aumento na responsividade do receptor glucocorticoide, que resulta em atrofia do hipocampo. Se os altos graus de estresse associados a um evento traumático desligam efetivamente o hipocampo, então a memória autobiográfica para aquele evento estará comprometida (Allen et al., 1999). Uma resposta defensiva comum ao trauma é o distanciamento dissociativo, como uma forma de debelar os afetos intensos. Allen e colaboradores (1999) assinalaram que esse distanciamento diminui muito o campo de consciência do indivíduo, de modo que a redução do reconhecimento do contexto pode interferir no processo de codificação elaborativa da memória. Sem o pensamento reflexivo necessário para o armazenamento, a memória não é integrada à narrativa autobiográfica. Esses autores também sugeriram que o distanciamento dissociativo pode envolver um problema com a desconectividade cortical (Krystal et al., 1995) que interfere em funções cognitivas de ordem superior, como a produção de linguagem. Rauch e Shin (1997) descobriram que o TEPT está associado à hipoatividade na área de Broca, de acordo com exames de tomografia por emissão de pósitrons (PET, de *positron emission tomography*). A combinação de lesão no hipocampo e a hipoatividade na área de Broca sugere uma capacidade prejudicada de lidar com memórias em termos léxicos. Por conseguinte, os fenômenos dissociativos podem ser inicialmente úteis como mecanismos de defesa, mas podem, em última instância, limitar a capacidade do cérebro de lidar com memórias traumáticas (Spiegel, 1997).

Padrões diferentes de ativação neural parecem estar relacionados a diferentes tipos de memória. Vários autores (Brewin, 2001; Driessen et al., 2004) sugeriram um modelo duplo de representação de memórias traumáticas. As memórias que são verbalmente acessíveis tendem a ser mais independentes de sugestões e situações, enquanto as memórias traumáticas parecem ser incontroláveis, inconscientes e dependentes de sugestões. Essas últimas memórias, associadas à amígdala, ao tálamo e aos córtices sensoriais primários, não podem ser facilmente inibidas pelas áreas do cérebro de ordem superior, como as do cingulado, pré-frontais, do hipocampo e da linguagem.

As influências genéticas sobre a vulnerabilidade à dissociação não estão claras. Em um estudo com pares de gêmeos voluntários – 177 monozigóticos e 152 dizigóticos – da população em geral (Jang et al., 1998), os sujeitos completaram duas medidas de capacidade dissociativa tiradas da Escala de Experiências Dissociativas (EED), um questionário de autorrelato de 28 itens com confiabilidade e validade estabelecidas (Putnam, 1991). Os resultados mostraram que as influências genéticas responderam por 48%, e 55% da variância em escalas que medem experiências dissociativas patológicas e não patológicas, respectivamente. Em contrapartida, um estudo semelhante com gêmeos (Waller e Ross, 1997) não descobriu qualquer evidência de hereditariedade.

A ligação entre a dissociação e o trauma na infância foi estabelecida em vários estudos. Em um estudo (Brodsky et al., 1995), dos 50% de sujeitos que tinham pontuações da EED indicando níveis patológicos de dissociação, 60% relataram uma história de abuso físico e/ou sexual na infância. Em outro estudo (Mulder et al., 1998) com 1.028 indivíduos selecionados de forma aleatória, em 6,3% foram encontrados três ou mais sintomas dissociativos ocorrendo com frequência, sendo que esses indivíduos tinham uma taxa cinco vezes maior de abuso físico e uma taxa duas vezes maior de abuso sexual na infância.

Compreensão psicodinâmica

Tanto a repressão quanto a dissociação são mecanismos de defesa, e, em ambos, os conteúdos da mente são banidos da consciência. Elas diferem, entretanto, na forma com que os conteúdos mentais dispersados são tratados. No caso da repressão, uma cisão horizontal é criada pela barreira da repressão e o material é transferido para o inconsciente dinâmico. Em contraste, uma cisão vertical é criada na dissociação, de forma que os conteúdos mentais existem em uma série de consciências paralelas (Kluft,

1991b). Além disso, o modelo de repressão foi normalmente invocado como uma resposta a desejos proibidos, como desejos edípicos por um dos pais, em vez de eventos externos. Consequentemente, a dissociação pode ser mobilizada por traumas, enquanto a repressão é ativada por desejos altamente conflitantes (Spiegel, 1991). Uma vez mobilizada, contudo, a dissociação pode ser reativada por vontades e desejos.

Na maioria dos casos de dissociação, autoesquemas díspares, ou representações do *self*, devem ser mantidos em compartimentos mentais separados, porque um está em conflito com o outro (Horowitz, 1986). As memórias do *self* traumatizado devem ser dissociadas, porque elas são inconsistentes com o *self* cotidiano, que parece estar sob controle total. O gerente de uma loja de conveniência, por exemplo, dissociou um trauma envolvendo estupro anal durante um assalto à loja, porque a imagem dele mesmo como subjugado e humilhado naquela situação estava inteiramente em conflito com seu senso habitual de si mesmo como um gerente que poderia "assumir o controle" de todas as situações.

A amnésia dissociativa e o transtorno dissociativo de identidade (TDI) têm fundamentos psicodinâmicos comuns. A amnésia dissociativa envolve uma incapacidade de recordar informações autobiográficas importantes, geralmente de natureza traumática ou estressante, que é incompatível com o esquecimento normal. O TDI, anteriormente conhecido como transtorno de personalidade múltipla, envolve a ruptura de identidade caracterizada por dois ou mais estados de personalidade distintos, os quais podem ser descritos em algumas culturas como uma experiência de possessão. Essa ruptura na identidade deve envolver uma descontinuidade acentuada no senso de *self* e de domínio das próprias ações, acompanhada por alterações relacionadas no afeto, no comportamento, na consciência, na memória, na percepção, na cognição e/ou no funcionamento sensório-motor. Os indivíduos com TDI têm também lacunas recorrentes na recordação de eventos cotidianos, informações pessoais importantes e/ou eventos traumáticos que são incompatíveis com o esquecimento comum.

Todos esses transtornos são, muitas vezes, diagnosticados erroneamente. Em um caso típico de TDI, passam-se em média sete anos de tratamento antes que o diagnóstico seja estabelecido (Loewenstein e Ross, 1922; Putnam et al., 1986). O diagnóstico de TDI é particularmente problemático, porque 80% dos pacientes com TDI têm apenas algumas "janelas de diagnosticabilidade", durante as quais sua condição é claramente discernível para os clínicos (Kluft, 1991b). O diagnóstico foi aprimorado pela EED, a qual pode ser usada efetivamente para identificar pacientes de alto risco. Entretanto, um diagnóstico definitivo requer o uso de uma entrevista estruturada como a Entrevista Clínica Estruturada para Transtornos Dissociativos (Steinberg et al., 1991).

A amnésia dissociativa pode ser o mais comum dos transtornos dissociativos (Coons, 1998), mas o diagnóstico é frequentemente complicado pelo fato de que quase todos os pacientes nessa condição têm diagnósticos psiquiátricos adicionais. Ademais, salvo se especificamente perguntados, muitos pacientes não relatam períodos de amnésia devido à própria natureza dos episódios amnésicos. O paciente pode sentir que todas as pessoas experienciam lacunas de memória, e, portanto, os períodos de tempo perdidos não são algo marcante ou digno de ser relatado ao clínico.

Allen e colaboradores (1999) destacaram a necessidade de distinguir entre as falhas de memória reversíveis associadas ao TDI e à amnésia dissociativa e as descontinuidades irreversíveis de memória (durante as quais as memórias autobiográficas não foram codificadas e, portanto, não são recuperáveis) associadas ao distanciamento dissociativo. Há um risco de se diagnosticar excessivamente o TDI se todas as lacunas de memória forem consideradas como atribuíveis à amnésia dissociativa, a qual acarreta memórias recuperáveis.

Casos de TDI alardeados na mídia não refletem o fato de que a maioria dos pacientes com esse transtorno é extremamente reservada e prefere esconder os seus sintomas. Os estados dissociados separados do *self*, ou *alters*, são primeiramente desdobrados de forma adaptativa como uma tentativa da criança abusada de se afastar da experiência traumática. Os *alters* logo ganham formas secundárias de autonomia, e um paciente pode manter uma crença quase delirante em sua separação. Evidentemente, a personalidade do paciente consiste, de fato, na soma integral de todas as personalidades, e Putnam (1989) esclareceu que os *alters* são estados de consciência altamente distintos que são organizados em torno de um afeto predominante, de um senso do *self* e da imagem do corpo, de um repertório limitado de comportamentos e de um conjunto de memórias dependentes de estado. A velha designação de transtorno de personalidade múltipla era confusa, porque o problema fundamental do transtorno não é a condição de apresentar mais de uma personalidade, mas a de apresentar menos de uma personalidade (Spiegel e Li, 1997).

Estudos de populações na Europa e na América do Norte descobriram que o TDI é um transtorno psiquiátrico relativamente comum, que ocorre em cerca de 1 a 3% da população em geral e talvez em cerca de 20% dos pacientes em programas de tratamento ambulatoriais e de internação (Spiegel et al., 2011). Numerosos estudos utilizando uma variedade de metodologias documentaram uma relação causal entre o trauma e a dissociação subsequente (Dalenberg et al., 2012). Indivíduos com TDI apresentam as maiores taxas de trauma no início da vida quando comparados com todos os outros grupos clínicos. Abuso emocional, sexual e físico são comuns antes dos 5 anos de idade em pessoas com esse transtorno. Embora algumas pessoas tenham questionado a prevalência do abuso sexual precoce, novos relatórios fundamentam essa taxa alarmantemente alta. O National Institute of Justice e o Department of Defense apoiaram, em 2010, o Levantamento Nacional sobre Violência de Parceiro(a) Íntimo e Violência Sexual. Quando os resultados foram divulgados, o estudo mostrou que, em uma amostra com 16.507 adultos, uma em cada cinco mulheres relataram terem sido estupradas ou submetidas a uma tentativa de estupro em algum momento de suas vidas. Uma em cada quatro mulheres havia sido espancada por seu parceiro íntimo. E uma em cada sete mulheres havia sofrido grave violência nas mãos de seu parceiro, de acordo com o levantamento (Rabin, 2011). Também é importante destacar que indivíduos com TDI tiveram altas taxas de trauma adulto, incluindo estupro e violação cometida pelo parceiro íntimo (Simeon e Lowenstein, 2009).

Contudo, a maioria dos especialistas concorda que o trauma sozinho não é suficiente para causar o TDI. Kluft (1984) propôs uma teoria da etiologia com quatro fatores: 1) a capacidade de dissociação defensiva em face de um trauma deve estar presente; 2) experiências de vida traumaticamente opressoras, como abuso físico e sexual, ultrapassam as capacidades adaptativas da criança e as operações defensivas usuais; 3) as formas precisas tomadas pelas defesas dissociativas no processo de formação do *alter* são determinadas por influências formadoras e substratos disponíveis; e 4) o contato tranquilizador e restaurador com cuidadores ou outras pessoas importantes não está disponível, de forma que a criança experiencia uma inadequação profunda de barreiras de estímulo.

Uma implicação clara do modelo etiológico com quatro fatores é que o trauma é condição necessária, mas não suficiente, para causar o TDI. Arriscando a dizer o óbvio, nem toda pessoa que é abusada quando criança desenvolve TDI. O pensamento psicodinâmico tem uma contribuição significativa a dar, aprofundando a compreensão dos fatores que conduzem ao desenvolvimento da síndrome completa. Os conceitos de conflito intrapsíquico e de déficit são relevantes no TDI da mesma forma que são em outras condições (Marmer, 1991). As experiências traumáticas podem se dever a uma variedade de conflitos em torno dessas questões, como culpa por conivência com os abusadores ou culpa em relação à excitação sexual com um objeto incestuoso.

Ademais, a dissociação pode ocorrer na ausência de trauma em indivíduos que são altamente propensos à fantasia e sugestionáveis (Brenneis, 1996; Target, 1998). Consequentemente, a presença de dissociação não confirma, em si e por si própria, uma história de trauma no início da infância. Allen (2013) também observa que a pesquisa sobre apego revela a transmissão intergeracional de perturbações dissociativas. A desorganização infantil medida aos 12 meses está ligada a uma patologia dissociativa subsequente aos 19 anos de idade. Ele enfatiza que quando há um prejuízo crônico na capacidade de resposta do cuidador, a mãe ou o cuidador não pode servir como o refúgio de segurança que a criança busca em tempos de perigo. Por isso, a criança pode ter a necessidade de abandonar psicologicamente a situação por meio da dissociação. A respeito disso, a dissociação precoce pode representar uma resposta adaptativa a ameaças e/ou perigos inescapáveis, nas quais a fuga ou a luta são impossíveis. Além disso, a dissociação infantil precoce pode ser considerada um fator de resiliência no TDI, no sentido de que o sequestro psicológico de memórias traumáticas parece permitir que alguns aspectos do desenvolvimento normal ocorram (Brand et al., 2009).

A teoria do apego tem muito a oferecer para o aprofundamento do entendimento acerca do impacto diferencial do abuso sexual infantil. Em um estudo com 92 adultas sobreviventes de incesto (Alexander et al., 1998), tanto o estilo de apego como a gravidade do abuso pareceram fazer contribuições significativas para a predição de sintomas e sofrimento pós-traumáticos, bem como para a presença de transtornos da personalidade. A gravidade do abuso não estava relacionada de forma significativa com o apego adulto. Nessa amostra, o apego seguro era maior entre mulheres que tinham sido abusadas por uma figura paterna do que entre mulheres que tinham sido abusadas por uma outra pessoa que não a figura paterna. Apenas a intrusão de pensamentos de abuso e a evitação de memórias de abuso, ambos sintomas clássicos de TEPT, podiam ser explicados unicamente pela gravidade do abuso. Os pesquisadores concluíram que a experiência de abuso específica e o contexto relacional pareciam ter efeitos distintos sobre o funcionamento de longo prazo em sobreviventes de incesto. Alguns dos efeitos mais devastadores e duradouros do incesto pareceram estar relacionados ao contexto familiar e ao significado que os pacientes atribuíam a relacionamentos íntimos de forma geral.

O apego infantil é influenciado, quase que por inteiro, pelo relacionamento com os pais e é relativamente independente da influência genética (Fonagy, 2001; Fonagy et al., 1991a, 1991b). Os modelos mentais de apego dos futuros pais predizem os padrões subsequentes de apego entre o bebê e a mãe e entre o bebê e o pai. Cada um dos pais tem um modelo interno de relacionamentos que parece determinar a propensão deles para engendrar apegos seguros – em vez de inseguros – em suas crianças. Ademais, a capacidade da mãe de refletir sobre o estado mental de outro ser humano parece ser um preditor da evolução do relacionamento entre o bebê e ela. Os pais que conseguem usar construtos, como representações internas de relacionamentos de apego, são 3 a 4 vezes mais propensos a ter crianças seguras do que os pais cuja capacidade de reflexão é pobre.

Essas pesquisas sobre trauma e apego podem ajudar a entender algumas das dificuldades enfrentadas por pacientes gravemente traumatizados como um resultado de sua capacidade reduzida de pensar reflexivamente sobre eles mesmos e sobre suas experiências com relacionamentos. Esses pacientes lidam com a perspectiva intolerável de conceber o estado mental de seus atormentadores através da interrupção defensiva da representação de sentimentos e pensamentos (Fonagy, 1998). A pesquisa sobre apego também confirma os quatro fatores de Kluft, sugerindo a possibilidade encorajadora de que crianças abusadas capazes de estabelecer a mentalização – ou a capacidade de alguém entender a natureza representacional do próprio pensamento ou de outra pessoa – muitas vezes por meio da ajuda de um adulto cuidador, podem evitar o desenvolvimento de uma psicopatologia grave.

Os comportamentos autodestrutivos em pacientes com TDI demandam uma explicação psicodinâmica. A revitimização é um padrão de comportamento que pacientes de TDI compartilham com outras vítimas de incesto e abuso infantil (Browne e Finkelhor, 1986; van der Kolk, 1989). Estupro, prostituição e exploração sexual por terapeutas ocorrem, todos eles, com taxas mais altas entre vítimas de incesto do que entre outros pacientes. Algumas diferenças de gênero existem nesse padrão de recriação de vitimização. Homens e garotos que foram abusados tendem a se identificar com seus agressores e a vitimizar outros quando adultos, enquanto mulheres que foram abusadas se tornam apegadas a homens abusadores e, além disso, permitem que elas próprias e seus filhos sejam vitimados (Carmen et al., 1984).

Frequentemente, crianças que crescem em famílias cujos pais abusam delas não têm cuidadores reconfortantes para os quais elas podem se voltar a fim de mitigar o trauma. Na falta dessas pessoas, as vítimas se voltam para seus atormentadores (Allen, 2013), e esse padrão de relações de objeto persiste até a idade adulta, quando elas procuram parceiros que continuarão a "dança" que estabeleceram durante a infância. Crianças que foram abusadas passam a acreditar que ter um pai abusador é melhor do que não ter pai algum. A previsibilidade desses relacionamentos as ajuda a se defenderem contra a ameaça de abandono: o diabo que se conhece é, frequentemente, melhor do que o diabo que não se conhece. A repetição de relacionamentos traumáticos é também um exemplo de tentativa de dominar de modo ativo um trauma passivamente experimentado. As vítimas procuram ter mais controle sobre o que estava completamente fora de seu controle quando eram crianças.

As dimensões intergeracionais do abuso sexual são bastante conhecidas (Carmen et al., 1984; Gelinas, 1986; van der Kolk, 1989). Os pais que abusam de seus filhos tendem a ser, eles próprios, vítimas de abuso. Em muitos casos, esses pais são indignados com o fato de que sua inocência foi tirada deles em uma idade tão precoce. Eles podem experienciar uma inveja profunda da inocência dos próprios filhos, de modo que, por meio do abuso de seus filhos, eles atacam e danificam, de modo invejoso, o que foi tomado deles de modo semelhante (Grotstein, 1992).

Quando pacientes de TDI recordam do abuso sexual sofrido na infância, eles culpam a si próprios muitas vezes pelos eventos que ocorreram com eles. Durante a infância, frequentemente eles mantiveram a convicção firme de que receberam essa punição em virtude de terem sido crianças ruins que se comportaram mal. Embora, em certa medida, essa vergonha e essa culpa possam ser explicadas por identificações introjetivas com parentes "maus", a culpa atribuída a si mesmo pode ser entendida também como uma tentativa desesperada de dar sentido a uma situação horrível. Se eles mantiverem alguma capacidade de mentalizar, podem dar sentido à situação ao convencerem a si próprios de que seus pais são basicamente boas pessoas que conservam o interesse de seus filhos em seus corações. O fato de que seus pais os tratam da maneira que deveriam tratar reflete que eles são maus e que merecem isso. Quando os clínicos tentam persuadir esses pacientes de que o que aconteceu não foi por culpa deles, os pacientes com frequência sentem que estão sendo mal compreendidos. Pode haver um aspecto adaptativo a essa postura em vítimas de abuso, porque a localização do controle é percebida como algo interno mais do que externo; como resultado, há um senso de desamparo reduzido (van der Kolk, 1989).

Há uma tendência geral na literatura sobre TDI em salientar as formas nas quais a dissociação é diferente da cisão. Young (1988) observou que os *alters* tendem a não ser polarizados em torno de estados de ego contraditórios, mas apresentam, em vez disso, características que se sobrepõem. Marmer (1991) demonstrou que enquanto no TDI o *self* é cindido mais do que os objetos, o inverso é verdadeiro no transtorno da personalidade *borderline*. Kluft (1991d) assinalou que a dissociação difere da cisão de três formas: primeira, a dissociação está relacionada a um processo de mudança psicobiológica; segunda, os diferentes estados resultantes têm características psicofisiológicas significativamente distintas; e terceira, barreiras amnésicas são construídas frequentemente entre *alters*. Davies e Frawley (1992) distinguiram a dissociação da cisão fundamentando que a primeira envolve uma clivagem dos estados do ego, enquanto a segunda envolve uma divisão entre um objeto bom e um objeto mau – um ponto também assinalado por Kluft (1991a).

Um exame cuidadoso dos mecanismos de dissociação e de cisão sugere que eles têm similaridades e diferenças (P. Lerner, "Some Thoughts on Dissociation", manuscrito não publicado, 1992). Tanto a dissociação quanto a cisão são caracterizadas por separação ativa e compartimentalização de conteúdos mentais. Elas são usadas defensivamente para debelar experiências e afetos desagradáveis, além disso são disruptivas para a formação de um senso de *self* contínuo e suave. Por outro lado, a dissociação e a cisão diferem no que se refere a quais funções do ego são interrompidas. Kernberg (1975) deixou claro que o controle de impulsos e a tolerância à ansiedade e à frustração são especificamente prejudicados na cisão. Em contraste, a memória e a consciência são afetadas na dissociação. Finalmente, a dissociação é um mecanismo mais amplo do que a cisão – uma variedade de divisões ocorre na dissociação, e não simplesmente separações em extremos polarizados de valência afetiva.

A literatura sobre dissociação no TDI focou quase que exclusivamente as divisões do *self*, enquanto dá pouca atenção à divisão correspondente dos objetos ligados às representações do *self*. Fairbairn (1940/1952, 1944/1952) foi o primeiro a enfatizar que a criança não internaliza um objeto, mas uma relação objetal. Davies e Frawley (1992) destacaram essa dimensão quando comentaram que a dissociação não é apenas uma defesa, mas também um processo que protege e preserva todo o mundo objetal interno da criança abusada em forma de cisão. Citando o pensamento de Fairbairn, Grotstein (1992) chegou a conclusões similares:

> Todas as clivagens mentais são baseadas, em última instância, nas divisões das percepções e das experiências referentes a objetos – e os *selves* relacionados a cada um deles. Consequentemente, a dissociação que tipifica o transtorno de personalidade múltipla constitui, desse ponto de vista, uma divisão do ego em cisões verticais, baseadas em cisões verticais correspondentes nas experiências incompatíveis de alguém em relação ao objeto. (p. 68)

Uma das implicações práticas dessa conceituação é a de que cada *alter* apresenta um *self* na relação com um objeto interno fantasiado. Brenner (2001) sugeriu que essas constelações do *self*, do *self* interno e das relações objetais podem também corresponder a níveis diferentes de patologia de caráter. Ele postulou um *continuum* desses níveis caracterológicos, com o nível mais baixo de caráter dissociativo representando o paciente clássico com "personalidade múltipla". Um nível intermediário de caráter dissociativo tem um conjunto mais integrado de funções intrapsíquicas. Ele também observou que há um nível mais alto de caráter dissociativo, no qual os estados alterados de consciência resultam em uma perturbação mínima da identidade.

Considerações sobre o tratamento

A psicoterapia de pacientes com TDI e outros transtornos dissociativos é, geralmente, longa e árdua. Não há qualquer psicoterapia definitiva breve para essas condições. Para que seja bem-sucedida, a psicoterapia de TDI deve começar com o estabelecimento de uma estrutura de tratamento firme e segura. Devido à história de violações na infância dos pacientes, detalhes como quantidade de sessões, pagamento, tempo das consultas e uso de palavras em vez de toque devem ser estabelecidos desde o início. Um aliança terapêutica forte é crucial para o prosseguimento do tratamento, e isso pode ser facilitado pela empatização com a experiência subjetiva do paciente durante a fase de abertura da terapia.

Um tema comum para pacientes com traumas de infância, especialmente vítimas de incesto, é a dificuldade em determinar quem está fazendo o que para quem. Por exemplo, uma filha que teve uma relação incestuosa com o pai começa a ver seu papel como o de retribuição às necessidade do pai. Seu pai pode racionalizar o fato de que ele está ensinando algo à filha. Ademais, a filha pode sentir que ela é especial para o pai, porque ele a escolheu como objeto de seu desejo. Ao mesmo tempo, ela pode sentir um conflito terrível a respeito desses sentimentos. Ela espera que os pais cuidem das necessidades de seus filhos, mas sua experiência é o inverso disso. Ela sente como se devesse corresponder às necessidades de seus pais. Então, ela iniciará a psicoterapia com o mesmo senso de confusão: Quem está fazendo o que para quem no contexto psicoterapêutico?

Essa paciente seria compreensivelmente cética à ideia de que o terapeuta está ali para ser útil ou para cuidar dela. Pode haver desconfiança sobre o que realmente acontecerá se ela se expuser. Ela pode simplesmente tentar compreender o que o terapeuta quer e buscar atender às necessidades do terapeuta em vez das próprias.

O grande motivador do terapeuta deve ser engajar o senso de domínio das próprias ações do paciente. Em outras palavras, o terapeuta deve ajudar o paciente a reconhecer que ele ou ela está recriando ativamente padrões do passado no presente. Em uma reconsideração recente de Frau Emmy von N, o sujeito do primeiro caso de histeria publicado por Freud, Bromberg (1996) fez a seguinte observação: "Não tratamos pacientes como Emmy para curá-los de algo que foi feito a eles no passado; antes, estamos tentando curá-los do que eles continuam a fazer a eles mesmos e a outros de modo a lidar com o que foi feito a eles no passado" (p. 70).

Intervenções interpretativas devem ser usadas moderadamente em paciente com TDI, sobretudo nas fases iniciais da terapia. Pacientes traumatizados muitas vezes experienciam interpretações como um desafio a seu senso de realidade (Gabbard, 1997). Embora interpretações de patologias baseadas em conflitos girem em torno de um significado oculto que o terapeuta tenta revelar ao paciente, indivíduos gravemente traumatizados sentem-se com frequência retraumatizados e desvalorizados por essa abordagem. Killingmo (1989) recomendou intervenções afirmativas para retirar a dúvida desses pacientes. A afirmação de que os pacientes têm o direito de sentirem o que estão sentindo pode servir para construir uma aliança terapêutica sólida, criando, assim, um clima no qual interpretações podem ser ouvidas e valorizadas.

Há um amplo consenso entre os clínicos que escrevem sobre o tratamento de TDI de que uma fundamentação sólida nos princípios da psicoterapia dinâmica é essencial para um tratamento de sucesso (Allen, 2001; Ganaway, 1989; Kluft, 1991b; Loewenstein e Ross, 1992; Marmer, 1991). A catarse e a ab-reação simples não resultam na integração nem na recuperação. De fato, repetir o trauma várias vezes na psicoterapia pode reforçar a preocupação e a fixação do paciente com o trauma (van der Kolk, 1989). Sem o entendimento adequado dos princípios da psicodinâmica, a terapia pode ficar paralisada em um estado de "*status abreacticus*" (Ganaway, 1992).

O presente estado da arte da psicoterapia para TDI é um tratamento fásico, envolvendo estágios com base em classificações de intervenções por especialistas na área (Branf et al., 2014). Na primeira fase, o terapeuta espera alcançar um senso de segurança e estabilidade no paciente. O segundo estágio envolve o desenvolvimento de uma narrativa detalhada e o processamento de memórias traumáticas caso o paciente tenha recursos psicológicos para se engajar nesse trabalho. A terceira fase é orientada para a reintegração, isto é, para relegar as memórias traumáticas para um estado de "más memórias" em relação ao passado e para um esforço concertado a fim de viver bem no presente. Desenvolver uma adaptação melhor para a vida é o principal objetivo. Por meio do tratamento, o paciente com TDI deve se tornar responsável por todos os comportamentos, reconhecendo que o paciente é constituído de todos os estados do *self* em vez de ver apenas um deles, como a "pessoa real" (Putnam, 1997). Logo, todos os estados do *self* são tratados de uma forma imparcial pelos terapeutas. Um aspecto abrangente do tratamento fásico é a atenção ao desenvolvimento de uma aliança terapêutica e de uma reparação de rupturas por todas as fases, com base no princípio de que o melhor preditor de resultados é a relação terapêutica. Técnicas de fundamentação, como o foco nos sentidos; técnicas de contenção, incluindo auto-hipnose e imagens para controlar a intromissão de material; reafirmar declarações; treino de relaxamento; e trabalho cognitivo focado no trauma para mudar as percepções são parte da abordagem.

O tratamento foi estudado usando um desenho prospectivo naturalista. Um estudo intitulado *Tratamento de pacientes com transtornos dissociativos* (TOP DD, na sigla em inglês) avaliou prospectivamente os resultados de 280 pacientes com TDI ou transtornos dissociativos não especificados de outra forma, empregando 292 terapeutas de 19 países em quatro momentos durante tratamentos de 30 meses (Brand et al., 2014). Os resultados foram animadores. Até mesmo os pacientes com os níveis mais elevados de dissociação, bem como os com a depressão mais grave, mostraram melhoras significativas nos sintomas ao longo dos 30 meses. Comportamentos de autolesão, tentativas de suicídio e eventos de revitimização diminuíram ao longo do tempo de tratamento. Apenas 1,1% mostrou piora em mais de um ponto de coleta de dados. Em síntese, o estudo TOP DD demonstrou que o funcionamento adaptativo e um espectro amplo de sintomas melhoraram, enquanto a necessidade de utilizar níveis mais elevados de cuidados diminuíram com o tratamento efetivo.

Dimensões da contratransferência

Poucos transtornos criam reações de contratransferência com a intensidade testemunhada em pacientes com TDI. Ganzarain e Buchele (1988) assinalaram que, em casa, as vítimas de incesto são muitas vezes tratadas ou como favoritas, ou como objetos de violência e sadismo. Semelhantemente, reações intensas, polarizadas nas mesmas direções, ocorrem no tratamento de pacientes com TDI adultos. Grande parte da reação emocional a esses pacientes está ligada a uma dialética envolvendo crença *versus* ceticismo. Em um extremo, muitos profissionais da saúde mental continuam a não acreditar que o TDI seja um transtorno psiquiátrico *bona fide*. Alguns clínicos veem o transtorno como algo criado de forma iatrogênica por terapeutas crédulos que utilizam mal a hipnose.

No outro extremo, alguns terapeutas acreditam, de forma nada crítica, em tudo o que seus pacientes com TDI dizem a eles, não importando o quão estranho essas coisas sejam. Eles se tornam fascinados pela condição e perdem completamente o controle das fronteiras profissionais. Tentam amar o paciente de forma a fazê-lo ficar saudável e tentam ser um pai ou uma mãe melhor do que os pais originais. Eles podem tratar os pacientes com uma mentalidade de "limpadores de chaminé" forçando interminavelmente a ab-reação de memórias traumáticas, com a expectativa ingênua de que tudo ficará bem uma vez que o paciente estiver "limpo". A seguinte vinheta ilustra esse padrão:

> A senhora P., uma mulher de 26 anos de idade com TDI, foi encaminhada para uma unidade de atendimento terciário para transtornos dissociativos depois de ter feito psicoterapia por um ano com um terapeuta do sexo masculino, o qual reportou não ter havido qualquer melhora em relação às ideações suicidas e ao comportamento de automutilação da paciente, apesar do tratamento. Ele via a paciente de 5 a 6 horas por semana ao longo desse ano de terapia. Quando a paciente solicitou ser hospitalizada, ele passou horas com ela na segurança de uma sala de reclusão fazendo a ab-reação das memórias dos traumas passados. Ele havia permitido que a conta da paciente se acumulasse em muitos milhares de dólares, porque não havia pedido à senhora P. para pagar por vários meses. Ele também informou que a senhora P. e ele estavam escrevendo um livro juntos sobre o tratamento.
>
> Depois da hospitalização da senhora P. na unidade de transtornos dissociativos para a qual foi encaminhada, ela começou a revelar histórias terríveis sobre abusos relacionados a cultos satânicos em seu passado. Ela fornecia detalhes

medonhos sobre sacrifício humano e reagia com uma manifestação de afetos que era comovente. Ela "recordou" que tinha sido uma "reprodutora" para o culto, de modo que os membros dele teriam bebês para sacrificar. Ela relatou que depois de dar à luz aos bebês, os membros do culto os trituravam em um moedor de carne e, então, misturavam os bebês ao solo usado em seu jardim, de modo que as evidências que corroborariam os assassinatos não poderiam ser encontradas. Quando a senhora P. foi enviada para um exame ginecológico de rotina, foi descoberto que ela jamais havia tido filhos de fato.

O médico encarregado do tratamento da senhora P. chamou seu antigo terapeuta para comentar essas descobertas. Entretanto, o terapeuta ignorou as evidência ginecológicas e disse que era de suma importância que a equipe acreditasse na senhora P.. Ele disse que se os membros da equipe não acreditassem nos relatos dela, eles simplesmente repetiriam o trauma passado, quando os adultos não acreditavam em suas histórias de abuso.

A questão sobre se as memórias do trauma são precisas pode se tornar polarizada em uma controvérsia "ou isso/ou aquilo", que ignora o amplo terreno intermediário em que os clínicos psicodinâmicos bem-treinados vivem e desempenham sua profissão. A maioria dos pacientes que foram abusados recorda claramente de memórias que duram a vida toda, e, nesses casos, o terapeuta pode ser empático com suas experiências e explorar os significados pessoais específicos do trauma.

Quando as memórias são recuperadas durante o curso da terapia, o terapeuta e o paciente simplesmente não sabem o quão precisas são essas memórias. Muitas pesquisas sugeriram que a memória não é, de modo definitivo, um registro fixo da experiência, inextricavelmente incorporado à mente da mesma forma com que um evento é registrado em um filme. De fato, novas sínteses de proteína parecem ocorrer a cada vez que a memória de uma experiência é recuperada (LeDoux, 2002). A recordação de uma memória é mais semelhante a uma produção teatral na qual cada recapitulação da peça é, de alguma forma, diferente da anterior conforme a peça se desenvolve. Não há recapitulação ou revivência pura do passado; apenas reconstruções baseadas em significados individuais que o paciente atribui ao evento (Edelman, 1992; Modell, 1996; Novick e Novick 1994).

As memórias podem ser verdadeiras mas imprecisas (Barclay, 1986). Como sugeriram Spiegel e Scheflin (1994), uma memória pode ter detalhes falsos, mas continuar a derivar de um incidente real. A percepção e a memória são sempre processos ativos de construção. Não podemos imaginar uma memória que não seja influenciada pelo observador. Por conseguinte, há um amplo espectro de precisão nas memórias que vemos clinicamente, variando de memórias totalmente falsas induzidas por terapeutas que são ou mal treinados, ou inescrupulosos, até memórias razoavelmente precisas nas quais os detalhes estão mais ou menos intactos (ver o Quadro 10-1). Entre esses dois extremos, está um *continuum* envolvendo graus variáveis de precisão (Allen, 1995).

Em seu artigo de 1914, *Recordar, Repetir e Elaborar*, Freud notou que aquilo que o paciente não pode lembrar é repetido no contexto analítico (Freud, 1914/1958).

QUADRO 10-1 O espectro de precisão da memória do trauma

História real do trauma

Continuamente/claramente lembrada com corroboração
Memória atrasada/fragmentada com corroboração
Continuamente/claramente lembrada sem corroboração
Memória atrasada/fragmentada sem corroboração
Memória exagerada/distorcida

Sem história de trauma

Memória falsa – construída pelo paciente
Memória falsa – sugerida pelo terapeuta

Fonte: Fundamentada em Allen, 1995.

Ele estava se referindo a padrões de relações objetais inconscientes internalizadas que se desdobram diante dos olhos do analista, porque o paciente não se recorda e, portanto, não pode falar a respeito delas.

As distinções entre sistemas de memória implícitos *versus* explícitos e procedurais *versus* declarativos são relevantes para as observações de Freud (Clyman, 1991; Squire, 1992). Conforme descrito no Capítulo 1, a memória declarativa explícita envolve narrativas autobiográficas da vida de uma pessoa. Quando o trauma ocorre antes da idade de 3 a 4 anos, isso pode não ser lembrado no sistema de memória explícita, mas pode ser codificado no sistema de memória procedural implícita. O trauma que ocorre depois dos 4 anos é normalmente retido, em certa medida, como memória explícita, embora pesquisas sugiram que alguns adultos são incapazes de lembrar do abuso sexual infantil ou de outros traumas por longos períodos de tempo (Allen, 2001; Brown et al., 1998; Williams, 1994).

Enactments traumáticos parecem dirigidos pela memória procedural implícita (Siegal, 1995). Estariam incluídas nessa categoria muitos dos *enactments* de transferência-contratransferência a que Freud se referia quando afirmou que as memórias são repetidas em vez de serem verbalizadas. Em outras palavras, relações objetais internas inconscientes são armazenadas no sistema de memória implícito e aparecem na terapia na forma como o paciente se relaciona com o terapeuta (Gabbard, 1997; Target, 1998). Por isso, o tipo de dados que se desdobram no drama psicológico entre o terapeuta e o paciente não estão prontamente disponíveis por outros meios. Por meio da projeção e da introjeção entre terapeuta e paciente, aquele tem uma perspectiva única sobre o passado deste e seu mundo interno. Embora o terapeuta não saiba com certeza que as memórias implícitas que se desdobram na relação entre terapeuta e paciente fornecem um vislumbre preciso do que aconteceu na infância do último, essas memórias podem, no mínimo, revelar o que foi experienciado pela criança naquele tempo, incluindo as fantasias sobre as interações. Com esse novo entendimento da memória, agora se considera a busca arqueológica pelas relíquias do trauma enterradas no passado como uma estratégia equivocada na terapia. Essa abordagem é, frequentemente, uma forma de conivência contratransferencial com o paciente para evitar a expressão direta de agressão ou raiva do paciente em relação ao terapeuta e a identificação do terapeuta com o introjeto abusivo, um fenômeno que designei de "desidentificação com o agressor" (Gabbard, 1997, p. 7). O uso dessa abordagem pode também pressionar o paciente a chegar a memórias de abuso que, na verdade, podem refletir sua experiência inconsciente de ser invadido pelo terapeuta. (Brenneis, 1997). Outra dificuldade ao pressionar o paciente a recuperar memórias é que, em casos de distanciamento dissociativo, a memória pode jamais ter sido codificada em primeiro lugar, de forma que aquilo que é recuperado é uma memória confabulada ou construída, relacionada ao esforço do paciente em agradar o terapeuta pela produção de material significativo para o tratamento.

Além disso, uma mudança na memória declarativa explícita ou autobiográfica não parece ser necessária para a melhora terapêutica. O terapeuta observa e interpreta os *enactments* inconscientes que são alimentados por padrões igualmente inconscientes de relações objetais internas. As memórias consistentes com esses padrões podem ser ativadas secundariamente, mas seu retorno é melhor visualizado como um mero epifenômeno, sendo impossível de verificar a sua precisão (Fonagy e Target, 1997; Gabbard, 1997). O que parece crítico é a mudança nos padrões de vida consigo mesmo e com outros, que resulta do *insight* do paciente sobre esses padrões inconscientes anteriores. Além disso, há mudanças que ocorrem inconscientemente, conforme a interação com o terapeuta é internalizada.

O terapeuta deve deixar claro para o paciente que a recuperação de memórias traumáticas não é o objetivo da psicoterapia. A disfunção de memória típica de pacientes com transtornos dissociativos realmente faz deles indivíduos não ideais para uma terapia direcionada à recuperação de memórias. Um objetivo mais razoável é ajudá-los a recuperar funções mentais normais, particularmente a capacidade de refletir e de mentalizar, de modo que eles possam desenvolver uma representação mais coerente do *self* e dos outros. No contexto de uma relação de apego forte com o terapeuta, o paciente traumatizado pode se beneficiar da capacidade do terapeuta de refletir sobre o que está acontecendo entre eles. Em última instância, os pacientes podem internalizar o processo reflexivo do terapeuta e se tornarem aptos a trazer à consciência aspectos dissociados deles próprios, de modo que eles experienciem um senso maior de continuidade. A integração dos *alters* pode ser possível apenas para alguns pacientes com TDI.

O terapeuta deve evitar o papel de "árbitro da verdade histórica". O que as pessoas lembram é sempre uma mistura complexa de fantasia e realidade (Arlow, 1969; Gediman, 1991; Grotstein, 1992). Os terapeutas devem escutar o que está sendo apresentado com uma atitude não julgadora de curiosidade, sem serem coagidos a declarar que o que eles ouviram é 100% preciso ou totalmente falso. Kluft (1998) advertiu que os clínicos devem evitar "expressão de fascínio, surpresa, entusiasmo, desânimo, crença, descrença ou exprimir uma opinião que possa causar aos *alters* o sentimento de necessidade de demonstrar sua autenticidade" (p. 53).

Uma forma útil de olhar para os desenvolvimentos da transferência e da contratransferência na psicoterapia com pacientes de TDI é conceituá-los como episódios de um drama que se desenvolve por meio de quatro personagens principais: uma vítima, um abusador, um salvador onipotente idealizado e uma outra pessoa não envolvida (Davies e Frawley, 1992; Gabbard, 1992). Esses personagens oscilam em vários pares complementares entre o paciente e o terapeuta por meio de *enactments* de transferência e contratransferência que se desenvolvem na psicoterapia. Os três primeiros personagens do elenco – a vítima, o abusador e o salvador onipresente idealizado – interagem em um padrão previsível, que representa uma convergência de contratransferência, em um sentido estrito, e de contratransferência, em um sentido amplo, por meio de identificação projetiva. Quando uma história de vitimização emerge em um paciente, algo poderoso toca profundamente os terapeutas e os impele a tentar reparar os danos de alguma forma, tornando-se os bons pais que o paciente nunca teve.

A maioria dos pacientes de TDI não teve o benefício de crescer com limites e fronteiras geracionais impostas por pais efetivos e cuidadores. Eles muitas vezes experienciam os limites profissionais da situação terapêutica como uma forma cruel de retenção. Eles podem pedir demonstrações de cuidado que envolvam sessões estendidas, contato físico, autorrevelações do terapeuta e disponibilidade de tempo constante. Se os terapeutas começam a responder a essas solicitações, seus esforços estão condenados ao fracasso. A tentativa de se tornar um substituto dos pais ignora a necessidade do paciente de fazer seu luto e suscita falsas esperanças de que uma relação paterna/materna está disponível caso o paciente possa achar a pessoa certa.

Quando o terapeuta tenta satisfazer as exigências crescentes do paciente para evidenciar que se importa, o senso do paciente de que possui direitos é ativado. O tratamento da maioria dos pacientes com TDI revela, mais cedo ou mais tarde, a convicção subjacente de que eles têm o direito de obter compensação no presente pelo abuso que experienciaram no passado (Davies e Frawley, 1992). Conforme as exigências aumentam, o terapeuta rapidamente pode desenvolver um sentimento de que está sendo atormentado. Por meio do processo de identificação introjetiva e projetiva, o elenco de personagens mudou de forma que o terapeuta se tornou a vítima; e o paciente, um abusador. Introjeções abusivas ou malévolas que residem no paciente tomaram o controle, enquanto o *self*-vítima do paciente é projetado no terapeuta. Ademais, os terapeutas podem criar um campo fértil para essa identificação com a representação do *self* do paciente/vítima como um resultado de sentimentos de culpa relacionados a seu ressentimento e ódio crescentes com respeito ao paciente. Os pacientes podem perceber esse desenvolvimento e acusar o terapeuta de não estar se preocupando de verdade. Em um esforço de negar seu sentimento de mágoa por estar sendo solicitado a fazer tanto e a ir tão longe, os terapeutas se esforçam ainda mais para provar que suas motivações são puras. Nesses momentos, os terapeutas podem sentir secretamente que eles foram "descobertos" e reagir tentando mascarar a irritação. O reconhecimento de seus limites pode ser a forma mais terapêutica de lidar com os sentimentos contratransferenciais de alguém quando a situação chega a esse ponto (Gabbard, 1986; Gabbard e Wilkinson, 1994).

O terceiro ato desse drama desdobra-se, em certos casos, quando o padrão de escalada de exigências crescentes do paciente é acompanhado pelos esforços crescentes do terapeuta em responder a essas exigências. No alto de sua irritação com o insucesso de todos os esforços terapêuticos, os terapeutas podem recorrer a cruzamentos drásticos de fronteiras com o paciente que, na realidade, repetem o abuso sofrido por ele na infância. O terapeuta se tornou, nessa altura, o abusador, com o paciente mais uma vez no papel da vítima. A mais trágica – e, infelizmente, também muito frequente – manifestação desse terceiro paradigma é o contato sexual aberto entre terapeuta e paciente. Outros exemplos comuns incluem o abuso verbal sádico do paciente, tentativas de oferecer cuidados ao sentar o paciente no colo do terapeuta, "reeducar" o paciente, levando-o a passeios com a família do terapeuta, e assim por diante. Nessas situações, a raiva do terapeuta por ter sido frustrado é, muitas vezes, completamente descarregada. O que começou como um esforço de resgate acabou como um *enactment* da exploração e do abuso.

Muitos pacientes com TDI têm uma forma de desamparo aprendido, na qual eles acreditam que nenhum esforço de sua parte pode mudar seu destino. Eles presumem que, uma vez presos, não há escapatória. Esses pacientes não têm uma sensação de domínio das próprias ações ou de eficácia para a qual possam apelar. Nesse sentido, eles são o que Kluft (1990) designou como "presas fáceis" para todas as formas de abuso e de violações de limites por parte de terapeutas que usam seus pacientes para satisfazer as próprias necessidades.

Os três papéis de vítima, abusador e resgatador onipotente idealizado são as mais dramáticas e óbvias manifestações dos processos introjetivos-projetivos no trabalho de psicoterapia com pacientes de TDI. O quarto papel, o de outra pessoa não envolvida, apresenta-se de uma forma mais sutil (Gabbard, 1992). Os pacientes muitas vezes percebem esse personagem no silêncio do terapeuta, o qual é interpretado como indiferença e rejeição. Em resposta a essa percepção de indiferença, o paciente pode apresentar um senso de não existência – descrito por Bigras e Biggs (1990) como "incesto negativo" – uma inércia ou vazio relacionado à mãe ausente que não fez qualquer tentativa de intervir na relação incestuosa entre seu marido e sua filha.

A inércia ou vazio experimentado pelo paciente pode criar sentimentos complementares de desamparo e desespero no psicoterapeuta. Poderão ocorrer longos períodos na psicoterapia em que o paciente permanece indiferente e distante do terapeuta, evocando sentimentos de inércia ou não existência na contratransferência (Levine, 1990; Lisman-Pieczanski, 1990).

O diálogo a seguir, extraído de uma sessão de psicoterapia com uma paciente com TDI, retrata essa identificação contratransferencial com a mãe não envolvida:

SENHORA Q.: Se eu pudesse apenas deixar esse maldito hospital, tudo ficaria bem. Meu único problema é que odeio ficar confinada desse modo, e isso faz eu querer me mutilar.

TERAPEUTA: Mas eu me pergunto se o confinamento é realmente o seu único problema. Você certamente se mutilou bastante antes de dar entrada no hospital.

SENHORA Q.: Mas preciso ver meus filhos e meu marido. Você não compreende? Não vão deixar que eles me visitem aqui.

TERAPEUTA: Da última vez que eles a visitaram aqui, você acabou fazendo uma tentativa grave de suicídio.

SENHORA Q.(com suavidade): Eu queria cortar a artéria em meu pulso e acabar com tudo.

TERAPEUTA: Bem, posso imaginar, então, que a equipe ficaria relutante em deixá-la abandonar a estrutura e a proteção do hospital.

SENHORA Q.: Preciso experimentar sair daqui por um tempo. Creio que, se pudesse apenas estar com a minha família fora do hospital, então eu ficaria bem.

TERAPEUTA: O que você faria se a ansiedade sobreviesse e você sentisse vontade de se mutilar?

SENHORA Q. (com absoluta seriedade): Eu poderia tomar uma ou duas cervejas para me acalmar.

TERAPEUTA: É muito importante que você veja que seus problemas não são externos. Você carrega seus problemas consigo onde quer que vá, e não importa se está confinada em um hospital ou em casa com sua família, você continuará a tê-los. Até que você faça algum esforço para se reintegrar e encarar as experiências dolorosas do passado, continuará a se mutilar e a desejar cometer suicídio.

SENHORA Q.: Não quero encarar a dor de integrar as personalidades. Isso seria insuportável.

TERAPEUTA: Mas você está sentindo uma dor considerável agora. Aquela dor seria muito pior?

SENHORA Q. (com suavidade): Não sei, mas não quero descobrir.

Conforme o terapeuta continuava a não chegar a lugar algum com essa linha de raciocínio, ele ficava cada vez mais sonolento. Associado ao sentimento de sonolência, ele se sentia como se estivesse ficando cada vez mais longe da paciente. Ele começou a olhar para o relógio e a desejar que o tempo com a paciente se esgotasse. Ele se viu pensando sobre o que faria mais tarde naquele mesmo dia. E até mesmo sentiu que não se importava mais se a paciente havia melhorado ou não. A paciente também parecia à deriva e cada vez mais distante dele. Conforme ele observou esse notável lapso na harmonia empática, deu-se conta de que estava se tornando a mãe não envolvida e ausente da infância da paciente. Seus esforços para ajudar haviam sido frustrados, e ele teve um profundo sentimento de desespero e desesperança de que algo fosse mudar. Ele pensou se a mãe da paciente também havia se sentido daquela maneira, quando percebeu que ela estava excluída para sempre do vínculo entre sua filha e seu marido, e se sentiu sem forças ou desamparada para mudar qualquer coisa a respeito.

Respostas de contratransferência, como essas descritas pelo terapeuta da Senhora Q., podem também refletir uma identificação empática com um senso de não existência no âmago do *self* da paciente, em resposta à identificação materna distante nela (Gabbard, 1992). Há um momento na psicoterapia de indivíduos com TDI em que a exigência do paciente é tão opressiva, que os terapeutas se veem desejando que o paciente despareça ou vá a outro lugar para se tratar. Nessas reações, uma identificação com a mãe não envolvida é facilmente detectada, e os terapeutas devem estar atentos para o fato de que essas conivências inconscientes podem conduzir, involuntariamente, a tentativas de suicídio por parte do paciente.

Os estados primitivos de inércia psicológica retratados nesse paradigma de transferência e contratransferência podem se relacionar à profunda privação materna que comprometeu gravemente o desenvolvimento do senso de *self* da criança. Na falta da provisão maternal de experiência sensorial tranquilizante, a criança pode não estabelecer um sentimento seguro de delimitação sensorial. A automutilação, tão comum em pacientes com TDI, pode ser compreendida como uma forma de reestabelecer a delimitação na fronteira da pele, de modo a tornar possível lidar com a ansiedade concernente à perda da integralidade da fronteira do ego. Ogden (1989) caracterizou esse modo de gerar experiências como *posição autista-contígua*. Nesse estado primitivo, o processo de atribuir significado à experiência é cessado. Os terapeutas podem sentir os pacientes de TDI como tão aprisionados a esses estados primitivos que eles tornam-se completamente inatingíveis. Os terapeutas podem, então, estar imbuídos de um senso de desesperança ao lidar com a ansiedade do paciente concernente à falta de integridade do corpo, decorrente da privação de experiências sensoriais de proximidade com a mãe.

Tratamento hospitalar

Dependendo de seu nível de organização do ego e do grau de comorbidade, muitos pacientes com TDI necessitam de hospitalização em algum momento no decorrer da psicoterapia (Kluft, 1991c).

Os pacientes com TDI que dão entrada em unidades gerais de psiquiatria frequentemente se encontram no papel de pacientes "especiais" clássicos (Burnham, 1966; Gabbard, 1986). Eles são vistos tanto pelos membros da equipe como pelos outros pacientes como possuidores de relações especiais com seus psicoterapeutas e, como resultado, muitas vezes se tornam "bodes expiatórios". Membros céticos da equipe começam a argumentar sobre o nome para designar o paciente, a validade da história de abuso, se o paciente é responsável por suas ações e uma miríade de outras questões. O problema pode ser agravado se outros pacientes em grupos desse ambiente reagirem com descrença e desprezo quando um indivíduo com TDI negar um comportamento que outros testemunharam.

Kluft (1991c) oferece várias orientações úteis. Um acordo contratual deve ser feito com o paciente no início da estadia estipulando seu consentimento em responder com seu nome legal quando, nesse ambiente, assim for solicitado. O paciente deve ser informado de que não pode esperar que a equipe responda a diferentes *alters* de formas distintas quando eles surgirem nessa unidade. Apenas o terapeuta abordará os *alters* separados. Um paciente que não possa fazer um contrato em nome de todos os *alters* deve ser estruturado ao nível do *alter* mais perigoso ou autodestrutivo. Esse acordo previne a inevitável confusão entre os membros da equipe sobre privilégios ou responsabilidades dada a variação no funcionamento dos diferentes *alters*. Kluft (1991c) também sugere que a equipe de enfermagem explique continuamente as regras e políticas do local aos pacientes, já que alguns *alters* não estarão familiarizados com elas.

Referências

Alexander PC, Anderson CL, Brand B, et al: Adult attachment and long-term effects in survivors of incest. Child Abuse Negl 22:45–61, 1998

Allen JG: The spectrum of accuracy in memories of childhood trauma. Harv Rev Psychiatry 3:84–95, 1995

Allen JG: Traumatic Relationships and Serious Mental Disorders. New York, Wiley, 2001

Allen JG: Mentalizing in the Development and Treatment of Attachment Trauma. London, Karnack, 2013

Allen JG, Console DA, Lewis L: Dissociative detachment and memory impairment: reversible amnesia or encoding failure? Compr Psychiatry 40:160–171, 1999

American Psychiatric Association: Diagnostic and Statistical Manual of Mental Disorders, 3rd Edition. Washington, DC, American Psychiatric Association, 1980

American Psychiatric Association: Diagnostic and Statistical Manual of Mental Disorders, 5th Edition. Washington, DC, American Psychiatric Association, 2013

Arlow JA: Fantasy, memory, and reality testing. Psychoanal Q 38:28–51, 1969

Barclay CR: Schematization of autobiographical memory, in Autobiographical Memory. Edited by Rubin DC. New York, Cambridge University Press, 1986, pp 82–99

Bigras J, Biggs KH: Psychoanalysis as incestuous repetition: some technical considerations, in Adult Analysis and Childhood Sexual Abuse. Edited by Levine HB. Hillsdale, NJ, Analytic Press, 1990, pp 173–196

Binder EB, Bradley RG, Liu W, et al: Association of FKBP5 polymorphisms and child-hood abuse with post-traumatic stress disorder symptoms in adults. JAMA 299:1291–1305, 2008

Bradley R, Greene J, Russ E, et al: A multidimensional meta-analysis of psychotherapy for PTSD. Am J Psychiatry 162:214–227, 2005

Brand BL, Classen CC, Lanius RA, et al: A naturalistic study of dissociative identity disorder and dissociative disorder not otherwise specified patients treated by community clinicians. Psychol Trauma 1:153–171, 2009

Brand BL, Loewenstein RJ, Lanius RA: Dissociative identity disorder, in Gabbard's Treatments of Psychiatric Disorders, 5th Edition, Washington, DC, American Psychiatric Publishing, 2014

Bremner JD, Randall P, Scott TM, et al: MRI-based measurement of hippocampal volume in patients with combat-related posttraumatic stress disorder. Am J Psychiatry 152:973–981, 1995

Brenneis CB: Multiple personality: fantasy proneness, demand characteristics, and indirect communication. Psychoanalytic Psychology 13:367–387, 1996

Brenneis CB: Recovered Memories of Trauma: Transferring the Present to the Past. Madison, CT, International Universities Press, 1997

Brenner I: Dissociation of Trauma: Theory, Phenomenology, and Technique. Madison, CT, International Universities Press, 2001

Breslau N: The epidemiology of trauma, PTSD, and other post trauma disorders. Trauma Violence Abuse 10:198–210, 2009

Brewin C: Memory processes in posttraumatic stress disorder. Int Rev Psychiatry 13: 159–163, 2001

Brodsky BS, Cloitre M, Dulit RA: Relationship of dissociation to self-mutilation and childhood abuse in borderline personality disorder. Am J Psychiatry 152:1788–1792, 1995

Brom D, Kleber RJ, Defares PB: Brief psychotherapy for post traumatic stress disorders. J Consult Clin Psychol 57:607–612, 1989

Bromberg PM: Hysteria, dissociation, and cure: Emmy von N revisited. Psychoanalytic Dialogues 6:55–71, 1996

Brown D, Scheflin AW, Hammond DC: Memory, Trauma Treatment, and the Law. New York, WW Norton, 1998

Browne A, Finkelhor D: Impact of child sexual abuse: a review of the research. Psychol Bull 99:66–77, 1986

Burnham DL: The special-problem patient: victim or agent of splitting? Psychiatry 29:105–122, 1966

Cardeña E, Spiegel D: Dissociative reactions to the Bay Area earthquake. Am J Psychiatry 150:474–478, 1993

Carmen EH, Reiker PP, Mills T: Victims of violence and psychiatric illness. Am J Psychiatry 141:378–379, 1984

Clyman RB: The procedural organization of emotions: a contribution from cognitive science to the psychoanalytic theory of therapeutic action. J Am Psychoanal Assoc 39(suppl):349–382, 1991

Coons PM: The dissociative disorders: rarely considered and underdiagnosed. Psychiatr Clin North Am 21:637–648, 1998

Copeland WE, Keeler G, Angold A, et al: Traumatic events and post-traumatic stress in childhood. Arch Gen Psychiatry 64:577–584, 2007

Dalenberg CJ, Brand BL, Gleaves DH, et al: Evaluation of the evidence for trauma and fantasy models of dissociation. Psychol Bull 138:550–588, 2012

Davidson JRT: Recognition and treatment of post-traumatic stress disorder. JAMA 286:584–587, 2001

Davies JM, Frawley MG: Dissociative processes and transference-countertransference paradigms in the psychoanalytically oriented treatment of adult survivors of childhood sexual abuse. Psychoanalytic Dialogues 2:5–36, 1992

Driessen M, Bedlo T, Mertens, N et al: Posttraumatic stress disorder and fMRI activation patterns in traumatic memory in patients with borderline personality disorder. Biol Psychiatry 55:603–611, 2004

Edelman G: Bright Air, Brilliant Fire: On the Matter of the Mind. New York, Basic Books, 1992

Fairbairn WRD: Schizoid factors in the personality (1940), in Psychoanalytic Studies of the Personality. London, Routledge & Kegan Paul, 1952, pp 3–27

Fairbairn WRD: Endopsychic structure considered in terms of object-relationships (1944), in Psychoanalytic Studies of the Personality. London, Routledge & Kegan Paul, 1952, pp 82–136

Fonagy P: An attachment theory approach to treatment of the difficult patient. Bull Menninger Clin 62:147–169, 1998

Fonagy P: Attachment Theory. New York, Other Press, 2001

Fonagy P, Target M: Perspectives on the recovered memories debate, in Recovered Memories of Abuse: True or False? Edited by Sandler J, Fonagy P. London, Karnac Books, 1997, pp 183–216

Fonagy P, Steele M, Steele H, et al: The capacity for understanding mental states: the reflective self in parent and child and its significance for security of attachment. Infant Ment Health J 12:201–218, 1991a

Fonagy P, Steele H, Steele M: Maternal representations of attachment during pregnancy predict the organization of infant–mother attachment at one year of age. Child Dev 62:891–905, 1991b

Forbes D, Creamer M, Bisson JI, et al: A guide to guidelines for the treatment of PTSD and related conditions. J Traumatic Stress 23:537–552, 2010

Freinkel A, Koopman C, Spiegel D: Dissociative symptoms in media eyewitnesses of execution. Am J Psychiatry 151:1335–1339, 1994

Freud S: Remembering, repeating and working-through (further recommendations on the technique of psycho-analysis II) (1914), in The Standard Edition of the Complete Psychological Works of Sigmund Freud, Vol 12. Translated and edited by Strachey J. London, Hogarth Press, 1958, pp 145–156

Gabbard GO: The treatment of the "special patient" in a psychoanalytic hospital. International Review of Psychoanalysis 13:333–347, 1986

Gabbard GO: Commentary on "Dissociative processes and transference-countertransference paradigms" by Jody Messler Davies and Mary Gail Frawley." Psychoanalytic Dialogues 2:37–47, 1992

Gabbard GO: Challenges in the analysis of adult patients with histories of childhood sexual abuse. Canadian Journal of Psychoanalysis 5:1–25, 1997

Gabbard GO, Wilkinson SM: Management of Countertransference With Borderline Patients. Washington, DC, American Psychiatric Press, 1994

Ganaway GK: Historical *versus* narrative truth: clarifying the role of exogenous trauma in the etiology of DID and its variants. Dissociation 2:205–220, 1989

Ganaway GK: Hypnosis, dissociation and multiple personality disorder: a psychodynamic clinician's perspective. Paper presented at the annual meeting of the Society of Clinical and Experimental Hypnosis, Washington, DC, October 1992

Ganzarain RC, Buchele BJ: Fugitives of Incest: A Perspective From Psychoanalysis and Groups. Madison, CT, International Universities Press, 1988

Gediman HK: Seduction trauma: complemental intrapsychic and interpersonal perspectives on fantasy and reality. Psychoanalytic Psychology 8:381–401, 1991

Gelinas DJ: Unexpected resources in treating incest families, in Family Resources: The Hidden Partner in Family Therapy. Edited by Karpel MA. New York, Guil- ford, 1986, pp 327–358

Griffin MG, Resick PA, Mechanic MB: Objective assessment of peritraumatic dissociation: psychophysiological indicators. Am J Psychiatry 154:1081–1088, 1997

Grotstein JS: Commentary on "Dissociative processes and transference-countertransference paradigms" by Jody Messler Davies and Mary Gail Frawley." Psychoanalytic Dialogues 2:61–76, 1992

Hendin H, Haas AP: Suicide and guilt as manifestation of PTSD in Vietnam combat veterans. Am J Psychiatry 148:586–591, 1991

Horowitz MJ: Stress Response Syndromes, 2nd Edition. Northvale, NJ, Jason Aronson, 1986

Jang KL, Paris J, Zweig-Frank H, et al: Twin study of dissociative experience. J Nerv Ment Dis 186:345–351, 1998

Kernberg OF: Borderline Conditions and Pathological Narcissism. New York, Jason Aronson, 1975

Kessler RC, Sonega A, Bromet E, et al: Post traumatic stress disorder in the National Comorbidity Survey. Arch Gen Psychiatry 52:1048–1060, 1995

Kessler RC, Berglund P, Delmer O, et al: Lifetime prevalence and age-of-onset distributions of DSM-IV disorders in the National Comorbidity Survey replication. Arch Gen Psychiatry 62:593–602, 2005

Killingmo B: Conflict and deficit: implications for technique. Int J Psychoanal 70:65–79, 1989

Kleindienst K, Limberger MF, Ebner-Priemer UW, et al: Dissociation predicts poor response to dialectical behavior therapy in female patients with borderline personality disorder. J Pers Disord 25:432–447, 2011

Kluft RP: Treatment of multiple personality disorder: a study of 33 cases. Psychiatr Clin North Am 7:9–29, 1984

Kluft RP: The phenomenology and treatment of extremely complex multiple personality disorder. Dissociation 1:47–58, 1988

Kluft RP (ed): Incest-Related Syndromes of Adult Psychopathology. Washington, DC, American Psychiatric Press, 1990

Kluft RP: Clinical presentations of multiple personality disorder. Psychiatr Clin North Am 14:605–629, 1991a

Kluft RP: Multiple personality, in American Psychiatric Press Review of Psychiatry, Vol 10. Edited by Tasman A, Goldfinger SM. Washington, DC, American Psychi- atric Press, 1991b, pp 161–188

Kluft RP: Hospital treatment of multiple personality disorder: an overview. Psychiatr Clin North Am 14:695–719, 1991c

Kluft RP: Thoughts on the psychodynamic psychotherapy of the dissociative disorders. The Psychodynamic Letter 1:1–5, 1991d

Koopman C, Classen C, Spiegel DA: Predictors of posttraumatic stress symptoms among survivors of the Oakland/Berkeley, Calif, firestorm. Am J Psychiatry 151: 888–894, 1994

Krystal JH, Bennett A, Bremner J, et al: Toward a cognitive neuroscience of dissociation and altered memory functions in post-traumatic stress disorder, in Neurobiological and Clinical Consequences of Stress: From Normal Adaptation to PTSD. Edited by Friedman M, Charney D, Deutch A. New York, Lippincott-Raven, 1995, pp 239–269

Lanius A, Vermetten E, Loewenstein J, et al: Emotion modulation in PTSD: clinical and neurobiological evidence for a dissociative subtype. Am J Psychiatry 167:640–647, 2010

LeDoux J: The Synaptic Self: How Our Brains Become Who We Are. New York, Viking Penguin, 2002

Levine HB: Clinical issues in the analysis of adults who were sexually abused as children, in Adult Analysis and Childhood Sexual Abuse. Edited by Levine HB. Hillsdale, NJ, Analytic Press, 1990, pp 197–218

Lindy JD: Psychoanalytic psychotherapy of post traumatic stress disorder: the nature of the therapeutic relationship, in Traumatic Stress: The Effects of Overwhelm-ing Experience on Mind, Body and Society. Edited by van der Kolk BA, McFar-lane AC, Weisaeth L. New York, Guilford, 1996, pp 525–536

Lindy JD, Green BL, Grace MC, et al: Psychotherapy with survivors of the Beverly Hills Supper Club fire. Am J Psychiatry 37:593–610, 1983

Lisman-Pieczanski N: Countertransference in the analysis of an adult who was sexually abused as a child, in Adult Analysis and Childhood Sexual Abuse. Edited by Levine HB. Hillsdale, NJ, Analytic Press, 1990, pp 137–147

Loewenstein RJ, Ross DR: Multiple personality and psychoanalysis: an introduction. Psychoanalytic Inquiry 12:3–48, 1992

Marmar CR, Weiss DS, Schlenger WE, et al: Peritraumatic dissociation and posttraumatic stress in male Vietnam theater veterans. Am J Psychiatry 151:902–907, 1994

Marmer SS: Multiple personality disorder: a psychoanalytic perspective. Psychiatr Clin North Am 14:677–693, 1991

McLaughlin AA, Keller SM, Feeny NC, et al: Patterns of therapeutic alliance: rupturerepair episodes in prolonged exposure for posttraumatic stress disorder. J Consult Clin Psychol Nov 4, 2013, doi:10.1037/a0034696 [Epub ahead of print]

Mercer KB, Orcutt HK, Quinn JF, et al: Acute and post traumatic stress symptoms in a prospective gene x environment study at a university campus shooting. Arch Gen Psychiatry 69:89–97, 2012

Modell AH: Trauma, memory, and the therapeutic setting, in Understanding Therapeutic Action: Psychodynamic Concepts of Cure (Psychoanalytic Inquiry Series, Vol 15). Edited by Lifson LE. Hillsdale, NJ, Analytic Press, 1996, pp 41–50

Morgan CA, Hazlett G, Wang S, et al: Symptoms of dissociation in humans experiencing acute, uncontrollable stress: a prospective investigation. Am J Psychiatry 158:1239–1247, 2001

Mulder RT, Beautrais AL, Joyce PR, et al: Relationship between dissociation, childhood sexual abuse, childhood physical abuse, and mental illness in a general population sample. Am J Psychiatry 155:806–811, 1998

Novick KK, Novick J: Postoedipal transformations: latency, adolescence, and pathogenesis. J Am Psychoanal Assoc 42:143–169, 1994

Ogden TH: The Primitive Edge of Experience. Northvale, NJ, Jason Aronson, 1989

Perry S, Difede J, Musngi G, et al: Predictors of post traumatic stress disorders after burn injury. Am J Psychiatry 149:931–935, 1992

Putnam FW: Diagnosis and Treatment of Multiple Personality Disorder. New York, Guilford, 1989

Putnam FW: Dissociative phenomena, in American Psychiatric Press Review of Psychiatry, Vol 10. Edited by Tasman A, Goldfinger SM. Washington, DC, American Psychiatric Press, 1991, pp 145–160

Putnam FW: Dissociation in Children and Adolescents: A Developmental Model. New York, Guilford, 1997

Putnam FW, Guroff JJ, Silberman EK, et al: The clinical phenomenology of multiple personality disorder: review of 100 recent cases. J Clin Psychiatry 47:285–293, 1986

Rabin RC: Nearly one in five women in US survey say they have been sexually as- saulted. The New York Times, December 15, 2011, p 828

Rauch SL, Shin LM: Functional neuroimaging studies in posttraumatic stress disorder. Ann N Y Acad Sci 821:83–98, 1997

Schnyder U, Moergeli H, Klaghofer R, et al: Incidence and prediction of posttraumatic stress disorder symptoms in severely injured accident victims. Am J Psychiatry 158:594–599, 2001

Schottenbauer MA, Glass CR, Arnkoff DB, et al: Nonresponse and dropout rates in outcome studies on PTSD: review and methodological considerations. Psychiatry 71:134–168, 2008

Siegal DJ: Memory, trauma, and psychotherapy: a cognitive science view. J Psychother Pract Res 4:93–122, 1995

Simeon D, Lowenstein RJ: Dissociative disorders, in Comprehensive Textbook of Psychiatry. Edited by Sadock BJ, Sadock VA, Ruiz P. Philadelphia, PA, Wolters Kluwer/Lippincott Williams and Wilkins, 2009, pp 2009–2226

Spiegel D: Dissociation and trauma, in American Psychiatric Press Review of Psychiatry, Vol 10. Edited by Tasman A, Goldfinger SM. Washington, DC, American Psychiatric Press, 1991, pp 261–275

Spiegel D: Trauma, dissociation, and memory. Ann N Y Acad Sci 821:225–237, 1997

Spiegel D, Li D: Dissociated cognition and disintegrated experience, in Cognitive Science and Unconscious. Edited by Stein DJ. Washington, DC, American Psychiatric Press, 1997, pp 177–187

Spiegel D, Scheflin AW: Dissociated or fabricated? psychiatric aspects of repressed memory in criminal and civil cases. Int J Clin Exp Hypn 42:411–432, 1994

Spiegel D, Lowenstein RJ, Lewis-Fernandez R, et al: Dissociative disorder in DSM-5. Depress Anxiety 28:824–852, 2011

Squire LR: Declarative and nondeclarative memory: multiple brain systems supporting learning and memory. J Cogn Neurosci 4:232–243, 1992

Steinberg M, Rounsaville B, Cicchetti D: Detection of dissociative disorders in psychiatric patients by a screening instrument and a structured diagnostic interview. Am J Psychiatry 148:1050–1054, 1991

Storr CL, Ialongo NS, Anthony JC: Childhood antecedents of exposure to traumatic events and post traumatic stress disorder. Am J Psychiatry 164:119–125, 2007

Target M: Book review essay: the recovered memories controversy. Int J Psychoanal 79:1015–1028, 1998

van der Kolk BA: The compulsion to repeat the trauma: reenactment, revictimization, and masochism. Psychiatr Clin North Am 12:389–411, 1989

Van Ommeren M, de Jong JTVM, Sharma B, et al: Psychiatric disorders among tortured Bhutanese refugees in Nepal. Arch Gen Psychiatry 58:475–482, 2001

Vythilingam M, Heim C, Newport J, et al: Childhood trauma associated with smaller hippocampal volume in women with major depression. Am J Psychiatry 159:2072–2080, 2002

Waller NG, Ross CA: The prevalence and biometric structure of pathological dissociation in the general population: taxometric and behavior genetic findings. J Abnorm Psychol 106:499–510, 1997

Williams LM: Recall of childhood trauma: a prospective study of women's memories of child sexual abuse. J Consult Clin Psychol 62:1167–1176, 1994

Yehuda R: Sensitization of the hypothalamic-pituitary-suprarrenal axis in posttraumatic stress disorder. Ann N Y Acad Sci 821:57–75, 1997

Young WC: Psychodynamics and dissociation: all that switches is not split. Dissociation 1:33–38, 1988

Youngner CG, Rothbaum BD, Friedman MJ: Treatment of post-traumatic stress disorder, in Gabbard's Treatment of Psychiatric Disorders, 5th Edition. Edited by Gabbard GO. Washington, DC, American Psychiatric Publishing, 2014

Capítulo 11

Parafilias e Disfunções Sexuais

Parafilias

Poucos transtornos psiquiátricos são tão carregados de implicações moralistas como as parafilias. A determinação de que um indivíduo tem algum desvio no âmbito da sexualidade implica o estabelecimento de uma norma clara para o comportamento sexual. Quem estabelece essas normas? A psiquiatria deve ser a guardiã moral do comportamento sexual? Podemos usar termos como *desvio sexual*, *perversão* ou mesmo *parafilia* sem que soem pejorativos?

A evolução da definição de atividade perversa revela a extensão com a qual a nosologia psiquiátrica reflete a sociedade da qual ela própria surge. No contexto de uma cultura que via a sexualidade normal em termos relativamente estreitos, Freud (1905/1953) definiu a atividade sexual como perversa de acordo com vários critérios: 1) ela estaria focalizada em regiões não genitais do corpo; 2) em vez de coexistir com o comportamento padrão de relação sexual genital com pessoas do sexo oposto, a atividade sexual perversa suplantaria e substituiria essa prática; 3) ela tenderia a ser a prática sexual exclusiva do indivíduo. Freud notou que traços de perversão poderiam ser encontrados em praticamente qualquer pessoa cujo inconsciente fosse sujeito à exploração psicanalítica.

Desde o artigo inicial de Freud, as atitudes culturais acerca da sexualidade sofreram mudanças dramáticas. Conforme a sexualidade se tornou uma área legítima para os estudos científicos, ficou evidente que casais "normais" têm uma variedade de comportamentos sexuais. Relações orais-genitais, por exemplo, tornaram-se amplamente aceitas como comportamento sexual saudável. A homossexualidade e a relação sexual anal, de modo semelhante, foram removidas da lista de atividades perversas.

Os escritores do campo psicanalítico confirmaram, repetidamente, a observação de Freud de que há um núcleo perverso latente em todos nós (Chasseguet-Smirgel,

1983; McDougall, 1980, 1986; Stoller, 1975, 1985). Dessa maneira, uma atitude de maior aceitação sobre a sexualidade perversa tem acompanhado os avanços psicanalíticos. McDougall (1986) assinalou que as fantasias perversas são frequentemente encontradas em todos os comportamentos sexuais adultos, mas tendem a causar poucos problemas, porque elas não são experienciadas de forma compulsiva. Ela sugeriu o uso do termo neossexualidade para refletir a natureza inovadora da prática sexual e o investimento intenso do indivíduo na busca de sua realização. Ela enfatizou que os clínicos devem ser empáticos com os pacientes que experienciam essas demandas sexuais como necessárias para sua sobrevivência emocional. Em seu ponto de vista, o termo perversão deveria ser reservado a casos em que uma pessoa impõe desejos pessoais a um parceiro que reluta em participar de seu cenário sexual ou em um indivíduo que seduz uma pessoa não responsável, como uma criança ou um adulto com alguma deficiência mental (McDougall, 1995).

Stoller (1975, 1985) defendeu uma definição estreita de atividade perversa. Referindo-se à perversão como "a forma erótica do ódio" (1975, p. 4), ele afirmou que a crueldade e o desejo de humilhar e degradar o parceiro sexual, assim como a si mesmo, são os pontos cruciais para determinar se um comportamento é perverso. Sob essa perspectiva, a intenção do indivíduo é uma variável crítica para definir a perversão. Conforme sua visão evoluiu, Stoller (1985) acrescentou outra dimensão a essa definição. Reconhecendo que na excitação sexual normal há um toque de hostilidade e um desejo de humilhar, ele concluiu que a intimidade é um fator crítico de diferenciação. Um indivíduo é perverso apenas quando o ato erótico é usado para evitar uma relação emocional íntima e de longo prazo com outra pessoa. Em contrapartida, o comportamento sexual não é perverso quando ele se presta a estabelecer uma relação íntima estável.

Com a finalidade de ter um posicionamento não julgador em sua definição de parafilias, o DSM-5 (American Psychiatric Association, 2013) faz uma distinção entre parafilia e transtornos parafílicos. Essa distinção reconhece que formas não convencionais de comportamento sexual não necessariamente causam dano ou sofrimento. Os transtornos parafílicos, por sua vez, são diagnosticados se causarem dano e/ou sofrimento à própria pessoa ou a outros. Por essa razão, o DSM-5, reconhece a distinção entre comportamentos sexuais que causam preocupações clínicas e aqueles que são simplesmente incomuns ou diferentes de alguma forma. A tradição da psiquiatria psicodinâmica é conter o julgamento sobre as diferentes escolhas que as pessoas fazem em suas vidas no que se refere a romances, relacionamentos e escolhas sexuais. Os clínicos devem respeitar as diferenças de perspectiva e de subjetividade em todos os seus pacientes, mas particularmente naqueles que apresentam comportamentos íntimos diferentes dos que os clínicos têm.

Compreensão psicodinâmica

Em grande medida, a etiologia das parafilias permanece envolta em mistério. Questões psicológicas obviamente têm um papel crucial na determinação da escolha da parafilia e no significado subjacente dos atos sexuais. A compreensão psicanalítica tem iluminado bastante os recantos sombrios do desejo sexual. Entretanto, devemos, de forma modesta e apropriada, notar que os modelos psicodinâmicos podem esclarecer o significado de uma parafilia sem estabelecer, necessariamente, uma etiologia definitiva (Person, 1986).

A visão clássica das perversões está profundamente integrada à teoria das pulsões. Freud (1905/1953) acreditava que esses transtornos ilustram como o instinto e o objeto são separados um do outro: "Parece provável que o instinto sexual é, em primeira instância, independente de seu objeto" (p. 148). Além disso, ele definiu as perversões ao contrastá-las, em parte, com as neuroses. No que diz respeito a essa última condição, os sintomas neuróticos representam uma transformação de fantasias perversas reprimidas. Nas perversões, entretanto, as fantasias se tornam conscientes e são diretamente expressadas como atividades agradáveis e egossintônicas. Por isso, Freud descreveu a neurose como o negativo das perversões: os sintomas neuróticos seriam fantasias perversas dessexualizadas. Na visão clássica, as perversões podem ser fixações ou regressões a formas infantis de sexualidade que persistem na idade adulta (Fenichel, 1945; Sachs, 1986). Algo de remanescente da experiência infantil é preservado na consciência e é o portador de toda a sexualidade infantil por meio do processo de deslocamento. Um ato perverso se torna um procedimento fixo e ritualizado que é o único caminho para o orgasmo genital. Na formulação clássica (Fenichel, 1945), o fator decisivo que impede o orgasmo por meio da relação genital convencional é a ansiedade de castração. As perversões, assim, prestam-se à função de negação da castração. (Devido ao fato de que a imensa maioria dos pacientes com parafilias é compostas por homens, as formulações apresentadas aqui presumem o gênero masculino.)

Freud (1905/1953) avaliou a complexidade em múltiplas camadas das perversões. Ele observou, por exemplo, a miríade de determinantes inconscientes do voyeurismo e do exibicionismo, que são os lados opostos da mesma moeda. Em seu trabalho clínico, ele notou que qualquer perversão "ativa" era sempre acompanhada por uma contraparte "passiva". Nessa formulação, o sádico teria um núcleo masoquista, enquanto o *voyeur* teria desejos exibicionistas inconscientes.

Investigadores psicanalíticos mais contemporâneos concluíram que a teoria das pulsões sozinha é insuficiente para explicar as fantasias e o comportamento vistos clinicamente, e que os aspectos relacionais da parafilia são cruciais para uma compreensão abrangente (McDougall, 1980, 1986; Mitchell, 1988). De acordo com Stoller (1975, 1985), a essência da perversão é uma conversão do "trauma infantil para o triunfo adulto" (Stoller, 1975, p. 4). Os pacientes são conduzidos por suas fantasias de vingar os traumas infantis humilhantes causados por seus pais. O seu método de vingança é desumanizar e humilhar seus parceiros durante o ato ou a fantasia sexual. Bergner (2002) observou que, em indivíduos sexualmente compulsivos, os cenários preferidos se originam em geral de experiências infantis de degradação. As fantasias sexualmente excitantes desses indivíduos são elaboradas para recuperá-los da degradação precoce, de modo a obterem uma redenção pessoal.

Infelizmente, os cenários se tornam padrões impossíveis que ofuscam os relacionamentos reais quando contrastados entre si. Por essa razão, o desejo de transcender a degradação nunca é realizado.

A atividade sexual parafílica pode também ser uma fuga da relação objetal (Mitchell, 1988). Muitas pessoas com parafilias tiveram separação e individuação incompletas em relação às representações intrapsíquicas de suas mães. Como resultado, elas sentem que sua identidade como uma pessoa separada é constantemente ameaçada pela fusão ou pelo engolfamento por objetos internos ou externos. A expressão sexual pode ser o único domínio no qual eles podem afirmar sua independência. Enquanto Stoller (1975, 1985) via as parafilias como expressões do desejo de humilhar, Mitchell (1988) as compreendia como um desafio à influência prepotente da figura materna interior. Um aspecto do alívio experimentado pelos pacientes parafílicos depois de terem agido de acordo com seus desejos sexuais é o sentimento de triunfo sobre a mãe interna controladora.

McDougall (1986) observou outros significados das relações objetais das neossexualidades. Ela sugeriu que o comportamento sexual evolui a partir de uma complicada matriz de identificações e contraidentificações com os pais. Cada criança está envolvida em um drama psicológico inconsciente que decorre dos desejos e conflitos eróticos inconscientes dos pais. Por isso, a natureza obrigatória de qualquer neossexualidade é programada por roteiros que são internalizados dos pais pela criança. Na visão de McDougall, o comportamento sexual desviado pode funcionar, de forma parcial, para proteger os objetos introjetados da agressão do paciente, por meio da atuação do drama inconsciente "escrito" pelos pais.

Kohut (1971, 1977) ofereceu uma perspectiva da psicologia do *self* sobre a função das parafilias. Em sua visão, a atividade parafílica envolve uma tentativa desesperada de restaurar a integridade e a coesão do *self* na ausência de respostas do *self*-objeto empático de outros. A fantasia ou a atividade sexual pode ajudar o paciente a se sentir vivo e intacto quando ameaçado pelo abandono ou pela separação. Esse comportamento no decorrer da psicoterapia ou da análise pode, desse modo, ser uma reação a falhas de empatia do terapeuta, levando a uma ruptura temporária da matriz do *self*-objeto estabelecida entre o paciente e o terapeuta (Miller, 1985).

Embora não fosse uma psicóloga do *self*, McDougall (1986) também observou um profundo medo de perda de identidade ou senso de *self* na essência da maior parte da atividade parafílica. Algumas práticas ou objetos sexuais se tornam uma espécie de remédio que o paciente usa para "medicar" um senso de morte interior e um medo de autodesintegração. Nesses indivíduos, McDougall notou um processo de internalização defeituoso, que impediu o uso de objetos transicionais na infância durante seus esforços para se separarem das figuras maternas.

Goldberg (1995) ampliou a visão da psicologia do *self*. Ele acreditava que a sexualização é uma tentativa de reparar um defeito estrutural no *self* que está conectado a uma incapacidade de lidar e experienciar estados emocionais dolorosos. Ele também conectou a parafilia a uma cisão vertical, no interior da personalidade, entre a parte do "eu real" e um setor rechaçado, que é visto como iniciador e promulgador de atos sexualizados. Entretanto, Goldberg também enfatizou que generalizações sobre temas psicodinâmicos não são justificáveis, porque uma grande variedade de dinâmicas pode estar envolvida em qualquer cenário sexualizado particular.

Autores como Mitchell, McDougall, Kohut e Goldberg abriram caminho para uma compreensão mais ampla das parafilias, que está mais no âmbito das representações do *self* e do objeto do que da pura sexualidade. Ogden (1996) sugeriu que os pacientes estabelecem um modo sexualizado de relação como uma forma de fuga de uma experiência de morte psicológica. Eles encenam um drama elaborado para apresentar uma falsa impressão de que estão realmente vivos em seu poder de excitar, em vez de mortos e vazios. Parsons (2000) observou que esse comportamento decorre de uma incapacidade de tolerar a "alteridade" de uma pessoa separada. O paciente se envolve em um cenário perverso como uma defesa contra a percepção de outra pessoa como complexa, real e diferente dele mesmo. A parafilia envolve um modo de relação que ignora uma conexão genuína com a outra pessoa e usa o poder para seduzir, dominar ou explorar essa outra pessoa sem verdadeiro reconhecimento do *self* e do outro em uma relação íntima. Muitos desses pacientes experienciam a intimidade como algo perigoso ou mesmo mortal durante a infância e passam suas vidas evitando isso. Aqueles que se envolvem no infantilismo, ou síndrome do bebê adulto (Pate e Gabbard, 2003), podem se vestir como bebês, usar fraldas e agir como se fossem uma criança, na expectativa de coagir os outros a desempenharem um papel quase maternal e que ignora completamente a subjetividade da outra pessoa.

A sabedoria clínica tradicional sugeriu que as perversões são raras em mulheres. Esse ponto de vista vem mudando nos últimos anos como resultado de pesquisas empíricas e de observações clínicas que demonstram que fantasias parafílicas são, de fato, comuns em mulheres. Em um estudo abrangente sobre as perversões femininas, Louise Kaplan (1991) apontou que os clínicos falharam em identificar perversões em mulheres, porque elas envolvem uma dinâmica mais sutil do que aquela das perversões masculinas, cuja sexualidade é mais óbvia. Atos sexuais decorrentes de parafilias femininas envolvem temas inconscientes de separação, abandono e perda. Por exemplo, algumas mulheres que foram abusadas sexualmente quando crianças adotaram um estereótipo exagerado de sensualidade feminina em um esforço para se vingarem dos homens e se assegurarem de sua feminilidade.

Antes de considerar a dinâmica de cada parafilia individual, é necessário observar que as razões para a preferência individual de uma fantasia ou de um ato em relação a outro permanecem obscuras. Da mesma forma, parafilias diferentes muitas vezes coexistem na mesma pessoa. Embora a visão tradicional da perversão sustente que o indivíduo perverso está fixo em um tipo de cenário sexual, um estudo de 561 homens que buscavam avaliação e tratamento para parafilia descobriu que menos de 30% dos indivíduos (excluindo transexuais) restringiam seu comportamento desviado a uma única parafilia (Abel et al., 1988). Alguns indivíduos mudam, subsequentemente, de uma parafilia para outra. Em um relatório com abrangência de 40 anos, Lehne e Money (2000) descreveram um homem de 65 anos que, quando jovem, começou a utilizar roupas femininas como prática parafílica. Ao longo do tempo, ele trocou a prática para a pedofilia e, finalmente, para o infantilismo prolongado.

Uma ampla gama de possibilidades de diagnósticos psiquiátricos e de níveis de organização da personalidade pode estar presente em um indivíduo parafílico. As parafilias têm sido observadas, por exemplo, em pacientes psicóticos, em pessoas com transtornos da personalidade e em pacientes relativamente intactos ou neuróticos. A sexualidade perversa polimorfa é geralmente encontrada em pacientes com organização de personalidade *borderline* (Kernberg, 1975). As parafilias que envolvem franca crueldade em relação a outras pessoas estão frequentemente presentes em pacientes com transtorno da personalidade antissocial. Desse modo, a compreensão psicodinâmica de qualquer paciente individual envolvido em uma atividade sexual não convencional implica uma compreensão integral de como a atividade interage com a estrutura de caráter subjacente ao paciente. Por exemplo, os pacientes com uma organização neurótica podem utilizar uma atividade parafílica para facilitar a potência genital, enquanto pacientes próximos à fronteira psicótica podem usar a mesma atividade para afastar um senso de dissolução do *self* (Person, 1986).

Exibicionismo e voyeurismo

Ao expor publicamente seus órgãos genitais a mulheres ou garotas, o exibicionista assegura a si mesmo que não é castrado (Fenichel, 1945; Freud, 1905/1953). A reação de choque que suas ações produzem o ajudam a lidar com a ansiedade de castração e fornecem um sentimento de poder sobre o sexo oposto. Stoller (1985) destacou que os atos exibicionistas seguem-se, geralmente, a uma situação na qual o ofensor se sentiu humilhado, muitas vezes por uma mulher. Por sua vez, o exibicionista se vinga dessa humilhação ao chocar mulheres estranhas. Além disso, mostrar seus órgãos genitais possibilita ao homem ganhar novamente algum senso de valor e de identidade masculina positiva. Esses homens, frequentemente, revelam uma insegurança profunda com respeito a seu senso de masculinidade. Stoller (1985) observou que a ansiedade de castração não explica completamente a motivação para o ato exibicionista. Em sua visão, a ameaça "é melhor explicada em termos de identidade; pois a humilhação é acerca de sua 'ansiedade existencial', a ameaça é contra a identidade essencial de gênero" (p. 20). Os exibicionistas muitas vezes sentem que não causaram qualquer impacto sobre alguém de sua família e, assim, eles têm que recorrer a medidas extraordinárias para serem notados (Mitchell, 1988). Cada ato exibicionista pode, portanto, ser uma tentativa de reverter uma situação traumática da infância.

O outro lado do exibicionismo – o voyeurismo – também envolve a violação de privacidade de uma mulher estranha, um triunfo agressivo, mas secreto, sobre o sexo feminino. Fenichel (1945) conectou as tendências ao voyeurismo à fixação na cena primária da infância, na qual a criança ou testemunha ou escuta a relação sexual dos pais. Essa experiência traumática inicial pode provocar ansiedade de castração na criança e, então, levá-la a reencenar repetidamente essa cena como adulto, de modo a tentar dominar de forma ativa um trauma experimentado de forma passiva. Fenichel também identificou um componente agressivo no ato de observar, conceituando-o como um deslocamento que busca evitar a culpa pelo desejo de ser diretamente destrutivo em relação às mulheres. Mesmo os pacientes que não são abertamente propensos a atividades voyeuristas francas podem exibir derivações comuns, como curiosidade e ansiedade em olhar. Alguns pacientes chegam mesmo a ser relutantes em olhar em volta do consultório do terapeuta com medo de que sua curiosidade seja entendida como algo destrutivo ou de que verão algo proibido. Mitchell (1988) observou que o exibicionismo e o voyeurismo possuem uma qualidade essencial típica de todas as parafilias: "uma relação dialética entre a superfície e a profundidade, entre o visível e o secreto, entre o disponível e o controlado" (p. 111).

Sadismo e masoquismo

As pessoas que necessitam de fantasias ou de ações sádicas para obterem gratificação sexual estão, com frequência, tentando inconscientemente reverter cenários infantis nos quais elas foram vítimas de abuso físico ou sexual. Ao infligir aos outros aquilo que ocorreu com elas quando eram crianças, essas pessoas obtêm ao mesmo tempo vingança e um senso de domínio sobre o trauma infantil. Stoller (1991) descobriu que uma porcentagem bastante grande de membros de clubes sadomasoquistas que praticavam perfuração corporal tinham sido hospitalizados quando eram crianças e recebido injeções de forma contínua a fim de tratar suas doenças. Os pacientes masoquistas que necessitam de humilhação e mesmo de dor para obter prazer sexual podem também estar repetindo experiências de abuso na infância. Fenichel (1945) acreditava que os pacientes masoquistas estavam fazendo um sacrifício – aceitando um "mal menor" no lugar da castração. Eles também podem estar firmemente convencidos de que merecem punição por seus desejos sádicos conflitantes. Em alguns casos, esses pacientes se defendem contra a ansiedade de separação ao se submeterem ao abuso. Muitas vezes, eles estão convencidos de que uma relação sadomasoquista é a única forma disponível de relação objetal: uma relação abusiva é melhor do que nenhuma relação.

O sadismo e o masoquismo são singulares por serem as únicas perversões clássicas reconhecidas como de ocorrência regular em ambos os sexos (Person, 1986). Embora o masoquismo tenha sido ligado, de forma estereotipada, às mulheres, formas suaves de fantasias sádicas e masoquistas são encontradas regularmente em praticamente todas as pessoas. As práticas homossexuais masculinas e os relatos de prostitutas com homens heterossexuais sugerem até mesmo que as atividades sexuais masoquistas podem ser mais comuns em homens. Sacher-Masoch, o escritor austríaco do século XIX de quem o termo deriva, era, de fato, um poeta do masoquismo masculino. Toda a excitação sexual pode, na verdade, estar relacionada a desejos agressivos (Stoller, 1985). Os pacientes que chegam à psicoterapia ou à psicanálise com inibições sexuais muitas vezes revelam fantasias extremamente sádicas que os impedem de se envolverem sexualmente com outras pessoas.

Em termos relacionais, o sadismo frequentemente se desenvolve a partir de uma relação objetal interna particular, na qual o objeto imobilizador e distante demanda um esforço vigoroso para superar sua resistência à representação correspondente do *self* (Mitchell, 1988). De forma semelhante, a rendição masoquista pode ser um *enactment* de uma relação objetal interna, na qual o objeto responderá ao *self* apenas quando for humilhado.

De uma perspectiva da psicologia do *self*, o comportamento masoquista é um esforço frenético para restaurar um senso de vivacidade ou de coesão do *self*. Embora aparente ser autodestrutivo, o masoquismo pode ser experimentado pelo paciente como algo restaurador do *self*. Stolorow e colaboradores (1988) relataram o tratamento de uma paciente de 19 anos muito perturbada que pedia, repetidamente, que o terapeuta batesse nela. Em reposta às insistentes perguntas do terapeuta sobre o porquê de ela querer que ele batesse nela, a paciente escreveu: "A dor física é melhor do que a morte espiritual" (p. 506). Na ausência de dor física e de abuso nas mãos de outras pessoas, essa paciente sentia que não existia e que não estava conectada com alguém mais. Esses autores observaram que pacientes masoquistas frequentemente organizam toda a sua vida de modo a satisfazer as necessidades de seus pais. Como resultado, sua própria experiência afetiva interna se torna remota e indisponível, pois ela foi sacrificada para atender aos pais.

A ascendência da internet levou à criação de organizações sociais ativas de indivíduos e casais que frequentemente identificam a si próprios como "BDSM". Além de sadismo e masoquismo, essas iniciais referem-se a formas de servidão/disciplina e dominação/submissão na relação (*bondage/discipline* e *domination/submission*). Alguns podem preferir ser amarrados e contidos, enquanto outros buscam ativamente a punição. Frequentemente, a duração da dor está a serviço de um modo de relação. Em alguns casais, os submissos podem simplesmente se deleitar ao entregarem a autoridade a parceiros dominantes, de modo que é dito a eles o que devem fazer em todos os aspectos de suas vidas. No que se refere a essa questão, a dor pode não ser o objetivo principal. As organizações têm formulado regras para práticas seguras e consensuais, como não deixar um parceiro sozinho e ter uma comunicação clara quando uma atividade tiver ido longe demais, de modo que ela possa ser cessada. A maioria dos indivíduos envolvidos nesse tipo de relação consensual não procura tratamento psiquiátrico. Se procuram terapia conjugal, eles podem ignorar completamente a atividade sadomasoquista consensual e focar outros problemas da relação. Um estudo envolvendo entrevistas semiestruturadas com 14 terapeutas experientes no trabalho com pacientes BDSM (Lawrence e Love-Crowell, 2008) descobriu que as práticas de BDSM raramente eram uma questão central na terapia. Esses terapeutas sugeriram que uma competência cultural é importante para o profissional, de modo que uma compreensão e uma atitude não julgadoras sejam transmitidas aos pacientes. Tentativas de encorajar os pacientes a mudarem suas práticas podem perturbar a aliança terapêutica ou terminar a terapia. Os pacientes nessas situações se enquadram de forma clara na categoria de parafilia em vez de transtorno parafílico, como estipulado pelo DSM-5.

Fetichismo

Para obter excitação sexual, os fetichistas demandam o uso de um objeto inanimado, frequentemente uma peça íntima feminina, ou um sapato, ou uma parte não genital do corpo. A maior parte dessas atividades fetichistas não causa dano à pessoa ou aos outros e não se enquadraria entre os transtornos parafílicos. Freud explicou originalmente o fetichismo como decorrente da ansiedade de castração. O objeto escolhido como um fetiche representava simbolicamente o "pênis feminino", um deslocamento que ajudava o fetichista a superar a ansiedade de castração. Seguindo a premissa de que a consciência masculina dos órgãos genitais femininos aumentava o medo de um homem de perder os próprios genitais e de vir a ser como uma mulher, Freud pensava que essa simbolização inconsciente explicava a ocorrência relativamente comum do fetichismo. Ele também usou essa formulação para desenvolver seu conceito de cisão do ego (Freud, 1940/1964) – há duas ideias contraditórias coexistindo na mente do fetichista: negação da castração e afirmação da castração. O fetiche representa ambas.

Embora Greenacre (1970, 1979) também visse a ansiedade de castração como central para a compreensão do fetichismo, ela observou que essa ansiedade tem sua origem em perturbações pré-genitais precoces. Interações traumáticas crônicas nos primeiros meses de vida podem, assim, contribuir para a produção do fetichismo. Devido a problemas graves na relação mãe-bebê, a criança é incapaz de ser acalmada pela mãe ou por objetos transicionais. Para experienciar a integridade corporal, a criança demanda, assim, um fetiche, algo "solidamente tranquilizador, inflexível, imutável quanto à forma e confiavelmente durável" (Greenacre, 1979, p. 102). Essas perturbações pré-genitais precoces são reativadas mais tarde quando o menino ou o adulto está preocupado com a integridade genital. Essencialmente, Greenacre via o fetiche funcionar como um objeto transicional.

Kohut (1977) defendeu uma visão de alguma forma similar sobre o fetichismo, embora colocada nos termos da psicologia do *self*. Ele descreveu um paciente cuja infância foi caracterizada pela indisponibilidade traumática da presença da mãe. O paciente fez das roupas íntimas um fetiche, o qual serviu como um substituto para o *self*-objeto indisponível. Em contraste com esses sentimentos de desamparo a respeito de sua mãe, ele podia manter controle total sobre essa versão não humana de um *self*-objeto. Desse modo, o que parece uma necessidade sexual intensa por um objeto de fetiche pode, na verdade, refletir uma ansiedade grave quanto à perda do senso de *self* de alguém (Mitchell,1988).

Escritos mais recentes têm ampliado o conceito de modo a incluir o fetichismo como parte de um espectro de fenômenos que controlam a ansiedade ao conferir mágica e ilusão a um objeto externo (Nersessian, 1988). O fetichismo também foi expandido para além de objetos inanimados e visto como existente em mulheres assim como nos homens. Em vez de tentar conectar o fetichismo à ansiedade ligada a um momento específico do desenvolvimento, as visões contemporâneas são mais focadas na necessidade do ego de ter um objeto externo para dominar a ansiedade. Em um estudo prospectivo longitudinal, Massie e Szajnberg (1997) descreveram um caso de fetichismo de amputação no qual um homem de 30 anos se recordava do início de um fetiche sexual em seu quinto ou sexto ano de vida. As informações históricas e as datas de filmes com os pais e o filho no registro da pesquisa, bem como o histórico de recordações do paciente, forneceram uma visão complexa e esclarecedora acerca da evolução do fetiche. Vários fatores estavam ocorrendo de forma evidente, incluindo uma relação incomumente intensa e sexualmente excitante tanto com a mãe como com o pai, uma propensão para uma forte excitação psicofisiológica, dificuldades em conseguir se acalmar, um estado de alerta hiper-restimulado e muito sensível por parte dos pais em relação à vida da criança e, finalmente, a experiência precoce da perda do pai por 10 semanas no terceiro ano de vida. Esse trauma real pareceu contribuir para uma vulnerabilidade em relação à ansiedade de separação. A forma específica de fetiche, envolvendo imagens de amputação, podia também ser relacionada a uma cuidadora que tinha uma perna engessada e a ansiedade do menino de que o gesso "escapasse". Massie e Szajnberg especularam que o fetichismo, nesse caso, poderia estar relacionado a uma forma de intepretação pós-traumática intrapsíquica.

Pedofilia

Dentre todos os transtornos parafílicos, a pedofilia é o que mais provavelmente cria sentimentos de repugnância e desprezo nos profissionais envolvidos no tratamento. Ao satisfazer seus desejos sexuais, o pedófilo pode causar danos irreparáveis a crianças inocentes. Os critérios diagnósticos do DSM-5 para o transtorno pedofílico estipulam que o indivíduo deve ter fantasias sexuais persistentes ou desejos envolvendo sexo com uma criança pré-púbere (geralmente, com idade inferior a 13 anos). Para ser qualificado como tendo um transtorno pedofílico, a pessoa também deve ter pelo menos 18 anos e ser, no mínimo, cinco anos mais velha do que a vítima. Nem todos os indivíduos que abusaram sexualmente de uma criança preenchem, de modo obrigatório, os critérios do DSM-5 relativos ao transtorno pedofílico, e nem todos os indivíduos com interesse sexual em crianças vão cometer de fato abuso sexual infantil (Murphy et al., 2014). Alguns quadros conceituais ou formulações psicodinâmicas podem permitir que os clínicos mantenham um grau de empatia e de compreensão quando tentam tratar esses pacientes. De acordo com a visão clássica (Fenichel, 1945; Freude 1905/1953), a pedofilia representa uma escolha de objeto narcísico – isto é, o pedófilo vê a criança como uma imagem espelhada de si mesmo de quando era criança. Os pedófilos também eram vistos como indivíduos incapazes e fracos que procuravam crianças como objetos sexuais porque elas ofereciam menos resistência ou geravam menos ansiedade do que parceiros adultos, possibilitando, assim, que os pedófilos evitassem a ansiedade de castração.

Na prática clínica, muitos pedófilos têm transtornos da personalidade graves. Um estudo (Raymond et al., 1999) com pedófilos em prisões descobriu que 60% tinham algum transtorno da personalidade; 20%, transtorno da personalidade narcisista, e 22,5%, transtorno da personalidade antissocial. A atividade sexual com crianças pré-púberes pode fortalecer a autoestima frágil do pedófilo. De forma semelhante, muitos pedófilos escolhem profissões nas quais eles possam interagir com crianças, pois as respostas idealizadoras das crianças os ajuda a manter uma visão positiva de si mesmos. Em troca, o pedófilo frequentemente idealiza as crianças; assim, a atividade sexual com elas envolve a fantasia inconsciente de fusão com um objeto ideal ou a restauração de um *self* jovem e idealizado. A ansiedade em relação ao envelhecimento e à morte pode ser afastada por meio da atividade sexual com crianças.

Quando a atividade pedofílica ocorre juntamente com um transtorno da personalidade narcisista ou com uma estrutura de caráter totalmente psicótica (ver Cap. 17), as determinantes inconscientes do comportamento podem estar ligadas de modo íntimo à dinâmica do sadismo. A conquista sexual da criança é um instrumento de vingança. Frequentemente, os pedófilos foram, eles próprios, vítimas de abuso sexual infantil (Fagan et al., 2005), e um senso de triunfo e poder pode acompanhar sua transformação de um trauma passivo a uma vitimização perpetrada de forma ativa.

Poder e agressão são também questões proeminentes de pedófilos cuja atividade sexual é limitada a relações incestuosas com os próprios filhos ou enteados. Esses homens muitas vezes sentem como se não fossem amados por suas mulheres e extraem de seus filhos o comportamento de cuidadores, colocando-se como vítimas (Ganzarain e Buchele, 1990). O outro lado de sua autoapresentação martirizada, entretanto, é um senso de controle e de poder sobre seus parceiros sexuais. Esses pais incestuosos nutrem uma hostilidade extrema para com as mulheres e, muitas vezes, pensam no pênis como uma arma a ser usada em atos de vingança contra as mulheres. Alguns deles até mesmo reconheram que sentimentos de raiva intensa produzem ereções (Ganzarain e Bruchele, 1990).

Com frequência, os pedófilos são diferenciados de acordo com a sua condição de serem fixados ou regressivos (Groth e Birnbaum, 1979; McConaghy, 1998). O pedófilo fixado é sexualmente atraído por pessoas jovens a partir da adolescência, enquanto o pedófilo regressivo normalmente não apresenta atração sexual por pessoas mais jovens até a idade adulta. Os pedófilos fixados geralmente executam suas violações contra rapazes, enquanto seus pares regressivos exploram, em geral, garotas. Aqueles que violam meninas normalmente executam seus atos em casa como parte de uma relação incestuosa e tendem a ter muito poucas vítimas. Os pedófilos fixados, que escolhem garotos como objeto do desejo sexual, tendem a ter mais vítimas e atacam rapazes de fora de suas casas. Uma vez que o pedófilo regressivo pode também ser atraído por mulheres adultas, o prognóstico é muito melhor para eles do que para os pedófilos fixados, que se focam, sobretudo, em rapazes.

Um plano de tratamento global para um paciente com pedofilia deve levar em conta a comorbidade. Os molestadores de crianças demonstraram ter altos níveis de psicopatologia (Ahlmeyer et al., 2003). Além da extensa comorbidade, os agressores pedofílicos apresentaram prejuízos estruturais em regiões do cérebro críticas para o desenvolvimento sexual. A redução do volume da amígdala direita e estruturas intimamente relacionadas podem estar implicadas na patogênese da pedofilia, fazendo do tratamento algo muito desafiador (Schiltz et al., 2007).

Transvestismo

No transvestismo, o paciente do sexo masculino se veste como mulher para gerar excitação sexual nele mesmo, a qual leva à relação sexual heterossexual ou à masturbação. Devido ao fato de não haver dano ou coerção em casos de transvestismo, não se pode considerar que esses indivíduos sofram de transtorno parafílico e que precisam necessariamente de tratamento. O paciente pode se comportar de uma maneira tradicionalmente masculina quando está vestido como um homem, mas se tornar efeminado quando vestido de mulher. A compreensão psicanalítica clássica acerca do uso de roupas de outro sexo envolve a noção da mãe fálica. Ao imaginar que sua mãe possui um pênis, mesmo se isso não é claramente visível, o menino supera a ansiedade de castração. O ato de se vestir com roupas do sexo oposto pode, assim, ser uma identificação com a mãe fálica (Fenichel, 1945).

Em um nível mais primitivo, o menino pode se identificar com sua mãe para evitar a ansiedade quanto à separação. Sua consciência das diferenças genitais entre ele e sua mãe pode ativar a ansiedade de que ele a perderá, porque eles são indivíduos separados. O trabalho clínico com pacientes com transvestismo revela que, quando vestem roupas de outro sexo, eles normalmente experimentam certo grau de fusão com um objeto materno intrapsíquico. Isso faz com que se assegurem de que não correm o risco de perder a presença maternal interior tranquilizadora. Esses homens são sempre heterossexuais (Person, 1986), e a maioria deles é bem--ajustada em outros aspectos. Em um estudo com 188 homens que se vestem com roupas femininas (Brown et al., 1996), foi descoberto que pessoas com transvestismo são indistinguíveis da média dos homens por meio de testes de funcionamento sexual, personalidade e sofrimento emocional. Esses indivíduos raramente buscam tratamento psiquiátrico. Embora os indivíduos com transvestismo sejam normalmente bastante convencidos de que eles são heterossexuais e viris, alguns podem comparecer a clínicas na meia-idade, convencidos de que eles se transformaram em transexuais. Nesse caso, os indivíduos não são considerados como verdadeiros transexuais que requerem cirurgia de redesignação sexual, pois a comorbidade no transexualismo e no transvestismo é vista como extremamente rara (Bower, 2001).

Considerações sobre o tratamento

Os pacientes com parafilias são difíceis de tratar. Durante muitos anos, eles desenvolveram uma solução erótica cuidadosamente elaborada para seus problemas e raras vezes estão interessados em desistir dela (McDougall 1986). Por que alguém se interessaria em parar uma prática que produz tanto prazer? A maioria das parafilias é egossintônica; apenas pacientes excepcionais que sofrem com seus sintomas buscam voluntariamente tratamento.

A maioria dos pacientes parafílicos chegam ao tratamento sob pressão. Uma crise matrimonial pode levar um paciente com transvestismo a receber atenção clínica sob a ameaça de divórcio. Em casos de voyeurismo, de exibicionismo e, particularmente, de pedofilia, pressões legais com frequência obrigam ao tratamento como um critério para a liberdade condicional ou como uma alternativa à prisão. Uma data de julgamento pode estar pendente, de modo que o paciente irá passar pelas propostas de tratamento para "causar uma boa impressão" na corte e influenciar o juiz a retirar qualquer acusação. Na maioria dos casos de parafilia, o primeiro passo é esclarecer a situação legal. O clínico pode decidir adiar a decisão sobre um tratamento de longo prazo para depois da decisão sobre o caso no tribunal. Aqueles pacientes que continuam a procurar tratamento depois de todas as questões jurídicas terem sido resolvidas podem ter um prognóstico melhor (Reid, 1989).

Outro grande impedimento para o tratamento de pacientes com transtornos parafílicos são as reações de contratransferência que eles suscitam. Se de fato todos lutamos contra desejos perversos inconscientes, como Freud e muitos outros desde sua época repetidamente sugeriram, nesse caso é razoável assumir que podemos reagir ao paciente como o faríamos em relação a nossos próprios impulsos perversos. Ficamos repletos de repulsa, ansiedade e desprezo. Nosso impulso natural é reagir de forma punitiva – moralizar, repreender, dar sermão e fazer o que pudermos para "acabar" com a perversidade. Nós nos retesamos de horror diante da probabilidade de alguém permitir total liberdade a esses impulsos quando nós mesmos cuidadosamente os controlamos. Entretanto, os terapeutas também podem ter um prazer voyeurístico em escutar os relatos detalhados das atividades sexuais dos pacientes (Fagan et al., 2005). Outra tendência de contratransferência é pactuar com a evitação do paciente relativa à parafilia ao falar sobre outros aspectos de sua vida. Os clínicos podem se esquivar dos próprios sentimentos de repulsa e desprezo por meio da evitação de todo o campo da patologia sexual. Com certos pacientes – pedófilos, em particular – alguns terapeutas podem sentir que simplesmente não podem ser efetivos devido ao intenso ódio contratransferencial. Nesses casos, o melhor é encaminhar o paciente para outro colega.

Uma última razão para a dificuldade no tratamento de pessoas com perversões é a psicopatologia associada. Um estudo com 113 homens condenados por crimes sexuais (Dunsieth et al., 2004) descobriu que 85% deles tinham transtorno por uso de substância e 56% preenchiam os critérios para transtorno da personalidade antissocial. A fantasia e o comportamento parafílico são bastante difíceis de alterar, mas quando a condição do paciente é complicada por uma grave dependência de substâncias químicas ou patologia antissocial do caráter, o prognóstico deve ser ainda mais cauteloso.

Se o tratamento de parafilias, especialmente aquelas que envolvem pedofilia e outras infrações penais, é verdadeiramente efetivo, isso continua a ser muito controverso (Hall, 1995; Marshall e Pithers, 1994; McConaghy, 1998; Prentky et al., 1997; Rice et al., 1991). Embora alguns estudos sejam encorajadores, a validade das medições dos resultados usadas nos seguimentos é bastante problemática. Utilizar as recidivas, conforme são medidas por registros de prisão, é lançar uma rede bastante limitada. Uma vez que, por exemplo, a observação em tempo integral de pedófilos é impossível, os pesquisadores não podem estar certos quanto a se os pedófilos continuam a agir de acordo com seus impulsos, de forma a molestar crianças.

A maioria das pesquisas sobre a efetividade do tratamento com parafilias tem sido feita com criminosos sexuais (Fagan et al., 2005). Entretanto, a maioria das infrações sexuais, não é expressão de uma parafilia. Além disso, a maioria das parafilias gera, primeiramente, uma preocupação no interior do indivíduo afetado, em vez de levar de modo direto a infrações sexuais criminais. Por essa razão, a população enviesada envolvida na pesquisa empírica sobre parafilias leva a uma grande dificuldade na determinação de quais tratamentos são efetivos para cada parafilia. Ainda não estamos em um ponto em que podemos dizer que uma intervenção psicoterapêutica específica é exclusivamente efetiva para qualquer parafilia ou para todos os tipos de parafilia (Fagan et al., 2005). Como Murphy e colaboradores (2014) afirmaram:

> Se há um tema comum que emerge da análise de tratamentos feitos ao longo dos últimos cem anos, é que uma combinação de paradigmas de tratamento é mais efetiva do que uma única abordagem ou que um algoritmo de tratamento aplicado dogmaticamente. O que funciona bem para uma pessoa pode não funcionar de maneira alguma para outra.

A maioria dos programas de tratamento envolve modelos integrados que são individualmente adaptados para o paciente. A maioria dos criminosos sexuais recebe alguma combinação de terapia para a prevenção de recaídas e de terapia cognitivo-comportamental, mas especialistas dizem que sua eficácia é extremamente difícil de ser determinada em virtude dos problemas de adesão ao tratamento e de coleta precisa de dados de seguimento. Há uma literatura psicanalítica e psicoterapêutica substancial sobre o tratamento de algumas formas de parafilia (Fogel e Myers, 1991; Goldberg, 1995; Kaplan, 1991; McDougall, 1980, 1986, 1995; Person, 1986; Rosen, 1964, 1979; Stoller, 1985). Os objetivos do tratamento geralmente incluem auxiliar os pacientes na superação de suas negações e ajudá-los a desenvolver empatia por suas vítimas; identificar e tratar a excitação sexual desviada; identificar déficits sociais e habilidades de enfrentamento inadequadas; desafiar distorções cognitivas; e desenvolver um plano de prevenção abrangente contra recaídas que inclua evitar situações nas quais o paciente fica propenso a ser tentado.

No tratamento contemporâneo de muitas parafilias, especialmente em situações nas quais um crime sexual foi cometido, a psicoterapia é combinada com um medicamento que diminui a testosterona. Os dois principais tipos de medicamento para a redução de testosterona são antiandrogênicos e agonistas parciais do hormônio liberador de gonadotrofinas (Fedoroff, 2010). Embora esses agentes possam ser de alguma forma efetivos na diminuição do impulso sexual, eles têm efeitos colaterais problemáticos e são controversos. É difícil assegurar que os criminosos sexuais se comprometerão com o medicamento; e os fármacos, por sua vez, não tratam de questões psicológicas subjacentes. Mesmo quando os medicamentos são efetivos nas redução dos níveis de testosterona, um número substancial de criminosos continua a apresentar fantasias e comportamentos sexuais desviados. Os agentes mais utilizados são o acetato de ciproterona, Depo-Provera, Lupron Depot ou triptorelina (Berlin et al., 1995; Rosler e Witztum, 1998). Alguns desses agentes têm efeitos colaterais graves, entretanto, incluindo produção reduzida de esperma, reação hiperinsulinêmica à carga de glicose, ganho de peso, nódulos nas glândulas mamárias, fenômenos tromboembólicos e supressão suprarrenal. Há também a possibilidade de um aumento de risco de câncer no fígado (Briken et al., 2001). Como resultado, há tentativas de se usar mais agentes benignos, como inibidores seletivos da recaptação de serotonina e agonistas do hormônio liberador do hormônio luteinizante.

Abordagens psicoterapêuticas

A psicoterapia individual expressiva de apoio com ênfase expressiva pode ser o método preferido de tratamento em alguns casos de parafilia, mas as expectativas do terapeuta devem, entretanto, ser modestas. Embora muitos pacientes tenham ganhos consideráveis nas relações objetais e no funcionamento do ego, suas tendências parafílicas subjacentes podem ser modificadas em grau menor. Em geral, os pacientes com organizações de caráter de maior nível obtêm um resultado melhor do que aqueles com níveis de organização *borderline* (Person, 1986).

De forma similar, os pacientes que são psicologicamente hábeis, que possuem algum grau de motivação, que apresentam algum sofrimento em relação a seus sintomas e que são curiosos a respeito das origens de seus sintomas provavelmente apresentarão melhores resultados do que aqueles que não têm essas mesmas qualidades.

Alguns problemas tipicamente surgem quando pessoas parafílicas são tratadas com psicoterapia dinâmica. Esses pacientes raramente desejam focalizar a própria parafilia e muitas vezes afirmam de forma ativa que isso não é mais um problema para eles. Embora os psicoterapeutas devam tratar os transtornos associados à parafilia, eles devem também confrontar vigorosamente essa negação desde o início. Uma tarefa terapêutica é integrar o comportamento sexual com o setor central do funcionamento da personalidade do paciente, de modo que se possa lidar com isso em conjunto com o resto da vida dele. A cisão vertical na personalidade do paciente pode suscitar fenômenos de transferência paralelos, mas distintos. Cada transferência produz contratransferências correspondentes, muitas vezes envolvendo uma forma de conivência com a parafilia. Goldberg (1995) sugeriu que o terapeuta deve tanto reconhecer o comportamento como algo essencial para a sobrevivência emocional do paciente quanto vê-lo como algo a ser compreendido e reduzido. Ele notou que, a esse respeito, a cisão vertical na transferência é correspondida por uma resposta de cisão no terapeuta.

Outro dilema frequentemente encontrado na psicoterapia gira em torno da evitação de uma postura punitiva vis-à-vis à atividade parafílica do paciente. A maioria dos estados norte-americanos possui leis que exigem que o terapeuta quebre a confidencialidade caso uma atividade pedofílica seja descoberta durante o tratamento psiquiátrico. Mesmo deixando de lado as considerações legais e éticas, o comportamento parafílico provavelmente suscitará reações muito reprovadoras nos terapeutas. Pacientes sensíveis frequentemente detectam a luta do terapeuta para refrear seu comportamento punitivo. Os pacientes espertos podem explorar essa luta de contratransferência ao acusar seus terapeutas de serem duros e cruéis devido ao foco sobre o sintoma sexual. Os pacientes também podem evitar discutir os sintomas através da manifestação de seus sentimentos de vergonha, de constrangimento e de humilhação.

Se o paciente puder superar sua resistência inicial em formar uma aliança terapêutica com a finalidade de compreender os sintomas, então, tanto o paciente como o terapeuta podem começar a buscar os significados inconscientes do sintoma e a sua função no interior da personalidade do paciente. A maioria das parafilias opera em um contexto de relações objetais além da consciência do paciente. Muitos pacientes com parafilias experienciam suas fantasias e seu comportamento como algo essencialmente não psicológico e são inconscientes de quaisquer conexões entre seus sintomas e seus estados emocionais – ou entre seus sintomas e os acontecimentos da vida – que podem ampliar a necessidade dos sintomas. Muitos dos esforços do terapeuta devem, assim, dirigir-se à explicação dessas conexões.

> O senhor S., um universitário de 22 anos, foi hospitalizado depois de ser preso por se expor a estudantes do sexo feminino no *campus*. Ele se sentava em seu carro no estacionamento do dormitório feminino com seus órgãos genitais expostos. Enquanto as estudantes passavam por ali, algumas olhavam para o carro e ficavam chocadas, o que o excitava de forma considerável. Durante sua breve hospitalização, o senhor S. concordou em começar uma psicoterapia. Entretanto, ele era um paciente relutante basicamente. Ele disse a seu terapeuta que seu constrangimento e sua depressão por ter sido preso e hospitalizado o impediriam de recorrer novamente ao exibicionismo. Ele preferia usar a terapia para falar sobre outros problemas, como suas dificuldades de autoestima e de se aplicar aos estudos na faculdade.

O terapeuta confrontou sua negação e sugeriu que o problema do exibicionismo não havia desaparecido simplesmente porque ele havia sido hospitalizado. Na sequência da alta hospitalar, o senhor S. continuou a lutar contra seus impulsos exibicionistas, ocasionalmente cedendo a eles. Cada vez que ele relatava esses impulsos na terapia, o terapeuta o convidava a refletir sobre os possíveis fatores precipitantes dos impulsos ou das ações. O senhor S. parecia genuinamente perplexo conforme vasculhava sua memória em busca de eventos e sentimentos precedentes. O desejo de se expor era tão integrante de sua identidade que ele não pensava que isso tivesse se desenvolvido a partir de qualquer contexto relacional ou afetivo.

Em uma ocasião, após o senhor S. ter se exposto, seu terapeuta apontou que o episódio de exposição havia ocorrido imediatamente depois de uma colega ter recusado um convite seu para sair. O senhor S. reconheceu que havia se sentido rejeitado e humilhado e que ele podia compreender a possibilidade de que sua autoexposição fosse uma expressão de raiva e vingança quando as mulheres se recusavam a corresponder a ele. Ele começou a notar um padrão de impulsos exibicionistas crescentes toda vez que ele experienciava uma recusa ou uma rejeição de qualquer mulher com que ele buscasse estabelecer um contato romântico. Com a ajuda do terapeuta, o senhor S. foi capaz de conectar sua raiva das mulheres com seu ressentimento profundo em relação à sua mãe por ela retornar a seu trabalho de tempo integral fora de casa quando o senhor S. tinha 2 anos de idade.

Quando a terapia começou a abordar esses aspectos sensíveis das relações do senhor S. com as mulheres, ele interrompeu abruptamente o tratamento. Vários anos mais tarde, entretanto, ele escreveu para o terapeuta, indicando que havia encontrado a chave para superar seu desejo de se expor. Embora sua tendência exibicionista continuasse a atormentá-lo uma vez ou outra, ele havia conseguido controlá-la ao instruir a si próprio "a aprender a amar as mulheres". Ele descobriu, por meio de uma relação positiva com uma jovem mulher, que algumas mulheres realmente se importavam com ele. Ele agradeceu o terapeuta por ajudá-lo a ver que estava distorcendo os sentimentos que as mulheres tinham em relação a ele. Quando o senhor S. percebeu que as mulheres não se ressentiam automaticamente dele por ser um homem, ele se sentia menos temeroso perto delas e menos compelido a se vingar delas por meio de atividades exibicionistas.

A terapia conjugal pode ser crucial para o sucesso do tratamento das parafilias. Uma crise conjugal pode precipitar a busca do paciente por tratamento em um primeiro momento. A terapia conjugal pode, muitas vezes, ajudar a delinear como a atividade parafílica reflete dificuldades sexuais e emocionais na díade conjugal. Essa terapia também pode aliviar os sentimentos injustificados da esposa de culpa e responsabilidade pelo comportamento e pode, de outra forma, facilitar um senso de que a esposa é parte da solução em vez de parte da causa (Kentsmith e Eaton, 1978). A exploração do conflito conjugal pode também revelar que a parafilia é um recipiente ou "bode expiatório" que desvia o foco de outras áreas mais problemáticas no casamento (Reid, 1989). Os clínicos devem, por consequência, ser criativos ao utilizarem a esposa do paciente como uma terapeuta adjunta em casos refratários de parafilia. Por exemplo, uma homem que não respondeu a numerosos tratamentos para seu exibicionismo foi capaz de controlar os sintomas apenas quando sua esposa concordou em levá-lo de carro em todos os lugares. Em casos de transvestismo, o foco principal do tratamento pode ser ajudar a esposa do paciente a aceitar que o comportamento de se vestir com roupas do sexo feminino provavelmente não mudará, bem como auxiliá-la a se tornar mais tolerante com a necessidade de seu marido de se vestir com roupas de mulher.

Em casos de pedofilia que ocorrem no contexto do incesto, a terapia familiar é normalmente uma parte integral do plano geral de tratamento. É típico que as mães compactuem com esses arranjos incestuosos, fechando os olhos às evidências abundantes de relações sexuais entre pai e filha (ou, ocasionalmente, pai e filho). Essas mães cresceram, frequentemente, como crianças que exerceram o papel de pai ou de mãe e que nunca receberam o amparo de que precisavam na infância, pois elas estavam muito ocupadas em tomar conta de seus próprios pais e irmãos (Gelinas, 1986). Elas tendem a se casar com homens extremamente carentes e dependentes como uma continuação de sua propensão a cuidar de outras pessoas. Devido a sentimentos crônicos de abandono, a mãe nessa família é propensa a ser altamente ambivalente sobre a criação dos filhos e, quando as crianças nascem, ela pode se sentir sobrecarregada e negligenciar o marido como resultado. Conforme a mãe e o pai se afastam mais, o pai se volta para uma das crianças – normalmente a filha mais velha – para ser amparado, levando a uma segunda geração de padrão de crianças exercendo o papel de pai ou de mãe. Essa criança é propensa a se sentir responsável por ocupar o papel da mãe e, quando parte dessa responsabilidade implica satisfazer sexualmente o próprio pai, ela pode subordinar suas necessidades e direitos aos dele. Ela existe para satisfazer as necessidades de outros. De fato, a terapia familiar nos casos de incesto muitas vezes revela que a vítima protege o agressor e mantém lealdade para com ele. A terapia familiar efetiva exige atenção cuidadosa a essas dinâmicas. A lealdade da vítima em relação ao agressor deve ser reconhecida e respeitada. Também é útil focalizar o desejo do pai de se relacionar e de se conectar emocionalmente, em vez de focalizar a sexualidade ou a perversão (Gelinas, 1986). As vítimas de incesto frequentemente relatam que o único carinho que receberam em suas famílias de origem foi o do pai. O esgotamento dos recursos emocionais da mãe deve ser também abordado de forma empática, e o terapeuta deve reforçar as capacidades do ego dela. O terapeuta que aborda a família identificando e buscando punir vilões será confrontado com grande resistência – os membros da família irão se "fechar em uma fortaleza" para excluírem uma força de ataque exterior que não preza pelo equilíbrio homeostático no interior do sistema familiar.

A psicoterapia dinâmica de grupo é outra modalidade que foi utilizada de forma efetiva em pacientes com perversões. Os *voyeurs* e os exibicionistas podem responder bem a modalidades de grupo. Em um estudo (Rosen, 1964), 21 de 24 pacientes se recuperaram ou melhoraram no seguimento de 6 e 36 meses depois. As terapias de grupo legalmente impostas a criminosos sexuais, como no caso dos pedófilos, também obtiveram resultados satisfatórios, mesmo em contextos ambulatoriais (Ganzarain e Buchele, 1990; Rappeport, 1974). Esses grupos oferecem uma mistura de apoio e confrontação de outros criminosos que estão intimamente familiarizados com o problema do paciente, como grupos homogêneos de adictos em drogas e alcoolistas colocam uma pressão de grupo para que se mude o comportamento destrutivo. Ganzarain e Buchele (1990) descobriram que a exclusão de pedófilos gravemente perturbados – aqueles com síndrome cerebral orgânica, psicose, abuso de substância, sociopatia pura e perversões exclusivas – podem facilitar a identificação de um subgrupo de pedófilos que responderão bem à psicoterapia de grupo expressiva. Embora os pacientes em seu grupo de criminosos muitas vezes negassem a responsabilidade e externalizassem a culpa, muitos tinham sentimentos inconscientes de culpa e um profundo senso de vergonha e humilhação por terem sido descobertos. Era típico, entretanto, que esses sentimentos fossem rechaçados por uma resistência considerável à exploração psicoterapêutica. Uma vez que o tratamento era determinado legalmente, muitos dos agressores viam os terapeutas de grupo como agentes da corte e, desse modo, assumiam a postura de "cumprir pena". Os pacientes com graus menores de sociopatia e maiores sentimentos inconscientes de culpa foram capazes, no final, de usar o processo de terapia de grupo para compreender que seu ódio às mulheres surgiu do desejo de serem amados. Essa compreensão levou a um controle maior dos impulsos sexuais e à melhora geral de sua capacidade para relações objetais.

Tratamento hospitalar

Os pacientes parafílicos mais propensos a serem hospitalizados são os pedófilos e, em menor escala, os exibicionistas que são simplesmente incapazes de controlar seu comportamento em um contexto ambulatorial. Muitos dos mesmos problemas de contratransferência descritos para os tratamentos psicoterapêuticos também surgem no tratamento hospitalar. A negação do paciente de sua parafilia pode levar os membros da equipe a compactuarem com ele, focando-se em outros problemas. Um exibicionista sentava-se regularmente no saguão da unidade hospitalar com uma ereção visível sob suas calças de moletom. No entanto, ninguém da equipe de enfermeiros relatou ter notado esse comportamento até que o médico apontou que uma manifestação de contratransferência com esse paciente era o medo de olhar. Esse mesmo paciente também ficava muitas vezes nu em seu quarto até que uma enfermeira fizesse sua ronda; ele, então, fingia estar surpreso e indignado quando a enfermeira o via. Quando o médico do paciente levantou a questão desse comportamento em uma reunião do grupo na unidade, o paciente tentou induzir o apoio de seus companheiros pacientes, acusando o médico de ser insensível e cruel por embaraçá-lo em frente de seus pares.

Em geral, os pacientes com parafilias desaprovam a discussão de seus problemas em encontros de grupo ou comunitários em uma unidade de internação. Contudo, quando os membros da equipe atendem aos pedidos para que se evite questões sexuais nos encontros de tratamento, eles estão compactuando com a tendência do paciente a passar por toda a hospitalização sem lidar com a perversidade que fez com que fosse hospitalizado. Muitos pedófilos são indivíduos extremamente agradáveis que seduzem outros pacientes com a finalidade de evitar confrontações.

O senhor T., um professor de 41 anos, esteve consideravelmente envolvido em atividades sexuais pedofílicas por vários anos. Quando a equipe do hospital insistiu para que ele mencionasse seus molestamentos sexuais de crianças na reunião comunitária da unidade, o senhor T. consentiu, mas de uma maneira que não recebeu qualquer *feedback* de qualquer um dos outros pacientes. Ele começou dizendo que amava as crianças e que estava preocupado com o futuro dos Estados Unidos. Ele falou longamente sobre o amor que tinha por suas duas filhas e sobre sua preocupação a respeito de como sua hospitalização poderia afetá-las. Ele admitiu seu comportamento sexual com crianças, mas fez isso soar de forma benigna. Ele explicou que jamais havia forçado nenhuma atividade sexual com qualquer criança e alegou que, de fato, todas as suas vítimas haviam desfrutado do contato físico com ele. Ele falou sobre isso com termos como "abraços" e "carícias" e sustentou que as coisas sempre ocorreram em um contexto de amorosa amizade. No momento em que ele terminou sua narrativa, os outros pacientes se mostraram bastante compreensivos. O psiquiatra encarregado da reunião perguntou se alguém estava chocado ou com repulsa ao comportamento do senhor T.. Todos negaram esse tipo de reação.

Os pedófilos em uma unidade hospitalar podem praticamente impedir grupos de pacientes de dar o *feedback* efetivo que é fornecido a outros pacientes. Além disso, aqueles com características marcantes de personalidade antissocial podem simplesmente mentir, de modo que seu comportamento parafílico jamais é abordado durante a hospitalização. Um desses paciente sustentou, ao longo das seis semanas de sua hospitalização, que ele havia sido falsamente acusado. No dia de receber alta, ele reconheceu para o médico, com uma risada, que ele realmente tinha molestado uma criança, mas que não havia querido admitir. Enquanto esse paciente fazia as malas para deixar a unidade hospitalar, o médico se sentia frustrado e impotente para fazer qualquer ação que melhorasse a condição do paciente.

Outros pedófilos podem convencer os membros da equipe de que eles estão cumprindo o tratamento ao aderirem às propostas dele. Eles parecem utilizar os *insights* obtidos na psicoterapia sobre a origem de seus impulsos e de seus desejos, mas secretamente não têm qualquer interesse em mudar a si próprios. Eles "jogam o jogo" do tratamento porque isso é muito melhor do que a prisão, onde pedófilos são com frequência sujeitos a estupro coletivo ou homicídio. Um pedófilo que foi um paciente modelo durante sua hospitalização relatou que seus impulsos pedofílicos estavam inteiramente sob controle no momento da alta. Ele chegou a dizer que não estava mais interessado em crianças. Com a transferência para uma casa de transição depois da alta, ele continuou a relatar que não mais se sentia perturbado por seus desejos pedofílicos. Essa ilusão foi despedaçada quando a polícia emitiu um mandado de prisão contra ele em decorrência de dois casos de abuso sexual infantil. Esse padrão de enganar membros da equipe ao fingir aderir às propostas de tratamento é muito comum entre essa população de pacientes. Alguns pedófilos podem, assim, ser melhor abordados em estabelecimentos prisionais com programas especializados para criminosos sexuais que envolvam abordagens de confrontação de grupo.

Disfunções sexuais

Em contrapartida a muitas das seções do DSM-5, a seção sobre disfunções sexuais apresentou um bom número de mudanças importantes na classificação. Embora as disfunções sexuais tenham sido previamente orientadas para o ciclo de respostas sexuais lineares envolvendo desejo-excitação-orgasmo-resolução, pesquisas subsequentes mostraram que a resposta sexual é, de fato, heterogênea e não completamente linear.

Como resultado, o DSM-5 modificou a nomenclatura e tornou as disfunções sexuais mais específicas quanto ao gênero. Para as mulheres, não há um transtorno do desejo sexual separado ou transtorno de excitação no DSM-5. Em vez disso, eles estão combinados com transtorno do interesse/excitação sexual feminino. Contudo, há ainda pouca pesquisa sobre essa nova entidade diagnóstica, de forma que os cuidadores devem improvisar.

Outra grande mudança é que todas as disfunções sexuais agora exigem uma duração mínima de aproximadamente seis meses, bem como critérios mais precisos quanto à gravidade. A única exceção a essa exigência quanto à duração são os problemas sexuais induzidos por substâncias. A dispareunia e o vaginismo não são mais diagnósticos separados. Eles estão combinados no transtorno da dor genito pélvica/penetração. Finalmente, o diagnóstico de transtorno de aversão sexual foi eliminado. O novo sistema de classificação foca sobre problemas de funcionamento sexual diminuído (ver Quadro 11-1).

Ainda que os meios de comunicação de massa se refiram a "vício em sexo", não existem dados suficientes disponíveis para que se apoie a inclusão de uma categoria diagnóstica; logo, a categoria proposta de *transtorno hipersexual* não foi inclusa (Balon e Clayton, 2014). Além disso, não há um padrão que defina o comportamento sexual normal e há o risco de que se seja moralizador e julgador, isto é, de que se dite o quanto um comportamento sexual é aceitável ou não patológico.

As técnicas comportamentais para o tratamento de disfunção sexual dominaram a área por muitos anos, amplamente baseadas no trabalho fundamental de Masters e Johnson (1970). Depois da empolgação inicial, apareceram estudos que indicaram resultados um pouco decepcionantes (Kilmann et al., 1986; O'Connor e Stern, 1972). Os terapeutas sexuais reconheceram que a motivação sexual dos casais, o estado de suas relações conjugais e os sintomas sexuais específicos tinham um grande impacto sobre a efetividade das técnicas comportamentais (Lansky e Davenport, 1975). Os problemas intrínsecos à fase do desejo, por exemplo, eram frequentemente resistentes à terapia sexual. Helen Singer Kaplan (1974, 1979, 1986) desenvolveu um modelo sofisticado para combinar técnicas comportamentais com abordagens dinâmicas.

Mais recentemente, o desenvolvimento de medicamentos para disfunção erétil, como o Viagra (citrato de sildenafila), mudou drasticamente a prática da terapia sexual. Um levantamento feito a partir das publicações mais importantes nesse campo (Winton, 2001) descobriu que o foco na área de disfunções sexuais mudou para a

QUADRO 11–1 Disfunções sexuais incluídas no DSM-5

Ejaculação retardada
Transtorno erétil
Transtorno do orgasmo feminino
Transtorno do interesse/excitação sexual feminino
Transtorno da dor gênito-pélvica/penetração
Transtorno do desejo sexual masculino hipoativo
Ejaculação prematura (precoce)
Disfunção sexual induzida por substância/medicamento
Outra disfunção sexual especificada
Disfunção sexual não especificada

disfunção erétil masculina. Muitos desses problemas são prontamente tratáveis com medicamentos, e tem havido um interesse crescente em tratar mulheres com desejo sexual hipoativo e disfunção orgásmica com bupropiona de liberação prolongada (Modell et al., 2000; Segraves et al., 2001). Alguns especialistas (Rowland, 2007) expressaram a preocupação de que a medicalização do tratamento de disfunções sexuais possa fazer do cuidado sexológico algo obsoleto. Outros observadores têm notado que a sexualidade humana está sendo abandonada gradativamente pela psiquiatria até o ponto em que uma história sexual muitas vezes não é levada em conta (Balon, 2007). Contudo, os problemas que surgem de uma abordagem reducionista e os efeitos colaterais resultantes de vários medicamentos sugerem que a perspectiva biopsicossocial sobre a disfunção sexual não deve ser abandonada. De fato, alguns especialistas acreditam que a psicoterapia é agora mais relevante do que nunca (Althof, 2007). O relatório de um levantamento que trata da sexualidade e da saúde de adultos nos Estados Unidos (Lindau et al., 2007) atraiu grande atenção quando apareceu no *New England Journal of Medicine*. Ele apontou que cerca da metade das mulheres e dos homens relataram, pelo menos, um problema sexual que os aborrece e, talvez até mais desconcertante, o relatório indicou que esses problemas são discutidos com pouca frequência com os médicos. Há um consenso crescente de que esses problemas requerem uma perspectiva biopsicossocial para a sua compreensão e o tratamento devido à natureza multifatorial da maioria das disfunções sexuais (Balon e Clayton, 2014).

Os clínicos sabem há muito tempo que quando um problema sexual é a principal queixa em uma entrevista inicial, essa é muitas vezes apenas a ponta do *iceberg*. O advento de medicamentos para disfunção sexual levou ao surgimento de uma variedade de problemas conjugais em casais que alcançaram um equilíbrio mais ou menos estável com contato sexual apenas ocasional. Muitos casais se viram tendo de renegociar suas relações conjugais para ajudar a esclarecer a natureza dos problemas de intimidade que vinham sendo mascarados pela disfunção erétil. Alguns homens começaram a ter relações extraconjugais, porque eles não estavam mais ansiosos em relação a sua capacidade de conseguir ou manter uma ereção. Com o endosso de celebridades a agentes para a disfunção erétil aparecendo na televisão e nas revistas, isso se tornou um tópico que pode ser discutido abertamente. Desse modo, maiores esforços de pesquisa têm sido possíveis. Os homens ainda têm apresentado aproximadamente três anos de demora entre o surgimento dos problemas eréteis e a busca de tratamento por causa da vergonha e do constrangimento acerca dos sintomas (Moore et al., 2003). Independentemente do fato de causas físicas estarem relacionadas aos sintomas, muitos homens sentem um golpe significativo em sua autoestima quando não podem desempenhar seu papel sexual. Por isso, as terapias individual e conjugal associadas podem ainda ser necessárias, mesmo com a disponibilidade de medicamentos específicos. Além disso, uma porcentagem significativa de homens e mulheres não responde aos fármacos que estão sendo utilizados atualmente para disfunção sexual.

Compreensão psicodinâmica

A terapia sexual breve e/ou a farmacoterapia podem ser os tratamentos mais eficientes para indivíduos e casais que têm dificuldades em atingir o orgasmo, mas que não apresentam qualquer psicopatologia grave associada. Os transtornos associados com o desejo e a excitação tendem a ser mais refratários à terapia sexual breve, porque eles estão ancorados em fatores psicopatológicos mais profundos (Kaplan, 1986; Reid, 1989). Essa discussão é mais focada sobre problemas nessas áreas.

A compreensão psicodinâmica do paciente masculino ou feminino que não tem qualquer desejo por sexo, ou do paciente que tem desejo, mas é incapaz de conseguir uma ereção, começa com um entendimento cuidadoso do contexto situacional do sintoma. Se o paciente está envolvido em uma relação íntima, o clínico deve determinar se o problema do desejo ou da excitação é específico em relação ao parceiro ou se é generalizado em relação a todos os parceiros sexuais potenciais. As dificuldades sexuais que são específicas do casal – ao contrário daquelas que representam, principalmente, dificuldades intrapsíquicas que ocorreriam com qualquer parceiro – devem ser compreendidas no contexto das dinâmicas interpessoais da díade. Os clínicos devem lembrar, entretanto, que problemas de desejo, como todos os outros sintomas psicológicos, são multiplamente determinados.

Uma amostra nacional de probabilidade de 1999 (Laumann et al., 1999) revelou que relações problemáticas, tanto no presente como no passado, estão extremamente conectadas a disfunções sexuais. De fato, todas as categorias de disfunções sexuais em mulheres nesse estudo mostraram associações fortes com infelicidade e sentimentos de satisfação emocional e física baixos. O transtorno de excitação em mulheres estava significativamente relacionado à vitimização sexual por meio de contatos adulto-criança ou contato sexual forçado. Em um estudo mais recente (Reissing et al., 2003), o vaginismo também estava relacionado a taxas mais altas de abuso sexual e a um autoesquema sexual menos positivo. Percebeu-se que vítimas masculinas de contatos adulto-criança eram três vezes mais propensas a experienciar disfunção erétil do que aquelas que não haviam sido vitimizadas. As vítimas de abuso sexual infantil do sexo masculino também eram duas vezes mais propensas a experienciar ejaculação precoce e baixo desejo sexual se comparadas com indivíduos-controle que não tiveram traumas infantis. Esses investigadores enfatizaram que os efeitos duradouros e profundos sobre o funcionamento sexual pareciam resultar de atos sexuais traumáticos em ambos os sexos.

Levine (1988) delineou três elementos distintos do desejo sexual que devem funcionar em sincronia para um desejo e uma excitação adequados: impulso sexual, vontade e motivação. O impulso sexual tem raízes na biologia e pode ser afetado por fatores físicos, como níveis hormonais, doenças e medicamentos. O elemento da vontade está mais intimamente conectado a fatores ideacionais ou cognitivos da consciência. Por exemplo, na presença de um componente normal de impulso, um indivíduo pode não ter vontade de fazer sexo por causa de proibições religiosas ou por causa do medo de contrair o vírus da imunodeficiência humana (HIV). O terceiro elemento, a motivação, está intimamente relacionado a necessidades inconscientes de objetos relacionais e é o componente que mais provavelmente será o foco da intervenção terapêutica.

O clínico deve avaliar todos os três elementos e tentar compreender por que eles não estão integrados em um todo funcional. Uma série de fatores pode interferir na motivação de um indivíduo. Um dos cônjuges pode estar tendo uma relação extraconjugal e, simplesmente, não ter interesse em seu parceiro; um dos cônjuges pode se sentir cronicamente tão ressentido e com raiva do outro que as relações sexuais estão fora de questão. Problemas na relação não sexual do casal são responsáveis, muito provavelmente, pela maioria dos casos de desejo sexual inibido. Certas distorções de transferência sexual do parceiro também podem ter um papel-chave na perturbação da motivação. Em muitos casais que entram em terapia conjugal ou sexual, os cônjuges estão inconscientemente relacionados um ao outro como se o estivessem ao pai/à mãe do sexo oposto. Quando isso ocorre, as relações sexuais podem ser inconscientemente experienciadas como incestuosas, de modo que os parceiros lidam com a ansiedade associada a esse tabu evitando o sexo por completo. Simpson (1985) relatou um caso de terapia sexual em que a esposa estava extremamente resistente em executar os exercícios prescritos. Quando essa resistência foi explorada dinamicamente, a esposa foi capaz de reconhecer para o terapeuta que parte dela queria que o marido falhasse na terapia sexual. Ela revelou seu medo de que o marido pudesse se tornar um "mulherengo" como o seu pai, caso ele recobrasse o funcionamento sexual adequado. Essa distorção de transferência do marido ameaçava minar o sucesso da terapia sexual. Mesmo indivíduos solteiros em uma terapia ou análise podem experienciar apegos do tipo transferenciais em relação a um parceiro sexual em potencial, o que resulta em transtornos de motivação.

> O senhor U, um trabalhador solteiro de 25 anos de idade, iniciou a psicanálise devido a vários problemas em sua capacidade de trabalhar e amar. O componente do impulso do desejo sexual do senhor U. era inteiramente adequado – ele se masturbava várias vezes ao dia para aliviar sua tensão sexual intensa. O componente da vontade do desejo também estava intacto. Ele aspirava ter relações sexuais com

uma mulher apropriada e fantasiava a prática disso. Contudo, o elemento motivacional parecia estar faltando, como era evidenciado por seu padrão de comportamento característico cada vez que ele ficava atraído por uma mulher. Conforme ele falava sobre a mulher na análise, ele ia se tornando queixosamente convencido de que iria de modo definitivo perder o objeto atual de seus anseios. A sua expectativa da perda suscitava sentimentos tão intensos de tristeza e o sobrecarregava tanto que ele decidiu não buscar qualquer relação, e, em vez disso, simplesmente se retrair ao comportamento de masturbação solitária.

Cada vez que o senhor U. experimentava esses sentimentos de antecipação da perda, seu analista tentava extrair algumas associações com eventos ou experiências de vida pregressos que poderiam suscitar sentimentos análogos. Depois de um considerável período de trabalho analítico, o paciente finalmente começou a dar sentido a esses sentimentos. Quando o senhor U. tinha 5 anos, seu pai esteve ausente por um ano para lutar na guerra. Durante esse período, o senhor U. foi "o homem da casa", ocupando uma posição especial em relação à sua mãe na ausência de seu principal rival pelo afeto dela. Por vezes, ele chegava mesmo a dormir na cama com ela. Quando seu pai retornou, entretanto, ele sofreu a perda devastadora de sua relação especial e íntima com a mãe.

A memória do paciente desse período em sua vida o ajudou a compreender suas motivações em não procurar relações sexuais. Tão logo ele ficava apaixonado por uma mulher, ele começava a formar um apego transferencial materno. Ao experienciar a mulher novamente como sua mãe (em um nível inconsciente), ele se convencia de que aquela, assim como esta, o trocaria por outro homem da mesma maneira que sua mãe o deixou de lado por seu pai. O senhor U. temia se confrontar mais uma vez com aquela mágoa, o que o levava a evitar relações sexuais. Esse *insight* também colocou o senhor U em contato com uma considerável ansiedade de castração. Ele percebeu que era profundamente preocupado que seu pênis pudesse ser lesionado durante o sexo, uma preocupação que ele associou, em certo momento, com seu medo de retaliação por ter tomado o lugar do pai na cama da mãe.

A capacidade de excitação sexual e o desejo estão clara e intimamente conectados às relações objetais internas. Scharff (1988) desenvolveu um modelo de relações objetais de desejo sexual inibido com base nas teorias do desenvolvimento de Fairbairn (1952) (ver Cap. 2). Fairbairn postulou dois sistemas de "objetos maus": o ego e o objeto libidinais, nos quais o ego anseia por um objeto provocante; e o ego e o objeto antilibidinais, nos quais o ego sente ódio e raiva em relação a um objeto que ataca, abandona ou negligencia. O objeto antilibidinal ou rejeitador tenta eliminar o objeto libidinal ou excitante. No modelo de Scharff, então, esse sistema antilibidinal interfere na excitação sexual, a qual deriva do sistema libidinal.

Essas abstrações metapsicológicas podem ser mais facilmente compreendidas ao se examinar o desenvolvimento de uma relação típica. Os indivíduos são atraídos mutuamente como um resultado da ativação do sistema objetal libidinal ou de necessidade de excitação. Por meio da identificação projetiva mútua, cada um vê o outro como objeto de excitação. Para manter o estado "apaixonado" idealizado, cada um deve reprimir o objeto rejeitador ou antilibidinal. No entanto, conforme o brilho e o frescor da relação se desgasta, a unidade reprimida das relações objetais vem à tona, sobretudo quando as necessidades são inevitavelmente frustradas. A essa altura, o objeto rejeitador do sistema antilibidinal é projetado no parceiro, e a excitação sexual é contaminada pela percepção do parceiro como perseguidor ou abandonador.

No modelo de Scharff, os clínicos devem avaliar as perturbações do desejo de acordo com três áreas diferentes de relações objetais externas e internas: 1) as realidades externas da relação conjugal atual do casal; 2) o mundo objetal interno de cada indivíduo e como isso afeta a capacidade de intimidade sexual; e 3) a constelação familiar atual (incluindo crianças, pais idosos e outros fatores) e como ela afeta o desejo sexual. Scharff notou que o desejo sexual é amplamente afetado pelo estágio de desenvolvimento do próprio casamento.

Os pacientes que são perturbados de uma forma primitiva, especialmente aqueles com esquizofrenia ou com graves características *borderline*, podem ver a possiblidade de fusão genital como algo opressivo a seu ego frágil. Os fatores motivacionais nesses pacientes que levam ao desejo sexual inibido estão relacionados a estados de ansiedade primitivos descritos no Capítulo 9, incluindo a ansiedade de desintegração, a ansiedade persecutória e um medo da fusão com o parceiro. Abster-se de relações sexuais pode, assim, parecer resguardar a integridade do *self*. Temas psicodinâmicos específicos estão com frequência ligados à experiência do orgasmo, que pode ser altamente desconcertante para pacientes que estão organizados em um nível psicótico ou *borderline* (Abraham, 2002). Esses temas devem ser levados em conta quando se formula uma compreensão abrangente e um plano de tratamento para pacientes com disfunção sexual.

Considerações sobre o tratamento

O clínico que avalia transtornos sexuais funcionais deve decidir se prescreve terapia sexual comportamental breve, terapia cognitiva, terapia conjugal, psicanálise ou psicoterapia expressiva de apoio, farmacoterapia ou qualquer combinação desses tratamentos. Frequentemente, as combinações de tratamentos são utilizadas para o máximo benefício. O impacto das mudanças no *desempenho* sexual do casal muitas vezes tem efeitos de mais longo alcance que demandam intervenção psicoterapêutica. Medicamentos para a disfunção erétil, como a sildenafila, têm sido objeto de atenção no que se refere a seu potencial para perturbar o equilíbrio conjugal, mas as pacientes para quem foi prescrito bupropiona também podem ser tomadas por um intenso desejo sexual que sentem ser, às vezes, quase incontrolável (Bartlik et al., 1999), e o impacto sobre o casal pode exigir trabalho psicoterapêutico também. Balon e Clayton (2014) sugeriram que quando um paciente do sexo masculino relata uma história de disfunção erétil ao longo da vida, a psicoterapia dinâmica é, provavelmente, um importante componente da abordagem geral de tratamento. Devido à publicidade, muitos pacientes esperam um "medicamento milagroso" quando são prescritos a eles agentes como sildenafila, ficando frustrados com o fato de que problemas envolvendo intimidade, expectativas e desapontamentos persistam.

As indicações para as várias modalidades podem nem sempre ser claras durante a avaliação inicial. A terapia sexual comportamental breve tende a ser bem-sucedida se um casal está altamente motivado, se nenhum dos parceiros tem alguma psicopatologia grave, se cada parceiro está razoavelmente satisfeito com a relação e se a disfunção está baseada na ansiedade relativa ao desempenho e relacionada à fase do orgasmo. Os casais que têm o desejo sexual inibido e que estão geralmente desiludidos com a relação podem necessitar de terapia conjugal por um período para lidar com problemas básicos do relacionamento. Se um casal decide permanecer junto depois da terapia conjugal, então, as técnicas de terapia sexual podem ser recomendadas de forma mais apropriada.

Os casais que parecem ser candidatos apropriados para técnicas de terapia sexual breve, mas que comprometem o processo ao não praticarem os exercícios, podem demandar um tratamento híbrido que Helen Singer Kaplan (1979) denominou terapia psicossexual. Nesse tratamento, o terapeuta prescreve exercícios comportamentais e, depois, aborda quaisquer resistências à prática desses exercícios com psicoterapia dinâmica. Kaplan constatou que essa combinação de técnicas é fundamental para o tratamento ser bem-sucedido com alguns pacientes. A porção dinâmica do tratamento permite a exploração de temas como sentimentos intensos de culpa do paciente relativos ao prazer sexual. Transferências parentais para o parceiro também podem ser descobertas e exploradas. Além disso, muitos pacientes têm conflitos inconscientes quanto a serem bem-sucedidos em qualquer esforço – incluindo o desempenho sexual – que podem ter que ser examinados. Kaplan (1986) também constatou que alguns pacientes atuam, inconscientemente, o papel de "perdedores" ou de "fracassados" a que eles foram designados por sua família.

Os pacientes com patologias graves de caráter ou conflitos neuróticos profundamente arraigados quanto à sexualidade devem ser tratados com psicanálise ou psicoterapia expressiva de apoio (Kaplan, 1986; Levine, 1988; Reid, 1989; Scharff, 1988). Algumas vezes, esses problemas vêm à tona apenas durante uma avaliação prolongada com a terapia sexual (Scharff, 1988). Alguns pacientes podem não se convencer da necessidade de psicoterapia intensiva individual de logo prazo até que tenham tentado métodos breves e os tenham achado ineficazes. A terapia sexual prolongada também permite que o terapeuta ganhe uma compreensão maior das relações objetais internas de cada um dos membros do casal. De acordo com o que foi descrito na seção sobre terapia familiar e conjugal das relações objetais no Capítulo 5, o terapeuta "contém" as várias identificações projetivas de ambos os cônjuges. Os terapeutas que estão abertos para esse processo podem diagnosticar padrões problemáticos de relações objetais no casal por meio de "experiências de primeira mão". Quando há um conflito neurótico profundamente assentado sobre a sexualidade ou quando há uma patologia grave de caráter, contudo, a terapia sexual muitas vezes exacerbará esses problemas (Lansky e Davenport, 1975). Os exercícios sensoriais focais que foram prescritos obrigam o casal a confrontar questões que são habitualmente evitadas por causa da forma com que sua relação tem sido organizada. Particularmente nos casos em que há uma história de trauma sexual, a prescrição da terapia sexual pode ser experienciada como uma forma de trauma por si mesma e ter efeitos antiterapêuticos de longo alcance sobre o casal.

A senhora V., uma dona de casa de 46 anos, iniciou uma terapia sexual com seu marido devido à sua completa falta de interesse em relações sexuais. Depois de várias sessões improdutivas, o terapeuta sexual encaminhou a senhora V. para uma psicoterapia individual expressiva de apoio. Ela se sentiu aliviada quando viu pela primeira vez o psicoterapeuta individual, pois ela percebeu que não seria "forçada a ter relações sexuais" com o marido.

Ela descreveu sua relação conjugal como uma relação na qual tinha o papel de cuidadora e que não gerava qualquer gratidão de seu marido. Ele havia se aposentado quatro anos antes e agora passava seus dias atirado pela casa assistindo à televisão. Ela não estava feliz com sua relação, mas parecia ter pouco interesse em mudar isso. Ela se repreendia de forma repetida, dizendo que não merecia uma vida melhor do que aquela que tinha. Quando esse padrão de autodepreciação e de resignação foi indicado a ela pelo terapeuta, a senhora V. confidenciou que todas as vezes que havia se sentido bem em sua vida, ela tinha sido "aniquilada". Então, contou vários exemplos, incluindo a morte de um de seus filhos, para ilustrar como ela sempre foi punida por quaisquer sentimentos positivos que ela tenha tido em relação aos eventos da vida.

Embora a senhora V. falasse sobre um grande número de tópicos em sua psicoterapia, ela se negava, firmemente, a mencionar qualquer coisa sobre sua sexualidade ou sobre os problemas sexuais que a levaram ao tratamento em um primeiro momento. O terapeuta começou a sentir como se ele a estivesse coagindo a lidar com os problemas sexuais dela. Quando ele cuidadosamente perguntava sobre esses problemas, ela respondia como se o terapeuta fosse um estuprador, sentindo-se violada e fechando-se em silêncio. O terapeuta utilizou seus sentimentos de contratransferência para diagnosticar uma relação objetal interna que havia sido externalizada na psicoterapia. Ele disse à senhora V.: "Você parece reagir como se eu a estivesse traumatizando com minhas questões sobre sexualidade. Isso estaria repetindo algum trauma de seu passado relacionado ao sexo?" A senhora V. desabou e, emocionada, reconheceu uma história de trauma sexual precoce nas mãos de um tio. Ela também se abriu ainda mais ao falar de seu primeiro casamento, explicando que ela havia tido vários casos extraconjugais que a levaram a dois abortos ilegais. Ela sempre havia sido "queridinha do papai" e pensava se estaria procurando seu pai em todos esses relacionamentos. Esse *insight* estava conjugado com a consciência de que ela havia parado de ter casos quando seu pai morrera cerca de 18 anos antes. Seu pai havia se envolvido em alguns dos problemas conjugais que resultaram de sua promiscuidade e ele parecia muito aflito com a infidelidade dela ao marido. Ela chegou mesmo a especular que seu comportamento promíscuo no primeiro casamento poderia ter causado a morte de seu pai. Com as interpretações de seu terapeuta, a senhora V. começou a compreender que seu autossacrifício e sua devoção altruísta aos cuidados com seu marido era uma forma de reparação psicológica aos danos que ela acreditava ter infligido ao pai. Ela também começou a compreender que negava a si própria o prazer sexual para se punir por sua promiscuidade e pelos dois abortos.

O caso da senhora V. ilustra como problemas sexuais profundamente enraizados podem ser egossintônicos, pois eles preenchem certas necessidades psicológicas. Muitos pacientes com disfunções sexuais estão verdadeiramente convencidos de que eles não devem experimentar prazer sexual, de modo que eles estão, portanto, comprometidos com a manutenção de sua sintomatologia. O tratamento das disfunções sexuais é uma área da psiquiatria altamente carregada de valores. Os clínicos devem ajustar sua necessidade contratransferencial de curar com um respeito pelo direito do paciente de escolher um padrão particular de conduta sexual. Helen Singer Kaplan (1986) observou que algumas mulheres que fracassam em alcançar o orgasmo ainda assim relatam ter relações sexuais satisfatórias; essas mulheres normalmente não buscam tratamento para disfunções sexuais. Além disso, muitos celibatários voluntários em ordens religiosas levam vidas felizes e produtivas. Finalmente, os clínicos devem ter em mente que, para alguns pacientes, um sintoma sexual não é nada mais do que um bilhete de entrada para a psicoterapia. Assim que atravessam a porta, esses pacientes se tornam mais interessados em outras áreas de suas vidas e os sintomas sexuais perdem a significância.

Referências

Abel GG, Becker JD, Cunningham-Rathner J, et al: Multiple paraphilic diagnoses among sex offenders. Bull Am Acad Psychiatry Law 16:153–168, 1988

Abraham G: The psychodynamics of orgasm. Int J Psychoanal 83:325–338, 2002

Ahlmeyer S, Kleinsasser D, Stoner J, et al: Psychopathology of incarcerated sex offenders. J Pers Disord 17:306–318, 2003

Althof SE: It was the best of times; it was the worst of times. J Sex Marital Ther 33:399–403, 2007

American Psychiatric Association: Diagnostic and Statistical Manual of Mental Disorders, 5th Edition. Washington, DC, American Psychiatric Association, 2013

Balon R: Is medicalization and dichotomization of sexology the answer? A commentary. J Sex Marital Ther 33:405–409, 2007

Balon R, Clayton AH: Sexual dysfunctions, in Gabbard's Treatment of Psychiatric Disorders, 5th Edition. Edited by Gabbard GO. Washington, DC, American Psychiatric Publishing, 2014

Bartlik B, Kaplan P, Kaminetsky J, et al: Medications with the potential to enhance sexual responsivity in women. Psychiatric Annals 29:46–52, 1999

Bergner RM: Sexual compulsion as an attempted recovery from degradation: theory and therapy. J Sex Marital Ther 28:373–387, 2002

Berlin FS, Malin HM, Thomas K: Non-pedophilic and non-transvestic paraphilias. Treatments of Psychiatric Disorders, 2nd Edition. Edited by Gabbard GO. Washington, DC, American Psychiatric Press, 1995, pp 1941–1958

Bower H: The gender identity disorder in the DSM-IV classification: a critical evaluation. Aust N Z J Psychiatry 35:1–8, 2001

Briken P, Mika E, Berner W: Treatment of paraphilia with luteinizing-hormone releasing hormone agonists. J Sex Marital Ther 27:45–55, 2001

Brown GR, Wise TN, Costa PT, et al: Personality characteristics and sexual functioning of 188 cross-dressing men. J Nerv Ment Dis 184:265–273, 1996

Chasseguet-Smirgel J: Perversion and the universal law. International Review of Psychoanalysis 10:293–301, 1983

Dunsieth NW, Nelson EB, Brusman-Lovins LA, et al: Psychiatric and legal features of 113 men convicted of sexual offenses. J Clin Psychiatry 65:293–300, 2004

Fagan P, Lehne G, Strand J, et al: Paraphilias, in Oxford Textbook of Psychotherapy. Edited by Gabbard G, Beck J, Holmes J. Oxford, UK, Oxford University Press, 2005

Fairbairn WRD: Psychoanalytic Studies of the Personality. London, Routledge & Kegan Paul, 1952

Fedoroff JP: Paraphilic worlds, in The Handbook of Clinical Sexuality for Mental Health Professionals, 2nd Edition. Edited by Levine SB, Risen CB, Althof SE. New York, Routledge, 2010, pp 401–424

Fenichel O: The Psychoanalytic Theory of Neurosis. New York, WW Norton, 1945

Fogel GI, Myers WA (eds): Perversions and Near-Perversions in Clinical Practice: New Psychoanalytic Perspectives. New Haven, CT, Yale University Press, 1991

Freud S: Three essays on the theory of sexuality (1905), in The Standard Edition of the Complete Psychological Works of Sigmund Freud, Vol 7. Translated and edited by Strachey J. London, Hogarth Press, 1953, pp 123–245

Freud S: Splitting of the ego in the process of defence (1940), in The Standard Edition of the Complete Psychological Works of Sigmund Freud, Vol 23. Translated and edited by Strachey J. London, Hogarth Press, 1964, pp 271–278

Ganzarain RC, Buchele BJ: Incest perpetrators in group therapy: a psychodynamic perspective. Bull Menninger Clin 54:295–310, 1990

Gelinas DJ: Unexpected resources in treating incest families, in Family Resources: The Hidden Partner in Family Therapy. Edited by Karpel MA. New York, Guil-ford, 1986, pp 327–358

Goldberg A: The Problem of Perversion: The View of Self Psychology. New Haven, CT, Yale University Press, 1995

Greenacre P: The transitional object and the fetish: with special reference to the role of illusion. Int J Psychoanal 51:447–456, 1970

Greenacre P: Fetishism, in Sexual Deviation, 2nd Edition. Edited by Rosen I. Oxford, UK, Oxford University Press, 1979, pp 79–108

Groth AN, Birnbaum HJ: Men Who Rape: The Psychology of the Offender. New York, Plenum, 1979

Hall GCN: Sexual offender recidivism revisited: a meta-analysis of recent treatment studies. J Consult Clin Psychol 63:802–809, 1995

Kaplan HS: The New Sex Therapy: Active Treatment of Sexual Dysfunctions. New York, Brunner/Mazel, 1974

Kaplan HS: Disorders of Sexual Desire and Other New Concepts and Techniques in Sex Therapy. New York, Simon & Schuster, 1979

Kaplan HS: The psychosexual dysfunctions, in Psychiatry, Revised Edition, Vol 1: The Personality Disorders and Neuroses. Edited by Cavenar JO Jr, Cooper AM, Frances AJ, et al. Philadelphia, PA, JB Lippincott, 1986, pp 467–479

Kaplan LJ: Female Perversions: The Temptations of Emma Bovary. New York, Doubleday, 1991

Kentsmith DK, Eaton MT: Treating Sexual Problems in Medical Practice. New York, Arco, 1978

Kernberg OF: Borderline Conditions and Pathological Narcissism. New York, Jason Aronson, 1975

Kilmann PR, Boland JP, Norton SP, et al: Perspectives of sex therapy outcome: a survey of AASECT providers. J Sex Marital Ther 12:116–138, 1986

Kohut H: The Analysis of the Self: A Systematic Approach to the Psychoanalytic Treatment of Narcissistic Personality Disorders. New York, International Universities Press, 1971

Kohut H: The Restoration of the Self. New York, International Universities Press, 1977

Lansky MR, Davenport AE: Difficulties of brief conjoint treatment of sexual dysfunction. Am J Psychiatry 132:177–179, 1975

Laumann EO, Paik A, Rosen RC: Sexual dysfunction in the United States: prevalence and predictors. JAMA 281:537–544, 1999

Lawrence AA, Love-Crowell J: Psychotherapists' experience with clients who engage in consensual sadomasochism: a qualitative study. J Sex Marital Ther 34:63–81, 2008

Lehne G, Money J: The first case of paraphilia treated with Depo-Provera: 40-year outcome. J Sex Educ Ther 25:213–220, 2000

Levine SB: Intrapsychic and individual aspects of sexual desire, in Sexual Desire Disorders. Edited by Leiblum SR, Rosen R. New York, Guilford, 1988, pp 21–44

Lindau ST, Schumm LP, Laumann EO, et al: A study of sexuality and health among older adults in the United States. N Engl J Med 357:762–774, 2007

Marshall WL, Pithers WD: A reconsideration of treatment outcome with sex offenders. Crim Justice Behav 21:10–27, 1994

Massie H, Szajnberg N: The ontogeny of a sexual fetish from birth to age 30 and memory processes: a research case report from a prospective longitudinal study. Int J Psychoanal 78:755–771, 1997

Masters WH, Johnson V: Human Sexual Inadequacy. Boston, MA, Little, Brown, 1970

McConaghy N: Paedophilia: a review of the evidence. Aust N Z J Psychiatry 32:252–265, 1998

McDougall J: Plea for a Measure of Abnormality. New York, International Universities Press, 1980

McDougall J: Identifications, neoneeds and neosexualities. Int J Psychoanal 67:19–31, 1986

McDougall J: The Many Faces of Eros: A Psychoanalytic Exploration of Human Sexuality. New York, WW Norton, 1995

Miller JP: How Kohut actually worked. Progress in Self Psychology 1:13–30, 1985

Mitchell SA: Relational Concepts in Psychoanalysis: An Integration. Cambridge, MA, Harvard University Press, 1988

Modell JG, May RS, Katholi CR: Effect of bupropion SR on orgasmic dysfunction in non-depressed subjects: a pilot study. J Sex Marital Ther 26:231–240, 2000

Moore TM, Strauss JL, Herman S, et al: Erectile dysfunction in early, middle, and late adulthood: symptom patterns and psychosocial correlates. J Sex Marital Ther 29:381–399, 2003

Murphy L, Bradford JB, Fedoroff JP: Treatment of the paraphilias and paraphilic disorders, in Gabbard's Treatment of Psychiatric Disorders, 5th Edition. Edited by Gabbard GO. Washington, DC, American Psychiatric Publishing, 2014

Nersessian E: A cat as fetish: a contribution to the theory of fetishism. Int J Psychoanal 79:713–725, 1998

O'Connor JF, Stern LO: Results of treatment in functional sexual disorders. N Y State J Med 72:1927–1934, 1972

Ogden TH: The perverse subject of analysis. J Am Psychoanal Assoc 34:1121–1146, 1996

Parsons M: Sexuality and perversions 100 years on: discovering what Freud discovered. Int J Psychoanal 81:37–51, 2000

Pate JE, Gabbard GO: Adult baby syndrome. Am J Psychiatry 160:1932–1936, 2003

Person ES: Paraphilias and gender identity disorders, in Psychiatry, Revised Edition, Vol 1: The Personality Disorders and Neuroses. Edited by Cavenar JO Jr, Cooper AM, Frances AJ, et al. Philadelphia, PA, JB Lippincott, 1986, pp 447–465

Prentky RA, Knight RA, Lee AFS: Risk factors associated with recidivism among extrafamilial child molesters. J Consult Clin Psychol 65:141–149, 1997

Rappeport JR: Enforced treatment: is it treatment? Bull Am Acad Psychiatry Law 2:148–158, 1974

Raymond NC, Coleman E, Ohlerking F, et al: Psychiatric comorbidity in pedophilic sex offenders. Am J Psychiatry 156:786–788, 1999

Reid WH: The Treatment of Psychiatric Disorders: Revised for the DSM-III-R. New York, Brunner/Mazel, 1989

Reissing ED, Binik YM, Khalife S, et al: Etiological correlates of vaginismus: sexual and physical abuse, sexual knowledge, sexual self-schema, and relationship adjustment. J Sex Marital Ther 29:47–59, 2003

Rice ME, Quinsey VL, Harris GT: Sexual recidivism among child molesters released from a maximum security psychiatric institution. J Consult Clin Psychol 59:381–386, 1991

Rosen I (ed): Pathology and Treatment of Sexual Deviation: A Methodological Approach. London, Oxford University Press, 1964

Rosen I (ed): Sexual Deviation, 2nd Edition. London, Oxford University Press, 1979

Rosler A, Witztum E: Treatment of men with paraphilia with a long-acting analogue of gonadotropin-releasing hormone. N Engl J Med 338:416–422, 1998

Rowland DL: Will medical solutions to sexual problems make sexological care and science obsolete? J Sex Marital Ther 33:385–397, 2007

Sachs H: On the genesis of perversions (translated by Goldberg RB). Psychoanal Q 55:477–488, 1986

Scharff DE: An object relations approach to inhibited sexual desire, in Sexual Desire Disorders. Edited by Leiblum SR, Rosen R. New York, Guilford, 1988, pp 45–74

Schiltz K, Witzel J, Northoff G, et al: Brain pathology in pedophilic offenders: evidence of volume reduction in the right amygdala and related diencephalic structures. Arch Gen Psychiatry 64:737–746, 2007

Segraves RT, Croft H, Kavoussi R, et al: Bupropion sustained release for the treatment of hypoactive sexual desire disorder (HSDD) in non-depressed women. J Sex Marital Ther 27:303–316, 2001

Simpson WS: Psychoanalysis and sex therapy: a case report. Bull Menninger Clin 49:565–582, 1985

Stoller RJ: Perversion: The Erotic Form of Hatred. New York, Pantheon, 1975

Stoller RJ: Observing the Erotic Imagination. New Haven, CT, Yale University Press, 1985

Stoller RJ: Pain and Passion: A Psychoanalyst Explores the World of S and M. New York, Plenum, 1991
Stolorow RD, Atwood GE, Brandchaft B: Masochism and its treatment. Bull Menninger Clin 52:504–509, 1988
Winton MA: Gender, sexual dysfunctions, and the Journal of Sex and Marital Therapy. J Sex Marital Ther 27:333–337, 2001

Capítulo 12

Transtornos Relacionados a Substâncias e Transtornos Aditivos e Transtornos Alimentares

Neste capítulo, considero duas categorias diagnósticas que envolvem sintomas autodestrutivos distintos. Os *transtornos relacionados a substâncias* são definidos pela ingestão de substâncias químicas que podem levar à adição, a problemas físicos que ameacem a vida e a uma série de perturbações emocionais. Os *transtornos alimentares* são definidos por alimentação excessiva, purgação voluntária, além de inanição. Ambos os grupos de transtornos apresentam um problema complexo para clínicos psicodinâmicos: Qual é o papel das abordagens dinâmicas em transtornos que exigem que o controle de sintomas seja o principal objetivo do esforço terapêutico? Em alguns círculos, a compreensão psicodinâmica é considerada irrelevante para o manejo de transtornos alimentares e aditivos. Entretanto, um corpo considerável de literatura clínica e de pesquisa sugere o contrário.

Transtornos relacionados a substâncias

Neste capítulo, farei uma distinção entre alcoolismo e abuso de outras substâncias, tratando-os como entidades separadas. No entanto, todas as formas de uso problemáticos de substâncias têm muito em comum, e o DSM-5 (American Psychiatric Association, 2013) eliminou as antigas categorias de dependência e de abuso, agrupando todas as manifestações de abuso e de dependência de substância sob o título de *transtornos por uso de substâncias*. A maioria dos sintomas antes listada como abuso e dependência no DSM-IV é colocada sob essa categoria mais ampla. Entretanto, o sintoma de *fissura pela droga* foi adicionado aos critérios, e o critério *problemas legais recorrentes relacionados à substância* foi retirado devido a sua baixa prevalência e seu ajuste insatisfatório a outros critérios (Hasin et al., 2013). Essa fusão de abuso de substâncias e de dependência de substâncias resultou de achados de que suposições comuns acerca da relação entre abuso e dependência se mostraram incorretas em vários estudos.

Os psiquiatras psicodinâmicos desde há muito vêm sendo frustrados em seus esforços no tratamento de pacientes com alcoolismo e abuso de drogas. Muitos chegam a abandonar ou evitar esses esforços. No entanto, o uso de substâncias é tão disseminado que nenhum psiquiatra pode clinicar sem ter de lidar com elas de uma forma ou de outra. Uma experiência comum é quando um problema por uso de substância surge durante a psicoterapia do paciente que está sendo tratado aparentemente por outras razões. Durante muitos anos, os psiquiatras têm se frustrado porque, muitas vezes, eles sentem que a exploração psicodinâmica das motivações do inconsciente têm pouco impacto sobre o hábito de beber álcool propriamente. A recaída é comum, e os clínicos psicodinâmicos percebem que sua abordagem é vista com ceticismo por outros profissionais de saúde mental.

Dois outros modelos – o modelo moral e o modelo de doença – recebem apoio muito maior (Cooper, 1987). O modelo moral vê os alcoolistas como tendo inteira responsabilidade por seu alcoolismo. A partir desse ponto de vista, os alcoolistas são indivíduos hedonistas interessados apenas na própria busca de prazer, sem ter em conta os sentimentos dos outros. Esse modelo tem suas raízes na crença religiosa fundamentalista de que o alcoolismo é um sinal de torpeza moral. As falhas da força de vontade estão intimamente relacionadas com noções de pecado, e a punição por meio do sistema legal é muitas vezes apontada como a forma apropriada de lidar com os alcoolistas. Eliminar o comportamento alcoolista é uma questão de superar uma força de vontade fraca para "recuperar o autocontrole pelos próprios meios".

O sucesso dos Alcóolicos Anônimos (AA) e de outros programas de 12 passos levou a um aumento da popularidade do modelo de doença do abuso de substâncias. Em contraste com o modelo moral, esse paradigma atenua a responsabilidade da pessoa quimicamente dependente por sua doença. Assim como o diabético não é responsabilizado pelo diabetes, o alcoolista não é responsabilizado pelo alcoolismo. Pessoas quimicamente dependentes são vistas como possuidoras de uma predisposição inerente para a adição a substâncias exógenas; fatores psicológicos seriam irrelevantes. Embora esse modelo tenha se originado como uma resposta a reações moralizantes – e ao tratamento desumano – contra pessoas alcoolistas, ele ganhou, recentemente, apoio de estudos genéticos a respeito de transtornos relacionados a substâncias. Mesmo quando as crianças são criadas separadamente de seus pais alcoolistas, elas têm um risco maior de desenvolver alcoolismo quando adultas (Goodwin, 1979; Schuckit, 1985). Os estudos de gêmeos, tanto de pares masculinos quanto femininos (Kendler et al., 1992; Prescott e Kendler, 1999), sugerem que os fatores genéticos apresentam um papel fundamental no desenvolvimento do alcoolismo, com influência similar sobre o abuso de álcool e a dependência de álcool. Pesquisas cada vez mais sofisticadas sobre riscos genéticos e ambientais sugerem que existem riscos genéticos específicos vinculados a transtornos por uso de substâncias associados às influências ambientais (Kendler et al., 2002; Rhee et al., 2003).

Um apoio adicional para o modelo de doença veio do estudo prospectivo de Vaillant (1983) com homens alcoolistas ao longo de suas vidas adultas. Ele descobriu que o desenvolvimento do alcoolismo não poderia ser predito a partir de experiências adversas na infância ou mesmo a partir dos perfis psicológicos desses indivíduos quando jovens adultos. O único preditor confiável do alcoolismo adulto foi o comportamento antissocial. Vaillant concluiu que a depressão, a ansiedade e outras características psicológicas frequentemente associadas a pessoas alcoolistas eram consequência, em vez de causa, do transtorno.

O modelo moral, no entanto, é mais aplicado a indivíduos que abusam de drogas do que a pessoas alcoolistas, principalmente por causa da sobreposição considerável entre crime e abuso de drogas. Boa parte da controvérsia sobre a resposta apropriada ao problema nacional das drogas envolve o questionamento sobre se as pessoas adictas são tratadas de maneira mais eficaz por meio de abordagens punitivas legalmente orientadas ou por meio de intervenções terapêuticas medicamente orientadas. O modelo de doença e seus grupos de autoajuda associados têm apresentado menos sucesso com indivíduos que abusam de drogas, como o próprio Vaillant (1988) apontou, devido às aparentes diferenças fundamentais entre pessoas alcoolistas e indivíduos que abusam de vários tipos de drogas, os últimos requerendo abordagens diferenciais. Tendo em vista essas diferenças essenciais, a seção seguinte examina a compreensão psicodinâmica das pessoas alcoolistas e dos indivíduos que abusam de drogas separadamente.

Abordagens psicodinâmicas do alcoolismo

A abordagem dos AA ao problema do alcoolismo tem sido altamente efetiva no tratamento de muitos indivíduos. Embora a organização dos AA promova *per se* o modelo de doença, seus métodos se dirigem a necessidades psicológicas e facilitam mudanças duradouras na estrutura da personalidade (Mack, 1981). A abstinência é alcançada em um contexto interpessoal, no qual indivíduos alcoolistas podem experimentar uma comunidade de companheiros de sofrimento cuidadosa e preocupada. Essas figuras cuidadosas podem ser internalizadas da mesma maneira que um psicoterapeuta é internalizado e podem auxiliar o indivíduo alcoolista a lidar com seus afetos, com o controle dos impulsos e com outras funções do ego da mesma forma que um psicoterapeuta poderia fazê-lo. Por isso, o modelo psicodinâmico pode facilitar o entendimento de algumas das mudanças realizadas pela abordagem dos AA (Mack, 1981).

Para muitas pessoas alcoolistas, as mudanças psicológicas encorajadas pelos AA e a abstinência associada ao comprometimento com seus ideais, bem como a frequência regular nas reuniões, são um tratamento suficiente. O clínico psicodinamicamente sensível, compreendendo o valor dessa abordagem, deve ter o bom senso de deixar andar por si o que está bem. Uma pesquisa demonstrou que a participação em reuniões de 12 passos e a frequência de comparecimento estão ambas positivamente associadas ao resultado, e elas melhoram os resultados quando são combinadas com psicoterapia (Woody, 2014). Entretanto, a experiência clínica demonstrou repetidamente, que os AA não são adequados para todos os pacientes com alcoolismo. Esse recurso funciona aparentemente melhor para aqueles que podem aceitar a ideia de que não têm controle sobre o alcoolismo e, assim, precisam se entregar a um "poder maior", e para aqueles que estão essencialmente livres de outros transtornos psiquiátricos. Frances e colaboradores (2004) enfatizaram que alguns pacientes com fobia social, evitação geral, falta de gosto em relação à espiritualidade e reações negativas fortes a grupos em geral podem optar pela psiquiatria psicodinâmica individual como alternativa.

A maioria dos especialistas em alcoolismo concorda que o alcoolismo é um transtorno heterogêneo com uma etiologia multifatorial (Donovan, 1986). O que funciona para um paciente pode não funcionar para outro, e todos os tratamentos são cercados de controvérsias. Uma revisão de estudos de tratamento (McCrady e Langenbucher, 1996) sugeriu que intervenções específicas parecem ter uma efetividade diferente com grupos de pacientes distintos. Nenhum tipo de terapia é consistentemente melhor do que qualquer outro tipo. Em um projeto de dimensões nacionais (Project MATCH Research Group, 1997) patrocinado pelo Instituto Nacional para o Abuso de Álcool e Alcoolismo (National Institute on Alcohol Abuse and Alcoholism), três tipos de terapia foram comparadas: terapia cognitivo-comportamental (TCC), facilitação em 12 passos com vistas a preparar os indivíduos para um comprometimento com os AA e terapia de aumento motivacional voltada para a melhora da disposição e da vontade de mudar hábitos alcoólicos. De uma maneira geral, todos os três tratamentos obtiveram resultados razoavelmente bons e nenhum foi mais bem-sucedido do que o outro. Evidentemente, nenhum tratamento é definitivo, e os clínicos devem considerar cada paciente individualmente, fazendo uma avaliação psiquiátrica cuidadosa antes de desenvolver um plano terapêutico individualmente elaborado.

Infelizmente, o modelo de doença disseminou a "despsicologização" do alcoolismo. As conclusões extraídas por Vaillant (1983) estão em conflito com aquelas baseadas em outros estudos longitudinais que sugerem que fatores da personalidade podem ser importantes para um entendimento da vulnerabilidade ao alcoolismo (Sutker e Allain, 1988). Ademais, as conclusões de Vaillant são válidas apenas de acordo com seus instrumentos de medição. Dodes (1988) observou que os métodos de Vaillant não são capazes de identificar um aspecto crítico nos pacientes alcoolistas: a perturbação da autoestima revelada por uma inabilidade em cuidar de si mesmos.

A principal dificuldade com a abordagem de tratamento sugerida por Vaillant e por outros adeptos estritos ao modelo de doença talvez seja a de que ela ignora a heterogeneidade do transtorno. O alcoolismo não é uma entidade monolítica. De fato, é possível referir-se de modo mais preciso a "alcoolismos" (Donovan, 1986). Vários estudos atestam que não existe uma única "personalidade alcoolista" que predisponha ao alcoolismo (Donovan, 1986; Mulder, 2002; Nathan, 1988; Sutker e Allain, 1988). Embora numerosos estudos liguem o comportamento antissocial e a hiperatividade ao alcoolismo posterior, não foram encontradas avaliações de personalidade específicas para a vulnerabilidade relacionada à dependência posterior de álcool (Mulder, 2002). Entretanto, em casos de maus-tratos na infância, o uso de álcool é sete vezes mais comum e dois anos mais cedo do que em controles (Kaufman et al., 2007). O alcoolismo e o abuso de substâncias também pode ocorrer em um grau bem mais elevado em jovens durante o segundo ano depois da perda de um dos pais, especialmente se um deles cometeu suicídio (Brent et al., 2009). Por isso, quando se trabalha com um paciente individualmente, é preciso ser sensível a eventos traumáticos, questões psicológicas, variáveis de personalidade e problemas de sistemas familiares. Uma interpretação restrita ao modelo de doença pode levar os clínicos a ignorarem como esses fatores contribuem para uma recaída no curso da doença.

Embora não haja traços de personalidade específicos que sejam preditores de alcoolismo, observadores psicanalíticos têm notado repetidamente defeitos estruturais, como fraqueza do ego e dificuldade em manter a autoestima (Donovan, 1986). Tanto Kohut (1971) quanto Balint (1979) observaram que o álcool tem como função substituir a falta de estruturas psicológicas e, assim, restabelecer algum senso de autoestima e harmonia interior. Infelizmente, esses efeitos duram apenas o tempo da intoxicação. Khantzian (1982) também observou que os pacientes alcoolistas têm problemas de autoestima, de modulação de afeto e de capacidade de autocuidado. Uma revisão de 12 estudos de pacientes alcoolistas, nos quais foi feita uma tentativa específica para diagnosticar um transtorno da personalidade, descobriu que o predomínio de condições comórbidas do eixo II variava de 14 a 78% (Gorton e Akhtar, 1994). O Levantamento Epidemiológico Nacional sobre Álcool e Condições Relacionadas (National Epidemiologic Survey on Alcohol and Related Conditions) realizou levantamentos face a face com 43.093 indivíduos que tinham 18 anos ou mais (Grant et al., 2004). Entre aqueles que apresentavam transtorno por uso de álcool naquele momento, 28,6% apresentavam, no mínimo, um transtorno da personalidade, enquanto 47,7% daqueles que exibiam algum transtorno por uso de substância tinham, no mínimo, um transtorno da personalidade. A associação entre os transtornos por uso de álcool ou de drogas e os transtornos da personalidade foi impressionantemente positiva e significativa. Tanto os transtornos por uso de álcool como por uso de drogas estavam mais fortemente ligados a transtornos da personalidade antissocial, histriônica e dependente.

Esses estudos não são citados para convencer os leitores de que todas as pessoas alcoolistas têm transtornos psiquiátricos coexistentes ou déficits intrapsíquicos preexistentes, mas sim para destacar o fato óbvio de que a adição ao álcool ocorre em uma pessoa. Um indivíduo pode desenvolver o alcoolismo como a via final comum de uma interação complexa entre déficits estruturais, predisposição genética, influências familiares, contribuições culturais e outras variáveis ambientais distintas. Uma avaliação psicodinâmica completa do paciente considera o alcoolismo e todos os seus fatores contributivos no contexto integral da pessoa. Se a depressão é, por exemplo, uma causa ou uma consequência do alcoolismo, ou um estado de doença completamente separado, é algo mais interessante para pesquisadores do que para clínicos. Quando indivíduos alcoolistas se tornam sóbrios, olham para trás e veem os danos causados por suas vidas em função do álcool, eles normalmente se deparam com uma boa dose de depressão. Essa depressão tem raízes no reconhecimento doloroso de que eles machucaram terceiros (frequentemente as pessoas mais importantes para eles). Eles também devem lamentar as coisas (p. ex., relações, propriedades) que eles perderam ou destruíram como resultado de seu comportamento aditivo. Enquanto o medicamento antidepressivo pode aliviar a depressão, a psicoterapia pode auxiliar no processo de elaboração dessas questões dolorosas. Além disso, a avaliação e o tratamento do risco de suicídio também devem fazer parte do planejamento geral do tratamento de pacientes alcoolistas. De todos os suicídios, 25% ocorrem em indivíduos alcoolistas, e a probabilidade de suicídio em uma pessoa alcoolista é entre 60 e 120 vezes maior do que em um indivíduo que não é psiquiatricamente doente (Murphy e Wetzel, 1990). Quando a depressão e o alcoolismo estão associados, eles parecem ter um efeito sinergético e aditivo que resulta em um nível desproporcionalmente alto de ideação suicida grave (Cornelius et al., 1995; Pages et al., 1997).

Outra implicação da observação de que o alcoolismo ocorre em um indivíduo é que cada pessoa preferirá e aceitará diferentes opções de tratamento. Dodes (1988) observou: "Alguns pacientes são capazes de usar apenas psicoterapia, outros podem utilizar apenas os AA e há ainda aqueles que serão mais bem tratados com uma combinação dos dois. A prescrição correta de tratamento requer um julgamento clínico individual" (pp. 283-284). Embora Vaillant (1981) tenha declarado que a psicoterapia é um desperdício no tratamento do alcoolismo, alguns pacientes são capazes de manter a sobriedade apenas com essa modalidade de tratamento (Dodes, 1984; Khantzian, 1985a). Um estereótipo infeliz e maldoso muitas vezes aplicado à psicoterapia dinâmica de pacientes alcoolistas é que o terapeuta descobre as motivações inconscientes para beber enquanto ignora o comportamento alcoolista real do paciente. O fato de que a psicoterapia pode ser utilizada de modo inadequado por alguns pacientes e por alguns terapeutas não significa, entretanto, que ela deva ser excluída como forma de tratamento (Dodes, 1988).

Os pacientes envolvidos nos AA também estão, muitas vezes, frequentando a psicoterapia. Em um estudo, mais de 90% dos pacientes alcoolistas abstinentes nos AA que procuraram psicoterapia acharam que ela foi útil (Brown, 1985). A maioria dos estudos tem falhado em mostrar que um tipo de psicoterapia é superior a qualquer outro para o tratamento de alcoolismo ou abuso de drogas (Woody, 2014). A psicoterapia e os AA muitas vezes funcionam de forma sinergética. Dodes (1988) observou que os pacientes alcoolistas podem desenvolver, em termos da psicologia do *self*, uma transferência idealizadora ou especular para a instituição AA. Eles veem os AA como uma figura idealizada e cuidadora em suas vidas, que os ampara e auxilia. Essa transferência pode ser cindida a partir da transferência psicoterapêutica, e será sensato que o psicoterapeuta retarde sua análise. Em algum momento, as funções de *self*-objeto dos AA podem ser internalizadas o suficiente para aprimorar o autocuidado e elevar a autoestima. Depois de algum grau de internalização, os psicoterapeutas podem deslocar a terapia de uma ênfase de apoio para outra mais expressiva.

A maioria dos terapeutas que trabalham com pacientes alcoolistas argumenta que a abstinência é necessária para que a psicoterapia seja efetiva (Frances et al., 2004). Entretanto, os terapeutas também reconhecem que é provável a ocorrência de recaída, e a maioria deles tenta trabalhar com o paciente motivado para compreender os estresses que produzem a recaída e como evitar futuras situações de alto risco. Quando, no entanto, os pacientes continuam a beber muito sem motivação ou interesse em explorar as razões para isso, eles podem precisar ser encaminhados para tratamento residencial. O objetivo da terapia psicodinâmica é mudar a necessidade de substâncias para a necessidade de pessoas, o que inclui um terapeuta (Frances et al., 2004).

A psicoterapia de grupo também é comumente utilizada tanto no tratamento para alcoolismo de pacientes internados como de pacientes ambulatoriais. Em um ensaio controlado randomizado (ECR) de terapia psicodinâmica de grupo e de TCC para dependentes de álcool (Sandahl et al., 1998), os pacientes em ambos os grupos de tratamento apresentaram melhora com 15 sessões de grupo semanais de 90 minutos. A maioria dos pacientes em terapia de grupo psicodinâmica foi capaz de manter um padrão de consumo de álcool mais positivo durante o período de seguimento de 15 meses, em contrapartida aos indivíduos em TCC, que pareceram ter recaídas ao longo do tempo.

Outros terapeutas (p. ex., Khantzian, 1986) têm advertido em relação a uma abordagem confrontativa. Devido à dificuldade que muitos pacientes alcoolistas têm em regular afetos como ansiedade, depressão e raiva, a confrontação no contexto de um grupo pode ser contraproducente ou mesmo nociva. Cooper (1987) partilhou a visão de Khantzian de que a confrontação deve ser usada criteriosamente. Ele acreditava que o terapeuta deve ter empatia com a necessidade defensiva do indivíduo alcoolista de evitar afetos dolorosos. Cooper defendia a prática de grupos de pacientes internados que focassem no aqui e agora, mas que fossem menos confrontativos. Ele relatou uma taxa de abstinência de 55% para pacientes nesses grupos, comparada a uma taxa de 16% para indivíduos internados em um programa de grupo sem psicoterapia de grupo. Aqueles pacientes que permaneceram em terapia de grupo por ao menos 25 horas também demonstraram maior comprometimento com outros aspectos do programa.

Abordagens psicodinâmicas ao abuso de drogas

Embora o modelo de doença seja popular em muitos programas de reabilitação de drogas, as abordagens psicodinâmicas são mais aceitas e valorizadas no tratamento de usuários de drogas do que no tratamento de alcoolistas. Vaillant (1988), por exemplo, observou que aqueles que abusam de vários tipos de subtâncias, em contraste com indivíduos alcoolistas, provavelmente tiveram uma infância mais instável, são mais propensos a usar substâncias como "automedicação" para sintomas psiquiátricos e a se beneficiarem de esforços psicoterapêuticos para abordar sua sintomatologia subjacente e sua patologia de caráter.

Um corpo considerável de literatura de pesquisa embasa a associação de transtorno da personalidade e de depressão com o desenvolvimento de adição a drogas (Blatt et al., 1984a; Compton et al., 2007; Gorton e Akhtar, 1994; Grant et al., 2004; Hasin et al., 2011; Kandel et al., 1978; Paton et al., 1977; Treece, 1984; Treece e Khantzian, 1986; Walsh et al., 2007). De fato, parte da associação entre transtornos da personalidade do grupo B e transtornos por uso de substâncias pode ser explicada por traços de personalidade comuns subjacentes, como impulsividade e autolesão (Casillas e Clark, 2002).

Comparados com pessoas alcoolistas, usuários de drogas são muito mais propensos a ter transtornos psiquiátricos coexistentes significativos. Em um amplo estudo epidemiológico utilizando entrevistas com 20.291 pessoas (Regier et al., 1990), os abusadores de drogas apresentaram uma taxa de comorbidade de 53% comparada a apenas 37% em indivíduos alcoolistas. Estudos com indivíduos adictos em narcóticos encontraram outros diagnósticos psiquiátricos em até 80 a 93% (Khantzian e Treece, 1985; Rounsaville et al., 1982). A taxa de comorbidade é alta também entre usuários de cocaína. Até 73% dos que procuram tratamento também preenchem critérios para algum outro transtorno psiquiátrico, com transtornos de ansiedade, transtorno da personalidade antissocial e transtorno de déficit de atenção precedendo o início do abuso de cocaína, e transtornos afetivos e abuso de álcool normalmente se seguindo ao início do abuso de cocaína (Rounsaville et al., 1991). Esse nível alto de comorbidade cria uma variedade de problemas em qualquer contexto de tratamento para indivíduos adictos, e a maioria dos especialistas concorda que a presença de outros transtornos psiquiátricos no contexto de um grande problema com abuso de drogas constitui uma indicação de psicoterapia como parte do programa de tratamento (Marcer e Woody, 2005).

A interpretação psicanalítica inicial de que todos os abusos de substância são uma regressão à fase oral do desenvolvimento psicossexual foi substituída por um entendimento de que a maior parte dos abusos de drogas são *defensivos* e *adaptativos*, em vez de regressivos (Khantzian, 1985b, 1986, 1997; Wurmser, 1974). O uso de drogas pode, na verdade, reverter estados regressivos, reforçando as defesas defeituosas do ego contra afetos poderosos como raiva, vergonha e depressão. As formulações psicanalíticas iniciais retrataram frequentemente as pessoas com adições em drogas como hedonistas com tendência à autodestruição. Os investigadores psicanalíticos compreendem o comportamento aditivo mais como reflexo de um déficit de autocuidado do que como um impulso autodestrutivo (Khantzian, 1997). Esse prejuízo no autocuidado resulta de perturbações iniciais de desenvolvimento que levaram a uma internalização inadequada da figura dos pais, deixando a pessoa adicta sem a capacidade de se autoproteger. Por essa razão, a maioria dos adictos crônicos em drogas apresenta um prejuízo fundamental no julgamento a respeito dos perigos do uso de substâncias.

Igualmente importante na patogênese da adição em drogas é a função regulatória prejudicada no controle dos afetos e dos impulsos e na manutenção da autoestima (Treece e Khantzian, 1986). Esses déficits criam problemas correspondentes nas relações objetais. O intenso uso de vários tipos de substâncias tem sido relacionado diretamente à incapacidade de pessoas adictas em tolerar ou regular a proximidade interpessoal (Nicholson e Treece, 1981; Treece, 1984). Contribuem para esses problemas de relações a vulnerabilidade narcísica inerente aos riscos interpessoais e a inaptidão para modular os afetos associados à proximidade. Dodes (1990) observou que indivíduos adictos repelem um senso de impotência ou desamparo através do controle e da regulação de seus estados afetivos. A ingestão de uma substância pode, desse modo, ser vista como uma tentativa desesperada de compensar déficits no funcionamento do ego, baixa autoestima e problemas interpessoais relacionados.

Muitos pacientes adictos perpetuam intencionalmente sua dor e seu sofrimento ao continuar usando drogas. Khantzian (1997) considerou esse aspecto de perpetuação da dor por meio do abuso de substâncias como uma manifestação de uma compulsão repetitiva de um trauma inicial. Em alguns casos, a inflicção repetitiva da dor sobre si mesmo representa uma tentativa de elaborar estados traumáticos que não podem ser recordados. Esses estados existem como configurações pré-simbólicas e inconscientes. Um estudo longitudinal de uma amostra epidemiológica de jovens adultos (Reed et al., 2007) descobriu que a associação de transtorno de estresse pós-traumático com o subsequente transtorno por uso de substâncias permanece relevante depois do ajuste estatístico para experiências iniciais de vida. Os investigadores notaram que o trauma pode ser um determinante causal de transtornos por uso de substâncias, possivelmente representando esforços para automedicar memórias associadas a traumas, sintomas de excitabilidade aumentada ou pesadelos. Dessa forma, o motivo para o uso de substâncias pode ser visto como controle do sofrimento em vez de alívio em relação a ele.

A ideia de que indivíduos adictos a substâncias se automedicam leva diretamente a outra observação dos investigadores psicodinâmicos contemporâneos: as substâncias específicas são escolhidas em função de efeitos psicológicos e farmacológicos específicos, de acordo com a necessidade de cada usuário abusivo. O afeto mais doloroso é, provavelmente, o que determina a escolha da substância. Khantzian (1997) observou que a cocaína parece aliviar o sofrimento associado à depressão, à hiperatividade e à hipomania, enquanto os narcóticos aparentemente diminuem os sentimentos de raiva.

Um estudo aprofundado com indivíduos adictos a narcóticos levou Blatt e colaboradores (1984a, 1984b) a concluírem que a adição à heroína é determinada de forma múltipla por 1) necessidade de conter a agressão, 2) anseio de gratificação do desejo de ter uma relação simbiótica com uma figura maternal e 3) desejo de aliviar afetos depressivos. Embora os dados da pesquisa indiquem que um pequeno subgrupo de indivíduos com adições narcóticas também tem transtorno da personalidade antissocial (Rounsaville et al., 1982), Blatt e seus colaboradores identificaram um grupo maior de pessoas gravemente neuróticas adictas a opioides que podem representar a maioria. Esses indivíduos lutam contra sentimentos de desvalia, culpa, autocrítica excessiva e vergonha. Sua depressão parece se intensificar quando eles tentam se aproximar de outras pessoas, de modo que eles se retiram para um "êxtase" isolado, proporcionado pela heroína ou por outros narcóticos, os quais têm tanto dimensões regressivas quanto defensivas. O núcleo depressivo do indivíduo adicto a opioides foi ainda mais fundamentado por um estudo comparativo (Blatt et al., 1984a, 1984b) que constatou que pessoas com adições a opioides são significativamente mais depressivas do que aquelas que abusam de várias substâncias. Esse estudo também identificou a autocrítica excessiva como um componente principal da depressão desses indivíduos.

A descoberta de Blatt e colaboradores acerca da alta correlação entre características de personalidade como propensão à depressão, autocrítica excessiva, superego rígido e a adição a opioides recebeu apoio do trabalho psicanalítico de Wurmser (1974, 1987a, 1987b) com pacientes adictos. Wurmser argumentou que aqueles indivíduos adictos que se submetiam à terapia psicanalítica não tinham superegos subdesenvolvidos, como no caso de pessoas antissociais com adições, mas antes apresentavam uma consciência excessivamente rígida. A substância intoxicante é buscada para escapar de um superego atormentador. Muitos abusadores de substâncias empregam como defesa a cisão para se livrar de uma representação do *self* abusador de drogas, que se alterna com uma representação do *self* não abusador de drogas. Esses indivíduos frequentemente se sentem como se alguém tivesse assumido o controle por um breve momento. Wurmser identificou o sucesso como um fator desencadeador proeminente para um episódio de abuso de substâncias. Sentimentos positivos associados a realizações bem-sucedidas parecem produzir um estado alterado de consciência caracterizado por sentimentos de culpa e vergonha. O uso impulsivo de substâncias é visto como uma solução para esses afetos dolorosos. Crises recorrentes desse tipo são caracterizadas por uma consciência autoritária, que se torna tão intolerável que o desafio temporário parece a única forma de alívio.

Ultimamente, investigadores psicanalíticos procuraram conectar uma compreensão da adição a substâncias com desenvolvimentos recentes da neurociência. Johnson (1999, 2001) sugeriu que três forças contribuem para tendências aditivas: 1) dificuldade em tolerar afetos, 2) problemas de constância objetais, levando o adicto a ver uma substância como um substituto objetal interno que é tranquilizante, e 3) uma fissura de base biológica que resulta de alterações no funcionamento do cérebro. Ele sugeriu que a via tegmental ventral tem importância crítica na compreensão desse último fenômeno, pois essa é a via condutora que leva animais e seres humanos a procurar água, comida e sexo. Johnson observou que essa via é sequestrada por substâncias aditivas por meio da exposição irregular e episódica. Assim, a fissura por drogas se torna um exemplo de expressão de impulsos. A psicoterapia dinâmica focaliza na ajuda para que os pacientes resistam a esse desejo enquanto observam as consequências de gratificá-lo. A via tegmental ventral também ativa os sonhos, e Johnson observou que a fissura por drogas persiste nos sonhos muito tempo depois de a adição ter sido resolvida. Berridge e Robinson (1995) se referiram a esse sistema do "querer" como resultante da sensibilização de uma via neural no cérebro. Eles afirmaram que esse sistema opera inconsciente e irracionalmente para conduzir o organismo à satisfação do "querer". Nessa formulação, a noção psicanalítica fundamental de impulsos é ligada à experiência do adicto em substâncias.

Uma série de relatórios do Estudo Penn–Administração de Veteranos (Veterans Administration–Penn Study; Woody et al., 1983, 1984, 1985, 1986, 1987, 1995) demonstrou persuasivamente e com metodologia rigorosa que acrescentar a psicoterapia ao plano de tratamento geral dos pacientes adictos em narcóticos produz benefícios evidentes. Pacientes adictos a narcóticos participantes de um programa de manutenção com metadona foram designados de forma aleatória para uma das três condições de tratamento: 1) somente aconselhamento sobre substâncias com paraprofissionais, 2) psicoterapia expressiva de apoio associada ao aconselhamento sobre substâncias, ou 3) TCC associada ao aconselhamento. Dos 110 pacientes que completaram todo o programa de tratamento, aqueles que receberam psicoterapia melhoraram de forma mais considerável do que aqueles que receberam somente aconselhamento. A psicoterapia expressiva de apoio baseada em princípios dinâmicos resultou em melhora mais expressiva dos sintomas psiquiátricos e em mais sucesso para encontrar e manter um emprego do que no caso da TCC (Woody et al., 1983). Os pacientes que se encontravam em depressão foram os que apresentaram a maior melhora, seguidos dos que eram dependentes de opioides, mas que não tinham outro transtorno psiquiátrico. Aqueles que apresentavam somente um transtorno da personalidade antissocial não se beneficiaram da psicoterapia (Woody et al., 1985). Os pacientes com transtorno da personalidade antissocial melhoraram apenas quando a depressão também era um sintoma.

Quando os pesquisadores dividiram os 110 pacientes em grupos de acordo com a gravidade de seus sintomas psiquiátricos, eles notaram que os indivíduos no grupo de menor gravidade obtiveram o mesmo progresso com aconselhamento ou com psicoterapia, enquanto os pacientes com um grau intermediário de gravidade tiveram melhores resultados com planos de tratamento que combinavam ambas as abordagens (embora alguns tenham melhorado apenas com aconselhamento). Contudo, o grupo com sintomas psiquiátricos extremamente graves alcançou um pequeno progresso recebendo apenas aconselhamento e obteve ganhos consideráveis quando a psicoterapia foi adicionada: no seguimento de sete meses, os pacientes do grupo que recebeu psicoterapia usaram substâncias ilícitas e prescritas de forma bem menos frequente do que aqueles que não receberam psicoterapia. Essas mudanças foram mantidas no seguimento de 12 meses (Woody et al., 1987), apesar de os sujeitos não estarem mais em psicoterapia (a duração do tratamento era de seis meses).

Em um estudo de replicação parcial (Woody et al., 1995), ambos os grupos tiveram ganhos significativos em um mês; pelo sexto mês de seguimento, muitos dos ganhos obtidos pelos pacientes que receberam aconselhamento começaram a se deteriorar. Por outro lado, a maioria dos ganhos obtidos pelos pacientes que receberam a terapia expressiva de apoio permaneceu ou era ainda evidente. Todas as diferenças significativas favoreceram o grupo de psicoterapia expressiva de apoio. Essa forma de tratamento abrangente também é altamente eficiente em termos de custo (Gabbard et al., 1997). McLellan e colaboradores (1993) descobriram que acrescentar a psicoterapia ao tratamento padrão de manutenção com metadona levou a um maior poder aquisitivo, menos encargos para os serviços de previdência social e taxas consideravelmente mais baixas de hospitalização dos pacientes. Woody (2014) concluiu que a intensidade de psicoterapia necessária para produzir um efeito de tratamento pode variar de acordo com a natureza do uso de substâncias, com os problemas psiquiátricos do paciente e com a farmacoterapia utilizada. Ele também enfatizou a necessidade de uma atenção cuidadosa relativa à aliança terapêutica como um fator-chave no tratamento de pacientes com esses transtornos. Ele observou que as reações do terapeuta em relação aos pacientes deve ser monitorada cuidadosamente devido à tendência que esses pacientes têm de provocar respostas negativas e intensas nos terapeutas.

Embora a terapia de grupo seja muito utilizada, dados que confirmam a sua validade têm surgido apenas recentemente. O Estudo Colaborativo sobre Cocaína do Instituto Nacional para o Abuso de Drogas (The National Institute on Drug Abuse Cocaine Collaborative Study; Crits-Christoph et al., 1999) examinou tratamentos ambulatoriais de pessoas dependentes de cocaína. Foi descoberto que a combinação de terapia de grupo e de terapia individual ou aconselhamento foi muito bem-sucedida em reduzir ou eliminar o uso de cocaína. A terapia de grupo foi oferecida uma vez por semana, enquanto a terapia individual foi oferecida duas vezes por semana e gradualmente reduzida para uma vez por semana. Nessa população, o risco de adquirir o vírus da imunodeficiência humana (HIV) deve ser uma grande preocupação a ser considerada por todos os terapeutas. Outro benefício da psicoterapia nesse estudo foi que ela estava associada a uma queda de 49% no risco de HIV em todos os grupos de tratamento, grupos de gênero e grupos étnicos; uma queda essencialmente baseada em mudanças no comportamento sexual que envolvia menos episódios de sexo sem proteção e menos parceiros sexuais (Woody et al., 2003).

Um processo de psicoterapia individual tem uma probabilidade muito maior de ser bem-sucedido no contexto de um programa abrangente. Khantzian (1986) sugeriu o conceito de terapeuta de cuidados primários – uma pessoa que facilita o envolvimento do paciente adicto com todas as modalidades de tratamento. O terapeuta de cuidados primários analisa a resistência do paciente em aceitar outras formas de tratamento, como os Narcóticos Anônimos (NA) ou as terapias de grupo, mas também fornece um ambiente seguro para que se lide com os poderosos afetos mobilizados no processo terapêutico. O terapeuta de cuidados primários também deve participar nas decisões de tratamento envolvendo outras modalidades. Nesse modelo, a ênfase é mais de apoio do que expressiva no início do tratamento, e o papel do terapeuta é semelhante ao do médico de hospital que trabalha com um paciente internado.

Treece e Khantzian (1986) identificaram quatro componentes essenciais de um programa de tratamento para o controle da dependência de substâncias: 1) um substituto para a dependência de substâncias químicas (p. ex., NA, um sistema alternativo de crenças ou uma dependência benigna de uma pessoa ou de uma instituição religiosa); 2) tratamento adequado para outros transtornos psiquiátricos, incluindo medicamento psicotrópico e psicoterapia apropriados; 3) abstinência forçada (p. ex., antagonistas de substâncias, controle urinário, controle do comportamento, substitutos para drogas como metadona, sistemas de apoio externo) durante um processo de amadurecimento psicológico; e 4) promoção de crescimento e de mudança estrutural da personalidade por meio de psicoterapia.

Em síntese, as indicações para a psicoterapia expressiva de apoio podem ser conceituadas da seguinte maneira: 1) psicopatologia grave que não o abuso de substâncias; 2) engajamento em um programa de tratamento geral que inclua os NA ou outro grupo de apoio, abstinência forçada, um possível substituto para a substância (como a metadona) e medicamento psicotrópico apropriado; 3) ausência de diagnóstico de transtorno da personalidade antissocial (salvo se a depressão também estiver presente); e 4) motivação suficiente para manter as sessões de encontro e vir a se comprometer com o processo. As indicações para uma ênfase expressiva ou de apoio depois de o processo estar bem-encaminhado são amplamente determinadas pelos mesmos fatores que determinam a ênfase em qualquer outro processo psicoterapêutico (ver Quadro 4-1 no Cap. 4).

Transtornos alimentares

Os transtornos alimentares parecem ser uma condição de nosso tempo. A mídia eletrônica nos bombardeia diariamente com imagens de mulheres esbeltas que "têm tudo". O paciente típico de transtorno alimentar é uma mulher, branca, educada, economicamente favorecida e um produto da cultura ocidental (Johnson et al., 1989). Embora os transtornos alimentares sejam normalmente divididos em anorexia nervosa e bulimia nervosa, os dois grupos de sintomas muitas vezes se sobrepõem em sua apresentação clínica. Ademais, o transtorno de compulsão alimentar foi agora incluído à nomenclatura do DSM-5 como uma entidade clínica adicional no grupo de transtornos alimentares. Pelos critérios do DSM-5, um pessoa deve apresentar episódios persistentes de hiperfagia ao menos uma vez por semana, marcados pela perda de controle e por sofrimento clinicamente significativo. A compulsão alimentar é atualmente comum tanto na bulimia nervosa como no transtorno de compulsão alimentar, mas no caso do último, a compulsão recorrente e persistente ocorre na ausência dos comportamentos compensatórios usuais, como restrição alimentar ou purgação (Marcus e Wildes, 2014).

Outra forma de distinguir os transtornos alimentares uns dos outros é que as pessoas anoréxicas são menos propensas a procurar tratamento ou a continuar em programas terapêuticos. Consequentemente, a bulimia nervosa e o transtorno de compulsão alimentar podem ser distinguidos pela extensão com que a mudança é desejada ou realizada (Vitousek e Gray, 2005). Em um estudo de 103 psiquiatras e psicanalistas experientes que utilizou um procedimento de tipo sugestão, Western e Harnden-Fischer (2001) avaliaram o funcionamento da personalidade em pacientes que estavam sendo tratados para bulimia ou anorexia. Três categorias de pacientes apareceram nesse estudo: um grupo emocionalmente desregulado/sem controle, um grupo contido/supercontrolado e um grupo de alto funcionamento/perfeccionista. Essas categorias pareceram ser relevantes para a etiologia, para o prognóstico e para o tratamento, e os investigadores sugeriram que os sintomas eram apenas um componente na compreensão e no tratamento de pacientes com problemas alimentares. Os dados também sugeriram que os sintomas de transtorno alimentar podem ser apenas uma expressão de um padrão mais geral de regulação do afeto e dos impulsos. Em outras palavras, para os pacientes no grupo emocionalmente desregulado/sem controle, os sintomas bulímicos podem representar um problema geral de impulsividade, enquanto esses sintomas podem não representar a mesma coisa para o tipo de alto funcionamento e perfeccionista. Em todo caso, as discussões neste capítulo são divididas nas categorias tradicionais de anorexia nervosa e de bulimia nervosa, visto que os princípios de tratamento e a compreensão psicodinâmica têm evoluído, geralmente, de forma separada. O leitores devem ter em mente, entretanto, que, na prática, um especialista talvez tenha que combinar princípios das duas entidades diferentes no tratamento de um transtorno alimentar particular e pode também ser guiado pelas características fundamentais da personalidade. Comentários acerca do tratamento psicodinâmico do transtorno de compulsão alimentar são limitados neste capítulo, porque o corpo de literatura sobre esse novo transtorno está em estágio inicial.

Anorexia nervosa

O rótulo *anorexia nervosa* pode ser enganador, pois a palavra *anorexia* implica que a perda de apetite é o problema central. A marca distintiva do diagnóstico de anorexia nervosa é, na verdade, uma busca fanática pela magreza relacionada a um medo excessivo de engordar. Um corte arbitrário de menos de 85% do peso mínimo normal do corpo e da altura para a idade é frequentemente usado para fazer o diagnóstico. A única grande mudança de critérios do DSM-IV para o DSM-5 é que a amenorreia não é mais um aspecto requerido para o diagnóstico em pacientes do sexo feminino. Embora de 5 a 10% dos indivíduos afetados sejam do sexo masculino, suas características clínicas e psicodinâmicas são notavelmente semelhantes às dos pacientes do sexo feminino. Indivíduos com transtornos alimentares em geral têm taxas de mortalidade significativamente elevadas, mas as taxas mais altas ocorrem na anorexia nervosa (Arcelus et al., 2011). Essa condição talvez apresente as taxas mais altas de mortalidade entre todos os transtornos psiquiátricos. Por essa razão, o tratamento deve ser criteriosamente planejado e cuidadosamente implementado para assegurar a sobrevivência do paciente. Em particular, a intervenção precoce, preferivelmente na adolescência, é o ideal, pois o tratamento nessa idade pode ser mais efetivo do que quando feito em adultos (Crow, 2013).

Compreensão psicodinâmica

Ao longo das últimas décadas, as contribuições inspiradoras de Hilde Bruch (1973, 1978, 1982, 1987) serviram como um farol em meio à escuridão para os clínicos que tratam de pacientes anoréxicos. Ela observou que a preocupação com a comida e o peso é uma ocorrência relativamente tardia e emblemática de uma perturbação mais fundamental relativa ao autoconceito. A maioria das pacientes com anorexia nervosa tem uma forte convicção de que são totalmente impotentes e ineficazes. A doença muitas vezes ocorre em "boas meninas" que passaram a vida tentando agradar os pais, tornando-se repentinamente teimosas e negativistas na adolescência. O corpo é muitas vezes percebido como separado do *self*, como se ele pertencesse aos pais. Essas pacientes não têm qualquer senso de autonomia, chegando ao ponto de nem mesmo se sentirem no controle de suas funções corporais. A postura defensiva pré-mórbida representada por ser uma menina perfeita é, normalmente, uma defesa relativa a um profundo sentimento subjacente de desvalia.

Bruch traçou as origens do desenvolvimento da anorexia nervosa até as relações conturbadas entre a criança e a mãe. Mais especificamente, a mãe parece cuidar da criança de acordo com as próprias necessidades, em vez das necessidades da criança. Quando suas iniciativas não recebem respostas de confirmação ou de validação, a criança não consegue desenvolver um senso de *self* saudável. Em vez disso, a criança simplesmente percebe a si mesma como uma extensão de sua mãe, não como um centro de autonomia em si mesma. Bruch compreendeu o comportamento da paciente anoréxica como um esforço frenético para ganhar admiração e validação como uma pessoa especial e única com atributos extraordinários.

Terapeutas familiares, como Selvini Palazzoli (1978) e Minuchin (Minuchin et al., 1978), confirmaram e elaboraram alguns dos conceitos dinâmicos de Bruch. Minuchin e colaboradortes descreveram um padrão de enredamento nas famílias de pacientes anoréxicas, no qual há uma ausência geral de fronteiras geracionais e pessoais. Cada membro da família está extremamente envolvido na vida de todos os outros membros até o ponto em que ninguém sente ter um senso de identidade separada distinta da matriz familiar. Selvini Palazzoli (1978) também notou que pacientes com anorexia nervosa foram incapazes de se separar psicologicamente da mãe, o que resulta no fracasso em conceber qualquer senso estável do próprio corpo. Desse modo, o corpo é muitas vezes percebido como se fosse habitado por introjeções maternas ruins, e a inanição pode ser uma tentativa de parar o crescimento desse objeto interno intrusivo e hostil. Williams (1997) afirmou, de forma semelhante, que os pais de uma paciente anoréxica tendem a projetar sua ansiedade na criança, em vez de contê-la. Essas projeções podem ser percebidas como corpos estranhos hostis no interior da criança. Para proteger a si mesma das experiências não metabolizadas e das fantasias projetadas nela pelos pais, uma criança pode desenvolver um sistema de defesa de "não entrada", concretizado pelo ato de não comer.

A postura defensiva extrema da anorexia nervosa indica que um impulso poderoso subjacente garante essa estratégia. De fato, Boris (1984b) observou que uma voracidade intensa forma o núcleo da anorexia nervosa. Os desejos orais são tão inaceitáveis, entretanto, que eles devem ser tratados de forma projetiva. Por meio da identificação projetiva, a representação voraz e reivindicante do *self* é transferida para os pais. Em resposta à recusa da paciente em comer, os pais se tornam obcecados quanto ao fato de a paciente estar ou não comendo; eles se tornam aqueles que têm desejos. Com uma formulação influenciada pelo pensamento kleiniano, Boris conceituou a anorexia nervosa como uma incapacidade de receber coisas boas dos outros devido a um desejo excessivo de possuir. Qualquer ato de receber comida ou amor confronta essas pacientes diretamente com o fato de que não podem possuir o que desejam. Sua solução é não receber nada de ninguém. A inveja e a voracidade estão muitas vezes ligadas de forma próxima no inconsciente. A paciente inveja os bons atributos da mãe – amor, compaixão, amparo – mas recebê-los simplesmente aumenta sua inveja. Renunciá-los apoia a fantasia inconsciente de estragar o que é invejado, o que não é diferente da raposa na fábula de Esopo, que concluía que as uvas que não podia alcançar estavam azedas. A paciente transmite a seguinte mensagem: "Não há nada que seja bom disponível para que eu possa obtê-lo, então simplesmente renunciarei a todos os meus desejos". Essa renúncia faz da paciente anoréxica o objeto do desejo de outros e, em sua fantasia, o objeto da inveja e da admiração alheias, pois os outros ficam "impressionados" com seu autocontrole. A comida simboliza suas qualidades positivas que ela deseja em si mesma; ser escravizada pela fome é preferível a desejar possuir a figura materna.

Com base nos pontos de vista de Boris, Bromberg (2001) sugeriu que as pacientes com anorexia nervosa transformam o desejo em renúncia por meio do mecanismo da dissociação. Vendo essas pacientes crescerem com a falta de uma forma de relação humana que lhes permita desenvolver a autorregulação de seus estados de afeto, Bromberg sugeriu que a paciente se dissocia em estados separados do *self* como uma forma de se proteger de experiências traumáticas e de promover o funcionamento máximo não contaminado por afetos intensos. Assim como Boris, ele viu as pacientes anoréxicas como pessoas escravizadas por sua incapacidade de conter o desejo na forma de um afeto que não pode ser regulado. Elas sentem que não conseguem conter o desejo por tempo suficiente de modo a fazer escolhas razoáveis. Consequentemente, a questão acerca de quem contém o desejo na díade terapêutica se torna um tema de grande importância no tratamento.

A maioria das formulações sobre o desenvolvimento acerca das origens da anorexia nervosa foca a díade mãe-filha. Bemporad e Ratey (1985), entretanto, observaram um padrão característico de envolvimento paterno com as filhas anoréxicas. O pai típico era superficialmente carinhoso e apoiador, mas abandonava emocionalmente a filha todas as vezes que ela de fato precisava dele. Além disso, muitos pais de pacientes anoréxicas procuram o amparo emocional das filhas em vez que lhes proporcionar isso. Muitas vezes, ambos os pais experienciam sérias frustrações em seu casamento, levando cada um deles a procurar amparo emocional na filha.

Em termos do *self* psicológico, a filha pode ser tratada como um *self*-objeto que proporciona espelhamento e funções de validação para cada um dos pais, mas tem seu próprio senso de *self* negado. A criança, por sua vez, não pode confiar em seres humanos para preencher suas necessidade de *self*-objeto. A criança anoréxica põe seriamente em dúvida o fato de que seus pais ou quaisquer outras figuras significativas em sua vida desistirão, mesmo que temporariamente, dos próprios interesses e necessidades para atender as necessidades dela de tranquilização, afirmação e espelhamento (Bachar et al., 1999). A criança pode intensificar a inanição e a restrição na tentativa desesperada de forçar os pais a dar atenção a seu sofrimento e a reconhecer sua necessidade de ajuda.

Para sintetizar a compreensão psicodinâmica da anorexia nervosa, o comportamento manifesto de autoinanição é um sintoma determinado de forma múltipla. Ele é 1) uma tentativa desesperada de ser especial e única; 2) um ataque ao falso senso de *self* que é alimentado pelas expectativas dos pais; 3) uma afirmação de nascimento de um verdadeiro *self*; 4) um ataque a introjeções maternas hostis, vistas como equivalentes ao corpo; 5) uma defesa contra a voracidade e o desejo; 6) um esforço para fazer os outros – em vez da paciente – se sentirem vorazes e desamparados; 7) uma tentativa defensiva de impedir as projeções não metabolizadas dos pais de entrar na paciente; 8) um apelo crescente por ajuda com a finalidade de tirar seus pais de seu estado autoabsorto e de torná-los cientes do sofrimento da criança; 9) em alguns casos, uma defesa dissociativa na forma de estados do *self* separados como uma maneira de regular afetos intensos.

Um estudo empírico recente (Bers et al., 2013), utilizando medidas bem-estabelecidas, testou a hipótese de que uma relação perturbada com a mãe e um senso distorcido do *self* são centrais na anorexia nervosa. Quinze pacientes internadas diagnosticadas com anorexia nervosa foram comparadas a uma amostra pareada de 15 pacientes psiquiátricas internadas sem qualquer transtorno alimentar. As descobertas apoiaram a noção de que as pacientes com anorexia nervosa muitas vezes experienciam a relação mãe-criança como perturbada e têm um senso extremamente autocrítico e defensivamente superdesenvolvido do *self*. Os pesquisadores também descobriram uma temática comum de um sentimento intenso, mas bem-defendido, de necessidade nessas pacientes.

Esses fatores psicodinâmicos também são acompanhados por certos aspectos cognitivos característicos, incluindo uma falsa percepção da própria imagem do corpo, pensamento de tudo ou nada, pensamento mágico e pensamentos e rituais obsessivos-compulsivos. A presença de sintomas obsessivos-compulsivos levou alguns pesquisadores a pensar se o transtorno da personalidade obsessivo-compulsiva coexiste com a anorexia nervosa. Essa suposição é confundida pela notória falta de confiabilidade do diagnóstico de transtorno da personalidade na presença de inanição (Kaplan e Woodside, 1987; Powers, 1984). Muitos sintomas, incluindo o comportamento obsessivo-compulsivo, parecem ser secundários em relação à inanição. Além disso, características pré-mórbidas da personalidade são acentuadas em estados de deficiência nutricional. Por fim, se existe verdadeiramente uma prevalência elevada de transtornos da personalidade em pacientes que têm anorexia nervosa e bulimia nervosa, isso não está confirmado por estudos longitudinais de seguimento de transtornos da personalidade (Grilo et al., 2003).

Abordagens de tratamento

Embora estudos controlados tenham indicado que a TCC e a terapia interpessoal possam ser tratamentos úteis para a bulimia nervosa e para o transtorno de compulsão alimentar, a base de evidências disponível para a psicoterapia da anorexia nervosa é muito mais fraca (Marcus e Wildes, 2014). Um ensaio clínico controlado e randomizado recente conhecido como Estudo de Tratamento da Anorexia Nervosa em Pacientes Ambulatoriais (Anorexia Nervosa Treatment of OutPatients – ANTOP; Zipfel et al., 2013) comparou três tratamentos para anorexia nervosa: 80 pacientes receberam terapia psicodinâmica focal; 80, TCC aprimorada; e 82, tratamento otimizado usual. A terapia psicodinâmica focal provou ser vantajosa em termos de recuperação no seguimento de 12 meses, e a TCC aprimorada foi mais efetiva no que se refere à velocidade de ganho de peso e a melhoras na psicopatologia do transtorno alimentar. Ao fim do tratamento, o índice de massa corporal aumentou em todos os grupos. Por isso, essa investigação é encorajadora no que se refere ao papel das psicoterapias no tratamento da anorexia nervosa.

Uma metanálise (Couturier et al., 2013) sugeriu que o tratamento com base na família para adolescentes com anorexia nervosa é provavelmente superior à terapia individual e pode ser recomendado como a primeira linha de tratamento. Com jovens adultas, é muitas vezes difícil de conseguir o envolvimento familiar, de modo que várias estratégias de psicoterapia individual têm sido tentadas. Em geral, deve-se ter consciência de que os tratamentos para anorexia nervosa não são necessariamente efetivos, e o terapeuta deve ter a disposição de ser inovador e criativo ao fazer a abordagem de pacientes com esse transtorno. Em um ensaio clínico controlado e randomizado que comparou o manejo clínico de apoio com formas especializadas de TCC e terapia interpessoal, o manejo clínico de apoio foi superior às duas terapias mais especializadas (McIntosh et al., 2005).

Há um consenso entre os clínicos que trataram pacientes com anorexia nervosa sobre o fato de que as metas do tratamento não devem ser focadas estritamente no ganho de peso (Boris, 1984a, 1984b; Bruch, 1973, 1978, 1982, 1987; Chessick, 1985; Dare, 1995; Hsu, 1986; Hughes, 1997; Powers, 1984). Uma abordagem de "duas vias", defendida por Garner e colaboradores (1986), inclui um primeiro passo de restauração da alimentação para o ganho de peso. Uma vez que esse passo seja dado, o segundo passo de intervenção psicoterapêutica pode ser iniciado. Pacientes anoréxicas apresentam melhora muito maior quando é ofertada uma mistura de terapia familiar e de terapia dinâmica individual do que quando são tratadas simplesmente com medidas educativas elaboradas para controlar o peso (Dare, 1995; Hall e Crisp, 1983). A psicoterapia individual expressiva de apoio feita a longo prazo é a pedra angular do tratamento. A menos que a perturbação do *self* subjacente na paciente e que as distorções associadas das relações objetais internas sejam abordadas, a paciente seguirá um curso de recaídas repetidas e de novas baixas hospitalares (Bruch, 1982). Para as pacientes que vivem em casa, a terapia familiar pode ser um complemento valioso para a terapia individual. Embora algumas pacientes pareçam se beneficiar da psicoterapia de grupo (Lieb e Thompson, 1984; Polivy, 1981), os dados limitados sugerem que, entre aquelas que se beneficiam, a maioria não tem transtornos da personalidade associados (Maher, 1984).

A maioria dos clínicos psicodinâmicos combina seu tratamento para anorexia nervosa com técnicas emprestadas de outros modelos para abordar as falsas crenças, questões nutricionais e dificuldades familiares (Vitousek e Gray, 2005). Salvar a vida da paciente ultrapassa em importância qualquer fidelidade a uma abordagem teórica favorita. Por essa razão, a hospitalização é frequentemente utilizada no curso da psicoterapia individual. Embora não haja acordo universal sobre as indicações de tratamento hospitalar, uma perda de 30% do peso normal do corpo é uma regra de ouro a ser utilizada para determinar se é necessária a internação (Garfinkel e Garner, 1982). Cerca de 80% de todas as pacientes anoréxicas ganham peso no tratamento hospitalar (Hsu, 1986), contanto que a equipe do hospital crie um ambiente específico. Como foi descrito no Capítulo 6, a equipe do hospital deve estar atenta aos esforços inconscientes da paciente para reencenar a luta familiar no ambiente hospitalar. A equipe deve expressar um interesse em ajudar a paciente a recuperar o peso sem se tornar excessivamente preocupada acerca disso e sem fazer exigências semelhantes àquelas que os pais da paciente fariam. A paciente pode ser ajudada a lidar com o medo de perder o controle ao estabelecer um plano de alimentação de refeições frequentes, mas pequenas, com um membro da equipe de enfermagem, que deve estar disponível para conversar sobre a ansiedade da paciente referente à alimentação. Os ganhos de peso devem ser relatados à paciente com reforços positivos concomitantes. Qualquer purgação ou vômito sub-reptício deve ser confrontado e controlado com medidas estruturais como o chaveamento da porta do banheiro. Os membros da equipe de tratamento podem precisar tranquilizar a paciente de que eles não permitirão um ganho de peso elevado, ajudando-a assim a desenvolver um senso de confiança neles.

Hospitalizações breves raramente são curativas, tampouco os programas de tratamento que exigem uma média de peso normal e que ignoram a ansiedade intensa suscitada por essa demanda (Bruch, 1982). Pelo menos 50% das pacientes que controlam de forma bem-sucedida sua anorexia nervosa com tratamento por internação apresentam recaída dentro de um ano (Hsu, 1980). Para as 20% que não respondem a uma hospitalização curta, a hospitalização estendida pode ser indicada.

A psicoterapia individual expressiva de apoio muitas vezes leva vários anos de trabalho meticuloso devido à enorme resistência apresentada pela paciente anoréxica. Quatro princípios orientadores da técnica são úteis (Quadro 12-1).

QUADRO 12–1 Diretrizes técnicas para a psicoterapia de pacientes anoréxicas

Evitar esforços excessivos para tentar mudar o comportamento alimentar.
Evitar interpretações no início da terapia.
Monitorar cuidadosamente a contratransferência.
Examinar as distorções cognitivas.

1. *Evitar esforços excessivos para tentar mudar o comportamento alimentar.* Como observou Boris (1984b), "o que denominamos de seus sintomas, elas chamam de sua salvação" (p. 315). A paciente vê a anorexia como a solução para um problema interno. Os psicoterapeutas que a definem imediatamente como um problema que deve ser modificado reduzem suas chances de formar uma aliança terapêutica viável. O comportamento associado à anorexia nervosa produz exigências e expectativas pela mudança dos pais da paciente. Por meio da identificação projetiva, o terapeuta provavelmente experimentará uma pressão poderosa para se identificar com os objetos internos projetados pela paciente que são associados aos pais. Em vez de atuar com essa pressão e de se tornar uma figura paterna, o terapeuta deve tentar compreender o mundo interno da paciente. Uma forma de *enactment* é a equação entre comer e falar. Do mesmo modo que a paciente provoca os pais ao se recusar a comer, ela tentará provocar o terapeuta ao se recusar a falar (Mintz, 1988). No início da terapia, pode ser útil deixar claro que o objetivo principal do tratamento é compreender a perturbação emocional subjacente da paciente, em vez do problema de não comer (Bruch, 1982; Chessick, 1985). Os terapeutas devem reconhecer, por um lado, que a experiência da paciente de autodisciplina associada à anorexia nervosa é, de alguma maneira, uma forma de conquista (Bromberg, 2001), enquanto, por outro lado, devem assinalar que a capacidade de pensar e de se comunicar aumenta com a melhora nutricional.
2. *Evitar interpretações no início da terapia.* Interpretações de desejos ou medos inconscientes são experienciados pela paciente anoréxica como uma repetição de sua história de vida. Alguém está dizendo a ela o que realmente sente, enquanto sua experiência consciente é minimizada e invalidada. Preferivelmente, a tarefa do terapeuta deve ser validar e criar empatia com a experiência interna da paciente (Bruch, 1987; Chessick, 1985). O terapeuta deve ter um interesse ativo no que a paciente pensa e sente, transmitindo a mensagem de que ela é uma pessoa autônoma e com direito a ter ideias próprias sobre sua doença. É de grande importância ajudá-la a definir os próprios estados emocionais. As ações e decisões decorrentes desses sentimentos devem ser legitimadas e respeitadas. O terapeuta pode ajudar a paciente a explorar várias opções, mas deve se abster de dizer o que ela precisa fazer (Chessick, 1985). Essa abordagem enfática, apoia-

dora e formadora do ego nas fases iniciais da terapia facilita a introjeção do terapeuta como um objeto benigno. Bruch (1987) sugeriu enfatizar o positivo e conceituar a terapia como uma experiência na qual as pacientes descobrem suas qualidades positivas. Ela reconheceu que sua abordagem tem muitas similaridades com a abordagem psicológica do *self* de Kohut (1984). Chessick (1985) compartilhou essa visão de que um *insight* relativo a conflitos inconscientes provavelmente não terá um efeito curativo sobre essas pacientes. Embora seja um pouco mais otimista sobre o uso de interpretações, Boris (1984a) recomendou mantê-las até que a paciente encontre a si própria. Mesmo nessa circunstância, ele defendeu falar "para o ar" em vez de fazê-lo diretamente com a paciente, oferecendo, desse modo, alguma distância na relação e respeitando as fronteiras da paciente. Essas interpretações devem ser oferecidas como hipóteses, como se fosse uma conversa com um colega imaginário, em vez de um pronunciamento definitivo feito diretamente à paciente.

3. *Monitorar cuidadosamente a contratransferência*. As pacientes anoréxicas normalmente acreditam que seus pais querem que elas ganhem peso, de modo que outras pessoas não as vejam como um fracasso (Powers, 1984). O terapeuta provavelmente ficará ansioso em relação a questões similares. Os terapeutas que trabalham dentro da estrutura de uma equipe de tratamento abrangente, em particular, podem começar a sentir que os outros estão julgando de modo negativo seu trabalho caso suas pacientes não consigam ganhar peso. Essa preocupação contratransferencial pode levar o terapeuta a se identificar com os pais da paciente. A situação ideal para a psicoterapia individual é que outro membro da equipe monitore o ganho de peso, deixando o terapeuta livre para explorar as questões psicológicas subjacentes da paciente. Quando é necessária a hospitalização para o controle de peso, o psiquiatra responsável pela internação pode controlar a alimentação, enquanto o psicoterapeuta continua com o trabalho psicoterapêutico no hospital. Nesse contexto, o psicoterapeuta pode trabalhar de forma produtiva com a equipe.

Hughes (1997) descreveu, de uma bela maneira, alguns dos dilemas contratransferenciais típicos enfrentados no tratamento de pacientes com anorexia nervosa. Assim como a paciente mantém os pais envolvidos na tentativa de ajudar, mas sempre falhando, ela também coloca o terapeuta nesse papel. Frequentemente, a paciente se apresenta como quem quer cooperar com o tratamento, mas, depois, sabota a ajuda do terapeuta. Com pacientes com anorexia, a aliança terapêutica é geralmente muito mais tênue do que parece, e o terapeuta deve lidar com a frustração de se sentir enganado pela paciente. Ao lidar com a contratransferência, é útil recordar-se de que a paciente compreende o progresso como equivalente à separação da família e ao crescimento, os quais são extremamente ameaçadores. A ansiedade é estimulada no terapeuta pelo flerte da paciente com a morte, o que é ainda mais frustrante devido à negação frequente da paciente de desejos suicidas. Assim como as famílias podem ficar exaustas e com raiva, chegando mesmo a desenvolver desejos homicidas inconscientes em relação à paciente, o terapeuta também pode experimentar desespero, raiva homicida e a sensação de que ninguém mais reconhece a magnitude da letalidade da paciente.

4. *Examinar as distorções cognitivas.* As percepções equivocadas acerca do tamanho do corpo e as crenças cognitivas ilógicas devem ser exploradas com a paciente de forma não julgadora. Vitousek e Gray (2005) enfatizaram a similaridade entre a abordagem de Bruch de desafiar as conclusões ilógicas e as falsas suposições e os princípios da terapia cognitiva atualmente aceitos. Evidentemente, o psicoterapeuta deve assumir um papel educativo com essas pacientes, ajudando-as a compreender os efeitos da inanição sobre a cognição. Entretanto, o terapeuta deve procurar educar ao mesmo tempo em que não faz qualquer exigência em troca. De forma alternativa, o terapeuta pode simplesmente explorar as consequências das escolhas da paciente.

Essas orientações técnicas, embora úteis, não devem ser tomadas como lições de um "livro de receitas" para a psicoterapia de pacientes anoréxicas. Os terapeutas devem ser flexíveis, persistentes e estáveis em face das tendências da paciente a "suportar" o processo da terapia até que possa ser deixada em paz novamente. As distorções da imagem corporal, que muitas vezes chegam a proporções delirantes, podem ser particularmente refratárias a esforços educativos e terapêuticos. Os terapeutas devem estar atentos ao desespero e à frustração contratransferenciais que podem levá-los a tentar forçar a paciente a "ver as coisas como elas realmente são".

Embora a anorexia nervosa possa parecer extremamente resistente ao tratamento a curto prazo, muitas pacientes melhoram ao final. Em um estudo de seguimento de longo prazo (Sullivan et al., 1998), apenas 10% das pacientes acompanhadas por uma média de 12 anos após o encaminhamento inicial continuavam a preencher os critérios para anorexia nervosa. Por outro lado, muitas continuavam a lutar contra alguns dos aspectos da doença, incluindo perfeccionismo e um peso corporal relativamente baixo. Entretanto, em uma revisão de 300 pacientes em quatro séries diferentes, Hsu (1991) calculou que 1 em cada 7, ou 14% das pacientes, tinha morrido de forma subsequente por suicídio ou complicações da doença. Em uma comparação entre terapia familiar e terapia de apoio individual com cinco anos de seguimento (Eisler et al., 1997), ambos os tratamentos produziram melhoras significativas. As pacientes com início precoce e uma história breve de anorexia nervosa pareceram ficar melhores com a terapia familiar, enquanto aquelas com início tardio pareceram ficar melhores com a terapia de apoio individual. Em uma revisão de todos os estudos de tratamento, Vitousek e Gray (2005) concluíram que, para pacientes anoréxicas adultas, nenhuma intervenção de qualquer tipo, seja com medicamentos ou psicoterapia, é muito efetiva em pacientes que têm esse transtorno altamente resistente ao tratamento.

Bulimia nervosa

Pacientes com bulimia nervosa são geralmente distintas daquelas com anorexia nervosa tendo como base o peso relativamente normal e a presença de compulsão alimentar e purgação. Pacientes emagrecidas que também apresentam compulsão alimentar e purgação são frequentemente classificadas como anoréxicas, de um subgrupo bulímico (Hsu, 1986). Dados acumulados sugerem um vínculo considerável entre os dois transtornos (Garner et al., 1986). No mínimo entre 40 e 50% de todas as pacientes anoréxicas também têm bulimia (Garfinkel et al., 1980; Hall et al., 1984; Hsu et al., 1979). Dados de seguimento de longo prazo apontam que, no decorrer de um longo período de tempo, a anorexia nervosa pode abrir caminho para a bulimia, mas o padrão inverso é muito mais raro (Hsu, 1991). A bulimia nervosa também varia de acordo com as dimensões da personalidade envolvendo o controle dos impulsos e a regulação de afeto identificada por Western e Harnden-Fischer (2001). A comorbidade também pode ter um impacto profundo.

Como Yager (1984) observou, de forma eloquente:

> A bulimia não é uma doença. Nem é ela um simples hábito. A bulimia é heterogênea e, como a pneumonia, pode resultar de uma série de causas. Descobri ser útil conceituar a bulimia como um hábito ou um padrão comportamental incorporado a uma personalidade, que, por sua vez, está incorporada a uma biologia, sendo tudo isso incorporado a uma cultura na qual a bulimia parece estar se desenvolvendo a uma taxa crescente. (p. 63)

Compreensão psicodinâmica

Quando consideram a psicodinâmica da bulimia, os terapeutas devem ter em mente essa heterogeneidade. Os vários contribuidores para a compreensão dinâmica da bulimia são provavelmente análogos aos típicos cegos que relatam suas percepções de um elefante se baseando em pontos de vista particulares. Como sempre, o entendimento dinâmico deve ser individualizado. Um quadro clínico de bulimia pode ser observado em pacientes com estruturas de caráter amplamente diferenciadas, que vão da psicótica à neurótica, passando pela *borderline* (Wilson, 1983). A anorexia e a bulimia são, essencialmente, lados opostos da mesma moeda (Mintz, 1988). Enquanto a paciente anoréxica é caracterizada tanto pela força maior do ego como pelo maior controle do superego, algumas pacientes bulímicas podem ter uma incapacidade generalizada para retardar as descargas de impulso com base em um ego enfraquecido e em um superego frouxo. A compulsão alimentar e a purgação não são necessariamente problemas de impulsos isolados; antes, eles podem coexistir com relações sexuais impulsivas e autodestrutivas e abuso de vários tipos de substâncias.

Certas evidências empíricas indicam quais fatores psicodinâmicos podem estar operando em pacientes com bulimia nervosa. Em uma análise genética multivariada, Kendler e colaboradores (1995) descobriram que fatores ambientais e familiares têm papéis-chave no desenvolvimento do transtorno. Em um estudo de caso-controle com base comunitária envolvendo 102 sujeitos com bulimia nervosa e 204 sujeitos-controle saudáveis (Fairburn et al., 1997), problemas com os pais, abuso sexual ou físico e autoavaliação negativa foram associados com o desenvolvimento da doença. Os investigadores sugeriram que a autoavaliação negativa pode encorajar a realização de uma dieta por distorcer a visão que as meninas têm de sua aparência. Essas descobertas empíricas são apoiadas por observações decorrentes do tratamento psicanalítico. Reich e Cierpka (1998) descobriram perturbações no diálogo emocional entre as pacientes bulímicas e seus pais e um padrão consistente de conflito entre partes contraditórias do *self* que foi, sem dúvida, influenciado por identificações conflituosas com os pais. Esses autores também sugeriram que muitas pacientes bulímicas experienciam uma falta de respeito por limites e uma intrusão rude em sua privacidade, o que se aplicaria tanto no caso de abuso sexual como no de abuso psicológico. Reich e Cierpka notaram que essas pacientes frequentemente utilizavam defesas que envolviam a reversão de afetos e a virada de passivo a ativo. Elas também experienciavam exigências contraditórias do superego.

Os autores que estudaram as origens do desenvolvimento da bulimia identificaram uma grande dificuldade com a separação tanto nos pais como no paciente. Um tema comum na história do desenvolvimento de pacientes bulímicas é a falta de um objeto transicional, como uma chupeta ou um cobertor, para ajudar a criança a se separar psicologicamente de sua mãe (Goodsitt, 1983). Essa luta de desenvolvimento para se separar pode ser representada substitutivamente pelo uso do próprio corpo como um objeto transicional (Sugarman e Kurash, 1982), com a ingestão de comida representando um desejo de fusão simbiótica com a mãe e a expulsão da comida representando um esforço de separação em relação à mãe. Como no caso das mães de pacientes com anorexia, os pais das crianças que crescem e se tornam bulímicas frequentemente se relacionam com seus filhos como se eles fossem extensões de si mesmos (Humphrey e Stern, 1988; Strober e Humphrey, 1987). Essas crianças são utilizadas como *self*-objetos para validar o *self* de um ou de ambos os pais. Cada membro da família depende de todos os outros membros para manter um senso de coesão. Embora esse padrão caracterize as famílias de pacientes anoréxicas, uma maneira particular de lidar com qualidades "ruins" inaceitáveis é predominante nas famílias das bulímicas. O sistema familiar bulímico envolve, aparentemente, uma forte necessidade de que todos vejam a si próprios como "todos bons". As qualidades inaceitáveis nos pais são frequentemente projetadas sobre a criança bulímica, que se torna o repositório de toda a "maldade". Ao se identificar inconscientemente com essas projeções, ela se torna a portadora de toda a voracidade e impulsividade da família. O equilíbrio homeostático resultante mantém o foco sobre a criança "doente" em vez de fazê-lo sobre os conflitos internos dos pais ou sobre o que ocorre entre eles.

As observações psicodinâmicas sobre as dificuldades de separação das pacientes bulímicas foram confirmadas por pesquisas empíricas (Patton, 1992). Quarenta pacientes com transtornos alimentares foram comparadas com um grupo-controle de 40 mulheres com padrões alimentares normais para ver como responderiam a estímulos subliminares ou supraliminares. A cada grupo foi apresentado um estímulo de abandono ou de controle por períodos de exposição que eram ou subliminares ou supraliminares. Depois da exposição a um estímulo de abandono, o grupo com transtornos alimentares comeu significativamente mais biscoitos do que os sujeitos do grupo-controle. Os pesquisadores concluíram que a compulsão alimentar era, de fato, uma defesa contra o medo inconsciente do abandono.

Em muitos casos, então, as pacientes bulímicas concretizam os mecanismos de relações objetais de introjeção e projeção. A ingestão e a expulsão de comida pode refletir diretamente a introjeção e a projeção de introjeções agressivas ou "ruins". Em muitos casos, o processo de cisão é concretizado ainda mais pela paciente. A paciente pode considerar a proteína como uma "boa" comida, o que é consequentemente retido e não purgado, e carboidratos ou *junk foods* como comidas "ruins", que são consumidas em grandes quantidades, para serem depois regurgitadas. Na superfície, essa estratégia para lidar com a agressão pode ser irresistível – a expulsão da maldade na forma de vômito deixa a paciente se sentindo bem. No entanto, o sentimento remanescente do "bem" é instável, pois ele está fundamentado em cisão, negação e projeção da agressão em vez de estar estruturado na integração do ruim e do bom.

Considerações sobre o tratamento

O princípio singular mais importante no tratamento de bulimia é a individualização do plano terapêutico. Transtornos psiquiátricos concorrentes, como depressão, transtornos da personalidade e abuso de substâncias, devem ser considerados como parte do planejamento abrangente do tratamento. Os "programas de tratamento do tipo linha de montagem" (Yager, 1984) que tratam todas as pacientes bulímicas de forma parecida ajudam apenas uma fração delas, porque há uma falha em reconhecer e avaliar a heterogeneidade inerente à população bulímica. Cerca de um terço de todas as pacientes bulímicas representa um subgrupo relativamente saudável que responde bem a uma abordagem de tempo limitado, que envolve TCC breve e um programa psicoeducacional (Johnson e Connors, 1987; Johnson et al., 1989). Os grupos de apoio como os Comedores Compulsivos Anônimos (CCA) podem também auxiliar esse subgrupo de pacientes sem um tratamento mais aprofundado.

Em uma revisão de 88 estudos que realizaram avaliações de seguimento com sujeitos bulímicos, Keel e Mitchell (1997) descobriram que aproximadamente 50% das mulheres se recuperaram por completo do transtorno entre 5 e 10 anos depois da apresentação. No entanto, 20% continuaram a preencher por completo os critérios para bulimia nervosa, e aproximadamente 30% tiveram recaídas de sintomas bulímicos. As pacientes que alcançaram a abstinência completa da compulsão e da purgação com um ensaio de 16 semanas de TCC foram acompanhadas por quatro meses depois do tratamento, e os pesquisadores observaram que 44% delas haviam apresentado recaída (Halmi et al., 2002). Uma revisão de estudos utilizando TCC para bulimia nervosa reflete o quanto é difícil tratar essas pacientes. Entre a metade ou mais das pacientes que não atingiram a recuperação completa por meio dessa abordagem, os resultados indicam que a compulsão continua a uma taxa média de 2,6 vezes por semana; e a purgação, de 3,3 vezes por semana ao fim do tratamento (Thompson-Brenner et al., 2003). Avaliações longitudinais da mortalidade ao longo de 8 a 25 anos (Crow et al., 2009) indicam que existem taxas de mortalidade desconcertantemente altas para a bulimia nervosa, próximas àquelas da anorexia nervosa. Além disso, embora tenha havido algum sucesso no tratamento da bulimia nervosa com a terapia interpessoal e a TCC, os clínicos da comunidade poucas vezes utilizam uma psicoterapia com base em evidências quando tratam seus pacientes com transtornos alimentares (von Ranson et al., 2013). A psicoterapia psicodinâmica praticamente não foi testada.

Mesmo que as abordagens dinâmicas possam não ser indicadas ou necessárias para todas as pacientes, elas ainda podem beneficiar a maioria. Entre aquelas que não responderam ao tratamento, dois terços podem ter transtorno da personalidade *borderline* (Johnson et al., 1989), enquanto outras pacientes podem apresentar outros transtornos da personalidade ou depressão significativa. Essas pacientes podem requerer psicoterapia expressiva de apoio de longo prazo e, frequentemente, também necessitam de intervenção psicofarmacológica. Muitas pacientes também se ressentem francamente de uma abordagem comportamental de seus sintomas bulímicos (Yager, 1984). Focar-se no comportamento manifestado pela paciente enquanto se negligencia seu mundo interno pode recapitular a experiência da paciente de ter crescido com pais que se preocupam mais com a superfície do que com a substância. Yager (1984) sugeriu que até 50% das pacientes bulímicas ficam insatisfeitas com técnicas de modificação do comportamento. Algumas pacientes chegam a sentir a tarefa de escrever um diário sobre seus hábitos alimentares como algo humilhante, porque elas podem ver seus problemas alimentares como sintomas de perturbações mais fundamentais. O tratamento que não se encaixa nos interesses e no sistema de crenças da paciente está fadado ao fracasso (Yager, 1984).

A bulimia nervosa pode ser fatal. As pacientes são conhecidas por alterar o equilíbrio eletrolítico o suficiente para precipitar uma parada cardíaca. Logo, o monitoramento da composição sanguínea deve ser parte do tratamento ambulatorial dessas pacientes, com a hospitalização funcionando como uma estratégia de reserva. Devido ao fato de muitas pacientes bulímicas também terem transtorno da personalidade *borderline* ou transtorno afetivos maiores, a hospitalização pode ser requerida em face de tentativa de suicídio ou de automutilação grave. O tratamento hospitalar deve seguir um plano terapêutico individualizado abrangente, além da tarefa de obter o controle dos sintomas por meio de fechamento de banheiros, implementação de um programa de refeições normal, fornecimento de assistência psicoeducacional de uma nutricionista e encorajamento para que se mantenha um diário. A hospitalização muitas vezes oferece ao terapeuta uma oportunidade de compreender mais bem as relações de objetos internos da paciente; assim, isso facilita uma compreensão diagnóstica mais sofisticada e um planejamento de tratamento mais preciso:

A senhorita W., uma universitária de 19 anos, apresentava uma mistura de sintomas bulímicos e anoréxicos. Ela foi hospitalizada depois de "demitir" seu psicoterapeuta e de perder completamente o controle de sua compulsão alimentar e de sua purgação. Seus pais, que estavam bastante irritados com seu comportamento, trouxeram ela para o hospital, porque eles se sentiram desesperançados de conseguir fazê-la ter uma alimentação adequada. Durante a primeira semana de hospitalização, a senhorita W. informou à médica do hospital que ela planejava se manter indiferente e distante, porque não queria se ver vinculada a um médico novamente para logo depois se decepcionar. Refeições regulares e encontros de grupo foram imediatamente implementados, mas a paciente se recusou a fazer as refeições ou a participar do grupo. Ela insistia em que era capaz de fazer sua dieta comendo apenas quando e o que ela queria. Ela salientou à médica que o peso dela permanecia constante, de modo que não havia motivos para preocupação.

A equipe de enfermagem foi ficando cada vez mais irritada com a senhorita W. por sua completa falta de cooperação. Quanto mais teimosa e resistente a paciente se tornava, mais a equipe insistia para ela seguir o programa hospitalar. Em um encontro da equipe, a médica do hospital observou que e a paciente havia conseguido recapitular sua situação familiar. Ao afirmar que ela é quem deveria ter o controle sobre sua dieta, a paciente provocava os outros a tentarem tomar o controle dos hábitos alimentares dela. A paciente poderia, então, sentir-se uma vítima das forças controladoras em torno dela, da mesma forma que se sentia vitimizada por seus pais.

A médica da senhorita W. se encontrou com ela e salientou que ela estava tentando provocar a equipe do hospital a reencenar sua situação familiar. A médica pediu à paciente que refletisse sobre o que ela poderia ganhar com essa reencenação (*enactment*). A senhorita W. respondeu indicando à médica que ela não estava disposta a conversar. Três dias depois, a paciente disse à médica que ela estava acumulando medicamentos e objetos pontiagudos em uma gaveta trancada em seu quarto no hospital, de modo que ela poderia tentar o suicídio. Ela disse que havia decidido contar isso à médica porque ela realmente não queria morrer. A paciente também indicou que era extremamente difícil para ela comunicar sentimentos à médica, porque ela acreditava que se tornaria incontrolavelmente dependente e perderia qualquer senso do próprio *self*. Ela estava certa de que a dependência de sua médica a levaria a ser explorada e maltratada segundo as necessidades da médica, em vez de suas próprias necessidades.

Essas informações ajudaram a equipe do hospital a compreender a resistência da senhorita W. à estrutura do tratamento. Ao se recusar a cooperar, essa paciente estava tentando estabelecer um senso de *self* independente das demandas e das expectativas dos outros. A cooperação com a equipe de enfermagem e a colaboração com a médica do hospital comportava o risco de que ela se tornaria uma mera extensão dos outros, como ocorria em sua família. Uma vez que essa ansiedade subjacente veio à tona, os membros da equipe permitiram que a senhorita W. tivesse mais poder de decisão em seu programa alimentar. Ela foi capaz de colaborar com um membro da equipe de enfermagem e, então, seguir um programa que era aceitável para ambos.

Quando a senhorita W. parecia estar melhorando, entretanto, sua médica recebeu uma ligação em casa na manhã de Natal no momento em que sua família estava abrindo os presentes. Uma enfermeira do hospital estava ligando para informar à médica que a paciente W. havia contrabandeado e tomado uma grande quantidade de laxantes e que havia tido diarreia por toda a manhã. A enfermeira estava preocupada que o caso da jovem W. exigisse tratamento médico de emergência, de modo que a médica se viu obrigada a ir ao hospital para ver a paciente. Dois dias depois, quando a senhorita W. estava medicamente estável, a médica confrontou-a sobre a hostilidade da transferência envolvida em sua purgação, então sugerindo que talvez a paciente W. tivesse desejado estragar a manhã de Natal dela, a médica. Apesar de a paciente ter negado qualquer possibilidade de que essa fosse a motivação, a médica teve que conter a raiva intensa que sentiu em relação à paciente W. no momento de sua atuação. Aos poucos foi ficando claro para a médica que o ato da purgação permitiu à paciente expelir a própria agressividade. Como resultado, ela não pôde relacionar a interpretação da médica acerca de seu ato como algo hostil; a médica serviu, inconscientemente, como um receptáculo da raiva projetada da paciente.

Embora esse caso ilustre uma paciente mais refratária com transtorno da personalidade *borderline* como parte do quadro clínico, os esforços de transferência-contratransferência não são atípicos em relação aos que os terapeutas normalmente encontram em pacientes bulímicas. Os terapeutas podem acabar sendo repetidamente provocados a aceitar a "maldade" que a paciente está tentando expelir. Eles também podem se sentir "vomitados" quando a paciente repetidamente cospe de volta sobre eles todos os seus esforços terapêuticos. A recapitulação do padrão familiar no tratamento hospitalar ou na psicoterapia individual ajuda o clínico a compreender o papel da paciente no interior do sistema familiar. Devido ao fato de que a bulimia é muitas vezes parte de um equilíbrio homeostático na família, a terapia familiar ou a intervenção familiar em associação com a terapia individual é frequentemente necessária. Ao ignorar o sistema familiar, o terapeuta corre o risco de que a melhora da paciente seja terrivelmente ameaçadora para os outros membros da família. As reações defensivas a essa ameaça podem incluir um enfraquecimento insidioso do tratamento da paciente bulímica ou o desenvolvimento de uma séria disfunção em outro membro da família. A necessidade familiar da doença da paciente bulímica deve ser respeitada, e os pais devem se sentir "assegurados" e validados, de forma que não sabotem o tratamento (Humphrey e Stern, 1988).

Por causa de sua ambivalência intensa e de sua preocupação quanto a perturbar o equilíbrio familiar, muitas pacientes bulímicas tentam evitar a terapia psicodinâmica intensa. Elas podem se considerar deficientes, de modo que a exploração psicoterapêutica envolve o risco de que essa deficiência seja exposta (Reich e Cierpka, 1998). A introdução de um diário alimentar e a indicação da associação entre certos padrões alimentares e estados emocionais podem ser uma forma extremamente efetiva de construir uma aliança terapêutica com a paciente. Uma das dificuldades contratransferenciais comuns encontradas é o desejo de curar a paciente rapidamente, o que leva o terapeuta a iniciar uma "superalimentação" da paciente através da introdução de muitas intervenções interpretativas cedo demais. Como Reich e Cierpka (1998) advertiram, as interpretações e as confrontações podem ser tratadas de uma forma bulímica, sendo consumidas de forma voraz, mas sem digeri-las propriamente. Embora em muitos círculos a TCC tenha se tornado a abordagem psicoterapêutica preferida, a terapia psicodinâmica continua a ter um papel a desempenhar. Em um estudo cuidadosamente desenhado, comparando a TCC com a terapia dinâmica, os resultados iniciais favoreceram a primeira, mas, em um período mais longo de *seguimento*, ambas as formas de terapia foram aproximadamente iguais em sua efetividade (Fairburn et al., 1995).

A psicoterapia dinâmica de grupo pode também ser um tratamento auxiliar útil. Uma literatura empírica crescente atesta a eficácia da psicoterapia de grupo para pacientes com bulimia nervosa (Harper-Giuffre et al., 1992; Liedtke et al., 1991; Mitchell et al., 1990). Em uma revisão de 18 relatos diferentes dessa modalidade com pacientes bulímicas em um contexto ambulatorial, Oesterheld e colaboradores (1987) encontraram razões para um otimismo cauteloso. O consenso foi de que a psicoterapia de grupo efetivamente reduziu os sintomas bulímicos em uma média de 70%. Entretanto, esses números parecem inflados, porque a maioria dos estudos excluiu os abandonos de seus cálculos. As taxas de abandono tenderam a ser altas apesar de a maioria dos grupos ter excluído os pacientes com transtorno da personalidade *borderline* e outras patologias graves de caráter. Dados de seguimento de longo prazo também estavam faltando. Os terapeutas de grupo pareceram concordar, tanto quanto os terapeutas individuais, que uma remissão estável exige tanto o *insight* quanto o controle de sintomas. Em um ensaio clínico controlado e randomizado de terapia psicanalítica de grupo e de psicoeducação para um grupo de pacientes com transtorno de compulsão alimentar, a maioria das pacientes em ambos os grupos não apresentou mais transtornos e ficou com uma taxa mais baixa de episódios de compulsão (Ciano et al., 2002). Nas pacientes de terapia analítica de grupo, esses ganhos foram sustentados, quase que inteiramente, nos seguimentos de 6 e de 12 meses.

Em síntese, a indicação de uma abordagem dinâmica para a bulimia nervosa é uma falta de resposta a métodos psicoeducativos e a métodos cognitivo-comportamentais com tempo limitado. As intervenções familiares na forma de apoio, educação e, possivelmente, terapia familiar em geral são necessárias também. Alguma forma de controle de sintomas é necessária em combinação com as outras abordagens. Hospitalização curta, grupos de apoio como os CCA e psicoterapia de grupo podem ajudar a paciente no controle dos sintomas. Alguns psicoterapeutas individuais também consideram o controle dos sintomas como parte do processo de tratamento. Um subconjunto substancial de pacientes bulímicas com grave patologia de caráter associada, tendências suicidas e propensões a distúrbios eletrolíticos que ameaçam a vida necessita de psicoterapia no contexto de hospitalização de longo prazo. Essas pacientes desafiam os esforços mais diligentes dos profissionais envolvidos no tratamento para estruturar suas vidas. Elas parecem inclinadas a um curso autodestrutivo que pode, de fato, ser fatal sem tratamento hospitalar estendido.

Transtorno de compulsão alimentar

Como observado antes, há bem menos pesquisas sobre o tratamento do transtorno de compulsão alimentar do que sobre outros transtornos alimentares. Contudo, a prevalência em amostras de comunidade chega a 3,5% (Hudson et al., 2007). Os indivíduos com esse transtorno tendem a relatar mais medo de ganhar peso e mais insatisfação com o corpo se comparados com aqueles indivíduos obesos que não apesentam compulsão alimentar. Além disso, eles tendem a continuar a ganhar peso ao longo da vida (Fairburn et al., 2000). Os terapeutas devem lutar contra o desprezo contratransferencial suscitado por uma pessoa que parece buscar autogratificação sem se preocupar com as consequências, e contra a desesperança contratransferencial relacionada à efetividade dos seus esforços de tratamento de grupo. O apego inseguro tem sido encontrado em todos os transtornos alimentares, incluindo o transtorno de compulsão alimentar (Abbate-Daga et al., 2010). De fato, a insegurança do apego é diretamente relacionada à insatisfação corporal. Em um estudo comparativo feito entre a psicoterapia interpessoal psicodinâmica de grupo, e a TCC de grupo (Tasca et al., 2006), ambas as formas de terapia de grupo reduziram a compulsão alimentar, sendo que os resultados indicaram que os desfechos individuais diferiram entre os tratamentos com base no nível de ansiedade de apego e de evitação. Mais pesquisas são necessárias para que se aperfeiçoe a compreensão psicodinâmica e o tratamento desses pacientes.

Referências

Abbate-Daga G, Gramaglia C, Amianto F, et al: Attachment insecurity, personality, and body dissatisfaction in eating disorders. J Nerv Ment Dis 198:520–524, 2010

American Psychiatric Association: Diagnostic and Statistical Manual of Mental Disorders, 5th Edition. Washington, DC, American Psychiatric Association, 2013

Arcelus J, Mitchell AJ, Wales G, et al: Mortality rates in patients with anorexia nervosa and other eating disorders: a meta-analysis of 36 studies. Arch Gen Psychi- atry 68:724–731, 2011

Bachar E, Latzer Y, Kreitler S, et al: Empirical comparison of two psychological therapies – self psychology and cognitive orientation – in the treatment of anorexia and bulimia. J Psychother Pract Res 8:115–128, 1999

Balint M: The Basic Fault: Therapeutic Aspects of Regression. New York, Brunner/Mazel, 1979

Bemporad JR, Ratey J: Intensive psychotherapy of former anorexic individuals. Am J Psychother 39:454–466, 1985

Berridge KC, Robinson T: The mind of an addictive brain: neural sensitization of wanting *versus* liking. Current Directions in Psychological Science 4:71–76, 1995

Bers SA, Besser A, Harpaz-Rotem I, et al: An empirical exploration of the dynamics of anorexia nervosa: representations of self, mother, and father. Psychoanalytical Psychology 30:188–209, 2013

Blatt SJ, McDonald C, Sugarman A, et al: Psychodynamic theories of opiate addiction: new directions for research. Clin Psychol Rev 4:159–189, 1984a

Blatt SJ, Rounsaville B, Eyre SL, et al: The psychodynamics of opiate addiction. J Nerv Ment Dis 172:342–352, 1984b

Boris HN: On the treatment of anorexia nervosa. Int J Psychoanal 65:435–442, 1984a

Boris HN: The problem of anorexia nervosa. Int J Psychoanal 65:315–322, 1984b

Brent D, Melhem N, Donohoe MD, et al: The incidence and course of depression in bereaved youth 21 months after the loss of a parent to suicide, accident, or sudden natural death. Am J Psychiatry 166:786–794, 2009

Bromberg PM: Treating patients with symptoms – and symptoms with patience: reflections on shame, dissociation, and eating disorders. Psychoanalytic Dialogues 11:891–912, 2001

Brown S: Treating the Alcoholic: A Developmental Model of Recovery. New York, Wi- ley, 1985

Bruch H: Eating Disorders: Obesity, Anorexia Nervosa, and the Person Within. New York, Basic Books, 1973

Bruch H: The Golden Cage: The Enigma of Anorexia Nervosa. Cambridge, MA, Har- vard University Press, 1978

Bruch H: Psychotherapy in anorexia nervosa. Int J Eat Disord 1:3–14, 1982

Bruch H: The changing picture of an illness: anorexia nervosa, in Attachment and the Therapeutic Process. Edited by Sacksteder JL, Schwartz DP, Akabane Y. Madi- son, CT, International Universities Press, 1987, pp 205–222

Casillas A, Clark LA: Dependency, impulsivity, and self-harm: traits hypothesized to underlie the association between Cluster B personality and substance use disor- ders. J Pers Disord 16:424–436, 2002

Chessick RD: Clinical notes toward the understanding and intensive psychotherapy of adult eating disorders. Annual of Psychoanalysis 22/23:301–322, 1985

Ciano R, Rocco PL, Angarano A, et al: Group-analytic and psychoeducational therapies for binge-eating disorder: an exploratory study on efficacy and persistence of effects. Psychotherapy Research 12:231–239, 2002

Compton WM, Thomas YF, Stinson FS, et al: Prevalence, correlates, disability, and comorbidity of DSM-IV drug abuse and dependence in the United States. Arch Gen Psychiatry 64:566–576, 2007

Cooper DE: The role of group psychotherapy in the treatment of substance abusers. Am J Psychother 41:55–67, 1987

Cornelius JR, Salloum IM, Mezzich J, et al: Disproportionate suicidality in patients with comorbid major depression and alcoholism. Am J Psychiatry 152:358–364, 1995

Couturier J, Kimber M, Szatmari P: Efficacy of family-based treatment for adolescents with eating disorders: a systematic review and meta-analysis. Int J Eat Disord 46:3–11, 2013

Crits-Christoph P, Siqueland L, Blaine J, et al: Psychosocial treatments for cocaine dependence: results of the National Institute on Drug Abuse Cocaine Collabora- tive Study. Arch Gen Psychiatry 56:493–501, 1999

Crow S: Eating disorders and risk of death. Am J Psychiatry 170:824–825, 2013 Crow SJ, Peterson CB, Swanson SA, et al: Increased mortality in bulimia nervosa and other eating disorders. Am J Psychiatry 166:1342–1346, 2009

Dare C: Psychoanalytic psychotherapy, in Treatments of Psychiatric Disorders, 2nd Edition, Vol 2. Edited by Gabbard GO. Washington, DC, American Psychiatric Press, 1995, pp 2129–2152

Dodes LM: Abstinence from alcohol in long-term individual psychotherapy with alcoholics. Am J Psychother 38:248–256, 1984

Dodes LM: The psychology of combining dynamic psychotherapy and Alcoholics Anonymous. Bull Menninger Clin 52:283–293, 1988

Dodes LM: Addiction, helplessness, and narcissistic rage. Psychoanal Q 59:398–419, 1990

Donovan JM: An etiologic model of alcoholism. Am J Psychiatry 143:1–11, 1986 Eisler I, Dare C, Russell GF, et al: Family and individual therapy in anorexia nervosa: a 5-year follow-up. Arch Gen Psychiatry 54:1025–1030, 1997

Fairburn CG, Norman PA, Welch SL, et al: A prospective study of outcome and bulimia nervosa and the long-term effects of three psychological treatments. Arch Gen Psychiatry 52:304–312, 1995

Fairburn CG, Welch SL, Doll HA, et al: Risk factors for bulimia nervosa: a commu- nity-based case-control study. Arch Gen Psychiatry 54:509–517, 1997

Fairburn CG, Cooper Z, Doll HA, et al: The natural course of bulimia nervosa and binge eating disorder in young women. Arch Gen Psychiatry 57:659–665, 2000

Frances RJ, Mack AH, Borg L, et al: Psychodynamics, in The American Psychiatric Publishing Textbook of Substance Abuse Treatment, 3rd Edition. Edited by Galanter M, Kleber H. Washington, DC, American Psychiatric Publishing, 2004, pp 337–352

Gabbard GO, Lazar SG, Hornberger J, et al: The economic impact of psychotherapy: a review. Am J Psychiatry 154:147–155, 1997

Garfinkel PE, Garner DM: Anorexia Nervosa: A Multidimensional Perspective. New York, Brunner/Mazel, 1982

Garfinkel PE, Moldofsky H, Garner DM: The heterogeneity of anorexia nervosa: bulimia as a distinct subgroup. Arch Gen Psychiatry 37:1036–1040, 1980

Garner DM, Garfinkel PE, Irvine MJ: Integration and sequencing of treatment approaches for eating disorders. Psychother Psychosom 46:67–75, 1986

Goodsitt A: Self-regulatory disturbances in eating disorders. Int J Eat Disord 2:51– 60, 1983

Goodwin DW: Alcoholism and heredity. Arch Gen Psychiatry 36:57–61, 1979

Gorton GE, Akhtar S: The relationship between addiction and personality disorder: reappraisal and reflections. Integrative Psychiatry 10:185–198, 1994

Grant BF, Stinson FS, Dawson BA, et al: cooccurrence of 12-month alcohol and drug use disorders and personality disorders in the United States: results from the National Epidemiological Survey on Alcohol and Related Conditions. Arch Gen Psychiatry 61:361–368, 2004

Grilo CM, Sanislow CA, Skodol AE, et al: Do eating disorders cooccur with personality disorders? Comparison groups matter. Int J Eat Disord 33:155–164, 2003

Hall A, Crisp AH: Brief psychotherapy in the treatment of anorexia nervosa: preliminary findings, in Anorexia Nervosa: Recent Developments in Research. Edited by Darby PL, Garfinkel PE, Garner DM, et al. New York, Alan R Liss, 1983, pp 427–439

Hall A, Slim E, Hawker F, et al: Anorexia nervosa: long-term outcome in 50 female patients. Br J Psychiatry 145:407–413, 1984

Halmi KA, Agras WS, Mitchell J, et al: Relapse predictors of patients with bulimia nervosa who achieved abstinence through cognitive behavioral therapy. Arch Gen Psychiatry 59:1105–1109, 2002

Harper-Giuffre H, MacKenzie KR, Sivitilli D: Interpersonal group psychotherapy, in Group Psychotherapy for Eating Disorders. Edited by Harper-Giuffre H, Mac- Kenzie KR. Washington, DC, American Psychiatric Press, 1992, pp 105–145

Hasin D, Fenton MC, Skodal A, et al: Personality disorders and the 3-year course of alcohol, drug, and nicotine use disorders. Arch Gen Psychiatry 68:1158–1167, 2011

Hasin D, O'Brien CP, Auriacombe M, et al: DSM-5 criteria for substance use disorders: recommendations and rationale. Am J Psychiatry 170:834–851, 2013

Hsu LK: Outcome of anorexia nervosa: a review of the literature (1954 to 1978). Arch Gen Psychiatry 37:1041–1046, 1980

Hsu LK: The treatment of anorexia nervosa. Am J Psychiatry 143:573–581, 1986

Hsu LK: Outcome studies in patients with eating disorders, in Psychiatric Treatment: Advances in Outcome Research. Edited by Mirin SM, Gossett JT, Grob MC. Washington, DC, American Psychiatric Press, 1991, pp 159–180

Hsu LK, Crisp AH, Harding B: Outcome of anorexia nervosa. Lancet 1:61–65, 1979

Hudson JI, Hiripi E, Pope HG, et al: The prevalence and correlates of eating disorders in the National Comorbidity Survey Replication. Biol Psychiatry 61:348–358, 2007

Hughes P: The use of the countertransference in the therapy of patients with anorexia nervosa. European Eating Disorders Review 5:258–269, 1997

Humphrey LL, Stern S: Object relations and the family system in bulimia: a theoretical integration. J Marital Fam Ther 14:337–350, 1988

Johnson B: Three perspectives on addiction. J Am Psychoanal Assoc 47:791–815, 1999

Johnson B: Drug dreams: a neuropsychoanalytic hypothesis. J Am Psychoanal Assoc 49:75–96, 2001

Johnson C, Connors ME: The Etiology and Treatment of Bulimia Nervosa: A Biopsychosocial Perspective. New York, Basic Books, 1987

Johnson C, Tobin DL, Enright A: Prevalence and clinical characteristics of borderline patients in an eating-disordered population. J Clin Psychiatry 50:9–15, 1989

Kandel DB, Kessler RC, Margulies RZ: Antecedents of adolescent initiation into stages of drug use: a developmental analysis, in Longitudinal Research on Drug Use. Edited by Kandel DB. New York, Hemisphere, 1978, pp 73–78

Kaplan AS, Woodside DB: Biological aspects of anorexia nervosa and bulimia ner- vosa. J Consult Clin Psychol 55:645–653, 1987

Kaufman J, Yang B, Douglas-Palumberi H, et al: Genetic and environmental predictors of early alcohol use. Biol Psychiatry 61:1228–1234, 2007

Keel PK, Mitchell JE: Outcome in bulimia nervosa. Am J Psychiatry 154:313–321, 1997

Kendler KS, Heath AC, Neale MC, et al: A population-based twin study of alcoholism in women. JAMA 268:1877–1882, 1992

Kendler KS, Walters EE, Neale MC, et al: The structure of the genetic and environmental risk factors for six major psychiatric disorders in women: phobia, generalized anxiety disorder, panic disorder, bulimia, major depression, and alcoholism. Arch Gen Psychiatry 52:374–383, 1995

Kendler KS, Prescott CA, Myers J, et al: The structure of genetic and environmental risk factors for common psychiatric and substance use disorders in men and women. Arch Gen Psychiatry 60:929–937, 2003

Khantzian EJ: Psychopathology, psychodynamics, and alcoholism, in Encyclopedic Handbook of Alcoholism. Edited by Pattison EM, Kaufman E. New York, Gardner, 1982, pp 581–597

Khantzian EJ: Psychotherapeutic interventions with substance abusers: the clinical context. J Subst Abuse Treat 2:83–88, 1985a

Khantzian EJ: The self-medication hypothesis of addictive disorders: focus on heroin and cocaine dependence. Am J Psychiatry 142:1259–1264, 1985b

Khantzian EJ: A contemporary psychodynamic approach to drug abuse treatment. Am J Drug Alcohol Abuse 12:213–222, 1986

Khantzian EJ: The self-medication hypothesis of substance use disorders: a reconsideration and recent applications. Harv Rev Psychiatry 4:231–244, 1997

Khantzian EJ, Treece C: DSM-III psychiatric diagnosis of narcotic addicts: recent findings. Arch Gen Psychiatry 42:1067–1071, 1985

Kohut H: The Analysis of the Self: A Systematic Approach to the Psychoanalytic Treatment of Narcissistic Personality Disorders. New York, International Universities Press, 1971

Kohut H: How Does Analysis Cure? Edited by Goldberg A. Chicago, IL, University of Chicago Press, 1984

Lieb RC, Thompson TL II: Group psychotherapy of four anorexia nervosa inpatients. Int J Group Psychother 34:639–642, 1984

Liedtke R, Jäger B, Lempa W, et al: Therapy outcome of two treatment models for bulimia nervosa: preliminary results of a controlled study. Psychother Psychosom 56:56–63, 1991

Mack JE: Alcoholism, AA, and the governance of the self, in Dynamic Approaches to the Understanding and Treatment of Alcoholism. Edited by Bean MH, Zinberg NE. New York, Free Press, 1981, pp 128–162

Maher MS: Group therapy for anorexia nervosa, in Current Treatment of Anorexia Nervosa and Bulimia. Edited by Powers PS, Fernandez RC. Basel, Switzerland, S Karger, 1984, pp 265–276

Marcus MD, Wildes JE: Evidence-based psychological treatments for eating disorders, in Gabbard's Treatments of Psychiatric Disorders, 5th Edition. Edited by Gabbard GO. Washington, DC, American Psychiatric Publishing, 2014

McCrady BS, Langenbucher JW: Alcohol treatment and healthcare system reform. Arch Gen Psychiatry 53:737–746, 1996

McIntosh VW, Jordan J, Carter FA, et al: Three psychotherapies for anorexia nervosa: randomized, controlled trial. Am J Psychiatry 162:741–747, 2005

McLellan AT, Arndt IO, Metzger DS, et al: The effects of psychosocial services in substance abuse treatment. JAMA 269:1953–1959, 1993

Mercer D, Woody GE: Individual psychotherapy and counseling for addiction, in The Oxford Textbook of Psychotherapy. Edited by Gabbard G, Beck J, Holmes J. Oxford, UK, Oxford University Press, 2005

Mintz IL: Self-destructive behavior in anorexia nervosa and bulimia, in Bulimia: Psychoanalytic Treatment and Theory. Edited by Schwartz HJ. Madison, CT, International Universities Press, 1988, pp 127–171

Minuchin S, Rosman BL, Baker L: Psychosomatic Families: Anorexia Nervosa in Context. Cambridge, MA, Harvard University Press, 1978

Mitchell JE, Pyle RL, Eckert ED, et al: A comparison study of antidepressants and structured intensive group psychotherapy in the treatment of bulimia nervosa. Arch Gen Psychiatry 47:149–157, 1990

Mulder RT: Alcoholism and personality. Aust N Z J Psychiatry 36:44–52, 2002

Murphy GE, Wetzel RD: The lifetime risk of suicide in alcoholism. Arch Gen Psychiatry 47:383–392, 1990

Nathan PE: The addictive personality is the behavior of the addict. J Consult Clin Psychol 56:183–188, 1988

Nicholson B, Treece C: Object relations and differential treatment response to methadone maintenance. J Nerv Ment Dis 169:424–429, 1981

Oesterheld JR, McKenna MS, Gould NB: Group psychotherapy of bulimia: a critical review. Int J Group Psychother 37:163–184, 1987

Pages KP, Russo JE, Roy-Byrne PP, et al: Determinants of suicidal ideation: the role of substance use disorders. J Clin Psychiatry 58:510–515, 1997

Paton S, Kessler R, Kandel D: Depressive mood and adolescent illicit drug use: a longitudinal analysis. J Genet Psychol 131:267–289, 1977

Patton CJ: Fear of abandonment and binge eating: a subliminal psychodynamic activation investigation. J Nerv Ment Dis 180:484–490, 1992

Polivy J: Group psychotherapy as an adjunctive treatment for anorexia nervosa. J Psychiatr Treat Eval 3:279–283, 1981

Powers PS: Psychotherapy of anorexia nervosa, in Current Treatment of Anorexia Nervosa and Bulimia. Edited by Powers PS, Fernandez RC. Basel, Switzerland, S Karger, 1984, pp 18–47

Prescott CA, Kendler KS: Genetic and environmental contributions to alcohol abuse and dependence in a population-based sample of male twins. Am J Psychiatry 156:34–40, 1999

Project MATCH Research Group: Matching alcoholism treatments to client heterogeneity: Project MATCH posttreatment drinking outcomes. J Stud Alcohol 58:7–29, 1997

Reed PL, Anthony JC, Breslau N: Incidence of drug problems in young adults exposed to trauma and posttraumatic stress disorder: do early life experiences and predispositions matter? Arch Gen Psychiatry 64:1435–1442, 2007

Regier DA, Farmer ME, Rae BS, et al: Comorbidity of mental disorders with alcohol and other drug abuse: results from the Epidemiologic Catchment Area (ECA) Study. JAMA 264:2511–2518, 1990

Reich G, Cierpka M: Identity conflicts in bulimia nervosa: psychodynamic patterns and psychoanalytic treatment. Psychoanalytic Inquiry 18:383–402, 1998

Rhee SH, Hewitt JK, Young SE, et al: Genetic and environmental influences on sub- stance initiation, use, and problem use in adolescents. Arch Gen Psychiatry 60: 1256–1264, 2003

Rounsaville BJ, Weissman MM, Kleber H, et al: Heterogeneity of psychiatric diagnosis in treated opiate addicts. Arch Gen Psychiatry 39:161–166, 1982

Rounsaville BJ, Anton SF, Carroll K, et al: Psychiatric diagnoses of treatment-seeking cocaine abusers. Arch Gen Psychiatry 48:43–51, 1991

Sandahl C, Herlitz K, Ahlin G, et al: Time-limited group psychotherapy for moderately alcohol dependent patients: a randomized controlled clinical trial. Psycho-therapy Research 8:361–378, 1998

Schuckit MA: Genetics and the risk for alcoholism. JAMA 254:2614–2617, 1985

Selvini Palazzoli M: Self-Starvation: From Individual to Family Therapy in the Treatment of Anorexia Nervosa. Translated by Pomerans A. New York, Jason Aron- son, 1978

Strober M, Humphrey LL: Familial contributions to the etiology and course of anorexia nervosa and bulimia. J Consult Clin Psychol 55:654–659, 1987

Sugarman A, Kurash C: The body as a transitional object in bulimia. Int J Eat Disord 1:57–67, 1982

Sullivan PF, Bulik CM, Fear JL, et al: Outcome of anorexia nervosa: a case-control study. Am J Psychiatry 155:939–946, 1998

Sutker PB, Allain AN: Issues in personality conceptualizations of addictive behaviors. J Consult Clin Psychol 56:172–182, 1988

Tasca GA, Ritchie K, Conrad G, et al: Attachment scales predict outcome in a randomized controlled trial of two group therapies for binge eating disorder: an aptitude by treatment interaction. Psychother Res 16:106–121, 2006

Thompson-Brenner H, Glass S, Westen D: A multidimensional meta-analysis of psychotherapy for bulimia nervosa. J Clin Psychol 10:269–287, 2003

Treece C: Assessment of ego functioning in studies of narcotic addiction, in The Broad Scope of Ego Function Assessment. Edited by Bellak L, Goldsmith LA. New York, Wiley, 1984, pp 268–290

Treece C, Khantzian EJ: Psychodynamic factors in the development of drug dependence. Psychiatr Clin North Am 9:399–412, 1986

Vaillant GE: Dangers of psychotherapy in the treatment of alcoholism, in Dynamic Approaches to the Understanding and Treatment of Alcoholism. Edited by Bean MH, Zinberg NE. New York, Free Press, 1981, pp 36–54

Vaillant GE: The Natural History of Alcoholism. Cambridge, MA, Harvard University Press, 1983

Vaillant GE: The alcohol-dependent and drug-dependent person, in The New Harvard Guide to Psychiatry. Edited by Nicholi AM Jr. Cambridge, MA, Belknap Press of Harvard University Press, 1988, pp 700–713

Vitousek KM, Gray JA: Psychotherapy of eating disorders, in Oxford Textbook of Psychotherapy. Edited by Gabbard G, Beck J, Holmes JA. Oxford, UK, Oxford University Press, 2005

von Ranson KM, Wallace LM, Stevenson A: Psychotherapies provided for eating disorders by community clinicians: infrequent use of evidence-based treatment. J Psychother Res 23:333–343, 2013

Walsh Z, Allen CA, Kosson DS: Beyond social deviance: substance use disorders and the dimensions of psychopathy. J Pers Disord 21:273–288, 2007

Westen D, Harnden-Fischer J: Personality profiles in eating disorders: rethinking the distinction between Axis I and Axis II. Am J Psychiatry 158:547–562, 2001

Williams G: Reflections on some dynamics of eating disorders: "no entry" defenses and foreign bodies. Int J Psychoanal 78:927–941, 1997

Wilson CP (ed): Fear of Being Fat: The Treatment of Anorexia Nervosa and Bulimia. New York, Jason Aronson, 1983

Woody GE: Individual therapy for substance use disorders, in Gabbard's Treatments of Psychiatric Disorders, 5th Edition. Edited by Gabbard GO. Washington, DC, American Psychiatric Publishing, 2014

Woody GE, Luborsky L, McLellan AT, et al: Psychotherapy for opiate addicts: does it help? Arch Gen Psychiatry 40:639–645, 1983

Woody GE, McLellan AT, Luborsky L, et al: Severity of psychiatric symptoms as a predictor of benefits from psychotherapy: the Veterans Administration–Penn Study. Am J Psychiatry 141:1172–1177, 1984

Woody GE, McLellan AT, Luborsky L, et al: Sociopathy and psychotherapy outcome. Arch Gen Psychiatry 42:1081–1086, 1985

Woody GE, McLellan AT, Luborsky L, et al: Psychotherapy for substance abuse. Psychiatr Clin North Am 9:547–562, 1986

Woody GE, McLellan AT, Luborsky L, et al: Twelve-month follow-up of psychotherapy for opiate dependence. Am J Psychiatry 144:590–596, 1987

Woody GE, McLellan AT, Luborsky L, et al: Psychotherapy in community methadone programs: a validation study. Am J Psychiatry 152:1302–1308, 1995

Woody GE, Gallop R, Luborsky L, et al: HIV risk reduction in the National Institute on Drug Abuse Cocaine Collaborative Treatment Study. J Acquir Immune Defic Syndr 33:82–87, 2003

Wurmser L: Psychoanalytic considerations of the etiology of compulsive drug use. J Am Psychoanal Assoc 22:820–843, 1974

Wurmser L: Flight from conscience: experience with the psychoanalytic treatment of compulsive drug abusers, I: dynamic sequences, compulsive drug use. J Subst Abuse Treat 4:157–168, 1987a

Wurmser L: Flight from conscience: experience with the psychoanalytic treatment of compulsive drug abusers, II: dynamic and therapeutic conclusions from the experiences with psychoanalysis of drug users. J Subst Abuse Treat 4:169–179, 1987b

Yager J: The treatment of bulimia: an overview, in Current Treatment of Anorexia Nervosa and Bulimia. Edited by Powers PS, Fernandez RC. Basel, Switzerland, S Karger, 1984, pp 63–91

Zipfel S, Wild B, Groß G, et al: Focal psychodynamic therapy, cognitive behaviour therapy, and optimised treatment as usual in outpatients with anorexia nervosa (ANTOP study): randomised controlled trial. Lancet Oct 11, 2013 doi:10.1016/ S0140-6736(13)61746-8 [Epub ahead of print]

Capítulo 13

Transtornos do Neurodesenvolvimento e Transtornos Neurocognitivos

> É um equívoco, em princípio, tentar fazer uma distinção entre as assim chamadas doenças orgânicas e funcionais, tanto quanto a sintomatologia e a terapia estejam em causa. Em ambas as condições, aquilo com que se lida é o funcionamento anormal do mesmo aparato psicológico e com as tentativas do organismo de chegar a um acordo com ele. Se as perturbações – sejam elas devidas a lesões cerebrais ou a conflitos psicológicos – não desaparecem espontaneamente ou não podem ser eliminadas pela terapia, o organismo tem de fazer uma nova adaptação à vida a despeito delas. Nossa tarefa é ajudar os pacientes com essa adaptação por meios físicos e psicológicos; o procedimento e o objetivo da terapia em ambas as condições é, em princípio, o mesmo.
>
> *Kurt Goldstein*

Nessa advertência clássica contra o dualismo mente/cérebro, Goldstein lembra a interdependência fundamental da psicologia e da biologia. A distinção tradicional entre as síndromes orgânicas e as funcionais implica que a psicologia é irrelevante para a primeira; e a biologia, para a segunda. Devido ao fato de que o termo *orgânico* geralmente denota a presença de uma lesão anatômica de fato em relação a estruturas neuronais e gliais, alguns psiquiatras veem esses transtornos como algo fora de sua alçada e, assim, encaminham os pacientes para neurologistas. Os psiquiatras dinâmicos, particularmente, podem ver os pacientes com lesões cerebrais estruturais como tão incapazes de abstração que eles são inacessíveis à intervenção psicoterapêutica. Essa abdicação é lamentável, porque os clínicos dinâmicos têm muito com o que contribuir para os pacientes cognitivamente prejudicados.

Divido as considerações da compreensão diagnóstica e do tratamento em condições de desenvolvimento e aquelas que ocorrem mais tarde na vida e que estão relacionadas à deterioração cognitiva. Sigo as designações do DSM-5 de transtornos do neurodesenvolvimento, por um lado, e transtornos neurocognitivos, por outro (American Psychiatric Association, 2013). Com respeito a isso, não estou tentando ser abrangente. Meu objetivo é mais modesto, isto é, fornecer exemplos de condições em que a interface entre o pensamento psicodinâmico e a disfunção cerebral pode ser examinada e desenvolvida. Utilizo as condições que estão na extremidade mais elevada do transtorno do espectro autista (TEA) como exemplos de transtornos do neurodesenvolvimento e as demências como exemplos de transtornos neurocognitivos.

Transtornos do neurodesenvolvimento

A categoria de transtorno do espectro autista (TEA) do DSM-5 é um exemplo da introdução do modelo dimensional na nomenclatura oficial, rejeitando, de forma implícita, uma abordagem de tudo ou nada ao diagnóstico. Nessa mudança radical, tanto o transtorno global do desenvolvimento sem outra especificação como o transtorno de Asperger desapareceram do sistema diagnóstico. Essa discussão está focada na extremidade leve do espectro autista, o qual era anteriormente referido como transtorno de Asperger. Entretanto, um problema com essa distinção é identificar a fronteira entre comportamentos sociais que são peculiares ou excêntricos, de um lado, e TEAs verdadeiros, de outro. Um componente subjetivo inevitavelmente entra em cena nessa distinção, e os clínicos variam em sua tolerância a comportamentos incomuns e excêntricos nos consultórios. Tanguay (2011) argumenta que a principal dificuldade para os indivíduos nesse espectro é uma falha do desenvolvimento da comunicação social. Os níveis mais altos de TEA, em especial o que era tradicionalmente conhecido como síndrome de Asperger, são em geral vistos como distintos dos transtornos mais graves do espectro pela relativa preservação do desenvolvimento cognitivo e linguístico.

Algumas das discussões mais envolventes acerca do TEA vêm daqueles que apresentam as condições desse espectro eles próprios. Temple Grandin, por exemplo, assinala que algumas pessoas que sofrem de variações daquilo que costumava ser chamado de Asperger podem ser capazes de se comunicar de maneira não verbal, mesmo se sua comunicação social em um nível verbal estiver claramente prejudicada (Grandin e Panek, 2013). Ela enfatiza que estudos genéticos sugerem que há mudanças de DNA altamente variadas nesse espectro e não há qualquer etiologia claramente coerente. Ela argumenta enfaticamente a favor da consideração de cada caso de forma individual e do reconhecimento de que colocar cada pessoa em um ambiente que seja adequado é crucial para o tratamento de indivíduos com TEA.

O desenvolvimento do *self* depende de uma matriz intersubjetiva que começa com aquela entre a mãe ou cuidador e a criança (D.N. Stern, 2004). As crianças com prejuízos estruturais na comunicação e na cognição são incapazes de perceber precisamente ou integrar de modo efetivo os sinais emocionais da mãe. A discussão da mentalização no Capítulo 2 pode ser extremamente relevante para o trabalho com pacientes com TEA. Um problema central com aqueles que possuem o espectro é a dificuldade em compreender a própria mente e a mente de outras pessoas (Cohler e Weiner, 2011). Os pacientes com TEA podem ser incapazes de usar a mentalização como um meio de autoproteção das experiências que são opressoras e confusas. Outras pessoas são enigmáticas, uma vez que suas intenções não podem ser compreendidas ou preditas pelos pacientes com TEA. Um mundo mais previsível de horários, datas, aniversários, leis físicas e números pode ser mais confiável do que relações pessoais interiores.

A história dos esforços para aplicação dos pensamentos psicanalíticos ou psicodinâmicos ao autismo tem sido um dos infortúnios do campo da psiquiatria. Frequentemente, as mães eram censuradas por causa da doença e eram referidas como *mães-geladeira*. Muitas das contribuições que culparam as mães falharam em levar em consideração como os pais estavam reagindo a uma criança extremamente complexa que era diferente do que esperavam. Como uma reação a tratamentos mal-conduzidos, alguns terapeutas sentiram que a terapia psicodinâmica de longo prazo não tinha lugar no tratamento de pacientes com diagnósticos que os colocam na extremidade mais elevada do TEA. No entanto, a situação mudou nos últimos anos, conforme mais e mais argumentos sofisticados têm sido elaborados para valorizar as terapias orientadas psicodinamicamente para esses pacientes (Cohler e Weiner, 2011; Polemar, 2004; Sugarman, 2011; Volkmar, 2011). Algumas modificações podem ser necessárias para que se ofereça um ambiente acolhedor e para que se estimule o autoexame (Polemar, 2004), mas esses indivíduos não estão fora do alcance da conexão humana. Os pacientes que estão nesse espectro podem ter preocupações e interesses idiossincráticos, mas esses fenômenos continuam a ter significado para o paciente. Os significados estão no núcleo da terapia dinâmica. Cohler e Weiner (2011) apontaram que "o próprio ato do terapeuta de tentar compreender o paciente dentro de um contexto de relação entre duas pessoas na psicoterapia se torna uma forma de modelar como alguém tenta conhecer outra pessoa em um ambiente seguro, no qual o paciente não se sente oprimido" (p. 219).

O uso do modelo de mentalização coloca a abordagem do terapeuta distante da tarefa psicanalítica mais clássica de compreender os conflitos inconscientes reprimidos e repelidos. Sugarman (2011) definiu que a forma de *insight* que se luta para alcançar com pacientes com TEA é equivalente à mentalização. Por meio do uso criterioso de autorrevelação, pode-se ajudar os pacientes com TEA com bom funcionamento a começarem a entender como a mente de outra pessoa reage aos comentários e ao comportamento deles. O objetivo do tratamento é ajudar o paciente a aprender a observar a própria mente e suas ações, incluindo a tendência a interromper defensivamente certas funções em contextos interpessoais. Pesquisas sobre pacientes com a condição que era anteriormente chamada de síndrome de Asperger (Senju et al., 2009) mostraram que, embora esses pacientes não possam compreender os estados mentais de outras pessoas de modo implícito ou automático, eles podem ser capazes de aprender habilidades de mentalização explícitas por meio de esforços conjuntos e de ajuda de terceiros.

Sugarman (2011) também afirmou que as defesas do caráter inevitavelmente se desenvolvem enquanto uma pessoa com TEA reage às dificuldades em compreender as interações humanas. Ele observou que as intervenções envolvendo conflitos psicodinâmicos não são particularmente úteis. Por outro lado, a experiência de seu paciente em ter a visão idealizada de si mesmo estilhaçada pelos limites reais de sua capacidade para atingir seus objetivos provou ser um assunto frutífero para discussão em terapia. Depois de dois anos de terapia, o paciente de Sugarman começou a ser capaz de refletir sobre a própria vulnerabilidade narcisista. As defesas narcisistas podem ser necessárias para lidar com a natureza opressora do mundo quando alguém não está preparado para mentalizar como os outros estão pensando, sentindo e reagindo. Sugarman afirma que o tratamento é psicodinâmico ou psicanalítico, porque uma pessoa está, em última análise, ajudando o paciente a refletir sobre si e a compreender um mundo interno que estava escondido devido ao uso de defesas poderosas.

Uma abordagem flexível que oferece apoio ao ego e empatia deve ser o pilar do tratamento quando se está trabalhando com pacientes com TEA que apresentam níveis mais altos de funcionamento. Além disso, os desafios da contratransferência podem ser imensos. Frequentemente, o terapeuta sente-se como que periférico ao paciente e pode experienciar isolamento e alienação no âmbito do consultório. Deve-se encontrar uma forma de se engajar em um diálogo no mesmo nível de desenvolvimento do paciente e superar a própria necessidade narcisista de ser validado, ouvido e valorizado. Se houver persistência, um diálogo significativo pode emergir de modo a construir uma ponte para o paciente e, assim, o isolamento é menor para ambas as partes. O encorajamento da mentalização é ilustrado no exemplo a seguir.

> O senhor X., um homem de 20 anos que estava em seu terceiro ano universitário, buscou psicoterapia. Ele disse ao psiquiatra que sabia que estava deprimido. Outras pessoas haviam dito que ele parecia ter "Asperger". O senhor X. havia lido sobre a síndrome de Asperger na internet e também em um livro popular. Ele declarou ao psiquiatra que pensava ter depressão também, citando uma referência de que entre 10 e 15% das pessoas com síndrome de Asperger têm depressão clínica em algum momento.
>
> O psiquiatra comentou com o senhor X. que ele havia estado bem na faculdade mas que, atualmente, tinha uma média de nota de 3,8. Ele estava pensava sobre o que estaria fazendo o senhor X. estar deprimido. O senhor X. disse que

a garota que se sentava próximo a ele em uma de suas aulas na faculdade não lhe dava atenção, de modo que ele se sentia bastante desesperançado de conseguir a atenção dela. Então, o senhor X. se lançou em uma discussão detalhada acerca de sua recente revisão da literatura sobre o tratamento da depressão. Ele disse que havia um consenso de que a eletroconvulsoterapia (ECT) era o tratamento mais bem-sucedido para depressão grave. O senhor X. perguntou ao psiquiatra se ele poderia receber esse tratamento. O psiquiatra explicou que, normalmente, a ECT era reservada para casos mais graves que não respondiam a medicamentos antidepressivos ou psicoterapia. Ele perguntou ao senhor X. se ele poderia considerar tentar a psicoterapia e os medicamentos primeiro. O senhor X. foi inflexível ao afirmar que ele queria ser tratado com ECT o quanto antes. Na sessão seguinte, o senhor X. começou perguntando ao psiquiatra se ele se recordava de sua solicitação para ECT. O médico respondeu que se recordava, mas que queria explorar as razões da solicitação do senhor X. um pouco mais profundamente. O senhor X. ficou em silêncio no início; depois, olhando para o chão, disse com uma vergonha considerável: "Quero esquecer uma coisa". O psiquiatra pediu a ele que falasse mais sobre o assunto. O senhor X. respondeu que ele havia perguntado à garota que se sentava próximo a ele na sala de aula se ela o achava bonito. Ele disse que ela desviou o olhar e não respondeu à questão.

O senhor X. ficou desolado pela resposta da garota e teve muita dificuldade para dormir à noite, porque ele pensava o tempo inteiro naquele instante que teve com a garota, até o ponto em que ficou acordado até as primeiras horas da manhã. Ele leu que a ECT muitas vezes causava perda de memória. O senhor X. disse que a razão de sua preferência pela ECT era um desejo de eliminar permanentemente a memória da experiência de sua rejeição por uma garota que ele desejava. Esse avanço na psicoterapia deu ao psiquiatra uma chance de explorar temas como a vergonha, a humilhação e a expectativa em relação a si mesmo que assombravam o senhor X. Isso também abriu uma área de grande importância para o futuro das relações interpessoais do senhor X., isto é, seu estilo interpessoal com outras pessoas em sala de aula e os sinais não verbais que ele emitia. Esse aspecto foi abordado tanto na transferência quanto em suas relações externas. Para promover a mentalização, o psiquiatra perguntou a ele: "Quando a garota não respondeu à sua questão, o que você supôs que ela estivesse pensando?". O senhor X. não sabia, de modo que o psiquiatra o convidou a pensar nas várias possibilidades. Por fim, o senhor X. compreendeu que fazer aquela pergunta do nada "deve tê-la assustado". Essa compreensão levou a uma discussão útil sobre como ter uma conversa fútil pode ser uma forma de construir uma relação. O senhor X. disse: "Não sou bom em conversa fútil". O psiquiatra respondeu: "Exatamente. Ajuda muito se você puder tentar pensar, com empenho, sobre o que as outras pessoas estão pensando."

Transtornos neurocognitivos

O *self*, em seu nível mais fundamental, é um produto do funcionamento do cérebro. Uma lesão no tecido cerebral pode produzir alterações significativas no senso de identidade do indivíduo, causando à família e aos entes queridos o sentimento de que o paciente não é mais a mesma pessoa. Uma lesão cerebral afeta, tipicamente, o lobo temporal e o frontal, influenciando de modo considerável a capacidade do paciente de interpretar o significado dos estímulos e de conectá-los a sentimentos relevantes (Prigatano, 1989). Essas alterações atingem o núcleo da personalidade.

A consciência do *self* é difícil de ser localizada em uma área do cérebro. Estudos com pacientes que tiveram seus hemisférios cerebrais cirurgicamente desconectados (Sperry et al., 1979) sugerem que o senso do *self* está presente em ambas as metades do cérebro. Parece haver um esquema complexo para o qual diferentes regiões cerebrais fazem contribuições variadas.

Os pacientes reagem à perda de identidade de certas formas características. Goldstein (1952), um dos primeiros investigadores dos efeitos psicológicos das lesões cerebrais, descreveu um estado de ansiedade que ele denominou *condição* ou *reação catastrófica*. Quando era solicitado a pacientes com lesões cerebrais que executassem uma tarefa simples que poderiam fazer sem qualquer problema antes do trauma, eles ficavam com raiva, agitados e extremamente ansiosos. Goldstein observou que eles percebiam sua falha em completar a tarefa como um perigo para a própria existência. Como uma reação a essa ameaça, os pacientes restringem caracteristicamente suas vidas de forma a não serem expostos a situações que não sejam familiares ou a tarefas impossíveis. Desse modo, eles se defendem contra a ansiedade catastrófica, evitando a consciência dos próprios defeitos. Normalmente, esses pacientes se tornam excessivamente organizados até o ponto de serem obsessivo-compulsivos. Manter tudo no lugar dá a eles a ilusão de controle sobre seu ambiente. Isso também transforma a passividade em atividade e oferece uma solução concreta para um problema abstrato e complexo.

Quando pacientes com lesões cerebrais conseguem restringir suas vidas de modo suficiente, eles podem parecer notavelmente livres da ansiedade e esquecidos de seus déficits. Apesar de apresentar evidências de problemas de memória, comportamento infantil e temperamento impetuoso, eles frequentemente podem negar quaisquer limitações. De fato, um estudo (Oddy et al., 1985) descobriu que 40% dos pacientes examinados sete anos depois de um dano causado ao cérebro desmentiam qualquer incapacidade. Os clínicos podem ter dificuldade para diferenciar entre a negação psicogênica e a negação neurogênica nesses pacientes. Lewis (1991) apontou que, em contraste com as formas psicológicas de negação, a negação neurogênica entra em remissão horas ou dias depois da lesão, aparece como um padrão de déficits gerais em vez de um sintoma isolado e não produz ansiedade ou agitação nos pacientes quando são confrontados com esses déficits.

A perda gradual do funcionamento típica das síndromes de demência geralmente apresenta um quadro um pouco diferente. Pessoas com demência preservam um senso de quem elas são até um período relativamente tardio da doença. Elas podem ser capazes de executar seu trabalho usual e levar suas rotinas sociais de uma forma razoavelmente satisfatória. Cerca de dois terços de todos os casos de demência envolvem a doença de Alzheimer, sendo que a média de duração do declínio é de cerca de 10 anos (Small et al., 1997). Durante esse período de declínio, o qual pode durar até 20 anos, uma variedade de perturbações do humor e da personalidade podem surgir além do declínio cognitivo. Conforme a doença progride, o paciente provavelmente experienciará uma dificuldade maior com cálculos, execução de tarefas complexas e fluência de linguagem. A essa altura da doença, quando os pacientes compreendem que não podem mais executar as tarefas que uma vez foram capazes de realizar, reações catastróficas semelhantes àquelas de indivíduos com lesões cerebrais podem surgir. De forma semelhante, explosões de raiva e mesmo de agressividade podem se desenvolver conforme a doença progride.

De uma perspectiva psicodinâmica, a perda das faculdades mentais associada à demência progressiva pode ser compreendida como um processo regressivo do ego, no qual mecanismos de defesa mais maduros dão lugar a modelos mais primitivos (Weiner, 1991). Os aspectos da personalidade que foram parcialmente suprimidos por um córtex intacto no âmbito biológico emergem, de modo gradual, enquanto os estratos defensivos sofrem desgaste. Defesas de nível mais elevado, como o altruísmo, são substituídas pela autoabsorção, por exemplo. A negação e a projeção são, talvez, as duas defesas primitivas mais comuns utilizadas por pessoas com demência. Quando ocorre uma falha de memória, os pacientes com demência culpam outras pessoas em vez de reconhecer a responsabilidade por seus erros.

Em muitos pacientes idosos com demência do tipo de Alzheimer, a tragédia da doença é que a autoconsciência pode permanecer intacta enquanto várias faculdades mentais se deterioram. Em virtude de a memória recente em geral ser sacrificada antes da memória remota, muitos pacientes podem recordar claramente como eles costumavam ser, o que torna seu estado disfuncional atual muito mais perturbador para eles. Em grande medida, a continuidade do *self* ao longo do tempo depende da capacidade da memória. Quando as memórias remotas começam a se esvanecer conforme a doença progride, a identidade do paciente começa a desaparecer com as memórias. Por fim, o paciente não pode mais reconhecer os entes queridos e os membros da família, bem como não pode mais recordar eventos de vida significativos.

O valor da psicoterapia dinâmica para os pacientes com demência foi notado por muitos autores (Lewis, 1986; Lewis e Langer, 1994; Lewis e Rosenberg, 1990; J.M. Stern, 1985). Um objetivo principal de qualquer processo psicoterapêutico com esses pacientes é ajudá-los a aceitar a dimensão de seus déficits e limitações em termos de retorno ao trabalho. Para atingir esse objetivo, o terapeuta deve ser sensível à ferida narcísica inerente à aceitação do dano irreparável às habilidades, suas capacidades intelectuais, talentos e mesmo a própria essência da personalidade do indivíduo. É fundamental que o terapeuta respeite e seja empático com a necessidade do paciente de utilizar a negação (Lewis, 1991). Confrontações ríspidas da negação provavelmente não terão qualquer resultado e poderão destruir qualquer esperança de desenvolver uma aliança terapêutica. Promover a autoaceitação dessas limitações cognitivas requer que os terapeutas exponham de modo gradual seus pacientes à realidade dos déficits de uma forma que permita a eles viver o luto brevemente, semana após semana, durante um extenso período de tempo. A simbolização pode auxiliar no processo de luto (Lewis e Langer, 1994).

Muitos clínicos são cautelosamente otimistas sobre o tratamento de pacientes com lesões cerebrais. A demência progressiva, por outro lado, frequentemente suscita um pessimismo profundo no profissional envolvido no tratamento. Quando as causas tratáveis da doença (p. ex., depressão, hipotireoidismo, deficiências de vitaminas, porfiria, neoplasia e encefalites) são descartadas, alguns clínicos relutantemente diagnosticam a doença de Alzheimer e desistem de um esforço terapêutico. Essa infeliz desistência está associada à visão de que a doença de Alzheimer não pode ser tratada. De uma perspectiva psicodinâmica, entretanto, não há qualquer demência que não possa ser tratada. Muito pode ser feito para ajudar os pacientes e suas famílias a lidar com o Alzheimer cotidianamente.

Um terapeuta individual ou familiar deve estar alerta para o risco de depressão nos estágios iniciais do declínio produzido pela doença de Alzheimer. Zabenko e colaboradores (2003) identificaram uma alta frequência de depressão maior durante ou depois do surgimento de prejuízo cognitivo em pacientes que não tinham qualquer história de episódios depressivos pré-mórbidos. Sua pesquisa indicou uma prevalência de depressão maior na faixa de 22,5 a 54,4%, dependendo da localidade. Eles sugeriram que essa síndrome de depressão maior da doença de Alzheimer pode estar entre os transtornos de humor mais comuns em idosos. Um terapeuta psicodinâmico também pode ajudar o paciente a lidar com a ansiedade associada com uma perda iminente do *self*, que pode beirar um terror existencial (Garner, 2003). Devido ao fato de que a memória é criticamente importante para um senso de continuidade do *self*, os psicoterapeutas podem querer encorajar os pacientes com demência a contar e recontar histórias particulares de sua vida. Conforme a doença progride, o terapeuta pode, então, servir em uma função de ego auxiliar, ajudando o paciente a recordar memórias significativas, bem como a narrativa geral de sua vida (Hausman, 1992). Esse processo também ajuda o paciente a se sentir menos isolado. Os pacientes idosos muitas vezes sofrem um pavor por ter uma vida não observada. Quando o terapeuta escuta as histórias de vida e serve como uma testemunha do que aconteceu na vida do paciente, esses momentos podem ter um valor terapêutico extraordinário (Gabbard, 2010; Poland, 2000). Alguns pacientes apresentam um senso renovado de significado e propósito e até mesmo um senso de que eles não viveram em vão. Butler (1963) referiu-se a esse modelo terapêutico como "revisão da vida", e, em alguns casos, essas reminiscências podem levar a memórias de alegria e propósito, bem como a circunstâncias de tristeza e perda. Essas memórias podem ajudá-los a elaborar a sensação da perda que estão sofrendo. Os pacientes nos estágios iniciais de demência se preocupam com a perda do senso de *self*. Afinal, em essência, o senso do *self* é a memória. Chaudhury (2008) enfatiza que aqueles que trabalham com pacientes com demência devem estar sintonizados com a mudança do senso subjetivo de *self*. Recordações sobre a vida do paciente são úteis, mas ele também destacou a importância do "lar", seja o verdadeiro lar da infância ou o lugar atual onde se vive como uma forma de ancorar o *self*. Além disso, esses pacientes também ficam extremamente preocupados com a perda de conexão com as outras pessoas. Essa preocupação pode tomar a forma de perda da presença física dos outros, mas também pode se apresentar como um medo da perda de capacidade de reter outras pessoas como representações mentais. Os objetos internos, particularmente as introjeções tranquilizadoras, podem ser sacrificados como parte do processo de demência.

    O senhor Y., um homem casado de 81 anos, estava nos primeiros estágios da demência de Alzheimer. Ele estava começando a ter problemas para se recordar de sua filha de 49 anos e dos filhos dela. Embora ela o visitasse todas as semanas e fosse solidária e amorosa, ele tinha dificuldade para se recordar de como ela se parecia entre uma visita e outra. Certo dia, o senhor Y. chegou ao consultório do terapeuta para uma sessão matinal e disse que acabara de acordar de um sonho antes de chegar à terapia. Ele disse que não podia parar de pensar no sonho. Quando o terapeuta pediu ao senhor Y. para que descrevesse os detalhes do sonho, o senhor Y. disse que ele havia encontrado sua filha e seus dois netos na rua, mas que não pôde distinguir bem seus rostos. Ele disse que não importava o quanto ele se esforçasse para identificar suas características faciais, ela e os netos pareciam se esvanecer, de modo que ele não podia reconhecê-los. Quando o senhor Y. acordou, ele olhou para uma fotografia de sua filha e de seus netos que estava próxima de sua cama. O terapeuta perguntou se ele estava com medo de não ser capaz de reter uma imagem deles em sua mente. O senhor Y. respondeu emocionado, "Preocupo-me que, quando eles vierem me visitar, eu não me lembre deles e não saiba quem eles são".

O medo do senhor Y. reflete como a perda de representações internas de outras pessoas pode ser tão ameaçadora quanto a perda de cuidadores no ambiente externo imediato. De fato, o sentimento de solidão deve ser um foco importante nos esforços psicoterapêuticos com pessoas que estejam nos primeiros estágios de demência e mesmo com indivíduos idosos que ainda não estejam apresentando sinais de demência. Em um estudo com 2.173 pessoas idosas não demenciadas que foram acompanhadas por três anos (Holwerda et al., 2012), sentir-se sozinho, mais do que estar sozinho, estava associado com um risco aumentado de demência clínica. Os investigadores sugeriram que os sentimentos de solidão devem ser considerados um fator de risco mais importante, e que esses sentimentos podem sinalizar um estágio prodrômico de demência. Os pesquisadores também descobriram que pessoas que viviam sozinhas ou que não mais eram casadas mostravam-se de 70 a 80% mais propensas a desenvolver demência do que aquelas que viviam com outras pessoas ou que eram casadas. Por isso, a natureza tanto das relações externas como de um senso interno de estar empobrecido de relações deve ser um alvo terapêutico dos psicoterapeutas.

Os terapeutas também podem querer enfocar no "propósito de vida" em seus esforços com pacientes que parecem estar nos primeiros estágios de demência ou que mostram alguma indicação de esforços cognitivos. O propósito de vida é normalmente definido como uma tendência psicológica para derivar sentidos a partir de experiências de vida e possui um senso de intencionalidade e de direcionamento a um objetivo (Boyle et al., 2012). Estudos demonstraram que o propósito de vida é geralmente associado com a saúde psicológica e cognitiva em pessoas idosas (Hedberg et al., 2010). Uma investigação mais recente com 246 pessoas idosas vivendo na comunidade (Boyle et al., 2012) descobriu que níveis mais altos de propósitos na vida reduziam os efeitos deletérios das mudanças patológicas da doença de Alzheimer sobre a cognição na idade avançada. Embora tenha havido alguma suposição dessa conexão, autópsias dos indivíduos estudados deixaram claro que há um efeito mensurável do propósito de vida sobre as mudanças patológicas conectadas com o declínio cognitivo.

Modificações especiais da terapia são frequentemente úteis com pacientes em estágios iniciais da doença de Alzheimer. Sessões mais curtas, mas mais frequentes, são úteis em vários casos (Garner, 2003). A utilização de fotografias como rememoradores para auxiliar em técnicas de revisão da vida pode ser valiosa também. Entrar e sair do consultório pode se tornar tão difícil que uma visita à clínica geriátrica ou à casa do paciente pode ser necessária.

A consultoria e a supervisão podem ser necessárias quando se tenta tratar essa população. Muitos terapeutas se sentem arrasados pela deterioração e pela iminente morte dos pacientes. Eles ficam imbuídos de um senso de desamparo e de impotência (Garner, 2003). Às vezes, eles também podem considerar a labilidade afetiva do paciente como algo difícil de suportar. Alguns pacientes inundam de lágrimas a sessão com um pesar aparentemente inconsolável. O mais preocupante de tudo é que os terapeutas podem experienciar sentimentos agressivos devido a um sentimento de irritação com a falta de progresso e o fato de que têm de repetir tudo por diversas vezes por causa do esquecimento do paciente. Como resultado de sua irritação, eles podem se autocensurar e se culpar excessivamente em função de sua falha em dar apoio e ser um terapeuta cuidadoso.

Alguns pacientes nos estágios iniciais da demência de Alzheimer podem usar a negação para evitar que o impacto total da doença chegue à consciência. Os clínicos que tratam esses pacientes devem respeitar a necessidade de negação deles, mas também devem ajudá-los a resolver questões financeiras e familiares antes que seja tarde demais (Martin, 1989). Por isso, uma questão contínua para qualquer terapeuta é cuidar de assuntos práticos e legais calcados na realidade, enquanto ele também tenta minimizar o nível de sofrimento do paciente.

Com frequência, a psicoterapia não é vista como uma modalidade útil por pacientes com Alzheimer ou por suas famílias. Os clínicos podem necessitar dar início ao processo psicoterapêutico em vez de esperar pela solicitação do paciente. As histórias que esses pacientes contam podem ser ricas em alusões metafóricas que são úteis sob o ponto de vista terapêutico (Cheston, 1998). Um aspecto crucial de uma abordagem psicodinâmica para a demência é reconhecer que esses pacientes podem ser emocionalmente abordados muito tempo depois de terem experienciado perdas cognitivas importantes. Cinquenta e uma pessoas com um diagnóstico provável de doença de Alzheimer foram estudadas logo após o terremoto de Kobe, em 1995 (Ikeda et al., 1998). Suas memórias do terremoto, medidas entre 6 e 10 semanas depois, foram comparadas com suas memórias de um exame de ressonância magnética feito imediatamente depois do terremoto. Enquanto apenas 31% dos indivíduos recordavam do exame, 86% lembravam do terremoto, incluindo os indivíduos com demência grave. Uma das implicações dessas descobertas é que pacientes com demência podem estar envolvidos com eventos emocionalmente significativos em suas vidas. Em um editorial anexo a esse estudo referencial, Williams e Garner (1998) enfatizaram que "essas pessoas têm ilhas de memórias, que, se descobertas e utilizadas, podem ter um efeito ativador e liberar novas memórias" (p. 379). Os autores também defenderam a introdução de uma estimulação significativa no padrão de atividade diária dos pacientes com demência para ajudar a diminuir a taxa de perda de memória e manter uma conexão afetiva com os profissionais envolvidos no tratamento.

Outro princípio-chave no tratamento elaborado de forma psicodinâmica é fazer o possível para preservar a autoestima do paciente que está sofrendo um declínio cognitivo e para reforçar suas defesas adaptativas.

O caso seguinte ilustra alguns princípios úteis de manejo:

> O senhor Z., um pastor protestante de 59 anos, apresentava uma história de quatro anos de deterioração em seu funcionamento mental. Membros de sua congregação observaram uma sensação de apatia nele e um desleixo em suas funções administrativas. Os boletins da igreja estavam parcialmente organizados, e ele parecia menos cuidadoso na realização de seus compromissos com vários paroquianos. A esposa do senhor Z. notou que ele muitas vezes falhava em atender solicitações simples. Ela ficava brava com ele por causa de sua "escuta seletiva" quando o senhor Z. indicava à esposa que havia esquecido o que ela tinha pedido.
>
> A senhora Z. levou seu marido para uma avaliação psiquiátrica, reclamando que "ele não era mais o mesmo". O senhor Z. reconheceu que se sentia como se algo estivesse acontecendo com ele, mas era incapaz de ser mais específico do que dizer que não se lembrava mais das coisas como antigamente. A senhora Z. reclamou que seu relacionamento conjugal estava se deteriorando, porque seu marido não estava atendendo às suas necessidades como ele fazia no passado. O senhor Z. expressou sua mágoa em relação ao *feedback* dos membros de sua congregação e observou que ele estava começando a se sentir um fracassado.
>
> Um exame do estado mental revelou problemas com a memória de curto prazo e com cálculos, e pequenas dificuldades com a orientação temporal. O senhor Z. mostrou sinais de inércia mental, uma vez que era incapaz de mudar de um assunto para outro ou de uma tarefa para outra sem que precisasse de um tempo considerável. Exames de diagnóstico abrangentes descartaram causas de demência decorrentes de trauma, infecção, neoplasia e hidrocefalia de pressão normal, ou de fatores autoimunes, metabólicos, hematológicos, vasculares e tóxicos. Também foram negativos os resultados de tomografia computadorizada, raios X do crânio e eletroencefalograma. A testagem neuropsicológica foi mais produtiva, com os seguintes resultados sendo observados: 1) déficit leve a moderado da destreza manual, 2) déficit leve a moderado do funcionamento da percepção, 3) déficit leve a moderado da memória recente, 4) disfunção orgânica difusa típica de doença neurológica progressiva e 5) declínio da capacidade de atenção.
>
> Depois do diagnóstico de demência de origem desconhecida ter sido determinado (Alzheimer em um homem de 59 anos é algo incomum, mas não inexistente),

os achados diagnósticos foram explicados ao paciente e à sua esposa. Quando, enfim, a senhora Z. aceitou o dano estrutural no cérebro de seu marido, ela foi capaz de diminuir suas expectativas com relação às respostas dele para com ela. Em vez de supor que ele sempre responderia aos comentários dela como fazia no passado, a senhora Z. começou a tentar novas formas de se relacionar com o esposo. Por sugestão do psiquiatra, ela diminuiu a velocidade da fala e passou a repetir comentários que pareciam não ter sido registrados. A senhora Z. também tentava redizer, com outras palavras, comentários que o senhor Z parecia não compreender. Sobretudo, ela não mais se irritava com ele tão facilmente, levando a interações mais positivas entre os dois e a um aumento correspondente na autoestima do senhor Z.

O senhor Z. sempre foi uma pessoa organizada e meticulosa, com traços de caráter proeminentemente obsessivo-compulsivos. Para lidar com a percepção de que suas capacidades intelectuais e administrativas estavam se deteriorando, ele começou a ler a Bíblia por 2 a 3 horas por dia, tanto para estimular uma intervenção divina como para tentar obter domínio sobre as informações que ele esperava comunicar à sua congregação. O psiquiatra que fez a avaliação ajudou o senhor Z. a ordenar seus traços de caráter obsessivo-compulsivos de forma mais efetiva. Como resultado, o senhor Z. começou a se sentar com sua esposa a cada manhã para escrever uma programação diária do que ele tinha que fazer entre o café da manhã e a hora de dormir. Além disso, ele começou a carregar um caderno de notas o tempo todo, de modo que pudesse escrever o que as outras pessoas haviam dito a ele e, assim, lembrar o que ele tinha de fazer.

A autoestima do senhor Z. dependia de seu papel como pastor, e sua incapacidade de continuar com aquela função infligiu uma profunda ferida narcísica nele. Inicialmente, ele protestou quando o psiquiatra o aconselhou a reduzir suas responsabilidades. No entanto, com a permissão do senhor Z., o pastor adjunto foi encarregado como um aliado na concepção de formas de o senhor Z. continuar a servir à igreja sem ser colocado em situações em que era confrontado com tarefas que lhe eram impossíveis. Por exemplo, o pastor adjunto começou a preparar e digitar o boletim semanal, mas o senhor Z. continuou a operar a impressora para produzir o número necessário de cópias para o serviço religioso dominical. Desse modo, o senhor Z. continuou a se sentir produtivo, o que o ajudou a preservar certo nível de autoestima. Ao evitar tarefas que estavam além de suas capacidades, ele também evitou danos narcísicos repetidos.

O caso do senhor Z. ilustra vários princípios úteis para o tratamento de demência orientado de forma dinâmica: 1) dar atenção a questões de autoestima; 2) avaliar mecanismos de defesa característicos e ajudar o paciente a utilizá-los de forma construtiva; 3) descobrir formas de substituir funções defeituosas do ego e limitações cognitivas, como utilizar calendários em função de problemas de orientação, tomar notas devido a problemas de memória e estabelecer horários devido a problemas no funcionamento autônomo secundário; 4) ajudar os membros da família a desenvolver novas formas de relação que fortaleçam a autoestima do paciente, diminuindo interações negativas.

Em última análise, os membros da família do paciente são o principal foco de intervenção, uma vez que eles lutam contra a raiva, a culpa, a tristeza e o esgotamento face ao inevitável declínio do paciente. De fato, alguns veem a terapia familiar como o tratamento dinâmico de escolha de caso da demência Alzheimer (Lansky, 1984). Culpar a si e aos outros é um desenvolvimento frequente na relação entre membros da família. Da mesma forma, o reajustamento de papéis familiares pode demandar intervenção. Os clínicos podem ajudar as famílias com recomendações práticas sobre providências como baixos níveis de iluminação, utilização de música para melhorar o ambiente, emissão de comandos no nível de compreensão do paciente e outros esforços psicoeducacionais. Medidas simples, como cobrir uma maçaneta, podem evitar que o paciente se sinta como se ele devesse abrir a porta e sair do apartamento. Os familiares também podem ser encaminhados para grupos locais de apoio relacionados à doença de Alzheimer. Em um estudo controlado randomizado (Mittelman et al., 2004) com 406 cônjuges cuidadores de pacientes com doença de Alzheimer vivendo em casa, os cuidadores que receberam seis sessões de aconselhamento familiar e individual e que concordaram em se juntar a grupos de apoio apresentaram, de forma significativa, menos sintomas depressivos depois da intervenção do que os sujeitos do grupo-controle. Esses efeitos foram mantidos por 3,1 anos depois da base de referência, bem como depois da internação em casa de repouso ou da morte do paciente. Um relato subsequente do mesmo grupo de pesquisa mostrou que os cônjuges que estavam cuidando dos pacientes e que participaram de aconselhamento individual ou em grupo relataram melhora da saúde física (Mittelman et al., 2007). O efeito sobre a saúde teve início quatro meses depois de começar a intervenção e durou mais de um ano.

Os clínicos também podem ajudar os cuidadores explicando o que não deve ser feito. Por exemplo, quando um paciente com doença de Alzheimer acusa um cuidador de roubar algo que ele não consegue encontrar, de nada adianta tentar desafiar essas crenças (Weiner e Teri, 2003). Em vez disso, o cuidador pode simplesmente ajudar o paciente a procurar aquilo que foi perdido. Se um estímulo no ambiente leva o paciente a um estado de raiva ou irritabilidade, o cuidador provavelmente terá de remover o estímulo em vez de tentar argumentar com o paciente. Em geral, a não confrontação é a melhor estratégia. Os cuidadores também devem ser ajudados a fornecer uma rotina estruturada que seja consistentemente reforçada, mesmo se para isso for necessário um esforço considerável. Quando os pacientes sabem que se levantam a uma certa hora, fazem suas refeição em outra e saem para caminhar depois disso, por exemplo, eles têm um ambiente previsível para se guiar. Isso pode reduzir enormemente a ansiedade baseada na incerteza e na imprevisibilidade.

A última tarefa, claro, envolve a aceitação da morte. Os clínicos que lutam com as famílias nessas situações veem muitas vezes o processo de tratamento apenas como uma tentativa, mas eles podem se orgulhar de terem proporcionado um impacto significativo na vida dos envolvidos. Enfim, quando os clínicos estão consolando a família e os entes queridos que perderam uma pessoa querida, eles podem empatizar com a noção consagrada pelo tempo de que, na doença de Alzheimer, a tragédia não é a morte, mas a própria doença.

Referências

American Psychiatric Association: Diagnostic and Statistical Manual of Mental Disorders, 5th Edition. Washington, DC, American Psychiatric Association, 2013

Boyle PA, Buchman AS, Wilson RS, et al: Effect of purpose in life in the relation between Alzheimers disease pathologic changes on cognitive function in advanced age. Arch Gen Psychiatry 69:499–506, 2012

Butler RN: The life review: an interpretation of reminiscence in the aged. Psychiatry 26:65–76, 1963

Chaudhury H: Remembering Home: Rediscovering the Self in Dementia. Baltimore, MD, Johns Hopkins University Press, 2008

Cheston R: Psychotherapeutic work with people with dementia: a review of the literature. Br J Med Psychol 71:211–231, 1998

Cohler BJ, Weiner T: The inner fortress: symptom and meaning in Asperger's syndrome. Psychoanalytic Inquiry 31:208–221, 2011

Doody RS, Stevens JC, Beck C, et al: Practice perimeter: management of dementia (an evidence-based review). Neurology 56:1154–1166, 2001

Gabbard GO: Long-Term Psychodynamic Psychotherapy: A Basic Text, 2nd Edition. Washington, DC, American Psychiatric Publishing, 2010

Garner J: Psychotherapies and older adults. Aust N Z J Psychiatry 37:537–548, 2003

Goldstein K: The effect of brain damage on the personality. Psychiatry 15:245–260, 1952

Grandin T, Panek R: The Autistic Brain: Thinking Across the Spectrum. New York, Houghton Mifflin Harcourt, 2013

Hausman C: Dynamic psychotherapy with elderly demented patients, in Caregiving in Dementia. Edited by Jones GMM, Miesen BML. London, Tavistock/Routledge, 1992, pp 181–198

Hedberg P, Gustafson Y, Brulin C: Purpose in life among men and women age 85 years and older. Int J Aging Hum Dev 70:213–229, 2010

Holwerda TJ, Deegd JA, Beekman ATF, et al: Feelings of loneliness, but not social isolation, predict dementia onset: results from the Amsterdam Study of the Elderly (AMSTEL). J Neurol Neurosurg Psychiatry Dec 10, 2012 [Epub ahead of print] doi:10.1136/jnnp-2012-302755

Ikeda M, Mori E, Hirono N, et al: Amnestic people with Alzheimer's disease who remembered the Kobe earthquake. Br J Psychiatry 172:425–428, 1998

Lansky MR: Family psychotherapy of the patient with chronic organic brain syndrome. Psychiatr Ann 14:121–129, 1984

Lewis L: Individual psychotherapy with patients having combined psychological and neurological disorders. Bull Menninger Clin 50:75–87, 1986

Lewis L: The role of psychological factors in disordered awareness, in Awareness of Deficit After Brain Injury: Clinical and Theoretical Issues. Edited by Prigatano GP, Schachter DL. New York, Oxford University Press, 1991, pp 223–239

Lewis L, Langer KG: Symbolization in psychotherapy with patients who are disabled. Am J Psychother 48:231–239, 1994

Lewis L, Rosenberg SJ: Psychoanalytic psychotherapy with brain-injured adult psychiatric patients. J Nerv Ment Dis 17:69–77, 1990

Martin RL: Update on dementia of the Alzheimer type. Hosp Community Psychiatry 40:593–604, 1989
Mittelman MS, Roth DL, Coon DW, et al: Sustained benefit of supportive intervention for depressive symptoms in caregivers of patients with Alzheimer's disease. Am J Psychiatry 161:850–856, 2004
Mittelman MS, Roth DL, Clay OJ, et al: Preserving health of Alzheimer caregivers: impact of the spouse caregiver intervention. Am J Geriatr Psychiatry 15:780–789, 2007
Oddy M, Coughlan T, Tyreman A: Social adjustment after closed head injury: a further follow-up seven years after injury. J Neurol Neurosurg Psychiatry 48:564–568, 1985
Poland WS: The analyst's witnessing and otherness. J Am Psychoanal Assoc 48:17–35, 2000
Polemear C: Finding the bridge: psychoanalytic work with Asperger's syndrome adults, in The Many Faces of Asperger Syndrome. Edited by Rhode M, Klauber T. London, Karnac Books, 2004, pp 86–107
Prigatano GP: Work, love, and play after brain injury. Bull Menninger Clin 53:414–431, 1989
Senju A, Southgate V, White S, et al: Mindblind eyes: an absence of spontaneous theory of mind in Asperger syndrome. Science 325:883–885, 2009
Small GW, Rabins PV, Barry PB, et al: Diagnosis and treatment of Alzheimer's disease and related disorders: consensus statement of the American Association for Geriatric Psychiatry, the Alzheimer's Association, and the American Geriatric Society. JAMA 278:1363–1371, 1997
Sperry RW, Zaidel E, Zaidel D: Self-recognition and social awareness in the deconnected minor hemispheres. Neuropsychologia 17:153–166, 1979
Stern DN: The Present Moment in Psychotherapy and Everyday Life. New York, WW Norton, 2004
Stern JM: The psychotherapeutic process with brain-injured patients: a dynamic approach. Isr J Psychiatry Relat Sci 22:83–87, 1985
Sugarman A: Psychoanalyzing a Vulcan: the importance of mental organization in treating Asperger's patients. Psychoanalytic Inquiry 31:222–239, 2011
Tanguay TE: Autism in DSM-5. Am J Psychiatry 168:1143–1144, 2011
Volkmar FR: Asperger's disorder: implications for psychoanalysis. Psychoanalytic Inquiry 31:334–344, 2011
Weiner MF: Dementia as a psychodynamic process, in The Dementias: Diagnosis and Management. Edited by Weiner MF. Washington, DC, American Psychiatric Press, 1991, pp 29–46
Weiner MF, Teri L: Psychological and Behavioral Management in The Dementias: Diagnosis and Management, 3rd Edition. Edited by Weiner MF, Lipton AM. Washington, DC, American Psychiatric Publishing, 2003, pp 181–218
Williams DDR, Garner J: People with dementia can remember: implications for care. Br J Psychiatry 172:379–380, 1998
Zabenko GS, Zabenko WN, McPherson S: A collaborative study of the emergence and clinical features of the major depressive syndrome of Alzheimer's disease. Am J Psychiatry 160:857–866, 2003

Capítulo 14

Transtornos da Personalidade do Grupo A

Paranoide, esquizoide e esquizotípica

Transtorno da personalidade paranoide

O pensamento paranoide não é em e por si mesmo patológico. Como foi descrito no Capítulo 2, a posição esquizoparanoide é um modo básico de experiência organizadora que persiste na psique humana por todo o ciclo de vida. Sendo assim, pensamentos ou sentimentos perigosos ou desagradáveis são cindidos, projetados para o exterior e atribuídos a outros. Esse modo está prontamente acessível em todos os tipos de experiências de grupo, como convenções políticas, eventos esportivos e dinâmicas institucionais. Em certas conjunturas históricas, culturas inteiras têm sido permeadas por pensamentos paranoides, como no período macarthista de "caça às bruxas" nos Estados Unidos.

O transtorno da personalidade paranoide, contudo, é uma entidade patológica distinta que é independente de fatores culturais e não se configura como um estágio transitório advindo do nexo da dinâmica de grupo. Ele envolve um estilo difuso de pensamento, sentimento e relacionamento com outras pessoas que é extraordinariamente rígido e invariável. Os indivíduos com essas características vivem na posição esquizoparanoide. Sete aspectos comuns compõem os critérios diagnósticos; no mínimo quatro devem estar presentes para o estabelecimento do diagnóstico (Quadro 14-1). Além disso, as crenças de desconfiança do paciente devem ser quase delirantes e ocorrer independentemente de um diagnóstico psicótico como o de esquizofrenia ou transtorno delirante.

QUADRO 14-1 Critérios para o transtorno da personalidade paranoide do DSM-5

301.0 (F60.0)

A. Um padrão de desconfiança e suspeita difusa dos outros, de modo que suas motivações são interpretadas como malévolas, que surge no início da vida adulta e está presente em vários contextos, conforme indicado por quatro (ou mais) dos seguintes:
   1. Suspeita, sem embasamento suficiente, de estar sendo explorado, maltratado ou enganado por outros.
   2. Preocupa-se com dúvidas injustificadas acerca da lealdade ou da confiabilidade de amigos e sócios.
   3. Reluta em confiar nos outros devido a medo infundado de que as informações serão usadas maldosamente contra si.
   4. Percebe significados ocultos humilhantes ou ameaçadores em comentários ou eventos benignos.
   5. Guarda rancores de forma persistente (i.e., não perdoa insultos, injúrias ou desprezo).
   6. Percebe ataques a seu caráter ou reputação que não são percebidos pelos outros e reage com raiva ou contra-ataca rapidamente.
   7. Tem suspeitas recorrentes e injustificadas acerca da fidelidade do cônjuge ou parceiro sexual.
B. Não ocorre exclusivamente durante o curso de esquizofrenia, transtorno bipolar ou depressivo com sintomas psicóticos ou outro transtorno psicótico e não é atribuível aos efeitos fisiológicos de outra condição médica.

Nota: Se os critérios são atendidos antes do surgimento de esquizofrenia, acrescentar "pré-mórbido", isto é, "transtorno da personalidade paranoide (pré-mórbido)".

Fonte: Reimpresso a partir do Diagnostic and Statistical Manual of Mental Disorders, Quinta Edição. Washington, D.C., *American Psychiatric Publishing*, 2003 Usado sob permissão. Copyright © 2013 American Psychiatric Association.

Como na maioria dos transtornos da personalidade, as principais características do transtorno da personalidade paranoide são egossintônicas. Uma compreensão psicodinâmica dos indivíduos com esse quadro é baseada em experiências limitadas de trabalho psicanalítico ou psicoterapêutico com essa população. Em um estudo com cem pacientes que se cadastraram para receber atendimento psicanalítico no Columbia Psychoanalytic Center (Oldahm e Skodol, 1994), apenas quatro foram diagnosticados por meio de rigorosos instrumentos de transtorno da personalidade como tendo transtorno da personalidade paranoide. O diagnóstico é mais provável de ser feito quando os pacientes se apresentam com sintomas de outros transtornos e se descobre que são comórbidos com o transtorno da personalidade paranoide. Por exemplo, em um estudo-piloto de pacientes com transtorno de pânico (Reich e Braginsky, 1994), o transtorno da personalidade paranoide foi encontrado em 54% dos sujeitos que se apresentaram em um centro de saúde mental comunitário.

Os pacientes paranoides são, com frequência, levados para serem tratados por membros da família ou colegas de trabalho que estão fartos de suas alegações e acusações constantes. Um chefe, por exemplo, pode insistir que um funcionário procure tratamento – ou que busque emprego em outro lugar. Um cônjuge que está cansado das acusações de infidelidade pode utilizar a ameaça de divórcio para forçar um indivíduo paranoide a se tratar. Mesmo quando os pacientes paranoides entram em tratamento voluntariamente, eles em geral continuam não convencidos de que estão psiquiatricamente perturbados. Os problemas que apresentam recaem em como outras pessoas os maltratam e os traem.

Os critérios diagnósticos refletem uma forma de pensamento que pode ser conceituada como um estilo cognitivo paranoide distinto (Shapiro, 1965). Esse estilo de pensamento é caracterizado por uma busca irrefreável por significados ocultos, por pistas para desvelar a "verdade" por trás de uma situação. O óbvio, o superficial e o aparente apenas mascaram a realidade. A busca sem fim envolve um estado de hiperatenção intenso, evidenciado por um resguardo relacionado a esse monitoramento contínuo. Um indivíduo paranoide vasculha constantemente o ambiente em busca de algo que esteja fora do normal – um estilo de pensamento que custa um preço considerável em termos de tensão física e emocional. O paciente paranoide simplesmente é incapaz de relaxar.

O pensamento paranoide também é caracterizado pela falta de flexibilidade. O argumento mais persuasivo geralmente não terá qualquer impacto sobre as crenças rígidas e inabaláveis da pessoa paranoide. Na verdade, os indivíduos que tentam argumentar com uma pessoa que tem um transtorno da personalidade paranoide simplesmente acabam se tornando eles próprios o objeto de suspeita. O pensamento da pessoa paranoide difere daquele do indivíduo esquizofrênico paranoide pelo fato de não ser delirante. De fato, os pacientes com transtorno da personalidade paranoide tendem a ter percepções notavelmente precisas de seu ambiente. Contudo, seus julgamentos sobre essas percepções são geralmente comprometidos. A realidade em si não é distorcida; antes, o *significado* da realidade aparente é interpretado de forma errônea (Shapiro, 1965). Esse estilo cognitivo característico pode ser difícil de diagnosticar, porque o indivíduo paranoide é muitas vezes calado e resguardado. De fato, mesmo a testagem projetiva pode apenas identificar o indivíduo paranoide como uma pessoa mais ou menos normal que está simplesmente inibida.

Compreensão psicodinâmica

A compreensão das características da posição esquizoparanoide é essencial para a compreensão do paciente paranoide. Como foi observado no Capítulo 2, a cisão é uma mecanismo de defesa central nesse modo de organizar a experiência. Sentimentos de amor e ódio em relação ao mesmo objeto devem ser separados um do outro. Qualquer movimento para a integração cria uma ansiedade intolerável que decorre do medo de que o ódio vencerá e destruirá o amor. Do ponto de vista do indivíduo paranoide, a sobrevivência emocional demanda que o paciente cinda toda a "maldade" e que a projete sobre figuras externas. Uma manifestação dessa manobra defensiva é a de que o mundo interno normal de agressor e de vítima é transformado em uma experiência de vida na qual o indivíduo paranoide está constantemente no papel de vítima *vis-à-vis* a agressores externos e perseguidores. A visão que os pacientes paranoides têm do mundo alivia, desse modo, sua tensão interior entre as introjeções. Se um indivíduo paranoide é forçado a reinternalizar o que foi projetado, a tensão interior intensificada resulta em rigidez e defensividade aumentadas (Shapiro, 1965).

Os pacientes com transtorno da personalidade paranoide se aproximam de todas as relações com a crença de que outras pessoas, em algum momento, "escorregarão" e confirmarão suas suspeitas. No modo esquizoparanoide de existência, o paciente vive em um estado de ansiedade incessante decorrente da convicção de que o mundo é habitado por pessoas estranhas desonestas e imprevisíveis (Ogden, 1986). Mesmo se um terapeuta estável e prestativo tiver trabalhado com um paciente paranoide por um longo período, um desapontamento menor pode levar o paciente a desprezar completamente o comportamento anterior do terapeuta e a sentir – com uma convicção inabalável – que o terapeuta não é confiável. O terapeuta foi "desmascarado". Desse modo, as boas experiências com uma pessoa no passado podem ser totalmente apagadas em função da situação atual. Além disso, a pessoa com transtorno da personalidade paranoide tende a criar profecias autorrealizáveis (Stone, 2014). Em outras palavras, devido ao fato do indivíduo paranoide transpirar desconfiança em relações interpessoais, outras pessoas começam a expressar várias formas de raiva contra ele, fazendo com que sinta que seu palpite de que os outros não gostavam dele estava certo.

As experiências são interpretadas de modo literal, de acordo com o que apenas aparentam ser. Pacientes com transtorno da personalidade paranoide são incapazes de pensar assim: "É *como se* essa outra pessoa estivesse tentando me machucar." Em vez disso, eles *sabem* que a outra pessoa abriga intenções malévolas. Semelhantemente, na relação de transferência com o terapeuta, o paciente paranoide é incapaz de dizer: "Sinto que estou reagindo a você *como se* você fosse tão sádico quanto meu pai era". O paciente simplesmente experiencia o terapeuta como um sádico. Por isso, esses pacientes podem ser vistos, a partir da perspectiva da teoria do apego, como tendo uma falha no desenvolvimento da mentalização (Williams et al., 2005), pois eles frequentemente parecem imobilizados em um modo de equivalência psíquica do pensamento.

A projeção e a identificação projetiva são dois mecanismos de defesa essenciais do transtorno da personalidade paranoide. A projeção substitui uma ameaça interna por uma externa; a identificação projetiva vai um passo além. Além de externalizar as ameaças, a identificação projetiva "controla" as pessoas no ambiente ao vinculá-las ao indivíduo paranoide de maneiras extremamente patológicas. A necessidade de controlar outras pessoas reflete a terrivelmente baixa autoestima que está no núcleo da paranoia (Meissner, 1986). No fundo, o paciente paranoide se sente inferior, fraco e ineficaz. Desse modo, a grandiosidade ou o sentimento de ser "especial", que é com frequência visto nesses pacientes, podem ser entendidos como uma defesa compensatória que supre sentimentos de inferioridade. Aqueles que realmente procuram tratamento podem ter alguns sentimentos de depressão ou ansiedade como resultado da falha das defesas paranoides e da emergência desses sentimentos subjacentes de inadequação (Meissner, 1995).

A baixa autoestima que está no centro do transtorno da personalidade paranoide leva esses indivíduos a desenvolverem um senso aguçado de sintonia com questões de posição e poder. Eles ficam intensamente preocupados com a possibilidade de que pessoas em posição de autoridade venham a humilhá-los ou que elas esperem que eles fiquem submissos. (Shapiro, 1965). Eles percebem as ameaças a sua autonomia como algo onipresente. Um medo recorrente com relação a seus relacionamentos interpessoais é que eles estarão sujeitos a um controle externo; eles temem que qualquer pessoa que procure estar próxima a eles esteja tentando assumir o controle. Essa preocupação pode vir à tona como um medo de impulsos homossexuais passivos, originalmente descritos por Freud (1911/1958) no caso do juiz Schreber, um indivíduo perturbado psicoticamente. Entretanto, nem todos os indivíduos paranoides estão, necessariamente, preocupados com impulsos homossexuais passivos. A homossexualidade franca e o transtorno da personalidade paranoide podem existir, e de fato existem, na mesma pessoa. O principal ponto é que esses pacientes estão preocupados com *todas* as entregas passivas, a *todos* os impulsos e a *todas* as pessoas (Shapiro, 1965).

Um tratamento bem-sucedido pode fornecer um vislumbre do que está por trás do sistema projetivo: uma boa quantidade de conteúdo depressivo (Meissner, 1976) e representações do *self* que se opõem diametralmente. A versão especial, segura e grandiosa do *self* coexiste com uma oposição polar fraca, sem valor e inferior. Akhtar (1990) examinou sistematicamente essas representações do *self* coexistentes e as caracterizou da seguinte forma:

> Exteriormente, os indivíduos paranoides são exigentes, arrogantes, desconfiados, impulsivos, não românticos, moralistas e aguçadamente observadores do ambiente externo. Internamente, entretanto, eles são assustados, tímidos, inseguros, ingênuos, sem consideração, suscetíveis à erotomania e cognitivamente incapazes de compreender a totalidade dos eventos reais. (p. 21-22)

Os terapeutas que estão conscientes dessa outra dimensão da personalidade paranoide podem empatizar mais facilmente com esses pacientes difíceis.

A falha de desenvolvimento para se alcançar a constância objetal é uma característica de pacientes paranoides que organiza boa parte de seu comportamento e pensamento (Achincloss e Weiss, 1992; Blum, 1981). Pelo fato de não conseguirem manter uma conexão amorosa com uma representação objetal interna, eles estão convencidos de que as relações amorosas são perigosas e instáveis. Para lidar com os terrores associados com a inconstância objetal, o paciente paranoide constrói fantasias de conexão mágica e concreta com os objetos (Auchincloss e Weiss, 1992). Indivíduos paranoides impõem uma exigência do tipo "ou isso/ou aquilo" para as relações. Ou o objeto de sua atenção está pensando sobre eles continuamente ou essa pessoa é emocionalmente indiferente a eles – algo que os pacientes paranoides acham intolerável. Esse conjunto de ansiedades que se referem à indiferença e à conexão é, em larga medida, responsável pela vontade dos pacientes paranoides de restringir sua liberdade com a finalidade de sentir uma conexão concreta e mágica com os objetos.

Abordagens de tratamento

Devido à sua suspeição, os pacientes paranoides normalmente têm pouco aproveitamento em terapias de grupo. A maioria dos esforços de tratamento deve, portanto, ser iniciada no contexto da terapia individual, apesar do desafio imenso para o psicoterapeuta individual. Como foi mencionado antes, esses pacientes muitas vezes entram em tratamento sob alguma pressão externa e têm a máxima dificuldade de confiar em alguém. Diante desses obstáculos, o primeiro passo na psicoterapia é construir uma aliança terapêutica. Esse processo é mais difícil tendo em vista a tendência dos pacientes paranoides em suscitar respostas defensivas em outras pessoas. O terapeuta não é exceção, como ilustra o seguinte diálogo:

> PACIENTE: Estou realmente furioso com você porque fiquei sentado na sala de espera por meia hora. Você me disse para estar aqui, hoje, às 9h30min.
> TERAPEUTA: Não, isso não é verdade. Eu disse 10h.
> PACIENTE: Você disse 9h30min.
> TERAPEUTA (*um pouco mais alto e com mais força*): Eu disse 10 em ponto. Escrevi isso em minha agenda.
> PACIENTE: Você está tentando me enganar! Você não vai admitir que está errado, então você tenta me fazer pensar que sou eu que estou errado.
> TERAPEUTA (*ainda mais alto*): Se eu estivesse errado, eu admitiria. Ao contrário, acho que é você que não quer admitir que está errado e que atribui isso a mim!
> PACIENTE: Não vou aceitar essa intimidação. Vou procurar outro terapeuta!

Essa interação ligeiramente caricatural ilustra um ciclo de identificação projetiva que é extraordinariamente comum em pacientes paranoides. O paciente trata o terapeuta como um objeto mau persecutório. O terapeuta se sente coagido a ser defensivo e acaba por dar uma interpretação que tenta forçar a projeção de volta para o paciente. O paciente responde sentindo-se atacado, incompreendido e ludibriado. Para evitar esse ciclo em escalada, o terapeuta deve criar empatia com a necessidade do paciente de se projetar como um meio de sobreviver emocionalmente. O terapeuta deve estar disposto a servir como um receptáculo para os sentimentos de ódio, maldade, impotência e desespero (Epstein, 1979; Gabbard, 1991, 1996): Tentar devolver esses sentimentos de forma prematura simplesmente levará o paciente a sentir uma tensão interior maior e a se tornar mais rígido. O terapeuta deve ser capaz de aceitar a culpa, mesmo ao ponto de reconhecer uma falta de capacidade em ajudar o paciente (Epstein, 1984). A maioria dos terapeutas tem fortes resistências contratransferenciais em aceitar a responsabilidade por um tratamento fracassado; eles naturalmente se tornam defensivos quando seus pacientes os acusam de incompetência. No entanto, ao reconhecer a baixa autoestima que cria a necessidade de ver o erro em outros, os terapeutas podem se tornar empáticos com o ponto de vista de seus pacientes e genuinamente buscar sugestões de como fazer um tratamento mais produtivo. Tornar-se defensivo é também uma reação natural ao ser acusado de desonestidade. A defensividade, entretanto, pode ser interpretada erroneamente como confirmação de que o terapeuta tem algo a esconder. A abertura é, de longe, a melhor política com pacientes paranoides. Se eles agem com suspeita sobre os registros do terapeuta ou suas anotações do tratamento, então, o terapeuta faria bem em compartilhar essas anotações com os pacientes e, desse modo, utilizá-las como uma intervenção terapêutica. A recusa em partilhar as anotações simplesmente incitará uma paranoia maior.

Ao longo da psicoterapia, particularmente durante as fases iniciais da construção da aliança, o terapeuta deve evitar responder de modo defensivo – como todas as pessoas do meio do paciente. O terapeuta não deve desafiar a construção dos pacientes acerca de eventos ou a percepção deles acerca do terapeuta, não importa o quão negativa. O terapeuta deve simplesmente pedir mais detalhes e ter empatia com os sentimentos e percepções do paciente. Acima de tudo, o terapeuta deve resistir à tendência contratransferencial frequente de se livrar de projeções indesejáveis forçando-as de volta ao paciente por meio de interpretações prematuras (Epstein, 1979). Como foi visto no exemplo anterior, interpretações desse tipo simplesmente confirmam a percepção de que o terapeuta está investido no ataque ao paciente. A mesma situação pode ser conduzida de uma forma bastante diferente utilizando esses princípios da técnica:

> PACIENTE: Estou realmente furioso com você porque fiquei sentado na sala de espera por meia hora. Você me disse para estar aqui, hoje, às 9h30min.
> TERAPEUTA: Deixe-me ver se o compreendi bem. Você entendeu que deveria me encontrar hoje às 9h30min em vez de 10h?
> PACIENTE: Você disse 9h30min.
> TERAPEUTA: Certamente, posso entender por que você está furioso comigo então. Ter de esperar alguém por 30 minutos faria a maioria das pessoas ficar com raiva.
> PACIENTE: Você admite que me disse para vir às 9h30min?
> TERAPEUTA: Francamente, não me lembro de ter dito isso, mas eu gostaria de ouvir mais sobre suas lembranças daquela conversa, de modo que eu possa descobrir o que disse para dar essa impressão a você.

Nesse cenário, o terapeuta aceita ser acusado de uma maneira não defensiva sem ter que admitir qualquer falha. O terapeuta contém a projeção do paciente e busca obter mais informações a respeito de como isso surgiu. Por estar disposto a cogitar a possibilidade de ter, de fato, iludido o paciente, o terapeuta valida a percepção do paciente como legítima e digna de uma discussão mais aprofundada. Por fim, o terapeuta não tenta devolver o que foi projetado na forma de uma interpretação.

Os terapeutas também precisam ser empáticos com a tendência do paciente a ser resguardado. Há uma certa qualidade adaptativa no resguardo; pacientes paranoides que falam extensivamente sobre suas percepções estão propensos a afastar outras pessoas. Os terapeutas que permitem períodos de silêncio e constrição em vez de levantarem questões de forma intrusiva podem ajudar o paciente a se abrir um pouco mais. Uma outra técnica para a construção de uma aliança é focar sobre o estado de tensão do paciente decorrente da vigilância extraordinária necessária para manter o estilo cognitivo paranoide. Comentários como: "Seus nervos devem estar exauridos" ou "Você deve estar exausto depois de tudo isso" podem ajudar o paciente a se sentir compreendido. Quando o paciente tem vontade de falar, o terapeuta deve encorajar a reflexão, a qual pode revelar antecedentes históricos da situação atual de estresse (Meissner, 1976). O terapeuta também pode construir uma aliança ao aceitar a possibilidade de que as afirmações do paciente podem ter alguma verdade associada (Stone, 2014). Em algum momento, pode-se ajudar o paciente a considerar que há uma distinção entre algo que é provável de acontecer e algo que é extremamente raro. O transtorno da personalidade paranoide anda de mãos dadas com déficits de empatia, de modo que outro objetivo na psicoterapia é ajudar os pacientes a verem como outras pessoas podem estar pensando, em contraste com a maneira de pensar dele. Em outras palavras, o terapeuta ajuda o paciente a mentalizar.

O objetivo geral do trabalho psicoterapêutico com pacientes paranoides é ajudá-los a modificar suas percepções acerca da origem de seus problemas de uma localização externa para uma localização interna. A modificação deve seguir um ritmo de tempo não apressado que é único para cada paciente. Uma segunda modificação que está intimamente conectada com a primeira é a transformação de um modo paranoide de pensamento para um modo depressivo, no qual o paciente permite a si mesmo experienciar sentimentos de vulnerabilidade, fraqueza, inferioridade e defectibilidade (Meissner, 1995). O terapeuta deve resistir a repetidas torrentes de acusações e suspeitas sem se tornar exasperado ou desesperado. Conforme o paciente se abre mais, o terapeuta pode começar a rotular os sentimentos do paciente e, assim, ajudá-lo a distinguir entre suas emoções e a realidade (Meissner, 1976). Os terapeutas também podem ajudar os pacientes a definir lacunas em seu conhecimento. Por exemplo, o terapeuta pode perguntar: "Seu chefe disse que odeia você?". Quando o paciente responde negativamente à questão, o terapeuta pode comentar de modo prático sobre o conhecimento limitado do paciente acerca dos sentimentos do chefe. Essas questões devem ser expressas com bastante tato e neutralidade, de modo a não desafiar demasiadamente a visão de mundo do paciente. O terapeuta não precisa tomar uma posição a favor ou contra em relação à questão, mas deve apenas indicar que mais informações são necessárias (Meissner, 1976).

Ao longo de todo o processo de psicoterapia, o terapeuta deve conter seus sentimentos, em vez de agir em relação a eles. Essa contenção fornece ao paciente uma nova relação objetal, diferente daquelas previamente encontradas. A experiência diferente é, em algum momento, internalizada com o tempo.

Tal modelo de mudança da relação é complementado por alterações graduais no pensamento. A chave para esses pacientes é considerar uma "dúvida criativa" (Meissner, 1986) sobre suas percepções do mundo. Conforme os pacientes mudam da posição esquizoparanoide para descobrir os elementos depressivos em seu interior, eles começam a mentalizar mais efetivamente e a experienciar um senso de *self* que pode mediar e interpretar as experiências. As coisas podem se tonar "como se" elas fossem de uma certa maneira, em vez de serem *realmente* de uma certa maneira. Os pacientes também podem permitir maiores vislumbres de seus sentimentos de desvalia e inferioridade, de modo que elementos depressivos podem ser elaborados na transferência. Nas circunstâncias mais ideais, esses pacientes podem revelar um anseio por aceitação, amor e proximidade, o qual é associado com frustração e desapontamento com figuras do período inicial da vida deles (Meissner, 1976; 1995). Como resultado, eles podem iniciar o processo de luto em relação a esses apegos.

Um breve relato acerca dos estágios iniciais de psicoterapia com um paciente com transtorno da personalidade paranoide ilustra alguns dos princípios técnicos descritos nos parágrafos anteriores. Os comentários entre colchetes indicam como uma teoria e uma técnica se relacionam nesse caso.

O senhor A. A., um contador de 42 anos, ficou afastado do trabalho por um ano em função de suas contínuas reclamações acerca de alergias a substâncias no ambiente profissional. Depois de receber uma promoção, ele se deslocou para uma novo escritório onde experimentou o surgimento repentino de uma série de sintomas físicos incômodos, incluindo dores de cabeça, pensamento lento, aperto no peito, visão borrada, dores generalizadas, fraqueza, fadiga e falta de motivação. O senhor A. A. atribuiu esses sintomas aos novos revestimentos e carpetes do escritório e às vibrações no piso geradas pelo sistema de ar. A enfermidade começava a desaparecer toda vez que ele deixava o escritório e, muitas vezes, desaparecia no momento em que consultava um médico. Ele havia passado por diversas avaliações diagnósticas de vários especialistas, sendo que apenas um deles pensou que havia uma base física para suas reclamações. O senhor A. A. usou essa opinião isolada para justificar a própria opinião. Ele foi pressionado a buscar psicoterapia pela direção de sua empresa, que estava preocupada com o fato de que sua incapacidade estava se tornando permanente. Nos estágios iniciais da terapia, o senhor A. A. negou quaisquer problemas emocionais além da tensão conjugal, pela qual ele responsabilizou sua esposa. Ele falou longamente sobre seus sintomas e sustentou que estava convencido de sua origem física, independentemente das percepções contrárias da maioria dos especialistas. [O paciente se revela totalmente insensível aos argumentos racionais dos especialistas. Ele também apresentou grandiosidade ao pensar saber mais do que os médicos.]

Quando questionado sobre seus relacionamentos interpessoais, o senhor A. A. disse que ele e o pai não estavam se falando, porque o pai o havia enganado nos negócios. Além disso, ele queixou-se que o pai sempre foi mais duro com ele do que com seus outros irmãos. Ele sintetizou a descrição do pai dizendo que ele era um homem injusto e desonesto. O senhor A. A. prosseguiu, descrevendo sua esposa como uma pessoa enganadora. Ela havia "armado" para ele com o intuito de que tivessem um filho ao falhar no uso de métodos anticoncepcionais e ficar grávida. Ele disse que jamais havia perdoado a esposa por essa armação – oito anos antes – e que o casamento deles tem sido um desastre desde então. Ele afirmou que a única maneira de essa situação se modificar seria a esposa se tornar mais digna de confiança. [O paciente projetou objetos persecutórios malévolos em figuras próximas de sua família, vendo-as como fonte de todos os seus problemas. O próprio paciente não reconhece quaisquer contribuições a essas dificuldades nas relações familiares e sugere que as únicas soluções possíveis envolvem mudança nos outros em vez de nele mesmo.]

Ao longo da primeira sessão de psicoterapia, o senhor A. A. ouviu atentamente o terapeuta, muitas vezes solicitando maiores esclarecimentos acerca dos comentários. Ele parecia estar ouvindo mensagens ocultas nas comunicações mais benignas. O senhor A. A. também era hiperalerta aos menores movimentos corporais do terapeuta, muitas vezes interpretando-os equivocadamente como indicações de enfado e desinteresse. Depois de ouvi-lo por algum tempo, o terapeuta comentou de maneira empática: "Você deve se sentir horrível neste exato momento. Seu chefe está lhe pressionando a fazer terapia, você se sente mal fisicamente e você e sua esposa não estão falando um com o outro." O paciente respondeu a esse comentário empático se abrindo um pouco mais, admitindo que ele sempre foi "muito sensível". Ele reconheceu que muitas vezes ficava consideravelmente perturbado por coisas pequenas que não incomodavam outras pessoas. [A validação empática feita pelo terapeuta da autoestima perturbada do senhor A. A. fez ele se sentir compreendido. Essa aliança inicial permitiu que o paciente reconhecesse um problema nele mesmo pela primeira vez, a saber: que ele era "muito sensível".]

O senhor A. A. descreveu seu relacionamento com o filho de maneira fria e calculista, dizendo: "Passamos mais tempo juntos do que a média da população em geral". [Essa descrição revela a incapacidade da personalidade paranoide de sentir ternura e calor emocional em relacionamentos, pois possuir esses sentimentos fariam do paciente uma pessoa vulnerável a rejeição e ataques]. O senhor A. A. mudou o assunto para suas preocupações em relação aos médicos que o examinaram. Ele expressou uma forte crença de que todos os médicos são basicamente incompetentes e parecia convencido de que um médico quase causou uma hemorragia cerebral nele com determinado medicamento. Ele descreveu três psiquiatras que o haviam examinado anteriormente como incompetentes. Depois, ele perguntou ao terapeuta se esse sabia algo sobre um medicamento não psiquiátrico em particular. Quando o terapeuta admitiu não estar familiarizado com o fármaco, o senhor A. A. respondeu de modo rápido que o terapeuta era provavelmente tão "charlatão" quanto os outros médicos. [O medo da pessoa paranoide de ser controlada, aliado a sentimentos de inferioridade em relações em que uma das pessoas é mais "para baixo", muitas vezes leva à desvalorização e à depreciação de terceiros. Ao desvalorizar o terapeuta, o senhor A. A. reafirma para si próprio que ele tem nada a invejar e não possui qualquer razão para se sentir inferior.]

Quando o senhor A. A. continuou a denegrir as opiniões dos vários especialistas que ele havia consultado, o terapeuta fez a seguinte observação: "Isso deve ser bastante desmoralizante para você". O senhor A. A. respondeu bruscamente: "Você está tentando me manipular!". [Aqui a tentativa do terapeuta de ser empático, introduzindo um novo sentimento, excedeu a capacidade do paciente de admiti-lo. A reação do paciente poderia ter sido mais positiva se o terapeuta tivesse continuado próximo às palavras e aos estados emocionais que o paciente havia descrito.]

Conforme o senhor A. A. continuou a falar sobre o estado atual de suas relações, ele foi capaz de reconhecer que havia tido dificuldade de se ajustar à sua incapacitação e à falta de trabalho depois de ter estado em uma posição executiva. Sentindo uma abertura referente à questão da autoestima, o terapeuta observou que não estar apto para o trabalho deve ter sido um golpe duro. O senhor A. A. respondeu perguntando ao terapeuta: "Você acha que sou fraco?". [De novo, a capacidade do terapeuta de ser empático com a baixa autoestima do paciente, em vez de se tornar defensivo, permitiu que o senhor A. A. revelasse uma preocupação quanto à sua fraqueza subjacente e à sua inferioridade.]

Prevenção da violência

Embora os pacientes que tenham algum transtorno psiquiátrico possam se tornar violentos, os indivíduos paranoides representam uma ameaça particular aos psiquiatras. Um entendimento da dinâmica da paranoia pode ajudar a evitar uma tentativa de agressão. Para prevenir a escalada da agressão, os psiquiatras devem ter em mente alguns princípios de manejo:

1. *Faça tudo o que for possível para ajudar o paciente a manter as aparências.* O núcleo da paranoia é a baixa autoestima, de modo que os psiquiatras devem ser empáticos com a experiência do paciente e não desafiar a verdade do que o paciente diz. Como em qualquer contexto de tratamento com um paciente paranoide, a primeira tarefa é construir uma aliança terapêutica. Em um estudo com 328 pacientes hospitalizados em uma unidade de internação (Beauford et al., 1997), os pacientes que tinham uma aliança terapêutica mais fraca no momento em que deram entrada eram significativamente mais propensos a apresentar um comportamento violento durante a hospitalização. Em uma clínica ambulatorial lotada, um residente que viu um paciente paranoide pela primeira vez suspeitou que ele não estivesse dizendo a verdade sobre sua situação de vida atual. O residente disse ao paciente que iria checar suas declarações ligando para a casa de recuperação onde o paciente afirmou ter vivido. Quando o residente foi abrir a gaveta de sua mesa para pegar a agenda telefônica, o paciente deu um soco em seu rosto. Esse infeliz incidente leva diretamente ao seguinte princípio central na prevenção da violência.
2. *Evite levantar ainda mais suspeitas.* Devido à desconfiança básica desses pacientes, todas a intervenções devem ser orientadas para evitar qualquer aumento em sua paranoia. Cada movimento deve ser explicado de forma lenta e cuidadosa. Os próprios movimentos devem ser desempenhados lentamente e a olhos vistos. O terapeuta pode dizer, por exemplo: "Irei até minha mesa e pegarei um cartão de agendamento para que você saiba quando será nosso próximo encontro". Ele também deve evitar ser excessivamente amistoso com esses pacientes, pois esse comportamento está em contraste gritante com a experiência comum dele e levantará ainda mais suspeitas.

3. *Ajude o paciente a manter um senso de controle.* O controle é algo de extraordinária importância para pacientes paranoides, que são propensos a temer a perda de controle tanto quanto os terapeutas. O terapeuta deve evitar o pânico a todo custo. O terapeuta que demonstra medo de que o paciente perca o controle só aumenta os medos do paciente de perder o controle. Muito da ansiedade entre indivíduos paranoides é decorrente do medo de que outras pessoas tentem estar no controle; por essa razão, tudo o que o terapeuta possa fazer para indicar respeito à autonomia desses pacientes ajudará a reduzir sua ansiedade com relação à entrega passiva. As intervenções devem reconhecer o direito do paciente de ver a situação como eles a veem. Por exemplo, o terapeuta pode dizer a esse paciente: "Acho que seus sentimentos são legítimos com relação à situação, dadas as coisas pelas quais você têm passado, e respeito seu direito de se sentir dessa maneira".
4. *Sempre encoraje o paciente a verbalizar em vez de atuar sua raiva violentamente.* Envolva o paciente em uma discussão sobre sua raiva com tantos detalhes quanto seja possível. Encoraje a consideração das consequências lógicas de se tornar violento. Se possível, ofereça alternativas construtivas à violência, de modo que o paciente possa começar a ver que existem outras opções. Dar apoio compreendendo a raiva como uma reação legítima não significa endossar ações agressivas. O terapeuta que se sente imediatamente ameaçado pode tentar traduzir essa ameaça em palavras. Quando um psiquiatra residente sentiu que um novo paciente estava a ponto de irromper violentamente, ele disse: "Imagino que você está sentindo vontade de me bater agora". O paciente assentiu com a cabeça. O residente então replicou: "Talvez se nós fossemos dar uma caminhada e você me contasse sobre os sentimentos que está tendo, você seria capaz de evitar de agir em resposta a esses sentimentos". Essa abordagem calma e prática ajudou o paciente a se sentir com maior controle, e o paciente efetivamente agradeceu o residente por sua ajuda.
5. *Sempre dê ao paciente bastante espaço para respirar.* O medo do paciente paranoide de se entregar passivamente a outras pessoas é aumentado pela proximidade física. Evite um arranjo de assentos em que o paciente se sinta preso no consultório. Indivíduos violentos demonstraram necessidade de uma distância maior de outras pessoas para se sentirem seguros (Kinzel, 1971). Evite se sentar muito próximo, bem como tocá-los, mesmo que da maneira mais benigna. Uma mulher paranoide começou a carregar uma arma para suas sessões de terapia depois de seu terapeuta persistir no hábito de abraçá-la ao fim de cada sessão.
6. *Esteja atento à própria contratransferência ao lidar com um paciente potencialmente violento* (Felthous, 1984). A negação contratransferencial é comum tanto em membros de uma equipe hospitalar quanto em terapeutas que trabalham com indivíduos paranoides. Eles podem deixar de perguntar questões históricas importantes por medo de confirmarem seus piores temores

sobre o potencial de violência do paciente. Os profissionais envolvidos no tratamento devem reconhecer os próprios medos e, então, evitar situações de risco com os pacientes que foram agressivos no passado. A negação pode ser mais proeminente com pacientes do sexo feminino devido a estereótipos de gênero que sustentam que os homens são mais propensos a serem agressivos do que as mulheres. Na verdade, os padrões de violência de homens e mulheres internados são similares, e as mulheres têm a mesma probabilidade que os homens de terem atacado outra pessoa no mês anterior à internação em uma instituição hospitalar (Tardiff et al., 1997). Os terapeutas também podem usar a projeção contratransferencial para negar a própria agressividade e, assim, externá-la em seus pacientes. A identificação projetiva pode provocar os pacientes a serem violentos quando os terapeutas veem a destrutividade e a agressividade apenas nos pacientes e não neles mesmos. Um estudo com psiquiatras que foram agredidos por pacientes (Madden et al., 1976) descobriu que 53% dos psiquiatras haviam sido, de alguma forma, provocadores em relação aos pacientes antes de agredidos.

Transtornos da personalidade esquizoide e esquizotípica

Além do transtorno da personalidade paranoide, o Grupo A do DSM-5 (American Psychiatric Association, 2013) reúne os transtornos da personalidade esquizoide e esquizotípica. Embora sejam entidades distintas, esses transtornos são considerados aqui de forma conjunta, pois tanto a compreensão dinâmica quanto as abordagens terapêuticas a eles têm muito em comum.

A decisão de separar os transtornos da personalidade esquizoide e esquizotípica foi amplamente baseada na volumosa literatura que sugere que o transtorno da personalidade esquizotípica está geneticamente ligado à esquizofrenia, enquanto o transtorno da personalidade esquizoide não está (Kendler et al., 1981, 1995; Kety et al., 1971; Rosenthal et al., 1971). Esses estudos sugerem que o transtorno da personalidade esquizotípica é uma versão silenciada da esquizofrenia, caracterizada por teste de realidade mais ou menos intacto, dificuldades nos relacionamentos e perturbações do pensamento leves. Além disso, o seguimento de longo prazo de pacientes com transtorno da personalidade esquizotípica indica que seus resultados são similares àqueles dos pacientes com esquizofrenia (McGlashan, 1983). Um estudo demonstrou que o risco para transtornos relacionados à esquizofrenia em parentes de primeiro grau de pacientes com transtornos da personalidade paranoide e esquizotípica é significativamente mais alto do que em parentes de primeiro grau de indivíduos com outros transtornos da personalidade (Siever et al., 1990). Também foi demonstrada ligação entre esquizotipia e esquizofrenia nas áreas de déficit de atenção e de rastreamento ocular (O'Driscoll et al., 1998; Roitman et al., 1997). Pesquisas mais recentes observaram que dificuldades com a disfunção semântica em mulheres com transtorno da personalidade esquizotípica se assemelham àquelas da esquizofrenia (Niznikiewicz et al., 2002). Outros estudos demonstraram similaridades na redução de volume no pulvinar em estudos de imagens por ressonância magnética (Byne et al., 2001) e déficits inibitórios similares (Cadenhead et al., 2002). Em um estudo recente (Asami et al., 2013), 54 homens com transtorno da personalidade esquizotípica que nunca haviam sido expostos a neurolépticos foram comparados a 54 homens-controle saudáveis. Dados obtidos de imagens por ressonância magnética revelaram que os homens com transtorno da personalidade esquizotípica tinham volumes de substância cinzenta significativamente menores no giro temporal superior esquerdo e nas regiões parietais, frontais e fronto--límbicas, se comparados com os controles saudáveis. Além disso, essas diferenças de volume nas regiões estavam surpreendentemente correlacionadas com sintomas negativos. Em outras palavras, quanto maior a redução no volume, maior a presença de sintomas negativos. Esse padrão é similar ao encontrado na esquizofrenia, mas não houve perda progressiva do volume de substância cinzenta no transtorno da personalidade esquizotípica como existe na esquizofrenia. A má nutrição no início da infância também é vista como tendo um papel no desenvolvimento da personalidade esquizotípica (Vernables e Raine, 2012).

Como parte do Estudo Longitudinal Colaborativo de Transtornos da Personalidade (Collaborative Longitudinal Personality Disorders Study), os participantes com transtornos da personalidade obsessivo-compulsiva, evitativa, esquizotípica ou *borderline* foram estudados ao longo de dois anos para determinar os critérios mais prevalecentes e os que menos variavam (McGlashan et al., 2005). Para o transtorno da personalidade esquizotípica, os critérios mais comuns e semelhantes a mais traços foram ideias de referência, crenças estranhas, ideação paranoide e experiências incomuns, todos os quais representam variantes mais brandas das distorções cognitivas da realidade, que são centrais no espectro da esquizofrenia. As distorções de realidade existem de uma forma mais branda na personalidade esquizotípica e apenas intermitentemente se tornam expressas de forma comportamental como frieza ou esquisitice.

Como observou Gunderson (1983), as pessoas com transtorno da personalidade esquizotípica são praticamente iguais àquelas com transtorno da personalidade esquizoide, exceto pelo fato de que a definição de transtorno da personalidade esquizotípica inclui alguns sintomas indicativos de uma forma atenuada de esquizofrenia. Na verdade, os transtornos da personalidade esquizotípica e esquizoide compõem um *continuum*, de forma que é de certa maneira arbitrário traçar uma linha divisória entre as duas entidades. Um exame acerca dos critérios do DSM-5 para o transtorno da personalidade esquizoide (Quadro 14-2) e o transtorno da personalidade esquizotípica (Quadro 14-3) revela que ambas as condições envolvem uma boa medida de distanciamento emocional e de conexão afetiva.

Os próprios pacientes esquizotípicos formam um *continuum*, desde aqueles que, em um extremo, são muito parecidos com indivíduos esquizoides (exceto por algumas poucas esquisitices a mais no comportamento e na comunicação) até aqueles mais próximos da esquizofrenia, que são propensos a episódios psicóticos e

QUADRO 14–2	Critérios para o transtorno da personalidade esquizoide do DSM-5
	301.20 (F60.1)

A. Um padrão difuso de distanciamento das relações sociais e uma faixa restrita de expressão de emoções em contextos interpessoais que surgem no início da vida adulta e estão presentes em vários contextos, conforme indicado por quatro (ou mais) dos seguintes:
 1. Não deseja nem desfruta de relações íntimas, inclusive ser parte de uma família.
 2. Quase sempre opta por atividades solitárias.
 3. Manifesta pouco ou nenhum interesse em ter experiências sexuais com outra pessoa.
 4. Tem prazer em poucas atividades, por vezes em nenhuma.
 5. Não tem amigos próximos ou confidentes que não sejam os familiares de primeiro grau.
 6. Mostra-se indiferente ao elogio ou à crítica de outros.
 7. Demonstra frieza emocional, distanciamento ou embotamento afetivo.
B. Não ocorre exclusivamente durante o curso de esquizofrenia, transtorno bipolar ou depressivo com sintomas psicóticos, outro transtorno psicótico ou transtorno do espectro autista e não é atribuível aos efeitos psicológicos de outra condição médica.

Nota: Se os critérios são atendidos antes do surgimento de esquizofrenia, acrescentar "pré-mórbido", isto é, "transtorno da personalidade esquizoide (pré-mórbido)".

Fonte: Reimpresso do Diagnostic and Statistical Manual of Mental Disorders, 5ª Edição. Washington, DC, American Psychiatric Publishing, 2003 Usado sob permissão. Copyright © 2013 American Psychiatric Association.

breves. A discussão que se segue acerca da compreensão dinâmica dessas condições reflete o fato de que abordagens terapêuticas similares são muitas vezes úteis.

Compreensão psicodinâmica

Pacientes esquizoides e esquizotípicos com frequência vivem à margem da sociedade. Eles podem ser ridicularizados como "esquisitos", "doidos" ou "desajustados", ou podem simplesmente ser abandonados e buscar uma existência idiossincrática e solitária. Seu isolamento e sua anedonia podem levar outras pessoas a se sentirem com pena e a tentarem se aproximar deles. É bastante frequente, entretanto, que os indivíduos que tentam essa aproximação desistam depois de serem repetidamente repelidos. Os membros da família podem se tornar tão exasperados que acabam forçando o parente esquizoide a uma situação de tratamento. Os pais de adolescentes ou jovens adultos podem levar seu filho a um psiquiatra devido à preocupação de que esse não está aproveitando a vida suficientemente (Stone, 1985). Outros pacientes esquizoides e esquizotípicos procuram tratamento psiquiátrico de forma voluntária devido à dolorosa solidão.

O mundo interno do paciente esquizoide pode diferir consideravelmente da aparência externa do indivíduo. De fato, essas pessoas são, com frequência, um conjunto de contradições. Akhtar (1987) agrupou essas contradições em manifestações explícitas e ocultas: "O indivíduo esquizoide é 'explicitamente' distanciado,

QUADRO 14–3 Critérios para o transtorno da personalidade esquizotípica do DSM-5

301.22 (F21)

A. Um padrão difuso de déficits sociais e interpessoais marcado por desconforto agudo e capacidade reduzida para relacionamentos íntimos, além de distorções cognitivas ou perceptivas e comportamento excêntrico, que surge no início da vida adulta e está presente em vários contextos, conforme indicado por cinco (ou mais) dos seguintes:
 1. Ideias de referência (excluindo delírios de referência).
 2. Crenças estranhas ou pensamento mágico que influenciam o comportamento e são inconsistentes com as normas subculturais (p. ex., superstições, crença em clarividência, telepatia ou "sexto sentido"; em crianças e adolescentes, fantasias ou preocupações bizarras).
 3. Experiências perceptivas incomuns, incluindo ilusões corporais.
 4. Pensamento e discurso estranhos (p. ex., vago, circunstancial, metafórico, excessivamente elaborado ou estereotipado).
 5. Desconfiança ou ideação paranoide.
 6. Afeto inadequado ou constrito.
 7. Comportamento ou aparência estranha, excêntrica ou peculiar.
 8. Ausência de amigos próximos ou confidentes que não sejam parentes de primeiro grau.
 9. Ansiedade social excessiva que não diminui com o convívio e que tende a estar associada mais a temores paranoides do que a julgamentos negativos sobre si mesmo.
B. Não ocorre exclusivamente durante o curso de esquizofrenia, transtorno bipolar ou depressivo com sintomas psicóticos, outro transtorno psicótico ou transtorno do espectro autista.

Nota: Se os critérios são atendidos antes do surgimento de esquizofrenia, acrescentar "pré-mórbido", isto é, "transtorno da personalidade esquizotípica (pré-mórbido)".

Fonte: Reimpresso do Diagnostic and Statistical Manual of Mental Disorders, 5ª Edição. Washington, DC, American Psychiatric Publishing, 2003 Usado sob permissão. Copyright © 2013 American Psychiatric Association.

autossuficiente, absorto, desinteressado, assexuado e idiossincraticamente ético, enquanto o 'ocultamente' esquizoide é extremamente sensível, emocionalmente necessitado, acuradamente vigilante, criativo, muitas vezes perverso e vulnerável à corrupção" (p. 510). Essas polaridades não refletem traços da personalidade conscientes e inconsciente. Antes, eles representam uma cisão ou fragmentação do *self* em diferentes representações do *self* que permanecem não integradas. Sob uma perspectiva psicodinâmica, a designação "esquizoide" reflete essa cisão fundamental do *self*. O resultado é uma identidade difusa – pacientes esquizoides não estão certos de quem são e se sentem fustigados por pensamentos, sentimentos, desejos e impulsos altamente conflitantes. Essa difusão da identidade faz da relação com outras pessoas algo problemático. De fato, talvez a característica mais marcante de pacientes esquizoides e esquizotípicos seja sua aparente falta de relação com outras pessoas. O trabalho psicanalítico com esses pacientes sugere que eles definitivamente têm sentimentos e se esforçam em relação a outras pessoas, mas que os próprios pacientes estão congelados, no que se refere ao desenvolvimento, em um estágio inicial da capacidade (Lawner, 1985). Esses pacientes parecem basear sua decisão de se isolar em uma convicção de que sua falha em receber o que eles necessitavam de suas mães significa que eles não podem fazer mais tentativas de receber qualquer coisa de figuras significativas posteriores (Nachmani, 1984). Os pacientes esquizoides podem se ver aprisionados por dois tipos de ansiedade: se eles estão muito próximos, eles podem se preocupar quanto ao engolfamento e à fusão com o objeto, mas se eles estão muito distantes, eles temem a perda e o colapso (Williams et al., 2005).

Muito da compreensão do mundo interno do paciente esquizoide deriva de trabalho de teóricos das relações objetais britânicos. Balint (1979) via esses pacientes como tendo um déficit fundamental na capacidade de se relacionar – uma "falha básica", causada por inadequações significativas na maternagem que eles receberam quando crianças. Ele acreditava que a dificuldade de pacientes esquizoides em se relacionar com outras pessoas decorria dessa incapacidade básica, em vez de conflitos (como em indivíduos neuróticos). Fairbairn (1954), talvez o maior contribuidor para a compreensão de pacientes esquizoides, via o recolhimento esquizoide como uma defesa contra um conflito entre um desejo de se relacionar com outras pessoas e um medo de que a necessidade do indivíduo machuque terceiros. O bebê que inicialmente percebe sua mãe como rejeitadora pode desistir do mundo. Contudo, a necessidade do bebê cresce até que seja experienciada como insaciável. O bebê, então, teme que sua voracidade devore a mãe e o deixe sozinho novamente. Consequentemente, o mesmo objeto de que o bebê tanto precisa pode ser destruído pelo próprio esforço incorporador. Fairbairn conceituou essa preocupação como "fantasia da Chapeuzinho Vermelho", com base no conto de fadas em que uma garotinha descobre, para seu horror, que sua avó despareceu, deixando-a sozinha com a própria voracidade oral projetada – na forma de um lobo devorador.

Da mesma forma como Chapeuzinho Vermelho pode projetar sua voracidade sobre o lobo, os bebês podem projetar sua própria voracidade sobre suas mães, a quem eles veem como devoradoras e perigosas. Esse dilema infantil é congelado no tempo por pacientes esquizoides, que primeiramente temem que eles próprios venham a devorar outras pessoas com sua necessidade e, depois, temem ser devorados por terceiros. Esse dilema fundamental dos pacientes esquizoides os faz vacilar entre seu medo de afastar outras pessoas por sua necessidade e seu medo de que terceiros irão sufocá-los e consumi-los. Como resultado, todas as relações são experienciadas como perigosas e como algo a ser evitado. Devido ao fato de que a decisão de não se relacionar deixa o indivíduo esquizoide sozinho e vazio, há, frequentemente, um "comprometimento esquizoide" (Guntrip, 1986) no qual o paciente de modo simultâneo se apega e rejeita outras pessoas.

Os pacientes esquizoides vivem sob a constante ameaça de abandono, perseguição e desintegração (Appel, 1974). Tomar qualquer coisa de alguém arrisca o desencadeamento de anseios intensos de dependência e fusão. O amor se equivale à fusão com outra pessoa, à perda da identidade e à destruição da outra pessoa. Embora os escritos da Escola Britânica tenham se focado em pacientes esquizoides, as descrições fornecidas por Balint, Guntrip e outros se aplicam também a pacientes esquizotípicos (Stone, 1985).

O recolhimento característico de pacientes esquizoides nas relações interpessoais pode servir como uma importante função de desenvolvimento. Winnicott (1963/1965) acreditava que o isolamento do paciente esquizoide preserva uma autenticidade importante que é absolutamente sagrada para o desenvolvimento do *self* do paciente. "Há um estágio intermediário do desenvolvimento saudável no qual a experiência mais importante do paciente em relação ao objeto potencialmente satisfatório ou bom é a recusa dele" (p. 182). O retraimento esquizoide é uma forma de se comunicar com o "verdadeiro *self*" interior em vez de sacrificar essa autenticidade em nome de interações artificiais com outras pessoas que levariam a um "falso *self*". Winnicott sugeriu que todos temos esse núcleo não comunicante e que devemos respeitar o direito do indivíduo esquizoide – e sua necessidade – de ser não comunicativo. Os períodos de extrema abstinência e isolamento podem ajudar os indivíduos esquizoides a entrar em contato com esse *self* capturado, de modo que ele possa ser integrado a outras representações do *self* (Eigen, 1973).

Os pacientes esquizoides que permitem que os terapeutas tenham acesso a seus mundos interiores frequentemente revelam fantasias onipotentes. Essas fantasias normalmente acompanham os aspectos reclusos do *self* nos quais o paciente se recolhe. Como outros aspectos do *self* escondidos, eles servem como um "refúgio da exposição" (Grotstein, 1977) para fortalecer a autoestima frágil e para acalmar a ansiedade quanto à autodesintegração. Como os pacientes paranoides, os pacientes esquizoides têm fantasias onipotentes que aumentam sua frequência na proporção inversa de seu nível de autoestima (Nachmani, 1984). Na falta de boas representações objetais e do *self* internas para ajudar a realizar um trabalho essencial para o sucesso em relações ou carreiras, os pacientes esquizoides empregam fantasias de onipotência para ignorar esse trabalho e, assim, atingir diretamente suas fantasias de grandeza. Os pacientes esquizoides frequentemente sentem muita vergonha a respeito de suas fantasias e são relutantes em partilhá-las com seus terapeutas até que se sintam seguros na relação.

Psicoterapia individual

Como os pacientes com transtorno da personalidade paranoide, os indivíduos com transtornos da personalidade esquizotípica e esquizoide muitas vezes não chegam até o consultório do terapeuta. Em um levantamento nacional com clínicos, o transtorno da personalidade esquizotípica foi a entidade menos tratada de forma ampla entre todos os transtornos da personalidade (Westen, 1997). No Estudo do Centro Psicanalítico de Columbia com 100 pacientes que se cadastraram para receber atendimento psicanalítico (Oldahm e Skodol, 1994), apenas um foi diagnosticado como tendo transtorno da personalidade esquizoide e nenhum recebeu o diagnóstico de transtorno da personalidade esquizotípica. Por essa razão, muitos dos dados acumulados sobre a psicoterapia e o tratamento psicoterapêutico desses pacientes têm sido anedótico, com base em números relativamente pequenos.

De forma muito similar ao transtorno da personalidade paranoide, os transtornos da personalidade esquizotípica e esquizoide são condições que aparecem tão raramente para tratamento que não há quaisquer estudos sistemáticos com amostras grandes que tenham tentado medir a eficácia da psicoterapia. A sabedoria clínica sugere que tanto os pacientes esquizotípicos quanto os esquizoides podem ser ajudados com terapia de apoio individual, terapia dinâmica de grupo ou a combinação das duas (Stone, 2014). Com a perspectiva de demandas interacionais no contexto de um grupo normalmente produz uma boa quantidade de ansiedade, a maioria desses pacientes se sente mais confortável se iniciar com um processo individual. Muito da literatura moderna sobre a psicoterapia de transtornos da personalidade esquizotípica e esquizoide indica que o mecanismo de ação terapêutico é provavelmente uma internalização da relação terapêutica em vez de uma interpretação do conflito (Appel, 1974; Gabbard, 1989; Nachmani, 1984; Stone, 1983, 1985; Winnicott, 1963/1965).

A tarefa do terapeuta é "degelar" as relações objetais internas congeladas do paciente, fornecendo uma nova experiência de relação. O estilo esquizoide de relação surge das inadequações nas relações iniciais do paciente com as figuras parentais – ao que Epstein (1979) se referiu como *falha primária de maturação*. Ao longo da vida, o paciente evocou reações similares das pessoas no ambiente, produzindo a *falha secundária de maturação*. Em outras palavras, o paciente esquizoide pode seguir a vida se distanciando de todos. Os terapeutas devem descobrir como se relacionar com o paciente de uma maneira corretiva em termos maturacionais. Os terapeutas não devem permitir que os pacientes os afastem ou alienem como fazem com todas as pessoas na vida deles.

Dizer que o objetivo da terapia é fornecer uma nova relação para a internalização é algo enganosamente direto e simples. Porém, essa estratégia apresenta obstáculos enormes. Primeiramente, o modo básico de existência do paciente é a não relação. O terapeuta está pedindo à pessoa que não se relaciona para que se mova na direção de uma maior abertura para as relações. Como esperado, os esforços dos terapeutas para fornecer um novo modelo de relação serão enfrentados com distanciamento emocional e uma boa quantidade de silêncio.

Os terapeutas que tentam tratar pacientes esquizoides retraídos devem ter uma paciência imensa por causa do processo de internalização lento e trabalhoso. Eles devem adotar uma atitude permissiva e aceitadora quanto ao silêncio. Especificamente, o silêncio deve ser visto como mais do que simplesmente uma resistência – ele também é uma forma específica de comunicação não verbal que pode fornecer informações essenciais sobre o paciente.

As reações emocionais do terapeuta em relação ao paciente, embora sejam sutis, podem ser uma fonte primária de informação sobre o paciente. Quando o silêncio é prolongado, os terapeutas devem ser cautelosos quanto a tentativa de mudança de atitude e projetar seu *self* e suas representações objetais sobre o paciente. Esse estado de relações é bem retratado por Ingmar Bergman em seu comovente filme *Persona*, no qual um paciente mudo é tratado por uma enfermeira. Depois de várias tentativas malsucedidas de fazer o paciente falar, a enfermeira fica frustrada e começa a projetar aspectos dela própria sobre o paciente. Enlouquecida, a enfermeira começa a tratar o paciente como uma personificação do seu próprio mundo interno (Gabbard, 1989).

Esse modelo de terapia exige que os terapeutas recebam as projeções de seus pacientes e que monitorem as próprias projeções sem que sejam arrebatados para uma atuação contratransferencial. Quando os terapeutas sentem vontade de abandonar ou desistir de um paciente, eles devem considerar esses sentimentos como quaisquer outros no processo e tentar compreendê-los. Como foi mencionado no Capítulo 4 durante a discussão sobre a psicoterapia, as identificações projetivas devem ser diagnosticadas e compreendidas apenas depois de o terapeuta ser "coagido" a interpretar um papel específico *vis-à-vis* ao paciente. Os terapeutas devem notar, de forma silenciosa, as interações que se estabelecem entre eles e seus pacientes e, depois, utilizar essas informações para orientar suas interações subsequentes. Ogden (1982) resumiu a tarefa do terapeuta nessas situações:

> A perspectiva da identificação projetiva não exige nem exclui o uso de interpretação verbal; o terapeuta tenta encontrar uma forma de falar e de estar com o paciente que constituirá um meio pelo qual o terapeuta possa aceitar aspectos não integráveis do mundo objetal interno do paciente, devolvendo-os ao paciente de uma forma que esse possa aceitar e aprender com eles. (p. 42)

De fato, uma decisão de não interpretar pode ser a estratégia mais poderosa sob o ponto de vista terapêutico com pacientes esquizoides e esquizotípicos. Se o silêncio é interpretado como resistência, esses pacientes podem se sentir responsáveis e humilhados por sua incapacidade de se comunicarem (Nachmani, 1984). Por outro lado, ao refrear a interpretação e aceitar o silêncio, o terapeuta pode legitimar o núcleo privado e não comunicativo do *self* referido por Winnicott (1963/1965). Com alguns pacientes, o terapeuta deve respeitar o *self* silencioso. Essa pode ser a única abordagem técnica viável para construir uma aliança terapêutica (Gabbard, 1989).

Os terapeutas valorizam enormemente a relação interpessoal. Eles querem significar algo para seus pacientes. Aceitar uma não relação silenciosa contraria o treinamento e a predisposição psicológica dos terapeutas. A tendência deles é carregar os pacientes com a expectativa de que devem ser diferentes do que eles são. Especificamente, os terapeutas querem que os pacientes falem e se relacionem com eles. Entretanto, essa expectativa significa que os terapeutas devem pedir aos pacientes para que se defrontem com a mesma dor que eles evitam por meio do retraimento esquizoide. Expectativas maiores do terapeuta paradoxalmente levam o paciente a mais distanciamento, como Searles (1986) observou:

> O conceito de Winnicott (1941/1958) acerca do (...) ambiente acolhedor suficiente bom implica que o analista não esteja mera e relativamente estável ali, para o pa-

ciente, mas que também seja relativamente destrutível (no âmbito psicológico) pelo paciente, repetidamente, uma vez que as necessidades persistentes do paciente com relação ao seu funcionamento autista (onipotente) continuam a existir. Por essa razão, o analista precisa fornecer de modo intuitivo, em momentos oportunos, a própria ausência para o paciente, talvez tão frequentemente quanto sua presença. (p. 351)

Alguns pacientes respondem a essa aceitação tolerante e empática com maior abertura na relação terapêutica. Esses pacientes podem começar a falar sobre aspectos escondidos do *self*, eventualmente integrando-os em um senso mais coeso de *self*. No início do processo psicoterapêutico, é difícil saber quais pacientes provavelmente se beneficiarão dele. Stone (1983), escrevendo sobre pacientes esquizotípicos (esquizofrênicos *borderline*), indicou que aqueles que se saem um pouco melhor na psicoterapia têm alguns sintomas depressivos ou alguma capacidade para a empatia e para o calor emocional. Ele alertou os terapeutas para que fossem cautelosos acerca das expectativas contratransferenciais excessivas, pois apenas um progresso limitado pode ser esperado. Stone também recomendou que os terapeutas se resignassem com o fato de que muitos tópicos embaraçosos podem ter de permanecer escondidos por longos períodos durante a terapia (Stone, 2001). Muita ansiedade para investigar pode assustar ou envergonhar o paciente. Na visão de Stone, os terapeutas devem estar aptos a tolerar a possibilidade desapontadora de que seus pacientes somente progredirão em outras áreas que não a de relações. Em geral, aqueles pacientes com um melhor funcionamento do ego (i.e., teste da realidade mais intacto, melhor capacidade de julgamento, quantidades menores de deslize cognitivo) respondem melhor ao tratamento do que aqueles pacientes com funcionamento do ego mais profundamente perturbado. Com os pacientes desse último grupo, os terapeutas podem precisar funcionar como um ego auxiliar, ajudando os pacientes em várias tarefas, como o teste de realidade, o julgamento e a diferenciação do *self*-objeto. Stone (2001) também apontou que, como os pacientes esquizofrênicos (ver Cap. 7), os indivíduos esquizotípicos precisam de mais do que uma psicoterapia expressiva de apoio. Os pacientes esquizotípicos de baixo funcionamento também precisam de treinamento de habilidades sociais, reeducação e vários apoios sociais.

Psicoterapia dinâmica de grupo

Em geral, pacientes esquizoides são candidatos excelentes à psicoterapia dinâmica de grupo (Appel, 1974; Azima, 1983). A terapia de grupo é orientada para ajudar os pacientes na socialização, que é precisamente na função em que os indivíduos esquizoides mais sofrem. Esse também é um contexto no qual uma boa quantidade de uma nova parentalidade pode acontecer. Para muitos pacientes esquizoides, seus pares em um processo de grupo podem funcionar como uma família reconstruída, que em algum momento é internalizada por esses pacientes para contrabalançar seus objetos internos mais negativos e assustadores (Appel, 1974).

Esses pacientes podem se beneficiar de modo considerável apenas por serem expostos regularmente a outras pessoas. Alguns pacientes esquizoides literalmente não encontram um canal social além de suas sessões de terapia de grupo. Conforme começam a se sentir aceitos e a acharem que seus piores medos não são concretizados, eles ficam gradualmente mais confortáveis com as pessoas. De uma forma similar ao processo de terapia individual descrito anteriormente, as reações dos outros membros do grupo podem fornecer uma experiência corretiva que vai em uma direção contrária a todas as experiências de relações prévias. Algumas dificuldades que surgem na psicoterapia de grupo de pacientes esquizoides incluem o ressentimento de outros pacientes que têm de "despejar suas entranhas" enquanto os indivíduos esquizoides permanecem em silêncio. Esses sentimentos podem levar a um tipo de "conspiração" para forçar o paciente esquizoide a falar. Nesses momentos, o terapeuta deve apoiar o membro esquizoide do grupo e ajudar os outros pacientes a aceitar que a necessidade do indivíduo esquizoide é de ficar em silêncio (Azima, 1983). Os outros pacientes podem também simplesmente ignorar um membro esquizoide retraído e proceder como se ele não estivesse ali. Nesses casos, a tarefa do terapeuta é trazer o paciente para o grupo, apontando como um padrão que ocorre fora do grupo está se repetindo dentro do grupo. Os pacientes equizotípicos tendem a se beneficiar da terapia de grupo tanto quanto os indivíduos esquizoides, mas aqueles cujo comportamento é bizarro ou cujo pensamento é psicótico podem se tornar "bodes expiatórios", pois eles são simplesmente muito diferentes dos outros membros do grupo. Com esses pacientes, a terapia individual isolada pode ser a modalidade preferida.

Uma combinação de psicoterapia individual e de grupo é ideal para muitos pacientes esquizoides, porque o campo social que eles encontram no grupo pode ser discutido e processado com seus psicoterapeutas individuais. Um número significativo de pacientes esquizoides sente, contudo, que receber uma recomendação para terapia de grupo é como "ser jogado aos leões". Eles podem mesmo se sentir traídos quando seu terapeuta faz essa sugestão. Muitas vezes, um passo preliminar para o encaminhamento ao grupo é a elaboração das fantasias desses pacientes sobre o que acontecerá na terapia de grupo.

O exemplo do caso a seguir ilustra algumas das vantagens únicas da psicoterapia de grupo para certos pacientes esquizoides.

> O senhor B. B. era um homem solteiro de 23 anos com transtorno da personalidade esquizoide. Ele trabalhava como auxiliar de enfermagem no turno da noite em uma casa de repouso e frequentava aulas em uma universidade local durante o dia. O senhor B. B. gostava de trabalhar à noite, porque havia poucas demandas interpessoais. Seu supervisor frequentemente dormia, de modo que ele se sentia livre para ler romances. Quando não estava dormindo, o senhor B. B. passava várias horas realizando exercícios de musculação intensos. Depois, ele ficava nu em frente ao espelho, flexionava seus músculos e ficava se admirando. Muitas de suas poses e flexões eram acompanhadas por fantasias onipotentes de se tornar um vencedor olímpico de decatlo. O senhor B. B. também imaginava que, se alcançasse um certo nível de perfeição corporal, ele seria atraente para uma garota da universidade com quem ele jamais iniciaria uma conversa.
>
> O senhor B. B. estava profundamente preocupado a respeito do fato de que ele havia sido adotado. Ele falou sobre isso com imensa vergonha, como se estivesse

convencido de que esse fato refletia alguma falha inerente. Nessa visão, a rejeição precoce por sua mãe biológica era um sinal de que ele era tão inerentemente indesejável que outras pessoas com certeza também o rejeitariam.

Como muitos pacientes esquizoides, o senhor B. B. tinha uma camada perversa que tomava a forma de exibicionismo. Ele se colocava em situações nas quais as mulheres o surpreendiam desnudo. Então, ele agia com espanto e imediatamente deixava o ambiente para evitar qualquer acusação. Contudo, o prazer sexual que ele derivava dessa atividade o levou a ter cada vez mais aventuras arriscadas. Certa vez, ele trocou as placas indicativas nas portas dos vestiários masculino e feminino em um ginásio, de modo que as mulheres entravam no vestiário masculino e o encontravam nu, secando-se depois de uma ducha.

O senhor B. B. finalmente procurou uma clínica ambulatorial onde ele buscou uma psicoterapia de grupo. Ele estava preocupado com seu exibicionismo que estava ficando fora de controle e poderia levar a consequências sérias; e ele estava genuinamente perturbado com a solidão de sua existência. O senhor B. B. procurou psicoterapia de grupo, porque ele havia tentado anteriormente uma psicoterapia individual por dois anos. Ele relatou que havia permanecido em silêncio durante praticamente toda a terapia. Finalmente, ele e o terapeuta decidiram de modo mútuo que não havia por que continuar. O senhor B. B. também relatou que tinha um grande desejo de superar seu medo de outras pessoas e acreditava que a terapia de grupo poderia ser uma boa forma de lidar com esse medo.

O senhor B. B. começou um processo de psicoterapia dinâmica de grupo com um grupo de pacientes com transtornos da personalidade variados com funcionamento razoavelmente alto. Ele comparecia regularmente aos encontros, mas se sentava em silêncio durante a maior parte da discussão do grupo. Pouco a pouco, ele conseguia revelar cada vez mais sobre si mesmo. Um grande avanço ocorreu quando ele reuniu coragem suficiente para falar sobre sua colega de aula que era o objeto de suas fantasias. Uma paciente do grupo respondeu, dizendo: "Por que você não a convida para sair? Você é um homem atraente." Emocionado com esse comentário, o senhor B. B. declarou que alguém jamais havia dito isso a ele antes.

O apoio e o *feedback* positivo que esse paciente recebeu dos outros membros do grupo reforçou sua autoestima e permitiu que ele falasse de forma mais frequente e aberta. Quando, por fim, foi capaz de discutir seu exibicionismo, ele experienciou um alívio considerável ao perceber que ninguém recuou horrorizado com sua revelação.

Depois de vários anos de terapia de grupo, a ansiedade do senhor B. B. quanto às suas relações e à sua autoestima melhoraram ao ponto de ele ser capaz de começar a ter encontros e a formar algumas relações de companheirismo apropriadas com homens. Os episódios de exibicionismo gradualmente diminuíram, embora eles tendessem a voltar toda vez que o grupo saía de férias e o senhor B. B. se sentia abandonado pelo terapeuta e pelos outros pacientes.

O caso do senhor B. B. ilustra como uma falta explícita de relações objetais no transtorno da personalidade esquizoide pode ser acompanhada por fantasias intensas de relações e por atividades sexuais encobertas de natureza perversa. Longos períodos de exercício também são bastante comuns em indivíduos esquizoides e esquizotípicos. A atividade física desse tipo pode servir para "queimar" a energia sexual ou, como no caso do senhor B. B., pode também ser uma forma de construir a autoestima ao fantasiar que outras pessoas verão o indivíduo como alguém mais atraente em virtude do resultado de seus esforços.

Embora várias perversões sejam normalmente encontradas em indivíduos esquizoides, o exibicionismo parece manter um significado particular para esses pacientes. Fairbairn (1954) observou que indivíduos esquizoides com frequência supervalorizam seus conteúdos mentais, percebendo-os como algo extraordinariamente precioso. Eles temem dar qualquer coisa deles próprios porque, ao fazer isso, eles esgotariam seus conteúdos narcisisticamente valorizados. Fairbairn notou que os pacientes esquizoides normalmente usam o exibicionismo como uma defesa contra o medo de dar. Para ser mais exato, "mostrar" torna-se um substituto de "dar", porque este carrega o medo de perder algo precioso; enquanto aquele, não. Embora o exibicionismo fosse explícito no caso do senhor B. B., ele aparece, frequentemente, em formas sublimadas, como o envolvimento em artes performáticas.

A psicoterapia de grupo forneceu ao senhor B. B. uma nova série de relações para internalizar. A relação com os outros pacientes (e com o terapeuta) refutou suas expectativas de como outras pessoas responderiam a ele. Em vez de serem alienados por ele, os membros do grupo aceitaram-no como era e confirmaram que ele era desejável como pessoa. Assim, a validação de outros pacientes na terapia de grupo pode ter um impacto mais poderoso sobre um paciente esquizoide do que uma validação similar por um terapeuta individual. O paciente esquizoide pode desacreditar o olhar positivo do terapeuta por considerá-lo uma atitude maquinada para obter um efeito terapêutico; o terapeuta está "apenas fazendo seu trabalho".

Muitos pacientes esquizoides e esquizotípicos têm doenças que são muito mais refratárias ao tratamento do que no caso do senhor B. B.. Como Stone (2001) sugeriu, os terapeutas devem respeitar de forma genuína as necessidades de seus pacientes de serem diferentes e não devem se sentir compelidos a transformar um paciente em outra pessoa. Ao tratar pacientes esquizoides e esquizotípicos, todos os terapeutas estariam bem aconselhados se recordassem a sabedoria de Thoreau: "Se um homem não mantém o mesmo ritmo de seus companheiros, talvez isso ocorra porque ele escuta um percussionista diferente. Deixe-o marchar de acordo com a música que ele escuta, seja ela mensurável ou distante" (Thoreau, 1854/1950, p. 290).

Referências

Akhtar S: Schizoid personality disorder: a synthesis of developmental, dynamic, and descriptive features. Am J Psychother 61:499–518, 1987

Akhtar S: Paranoid personality disorder: synthesis of developmental, dynamic, and descriptive features. Am J Psychother 44:5–25, 1990

American Psychiatric Association: Diagnostic and Statistical Manual of Mental Disorders, 5th Edition. Washington, DC, American Psychiatric Association, 2013

Appel G: An approach to the treatment of schizoid phenomena. Psychoanal Rev 61: 99–113, 1974

Asami T, Whitford TJ, Bouix S, et al: Globally and locally reduced MRI gray matter volumes in neuroleptic-naive men with schizotypal personality disorder: association with negative symptoms. JAMA Psychiatry 70:361–372, 2013

Auchincloss EL, Weiss RW: Paranoid character and the intolerance of indifference. J Am Psychoanal Assoc 40:1013–1037, 1992

Azima FJC: Group psychotherapy with personality disorders, in Comprehensive Group Psychotherapy, 2nd Edition. Edited by Kaplan HI, Sadock BJ. Baltimore, MD, Williams & Wilkins, 1983, pp 262–268

Balint M: The Basic Fault: Therapeutic Aspects of Regression. New York, Brunner/Mazel, 1979

Beauford JE, McNiel DE, Binder RL: Utility of the initial therapeutic alliance in evaluating psychiatric patients' risk of violence. Am J Psychiatry 154:1272–1276, 1997

Blum HP: Object inconstancy and paranoid conspiracy. J Am Psychoanal Assoc 29: 789–813, 1981

Byne W, Buchsbaum MS, Kemether E, et al: Magnetic resonance imaging of the thalamic mediodorsal nucleus and pulvinar in schizophrenia and schizotypal per- sonality disorder. Arch Gen Psychiatry 58:133–140, 2001

Cadenhead KS, Light GA, Geyer NA, et al: Neurobiological measures of schizotypal personality disorder: defining an inhibitory endophenotype. Am J Psychiatry 159: 869–871, 2002

Eigen M: Abstinence and the schizoid ego. Int J Psychoanal 54:493–498, 1973

Epstein L: Countertransference with borderline patients, in Countertransference. Edited by Epstein L, Feiner AH. New York, Jason Aronson, 1979, pp 375–405

Epstein L: An interpersonal–object relations perspective on working with destructive aggression. Contemp Psychoanal 20:651–662, 1984

Fairbairn WRD: An Object-Relations Theory of the Personality. New York, Basic Books, 1954

Felthous AR: Preventing assaults on a psychiatric inpatient ward. Hosp Community Psychiatry 35:1223–1226, 1984

Freud S: Psycho-analytic notes on an autobiographical account of a case of paranoia (dementia paranoides) (1911), in The Standard Edition of the Complete Psychological Works of Sigmund Freud, Vol 12. Translated and edited by Strachey J. London, Hogarth Press, 1958, pp 1–82

Gabbard GO: On "doing nothing" in the psychoanalytic treatment of the refractory borderline patient. Int J Psychoanal 70:527–534, 1989

Gabbard GO: Technical approaches to transference hate in the analysis of borderline patients. Int J Psychoanal 72:625–637, 1991

Gabbard GO: Love and Hate in the Analytic Setting. Northvale, NJ, Jason Aronson, 1996

Grotstein JS: The psychoanalytic concept of schizophrenia, I: the dilemma. Int J Psychoanal 58:403–425, 1977

Gunderson JG: DSM-III diagnoses of personality disorders, in Current Perspectives on Personality Disorders. Edited by Frosch JP. Washington, DC, American Psychiatric Press, 1983, pp 20–39

Guntrip H: Schizoid Phenomena, Object-Relations, and the Self. New York, International Universities Press, 1968

Kendler KS, Gruenberg AM, Strauss JS: An independent analysis of the Copenhagen sample of the Danish adoption study of schizophrenia, II: the relationship between schizotypal personality disorder and schizophrenia. Arch Gen Psychiatry 38:982–984, 1981

Kendler KS, McGuire M, Gruenberg AM, et al: Schizotypal symptoms and signs in the Roscommon Family Study: the factors, structure and familial relationship with psychotic and affective disorders. Arch Gen Psychiatry 52:296–303, 1995

Kety SS, Rosenthal D, Wender PH, et al: Mental illness in the biological and adoptive families of adopted schizophrenics. Am J Psychiatry 128:302–306, 1971

Kinzel AF: Violent behavior in prisons, in Dynamics of Violence. Edited by Fawcett J. Chicago, IL, American Medical Association, 1971

Lawner P: Character rigidity and resistance to awareness of the transference. Issues in Ego Psychology 8:36–41, 1985

Madden DJ, Lion JR, Penna MW: Assaults on psychiatrists by patients. Am J Psychiatry 133:422–425, 1976

McGlashan TH: The borderline syndrome, II: is it a variant of schizophrenia or affective disorder? Arch Gen Psychiatry 40:1319–1323, 1983

McGlashan TH, Grilo CM, Sanislow CA, et al: Two-year prevalence and stability of individual DSM-IV criteria for schizotypal, borderline, avoidant and obsessive--compulsive personality disorders: toward a hybrid model of Axis II disorders. Am J Psychiatry 162:883–889, 2005

Meissner WW: Psychotherapeutic schema based on the paranoid process. Int J Psychoanal Psychother 5:87–114, 1976

Meissner WW: Psychotherapy and the Paranoid Process. Northvale, NJ, Jason Aronson, 1986

Meissner WW: Paranoid personality disorder, in Treatments of Psychiatric Disorders, 2nd Edition, Vol 2. Edited by Gabbard GO. Washington, DC, American Psychiatric Press, 1995, pp 2249–2259

Nachmani G: Hesitation, perplexity, and annoyance at opportunity. Contemp Psychoanal 20:448–457, 1984

Niznikiewicz MA, Shenton ME, Voglnaier M: Semantic dysfunction in women with schizotypal personality disorder. Am J Psychiatry 159:1767–1774, 2002

O'Driscoll GA, Lezenweger MF, Holzman PS: Antisaccades and smooth pursuit eye tracking and schizotypy. Arch Gen Psychiatry 55:837–843, 1998

Ogden TH: Projective Identification and Psychotherapeutic Technique. New York, Jason Aronson, 1982

Ogden TH: The Matrix of the Mind: Object Relations and the Psychoanalytic Dialogue. Northvale, NJ, Jason Aronson, 1986

Oldham JM, Skodol AE: Do patients with paranoid personality disorder seek psychoanalysis?, in Paranoia: New Psychoanalytic Perspectives. Edited by Oldham JM, Bone S. Madison, CT, International Universities Press, 1994, pp 151–166

Reich J, Braginsky Y: Paranoid personality traits in a panic disorder population: a pilot study. Compr Psychiatry 35:260–264, 1994

Roitman SEL, Corblatt BA, Bergman A, et al: Attentional functioning in schizotypal personality disorder. Am J Psychiatry 154:655–660, 1997

Rosenthal D, Wender PH, Kety SS, et al: The adopted-away offspring of schizophrenics. Am J Psychiatry 128:307–311, 1971

Searles HF: My Work With Borderline Patients. Northvale, NJ, Jason Aronson, 1986

Shapiro D: Neurotic Styles. New York, Basic Books, 1965

Siever LJ, Silverman JM, Horvath TB, et al: Increased morbid risk for schizophrenia-related disorders in relatives of schizotypal personality disordered patients. Arch Gen Psychiatry 47:634–640, 1990

Stone MH: Psychotherapy with schizotypal borderline patients. J Am Acad Psychoanal 11:87–111, 1983

Stone MH: Schizotypal personality: psychotherapeutic aspects. Schizophr Bull 11:576–589, 1985

Stone MH: Schizoid and schizotypal personality disorders, in Treatments of Psychiatric Disorders, 3rd Edition, Vol 2. Edited by Gabbard GO. Washington, DC, American Psychiatric Publishing, 2001, pp 2237–2250

Stone MH: Paranoid, schizoid, and schizotypal personality disorders, in Gabbard's Treatments of Psychiatric Disorders. Edited by Gabbard GO. Washington, DC, American Psychiatric Publishing, 2014

Tardiff K, Marzuk PM, Leon AC, et al: Violence by patients admitted to a private psychiatric hospital. Am J Psychiatry 154:88–93, 1997

Thoreau HD: Walden (1854), in Walden and Other Writings of Henry David Thoreau. Edited by Atkinson B. New York, The Modern Library, 1950, p 290

Venables PH, Raine A: Poor nutrition at age 3 and schizotypal personality at age 23: the mediating role of age 11 cognitive functioning. Am J Psychiatry 169:822–830, 2012

Westen D: Divergences between clinical and research methods for assessing personality disorders: implications for research and the evolution of Axis II. Am J Psychiatry 154:895–903, 1997

Williams P, Haigh R, Fowler D: Paranoid, schizoid, and schizotypal personality disorders, in The Oxford Textbook of Psychotherapy. Edited by Gabbard GO, Beck J, Holmes JA. Oxford, UK, Oxford University Press, 2005

Winnicott DW: The observation of infants in a set situation (1941), in Through Paediatrics to Psycho-Analysis. New York, Basic Books, 1958, pp 52–69

Winnicott DW: Communicating and not communicating leading to a study of certain opposites (1963), in The Maturational Processes and the Facilitating Environment: Studies in the Theory of Emotional Development. New York, International Universities Press, 1965, pp 179–192

Capítulo 15

Transtornos da Personalidade do Grupo B

Borderline

Embora o transtorno da personalidade *borderline* (TPB) já tenha sido considerado uma condição crônica e refratária à maioria dos tratamentos, nas duas últimas décadas surgiu uma quantidade extraordinária de publicações, o que proporciona uma visão diferente sobre o transtorno. A etiologia complexa envolvendo aspectos neurobiológicos, incluindo contribuições genéticas, fatores familiares e aspectos intrapsíquicos, resultou em uma compreensão mais ampla e profunda da condição. Além do mais, estudos de seguimento de longo prazo sugerem um prognóstico favorável na maioria dos casos. Finalmente, numerosos estudos que abordam tratamento, com base em diferentes perspectivas teóricas e que utilizam projetos rigorosos de pesquisa, demonstraram que a maioria dos pacientes com esse diagnóstico responde bem ao tratamento. Um breve levantamento histórico dessa entidade diagnóstica traça a evolução da compreensão do TPB no contexto da psiquiatria estadunidense.

Evolução do termo

No final da década de 1930 e ao longo dos anos de 1940, os clínicos começaram a descrever certos pacientes que não eram doentes o suficiente para serem rotulados de esquizofrênicos, mas que eram perturbados demais para o tratamento psicanalítico clássico. Com intuito de capturar o estado "intermediário" típico desses pacientes, Hoch e Polatin (1949) referiram esse grupo como portadores de esquizofrenia pseudoneurótica, caracterizada por um padrão sintomático de "pan--neurose", "pan-ansiedade" e "pansexualidade". Robert Knight (1953) aprofundou a caracterização desse grupo maldefinido ao focar diversos prejuízos no funcionamento do ego, incluindo a incapacidade de planejar de forma realista e de se defender de impulsos primitivos, além da predominância do processo primário sobre o processo secundário de pensamento.

Esses primeiros colaboradores estavam observando uma síndrome "confusa", que não se enquadrava bem nas rubricas diagnósticas preexistentes. Grinker e colaboradores (1968) trouxeram algum rigor diagnóstico para a síndrome no início da década de 1960 com sua análise estatística de aproximadamente 60 pacientes desse tipo, que estavam hospitalizados em Chicago. Uma análise de agrupamento de dados sobre esses pacientes sugeriu que havia quatro subgrupos de pacientes *borderline*. Esses pacientes pareciam ocupar um *continuum* que ia da "fronteira psicótica" (tipo I) até a "fronteira neurótica" (tipo IV). Entre esses dois extremos, podem ser encontrados um grupo com afetos predominantemente negativos e com dificuldade de manter relações interpessoais estáveis (tipo II) e outro grupo (tipo III) caracterizado por uma falta generalizada de identidade, resultando em uma necessidade de tomar a identidade de outros.

Grinker e colaboradores (1968) também tentaram identificar denominadores comuns na síndrome *borderline* que estariam presentes independentemente do subtipo. Eles elaboraram os seguintes quatro aspectos principais: 1) a raiva como o principal ou o único afeto, 2) déficits nas relações interpessoais, 3) ausência de identidade consistente do *self* e 4) depressão difusa. Uma das contribuições mais significativas desse estudo empírico foi o achado de que a síndrome *borderline* era claramente distinta da esquizofrenia. Grinker e colaboradores descobriram que esses pacientes não deterioraram com o tempo para uma esquizofrenia franca. Em vez disso, eles apresentaram uma instabilidade estável (Schmideberg, 1959) durante todo o curso de sua doença. Essa descoberta ajudou a refutar a crença que alguns céticos tinham de que os pacientes *borderline* eram, na verdade, esquizofrênicos.

Por volta de 1990, Gunderson e colaboradores (Zanarini et al., 1990) conseguiram identificar aspectos discriminatórios claros, com base nas pesquisas que focavam as características descritivas da síndrome *borderline* (Quadro 15–1).

Muitos desses critérios estão inter-relacionados. Os pacientes *borderline* estão totalmente absorvidos no estabelecimento de relações individuais exclusivas, sem qualquer risco de abandono. Eles podem exigir dessas relações como se tivessem o direito de fazê-lo, o que sobrecarrega e aliena os demais. Outrossim, quando eles se aproximam de outra pessoa, é ativado um conjunto de ansiedades duplas. Por um lado, eles começam a se preocupar em serem engolfados pela outra pessoa e perder a própria identidade nessa fantasia primitiva de fusão. Por outro, eles experienciam uma ansiedade que beira ao pânico e que está relacionada à convicção de que estão prestes a ser rejeitados ou abandonados a qualquer momento. Para se prevenir

QUADRO 15-1 Características discriminatórias do transtorno da personalidade *borderline*

Pensamento quase psicótico	Exigência/arrogar-se o direito
Automutilação	Regressões no tratamento
Comportamentos suicidas manipulativos	Dificuldades contratransferenciais
Preocupações com Abandono/engolfamento/aniquilação	

Fonte: Baseada em Zanarini et al., 1990.

de ficarem sozinhos, os pacientes *borderline* podem recorrer a cortar os pulsos ou a outros gestos suicidas, esperando ser resgatados pela pessoa a quem eles estão apegados. As distorções cognitivas, como o pensamento quase psicótico (definido como tensões sobre o teste de realidade que são transitórias, circunscritas e/ou atípicas), também podem ocorrer no contexto das relações interpessoais. São comuns as percepções de abandono por parte de pessoas amadas que beiram ao delírio, e regressões transferenciais psicóticas podem surgir quando os pacientes se apegam aos terapeutas. Os clínicos que testemunham essa demonstração caleidoscópica de mudanças de estados de ego tendem a uma série de reações contratransferenciais, incluindo fantasias de resgate, sentimentos de culpa, transgressões de limites profissionais, raiva e ódio, ansiedade e terror, bem como sentimentos profundos de desamparo (Gabbard, 1993; Gabbard e Wilkinson, 1994).

Enquanto Gunderson e Grinker e colaboradores focaram principalmente os critérios diagnósticos descritivos, Otto Kernberg (1967, 1975) procurou caracterizar os pacientes *borderline* a partir de uma perspectiva psicanalítica. Utilizando uma abordagem combinada de psicologia do ego e relações objetais, ele cunhou o termo *organização borderline da personalidade* para abarcar pacientes que apresentavam padrões característicos de fragilidade do ego, operações defensivas primitivas e relações objetais problemáticas. Ele observou uma variedade de sintomas nesses pacientes, incluindo ansiedade com flutuação livre, sintomas obsessivo-compulsivos, fobias múltiplas, reações dissociativas, preocupações hipocondríacas, sintomas conversivos, tendências paranoides, sexualidade perversa polimorfa e abuso de substâncias. Kernberg advertiu, contudo, que os sintomas descritivos não eram suficientes para um diagnóstico definitivo. Em vez disso, ele acreditava que o diagnóstico se baseava em uma análise estrutural sofisticada que revelou quatro aspectos principais (Quadro 15-2).

1. *Manifestações inespecíficas de fragilidade do ego.* Um aspecto do funcionamento do ego é a capacidade de retardar a descarga de impulsos e de modular afetos, como a ansiedade. Os pacientes *borderline*, na visão de Kernberg, são incapazes de aglutinar forças do ego para realizar essas funções, por causa das fragilidades inerentes inespecíficas. De forma semelhante, eles têm dificuldade para sublimar impulsos poderosos e utilizar sua consciência para orientar o comportamento.

QUADRO 15-2 Critérios de Kernberg para a organização *borderline* da personalidade

I. Manifestações inespecíficas de fragilidade do ego
   A. Falta de tolerância à ansiedade
   B. Falta de controle dos impulsos
   C. Ausência de canais subliminares desenvolvidos
II. Mudança em direção ou regressão ao processo de pensamento primário
III. Operações defensivas específicas
   A. Cisão
   B. Idealização primitiva
   C. Formas incipientes de projeção, especialmente a identificação projetiva
   D. Negação
   E. Onipotência e desvalorização
IV. Relações objetais internalizadas patológicas

Fonte: Fundamentado em Kernberg, 1975.

2. *Mudança em direção ou regressão ao processo de pensamento primário.* Como Robert Knight, Kernberg observou que esses pacientes tendem a regredir para um pensamento similar ao psicótico na ausência de estrutura ou sob a pressão de afetos intensos. Contudo, essas mudanças ocorrem, principalmente, em um contexto em que o teste de realidade está geralmente intacto.

3. *Operações defensivas específicas.* A primeira dessas defesas foi a cisão, a qual Kernberg viu como um processo ativo de separação de introjeções e afetos contraditórios entre si (ver Cap. 2). As operações de cisão na pessoa com organização *borderline* da personalidade manifestam-se clinicamente conforme o seguinte: a) uma expressão alternante de atitudes e comportamentos contraditórios, com a qual o paciente não se preocupa e nega; b) uma compartimentalização de todas as pessoas do ambiente do paciente em grupos de "totalmente boas" e "totalmente más", com oscilações frequentes de determinado indivíduo entre os grupos; e c) visões e imagens contraditórias de si mesmo coexistentes (representações do *self*) que se alternam, em termos de predominância, de uma hora para outra e de um dia para o outro.

Um padre católico de 41 anos deu entrada em um hospital psiquiátrico por conta da descoberta de seu envolvimento em condutas sexuais com crianças de ambos os sexos. Logo depois da internação, os resultados de seus exames laboratoriais de rotina revelaram um teste positivo para sífilis. Quando confrontado com o resultado do exame laboratorial, o padre respondeu: "Não sei como isso é possível. Sou um padre celibatário." O residente que o tratava simplesmente apontou que o paciente tinha dado entrada no hospital por causa de suas inúmeras atividades sexuais com menores. O padre respondeu brandamente a essa confrontação dizendo: "O que você espera? Sou apenas humano."

Esse caso clínico ilustra como representações contraditórias do *self* coexistem no paciente *borderline* – um "padre celibatário" coexistia com um pedófilo bissexual e promíscuo. Além disso, a resposta objetiva do padre foi típica da negação pura e simples que muitos pacientes *borderline* apresentam quando confrontados com as manobras de cisão que eles empregam. Outras defesas, como a idealização primitiva, a onipotência e a desvalorização, refletem de forma semelhante a tendência de cisão (i.e., os outros são vistos totalmente bons e totalmente maus). A identificação projetiva, na qual as representações do *self* ou do objeto são cindidas e projetadas nos outros em um esforço para controlá-los, é outra defesa proeminente na organização *borderline* da personalidade, de acordo com Kernberg.

4. *Relações objetais internalizadas patológicas.* Como resultado da cisão, a pessoa com organização *borderline* da personalidade não vê os outros como possuidores de um misto de qualidades positivas e negativas. Ao contrário, os outros são divididos em polos extremos e são considerados, nas palavras de um paciente, como "deuses ou demônios". Esses indivíduos não conseguem integrar os aspectos libidinais e agressivos dos outros, o que inibe sua capacidade de reconhecer verdadeiramente as experiências internas de outras pessoas. Essas percepções dos outros podem alternar-se diariamente entre a idealização e a desvalorização, o que pode ser muito perturbador para qualquer um que se relacione com uma pessoa assim. De forma semelhante, a incapacidade deles de integrar representações positivas e negativas do *self* resulta em uma profunda difusão da identidade, conforme ilustrado pelo caso do padre.

O conceito de Kernberg de organização *borderline* da personalidade é distinto das características fenomenológicas reais que identificam um transtorno da personalidade específico. Em outras palavras, seu termo abrange muitos transtornos da personalidade diferentes. Em sua visão, os pacientes com transtornos da personalidade narcisista, antissocial, esquizoide, paranoide, infantil e ciclotímica, por exemplo, são todos caracterizados por uma organização *borderline* da personalidade subjacente.

Os diagnósticos de transtorno da personalidade geralmente carecem de validade discriminatória, pois um paciente que recebe um diagnóstico de transtorno da personalidade pode receber de 4 a 6 diagnósticos adicionais dessas psicopatologias (Oldham et al., 1992). Essa sobreposição é particularmente prevalente entre os transtornos da personalidade do grupo B, para os quais muitos pacientes têm características que pertencem a duas ou mais das condições daquele grupo. Para evitar confusão conceitual (e porque transtornos da personalidade relacionados, como paranoide, esquizoide, narcisista, antissocial e histriônico, são discutidos com mais detalhes em outros capítulos deste livro), a explicação neste capítulo está restrita àqueles pacientes com os aspectos *borderline* descritos pelo DSM-5 (American Psychiatric Association, 2013) (Quadro 15–3).

QUADRO 15-3 Critérios para o transtorno da personalidade *borderline* do DSM-5

301.83 (F60.3)

Um padrão difuso de instabilidade das relações interpessoais, da autoimagem e dos afetos e de impulsividade acentuada que surge no início da vida adulta e está presente em vários contextos, conforme indicado por cinco (ou mais) dos seguintes:
1. Esforços desesperados para evitar abandono real ou imaginado. (**Nota:** Não incluir comportamento suicida ou de automutilação coberto pelo Critério 5.)
2. Um padrão de relacionamentos interpessoais instáveis e intensos caracterizado pela alternância entre extremos de idealização e desvalorização.
3. Perturbação da identidade: instabilidade acentuada e persistente da autoimagem ou da percepção de si mesmo.
4. Impulsividade em pelo menos duas áreas potencialmente autodestrutivas (p. ex., gastos, sexo, abuso de substância, direção irresponsável, compulsão alimentar). (**Nota:** Não incluir comportamento suicida ou de automutilação coberto pelo Critério 5.)
5. Recorrência de comportamento, gestos ou ameaças suicidas ou de comportamento automutilante.
6. Instabilidade afetiva devida a uma acentuada reatividade de humor (p. ex., disforia episódica, irritabilidade ou ansiedade intensa com duração geralmente de poucas horas e apenas, raramente, de mais de alguns dias).
7. Sentimentos crônicos de vazio.
8. Raiva intensa e inapropriada ou dificuldade em controlá-la (p. ex., mostras frequentes de irritação, raiva constante, brigas físicas recorrentes).
9. Ideação paranoide transitória associada a estresse ou sintomas dissociativos intensos.

Fonte: Reimpresso a partir do *Diagnostic and Statistical Manual of Mental Disorders*, 5ª Edição. Washington, DC, American Psychiatric Publishing, 2003 Usado sob permissão. Copyright © 2013 American Psychiatric Association.

Aspectos demográficos e curso da doença

Estudos epidemiológicos nos Estados Unidos e na Noruega sugerem que a prevalência do TPB se encontra entre 0,7 e 1,8% da população em geral (Swartz et al., 1990; Torgersen et al., 2001). Em populações clínicas, contudo, a prevalência fica entre 15 e 25% (Gunderson, 2014; Gunderson e Zanarini, 1987). Em quase todas as amostras, as mulheres são muito mais frequentemente diagnosticadas com TPB e, assim, 71 a 73% da maioria das amostras são compostas por mulheres (Widiger e Weissman, 1991). Os pacientes *borderline* masculinos tendem a manifestar sintomatologia que apresenta um quadro clínico um tanto diferente da paciente feminina prototípica com TPB. Zlotnick e colaboradores (2002) avaliaram 130 pacientes ambulatoriais com TPB para vários transtornos relacionados aos impulsos ao longo da vida. Os homens com TPB tinham maior probabilidade de apresentar transtornos de abuso de substância e de preencher os critérios de transtorno de personalidade antissocial. Já as mulheres com TPB tinham maior probabilidade de apresentar transtornos alimentares. Por essa razão, os homens com TPB são, muitas vezes, rotulados de antissociais, em vez de *borderline*.

Pesquisas recentes sugerem que, embora os prognósticos do transtorno da personalidade sejam heterogêneos, a maioria dos pacientes é bem-sucedida (Paris, 2012). Dois estudos prospectivos de seguimento de longo alcance (Gunderson et al., 2011; Zanarini et al., 2012) demonstraram que os sintomas agudos principais do transtorno, como impulsividade, automutilação, ideação suicida e desregulação emocional, encontram remissão naturalmente, mesmo sem tratamento, em um ponto do curso da doença relativamente precoce. Em 10 anos de acompanhamento de 175 indivíduos com TPB em um estudo longitudinal e colaborativo de transtornos da personalidade (Gunderson et al., 2011), 85% dos pacientes apresentaram remissão. As taxas de recaída foram baixas, mas dificuldades persistentes no funcionamento social estiveram presentes. O estudo de seguimento prospectivo de 16 anos de McLean (Zanarini et al., 2012) teve achados similares. Os pacientes com TPB tiveram taxas de remissão de sintomas similares a outros transtornos da personalidade. Contudo, uma remissão de sintomas de dois anos foi muito mais comum do que uma recuperação de dois anos, definida como uma remissão sintomática concomitante *com* bom funcionamento social e vocacional. Apenas 60% dos pacientes *borderline* conseguiram uma recuperação de dois anos, enquanto 85% dos outros sujeitos com transtornos da personalidade obtiveram uma recuperação semelhante. Esses números caíram para 40 e 75%, respectivamente, quando recuperações de 8 anos de duração foram examinadas.

Esses resultados são encorajadores, embora eles também indiquem que mesmo indivíduos que não preenchem mais os critérios para o TPB possam continuar apresentando dificuldades e necessitar de tratamento. Todavia, poucos pacientes com TPB parecem necessitar de tratamento durante toda a vida (Paris, 2012). A maioria dos pacientes consegue se estabelecer na vida e abandonar a contemplação contínua do suicídio. Conforme Paris (2012) observa, "o transtorno da personalidade *borderline* não é, como já se pensou, uma pena de prisão perpétua" (p. 446). O prognóstico parece muito melhor do que o do transtorno bipolar. No estudo de McLean, dos 264 pacientes *borderline* que continuaram sua participação, apenas 13 morreram por suicídio e 13 morreram por outras causas. Por essa razão, é provável que a taxa de suicídio esteja na faixa de 3 a 5%.

Compreensão psicodinâmica e etiologia

Tentativas iniciais para se compreender as causas do TPB focavam o envolvimento excessivo de figuras maternais que estavam em conflito em relação a permitir que a criança se separasse, levando a ansiedades com respeito à separação e ao abandono na criança, que eventualmente crescia para receber o diagnóstico de TPB (Mahler et al., 1975; Masterson e Rinsley, 1975). Outros focaram mais um modelo de déficit ou de "insuficiência" (Adler, 1985) e sugeriram que a maternagem não confiável fazia os pacientes *borderline* ter dificuldades para desenvolver uma introjeção tranquilizadora e acolhedora que os sustentassem durante os períodos de ausência.

Todos os modelos psicodinâmicos foram desafiados em alguma medida pela literatura sobre pesquisas empíricas. Por exemplo, o envolvimento maternal excessivo foi questionado em uma série de estudos (Frank e Hoffman, 1986; Frank e Paris, 1981; Goldberg et al., 1985; Gunderson et al., 1980; Paris e Frank, 1989; Paris e Zweig-Frank, 1992; Soloff e Millward, 1983; Zweig-Frank e Paris, 1991) que sugeriram, coletivamente, três conclusões abrangentes (Zanarini e Frankenburg, 1997): 1) os pacientes *borderline* em geral veem suas relações maternais como distantes, altamente conflituosas ou sem envolvimento; 2) a falha do pai em estar presente é um aspecto ainda mais discriminador nas famílias de origem do que a relação com a mãe; e 3) as relações peturbadas com ambos os pais podem ser mais patogênicas, bem como mais específicas para o TPB, do que aquelas com um dos pais em separado.

Esses achados sugerem que a negligência pode ser um fator etiológico mais significativo do que o envolvimento excessivo. Um estudo prospectivo projetado de modo sofisticado (Johnson et al., 1999) constatou que a negligência na infância estava associada a um aumento nos sintomas do TPB, assim como àqueles conectados a vários outros transtornos da personalidade.

Teorias psicodinâmicas enfatizando a importância da separação e do abandono receberam alguma confirmação a partir de estudos que medem a prevalência de separações e perdas precoces na história de infância de pacientes com TPB (Akiskal et al., 1985; Links et al., 1988; Walsh, 1977; Zanarini et al., 1989a). Em um estudo (Zanarini e Frankenburg, 1997) que comparou os pacientes *borderline* com aqueles que foram diagnosticados com outros transtornos da personalidade, indivíduos psicóticos e pacientes afetivamente perturbados, constatou-se que aqueles com TPB possuíam uma porcentagem muito mais elevada de perdas e separações precoces em seus antecedentes. Os números variavam de 37 a 64% e foram altamente discriminadores para o TPB (Zanarini e Frankenburg, 1997).

Os modelos psicodinâmicos iniciais subestimaram de maneira grave o papel desempenhado pelo trauma na infância na etiologia e na patogênese do TPB. Há agora amplo suporte empírico para a noção de que o abuso durante a infância é um importante fator de contribuição para a etiologia do transtorno (Baker et al., 1992; Gunderson e Sabo, 1993; Herman et al., 1989; Ogata et al., 1990; Swartz et al., 1990; Walsh, 1977; Westen et al., 1990; Zanarini et al., 1989b, 1997). O abuso sexual infantil parece um fator etiológico importante em cerca de 60% dos pacientes *borderline*. Embora os sujeitos do grupo-controle com outros transtornos da personalidade ou depressão não relatem abuso sexual de modo tão frequente quanto os pacientes *borderline*, o mesmo não pode ser dito do abuso físico, cuja prevalência é praticamente a mesma. Cerca de 25% dos pacientes *borderline* apresentam uma história de incesto genitor-filho. Entretanto, o abuso sexual não é necessário nem suficiente para o desenvolvimento de TPB, e outras experiências precoces, como negligência por parte de cuidadores de ambos os gêneros e ambientes domésticos caóticos ou inconsistente, também parecem ser fatores de risco significativos

(Akiskal et al., 1997). Essa perspectiva é apoiada por um estudo prospectivo feito por Johnson e colaboradores (1999), que vinculou os sintomas *borderline* na idade adulta à negligência e ao abuso sexual na infância, mas não ao abuso físico.

Relativamente poucos estudos buscaram determinar se os maus-tratos na infância são específicos do TPB ou se fazem parte da patogênese de todos os transtornos da personalidade. Em um estudo colaborativo e longitudinal de transtornos da personalidade (Battle et al., 2004), os investigadores examinaram as histórias de infância de 600 adultos com transtorno da personalidade e relataram três achados principais: 1) uma grande proporção dos pacientes com transtorno da personalidade relatou exposição à negligência ou ao abuso durante seu crescimento (73% relataram abuso prévio; e 82%, negligência na infância); 2) quando diversos diagnósticos de transtorno da personalidade foram avaliados de forma concomitante, o diagnóstico de transtorno da personalidade mais frequentemente associado aos maus-tratos na infância foi o TPB; e 3) dois outros grupos de transtorno da personalidade – obsessivo-compulsiva e antissocial – também podem apresentar taxas elevadas de maus-tratos. Embora esse estudo tenha a desvantagem de ser retrospectivo, ele confirma a noção de que os maus-tratos na infância desempenham um papel no desenvolvimento do TPB. Contudo, os achados também demonstram que nem todos os indivíduos que desenvolvem o TPB relatam experiências de negligência e abuso na infância.

As experiências de abuso e negligência estão, em geral, conectadas com padrões de apego problemáticos. Bateman e Fonagy (2004a, 2004b) desenvolveram um modelo com base na mentalização, derivado da teoria do apego. Conforme discutido no Capítulo 2, a teoria do apego postula quatro categorias de vínculo criança-cuidador: 1) seguro/autônomo, 2) inseguro/rejeitador, 3) preocupado e 4) não resolvido/desorganizado. Intimamente relacionado a esses modos inseguros de apego está o defeito na capacidade de mentalizar. Especificamente, muitos pacientes *borderline* apresentam uma grande quantidade de dificuldade para apreciar e reconhecer que estados percebidos de si próprios e de outros são falíveis e subjetivos, além de serem representações da realidade que refletem apenas uma de inúmeras perspectivas possíveis. A mentalização é um padrão de memória procedural implícita, pois ela é criada no contexto de um apego seguro com um cuidador que atribui estados mentais à criança, trata a criança como alguém com domínio das próprias ações e ajuda a criança a criar modelos internos que funcionem. Em outras palavras, uma pessoa automaticamente vê a expressão no rosto de outra e sabe o que essa pessoa está sentindo sem empregar muito esforço consciente para imaginar o significado da expressão facial.

Na ausência de apego seguro, as crianças têm dificuldades para discernir os próprios estados mentais ou os de outros. Um cuidador de apego seguro transmite esse apego e a capacidade de mentalizar ao bebê. As pesquisas vincularam os paciente com TPB tanto à categoria preocupada quanto à não resolvida, desorganizada de apego inseguro (Alexander et al., 1998; Allen, 2001; Patrick et al., 1994;

Stalker e Davies, 1995). A falha em resolver o trauma parece distinguir o grupo do TPB dos demais. O trauma no início da infância leva a um retraimento defensivo do mundo mental por parte da vítima. Por essa razão, alguns pacientes com TPB que tiveram traumas graves lidam com o abuso evitando refletir sobre o conteúdo da mente do cuidador, o que interdita a resolução de experiências abusivas (Fonagy, 2001). Uma paciente cuja mãe ameaçou cortar suas mãos quando ela fazia bagunça disse que parou de pensar sobre os motivos de sua mãe gritar com ela, porque tinha medo que a mãe a odiasse e a considerasse um monstro.

Fonagy e colaboradores (1996) estudaram uma amostra de pacientes internados do sexo feminino com transtornos da personalidade graves. Utilizando a Escala de Funcionamento Reflexivo (Fonagy et al., 1997), que foi desenvolvida para medir a capacidade de mentalização, eles conseguiram quantificar essa dimensão. Daquelas pacientes com abuso e baixo funcionamento reflexivo, 97% preencheram os critérios de TPB. Contudo, apenas 17% daquelas do grupo que relatou abuso e que apresentava uma taxa elevada em funcionamento reflexivo preencheram os critérios de TPB. Por essa razão, os pacientes com capacidade de mentalização puderam entender a mente do cuidador e processar o que aconteceu para resolver o trauma. Contudo, aquelas que lidaram com o abuso se recusando a pensar sobre o que estava acontecendo na mente do cuidador falharam ao mentalizar e, portanto, não puderam resolver a experiência de abuso.

No desenvolvimento normal, a mentalização é uma aquisição psicológica. Uma criança com menos de três anos de idade opera primariamente no modo de equivalência psíquica (Fonagy, 2001). Nesse modo, a criança assume que as percepções da realidade são idênticas à própria realidade. Em torno dos 4 ou 5 anos, a criança começa a integrar o modo de fingir ao modo de pensar da equivalência psíquica. A criança de 5 ou 6 anos compreende que a percepção de uma pessoa é influenciada por fatores subjetivos. Isso permite o fenômeno do brincar, em que as crianças podem fingir que são outra pessoa. Os pacientes com TPB muitas vezes têm grande dificuldade para mudar do modo de equivalência psíquica para o modo de fingir.

A auto-organização é amplamente baseada na capacidade de conceber a si próprio e os outros como agentes mentais (Bateman e Fonagy, 2004a). No curso do desenvolvimento, a criança está sob grande pressão para, de algum modo, desenvolver a representação de estados internos. Geralmente, a criança vê a si mesma nos olhos da mãe ou do cuidador, conforme a figura parental reflete de volta o que vê na criança. Quando os pais ou os cuidadores falham em proporcionar esse tipo de experiência, um cuidador assustador ou assustado se torna internalizado como parte da estrutura do *self* da criança (Fonagy e Target, 2000). Logo, uma representação hostil ou "estranha" reside dentro da representação do *self* da criança. Subsequentemente, a criança cresce com uma necessidade de externar o *self* estranho, de modo que outra mente está no controle desses atributos desagradáveis. Esse mecanismo explica por que os pacientes *borderline* se envolvem, repetidamente, em relações nas quais eles se sentem vitimizados pelos outros, que são experienciados como perseguidores. Por meio do processo de identificação projetiva, um paciente também pode influenciar um psicoterapeuta, por exemplo, ou qualquer outra figura significativa, a assumir as características do "*self* estranho" ou do "*self* mau".

Um número crescente de evidências sugere que há fundamentos neurológicos fortes na etiologia do TPB. Um temperamento vulnerável e hiper-reativo pode ser suscitado por experiências precoces de trauma e/ou negligência, as quais criam sofrimento interno intenso no indivíduo, acompanhado por dificuldades no manejo e na expressão desse sofrimento (Zanarini e Frankenburg, 2007). Essa combinação parece levar a dificuldades intensas no desenvolvimento de um senso estável de identidade e de disfunção interpessoal crônica. Sob a influência de intensas emoções, há uma desregulação tanto do afeto quanto da cognição (Clarkin et al., 2007), e o indivíduo *borderline* encontra dificuldades em integrar visões positivas e negativas do *self* e do outro, levando a uma dissociação fundamental entre os afetos segregados que são positivos, por um lado, e os que são negativos, por outro. Essa difusão da identidade é acompanhada por uma dissociação de objetos em figuras totalmente más ou totalmente boas. As defesas principais são a dissociação e a identificação projetiva, pela qual o paciente consegue separar o bom do mau e projetar o aspecto rejeitado no terapeuta ou em um outro ente significativo de sua vida (Clarkin et al., 2007a). Conforme foi detalhadamente observado no Capítulo 2, o paciente *borderline* que se utiliza da identificação projetiva pode impor pressão interpessoal intensa sobre a outra pessoa para que esta adote características do objeto mau rejeitado.

A intensidade da raiva em pacientes com TPB pode obscurecer o sofrimento subjacente que acompanha o transtorno. As pesquisas mostraram que os pacientes *borderline* experienciam uma grande quantidade de vergonha, acompanhada por um sentimento de estarem sendo expostos e desvalorizados de forma aguda (Rüsch et al., 2007). Essa propensão à vergonha está relacionada à raiva, à alta impulsividade e à baixa autoestima.

Achados da neurobiologia

Uma consequência das interações traumáticas precoces com pais ou cuidadores é que os pacientes *borderline* podem apresentar uma hipervigilância persistente, pois eles necessitam examinar minuciosamente o ambiente por conta da possibilidade de outros terem intenções maldosas em relação a eles. Os achados neurológicos estão confirmando essa sequela do trauma do desenvolvimento. Rinne e colaboradores (2002) estudaram 39 pacientes do sexo feminino com TPB em quem foram feitos testes com hormônio liberador de corticotrofina (CRH)/dexametasona, utilizando 11 sujeitos saudáveis como controles. Dessas mulheres, 24 apresentaram histórias de abuso infantil duradouro. Já 15 delas não apresentaram histórias dessa natureza. Quando os autores examinaram os resultados, as pacientes com TPB cronicamente abusadas manifestavam aumento significativo do hormônio adrenocorticotrófico (ACTH) e das respostas do cortisol ao teste com CRH/dexametasona, em comparação àquelas que não foram abusadas. Eles concluíram que uma história de abuso infantil duradouro está associada à hiper-responsividade da liberação de ACTH. Os achados deles sugerem que esse estado psicológico de hiper-reatividade é relevante para um subgrupo de pacientes *borderline*, mas não para todos. O abuso infantil duradouro parece aumentar a sensibilidade dos receptores de CRH.

O conhecimento da hiper-responsividade do eixo hipotalâmico-hipofisário-suprarrenal (HHS) se enquadra bem à compreensão do padrão de relações objetais internas no TPB. Visto que as relações objetais internas são criadas por meio de blocos de representações do *self*, de representações objetais e de afetos ligando a ambos, podemos inferir que um afeto ansioso e hipervigilante estaria vinculado a uma percepção dos outros como perseguidores e do *self* como vitimizado (Fig. 15–1).

Uma função da amígdala é aumentar a vigilância e facilitar a avaliação do indivíduo para situações novas ou ambíguas (Donegan et al., 2003). Um estudo de imagem de ressonância magnética funcional (IRMf) (Herpertz et al., 2001) fez uma comparação entre seis pacientes do sexo feminino com TPB e seis sujeitos do grupo-controle, também do sexo feminino. O principal achado do estudo foi que a amígdala em ambos os lados dos cérebros das pacientes *borderline* apresentou uma ativação aumentada em comparação com as amígdalas do grupo-controle. Os investigadores concluíram que o córtex perceptual de um paciente *borderline* pode ser modulado pela amígdala, levando a um aumento da atenção para estímulos ambientais emocionalmente relevantes.

Dois estudos diferentes (Donegan et al., 2003; Wagner e Linehan, 1999) examinaram como pacientes *borderline*, comparados com sujeitos do grupo-controle, reagem a apresentações-padrão de rostos. Em um estudo (Donegan et al., 2003), os pacientes *borderline* apresentaram aumento significativo da ativação da amígdala esquerda a expressões faciais de emoções em comparação aos sujeitos do grupo-controle. De importância ainda maior, contudo, foi a tendência dos sujeitos *borderline* de imputar atributos negativos aos rostos neutros, em contraste com os sujeitos do grupo-controle. Os rostos que não apresentavam expressão foram considerados ameaçadores, indignos de confiança e, possivelmente, conspirando para fazer algo nefasto. Uma amígdala hiperativa pode estar envolvida na predisposição à hipervigilância e à reatividade exagerada a expressões emocionais relativamente benignas. Essa interpretação errônea das expressões faciais neutras está claramente relacionada às leituras erradas da transferência que ocorre na psicoterapia de pacientes *borderline*.

A maneira com que os pacientes com TPB respondem às expressões faciais tem uma complexidade muito maior do que se imaginava originalmente. Wagner e Linehan (1999) observaram em sua pesquisa que as mulheres que foram diagnosticadas com TPB de fato eram *mais* precisas na classificação de expressões faciais de medo do que os sujeitos do grupo-controle sem TPB. Alguns observadores repararam que pacientes com TPB tem um tipo de "radar" que lhes permite interpretar o

```
┌─────────────┐                      ┌─────────────┐
│    Self     │   Hipervigilância    │   Objeto    │
│  vitimizado │──  Ansiedade      ──▶│ perseguidor │
│             │     Acusações        │             │
└─────────────┘                      └─────────────┘
   Paciente                              Terapeuta
```

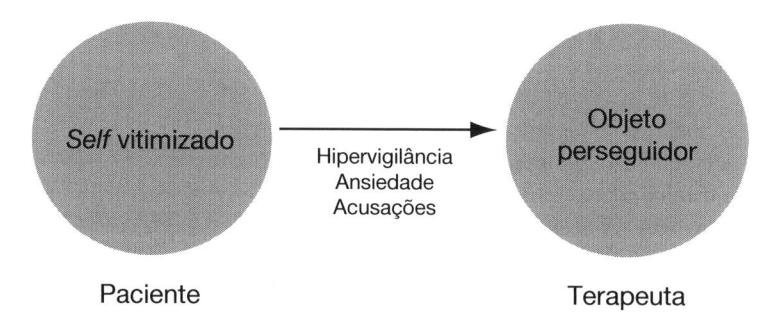

FIGURA 15–1 Uma relação objetal interna associada à hiperatividade do eixo hipotalâmico--hipofisário-suprarrenal (HHS).

rosto do terapeuta de uma forma extremamente precisa, enquanto outros enfatizaram as distorções criadas pelos pacientes *borderline*. Lynch e colaboradores (2006) estudaram 20 indivíduos com TPB e 20 controles usando um método semelhante ao *software* Morphing. Eles usaram uma tecnologia em que os rostos mudavam, gradual e monotonicamente, de expressões neutras para expressões emocionais prototípicas de máxima intensidade. Essa tecnologia permitiu a eles avaliar tanto a precisão quanto o quão intensa uma expressão facial tinha que ser antes que ocorresse um reconhecimento preciso. Os participantes do estudo que tinham TPB identificaram corretamente o afeto facial em um estágio anterior ao que os controles saudáveis o fizeram. Além disso, os participantes com TPB foram mais sensíveis do que os controles saudáveis na identificação das expressões emocionais em geral, independentemente de sua valência. Lynch e colaboradores observaram que a sensibilidade emocional parecia um aspecto central do TPB e, possivelmente, poderia estar relacionada à resposta hiper-reativa da amígdala associada ao trauma e ao eixo HHS hiper-reativo. Para os pacientes que experienciaram trauma infantil precoce, essa hipervigilância pode ser adaptativa e protetora.

Em um estudo relacionado, Fertuck e colaboradores (2009) compararam 30 pacientes com TPB com 25 controles saudáveis usando o Teste de Leitura da Mente pelos Olhos (RMET, na sigla em inglês), desenvolvido por Baron-Cohen e colaboradores (2001). Essa investigação constatou que o grupo do TPB teve um desempenho significativamente melhor do que os controles saudáveis no teste de leitura de expressões faciais, sobretudo nos olhos. Os investigadores perceberam que o desempenho melhorado provavelmente está relacionado ao maior potencial de ameaça percebida pelos pacientes com TPB em estímulos faciais e à hipervigilância aludida anteriormente. Os rostos neutros podem representar a ameaça mais ambígua e, por isso, há uma vigilância especial em relação às expressões faciais neutras. O grupo com TPB nesse estudo se saiu particularmente bem com os rostos de valência emocional neutra, comparado com os controles. Esse grupo de investigadores salientou que a percepção real das expressões faciais é razoavelmente precisa em pacientes com TPB por causa de sua necessidade de avaliar, momento a momento, as mudanças nos estados emocionais dos outros por uma questão de sobrevivência. Contudo, a área que representa problema para os pacientes com TPB reside não na percepção das expressões emocionais, mas na *interpretação* de expressões emocionais. O problema com a interpretação errônea é mais marcante nos rostos neutros, nos quais há ambiguidade. A dificuldade parece estar na avaliação de se uma pessoa é ou não digna de confiança. Os pacientes com TPB parecem ter muita dificuldade em vincular a confiança com a expressão facial e podem reagir de modo exagerado aos menores sinais de malevolência.

Estudos que utilizaram imagens de ressonância magnética com pacientes *borderline* e sujeitos em grupos-controle demonstraram volumes reduzidos do hipocampo e da amígdala em pacientes com TPB quando comparados aos indivíduos do grupo-controle (Driessen et al., 2000; Schmahl et al., 2003a; van Elst et al., 2003). Embora o papel do trauma na redução do volume do hipocampo tenha sido estabelecido em muitos estudos, a relação exata entre o trauma precoce e os volumes reduzidos na amígdala não está clara. Em dois estudos (Lyoo et al., 1998; van Elst et al., 2003), reduções nos volumes dos lobos frontal e orbitofrontal também foram observadas. Esses achados apresentam uma explicação possível. O enfraquecimento dos controles inibitórios pré-frontais podem, na realidade, contribuir para a hiperatividade da amígdala (ver Fig. 15–2). Uma pesquisa que utilizou uma sonda de ativação de RMf especificamente projetada (Silbersweig et al., 2007) confirmou que, sob condições associadas à interação de inibição comportamental e emoção negativa, os pacientes *borderline* apresentaram atividade pré-frontal ventromedial relativamente reduzida quando comparados aos sujeitos saudáveis. Em outras palavras, a emoção negativa gerada em pacientes *borderline* e associada à hiperatividade da amígdala não é neutralizada de modo suficiente pela função inibitória do córtex pré-frontal ventromedial, resultando, possivelmente, no problema bem-estabelecido que os pacientes *borderline* têm em se acalmar após ficarem agitados.

De particular interesse no estudo de RMf feito por van Elst e colaboradores (2003) foi o fato de o volume orbitofrontal esquerdo apresentar uma correlação significativa com o volume da amígdala. A diminuição do volume do hipocampo pode estar relacionada às dificuldades que os pacientes *borderline* têm em avaliar como as relações atuais podem ou não fazer um paralelo com as relações passadas e de aprender com as experiências associadas a essas relações passadas.

A centralidade da ansiedade de separação e dos temas de abandono nos pacientes com TPB também foi estudada por meio de tomografia por emissão de pósitrons. Schmahl e colaboradores (2003b) investigaram o fluxo sanguíneo no cérebro de 20 mulheres com uma história de abuso sexual infantil, enquanto elas ouviram relatos descrevendo eventos de abandono neutros e pessoais. As respostas das pacientes com e sem TPB foram comparadas. Os achados implicaram a disfunção do córtex pré-frontal medial e dorsolateral, incluindo o cíngulo anterior, o córtex temporal esquerdo e o córtex de associação visual nos pacientes com TPB. Nas mulhe-

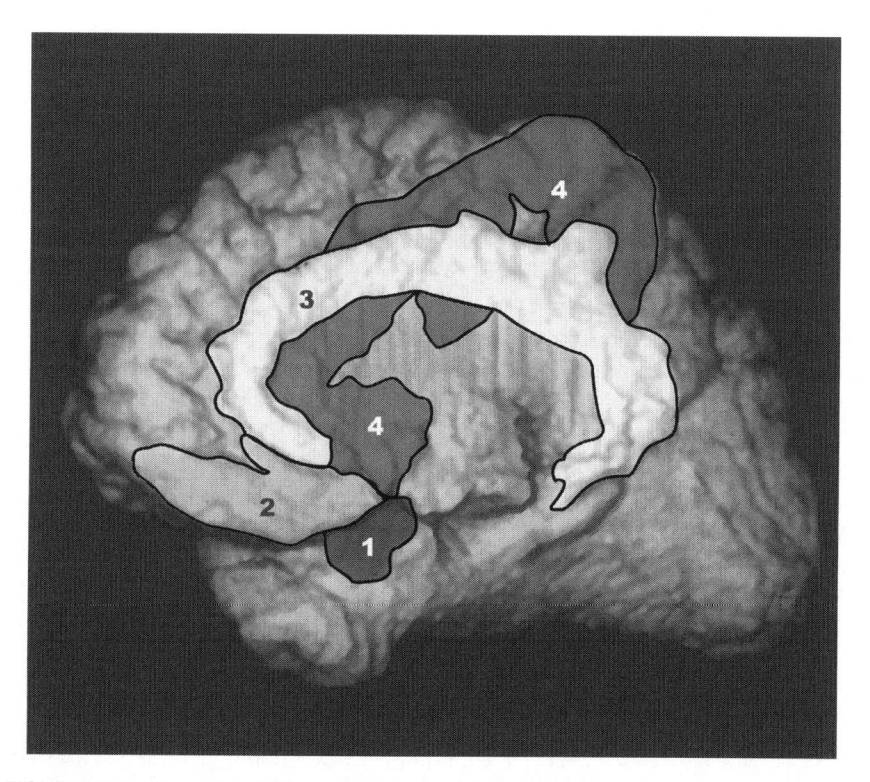

FIGURA 15-2 Proximidade da amígdala com o córtex pré-frontal.

É mostrada a visão medial do hemisfério direito do cérebro: 1: amígdala; 2: córtex pré-frontal ventromedial (orbital); 3: córtex cingulado; 4: córtices relacionados ao somatossensório.

Reimpressa a partir de Schore A. N.: *Regulação do afeto e a reparação do self*. New York, WW Norton, 2003. Copyright 2003, Allan N. Schore. Usada sob permissão.

res com TPB, a exposição a lembranças de abandono com relatos pessoais resultou em ativação aumentada nas mesmas áreas que foram documentadas em macacos *rhesus* depois da separação das mães. Por essa razão, os investigadores postularam que o estresse associado à separação da mãe ativa a mesma região do cérebro que as lembranças de abandono na infância dessas pacientes. Visto que o córtex pré-frontal medial possui conexões inibitórias com a amígdala e desempenha um papel na extinção da resposta ao medo, outra possibilidade é a de que esse padrão reflita uma incapacidade de interromper a geração de emoções negativas da amígdala.

Os fundamentos neurais da cisão também foram propostos. O trauma precoce pode promover a lateralização hemisférica e afetar, adversamente, a integração dos hemisférios direito e esquerdo. A atenuação do potencial auditivo evocado por exame com sonda foi medida como um índice da atividade hemisférica em 10 sujeitos com história de trauma infantil e em 10 sujeitos-controle sem essa história, enquanto eles recordavam uma lembrança neutra e, depois, uma traumática (Schiffer et al., 1995). As crianças abusadas usaram o hemisfério esquerdo ao pensarem nas lembranças neutras e o direito para as lembranças assustadoras. O grupo-controle utilizou tanto o lado esquerdo como o direito de maneira igual, independentemente do conteúdo das lembranças. Essa falha na integração hemisférica pode ser refletida no uso da cisão por pacientes com TPB como o principal mecanismo de defesa.

Estudos de imagem sugerem que a mentalização envolve diversas estruturas cerebrais diferentes que trabalham em conjunto (Baron-Cohen et al., 1999; Calarge et al., 2003; Frith e Frith, 1999; Gallagher et al., 2000; Goel et al., 1995). A maior parte desses estudos solicitou ao sujeito para que esse desempenhasse atividades mentais que exigissem uma compreensão do mundo interno de outra pessoa. Calarge e colaboradores (2003), por exemplo, pediram a 13 voluntários saudáveis para que se colocassem no lugar de outra pessoa e atribuíssem estados mentais a ela, fazendo descreverem a experiência de encontrar, por acaso, um estranho chorando no banco de um parque. Os autores observaram que essas capacidades são necessárias na prática da psicoterapia psicodinâmica. Em outros estudos, a região frontomedial foi ativada quando os sujeitos atribuíram estados mentais aos outros. Um dos achados mais significativos foi que a maior ativação durante a tarefa ocorreu no cerebelo direito. Como Frith e Frith (1999), esses investigadores sugeriram que é melhor pensar em um sistema ou em uma rede de "teoria da mente" que é amplamente distribuída e composta de nodos interativos, provavelmente nas regiões medial e frontal, no sulco temporal superior, na região frontal inferior e no cerebelo.

A capacidade de mentalizar e reconhecer o estado interno do outro parece estar relacionada aos problemas de confiança encontrados nos pacientes que têm TPB. Utilizando técnicas de neuroimagem envolvendo duas IRMf simultâneas, King-Casas e colaboradores (2008) empregaram um jogo de confiança para estudar as diferenças entre os pacientes com TPB e os do grupo-controles. Em suma, os dois jogadores eram envolvidos em um esquema de confiança econômica. Um era designado como investidor e aplicava o dinheiro, enquanto o outro era designado como depositário e recebia o dinheiro. A atividade cerebral foi medida na ínsula anterior do depositário durante o jogo. Essa pesquisa constatou que os pacientes com TPB tendem a assumir que ninguém é digno de confiança e, portanto, eles esperam que todo mundo seja desleal. Eles carecem da "intuição" de que a relação entre investidor e depositário está em risco e falham ao mentalizar a motivação e a intenção do outro jogador. Os pesquisadores concluíram que os pacientes com TPB tem a sua ativação insular anterior comprometida; ou seja, eles não avaliam de maneira precisa e útil uma ação planejada por outra pessoa com consequências negativas.

Além dos outros aspectos neurobiológicos aqui resumidos, o déficit de um opioide parece desempenhar um papel no TPB. Prossin e colaboradores (2010) compararam os pacientes com TPB com um grupo-controle sem essa condição e descobriram que havia uma desregulação relativa da função opioide endógena regional nos paciente com TPB. O déficit inato de opioides pode estar relacionado a algumas das características clínicas apresentadas pelo TPB. Por exemplo, os pacientes podem estar se automedicando ao se cortarem, pois estão liberando opioides endógenos. Já está bem-estabelecido o conhecimento de que os opioides estão envolvidos na regulação de emoções e que os opioides endógenos facilitam o funcionamento social normal em indivíduos saudáveis. É bem possível que os déficits inatos de opioides endógenos estejam relacionados à disfunção social quase universal observada nos pacientes com TPB. New e Stanley (2010) observaram que os pacientes com TPB que tomam opioides relatam que se sentem eutímicos, em vez de eufóricos. Ademais, sua retirada está associada à disforia duradoura. À luz do fato de que a satisfação que acompanha a intimidade com os outros ao longo da vida, e mesmo o apego maternal inicial, parece um desafio para os pacientes que têm TPB, é possível especular que essa dificuldade possa estar relacionada, ao menos em parte, à insuficiência de opioides endógenos. De forma semelhante, o déficit poderia estar conectado às dificuldades na formação da aliança terapêutica. A dor emocional em pacientes com TPB pode ser experienciada como física e intolerável, e é essa experiência subjetiva que pode ser particularmente difícil para os psicoterapeutas que estão tratando esses pacientes. O déficit relativo nos opioides endógenos pode muito bem desempenhar um papel no sofrimento emocional.

Muitos dos correlatos neurobiológicos do TPB parecem estar relacionados ao trauma, mas alguns desses fatores podem decorrer de influências genéticas pré-natais ou pós-natais. Os estudos sobre a etiologia encontram de forma consistente que as histórias de trauma e negligência não estão presentes em todos os pacientes *borderline*. Por essa razão, qualquer etiologia deve ser pensada como multifatorial. Os dados sugerem que os fatores genéticos são atuantes (Torgersen et al., 2000). Os gêmeos monozigóticos apresentaram uma taxa de concordância de 35% para TPB; enquanto os gêmeos dizigóticos, uma taxa de concordância de apenas 7%.

Gunderson (2014) sugere que a hipersensibilidade interpessoal pode ser uma característica com base genética que é uma trajetória comum para o TPB. Ele observa que o cerne do TPB é a incapacidade de controlar ou conter emoções frente a eventos interpessoais. Ele aponta que as interações interpessoais negativas predizem as tentativas de suicídio, enquanto os eventos interpessoais positivos precedem as remissões. A criança pré-*borderline* tende a ter uma hipersensibilidade que afeta negativamente os cuidados iniciais e ativa um ambiente desfavorável, predispõe a criança ao apego desorganizado e leva a estressores interpessoais traumáticos. Esse modelo também é compatível com pesquisas recentes (Reichborn-Kjennerud et al., 2013), que sugerem que a maioria dos efeitos genéticos nos pacientes com critérios para TPB deriva de um fator altamente hereditário geral TPB, enquanto influências ambientais são mais específicas ao critério.

Evidências adicionais de que há um substrato biológico para o TPB derivam de dados que sugerem a presença de déficits neurocognitivos. Andrulonis (1991) observou que um número significativo de pacientes *borderline* apresenta sinais leves de dificuldades neurológicas, incluindo história de transtorno de déficit de atenção/hiperatividade, problemas de aprendizagem, baixo controle dos impulsos e transtorno da conduta. Estudos sobre prejuízos neuropsicológicos relatam que os pacientes *borderline* apresentam um número significativamente maior de sinais desses prejuízos, mas que algumas dessas dificuldades podem ser sutis e se tornar evidentes apenas quando os sujeitos com TPB são comparados a sujeitos-controle saudáveis (O'Leary, 2000; O'Leary e Cowdry, 1994; Swirsky-Sacchetti et al., 1993; vanReekum et al., 1993). Pelo menos um estudo também identificou uma taxa significativamente mais alta de lesão na cabeça ocorrida antes do diagnóstico de pacientes com TPB, em comparação com sujeitos-controle (Streeter et al., 1995).

Esses dados acumulados sugerem que o TPB possui uma etiologia multifatorial. Zanarini e Frankenburg (1997) postularam três fatores abrangentes. Um deles é o ambiente doméstico traumático e caótico, envolvendo separações precoces prolongadas, negligência, desarmonia emocional na família, insensibilidade aos sentimentos e às necessidades da criança e trauma em graus variados. O segundo é um temperamento vulnerável com base biológica. O terceiro fator está relacionado aos eventos desencadeadores, como a tentativa de estabelecer uma relação íntima, sair de casa ou experienciar um estupro ou outro evento traumático, sendo que qualquer um deles pode agir como um catalisador para produzir a sintomatologia da condição *borderline*. Certos tipos de temperamento com base genética podem aumentar a probabilidade de que ocorram eventos negativos na vida, de modo que há um efeito interativo em andamento entre os genes e o ambiente no desenvolvimento do TPB (Paris, 1998). Uma conclusão é que cada paciente *borderline* pode ter uma trajetória etiológica única envolvendo diferentes graus de cada um dos fatores etiológicos.

Tratamento

Farmacoterapia

Embora a publicação *Diretrizes para o tratamento de pacientes com transtorno da personalidade* borderline (*Practice Guideline for the Treatment of Patients With Borderline Personality Disorder*), da *American Psychiatric Association* (2001), recomende tanto a psicoterapia quanto o uso de medicamentos, na última década, o entusiasmo pelos medicamentos diminuiu um pouco. Nenhum medicamento foi constatado como uniforme ou drasticamente útil (Gunderson, 2014), e nenhum fármaco autorizado pela U.S. Food and Drug Administration (FDA) é considerado um tratamento efetivo para o TPB. Para alguns indivíduos, parece haver benefícios advindos de certos medicamentos, mas para muitos outros, não há melhoras significativas observadas. Os sintomas do TPB são tão variados que representam, frequentemente, um desafio formidável para o psiquiatra prescribente, e há numerosos exemplos em que a quantidade de medicamentos tomados está inversamente relacionada à melhora (Gunderson, 2014). Os psiquiatras devem ser cautelosos com relação à prescrição exagerada e devem ter cuidado para não prometerem demais quando os medicamentos são prescritos. Aproximadamente 50% dos pacientes com TPB apresentam transtorno depressivo maior comórbido e, ao longo da vida inteira, esse número sobe para 80% (Gunderson, 2014). Muitas vezes, uma aliança sólida pode ser formada com o paciente explicando essa comorbidade e enfatizando que o medicamento, provavelmente um inibidor seletivo de recaptação de serotonina (ISRS), não irá curar o transtorno da personalidade, mas visará à depressão.

Há várias diretrizes para se levar em consideração quando se contempla o uso dos medicamentos em pacientes com TPB: 1) colaborar com o paciente na identificação dos sintomas-alvo e no reconhecimento dos efeitos colaterais; 2) estabelecer uma política de que o medicamento será descontinuado e um outro será experimentado caso aquele seja ineficaz; 3) apresentar medicamentos com expectativas modestas e enfatizar que o tratamento primário é psicoterapêutico; 4) considerar os ISRS caso haja sinais claros de uma depressão maior comórbida ou de problemas com impulsividade e raiva; 5) se for necessário, usar estabilizadores do humor para humor deprimido, impulsividade e raiva – o topiramato e a lamotrigina são mais seguros do que o lítio (Gunderson, 2014); 6) os antipsicóticos atípicos podem ser úteis para o controle dos impulsos e da raiva, mas trazem o risco de ganho de peso acentuado e desenvolvimento de síndrome metabólica, de modo que devem ser evitados, se possível; caso seu uso seja absolutamente necessário, considerar a utilização por tempo limitado, seguida da descontinuação do medicamento quando o paciente estiver mais estável; e 7) ser cauteloso com a utilização de benzodiazepínicos, pois eles podem sedar o paciente e resultar em desinibição comportamental.

Também se deve estar ciente de que pode haver uma probabilidade elevada de que os pacientes com TPB decidam aumentar ou diminuir a dosagem, dependendo de como se sentem ao longo do dia. Sendo assim, deve-se estabelecer uma aliança também em relação à questão da mudança ou da descontinuação dos medicamentos, de modo que o paciente sinta que possa ligar para o psiquiatra e discutir de forma colaborativa a necessidade de aumento ou diminuição da dosagem, em vez de simplesmente fazê-lo. Quando os pacientes recusam o medicamento, é melhor não tentar forçar a questão. Em vez disso, uma discussão cuidadosa e receptiva em relação aos prós e contras do medicamento é o procedimento mais útil. Frequentemente, quando o paciente não se sente pressionado pelo psiquiatra, ele se mostra muito mais disposto a utilizar um agente farmacoterápico.

Abordagens psicoterapêuticas

Pesquisa empírica

Os clínicos sabem há muito tempo que a psicoterapia pode ajudar no tratamento do TPB. Agora, essa impressão clínica foi reforçada por uma quantidade substancial de pesquisas empíricas. Pelo menos sete formas de psicoterapia demonstraram eficácia em ensaios clínicos randomizados controlados: terapia baseada na mentalização (TBM; Bateman e Fonagy, 2009), psicoterapia focada na transferência (PFT; Clarkin et al., 2007b), terapia comportamental dialética (TCD, Linehan, 2006), terapia focada em esquemas (Giesen-Bloo et al., 2006), Sistemas de Formação de Previsibilidade Emocional e Resolução de Problemas (STEPPS; Blum et al., 2008), manejo psiquiátrico geral (MPG; McMain et al., 2012) e a psicoterapia dinâmica desconstrutiva (PDD; Gregory et al., 2010).

Quando se revisa achados de pesquisa na psicoterapia para TPB, pode-se chegar facilmente à conclusão de que "tudo funciona". Como pode-se compreender que as psicoterapias baseadas em modelos teóricos diversos parecem resultar na melhora do paciente? Há diversas explicações possíveis a serem consideradas (Gabbard, 2010):

1. Todas as abordagens terapêuticas fornecem uma estrutura conceitual sistemática da patogênese e do tratamento que possibilita ao paciente organizar seu caos interior e dar sentido a ele.
2. Tipos diferentes de pacientes com TPB respondem a elementos distintos da ação terapêutica. Por exemplo, alguns pacientes podem usar a interpretação transferencial, enquanto outros podem se desestabilizar com ela, de modo que não conseguem processar as ideias a eles oferecidas. Estudos que possuam resultado usando os valores das médias dos grupos podem levar a um "efeito de fracasso", já que aqueles que se beneficiam anulam os que se saem pior (Gabbard e Horowitz, 2009).
3. A aliança terapêutica pode ser o fator-chave na mudança. Conforme observado no Capítulo 4, a relação terapêutica é em geral considerada o melhor preditor do resultado, independentemente da orientação teórica do tratamento.
4. Todas as abordagens díspares podem atuar por meio de processos neurofisiológicos subjacentes semelhantes. Conforme observado na seção "Achados da neurobiologia", as pesquisas sugerem que a hiperatividade da amígdala mostra-se comum no TPB e é acompanhada pela diminuição da atividade no córtex pré-frontal. Pode ser que modalidades terapêuticas efetivas estejam aumentando a atividade do córtex pré-frontal, resultando em uma regulação mais efetiva da amígdala. Em outras palavras, a relação terapêutica é usada para aguçar a capacidade de auto-observação do paciente para a reavaliação de suposições e percepções que sejam automáticas e reflexivas.

Embora essas questões não possam ser respondidas no momento, certamente podemos nos encorajar com o achado recorrente de que o TPB é uma condição tratável que responde a uma abordagem psicoterapêutica sistemática. Visto que este livro foca a psiquiatria psicodinâmica, vamos nos limitar à consideração das quatro abordagens psicodinâmicas que estão na lista das sete psicoterapias eficazes.

O pilar da TBM é o aprimoramento da mentalização. Um dos objetivos principais é estabilizar o senso de *self*, reconhecendo que a falta de uma relação segura na infância fez com que fosse difícil para esses pacientes reconhecerem a si próprios nos olhos de seus cuidadores ou pais. Quando os pacientes *borderline* iniciam a terapia, eles podem atacar o terapeuta, mas isso deve ser visto como um gesto de esperança – um anseio desesperado por um novo começo e um desejo profundo de que o terapeuta lide com os aspectos intoleráveis do *self* que parecem de difícil manejo para os pacientes. As relações são absolutamente necessárias para estabilizar a estrutura do *self* por meio da externalização do "*self* estranho" no terapeuta. Sobre esse aspecto, Bateman e Fonagy (2004a) afirmaram: "Os pacientes *borderline* necessitam desfrutar dos relacionamentos" (p. 41). O modelo deles consiste em psicoterapia individual e em grupo combinadas.

Diversas técnicas essenciais são críticas para essa abordagem. Os terapeutas devem ter em mente uma imagem clara e coerente de seu papel e manter uma postura de mentalização. Em tal posição, eles permitem a si mesmos entrar no mundo interno do paciente ao aceitarem o que é projetado neles, mas mantendo, também, uma imagem clara e coerente do próprio estado da mente observando o processo. Outro ingrediente crítico para aprimorar a mentalização é demonstrar a possibilidade de diversas perspectivas sobre o *self* e sobre os outros sempre que possível. Na TBM, os terapeutas tentam representar o estado de sentimentos do paciente atual ou imediatamente anterior, com as representações internas que o acompanham (Bateman e Fonagy, 2004a). A ênfase está nos relacionamentos atuais e nos desejos, nas crenças e nos sentimentos do paciente para ajudar a familiarizá-lo com seu mundo interior. A reconstrução na transferência não é enfatizada, e a distorção transferencial é usada, sobretudo, ao se apresentar perspectivas alternativas entre terapeuta e paciente. A abordagem da transferência é lenta e gradual, com base no nível de ansiedade do paciente. A maior parte do enfoque do terapeuta está em interpretações simples, que mostram como ele acredita que o paciente o está experienciando. Bateman e Fonagy consideram o *processo* de interpretação como mais importante do que o *conteúdo*, pois ele ajuda os pacientes a verem que estão na mente do terapeuta.

Uma abordagem de 18 meses da TBM em um contexto ambulatorial foi testada por Bateman e Fonagy (2009), tendo como base de comparação um tratamento-controle que envolveu manejo clínico estruturado de pacientes. Melhoras substanciais foram apresentadas em ambas as condições em todas as variáveis de resultado. Embora a automutilação tenha melhorado mais lentamente com a TBM do que com a abordagem de manejo do tratamento-controle, as medidas interpessoais, o ajuste social, o humor e a necessidade de hospitalização sofreram mudanças mais rápida e vastamente com a TBM.

A PFT é baseada na conceituação de Kernberg de organização da personalidade *borderline* (Clarkin et al., 2007b). Como na abordagem de Bateman e Fonagy, as representações mentais são vistas como oriundas da internalização de relações de apego com cuidadores e reexperienciadas com o terapeuta. Os componentes-

-chave do modelo envolvem difusão da identidade; problemas com afeto negativo, especialmente hostilidade e agressão; e baixa regulação do *self*, manifestada por comportamentos impulsivos. A técnica baseia-se, principalmente, na clarificação, confrontação e interpretação dentro da relação transferencial em evolução entre o paciente e o terapeuta. As sessões de terapia individual ocorrem apenas duas vezes por semana e têm uma estrutura de tratamento mais firme, baseada em um contrato inicial e com claras prioridades terapêuticas. Em contraste com a TBM, há um foco mais precoce sobre a transferência, especialmente a transferência negativa. O medicamento é prescrito de acordo com as necessidades do paciente. A supervisão de grupo todas as semanas *é* parte da abordagem, assim como é na TBM.

A PFT foi comparada à terapia de apoio e à TCD em um ECR envolvendo os três tratamentos (Clarkin et al., 2007b). Noventa pacientes com TPB foram randomizados para um dos três tratamentos, baseado em manuais (Clarkin et al., 2004). Os três grupos mostraram níveis similares de melhora, mas os pacientes da PFT exibiram maior aumento da mentalização quando essa foi medida pelo funcionamento reflexivo e pelo movimento na direção do apego mais seguro.

A PDD é um tratamento relativamente novo, comparado com os outros discutidos neste capítulo. Não obstante, ele se demonstrou eficaz em um ensaio controlado de 12 meses, no qual os pacientes com TPB e transtornos por uso de álcool concomitante foram randomizados para a PDD ou para o cuidado comunitário otimizado. Após esses 12 meses de tratamento ativo com a PDD, eles foram reavaliados depois de 18 meses adicionais de cuidado naturalístico na comunidade. A PDD apresentou, entre os grupos de tratamento, efeitos nos sintomas principais do TPB, depressão, comportamento suicida, abuso de álcool, uso de drogas, necessidade de internação e apoio social percebido (Gregory et al., 2010).

A PDD é baseada na teoria das relações objetais, nos recentes desenvolvimentos da neurociência e na filosofia desconstrutivista. Os terapeutas proporcionam sessões individuais de uma hora que são focadas nos episódios recentes de encontros interpessoais e comportamento desadaptativo, identificando e diferenciando emoções específicas associadas a esses episódios. O terapeuta ajuda o paciente a integrar diferentes formas para obter significados a partir desses episódios. Os terapeutas também proporcionam experiências novas na relação terapeuta-paciente para ajudar os pacientes a desafiar as suposições básicas sobre si próprios e sobre os outros.

Tomados em conjunto, esses estudos ilustram que, embora não exista uma "solução rápida" para o TPB, esses pacientes que permanecem na terapia dinâmica por um período substancial de tempo podem experienciar melhora significativa. Ademais, esses estudos demonstram que o suporte financeiro para a psicoterapia semanal extensiva pode ser, no longo prazo, efetivo em termos de custo. Os pacientes *borderline*, por conta da própria natureza, estão em busca de tratamento e se lhes for negado o acesso à psicoterapia, eles acarretarão em custos aumentados por terem que recorrer a setores de emergência devido a *overdoses* que requerem cuidados intensivos ou hospitalização psiquiátrica, a visita a outros profissionais da medicina e ainda acarretando custos indiretos devido a sua prolongada incapacidade para o trabalho (Gabbard, 1997). Bateman e Fonagy (2003) examinaram os custos de utilização dos serviços de saúde para os pacientes *borderline* tratados em seu programa da unidade do Hospital-dia de Halliwick e os compararam a cuidados psiquiátricos gerais. Eles constataram que os custos da hospitalização parcial de orientação psicanalítica eram compensados pela menor necessidade de cuidados com pacientes psiquiátricos internados e pelo tratamento reduzido em setores de emergência. Após a alta, o custo médio anual de cuidados de saúde monitorados para o grupo em tratamento foi um quinto daquele utilizado com o grupo de cuidados psiquiátricos gerais.

O quarto tratamento com base psicodinâmica é o MPG. Esse método de tratamento foi testado em um grande ECR multicêntrico (McMain et al., 2009), no qual foi demonstrado que ele tem a mesma eficácia clínica da TCD. Ele foi fundamentado no livro *Borderline Personality Disorder: A Clinical Guide* (*Transtorno de personalidade borderline: um guia clínico*, Gunderson e Links, 2008). Em essência, ele é um tratamento que envolve o manejo psicodinamicamente informado do caso, que é bastante inspirado pelas noções de "ambiente acolhedor" e de "paternidade/maternidade suficientemente boa" de Winnicott (Winnicot, 1953). Gunderson (2014) desenvolveu subsequentemente essa abordagem em um manual que foi projetado para disponibilizar um tratamento efetivo para um grupo maior de pacientes. De fato, a ligeira modificação que Gunderson fez na classificação do tratamento para "bom manejo psiquiátrico" foi projetada para transmitir que a abordagem é "suficientemente boa para a maioria dos pacientes *borderline*". Essa modalidade não foi projetada para competir com as terapias com base em evidências, conduzidas por profissionais que pretendem se tornar especialistas no tratamento do TPB. Essa abordagem está estruturada de modo que os profissionais de saúde mental com menos experiência e conhecimento especializado possam, ainda, fornecer tratamento competente que possibilite a mais pacientes com TPB terem acesso ao tratamento efetivo e psicodinamicamente informado. Essa abordagem possui as seguintes características distintivas: 1) o manejo do caso foca a vida do paciente fora da terapia, com base na noção de que a hipersensibilidade interpessoal deve ser um dos alvos principais do tratamento; 2) a psicoeducação informa ao paciente e às famílias sobre as características genéticas ou de temperamento do TPB, as mudanças esperadas e as abordagens diferentes ao tratamento; 3) os objetivos que envolvam a redução dos sintomas e o autocontrole são considerados secundários em relação aos objetivos principais de sucesso e trabalho em parceria; 4) as estratégias multimodais incluem medicamento, quando necessário, bem como terapia de grupo e/ou educação familiar; e 5) não há prescrição específica quanto à duração ou à frequência do tratamento, mas o terapeuta e o paciente colaboram no julgamento sobre a efetividade da terapia. Embora o MPG possa diferir das terapias empiricamente validadas de forma mais rigorosa, é válido registrar que os resultados são praticamente os mesmos que aqueles obtidos pelas abordagens concorrentes.

Abordagem expressiva versus de apoio

Embora a psicoterapia dinâmica individual de pacientes com TPB seja efetiva, praticamente todos os clínicos concordam que ela é, às vezes, muito desafiadora e penosa no âmbito emocional para o terapeuta. É importante enfatizar que todos os tratamentos empiricamente validados incorporam alguma forma de supervisão individual ou de grupo. Assim sendo, é aconselhável que os clínicos que estão tratando pacientes *borderline* consultem regularmente um colega respeitado e bem-informado para garantir que os pontos cegos contratransferenciais não estejam criando dificuldades inesperadas, como fantasias de resgate ou *enactments* de raiva ou frustração. Um grande problema da psicoterapia de indivíduos *borderline* é a natureza tênue da aliança terapêutica (Adler, 1979; Gabbard et al., 1988, 1994; Gorney, 1979; Horwitz et al., 1996; Kernberg, 1976; Masterson, 1976; Modell, 1976; Zetzel, 1971). Esses pacientes têm dificuldades para enxergar seu terapeuta como uma figura que os auxilia e que está trabalhando de modo colaborativo com eles, visando aos objetivos mutuamente percebidos.

Grande parte da controvérsia na literatura com respeito ao valor relativo de intervenções expressivas *versus* de apoio gira em torno de qual abordagem terá maior probabilidade de promover o desenvolvimento e a manutenção da aliança terapêutica. Sem uma aliança terapêutica rudimentar, o terapeuta pode não conseguir manter um paciente.

Essa controvérsia em relação aos méritos relativos das intervenções expressivas e de apoio está refletida nos achados contraditórios do Projeto de Pesquisa sobre Psicoterapia da Fundação Menninger. O estudo quantitativo do projeto (Kernberg et al., 1972) revelou que os pacientes *borderline* tratados por terapeutas competentes, que focavam de modo intencional a transferência, apresentaram um resultado significativamente melhor do que aqueles tratados por terapeutas competentes que focaram menos a transferência. Em contraste, o estudo de predição do projeto (Horwitz, 1974), utilizando tanto avaliações quantitativas quanto qualitativas do processo de tratamento, sugeriu que uma série de pacientes, alguns dos quais eram *borderline* e foram tratados por métodos predominantemente de apoio, apresentou maiores ganhos com a abordagem de apoio do que o esperado. Conforme relatado no Capítulo 4, a análise dos dados desse projeto feita por Wallerstein (1986), sugeriu que todos os tratamentos eram caracterizados por uma mistura de intervenções expressivas e de apoio. Esses achados, aparentemente contraditórios no que diz respeito ao foco da transferência, permanecem sem resolução, em parte pelo fato de o plano original do estudo apresentar diversos pontos fracos relevantes a essa questão: 1) a categoria diagnóstica específica do TPB não foi usada; 2) não foi realizado um estudo detalhado do processo, de modo que os desenvolvimentos essenciais puderam ser apenas grosseiramente aproximados ao término do tratamento; e 3) a aliança terapêutica não era uma das variáveis do projeto. Retrospectivamente, contudo, o estudo de predição constatou que a aliança terapêutica é útil na avaliação dos resultados (Horwitz, 1974).

Tanto a abordagem expressiva quanto a de apoio são úteis para *alguns* pacientes em *alguns* pontos do tratamento (Gabbard et al., 1994; Horwitz et al., 1996). Estamos lidando com um espectro altamente heterogêneo de pacientes, que requerem abordagens psicoterapêuticas elaboradas em âmbito individual (Meissner, 1988). Em grande parte, as mesmas indicações de ênfase expressiva ou de apoio (ver Quadro 4-1 no Cap. 4) que orientam o trabalho do clínico com outras entidades diagnósticas se aplicam à psicoterapia com pacientes *borderline*.

Por causa dessas preocupações, o Projeto de Intervenções Terapêuticas da Clínica Menninger estudou o processo detalhado de sessões representativas de três casos de terapia dinâmica de longo prazo de pacientes *borderline* (Gabbard et al., 1988, 1994; Horwitz et al., 1996). Todas as sessões dos três processos de psicoterapia foram gravadas, e dois grupos de investigadores trabalharam a partir das transcrições de diversas horas de psicoterapia selecionadas aleatoriamente. Uma equipe de três clínicos pesquisadores classificou as intervenções com base em seu grau de característica expressiva ou de apoio. Conforme foi descrito no Capítulo 4, do extremo expressivo do *continuum* ao extremo de apoio, as intervenções foram classificadas como a seguir: interpretação, confrontação, clarificação, encorajamento para elaboração, validação empática, aconselhamento e elogio, e afirmação. Cada uma dessas sete intervenções foi classificada como tendo um foco em questões tanto transferenciais como extratransferenciais. Uma equipe separada de três avaliadores clínicos avaliou a colaboração dos pacientes com o terapeuta como uma medida de aliança terapêutica. Os avaliadores estavam primariamente interessados em detectar o aumento ou a diminuição na colaboração do paciente, medidos pelo fato de o paciente trazer conteúdo significativo ou fazer uso produtivo das contribuições do terapeuta. O interesse estava, particularmente, na determinação da existência de uma relação entre as mudanças e as intervenções do terapeuta.

Uma das conclusões apresentadas foi que as interpretações transferenciais são uma intervenção de "alto risco, alto ganho" na psicoterapia dinâmica de pacientes *borderline* (Gabbard et al., 1994). Elas tendem a ter maior impacto – tanto positivo, quanto negativo – do que outras intervenções feitas com esses pacientes. Enquanto, em alguns casos elas resultaram em melhora substancial na capacidade do paciente de colaborar com o terapeuta, em outros, levaram à acentuada deterioração daquela colaboração.

Nos esforços para determinar quais interpretações transferenciais aumentavam a colaboração e quais resultavam na deterioração da aliança terapêutica, foram detectados diversos fatores-chave em funcionamento. Primeiro, preparar o caminho para a interpretação transferencial com a valorização afirmativa da experiência interna do paciente pode ser de crucial importância. Os cirurgiões precisam da anestesia antes de poderem operar. O psicoterapeuta precisa criar um ambiente acolhedor, por meio da validação empática da experiência do paciente, antes de oferecer uma interpretação de dinâmicas inconscientes. As abordagens expressiva e de apoio são, muitas vezes, polarizadas de forma artificial quando, na verdade, as duas funcionam sinergicamente na maior parte das situações psicoterápicas.

Gunderson salientou a importância do reconhecimento da realidade do trauma precoce na forma de abuso infantil em muitos pacientes *borderline* (Gunderson e Chu, 1993; Gunderson e Sabo, 1993). Ele observou que os terapeutas podem ser capazes de forjar uma aliança terapêutica mais forte ao validarem e reconhecerem os efeitos do trauma precoce sobre a capacidade do paciente de formar relações confiáveis quando adulto.

A tendência de forçar interpretações transferenciais em pacientes despreparados e que apresentam tendência à externalização e à ação, em vez da reflexão, pode ser resultado da inclinação inerente que muitos analistas e terapeutas dinâmicos têm de buscar estratégias expressivas em vez de estratégias de apoio. Gunderson (1992) refletiu sobre sua tendência de pressionar os pacientes a se engajarem no trabalho transferencial, enquanto pouco reconhece que o funcionamento deles fora da terapia melhorou consideravelmente. Ele reconheceu que, às vezes, cometia o erro de ficar preocupado com o fato de o paciente não conseguir colaborar no autoexame, em vez de apoiar de modo ativo a melhora substancial no funcionamento desse paciente.

Embora a abordagem terapêutica varie conforme as necessidades do paciente, diversos princípios da técnica aplicam-se à maioria dos pacientes com diagnóstico *borderline*. Essas sugestões derivam tanto das implicações dos achados neurobiológicos quanto dos ensaios randomizados relatados.

Manter a flexibilidade. Uma postura terapêutica flexível é necessária para o tratamento ótimo de pacientes com TPB. Como regra geral, os pacientes *borderline* de nível mais elevado, com maior força do ego e maior disposição psicológica têm maior capacidade de usar a psicoterapia expressiva do que aqueles mais próximos da fronteira psicótica, que necessitam de uma ênfase de apoio. A maioria necessita de uma postura flexível por parte do terapeuta, com mudanças entre intervenções interpretativas e não interpretativas, ajustadas à condição da relação do paciente com o terapeuta em determinado momento. É provável que uma teoria apenas seja capaz de isolar o terapeuta dos afetos emocionais perturbados experienciados pelos dois parceiros da díade. A maioria dos terapeutas se percebe usando uma abordagem de tentativa e erro até que possa determinar, com clareza, quais intervenções são mais efetivas com determinado paciente.

Por conta das preocupações bem-fundamentadas em relação ao potencial de transgredir limites com pacientes *borderline* (Gabbard, 2003; Gabbard e Wilkinson, 1994; Gutheil, 1989), o terapeuta iniciante pode assumir uma posição irredutível, a qual é experienciada pelo paciente como distante e fria. O paciente pode, então, abandonar a terapia por causa da aparente falta de responsividade do terapeuta. O terapeuta precisa se esforçar no sentido de estabelecer uma espontaneidade disciplinada, na qual os limites profissionais e o foco sejam mantidos – mas no contexto de uma interação humana reconhecida, envolvendo duas pessoas que se esforçam para se conhecerem mutuamente. É útil pensar que a dimensão do caráter do paciente *borderline* envolve uma tentativa contínua de colocar em prática certos padrões de relações objetais internas em uma relação atual (Gabbard, 1998; Sandler, 1981). Por meio do comportamento, o paciente tenta sutilmente impor sobre os outros uma certa forma de responder e experienciar. Os terapeutas precisam ser suficientemente flexíveis para responder de modo espontâneo à forma de relação objetal que está sendo imposta a eles. Em outras palavras, o terapeuta entra em uma "dança" baseada em uma música específica no interior do paciente, que proporciona uma riqueza de informações sobre as dificuldades características desse nas relações humanas fora da situação de transferência-contratransferência. Essa resposta deve ser atenuada e parcial, é claro, e o terapeuta deve tentar manter uma posição de reflexão com relação à "dança".

Estabelecer condições que tornem a psicoterapia viável. Por causa da natureza caótica da vida do paciente *borderline*, a estabilidade deve ser imposta a partir de fontes externas desde o início do processo. Nas consultas de avaliação e durante todo o curso da terapia, o psicoterapeuta deve estabelecer e reestabelecer o que está envolvido na terapia e como ela difere das outras relações. Entre os tópicos que devem ser abordados, estão as expectativas claras sobre o pagamento dos honorários, horários de consulta consistentes, a necessidade de encerrar as sessões dentro do tempo estipulado, mesmo que o paciente queira ficar mais, e uma política explícita sobre as consequências do não comparecimento às consultas. Além disso, com um paciente *borderline* suicida, o terapeuta deve deixar claro que em uma situação de risco agudo de suicídio, é impossível para ele impedir que o paciente aja conforme seus impulsos, e que a hospitalização pode ser necessária. Com um paciente que tenha problemas com abuso de substâncias, o terapeuta pode ter que insistir que o paciente cumpra um programa de 12 passos como uma condição do tratamento. Quando o medicamento for claramente indicado, o terapeuta deve esclarecer que a disposição do paciente de tentar usar o medicamento é um componente essencial do plano de tratamento como um todo. Além de estabelecer as condições que tornam a psicoterapia viável, o terapeuta também está comunicando os próprios limites ao paciente. Muitas vezes, essa comunicação está em conflito com as expectativas do paciente de que o terapeuta será um salvador onipotente. Logo, esse diálogo leva diretamente a uma discussão sobre o que a terapia é e o que ela não é.

Na fase das consultas de avaliação, a abordagem PFT estabelece um "contrato" com o paciente (Clarkin et al., 2007b; Kernberg et al., 1989). Como parte do estabelecimento desse contrato, o terapeuta deve deixar claro que não é seu papel se envolver nas ações da vida do paciente fora das sessões. Logo, o terapeuta não espera receber telefonemas entre as sessões e esclarece que sua disponibilidade é bastante limitada. Contudo, essa abordagem pode interferir no desenvolvimento de um apego estável do paciente com o terapeuta, especialmente se as condições do "contrato" parecerem impossíveis para o primeiro. Conforme Gunderson (1996, 2001) assinalou, o paciente pode ter reações recorrentes de pânico por conta da memória evocativa pouco desenvolvida e necessitar telefonar para o terapeuta periodicamente para desenvolver uma representação estável que possa ser internalizada. Gunderson sugeriu que o terapeuta deve discutir a disponibilidade entre as sessões apenas *depois* de o paciente começar a fazer perguntas sobre isso. Ele recomendou, e eu concordo, que seja dito aos pacientes que o terapeuta quer ser contatado em caso de emergência. Essa posição evita um início adverso para o processo e, muitas vezes, faz o paciente se sentir compreendido e "acolhido" no sentido pretendido por Winnicott. Se os telefonemas ocorrerem entre as sessões, Gunderson recomendou que eles sejam o foco da exploração no trabalho terapêutico. Conforme o terapeuta passa a reconhecer o medo da solidão que o paciente tem e seu significado, o desenvolvimento de introjeções tranquilizantes e acolhedoras – conforme descrito por Adler (1979, 1985) – pode ser facilitado. Se os telefonemas se tornam excessivos, podem ser impostos limites claros, enquanto também se explora o significado e a importância dos contatos entre as sessões.

Evitar uma posição passiva. A terapia psicodinâmica é, às vezes, erroneamente caracterizada como não diretiva, porém, a realidade é que um bom terapeuta dinâmico dirige com frequência a atenção do paciente para questões que estão sendo evitadas de maneira defensiva. Achados neurobiológicos sugerem que o córtex pré-frontal precisa estar engajado no processo e regular os sentimentos intensos que surgem da hiper-reatividade da amígdala. Um princípio-chave que o terapeuta deve deixar claro para o paciente é que a *mudança terapêutica demanda esforço*. Muitos terapeutas podem permitir que os pacientes divaguem durante a sessão inteira, desabafando sobre o que aconteceu recentemente sem parar para pensar e refletir sobre o significado do evento que estão descrevendo. O terapeuta deve ajudar o paciente a pensar sobre os fatores que desencadearam a resposta emocional e as consequências em termos de relações interpessoais. Portanto, o psicoterapeuta precisa ser objetivo para interromper o paciente de vez em quando e pedir para que ele reflita sobre o significado do que está sendo descrito. Do ponto de vista da neurobiologia, o terapeuta está afastando os recursos mentais das respostas límbicas de nível mais baixo e orientando esses recursos para as funções pré-frontais de nível mais elevado (Gabbard, 2012).

Todas as psicoterapias para o TPB que são empiricamente suportadas apresentam alguma variante de técnicas autorreflexivas ou promotoras da consciência, as quais facilitam esse processamento. Utilizando técnicas de imagens funcionais, Ochsner e colaboradores (2002) mostraram que repensar ativamente ou reavaliar os sentimentos causa ativação pré-frontal que modula sentimentos negativos de base límbica, como o medo.

Permitir a transformação em objeto mau. Um dos desafios mais difíceis na psicoterapia de pacientes *borderline* é tolerar e conter a intensidade da raiva, da agressividade e do ódio do paciente. Com frequência, os terapeutas sentem-se falsamente acusados, e uma voz interna quer perguntar ao paciente: "Como você pode me acusar de ser desprovido de valor quando estou me esforçando tanto para ajudá-lo?". É importante lembrar de que esses pacientes lutam contra a raiva intensa relacionada a um temperamento constitucional que é hipersensível e hiper-reativo a gatilhos relativamente pequenos. Além disso, eles têm uma longa história de brigas com outras pessoas que os enfureceram. Em alguns casos, eles experienciaram tratamento abusivo por parte de outras pessoas, enquanto, em outros casos, interpretaram de forma altamente subjetiva e idiossincrática que alguém teve intenções malévolas em relação a eles, o que pode não ter sido, na verdade, a intenção precisa desse alguém. Os pacientes *borderline* estão procurando um "objeto suficientemente mau" (Rosen, 1993). De modo paradoxal, os pacientes acham previsível, familiar e mesmo tranquilizante recriar uma raiva, uma relação objetal interna conflituosa da infância com o terapeuta. Quando o terapeuta resiste a essa transformação, os pacientes podem ter que aumentar sua característica provocativa e se esforçar ainda mais para transformar o terapeuta (Fonagy, 1998). Bateman e Fonagy (2004a, 2004b) descrevem essa transformação como uma aceitação da necessidade do paciente de externalizar o "*self* estranho".

Os terapeutas que se defendem contra a crescente agressão dentro deles podem se esforçar para serem cada vez mais benignos em resposta aos ataques verbais dos pacientes. Eles também podem fazer interpretações transferenciais que tentam forçar o paciente a receber de volta sua hostilidade, em vez de projetá-la no terapeuta. De forma alternativa, o terapeuta pode retrair-se sutilmente de um investimento emocional no paciente, esperando de forma consciente ou inconsciente que esse irá abandonar a terapia e encontrar outra pessoa para atormentar. Outra alternativa, mais desconcertante, é que o terapeuta pode começar a fazer comentários hostis ou sarcásticos, ou mesmo ter uma explosão de raiva com o paciente. Permitir a transformação no objeto mau não significa, de maneira alguma, que o terapeuta perca o senso de decoro profissional. Pelo contrário, é preciso que o terapeuta funcione como um receptáculo que aceite as projeções, tente compreendê-las e as acolha para o paciente até que esse possa ser novamente capaz de assimilar esses aspectos projetados de si próprio, semelhante ao que foi descrito no Capítulo 14 sobre como lidar com pacientes paranoides. Conforme observei em outra publicação (Gabbard e Wilkinson, 1994), "O estado ótimo da mente para os terapeutas é quando eles se permitem ser 'sugados' pelo mundo do paciente, enquanto mantêm a capacidade de observá-lo diante de seus olhos. Nesse estado, os terapeutas estão tendo, verdadeiramente, os próprios pensamentos, muito embora estejam, até certo ponto, sob a influência do paciente" (p.82).

Muitos casos de equívocos no manejo de ameaças suicidas estão relacionados com o desejo de evitar ser o objeto mau (Gabbard, 2003). Os pacientes *borderline* muitas vezes sugerem ao terapeuta que eles serão levados a cometer suicídio por conta das insuficiências do terapeuta (Maltsberger, 1999). Essas acusações alimentam as dúvidas do terapeuta e ativam a sua própria ansiedade de abandono, de modo que, nessa situação, ele pode tentar demonstrar cuidado por meio de medidas heroicas para tentar salvar o paciente, uma resposta contratransferencial que chamei de "desidentificação com o agressor" (Gabbard, 2003). Como resultado, pode ser que o paciente exercite um controle onipotente sobre o terapeuta – o que Maltsberger (1999) chamou de *vínculo coercivo*. Nesse cenário, o terapeuta assume inteira responsabilidade pela sobrevivência do paciente, em vez de permitir que este aceite a maior parte da responsabilidade pela própria vida ou morte, o que é imperativo, caso o paciente tenha como objetivo final, melhorar.

Empatizar com a dor por trás da raiva. Muitos clínicos já foram surpreendidos pela intensidade da raiva que é expressa ou representada por um paciente *borderline*, especialmente após este ter se sentido menosprezado. Caso se responda à raiva como se essa fosse inteiramente verdadeira, pode ser que ocorra um agravamento do conflito entre o terapeuta e o paciente. Deve-se ter em mente que a erupção resulta de feridas narcísicas profundas do paciente. Ela também pode surgir do senso do paciente de que ele está prestes a ser abandonado ou de que não é digno da atenção do terapeuta. Consequentemente, uma das chaves para o sucesso do tratamento de pacientes *borderline* é ir além da raiva e se sintonizar à dor subjacente. Parece haver um déficit de opioides em pacientes com esse diagnóstico, o qual faz a intimidade com outras pessoas e a confiança interpessoal serem um grande desafio ao longo da vida. É útil para os terapeutas lembrar que a dor emocional em uma pessoa com TPB pode ser experienciada como física ou intolerável por conta dessa deficiência de opioides endógenos, que em outras pessoas são forma química de alívio.

Uma das tarefas principais do terapeuta é conter a dor e a raiva do paciente, sabendo que podem ser necessárias duas mentes para conceber os pensamentos mais angustiantes e experienciar os sentimentos mais dolorosos de um indivíduo (Bion, 1987). O objetivo do tratamento é ajudar os pacientes a desenvolver a própria capacidade de pensamento e dominar a intensidade do afeto e da dor. Nos termo de Bion, o terapeuta pega os elementos beta do paciente, que são impressões sensoriais relacionadas à experiência emocional, e usa a própria função alfa para transformar esses elementos beta em pensamentos representáveis. Logo, assim como o córtex pré-frontal precisa ser orientado a pensar sobre a "tempestade" da amígdala e suas origens, o pensamento precisa ser mobilizado para manejar a dor emocional intolerável. Embora o déficit de opioides contribua para o sentimento de que a dor não é tolerável para o paciente, ele pode, a partir de uma perspectiva conceitual, ajudar o terapeuta a evitar culpar o paciente, reconhecendo o estado deficitário de base biológica dele. Dessa forma, os terapeutas estimulam a esperança, ilustrando que os estados de afeto doloroso são toleráveis e podem ser superados. O terapeuta assume uma posição de suspensão, para aceitar os termos oferecidos pelo paciente, e tenta continuar a pensar enquanto se sente colonizado pelo afeto do paciente.

Promover a mentalização. Um dos maiores desafios na psicoterapia de pacientes *borderline* é lidar com percepções transferenciais que estão presas a um modo de equivalência psíquica, no qual os pacientes veem suas percepções da realidade como fatos absolutos, em vez de considerá-las como uma das diversas possibilidades com base em fatores internos.

> Uma paciente de 28 anos de idade estava em terapia havia seis meses quando um evento aparentemente menor em uma sessão desencadeou uma reação bastante intensa. Faltando cerca de cinco minutos para o término da sessão, ela começou a contar que havia visitado a família durante o feriado de Ação de Graças. Disse que se sentia desimportante para o pai, pois ele parecia muito mais interessado nas atividades de seu irmão do que nas dela. No decorrer dessa discussão, o terapeuta olhou para o relógio na parede, pois sabia que o tempo estava se esgotando e queria ver se tinha tempo para fazer uma observação sobre a suposição da paciente a respeito dos sentimentos do pai em relação a ela. A paciente parou de falar e olhou para o chão. O terapeuta perguntou o que havia de errado. Após alguns instantes de silêncio, ela caiu em prantos e disse: "Você mal pode esperar que eu saia de seu consultório! Desculpe-me se estou aborrecendo você! Sei que há muito tempo você não me tolera e que faz isso apenas pelo dinheiro. Irei embora agora, se você quiser."
>
> O terapeuta ficou surpreso e respondeu, de maneira um pouco defensiva, que estava simplesmente monitorando o tempo porque queria ter certeza de que teria tempo para dizer algo antes que a sessão terminasse. A paciente respondeu: "Bela tentativa de sair dessa. Acha mesmo que vou acreditar nisso?". O terapeuta, aumentando sua defesa, afirmou enfaticamente: "Acredite nisso ou não, essa é a verdade". A paciente foi inflexível: "Vi o que vi". Ela colocou firmemente sua mão sobre a mesa de madeira próxima a sua cadeira e levantou a voz: "É como se você estivesse me dizendo que essa mesa não é feita de madeira!". Sentindo-se tão incompreendido quanto a paciente, o terapeuta continuou: "Tudo que estou dizendo é isto: é possível que eu tenha olhado para o relógio por razões diferentes das que você atribui a mim. Assim como você pode fazer suposições sobre seu pai." A paciente se tornou ainda mais insistente em resposta aos esforços do terapeuta para oferecer outras possibilidades: "Agora você está tentando dizer que não vi o que vi! Ao menos você poderia admitir isso!"

Nesse caso, o psicoterapeuta está lutando para lidar com a convicção quase delirante dessa paciente em particular de que sua percepção é um reflexo direto da realidade, em vez de uma representação da realidade baseada em crenças e sentimentos internos e experiências passadas. Essa falha em mentalizar, caracterizada pelo modo de equivalência psíquica, pode tornar extremamente difícil trabalhar as questões transferenciais. Os pacientes com esse modo de funcionamento estão convencidos de que a visão do terapeuta está "correta", pois são incapazes de "jogar" na transferência; eles não são capazes de entrar no modo de pretender e refletir sobre o próprio mundo interno e o dos outros.

Nessa vinheta, a paciente fica aterrorizada e não consegue pensar ou refletir por conta da reexperiência de relações objetais internas baseadas em traumas passados. Observe também como a intensidade da acusação da paciente desgasta a capacidade do terapeuta de pensar, de modo que ele aumenta sua defesa até o ponto em que, de fato, ele se torna uma versão do objeto persecutório que ela temia. Esse processo de identificação projetiva, no qual o terapeuta é coagido a representar um papel no drama interno da paciente, pode fazer os terapeutas perderem temporariamente a própria capacidade de mentalização sob a pressão do paciente (Gabbard, 2010). Em outras palavras, o terapeuta estava insistindo no fato de que apenas a própria versão da realidade era válida. Os pacientes podem, assim, colonizar as mentes dos terapeutas como uma forma de expulsar e controlar o perigo percebido a partir de dentro. O terapeuta claramente se tornou o objeto mau persecutório.

A convicção quase delirante do paciente pode fazer os terapeutas começarem a duvidar de si mesmos. Promover a mentalização sob tais circunstâncias pode ser desafiador. Conforme foi observado anteriormente, interpretar o significado de representações pode ser algo prematuro para pacientes que são incapazes de mentalizar. Pode ser muito mais útil ajudá-los a refletir sobre o estado emocional que pode ter desencadeado a representação (Fonagy, 1998). Por exemplo, uma paciente chegou à terapia dizendo que havia comido compulsivamente 10 barras de chocolate na noite anterior. O terapeuta pediu para que ela refletisse sobre o que havia desencadeado a compulsão. Embora ela inicialmente tenha dito que não sabia, conforme o terapeuta continuou a pressioná-la de modo sutil para encontrar possíveis estados mentais e fatores precipitantes, a paciente enfim lembrou que um homem que havia conhecido tinha lhe convidado para um encontro. Então, ela disse que se tivesse saído para jantar com o homem, sem dúvida ele a teria considerado uma "porca gorda" e nunca mais a convidaria para sair. Então, ela desligou o telefone e foi até uma loja para comprar barras de chocolate. Por meio desse encorajamento para compreender o estado emocional que precipitou a representação, o terapeuta também ajudou a estabelecer uma conexão entre sentimentos e ações. Em outras palavras, a compulsão não surgiu do nada. Ao contrário, ela emergiu de sentimentos de autoaversão e ansiedade relacionados ao convite para jantar do homem que ela havia conhecido.

Outra maneira de promover a mentalização é observar as mudanças nos sentimentos do paciente a cada momento, de modo que ele possa internalizar, eventualmente, as observações do terapeuta sobre seu estado interno. Além disso, é útil estimular a fantasia do paciente sobre o estado interno do terapeuta (i.e., no mais amplo sentido, a contratransferência do terapeuta). Assim sendo, Gunderson (1996) sugeriu que, ao receber um telefonema no meio da noite, o terapeuta pode explorar a fantasia do paciente na próxima sessão, perguntando: "Como você achou que me senti em relação à sua ligação?". Outra técnica para estimular a maior reflexão é ajudar o paciente a pensar sobre as consequências dos comportamentos autodestrutivos (Waldinger, 1987). Muitos dos comportamentos destrutivos de pacientes *borderline* são representados no calor do momento, sem qualquer consideração das eventuais consequências desses atos. Por meio do questionamento repetido sobre as potenciais consequências adversas de tais comportamentos, o terapeuta pode ajudar a torná-los menos gratificantes para o paciente.

Estabelecer limites quando necessário. Muitos pacientes *borderline* experienciam os limites profissionais usuais como uma privação cruel e punitiva imposta pelo terapeuta. Eles podem exigir demonstrações mais concretas de cuidado, como abraços, sessões prolongadas, reduções dos honorários e disponibilidade permanente (Gabbard e Wilkinson, 1994). Alguns terapeutas que experienciam sentimentos de culpa por estabelecer limites podem começar a cruzar as fronteiras profissionais com pacientes *borderline* em nome da flexibilidade ou da prevenção do suicídio (Gabbard, 1989c; Gutheil, 1989). Um terapeuta do sexo masculino, por exemplo, começou a receber uma paciente duas vezes por semana para psicoterapia, mas dentro de um ano ele a estava recebendo sete vezes por semana. Aos domingos, ele ia ao consultório especialmente para ver essa paciente. Quando um supervisor questionou esse comportamento, o terapeuta o defendeu como necessário para impedir que a paciente cometesse suicídio. Ele também reconheceu que deixava a paciente se sentar em seu colo durante as sessões, justificando o comportamento como uma forma de proporcionar a ela a maternagem que não havia recebido quando criança.

Alguns terapeutas sentem que estão sendo cruéis e sádicos ao impor limites razoáveis às representações do paciente. Paradoxalmente, contudo, muitos pacientes que demandam maior liberdade pioram quando essa é concedida. Em estudo derivado do Projeto de Pesquisa sobre Psicoterapia da Fundação Menninger, Colson e colaboradores (1985) examinaram os casos com resultados negativos. Um denominador comum era o fato de o terapeuta ter falhado em estabelecer limites nos comportamentos de atuação. Em vez disso, o terapeuta simplesmente continuou a interpretar as motivações inconscientes para a atuação, enquanto a condição do paciente se deteriorava.

Em um sumário sucinto sobre o assunto do grupo de comportamentos que requerem estabelecimento de limites do *setting*, Waldinger (1987) identificou aqueles que ameaçavam a segurança do terapeuta ou do paciente e aqueles que colocavam em risco a própria psicoterapia. O suicídio é um risco sempre presente em pacientes *borderline*, e os terapeutas devem estar preparados para hospitalizar seus pacientes quando esses impulsos se tornam avassaladores. Muitas vezes, os terapeutas se veem na insustentável posição de tentar tratar, de maneira heroica, pacientes letais por meio de contato contínuo. Um terapeuta acabou tendo que falar ao telefone com uma paciente *borderline* por uma hora todas as noites para impedir que ela se matasse.

Ajudar o paciente a assimilar novamente aspectos do *self* que foram rejeitados ou projetados em outros. Visto que a cisão e a identificação projetiva são mecanismos de defesa primários de pacientes com TPB, a experiência de se sentir incompleto ou fragmentado é um fenômeno central da psicopatologia *borderline*. Muitas vezes, os pacientes utilizam uma forma de *cisão temporal*, na qual eles rejeitam um comportamento ou comentários que ocorreram há uma semana ou há um mês, quase como se outra pessoa fosse responsável. Um terapeuta pode perguntar por que o paciente explodiu na última sessão, e este pode ficar perplexo com o fato de aquele ter trazido esse assunto à tona. O paciente pode responder, dizendo: "Não sei por que você está falando nisso agora. Já não me sinto mais daquele jeito." Essa falta de continuidade do *self* também surge sob a forma de mudanças drásticas na maneira como esses pacientes se apresentam ao terapeuta de uma semana para outra. A tarefa do terapeuta é conectar esses aspectos fragmentados do *self* do paciente e interpretar as ansiedades subjacentes, associadas à nova assimilação e à integração das representações díspares do *self*, em um todo coerente. De forma semelhante, as representações objetais e do *self* interior são projetadas no terapeuta ou em outros indivíduos. Com o tempo, os terapeutas tentam ajudar os pacientes *borderline* a compreender que eles estão colocando, inconscientemente, aspectos seus nos outros como uma maneira de tentar controlar as partes angustiadas deles mesmos. Muito desse esforço envolve a interpretação dos medos dos pacientes de que, caso integrem os aspectos bons e maus de si mesmos e dos outros, o ódio intenso que alimentam irá destruir qualquer vestígio de amor. Os terapeutas devem ajudar os pacientes *borderline* a reconhecer que o ódio é uma emoção ubíqua, que deve ser integrada e suavizada com amor, de modo que a agressividade seja aproveitada de maneira mais construtiva. Como já observei em outra publicação: "Ajudamos os pacientes a aprender a viver consigo mesmos, enquadrados na dialética criada entre amor e ódio e entre vida e destruição" (Gabbard, 1996, p. 231).

Estabelecer e manter a aliança terapêutica. Visto que a aliança terapêutica com pacientes que têm o TPB não pode ser dada como garantida, os terapeutas devem estar sintonizados com as vicissitudes da aliança de um momento para outro e de uma sessão para outra. Forjar uma aliança não significa que se deve concordar com tudo o que o paciente diz. Contudo, isso significa que houve um esforço contínuo para colaborar com o paciente na compreensão do que ele está percebendo, bem como reavaliar os objetivos de tratamento e ser flexível em relação a como esses são modificados, de modo que o terapeuta e o paciente busquem objetivos comuns na terapia. Os pacientes *borderline* têm dificuldades significativas com a tarefa de cooperar com outra pessoa (King-Casas et al., 2008). Ademais, por causa da propensão dos pacientes com TPB de interpretar erroneamente as expressões faciais neutras como malévolas ou indiferentes, os terapeutas devem estar cientes das mensagens não verbais que transmitem. Além disso, o proverbial "semblante inexpressivo" é um erro cometido com frequência pelos terapeutas iniciantes que provoca o caos na formação da aliança ao se tratar o TPB. É muito melhor engajar um diálogo espontâneo e caloroso com o paciente, ao mesmo tempo respeitando o fato de que pode haver alguma suspeita em relação aos motivos do terapeuta. Uma das consequências das pesquisas sobre a transformação de expressões faciais é a consciência de que os pacientes com TPB têm a capacidade de identificar expressões emocionais antes da maioria das pessoas, por conta de sua hipersintonia com o estado afetivo dos outros. Logo, os terapeutas precisam estar cientes de que essa sensibilidade altamente desenvolvida pode facilitar a identificação precoce dos seus estados emocionais inconscientes. O paciente pode reconhecer que o terapeuta está ficando entediado ou irritado antes que este tenha consciência do sentimento. Os terapeutas devem evitar a negação automática do estado emocional atribuído a eles pelo paciente. Uma abordagem mais construtiva para a manutenção da aliança é aceitar a possibilidade de que o paciente está percebendo corretamente algo que está fora da consciência do terapeuta (Gabbard, 2012).

Monitorar os sentimentos contratransferenciais. Implícita em toda essa discussão da psicoterapia está a questão de se dar atenção à contratransferência. Conter as partes projetadas do paciente e refletir sobre a natureza dessas projeções ajuda o terapeuta a compreender o mundo interno do paciente (Gabbard e Wilkinson, 1994). Ademais, a atenção contínua aos próprios sentimentos impede a atuação da contratransferência. Cada terapeuta tem limites pessoais com relação à quantidade de ódio ou raiva tolerável. Se o terapeuta monitora de perto os sentimentos contratransferenciais, esse limite pode ser manejado de forma construtiva, em vez de destrutiva. Por exemplo, um terapeuta pode usar sentimentos constratransferenciais terapeuticamente, dizendo ao paciente: "Estou com a sensação de que está tentando me deixar com raiva de você, em vez de me deixar ajudá-lo. Vejamos se podemos compreender o que está acontecendo aqui." De forma alternativa, o terapeuta pode ter que estabelecer limites para os ataques verbais do paciente, com base nas reações contratransferenciais, como a seguir: "Realmente não sinto que possa trabalhar com você de forma efetiva se continuar gritando comigo. Acho que é importante para você trabalhar o controle de sua raiva, de modo que possa expressá-la para mim sem gritar." Os terapeutas devem ser reais e genuínos com os pacientes *borderline*, ou apenas aumentarão a inveja que os pacientes têm deles como figuras santificadas e, basicamente, não humanas (Searles, 1986).

O seguinte exemplo clínico de uma sessão de psicoterapia com a senhorita C. C., uma paciente *borderline* de 22 anos, ilustra alguns dos princípios da técnica recém-descrita:

(*A senhorita C. C. chega à sessão depois de ter faltado à anterior. Ela começa a sessão envolvendo o terapeuta em provocações com relação a um livro em sua estante.*)

SENHORITA. C. C.: Veja só, você está com um livro novo.

TERAPEUTA: Não, esse livro sempre esteve ali.

SENHORITA. C. C.: Não, nunca esteve. Eu o teria notado antes.

TERAPEUTA: Ah, tenho certeza de que ele estava ali. Mas eu realmente gostaria de mudar de assunto e descobrir mais sobre a razão de você ter faltado da última vez.

(*O terapeuta se envolve em uma provocação preliminar espontânea, mas eventualmente retorna com seriedade ao assunto da ausência da paciente na última sessão.*)

SENHORITA. C. C.: Eu apenas não estava disposta a vir para a terapia. Não queria ter que lidar com os sentimentos que estava tendo aqui.

TERAPEUTA: Você recebeu meu recado em sua secretária eletrônica?

(*O terapeuta, preocupado com o risco de suicídio da paciente, telefonou para a casa dela quando ela não compareceu à sessão.*)

SENHORITA. C. C.: Sim. Eu estava lá quando você deixou seu recado na secretária eletrônica.

TERAPEUTA: Por que você não atendeu o telefone?

SENHORITA. C. C.: Ah, não atendi nenhuma ligação. Não queria falar com ninguém.

TERAPEUTA: Você se lembra de que lhe pedi para que retornasse minha ligação?

SENHORITA. C. C.: Sei, mas estava envergonhada demais para ligar de volta.

TERAPEUTA: Como você imaginou que eu poderia reagir a isso?

(*O terapeuta encoraja a mentalização, convidando a paciente a explorar suas fantasias com relação à sua contratransferência*).

SENHORITA. C. C.: Realmente não pensei muito a respeito.

(*A paciente demonstra falta de mentalização ao não refletir sobre os estados internos do self ou dos outros.*)

TERAPEUTA: Acha que eu estava preocupado com a possibilidade de você se ferir?

SENHORITA. C. C.: Sim, acho que causei essa preocupação. Desculpe-me. Não farei isso novamente.

TERAPEUTA: Gostaria de ir além de seu pedido de desculpas e ver se podemos compreender o que se passa em sua mente nesses momentos, pois seu não comparecimento à terapia realmente afeta nossa capacidade de trabalhar em conjunto.

(*O terapeuta deixa claro que uma das condições necessárias para a terapia ser viável é a paciente comparecer às sessões regularmente.*)

SENHORITA. C. C.: Naquele momento, estava apenas voltada para mim mesma. Estava me sentindo meio melancólica.

TERAPEUTA: Em relação a quê?

SENHORITA. C. C.: Não sei.

TERAPEUTA: Bem, não vamos aceitar "não sei" como reposta. Vamos tentar ver quais podem ser os motivos.
(*A paciente não quer refletir sobre seu estado interno, mas o terapeuta encoraja a elaboração para além da negação automática.*)
SENHORITA. C. C.: Bem, simplesmente me sinto como se todas as pessoas fossem me esquecer. Ninguém se importa com o que faço ou sobre quais são minhas necessidades.
TERAPEUTA: Mas você me disse que não suporta a forma com que seus pais se intrometem em sua vida e como ficam o tempo todo à sua volta.
SENHORITA. C. C.: Sei, mas isso é porque estou sempre aprontando.
TERAPEUTA: Você imagina que se parasse de aprontar e se tornasse responsável, então ninguém mais prestaria atenção em você?
(*O terapeuta apresenta uma possível interpretação ou explicação para o comportamento da paciente de forma interrogativa, para que ela considere e reflita a respeito, em vez de fazer uma declaração veemente sobre o fato.*)
SENHORITA. C. C.: Apenas acho que todo mundo vai se esquecer de mim.
TERAPEUTA: Tenho uma ideia a esse respeito. Pergunto-me se você se esquece das pessoas quando não está com elas e, por isso, preocupa-se de que os outros farão o mesmo em relação a você.
(*O terapeuta apresenta uma interpretação compreensiva da sua preocupação, com base no seu conhecimento sobre a falta de constância e memória evocativa da paciente.*)
SENHORITA. C. C.: Não consigo ficar pensando nas pessoas. Não consigo visualizar seu rosto quando não estou com você. Não consigo visualizar nem os rostos de meus pais ou meu irmão. É como se eles não existissem. Nunca fui capaz de fazer isso.
TERAPEUTA: Então, posso imaginar que seja difícil para você pensar sobre como as pessoas a percebem quando não está com elas. Assim como na última quinta-feira, quando você faltou à sessão. Naquele momento, é provável que tenha sido difícil para você me imaginar sentado aqui, pensando sobre onde você poderia ter ido e por que não havia me telefonado.
(*O terapeuta comunica, de forma empática, sua compreensão das dificuldades da paciente com a mentalização e a memória evocativa.*)
SENHORITA. C. C.: Simplesmente não tinha pensado nisso. Em parte, foi por que me cansei de estar em tratamento. Há uma outra coisa que não contei a você. Parei de tomar o Prozac.
TERAPEUTA: Quando?
SENHORITA. C. C.: Há uma semana, mais ou menos.
TERAPEUTA: Por que você não discutiu sobre isso comigo? Desse modo, poderíamos ter conversado sobre os prós e os contras de parar com o medicamento.
(*A frustração contratransferencial do terapeuta surge quando ele começa a se identificar com um pai policiador que quer coagir a paciente a fazer tudo o que ele diz.*)
SENHORITA. C. C.: Simplesmente sabia que você diria não.
TERAPEUTA: Ainda não está claro para mim por que você parou de tomá-lo.

SENHORITA. C. C.: Apenas não quero ser uma paciente. Até que gosto da terapia, mas não quero tomar medicamentos.
TERAPEUTA: Acho que a coisa que mais me incomoda em relação a isso é que você não conversou comigo sobre o que estava pensando em fazer. É semelhante a não comparecer à sessão na quinta-feira, não me ligar, não retornar meus telefonemas quando liguei para você. É como se houvesse uma parte de você que me vê como um adversário e que não quer colaborar comigo em decisões importantes, como parar de tomar Prozac ou vir à terapia.
SENHORITA. C. C.: É como se todos estivessem me sondando e observando todos os meus movimentos. Todo mundo tenta me pegar fazendo alguma coisa errada.
TERAPEUTA: Bem, se você me percebe dessa maneira, posso entender por que não quer vir à terapia. Acho que é importante que tenhamos em mente que você está aqui por que quer superar o risco de suicídio e levar uma vida mais produtiva.
(*O terapeuta explora a transferência negativa que surge e o papel de adversário no qual foi colocado como uma maneira de promover uma aliança terapêutica e retornar aos objetivos originais da terapia.*)

Uma questão comum no monitoramento da contratransferência é que muitos dos sentimentos engendrados pelo paciente são inconscientes. Logo, o terapeuta pode tomar consciência deles somente por conta de *enactments* sutis, como iniciar uma sessão mais tarde ou terminá-la mais cedo. A contratransferência é algo que um consultor ou um supervisor pode detectar antes que o terapeuta esteja ciente dos sentimentos inconscientes que se desenvolvem em relação ao paciente, e os terapeutas devem se sentir livres para explorar a contratransferência com um consultor ou supervisor no decorrer da terapia. Alguns terapeutas ficam envergonhados com a intensidade de seus sentimentos – positivos ou negativos – e eles relutam em compartilhar esses sentimentos com o supervisor por temerem que ele os rejeite. Contudo, um axioma básico que todos os terapeutas deveriam lembrar é que o sentimento ou a representação que mais se deseja ocultar do supervisor é exatamente aquele ou aquela que *deveria* ser discutido(a) com ele.

Tratamento de hospitalização integral e de hospitalização parcial

Os princípios terapêuticos de hospitalização integral e de hospitalização parcial psicanaliticamente informados se encontram delineados no Capítulo 6. Além disso, o manejo da cisão, um ingrediente essencial no trabalho com pacientes *borderline*, também é discutido naquele capítulo. Os leitores são, portanto, orientados a retornar ao Capítulo 6 para consultar os princípios básicos do ambiente de tratamento dos pacientes *borderline*. Outros pontos específicos para os pacientes com TPB são abordados aqui.

No hospital, os pacientes *borderline* podem perturbar unidades de tratamento conforme seu caos interior é externalizado no ambiente. Alguns se tornam pacientes "especiais", que criam intensos problemas contratransferenciais relacionados à cisão e à identificação projetiva (Burnham, 1966; Gabbard, 1986; Main, 1957). Outros nutrem um ódio extraordinário e atacam de forma destrutiva todos os membros da equipe que tentam ajudá-los (Gabbard, 1989b), criando uma sensação de inutilidade na equipe. Outros ainda podem se opor de maneira passiva e se recusar a participar de qualquer aspecto do plano de tratamento (Gabbard, 1989a). Embora a doença desses pacientes possa parecer refratária ao tratamento, alguns podem se beneficiar dele por meio de atenção cuidadosa à sua dinâmica individual e à contratransferência da equipe.

Há uma grande tradição no tratamento hospitalar de pacientes *borderline*, muita da qual está baseada em poucos ou nenhum dado concreto. Alguns clínicos acreditam que a hospitalização não deve ser empregada para pacientes *borderline* porque ela promove regressão e dependência. Nenhum dado consistente apoia essa premissa, mas pelo menos um estudo controlado mostrou que o tratamento hospitalar pode ser bastante benéfico para pacientes com transtornos da personalidade graves. No Reino Unido, Dolan e colaboradores (1997) examinaram um grupo de 137 pacientes consecutivos do Hospital Henderson com transtornos da personalidade graves, tanto no encaminhamento quanto no pós-tratamento de um ano. Daqueles que foram encaminhados, 70 foram admitidos e 67 não. Os pesquisadores observaram pontuações significativamente menores no Índice da Síndrome *Borderline* (Borderline Syndrome Index) no grupo internado quando comparados aos que não foram internados. Além disso, as mudanças nas pontuações estavam positivamente correlacionadas de forma substancial com a duração do tratamento hospitalar.

A maior parte do tratamento, que antes era realizada em contextos hospitalares, agora está sendo feita em ambientes de hospital-dia ou hospitalização parcial. Os resultados impressionantes da unidade do Hospital-dia de Halliwick (Bateman e Fonagy, 1999, 2001) sugerem que essa modalidade pode ter um grande potencial para o tratamento futuro dos transtornos da personalidade. Piper e colaboradores (1993) também foram bem-sucedidos no tratamento de transtornos da personalidade em um ensaio randomizado de intervenção em hospital-dia. Wilberg e colaboradores (1999) demonstraram resultados positivos com pacientes com transtornos da personalidade tratados em um hospital-dia. Para determinar se o tratamento em um hospital-dia seria bem-sucedido fora de ambientes acadêmicos, Karterud e colaboradores (2003) testaram 1.010 pacientes com transtornos da personalidade em oito diferentes programas terapêuticos na Rede de Hospitais-dia Psicoterapêuticos da Noruega (Norwegian Network of Psychotherapeutic Day Hospitals), de 1993 a 2000. Aqueles que tinham transtornos da personalidade e completaram o programa, incluindo muitos que eram *borderline*, melhoraram significativamente em todas as variáveis de resultados, da admissão à alta, e a melhora foi mantida ou aumentada no seguimento. Por essa razão, hoje o hospital-dia está bem-estabelecido como uma abordagem altamente efetiva para pacientes *borderline* e outros com transtornos da personalidade graves. Os mesmos princípios terapêuticos usados no tratamento hospitalar prolongado no passado podem ser aplicados de forma útil em pacientes no hospital-dia.

Alguns pacientes na maior parte do tempo obtêm bons resultados na psicoterapia ambulatorial, mas necessitam, periodicamente, de hospitalização breve no curso da psicoterapia por causa de um período transitório em que apresentam um risco intenso de suicídio, automutilação ou perdem um pouco do contato com a realidade. Também, pode haver graus variados de perturbação no processo psicoterápico. Visto que o objetivo da hospitalização de curto prazo é a rápida restauração das defesas e do funcionamento adaptativo do paciente, a equipe de internação do hospital deve transmitir uma expectativa contrarregressiva. Os profissionais envolvidos neste tratamento devem comunicar a esses pacientes que eles podem controlar seus impulsos, apesar de suas recusas. Embora controles externos, como restrições e medicamentos antipsicóticos, às vezes possam ser necessários, a ênfase está em ajudar os pacientes a assumirem a responsabilidade por seu autocontrole. O ego enfraquecido dos pacientes pode ser complementado por uma estrutura firme e consistente, que envolva horários regulares, consequências claras para atos impulsivos e um padrão previsível de encontros individuais e em grupo com membros da equipe e outros pacientes.

A tendência dos pacientes *borderline* novos na internação é esperar, sob demanda, sessões individuais prolongadas com membros da equipe de enfermagem. Quando os enfermeiros estão, na verdade, sentindo-se "induzidos" a tentar gratificar essas demandas, o paciente geralmente deteriora em proporção direta à quantidade de tempo gasto nessas sessões individuais de "terapia". Os pacientes *borderline* se saem melhor quando a equipe de enfermagem consegue incorporar breves encontros de 5 a 10 minutos à estrutura regular.

Os membros da equipe no ambiente e a própria estrutura da unidade funcionam como egos auxiliares para os pacientes *borderline*. Em vez de tentar um trabalho exploratório ou interpretativo, a equipe da unidade pode ajudar os pacientes a identificar os desencadeantes de suas crises, retardar a descarga de impulsos buscando alternativas, antecipar as consequências de suas ações e esclarecer suas relações objetais internas (conforme descrito no Cap. 6). Outra função da hospitalização breve é proporcionar uma visão mais precisa do mundo interno do paciente. Por fim, a equipe pode, muitas vezes, auxiliar o psicoterapeuta na compreensão da natureza de uma crise ou de um impasse que ocorra na psicoterapia do paciente. Além disso, para abordar quaisquer processos de cisão (conforme descrito no Cap. 6), a equipe pode ajudar o terapeuta validando sua competência e seu valor como clínico (Adler, 1984). A partir da perspectiva da psicologia do *self* de Adler, os enfermeiros da unidade e outras pessoas podem desempenhar funções de *self*-objeto tanto para o paciente quanto para o terapeuta (Adler, 1987).

Também deve haver uma norma da unidade que desencoraje a manutenção de segredos. Tudo o que o paciente diz para um membro da equipe deve ser compartilhado com os outros membros nas reuniões. A equipe da unidade deve ser capaz de dizer repetidamente "não" ao paciente de maneira objetiva e cuidadosa e que não transmita malícia. Do contrário, o paciente pode não conseguir integrar o fato de que pessoas "boas" que cuidam são as mesmas pessoas que implementam medidas restritivas (i.e., intervenções "más"). Essa integração de representações internas do *self* e do objeto é outro objetivo essencial do tratamento prolongado de pacientes internados.

Os limites impostos a um paciente devem ser sempre fundamentados em uma compreensão empática da necessidade de limite que o paciente tem, em vez de se configurarem em qualquer tentativa sádica de controle, que é como o paciente normalmente vê essas restrições.

O comportamento suicida e de automutilação muitas vezes é um problema significativo, pois os pacientes *borderline* tentam controlar toda a equipe de tratamento assim como controlaram suas famílias e entes queridos com esse comportamento. Os membros da equipe devem enfatizar que cada paciente é, no fim das contas, responsável por controlar tal comportamento e que, na realidade, ninguém pode impedir que um paciente cometa suicídio. Os pacientes *borderline* frequentemente fazem cortes superficiais em si próprios com clipes de papel, latas de bebida, lâmpadas e outros objetos que, geralmente, estão disponíveis até mesmo em hospitais. Embora o dano real desses arranhões superficiais possa ser mínimo, a equipe da unidade deve investigar com cuidado as origens da mutilação. Elas estão conectadas a episódios de despersonalização ou dissociação? Há história de abuso sexual na infância? A condição do paciente justifica uma tentativa de uso de fluoxetina? O comportamento é fundamentalmente manipulativo, em um esforço para ganhar atenção da equipe?

Os pacientes *borderline* cronicamente suicidas podem engendrar sentimentos contratransferenciais intensos nos membros da equipe, que percebem as tentativas e os gestos como manipulativos e, portanto, começam a reagir às ameaças suicidas do paciente de forma despreocupada. A equipe de internação deve ter em mente que aqueles que tentam o suicídio têm uma probabilidade 140 vezes maior de se suicidar do que aqueles que não tentam (Tuckman e Youngman, 1963), e que cerca de 10 a 20% de todos aqueles que tentam se suicidar conseguem, no fim, tirar a própria vida (Dorpat e Ripley, 1967).

Terapia familiar

A modificação terapêutica do mundo objetal interno do paciente *borderline* geralmente exige um processo de psicoterapia individual intensivo. O trabalho com a família, contudo, é muitas vezes um complemento essencial ao plano de tratamento geral. Houve uma época em que os pais eram, com frequência, culpados pelo fato de a criança ter desenvolvido TPB. Embora a paternidade/maternidade destrutiva possa ser parte do quadro, em muitos outros casos, os pais estão reagindo a uma criança que nasceu com um temperamento difícil e que cria conflitos em toda a família. O primeiro passo é envolver os pais como colaboradores. Para isso, é útil fazer uma boa quantidade de psicoeducação básica com cônjuges, parceiros ou pais como parte do tratamento de determinado paciente. Essa abordagem colaborativa pode ajudar os pais ou outras pessoas significativas a se sentirem motivados em participar de alguma forma de terapia familiar.

O envolvimento familiar no tratamento também pode tomar muitas formas semelhantes à terapia familiar. A psicoeducação pode levar ao aconselhamento ou aos grupos de apoio, como aqueles que são patrocinados por organizações de consumidores que se formaram em resposta à disseminação do TPB. Às vezes, essas reuniões envolvem diversos grupos familiares. Além disso, as sessões conjuntas, na quais o paciente e seus pais se envolvem na resolução de problemas, também podem ser valiosas. A terapia familiar formal é mais adequada para aqueles pacientes e pais que conseguem discutir sobre seus conflitos sem explosões de raiva ou sem abandonar a reunião. Atribuir a responsabilidade aos pais pode ser útil se eles puderem aceitar e se arrepender daquilo que for verdadeiro nas alegações do paciente (Gunderson, 2014).

Conforme descrito no Capítulo 5, a cisão e a identificação projetiva são mecanismos extremamente comuns, que servem para manter uma homeostase patológica no sistema familiar. Por exemplo, um dos pais pode afastar representações internas más do *self* ou do objeto e projetá-las em um adolescente ou adulto jovem da prole, que, subsequentemente, identifica-se com essas projeções e se torna um membro sintomático da família.

Ao diagnosticarem padrões familiares, os terapeutas devem evitar impor os próprios construtos teóricos à família. Por exemplo, embora certos modelos psicodinâmicos (Masterson e Rinsley, 1975) possam pressupor o envolvimento exagerado por parte da mãe, a pesquisa empírica (Gunderson e Englund, 1981; Gunderson et al., 1980) sugeriu que os pais demasiadamente envolvidos são menos comuns que os negligentes. Os pais negligentes de pacientes *borderline* tendem a ser eles mesmos carentes e, portanto, deixam muitas vezes de proporcionar aos filhos orientação na forma de regras ou "estrutura".

Nas famílias em que o envolvimento exagerado é um padrão difuso, a intervenção familiar deve respeitar as necessidades que cada membro tem em relação aos outros membros. Os próprios pais podem ter psicopatologia *borderline* e sentirem-se terrivelmente ameaçados pela perspectiva de "perder" sua prole *borderline* por conta do tratamento. Os clínicos devem levar a sério a possibilidade de que uma melhora significativa no paciente pode resultar em uma descompensação grave em um dos pais, que entrará em pânico por causa da separação percebida (Brown, 1987). Nesses casos, um terapeuta familiar pode ajudar a família a lidar com os dilemas criados pela mudança no paciente, bem como no sistema familiar como um todo. O terapeuta deve evitar, de forma conscienciosa, qualquer tentativa de investigar minuciosamente o paciente *borderline* e sua família. Tais esforços são vistos tanto pela família quanto pelo paciente como um ataque ameaçador que apenas fará eles se "fecharem em uma fortaleza" e aumentarem seu enredamento. Os terapeutas de família produzem melhores resultados quando assumem uma posição neutra e não julgadora com relação à mudança, empatizando com a necessidade da família de ficar unida por conta da estabilidade inerente ao envolvimento exagerado (Jones, 1987). Qualquer mudança no sistema deve vir de *dentro*, em vez de ser imposta pelos profissionais de saúde mental, que tradicionalmente valorizam muito a separação e a autonomia.

Outro princípio crucial no trabalho com as famílias de pacientes com TPB é tentar não ficar do lado dos pacientes no que se refere aos insultos que esses dirigem aos pais, como se todo relato monstruoso fosse inteiramente verdadeiro. Em um estudo que comparou as percepções que os pacientes com TPB tinham de suas famílias com as percepções de seus pais e com as de suas famílias, Gunderson e Lyoo (1997) constataram que os pacientes *borderline* percebiam suas relações familiares de forma significativamente mais negativa do que seus pais ou as famílias normativas. Os pais tendem a concordar entre si, mas não com a prole *borderline*. Esse cisma na família deve ser levado a sério. Os clínicos devem ter em mente que o relato do paciente *borderline* pode sofrer influência das próprias propensões psicológicas, enquanto também reconhecem que a visão dos pais deve ser aceita com cautela. Muitos pais apresentam respostas defensivas durante uma avaliação e se sentem como se estivessem sendo responsabilizados pelas dificuldades do filho. Na maioria dos casos, a verdade está entre os dois pontos de vista, e as percepções de cada um dos lados possuem alguma validade.

Psicoterapia de grupo

A psicoterapia de grupo também pode ser um complemento benéfico para a psicoterapia individual de pacientes *borderline*. Conforme observaram Ganzarain (1980) e Horwitz (1977), todos os grupos tendem a empregar as defesas *borderline* de cisão e de identificação projetiva. A psicoterapia de grupo proporciona ao indivíduo *borderline* uma oportunidade de compreender essas defesas conforme elas ocorrem em um contexto de grupo. Contudo, a maioria daqueles que contribuíram para a literatura a respeito da psicoterapia de grupo do paciente *borderline* sugere que esse paciente é tratado de modo mais efetivo em grupos de indivíduos que possuem neuroses ou transtornos da personalidade de nível mais elevado (Day e Semrad, 1971; Horwitz, 1977; Hulse, 1958; Slavson, 1964).

Do mesmo modo, o consenso da literatura é que os pacientes *borderline* em psicoterapia de grupo precisam de psicoterapia individual concomitante (Day e Semrad, 1971; Horwitz, 1977; Hulse, 1958; Slavson, 1964; Spotnitz, 1957). A diluição da transferência na psicoterapia de grupo beneficia significativamente tanto o paciente *borderline* quanto o terapeuta. A raiva intensa que geralmente é mobilizada em pacientes *borderline* quando são frustrados no tratamento pode, assim, ser diluída e dirigida para outras figuras além do terapeuta individual. De forma semelhante, as fortes reações contratransferenciais para os pacientes *borderline* podem ser diluídas pela presença de outras pessoas.

Horwitz (1977) assinalou que o psicoterapeuta individual pode desempenhar uma função de apoio crucial quando a ansiedade do paciente *borderline* aumenta em resposta à confrontação no *setting* do grupo. O ideal é que o terapeuta individual seja uma pessoa diferente, e não o terapeuta de grupo, porque "é antiterapêutico para o terapeuta de grupo ver alguns pacientes individualmente, enquanto não vê outros de forma privada" (p. 415). Horwitz também identificou traços caracterológicos bastante ásperos como uma indicação para a psicoterapia de grupo como complemento à psicoterapia individual. Ele observou que os pacientes *borderline* parecem aceitar melhor a confrontação e a interpretação sobre esses traços se elas partirem de seus pares na psicoterapia de grupo do que se partirem de um terapeuta. Eles também podem achar mais fácil aceitar as interpretações do terapeuta como parte de um tema centrado no grupo do que quando as interpretações os destacam de modo individual.

Dados empíricos que estão surgindo corroboram a impressão clínica bastante difundida de que o tratamento de grupo pode ser bastante útil para pacientes *borderline*. Embora não seja uma modalidade psicodinâmica, a TCD (Linehan et al., 1991) utiliza grupos como pilar e demonstrou reduzir a automutilação e os comportamentos suicidas. Em um ensaio controlado randomizado de psicoterapia interpessoal de grupo *versus* terapia dinâmica individual, Munroe-Blum e Marziali (1995) constataram que 25 sessões semanais de terapia de grupo de 90 minutos, seguidas por cinco semanas com sessões duas vezes na semana até o término do tratamento, resultaram em melhora significativa. A análise de seguimento de 12 e 24 meses mostrou melhoras consideráveis em todos os resultados importantes. Ademais, os pacientes do grupo se saíram tão bem quanto aqueles que estavam em terapia individual. Finalmente, a terapia dinâmica de grupo três vezes por semana teve um papel central na abordagem eficaz empregada por Bateman e Fonagy (1999, 2001) na unidade do Hospital-dia de Halliwick.

Apesar das vantagens de trabalhar em um contexto de grupo, os terapeutas encontrarão certas dificuldades inerentes na psicoterapia de grupo de pacientes *borderline*. Esses pacientes podem facilmente se tornar "bodes expiatórios" por causa de sua psicopatologia mais primitiva e da maior tendência a expressar afeto de uma maneira direta. O terapeuta pode ser solicitado a apoiar o paciente *borderline* quando o "bode expiatório" surge como um tema no grupo. Além disso, os pacientes *borderline* também podem experimentar um aumento em seus sentimentos de privação por causa da competição com o grupo para obter o amparo do terapeuta. Por fim, os pacientes *borderline* tendem a manter uma certa distância na psicoterapia de grupo por causa de seu apego primário ao terapeuta individual.

Referências

Adler G: The myth of the alliance with borderline patients. Am J Psychiatry 47:642–645, 1979
Adler G: Issues in the treatment of the borderline patient, in Kohut's Legacy: Contributions to Self Psychology. Edited by Stepansky PE, Goldberg A. Hillsdale, NJ, Analytic Press, 1984, pp 117–134
Adler G: Borderline Psychopathology and Its Treatment. New York, Jason Aronson, 1985
Adler G: Discussion: milieu treatment in the psychotherapy of the borderline patient: abandonment and containment. Yearbook of Psychoanalysis and Psychotherapy 2:145–157, 1987
Akiskal HS, Chen SE, Davis GC, et al: Borderline: an adjective in search of a noun. J Clin Psychiatry 46:41–48, 1985
Alexander PC, Anderson CL, Brand B, et al: Adult attachment and long-term effects in survivors of incest. Child Abuse Negl 22:45–61, 1998
Allen JG: Traumatic Relationships and Serious Mental Disorders. New York, Wiley, 2001
American Psychiatric Association: Practice Guideline for the Treatment of Patients With Borderline Personality. Washington, DC, American Psychiatric Association, 2001
American Psychiatric Association: Diagnostic and Statistical Manual of Mental Disorders, 5th Edition. Washington, DC, American Psychiatric Association, 2013
Andrulonis PA: Disruptive behavior disorders in boys and the borderline personality disorder in men. Ann Clin Psychiatry 3:23–26, 1991
Baker L, Silk KR, Westen D, et al: Malevolence, splitting, and parental ratings by borderlines. J Nerv Ment Dis 180:258–264, 1992
Baron-Cohen S, Ring HA, Wheelwright S, et al: Social intelligence in the normal and autistic brain: an fMRI study. Eur J Neurosci 11:1891–1898, 1999
Baron-Cohen S, Wheelwright S, Hill J, et al: The "Reading the Mind in the Eyes" test revised version: a study with normal adults, and adults with Asperger syndrome or high-functioning autism. J Child Psychol Psychiatry 42:241–251, 2001
Bateman A, Fonagy P: Effectiveness of partial hospitalization in the treatment of borderline personality disorder: a randomized controlled trial. Am J Psychiatry 156: 1563–1569, 1999
Bateman A, Fonagy P: Treatment of borderline personality disorder with psychoanalytically oriented partial hospitalization: an 18-month follow-up. Am J Psychiatry 158:36–42, 2001
Bateman A, Fonagy P: Health service utilization costs for borderline personality disorder patients treated with psychoanalytically oriented partial hospitalization *versus* general psychiatric care. Am J Psychiatry 160:169–171, 2003
Bateman AW, Fonagy P: Mentalization-based treatment of BPD. J Pers Disord 18: 36– 51, 2004a
Bateman A, Fonagy P: Psychotherapy for Borderline Personality Disorder: Mentalization-Based Treatment. Oxford, UK, Oxford University Press, 2004b
Bateman A, Fonagy P: Randomized controlled trial of outpatient mentalization-based treatment *versus* structured clinical management for borderline personality disorder. Am J Psychiatry 166:1355–1364, 2009

Battle CL, Shea MT, Johnson DM, et al: Childhood maltreatment associated with adult personality disorders: findings from the Collaborative Longitudinal Personality Disorder Study. J Pers Disord 18:193–211, 2004

Bion WR: Clinical Seminars and Other Works. London, Karnac, 1987

Blum N, St. John D, Pfohl B, et al: Systems Training for Emotional Predictability and Problem Solving (STEPPS) for outpatients with borderline personality disorder: a randomized controlled trial and one year follow-up. Am J Psychiatry 165:468–478, 2008

Brown SL: Family therapy and the borderline patient, in The Borderline Patient: Emerging Concepts in Diagnosis, Psychodynamics, and Treatment, Vol 2. Edited by Grotstein JS, Solomon MF, Lang JA. Hillsdale, NJ, Analytic Press, 1987, pp 206–209

Burnham DL: The special-problem patient: victim or agent of splitting? Psychiatry 29:105–122, 1966

Calarge C, Andreasen NC, O'Leary DS: Visualizing how one brain understands another: a PET study of theory of mind. Am J Psychiatry 160:1954–1964, 2003

Clarkin JF, Levy KN, Lenzenweger MF, et al: The Personality Disorders Institute/ Borderline Personality Disorder Research Foundation randomized control trial for borderline personality disorder: rationale, methods, and patient characteristics. J Pers Disord 18:52–72, 2004

Clarkin JF, Lenzenweger MF, Yeomans F, et al: An object relations model of borderline pathology. J Pers Disord 21:474–499, 2007a

Clarkin JF, Levy KN, Lenzenweger MF, et al: Evaluating three treatments for patients with borderline personality disorder: a preliminary multi-wave study of behavioral change. Am J Psychiatry 164:922–928, 2007b

Colson DB, Lewis L, Horwitz L: Negative outcome in psychotherapy and psychoanalysis, in Negative Outcome in Psychotherapy and What to Do About It. Edited by Mays DT, Frank CM. New York, Springer, 1985, pp 59–75

Day M, Semrad E: Group therapy with neurotics and psychotics, in Comprehensive Group Psychotherapy. Edited by Kaplan HI, Sadock BJ. Baltimore, MD, Williams & Wilkins, 1971, pp 566–580

Dolan B, Warren F, Norton K: Change in borderline symptoms one year after therapeutic community treatment for severe personality disorder. Br J Psychiatry 171: 274–279, 1997

Donegan NH, Sanislow CA, Blumberg HP, et al: Amygdala hyperreactivity in borderline personality disorder: implications for emotional dysregulation. Biol Psychiatry 54:1284–1293, 2003

Dorpat TL, Ripley HS: The relationship between attempted suicide and committed suicide. Compr Psychiatry 8:74–79, 1967

Driessen M, Herrmann J, Stahl K: Magnetic resonance imaging volumes of the hippocampus and the amygdala in women with borderline personality disorder and early traumatization. Arch Gen Psychiatry 57:1115–1122, 2000

Fertuck EA, Song JA, Morris WB, et al: Enhanced "reading the mind in the eyes" in borderline personality disorder compared to healthy controls. Psychol Med 39:1979–1988, 2009

Fonagy P: An attachment theory approach to treatment of the difficult patient. Bull Menninger Clin 62:147–169, 1998

Fonagy P: Attachment Theory and Psychoanalysis. New York, Other Press, 2001
Fonagy P, Target M: Playing with reality, III: the persistence of dual psychic reality in borderline patients. Int J Psychoanal 81:853–874, 2000
Fonagy P, Leigh T, Steele M, et al: The relationship of attachment status, psychiatric classification, and response to psychotherapy. J Consult Clin Psychol 64:22–31, 1996
Fonagy P, Steele M, Steele H, et al: Reflective Functioning Manual, Version 4.1, for Application to Adult Attachment Interviews. London, University of London, 1997
Frank H, Hoffman N: Borderline empathy: an empirical investigation. Compr Psychiatry 27:387–395, 1986
Frank H, Paris J: Recollections of family experience in borderline patients. Arch Gen Psychiatry 38:1031–1034, 1981
Frith CD, Frith U: Interacting minds: a biological basis. Science 286:1692–1695, 1999
Gabbard GO: The treatment of the "special" patient in a psychoanalytic hospital. International Review of Psychoanalysis 13:333–347, 1986
Gabbard GO: On "doing nothing" in the psychoanalytic treatment of the refractory borderline patient. Int J Psychoanal 70:527–534, 1989a
Gabbard GO: Patients who hate. Psychiatry 52:96–106, 1989b
Gabbard GO (ed): Sexual Exploitation in Professional Relationships. Washington, DC, American Psychiatric Press, 1989c
Gabbard GO: An overview of countertransference with borderline patients. J Psychother Pract Res 2:7–18, 1993
Gabbard GO: Love and Hate in the Analytic Setting. Northvale, NJ, Jason Aronson, 1996
Gabbard GO: Borderline personality disorder and rational managed care policy. Psychoanalytic Inquiry 17(suppl):17–28, 1997
Gabbard GO: Treatment-resistant borderline personality disorder. Psychiatr Ann 28: 651–656, 1998
Gabbard GO: Miscarriages of psychoanalytic treatment with suicidal patients. Int J Psychoanal 84:249–261, 2003
Gabbard GO: The therapeutic action in psychoanalytic psychotherapy of borderline personality disorder, in The Psychoanalytic Therapy of Severe Disturbance. Edited by Williams P. London, Karnac, 2010, pp 1–19
Gabbard GO: Neurobiologically informed psychotherapy of borderline personality disorder, in Psychodynamic Psychotherapy Research: Evidence-Based Practice and Practice-Based Evidence. Edited by Levy RA, Ablon JS, Kachele H. New York, Humana Press, 2012, pp 257–268
Gabbard GO, Horowitz MJ: Insight, transference interpretation and therapeutic change in the dynamic psychotherapy of borderline personality disorder. Am J Psychiatry 166:517–521, 2009
Gabbard GO, Wilkinson SM: Management of Countertransference With Borderline Patients. Washington, DC, American Psychiatric Press, 1994
Gabbard GO, Horwitz L, Frieswyk S, et al: The effect of therapist interventions on the therapeutic alliance with borderline patients. J Am Psychoanal Assoc 36: 697–727, 1988
Gabbard GO, Horwitz L, Allen JG, et al: Transference interpretation in the psychotherapy of borderline patients: a high-risk, high-gain phenomenon. Harv Rev Psychiatry 2:59–69, 1994

Gallagher HL, Happe F, Brunswick N, et al: Reading the mind in cartoons and stories: an fMRI study of "theory of mind" in verbal and nonverbal tasks. Neuropsychologia 38:11–21, 2000

Ganzarain RC: Psychotic-like anxieties and primitive defenses in group analytic psychotherapy. Issues in Ego Psychology 3:42–48, 1980

Giesen-Bloo J, van Dyck R, Spinhoven P, et al: Outpatient psychotherapy for borderline personality disorder: randomized trial of schema-focused therapy vs. transference-focused therapy. Arch Gen Psychiatry 63:649–658, 2006

Goel V, Grafman J, Sadato N, et al: Modeling other minds. Neuroreport 6:1741–1746, 1995

Goldberg RL, Mann LS, Wise TN, et al: Parental qualities as perceived by borderline personality disorders. Hillside J Clin Psychiatry 7:134–140, 1985

Gorney JE: The negative therapeutic interaction. Contemp Psychoanal 15:288–337, 1979

Gregory RJ, Delucia-Deranja E, Mogle JA: Dynamic deconstructive psychotherapy versus optimized community care for borderline personality disorder cooccurring with alcohol use disorders: 30 months follow-up. J Nerv Ment Dis 198:292–298, 2010

Grinker RR Jr, Werble B, Drye RC: The Borderline Syndrome: A Behavioral Study of Ego-Functions. New York, Basic Books, 1968

Gunderson JG: Studies of borderline patients in psychotherapy, in Handbook of Borderline Disorders. Edited by Silver D, Rosenbluth M. Madison, CT, International Universities Press, 1992, pp 291–305

Gunderson JG: The borderline patient's intolerance of aloneness: insecure attachments and therapist availability. Am J Psychiatry 153:752–758, 1996

Gunderson JG: Borderline Personality Disorder: A Clinical Guide. Washington, DC, American Psychiatric Publishing, 2001

Gunderson J: Handbook of Good Psychiatric Management for Borderline Patients. Washington, DC, American Psychiatric Publishing, 2014

Gunderson JG, Chu JA: Treatment implications of past trauma in borderline personality disorder. Harv Rev Psychiatry 1:75–81, 1993

Gunderson JG, Englund DW: Characterizing the families of borderlines: a review of the literature. Psychiatr Clin North Am 4:159–168, 1981

Gunderson JG, Links P: Borderline Personality Disorder: A Clinical Guide. 2nd Edition. Washington, DC, American Psychiatric Publishing, 2008

Gunderson JG, Lyoo K: Family problems and relationships for adults with borderline personality disorder. Harv Rev Psychiatry 4:272–278, 1997

Gunderson JG, Sabo AN: The phenomenological and conceptual interface between borderline personality disorder and PTSD. Am J Psychiatry 150:19–27, 1993

Gunderson JG, Zanarini MC: Current overview of the borderline diagnosis. J Clin Psychiatry 48(suppl 8):5–14, 1987

Gunderson JG, Kerr J, Englund DW: The families of borderlines: a comparative study. Arch Gen Psychiatry 37:27–33, 1980

Gunderson JG, Stout RL, McGlashan TH, et al: Ten year course of borderline personality disorder: psychopathology and function from the collaborative longitudinal personality disorders studies. Arch Gen Psychiatry 68:827–837, 2011

Gutheil T: Borderline personality disorder, boundary violations, and patient-therapist sex: medicolegal pitfalls. Am J Psychiatry 146:597–602, 1989

Herman JL, Perry JC, van der Kolk BA: Childhood trauma in borderline personality disorder. Am J Psychiatry 146:490–495, 1989

Herpertz SC, Dietrich TM, Wenning B, et al: Evidence of abnormal amygdala functioning in borderline personality disorder: a functional MRI study. Biol Psychiatry 50:292–298, 2001

Hoch P, Polatin P: Pseudoneurotic forms of schizophrenia. Psychiatr Q 23:248–276, 1949

Horwitz L: Clinical Prediction in Psychotherapy. New York, Jason Aronson, 1974

Horwitz L: Group psychotherapy of the borderline patient, in Borderline Personality Disorders: The Concept, the Syndrome, the Patient. Edited by Hartocollis PL. New York, International Universities Press, 1977, pp 399–422

Horwitz L, Gabbard GO, Allen JG, et al: Borderline Personality Disorder: Tailoring the Psychotherapy to the Patient. Washington, DC, American Psychiatric Press, 1996

Hulse WC: Psychotherapy with ambulatory schizophrenic patients in mixed analytic groups. Arch Neurol Psychiatry 79:681–687, 1958

Johnson JG, Cohen P, Brown J, et al: Childhood maltreatment increases risk for personality disorders during early adulthood. Arch Gen Psychiatry 56:600–606, 1999

Jones SA: Family therapy with borderline and narcissistic patients. Bull Menninger Clin 51:285–295, 1987

Karterud S, Pedersen G, Bjordal E, et al: Day treatment of patients with personality disorders: experiences from a Norwegian treatment research network. J Pers Disord 17:243–262, 2003

Kernberg OF: Borderline personality organization. J Am Psychoanal Assoc 15:641–685, 1967

Kernberg OF: Borderline Conditions and Pathological Narcissism. New York, Jason Aronson, 1975

Kernberg OF: Technical considerations in the treatment of borderline personality organization. J Am Psychoanal Assoc 24:795–829, 1976

Kernberg OF, Burstein ED, Coyne L, et al: Psychotherapy and psychoanalysis: final report of The Menninger Foundation's Psychotherapy Research Project. Bull Menninger Clin 36:3–275, 1972

Kernberg OF, Selzer MA, Koenigsberg HW, et al: Psychodynamic Psychotherapy of Borderline Patients. New York, Basic Books, 1989

King-Casas B, Sharp C, Lomax L, et al: The rupture and repair of cooperation in borderline personality disorder. Science 321:806–810, 2008

Knight RP: Borderline states. Bull Menninger Clin 17:1–12, 1953

Linehan MM, Armstrong HE, Suarez A, et al: Cognitive-behavioral treatment of chronically parasuicidal borderline patients. Arch Gen Psychiatry 48:1060–1064, 1991

Linehan MM, Comtois KA, Murray AM, et al: Two-year randomized controlled trial and follow-up of dialectical behavior therapy vs. therapy by experts for suicidal behaviors and borderline personality disorder. Arch Gen Psychiatry 63:757–766, 2006

Links PS, Steiner M, Offord DR, et al: Characteristics of borderline personality disorder: a Canadian study. Can J Psychiatry 33:336–340, 1988

Lynch TR, Rosenthal MZ, Kosson DS, et al: Heightened sensitivity to facial expressions of emotion in borderline personality disorder. Emotion 6:647–655, 2006

Lyoo IK, Han MH, Cho DY: A brain MRI study in subjects with borderline personality disorder. J Affect Disord 50:235–243, 1998

Mahler MS, Pine F, Bergman A: The Psychological Birth of the Human Infant: Symbiosis and Individuation. New York, Basic Books, 1975

Main TF: The ailment. Br J Med Psychol 30:129–145, 1957

Maltsberger JT: Countertransference in the treatment of the suicidal borderline patient, in Countertransference Issues in Psychiatric Treatment (Review of Psychiatry Series, Vol. 18; Oldham JM and Riba MB, series eds). Edited by Gabbard GO. Washington, DC, American Psychiatric Press, 1999, pp 27–43

Masterson JF: Psychotherapy of the Borderline Adult: A Developmental Approach. New York, Brunner/Mazel, 1976

Masterson JF, Rinsley DB: The borderline syndrome: the role of the mother in the genesis and psychic structure of the borderline personality. Int J Psychoanal 56: 163–177, 1975

McMain SF, Links PS, Gnam WH, et al: A randomized trial of dialectical behavior therapy *versus* general psychiatric management for borderline personality disorder. Am J Psychiatry 166:1365–1374, 2009

McMain SF, Guimond T, Streiner DL, et al: Dialectical behavior therapy compared with general psychiatric management for borderline personality disorder: clinical outcomes and functioning over a two-year follow-up. Am J Psychiatry 169:650–661, 2012

Meissner WW: Treatment of Patients in the Borderline Spectrum. Northvale, NJ, Jason Aronson, 1988

Modell AH: "The holding environment" and the therapeutic action of psychoanalysis. J Am Psychoanal Assoc 24:285–307, 1976

Munroe-Blum H, Marziali E: A controlled trial of short-term group treatment for borderline personality disorder. J Pers Disord 9:190–198, 1995

New AS, Stanley B: An opioid deficit in borderline personality disorder: self-cutting, substance abuse, and social dysfunction. Am J Psychiatry 167:882–885, 2010

Ochsner KN, Bunge SA, Gross JJ, et al: Rethinking feelings: fMRI study of the cognitive regulation of emotions. J Cogn Neurosci 14:1215–1229, 2002

Ogata SN, Silk KR, Goodrich S, et al: Childhood sexual and physical abuse in adult patients with borderline personality disorder. Am J Psychiatry 147:1008–1013, 1990

Oldham JM, AE, Kellman HD, et al: Diagnosis of DSM-III-R personality disorders by two structured interviews: patterns of comorbidity. Am J Psychiatry 149: 213–220, 1992

O'Leary KM: Neuropsychological testing results. Psychiatr Clin North Am 23:41–60, 2000

O'Leary KM, Cowdry RW: Neuropsychological testing results in borderline personality disorder, in Biological and Neurobehavioral Studies of Borderline Personality Disorder. Edited by Silk KR. Washington, DC, American Psychiatric Press, 1994, pp 127–157

Paris J: Does childhood trauma cause personality disorders in adults? Can J Psychiatry 43:148–153, 1998

Paris J: The outcome of borderline personality disorder: good for most but not all patients. Am J Psychiatry 169:445–446, 2012

Paris J, Frank H: Perceptions of parental bonding in borderline patients. Am J Psychiatry 146:1498–1499, 1989

Paris J, Zweig-Frank H: A critical review of the role of childhood sexual abuse in the etiology of borderline personality disorder. Can J Psychiatry 37:125–128, 1992

Patrick M, Hobson RP, Castle D, et al: Personality disorder and the mental representation of early experience. Developmental Psychopathology 6:375–388, 1994

Piper WE, Rosie JS, Azim HF, et al: A randomized trial of psychiatric day treatment for patients with affective and personality disorders. Hosp Community Psychiatry 44:757–763, 1993

Prossin AR, Love TM, Koeppe RA, et al: Dysregulation of regional endogenous opioid function in borderline and schizotypal personality disorder. Am J Psychiatry 167:925–933, 2010

Reichborn-Kjennerud T, Ystrom E, Neale MC, et al: Structure of genetic and environmental risk factors for symptoms of DSM-IV borderline personality disorder. JAMA Psychiatry 70:1206–1214, 2013

Rinne T, de Kloet ER, Wouters L, et al: Hyperresponsiveness of hypothalamic-pituitary-suprarrenal axis to combined dexamethasone/corticotropin-releasing hormone challenge in female borderline personality disorder subjects with a history of sustained childhood abuse. Biol Psychiatry 52:1102–1112, 2002

Rosen IR: Relational masochism: the search for a bad enough object. Paper presented at scientific meeting of the Topeka Psychoanalytic Society, Topeka, KS, January 1993

Rüsch N, Lieb K, Göttler I, et al: Shame and implicit self-concept in women with borderline personality disorder. Am J Psychiatry 164:500–508, 2007

Sandler J: Character traits and object relationships. Psychoanal Q 50:694–708, 1981

Schiffer F, Teicher MH, Papanicolaou AC: Evoked potential evidence for right brain activity during the recall of traumatic memories. J Neuropsychiatry Clin Neurosci 7:169–175, 1995

Schmahl CG, Vermetten E, Elzinga BM, et al: Magnetic resonance imaging of hippocampal and amygdalar volume in women with childhood abuse and borderline personality disorder. Psychiatry Res 122:193–198, 2003a

Schmahl CG, Elzinga BM, Vermetten E, et al: Neural correlates of memories of abandonment in women with and without borderline personality disorder. Biol Psychiatry 54:142–151, 2003b

Schmideberg M: The borderline patient, in American Handbook of Psychiatry, Vol 1. Edited by Arieti S. New York, Basic Books, 1959, pp 398–416

Searles HF: My Work With Borderline Patients. Northvale, NJ, Jason Aronson, 1986

Silbersweig D, Clarkin JR, Goldstein M, et al: Failure of frontolimbic inhibitory function in the context of negative emotion in borderline personality disorder. Am J Psychiatry 164:1832–1841, 2007

Slavson SR: A Textbook in Analytic Group Psychotherapy. New York, International Universities Press, 1964

Soloff PH, Millward JW: Developmental histories of borderline patients. Compr Psychiatry 24:574–588, 1983

Spotnitz H: The borderline schizophrenic in group psychotherapy: the importance of individualization. Int J Group Psychother 7:155–174, 1957

Stalker CA, Davies F: Attachment organization, and adaptation in sexually abused women. Can J Psychiatry 40:234–240, 1995

Streeter CC, vanReekum R, Shorr RI, et al: Prior head injury in male veterans with borderline personality disorder. J Nerv Ment Dis 183:577–581, 1995

Swartz M, Blazer D, George L, et al: Estimating the prevalence of borderline personality disorder in the community. J Pers Disord 4:257–272, 1990

Swirsky-Sacchetti T, Gorton G, Samuel S, et al: Neuropsychological function in borderline personality disorder. J Clin Psychol 49:385–396, 1993

Torgersen S, Kringlen E, Cramer V: The prevalence of personality disorders in a community sample. Arch Gen Psychiatry 58:590–596, 2001

Torgersen S, Lygren S, Oien PA, et al: A twin study of personality disorders. Compr Psychiatry 41:416–425, 2000

Tuckman J, Youngman WF: Suicide risk among persons attempting suicide. Public Health Rep 78:585–587, 1963

van Elst TL, Hesslinger B, Thiel T, et al: Frontolimbic brain abnormalities in patients with borderline personality disorder: a volumetric magnetic resonance imaging study. Biol Psychiatry 54:163–171, 2003

vanReekum R, Conway CA, Gansler D, et al: Neurobehavioral study of borderline personality disorder. J Psychiatry Neurosci 18:121–129, 1993

Wagner AW, Linehan MM: Facial expression recognition ability among women with borderline personality disorder: implications for emotion regulation? J Pers Disord 13:329–344, 1999

Waldinger RJ: Intensive psychodynamic therapy with borderline patients: an overview. Am J Psychiatry 144:267–274, 1987

Wallerstein RS: Forty-Two Lives in Treatment: A Study of Psychoanalysis and Psychotherapy. New York, Guilford, 1986

Walsh F: The family of the borderline patient, in The Borderline Patient. Edited by Grinker RR, Werble B. New York, Jason Aronson, 1977, pp 158–177

Westen D, Ludolph P, Misle B, et al: Physical and sexual abuse in adolescent girls with borderline personality disorder. Am J Orthopsychiatry 60:55–66, 1990

Widiger TA, Weissman MM: Epidemiology of borderline personality disorder. Hosp Community Psychiatry 42:1015–1021, 1991

Wilberg T, Urnes O, Friis S, et al: One-year follow-up of day treatment for poorly functioning patients with personality disorders. Psychiatr Serv 50:1326–1330, 1999

Winnicott DW: Transitional objects and transitional phenomena – a study of the first not-me possession period. Int J Psychoanal 34:59–97, 1953

Zanarini MC, Frankenburg FR: Pathways to the development of borderline personality disorder. J Pers Disord 11:93–104, 1997

Zanarini MC, Frankenburg FR: The essential nature of borderline psychopathology. J Pers Disord 21:518–535, 2007

Zanarini MC, Gunderson JG, Frankenburg FR: Axis I phenomenology of borderline personality disorder. Compr Psychiatry 30:149–156, 1989a

Zanarini MC, Gunderson JG, Marino MF, et al: Childhood experiences of borderline patients. Compr Psychiatry 30:18–25, 1989b

Zanarini MC, Gunderson JG, Frankenburg FR, et al: Discriminating borderline personality disorder from other Axis II disorders. Am J Psychiatry 147:161–167, 1990

Zanarini MC, Williams AA, Lewis RE, et al: Reported pathological childhood experiences associated with the development of borderline personality disorder. Am J Psychiatry 154:1101–1106, 1997

Zanarini MC, Frankenburg FR, Reich DB, et al: Attainment and stability of sustained symptomatic remission and recovery among patients with borderline personality disorder and Axis II comparison subjects: a 16-year prospective follow-up study. Am J Psychiatry 169:476–483, 2012

Zetzel ER: A developmental approach to the borderline patient. Am J Psychiatry 127:867–871, 1971

Zlotnick C, Rothschild L, Zimmerman M: The role of gender in the clinical presentation of patients with borderline personality disorder. J Pers Disord 16:277–282, 2002

Zweig-Frank H, Paris J: Parents' emotional neglect and overprotection according to the recollections of patients with borderline personality disorder. Am J Psychiatry 148:648–651, 1991

Capítulo 16

Transtornos da Personalidade do Grupo B

Narcisista

> Oh, você está cego pelo seu amor-próprio, Malvolio, e tem na boca um apetite destemperado. Para ser generoso, inocente e ter uma disposição livre, é preciso tomar por flechas sem ponta[1] aquilo que você julga serem balas de canhão.
>
> *Olívia no Primeiro Ato, Cena V, "Noite de Reis", de Shakespeare*

Na comédia de Shakespeare, fica claro tanto para Olívia como para a audiência que o amor-próprio de Malvolio e sua tendência a experienciar leves deslizes como ataques devastadores são indicações de que ele está "doente". Na prática psiquiátrica contemporânea, entretanto, a distinção entre os graus patológicos e saudáveis de narcisismo é repleta de dificuldade. Uma certa medida de interesse pessoal e de amor-próprio não é apenas normal, mas

---

[1] Tipo de flecha utilizada para atingir pássaros sem perfurá-los.

também essencial para a saúde psicológica. Contudo, o ponto do *continuum* da autoestima em que o narcisismo saudável se torna narcisismo patológico não é de fácil identificação.

Outro fator de confusão é que certos comportamentos podem ser patologicamente narcisistas em um indivíduo enquanto são apenas uma manifestação de autoestima saudável em outro. O narcisismo é julgado diferentemente, dependendo da fase do ciclo vital pela qual uma pessoa está passando. Mesmo que estejamos conscientes dessas distinções acerca do desenvolvimento, o termo *narcisista* raramente é utilizado como um elogio para se referir a alguém com uma autoestima saudável. Ao contrário, o termo quase sempre é utilizado pejorativamente, sobretudo quando se refere a colegas e a conhecidos que achamos desagradáveis. Da mesma forma, o termo é frequentemente invocado para se referir a alguém cujo sucesso e a confiança invejamos. Devido ao fato de que todos nós lutamos com questões narcísicas, devemos sempre estar atentos ao potencial hipócrita de rotular outras pessoas como narcisistas.

Para complicar as coisas ainda mais, vivemos em uma cultura narcisista. Em 1979, Christopher Lasch argumentou que uma cultura de narcisismo se desenvolveu em resposta à nossa devoção servil à mídia eletrônica, que prosperou com imagens superficiais ao mesmo tempo em que ignorou a substância e a profundidade (Lasch, 1979). A geração atual de *millennials*, que vivem suas vidas no Facebook e em outras redes sociais, com um dispositivo eletrônico "colado" em suas mãos, criaram uma nova versão da cultura narcísica. Como observaram Twenge e Campbell (2009), a autoestima e o narcisismo invadiram o discurso social da sociedade. O narcisismo raramente era mencionado na imprensa durante o início dos anos 1970, mas entre 2002 e 2007 ocorreram cerca de cinco mil menções. Desde 1975, algo entre 5 a 10 livros sobre narcisismo foram publicados a cada ano, mas havia menos de três livros em circulação publicados antes de 1970. Um estudo sobre transtorno da personalidade narcisista (TPN) patrocinado pelos National Institutes of Health (Stinson et al., 2008) descobriu que havia aproximadamente três vezes mais pessoas preenchendo os critérios para o transtorno na faixa etária dos 20 aos 29 anos do que na faixa com mais de 65 anos. Na capa da revista *Time*, os *millennials* foram caracterizados como a "geração eu, eu, eu" (J. Stein, 2013). Muitos dos jovens adultos dessa geração cresceram com um senso de direito de que eles merecem ser famosos ou bem-pagos sem fazer muito esforço para realizar seus sonhos. Eles cresceram com uma audiência de colegas em redes sociais que ofereceram gratificação instantânea e valorização da autoestima em bases contínuas ao longo do dia e mesmo durante altas horas da noite.

Dado esse ambiente cultural, é muitas vezes difícil determinar que traços indicam um TPN e quais são simplesmente traços culturais adaptativos. Além disso, a diferença entre uma autoestima saudável e uma autoestima artificialmente inflada é muitas vezes ambígua. Visualizemos, por exemplo, um profissional de saúde mental apresentando um artigo científico para uma plateia de colegas. O apresentador observa que cerca de metade da audiência está dormindo durante a apresentação, enquanto a outra metade está se levantando e deixando o local. Durante o período de discussão ao fim da apresentação, o apresentador é duramente criticado por ter um "pensamento confuso", por "familiaridade insuficiente com a literatura" e por "não apresentar nenhuma novidade". Ele responde a essas críticas dizendo para si mesmo: "Não importa o que eles pensem, sei que sou competente". Como avaliamos essa resposta? Baseando-se nesse exemplo, poderíamos chegar a uma dessas duas conclusões: 1) essa pessoa tem uma autoestima que não colapsa simplesmente por causa de uma experiência desagradável, ou 2) a resposta do apresentador reflete seu narcisismo patológico uma vez que é uma reação defensiva grandiosa, que tem por finalidade compensar um dano devastador à sua autoestima.

Com esse leque desconcertante de usos variados, diferenças de desenvolvimento e influências culturais, que critérios definitivos poderiam ser usados para diferenciar o narcisismo saudável do patológico? Os critérios de saúde psicológica consagrados pelo tempo – amar e trabalhar – são apenas parcialmente úteis para responder a essa questão. A história de trabalho de um indivíduo pode ser de pouca ajuda para que se faça essa distinção. Indivíduos narcisistas altamente perturbados podem ter um sucesso extraordinário em certas profissões, como o meio executivo, as artes, a política, a indústria do entretenimento, o meio esportivo e o evangelismo televisivo (Gabbard, 1983). Em alguns casos, entretanto, a patologia narcisista pode ser refletida na superficialidade dos interesses profissionais desse alguém (Kernberg, 1970), como se a realização e a aclamação fossem mais importantes do que a maestria no próprio campo.

As formas patológicas de narcisismo são mais facilmente identificadas pela qualidade das relações dos indivíduos. Umas das tragédias que afetam essas pessoas é a incapacidade de amar. As relações interpessoais saudáveis podem ser reconhecidas por qualidades como empatia e preocupação com os sentimentos do outro, interesse genuíno pelas ideias do outro, aptidão para tolerar a ambivalência em relações de longo prazo sem desistir e capacidade para reconhecer as próprias contribuições para os conflitos interpessoais. Pessoas cujos relacionamentos são caracterizados por essas qualidades podem, por vezes, usar as outras pessoas para satisfazer as próprias necessidades, mas essa tendência ocorre em um contexto mais amplo de relações interpessoais, em vez de ser um estilo difuso ao lidar com outros indivíduos. Todavia, a pessoa com TPN pode tratar outros indivíduos como objetos a serem usados e descartados de acordo com suas necessidades, sem levar em consideração quaisquer sentimentos. As pessoas não são vistas como tendo uma existência separada ou como possuindo necessidades próprias. O indivíduo com TPN frequentemente termina uma relação depois de um tempo curto, em geral quando a outra pessoa começa a fazer exigências decorrentes de suas próprias necessidades. Mais importante, essas relações evidentemente não "funcionam" em termos da aptidão do narcisista para manter o próprio senso de autoestima.

Fenomenologia do transtorno da personalidade narcisista

A literatura psicodinâmica sobre o TPN é um tanto confusa por causa do rótulo que parece se aplicar de forma ampla a pacientes com quadros clínicos bastante diferentes. O DSM-5 (American Psychiatric Association, 2013) lista nove critérios para o diagnóstico do TPN (Quadro 16-1). Esses critérios identificam um certo tipo de paciente narcisista – mais especificamente, o indivíduo arrogante, presunçoso e "barulhento" que exige ser o centro das atenções. No entanto, eles falham em caracterizar o indivíduo narcisista tímido, discretamente grandioso, cuja extrema sensibilidade ao desprezo leva a uma fuga assídua dos holofotes (Cooper e Michels, 1988).

Por muitos anos, houve uma literatura relativamente pequena sobre o TPN. Entretanto, nos últimos anos, a literatura tem se expandido de forma a incluir questões relativas aos construtos do TPN, a apreciação e a avaliação de pacientes com o transtorno, sua epidemiologia e sua etiologia, bem como as várias abordagens de tratamento (Campbell e Miller, 2011; Ogrodniczuk, 2013). Há um amplo consenso nessa literatura de que o TPN ocorre dentro de um *continuum*. Na literatura psicanalítica, uma extremidade do *continuum* foi tipificada pelo indivíduo invejoso e ganancioso que exige atenção e aplauso de outras pessoas, descrito em detalhe por Kernberg (1970, 1974a, 1974b, 1998). A pessoa com o tipo de TPN que é mais vulnerável a desprezos e à autofragmentação foi caracterizada por Kohut (1971, 1977, 1984). Esses dois autores psicanalíticos identificaram pontos extremos do *continuum*, enquanto alguns pacientes descritos por outros autores caíram em algum ponto entre essas duas extremidades, com base em seus estilos típicos de relação interpessoal.

De um ponto de vista descritivo, os dois extremos opostos sobre o *continuum* podem ser rotulados de narcisistas distraídos e de narcisistas *hipervigilantes* (Gabbard, 1989) (Quadro 16-2). Esses termos referem-se especificamente ao estilo de interação predominante da pessoa, tanto nas relações de transferência com o terapeuta como nas relações sociais em geral.

Tipos distraídos parecem não ter qualquer consciência de seu impacto sobre os outros. Eles falam como se estivem se dirigindo a uma grande audiência, raramente estabelecendo contato visual e em geral olhando por sobre as cabeças daqueles que estão à sua volta. Eles falam "para" os outros e não "com" os outros. Pessoas desse tipo são alheias ao fato de que elas são enfadonhas e de que alguns indivíduos, portanto, deixarão a conversa e procurarão companhia em outro lugar. Sua conversa é repleta de referências às próprias realizações, e eles evidentemente precisam ser o centro das atenções. Eles são insensíveis às necessidades alheias, chegando ao ponto de não permitirem que os outros contribuam com a conversa. Essas pessoas são muitas vezes percebidas como "tendo um remetente, mas não um destinatário".

QUADRO 16–1	Critérios para o transtorno da personalidade narcisista do DSM-5

301.81 (F60.81)

Um padrão difuso de grandiosidade (em fantasia ou comportamento), necessidade de admiração e falta de empatia que surge no início da vida adulta e está presente em vários contextos, conforme indicado por cinco (ou mais) dos seguintes:

1. Tem uma sensação grandiosa da própria importância (p. ex., exagera conquistas e talentos, espera ser reconhecido como superior sem que tenha as conquistas correspondentes).
2. É preocupado com fantasias de sucesso ilimitado, poder, brilho, beleza ou amor ideal.
3. Acredita ser "especial" e único e que pode ser somente compreendido por, ou associado a, outras pessoas (ou instituições) especiais ou com condição elevada.
4. Demanda admiração excessiva.
5. Apresenta um sentimento de possuir direitos (i.e., expectativas irracionais de tratamento especialmente favorável ou que estejam automaticamente de acordo com as próprias expectativas).
6. É explorador em relações interpessoais (i.e., tira vantagem de outros para atingir os próprios fins).
7. Carece de empatia: reluta em reconhecer ou identificar-se com os sentimentos e as necessidades dos outros.
8. É frequentemente invejoso em relação aos outros ou acredita que os outros o invejam.
9. Demonstra comportamentos ou atitudes arrogantes e insolentes.

Fonte: Reimpresso a partir do *Manual diagnóstico e estatístico de transtornos mentais*, 5ª Edição. Washington, DC, American Psychiatric Publishing, 2003 Usado sob permissão. Copyright © 2013 American Psychiatric Association.

O tipo distraído do TPN corresponde muito proximamente ao quadro clínico descrito pelos critérios do DSM-5.

As questões narcisistas do tipo hipervigilante, por sua vez, são manifestadas de maneiras totalmente diferentes. Essas pessoas são sensíveis à forma como os outros reagem a elas. De fato, sua atenção é continuamente direcionada aos outros, em contraste com a autoabsorção do narcisista alheio. Como o paciente paranoide, eles escutam os outros atentamente para obterem evidências de qualquer reação crítica e tendem a se sentirem frequentemente menosprezados. Um paciente narcisista estava tão atento às reações de seu terapeuta que todas as vezes que o terapeuta mudava de posição em sua cadeira ou pigarreava, o paciente via nisso um sinal de enfado. Quando esse mesmo terapeuta removeu uma folha morta de uma planta que estava sobre a mesa de seu escritório, o paciente se sentiu humilhado e exigiu um novo terapeuta. Os pacientes desse tipo são tímidos e inibidos a ponto de serem apagados. Eles evitam os holofotes porque estão convencidos de que serão rejeitados e humilhado. No centro do seu mundo interior está um profundo senso de vergonha relacionado ao desejo secreto de se exibirem de uma maneira grandiosa.

QUADRO 16–2 Dois tipos de pacientes com transtorno da personalidade narcisista

Narcisista distraído	Narcisista hipervigilante
Não há qualquer consciência das reações de outras pessoas	É extremamente sensível às reações de outras pessoas
É arrogante e agressivo	É inibido, tímido ou mesmo apagado
É absorvido em si mesmo	Direciona a atenção mais para os outros do que para si
Precisa ser o centro das atenções	Evita ser o centro das atenções
Tem "um remetente, mas não um destinatário"	Ouve outras pessoas cuidadosamente pela evidência de desprezos e críticas
É aparentemente imune no que se refere a ter seus sentimentos magoados por outros	Seus sentimentos são facilmente magoados; é propenso a se sentir envergonhado ou humilhado

A vergonha também tem outros determinantes. Ela está relacionada com um processo de autoavaliação no qual uma pessoa se sente inadequada (i.e., aquém do padrão ideal que essa pessoa deveria ser). É central à vergonha um senso de defeito inerente (Cooper, 1998). Lewis (1987) distinguiu vergonha de culpa. Enquanto pessoas com sentimentos de culpa podem se sentir como se não estivessem vivendo de acordo com um padrão, elas não têm o senso de serem irreparavelmente defeituosas da mesma forma que certos indivíduos com TPN. O sentimento de ser humilhado ou dolorosamente exposto quando confrontado com deficiências em suas capacidades ou o reconhecimento de necessidades não satisfeitas é central para a psicopatologia de indivíduos com narcisismo, sendo que muitas das defesas que essas pessoas desenvolvem são manifestadas para prevenir a consciência dos sentimentos associados a essas experiências. Steiner (2006) observou que ver e ser visto são ações centrais para os pacientes narcisistas, e eles lutam com uma autoconsciência acentuada sobre como estão se comportando em relação aos outros. Alguns tipos de relações podem ser preventivos para essa vulnerabilidade à humilhação, mas no contexto de perda dessa proteção, uma pessoa pode se sentir extremamente visível e exposta ao olhar dos outros de uma maneira devastadora e humilhante.

Embora ambos os tipos se esforcem para manter a autoestima, eles lidam com essa questão de formas extremamente diferentes. Narcisistas distraídos tentam impressionar outras pessoas com suas realizações, enquanto se isolam em relação às feridas narcísicas ao fazerem uma triagem das respostas de terceiros. Narcisistas hipervigilantes tentam manter sua autoestima ao evitar situações vulneráveis e ao estudar de forma intensa outras pessoas de maneira a compreender como se comportar. De forma projetiva, eles atribuem aos outros a sua desaprovação em relação às próprias fantasias grandiosas (Gabbard, 1983).

Apesar das falhas dos critérios do DSM-5 para descrever a variante hipervigilante do TPN, há suporte empírico à distinção entre o distraído e o hipervigilante. Wink (1991) realizou uma análise dos principais componentes das escalas de narcisismo do Inventário Multifásico de Personalidade de Minnesota e encontrou fatores ortogonais: uma dimensão vulnerabilidade-sensibilidade e uma dimensão grandiosidade-exibicionismo. Ele concluiu que esses dois conjuntos relativamente não correlacionados, aos quais ele se referiu como narcisismo *oculto* e *explícito*, confirmaram a existência de duas formas distintas de narcisismo patológico. Embora ambas as formas compartilhem as características de negligência em relação aos outros, autocomiseração e presunção, o grupo vulnerabilidade-sensibilidade foi caracterizado como introvertido, defensivo, ansioso e vulnerável aos traumas da vida, enquanto o grupo grandiosidade-exibicionismo mostrou-se extrovertido, autoconfiante, exibicionista e agressivo. Dickinson e Pincus (2003) também confirmaram essa distinção e observaram as similaridades entre os narcisistas hipervigilantes e aqueles com transtorno da personalidade evitativa.

Fundamentos empíricos adicionais para os dois subtipos de TPN vieram de um estudo com 701 estudantes universitários (Hibbard, 1992). Os sujeitos preencheram questionários contendo oito escalas medindo narcisismo, relações objetais, masoquismo e vergonha. O narcisismo formou dois subgrupos distintos, um estilo narcisicamente vulnerável e um estilo grandioso, "fálico". O afeto da vergonha foi central para se dividir esses grupos – ele correlacionou-se positivamente com o estilo vulnerável e negativamente com o estilo grandioso.

O narcisista distraído ou explícito pode realmente se dizer feliz quando comparado com o indivíduo hipervigilante ou oculto. Em um estudo com 262 alunos de graduação, Rose (2002) descobriu que os narcisistas explícitos obtêm uma pontuação alta em relação a traços como grandiosidade, senso de direito e de exploração, mas eles também se avaliam com médias altas nos quesitos de felicidade e autoestima. Em outras palavras, a personalidade narcisista explícita pode realmente originar alguns benefícios psicológicos do autoengano, dos quais as pessoas comuns não desfrutam. Manter crenças irreais sobre si mesmo, bem como ver outras pessoas como inferiores podem beneficiar seu senso geral de adaptação à vida ao criar uma defesa contra a dor e a vergonha. Os narcisistas de tipo oculto se avaliam como tendo sentimentos de inferioridade e infelicidade, porque suas defesas contra a ferida narcísica são muito menos desenvolvidas.

Embora esses dois tipos possam ocorrer de forma pura, muitos pacientes apresentam uma combinação de características fenomenológicas de ambos os tipos. Entre esses dois extremos do *continuum*, haverá muitos indivíduos narcisistas que são bem mais suaves socialmente e que possuem uma grande dose de charme interpessoal.

Um estudo com base nas descrições de clínicos sugeriu que, na realidade, podem existir três subtipos de TPN (Russ et al., 2008). Nessa investigação, os clínicos usaram o Procedimento de Avaliação Shedler-Westen II (em inglês, Shedler-Westen

Assessment Procedure-II, ou SWAP-II) para definir os pacientes que eles perceberam apresentar mais características do TPN. Participaram do estudo 1.200 psiquiatras e psicólogos clínicos, e 255 pacientes preencheram os critérios do DSM-IV para TPN. Os autores usaram a análise do fator Q para identificar três subtipos, os quais os autores rotularam como grandioso/maligno, frágil e de alto funcionamento/exibicionista. Eles também descobriram que as principais características do TPN incluíam a vulnerabilidade interpessoal, as dificuldades em regular o afeto, a competitividade e o sofrimento emocional subjacente, todos os quais estão ausentes no construto do DSM-5.

O tipo grandioso/maligno, alinhado de forma próxima com o narcisista distraído, foi caracterizado por sentimento exagerado da própria importância, falta de remorso, manipulação interpessoal, raiva acumulada, busca de poder interpessoal e sentimentos de privilégio. A categoria frágil, muito parecida com o subtipo hipervigilante, repeliu sentimentos dolorosos de inadequação com uma grandiosidade utilizada defensivamente e apresentou uma poderosa subcorrente de sentimentos inadequados, estados afetivos negativos e solidão. Por fim, a variante de alto funcionamento tinha um senso de importância própria exagerado, mas esses indivíduos também eram extrovertidos, cheios de energia e articulados. Aparentemente, eles utilizam o narcisismo como uma forte motivação para serem bem-sucedidos.

Compreensão psicodinâmica

A principal controvérsia envolvendo a compreensão teórica do TPN tem recaído nos modelos de Kohut e Kernberg (Adler, 1986; Glassman, 1988; Heiserman e Cook, 1998; Josephs, 1995; Kernberg, 1974a, 1974b, 1998; Ornstein, 1974a, 1998). Ronningstam (2011) sugeriu que a principal divergência teórica entre os autores psicanalíticos é sobre como o objeto é representado para o paciente. Embora Kernberg tenha diferenciado o objeto do *self* e tenha sugerido um alto grau de separação interna, os psicólogos do *self* veem o objeto como uma extensão do *self* que oferece funções que faltam aos pacientes. Em virtude de a teoria da psicologia do *self* de Kohut ter sido abordada com mais detalhes no Capítulo 2, ela é revista aqui apenas de maneira esquemática.

Kohut (1971, 1977, 1984) acreditava que indivíduos narcisicamente perturbados estão aprisionados, sob o ponto de vista do desenvolvimento, a um estágio no qual eles necessitam de respostas específicas das pessoas em seu ambiente de forma a manterem um *self* coeso. Quando essas respostas não aparecem, esses indivíduos estão propensos a fragmentações do *self*. Kohut compreendeu esse estado das relações como o resultado de falhas empáticas dos pais. Mais especificamente, os pais não responderam com validação e admiração às demonstrações exibicionistas da criança apropriadas às fases de desenvolvimento, não ofereceram experiências gemelares e não forneceram à criança modelos dignos de idealização. Essas falhas se manifestam na tendência do paciente a formar uma transferência especular, gemelar ou idealizadora.

Kohut postulou uma teoria do duplo eixo (ver Fig. 2-5 no Cap. 2) para explicar como tanto as necessidades narcísicas quanto as necessidades relacionadas ao objetos podem coexistir no mesmo indivíduo. Ao longo da vida, argumentou Kohut, necessitamos de respostas do *self*-objeto das pessoas em nosso redor. Em outras palavras, em um certo nível, todos nós vemos os outros não como pessoas separadas, mas como fontes de gratificação para o *self*. A necessidade de funções tranquilizadoras e que validem os *self*-objetos jamais é ultrapassada. O objetivo do tratamento é se afastar de uma necessidade de *self*-objetos arcaicos em direção a uma capacidade de usar *self*-objetos mais maduros e apropriados.

O seguinte caso exemplar ajuda a ilustrar como a teoria da psicologia do *self* se manifesta em uma situação clínica.

> A senhorita D. D. uma mulher solteira de 26 anos, buscou tratamento depois que a relação de quatro anos com o namorado terminou. Ela observou que a rejeição dele em relação a ela foi "devastadora". Embora ela tenha negado, de forma específica, quaisquer pensamentos suicidas, ela disse, de fato, que se sentia como se já não estivesse viva sem ele. Apesar de já haver passado um ano do rompimento, ela não era capaz de colocar sua vida de volta nos trilhos. Ela se sentava em qualquer lugar, sentindo-se vazia e solitária. Ela continuava a trabalhar, mas voltava para casa a cada fim de tarde e simplesmente se sentava em seu apartamento com o olhar perdido ou ficava assistindo à televisão. Durante todo seu dia no trabalho, ela se sentia desligada de quaisquer atividades que desenvolvia, como se estivesse no "piloto automático". Ela falou, repetidamente, da necessidade de ser "ligada" ao namorado para se sentir viva. Ela sentia uma falta desesperadora de tê-lo por perto para tocar seus cabelos e acalmá-la quando ela chegava do trabalho ansiosa. Ela afirmou de maneira comovente: "Sem ele, não sou nada. Não consigo me acalmar." Faltava a ela os sintomas necessários para um diagnóstico de episódio depressivo maior, mas ela descrevia a si mesma como deprimida e vazia.
>
> Ela se encontrou com o terapeuta por várias semanas e relatou ter começado a se sentir "viva novamente". A senhorita D. D. afirmou, então, que se sentia "ligada" ao terapeuta. Ela tinha a tendência de interpretar mal os comentários do terapeuta, no sentido de que ele estava prestes a rejeitá-la a qualquer momento. Ela perguntou se o terapeuta poderia aumentar o número de sessões de duas para cinco vezes por semana, de modo que ela pudesse vê-lo todos os dias. O terapeuta, por sua vez, acreditava que tudo o que ele estava fazendo era escutar. Ele comentou com seu supervisor: "Não acho que ela esteja realmente interessada em qualquer coisa que eu diga. Ela fica absolutamente satisfeita se eu apenas der a ela minha completa atenção."

As formulações teóricas de Kernberg (1970, 1974a, 1974b, 1984, 1998, 2009) diferem nitidamente daquelas feitas por Kohut (Quadro 16–3). As principais diferenças teóricas em suas conceituações acerca do TPN podem muito bem estar relacionadas às diferentes populações de pacientes que eles estudaram. As amostras

QUADRO 16-3 A compreensão dinâmica do transtorno da personalidade narcisista – Kohut *versus* Kernberg

Kohut	Kernberg
Baseou sua teoria em pessoas com funcionamento relativamente bom e cuja autoestima é vulnerável ao desprezo – todos pacientes ambulatoriais	Baseia a teoria em uma combinação de pacientes internados e pacientes ambulatoriais, a maioria dos quais é grosseira, agressiva e arrogante, com grandiosidade altiva coexistindo com timidez
Diferencia a personalidade narcisista de estados *borderline*	Define a personalidade narcisista como uma subcategoria notavelmente semelhante da personalidade *borderline* (embora a maioria dos pacientes tenha um funcionamento do ego melhor do que indivíduos *borderline*, alguns funcionam em um nível *borderline* explícito)
Não define o mundo interior da personalidade narcisista, pois enfatiza a internalização de funções que faltam	Delineia defesas primitivas e relações objetais típicas do transtorno da personalidade *borderline*
Define o "*self*" arcaico normal como aquele que está preso sob o ponto de vista do desenvolvimento	Define o *self* como uma estrutura altamente patológica composta pela fusão do *self* ideal, do objeto ideal e do *self* real
Vê o *self* como não defensivo	Vê o *self* grandioso como *defensivo* contra o investimento em ou a dependência de outras pessoas
Foca-se, principalmente, em aspectos libidinais/idealizadores, com a agressividade conceituada como *secundária* à ferida narcísica	Enfatiza a inveja e a agressão
Aceita a idealização por seu valor original como uma fase de desenvolvimento normal que compensa estruturas psíquicas ausentes	Vê a idealização como defensiva contra a raiva, a inveja, o desprezo e a desvalorização

de Kohut consistiam de pacientes ambulatoriais com funcionamento relativamente bom e que poderiam pagar pela psicanálise. Geralmente, eles eram profissionais que descreviam sentimentos vagos de vazio e depressão, bem como problemas particulares em suas relações. Eles lutavam para manter sua autoestima profissional e tendiam a se sentir desprezados por outras pessoas (Kohut, 1971). Kernberg, por sua vez, sempre trabalhou em centros acadêmicos conectados a hospitais e baseou sua estrutura conceitual tanto em pacientes internados como em pacientes ambulatoriais. Suas descrições clínicas retratam pacientes que são mais grosseiros, mais primitivos, mais agressivos (com frequência, portadores de características antissociais) e mais explicitamente grandiosos (apesar de a grandiosidade se alternar, às vezes, com a timidez) do que aqueles retratados por Kohut.

Kohut (1971) diferenciou os TPNs de condições *borderline*. Ele via os pacientes *borderline* como pessoas que não atingiram o grau suficiente de coesão do *self* para serem analisados. Seu diagnóstico da personalidade narcisista era fundamentado no desenvolvimento tanto da transferência especular como da transferência idealizadora no contexto de uma tentativa de análise. Em contraste, Kernberg (1970) via a organização defensiva da personalidade narcisista como notavelmente semelhante a do transtorno da personalidade *borderline*. De fato, ele a entendia como um dos diversos tipos de personalidade que operam no nível de organização *borderline* da personalidade (ver Cap. 15). Ele diferenciou o TPN da personalidade *borderline* com base em um *self* narcísico integrado, mas patologicamente grandioso. Essa estrutura é uma fusão do *self* ideal, do objeto ideal e do *self* real. Tal fusão leva à desvalorização destrutiva das imagens objetais. Os pacientes com TPN se identificam com sua autoimagem idealizada de forma a negarem sua dependência em relação a objetos externos (outras pessoas), bem como em relação a imagens internas desses objetos. Ao mesmo tempo, eles negam as características inaceitáveis da própria autoimagem ao projetá-las sobre outras pessoas.

O *self* grandioso patológico explica o paradoxo do funcionamento de um ego relativamente bom na presença das defesas primitivas (cisão, identificação projetiva, onipotência, desvalorização, idealização e negação) típicas de pacientes *borderline*. Em outras palavras, enquanto pacientes *borderline* tendem a ter representações do *self* alternativas, que fazem eles parecerem muito diferentes de um dia para outro, os indivíduos narcisistas têm um nível mais leve e mais consistente de funcionamento com base em um *self* patológico integrado. Além disso, a personalidade *borderline* é muito mais propensa a ter problemas relacionados à fraqueza do ego, como pouco controle dos impulsos e baixa tolerância à ansiedade. Essas fraquezas do ego são muito menos comuns em personalidades narcisistas devido ao funcionamento suave da estrutura do *self*. Contudo, Kernberg também acrescenta que alguns pacientes narcisistas funcionam em um nível *borderline* explícito. Esses pacientes têm a grandiosidade e a arrogância da personalidade narcisista, mas pouco controle dos impulsos e relações objetais caleidoscópicas como nos pacientes *borderline*. É esse subgrupo que ocasionalmente necessita de hospitalização.

A descrição detalhada da constelação defensiva do paciente narcisista e das relações objetais internas fornecidas por Kernberg está em contraste com a tendência de Kohut de deixar indefinido o mundo interno do paciente narcisista. Kohut enfatizou a internalização da ausência de função das pessoas no ambiente e, assim, mostrou-se menos preocupado com a estrutura intrapsíquica do paciente. Ele conceituou o *self* narcisista, entretanto, como um *self* arcaico "normal" que está simplesmente congelado sob o ponto de vista do desenvolvimento – em outras palavras, o paciente é uma criança em um corpo de adulto. Diferentemente de Kohut, Kernberg (1974a, 1874b, 2009) via o *self* narcisista como uma estrutura altamente patológica que não se parece de forma alguma com o desenvolvimento normal do *self* das crianças. Ele assinalou que a autoapresentação exibicionista das crianças é encantadora e cativante, em contraste com a voracidade e a exigência do *self* patológico do narcisista.

Outra diferença em suas visões do *self* se relaciona ao funcionamento defensivo do *self*. Kohut via o *self* como essencialmente não defensivo (i.e., um *self* normal em desenvolvimento, que apenas ficou imobilizado). Kernberg via o *self* patologicamente grandioso como defensivo contra os investimentos em outras pessoas e, mais especificamente, contra a dependência de outras pessoas. Essa característica pode se manifestar como uma pseudoautossuficiência por meio da qual o paciente nega qualquer necessidade de cuidado enquanto, ao mesmo tempo, tenta impressionar os outros e obter aprovação. Os pacientes narcisistas frequentemente sustentam, por exemplo, que eles não têm qualquer reação às férias de seus terapeutas.

A visão de Kohut acerca da personalidade narcisista talvez seja mais caridosa que aquela de Kernberg. Ele se debruçou principalmente sobre a ânsia infantil com relação a certas respostas dos pais. A agressividade é vista como um fenômeno *secundário* (i.e., raiva narcisista em reação ao fato de não ter suas necessidades de espelhamento e de idealização gratificadas). Nesse sentido, Kohut percebia a agressão como uma resposta inteiramente compreensível às falhas dos pais. Kernberg compreendia a agressão como um fator mais básico. Níveis desordenadamente altos de agressão fazem o paciente narcisista ser destrutivo em relação aos outros. Na visão de Kernberg (1970), a etiologia dessa agressão pode ser tanto constitutiva quanto ambiental. Ela foi vista, por ele entretanto, como procedente do interior, em vez de simplesmente uma reação compreensível às falhas externas dos outros. Uma manifestação da agressão do indivíduo narcisista é a inveja crônica intensa (Kernberg, 1974b), que faz ele querer arruinar e destruir as coisas boas de outras pessoas. Apesar de Kohut não ver um papel central para a inveja, Kernberg descreveu esses pacientes como pessoas que se comparam constantemente aos outros, de modo que se veem atormentadas com sentimentos de inferioridade e anseios intensos de possuir o que outras pessoas possuem. A desvalorização dos outros como forma de lidar com a inveja deles é associada a um esvaziamento do mundo interno de reapresentações objetais e deixa o paciente com um senso de vazio interior (Kernberg, 1998). Esse vazio pode ser compensado apenas pela admiração e pela aclamação constantes de outras pessoas e por meio de um controle onipotente sobre elas, de modo que seu prazer e seu funcionamento livre e autônomo não criem ainda mais inveja. Kernberg (2009) também enfatiza a síndrome do narcisismo maligno, envolvendo patologias mais graves do superego, um certo comportamento antissocial e agressão egossintônica. Há pouca capacidade de culpa ou remorso nesses indivíduos, e eles são semelhantes em muitos aspectos a pessoas com transtorno da personalidade antissocial conforme os critérios do DSM-5 (ver Cap. 17).

A idealização foi vista de forma bastante diferente por Kohut e Kernberg. Kohut entendia a idealização na transferência como a recapitulação de uma fase de desenvolvimento normal. Em vez de rotulá-la como uma postura defensiva, ele a percebia como uma forma de compensação de uma estrutura psíquica ausente. Para a compreensão de Kohut, é fundamental a noção de que o indivíduo narcisista é incompleto sem um *self*-objeto. Kernberg via a idealização como uma defesa contra uma variedade de sentimentos negativos, incluindo raiva, inveja, desprezo e desvalorização.

À luz dessa diferenciação ponto a ponto entre Kohut e Kernberg, deve ficar claro que o último estava descrevendo pacientes que se aproximam mais estreitamente do tipo distraído, enquanto Kohut parecia estar avaliando pacientes mais próximos do tipo hipervigilante. Os pacientes narcisistas descritos por Kernberg muitas vezes parecem ter nada além das formas mais superficiais de relações objetais. Se o paciente é do sexo masculino, ele pode ter uma síndrome de "Don Juan", na qual ele sistematicamente seduz as mulheres e as descarta quando a idealização em relação a elas se torna uma desvalorização. Vendo as mulheres apenas como conquistas, ele não tem qualquer capacidade de ser empático com as experiências internas delas. Esse paciente parece ter um interesse muito pequeno no que os outros dizem, a menos que o conteúdo seja lisonjeiro. Embora esses indivíduos sejam em sua maioria do sexo masculino, as mulheres podem apresentar patologia narcisista similar.

> A senhora E.E. era uma atriz extremamente encantadora. Ela era muito bem-sucedida como atriz, pois o carisma que transmitia no palco trouxe a ela uma grande aclamação e muitos aplausos da plateia. No entanto, ela buscou tratamento porque uma série de relacionamentos com homens a deixou com o sentimento de que jamais encontraria alguém adequado. Ela descreveu uma rápida perda de interesse por cada homem com quem se relacionava depois de um período inicial de idealização. Reclamava que os homens pareciam preocupados demais com os próprios interesses e não davam atenção suficiente a ela. Sua última relação chegou ao fim quando seu namorado esbravejou, dizendo: "Jamais algum homem poderá ser capaz de dar o tipo de atenção que você quer. O único lugar em que você verá esse tipo de atenção é no colo de uma mãe que carrega seu bebê!" Esse comentário consternou a senhora E.E. e a fez pensar que a psicoterapia poderia ajudá-la. Ela basicamente estava descrevendo uma incapacidade de mentalizar e apreciar a subjetividade individual de seus parceiros e suas próprias necessidades e interesses que não a envolviam.

Alguns observadores têm especulado que os homens apresentam uma natureza mais propensa ao narcisismo do que as mulheres devido a certos estereótipos de gênero dentro da cultura. No entanto, um estudo empírico com 665 estudantes universitários (Klonsky et al., 2002) descobriu que essas suposições talvez não sejam justificadas. Em tal investigação, os sujeitos estudados cujo comportamento era consistente com seu gênero exibiam características mais narcisistas, fossem do sexo masculino ou feminino. Os autores especularam que poderia haver formas masculinas ou femininas de ser narcisista que refletem os estereótipos de gênero dentro da cultura.

A controvérsia entre Kohut e Kernberg continua latente, com proponentes de ambos os lados alegando que a experiência clínica valida suas perspectivas teóricas favoritas. Na prática, alguns pacientes narcisistas parecem se encaixar melhor em uma estrutura do que em outra. A extensa quantidade de pacientes englobados pelo termo *transtorno da personalidade narcisista* pode demandar mais de uma perspectiva teórica como explicação. Um esforço investigativo para validar os dois construtos encontrou dados consistentes com ambas as teorias, mas sugeriu que a explicação mais parcimoniosa era considerar o modelo de Kohut como um caso especial dentro da teoria das relações objetais – psicológicas do ego de Kernberg, que é mais geral (Glassman, 1988).

O debate teórico entre Kohut e Kernberg frequentemente obscurece outras contribuições criativas para a compreensão do TPN. A visão kleiniana foi elaborada por Rosenfeld (1964) e Steiner (2006). Na visão de Rosenfeld, a função mais importante de uma relação narcisista é manter a experiência ilusória de que não há separação entre o sujeito e o objeto. Indivíduos narcisistas negam sua dependência e se comportam como se fossem autossuficientes de forma onipotente. Quando o objeto é frustrante, eles ficam desapontados e sofrem de uma grande ansiedade por não serem capazes de manter o controle onipotente sobre o objeto. Steiner (2006), como foi observado na seção "Fenomenologia do transtorno da personalidade narcisista", acredita que ser visto e ver são aspectos centrais para a compreensão psicanalítica do narcisismo patológico. De acordo com sua visão, a humilhação é considerada como algo particularmente insuportável para o indivíduo narcisista, e os pacientes tentam até mesmo se esconder para evitá-la. Eles muitas vezes menosprezam o terapeuta como um meio de infligir humilhação a alguém. Alternativamente, eles podem convidar o terapeuta para se juntar a eles no menosprezo de um terceiro fora do consultório. Essas defesas muitas vezes desmoronam, de modo que o paciente fica ciente de sua visibilidade e sente-se exposto, com toda a vergonha e o embaraço que os acompanham.

Rothstein (1980) tentou compreender o TPN dentro do quadro do modelo estrutural de Freud (ver Cap. 2). Ele definiu o narcisismo como "uma qualidade sentida de perfeição", que é um aspecto universal da psique humana. Esse estado perfeito pode ser integrado a um ego saudável ou patológico – a natureza do ego determina se o narcisismo é patológico ou saudável.

Modell (1976) utilizou a metáfora do casulo para descrever o senso de não relação do indivíduo narcisista com o ambiente. Esse casulo é como uma ilusão de autossuficiência onipotente, reforçada por fantasias grandiosas, que podem ser iniciadas por uma mãe que tem uma visão exagerada acerca das capacidades de seus filhos. Modell acreditava que esta maneira de não se comunicar e não se relacionar reflete um medo de fusão contra a qual o paciente deve se defender. A tarefa do terapeuta deve ser criar um ambiente acolhedor (Winnicott, 1965) para permitir que o desenvolvimento prossiga, assim como no tratamento de transtornos da personalidade esquizoide (descrito no Cap. 14).

A teoria do apego também pode ser aplicada como uma estrutura conceitual útil. Os narcisistas distraídos podem ser considerados como tendo uma capacidade prejudicada de mentalizar em virtude de não poderem se ajustar à mente de outra pessoa e compreender seu impacto. Os narcisistas hipervigilantes também experimentam dificuldades com a mentalização no que se refere à sua *má leitura* da experiência de outras pessoas. Sua pressuposição da ferida narcísica nos comentários ou no comportamento de um terapeuta, por exemplo, reflete a falha em ver o terapeuta como tendo uma mente que é separada e distinta daquela do paciente. As experiências de vergonha e humilhação podem ter sido traumáticas durante a infância, de modo que o narcisista distraído bloqueou a curiosidade em relação às respostas internas de outras pessoas como uma forma de evitar experiências futuras de vergonha. O narcisista hipervigilante, em contraste, tenta manter uma ilusão de controle sobre essas experiências ao *antecipá-las*. A mentalização falha conduz, de forma paradoxal, a experiências mais profundas de humilhação e vergonha, porque outras pessoas se sentem incompreendidas e acusadas quando são mal-interpretadas.

Muitas formulações teóricas do TPN são "culpam os pais". A psicologia do *self*, por exemplo, enfatiza as falhas empáticas dos pais. Na cultura popular, há uma outra visão dos pais como sendo excessivamente indulgentes. Kernberg destacou a frieza e o rigor dos pais nas histórias de TPN. Horton (2011) avaliou as várias teorias sobre o envolvimento dos pais e enfatiza a relativa falta de evidências convincentes para que se afirme um específico estilo de paternidade como patogênico. Alguns estudos sugerem que existe um componente genético significativo para o narcisismo (Vernon et al., 2008). Por isso, deve-se considerar a possibilidade de que os pais estejam *reagindo* a traços particularmente difíceis de seus filhos, assim compreendendo as dificuldades entre pais e filhos como bidirecionais. A natureza precisa acerca do papel que os pais têm continua obscura e requer mais estudos. Contudo, é preciso ser cauteloso, como clínico, quanto ao reconhecimento de que o relato do paciente sobre seus pais seja uma descrição verdadeiramente objetiva. Os desenvolvimentos de transferência e contratransferência no tratamento podem esclarecer aspectos do conflito entre pais e filhos de uma forma em que uma descrição narrativa da história não pode.

Abordagens de tratamento

Psicoterapia individual e psicanálise

Técnica

Tanto Kernberg quanto Kohut acreditavam que a psicanálise é o tratamento de escolha para a maioria dos pacientes com TPN. Devido a limitações práticas de tempo e dinheiro, muitos desses pacientes são tratados na psicoterapia expressiva de apoio com predominância de técnicas expressivas em uma ou duas sessões semanais. As técnicas específicas sugeridas por Kohut e Kernberg refletem suas conceituações teóricas distintas.

Para Kohut, a empatia era o fundamento da técnica (Ornstein, 1974b; 1998). Os profissionais envolvidos no tratamento devem ser empáticos com a tentativa do paciente de reativar uma relação parental fracassada ao coagir o terapeuta a satisfazer suas necessidades de afirmação (a transferência especular), de idealização (a transferência idealizadora) ou de ser como o terapeuta (a transferência gemelar). O surgimento dessas transferências de *self*-objetos não deve ser interpretado de forma precipitada. A ênfase que Kohut dá para a empatia com o paciente como uma vítima de falhas empáticas de outras pessoas não implica uma técnica predominantemente de apoio. Ele destacou que o analista ou o terapeuta deve interpretar – em vez de gratificar ativamente – a ânsia do paciente em ser acalmado (Kohut, 1984). Uma intervenção típica pode se afigurar dessa maneira: "Dói quando você não é tratado da forma que sente que merece ser tratado".

Apesar da insistência de Kohut de que sua abordagem técnica não se afastava radicalmente da técnica psicanalítica clássica, as sugestões descritas por médicos supervisionados por ele (Miller, 1985) revelaram diferenças fundamentais em relação àquela técnica. Ele recomendou aos analistas que sempre tomassem o material analítico de maneira "correta", da mesma forma que o paciente o experiencia. O terapeuta pode, assim, evitar repetir as falhas empáticas dos pais, que muitas vezes tentam convencer uma criança de que seus sentimentos reais são *diferentes* dos que são descritos pela criança. Kohut indicou que, se esta abordagem não der frutos, é possível inverter o material ou procurar significados ocultos sob sentimentos "próximos à experiência". Essa abordagem está intimamente relacionada à visão de Kohut da "resistência" como uma atividade psíquica que garante a coesão do *self* (ver Cap. 2).

Kohut era extremamente sensível à evidência de uma fragmentação do *self* do paciente na sessão terapêutica ou analítica do momento. Quando essas fragmentações ocorrem, o terapeuta deve focar sobre o evento que as precipitaram, e não sobre o conteúdo da própria fragmentação (Miller, 1985; Ornstein, 1974a). Por exemplo, depois de um dos médicos supervisionados por Kohut espirrar em uma sessão analítica e o paciente ter achado difícil de continuar, Kohut aconselhou o analista a focar a naturalidade da resposta do paciente a esse estímulo inesperado, em vez de focar a sensibilidade especial do paciente a esse estímulo (Miller, 1985). Esse foco está de acordo com uma premissa geral da psicologia do *self*, na qual os terapeutas devem estar continuamente sintonizados com a forma que eles recapitulam traumas infantis com seus pacientes. Kohut acreditava que o paciente está sempre certo; se o paciente se sente vazio ou magoado, é razoável assumir que o analista ou o terapeuta cometeu um erro. Ele notou que os pacientes sentem-se frequentemente expostos e envergonhados quando o analista chama a atenção para lapsos de linguagem, de modo que ele não destaca a interpretação das parapraxias. Kohut sempre foi sensível à propensão de pacientes narcisistas a sentirem vergonha. O terapeuta deve evitar ignorar a experiência subjetiva consciente do paciente para abordar o material inconsciente que está fora do conhecimento dele.

As interpretações de motivos inconscientes apenas fazem o paciente se sentir "capturado", incompreendido e envergonhado.

Kohut destacou a importância de olhar o lado *positivo* da experiência do paciente e evitou, de forma escrupulosa, comentários que pudessem ser vistos como severamente críticos. Ele chamou a atenção para o progresso do paciente e evitou ficar levantando questões. Ele acreditava que era trabalho do terapeuta compreender, não do paciente (Miller, 1985).

Kohut afirmou que o objetivo do tratamento psicanalítico e psicoterapêutico do TPN é ajudar o paciente a identificar e procurar *self*-objetos apropriados. Kohut acreditava que profissionais da saúde mental tendem a supervalorizar a separação e a autonomia. Ele estava preocupado com o fato de os terapeutas virem a usar um tom moralista para transmitir aos pacientes a expectativa de que eles *deveriam* se tornar mais independentes.

A abordagem técnica de Kohut tem sido criticada em muitos aspectos. A simplificação de que todas as psicopatologias são oriundas de falhas e empatia por parte dos pais tem sido criticada como uma forma muito simplificada de "responsabilização dos pais", além de estar fora de sintonia com o princípio psicanalítico essencial da sobredeterminação (Curtis, 1985; M. H. Stein, 1979). Sua ênfase sobre permanecer "próximo à experiência" na técnica terapêutica também foi questionada como tendo o potencial de negligenciar questões inconscientes importantes que devem ser abordadas durante o tratamento (Curtis, 1985). Por fim, a tendência de Kohut a considerar a raiva como um produto da desintegração do *self* pode subestimar o papel que o conflito interno tem (Cohen, 2002).

Kernberg (1974a, 1974b) observou alguns dos mesmos fenômenos de transferência que Kohut, mas ele acreditava que diferentes abordagens técnicas são indicadas. Por exemplo, ele conceituou a transferência especular e idealizadora de uma maneira mais parcimoniosa (Quadro 16-4). Kernberg viu o *self* grandioso do paciente como projetado e reintrojetado alternadamente, de modo que uma figura idealizada está sempre no consultório enquanto outra figura é desvalorizada e fica à sombra da pessoa idealizada. Ele também via a idealização como uma operação defensiva frequente que envolve a cisão. Em outras palavras, em virtude de a idealização do terapeuta poder ser a maneira de o paciente se defender de sentimentos cindidos de desprezo, inveja e raiva, o terapeuta deve interpretar a idealização como uma defesa, em vez de simplesmente aceitá-la como uma necessidade normal de desenvolvimento, como Kohut defendia.

A abordagem de Kernberg é, em geral, muito mais conflituosa do que a de Kohut. Convencido de que a voracidade e a exigência típicas do TPN não são simples aspectos do desenvolvimento normal, Kernberg acreditava que esses traços devem ser confrontados e examinados a partir do ponto de vista de seu impacto sobre outras pessoas. Enquanto Kohut enfatizou o lado positivo da experiência do paciente, Kernberg acreditava que os desenvolvimentos de transferências negativas precoces devem ser sistematicamente examinados e interpretados. Mais especifica-

QUADRO 16-4 Técnica psicoterapêutica – Kohut *versus* Kernberg

Kohut	Kernberg
Vê as transferências especulares e idealizadoras como dois polos diferentes do *self* bipolar (Kohut, 1977) ou tripolar (Kohut, 1984)	Vê o caráter especular e idealizador como aspectos da transferência relacionados à projeção e à reintrojeção do *self* grandioso do paciente
Aceita a idealização do paciente como uma necessidade normal do desenvolvimento	Interpreta a idealização como uma defesa
Tem empatia com o sentimento do paciente como uma reação compreensível às falhas dos pais e de outras pessoas	Ajuda o paciente a ver a própria contribuição para os problemas nas relações
Aceita os comentários do paciente por seu valor de face*, vendo as resistências como atividades psíquicas saudáveis que protegem o *self*	Confronta e interpreta as resistências como manobras defensivas
Olha para o lado positivo da experiência do paciente	Examina tanto os aspectos positivos como os negativos da experiência do paciente (se apenas experiências positivas são enfatizadas, o paciente pode desenvolver um medo crescente de inveja e raiva internos)
Chama a atenção para o progresso do paciente	Focaliza a inveja e como ela impede o paciente de reconhecer e pedir ajuda
Tem como objetivo de tratamento ajudar o paciente a adquirir habilidade para identificar e procurar *self*-objetos apropriados	Tem como objetivo de tratamento ajudar o paciente a desenvolver culpa e preocupação, bem como auxiliá-lo a integrar a idealização e a confiança com a raiva e o desprezo

mente, Kernberg salientou que o terapeuta deve focar a inveja e como ela impede o paciente de receber ou reconhecer ajuda. Quando os pacientes recebem algo positivo de seus terapeutas, isso muitas vezes intensifica a inveja deles, por gerar sentimentos de inadequação ou inferioridade em resposta à capacidade do terapeuta de cuidar e compreender. Um exemplo de interpretação pode se afigurar dessa maneira: "Para evitar sentimentos dolorosos de inveja, você tem que desmerecer meus comentários, tornando-os ridículos e sem significado". Kernberg (2009) notou que pacientes narcisistas com frequência são intensamente competitivos em relação ao terapeuta e não podem conceber a noção de que o terapeuta está genuinamente interessado e preocupado com eles. Por essa razão, eles temem a dependência e se defendem disso com tentativas de controlar o tratamento de uma forma onipotente.

Embora Kernberg seja muitas vezes mal-interpretado como um teórico que foca exclusivamente a transferência negativa, ele, de fato, defendia um exame sistemático

---

*N. de R. T.: Valor de face: algo que não precisa ser provado, verdadeiro, real.

tanto dos desenvolvimentos transferenciais positivos como dos negativos (Kernberg, 1974b). Ele advertiu que os terapeutas que abordam apenas os aspectos positivos da transferência podem aumentar, inconscientemente, o medo de seus pacientes da própria inveja e raiva. O paciente que acredita que o terapeuta não consegue lidar com esses aspectos pode, então, cindi-los e mantê-los fora do processo terapêutico.

Kernberg também se distingue significativamente de Kohut na maneira de considerar os objetivos do tratamento. Enquanto a técnica de Kohut implica que a essência da cura não está na esfera cognitiva, Kernberg acreditava que uma compreensão cognitiva por meio do processo interpretativo é crucial para o sucesso terapêutico. O objetivo do tratamento para Kernberg (1970) incluía o desenvolvimento de culpa e preocupação em relação a outras pessoas, bem como a integração da idealização e da confiança com a raiva e o desprezo (i.e., integração dos aspectos "bons" da experiência com os aspectos "ruins").

Kernberg via as pessoas com TPN entre os pacientes mais difíceis de serem tratados, pois muito de seu esforço ia para a tentativa de derrotar o terapeuta. Para que o tratamento e o terapeuta sejam efetivos, esses pacientes devem lidar com seus sentimentos intensos de competitividade e de inveja em relação ao fato de algumas pessoas terem qualidades boas que eles não possuem. Kernberg acreditava que, para que o tratamento fosse viável, essas manobras defensivas deveriam ser continuamente confrontadas. Um paciente com características significativamente antissociais (que são comuns em indivíduos narcisistas) pode ser simplesmente intratável. (Os fatores que determinam o tratamento de pacientes antissociais são discutidos no Cap. 17 com mais detalhes.) No entanto, muitos fatores indicam um prognóstico favorável (Kernberg, 1970): certa capacidade de tolerar a depressão e o luto, mais culpa do que tendências paranoides na transferência, certa capacidade de sublimar impulsos primitivos, controle dos impulsos relativamente bom e boa motivação. Pacientes que procuram terapia ou análise simplesmente para fins de treinamento ou porque pensam que isso lhes conferirá prestígio aos olhos de outras pessoas podem apresentar uma resistência formidável que contribui para um prognóstico menos favorável.

No subgrupo de pacientes recém-mencionados que operam em um nível *borderline* explícito, Kernberg (1984) indicou que uma psicoterapia verdadeiramente de apoio é um tratamento muito mais efetivo do que a terapia expressiva ou a análise. Provavelmente, essa abordagem deverá ser combinada com internação se as fraquezas do ego, como a falta de controle dos impulsos, forem particularmente graves. As indicações para terapia de apoio nos TPNs incluem sadismo e crueldade excessivos, características antissociais proeminentes, casos nos quais praticamente não há envolvimento com outras pessoas, reações paranoides intensas em relação a terceiros e uma propensão à raiva crônica, que é sempre racionalizada como falha de outra pessoa. Nesses processos de apoio, Kernberg (1984) sugeriu que os pacientes podem se beneficiar do "roubo" de qualidades positivas de seu terapeuta. Em virtude de essa identificação com o terapeuta poder ajudar os pacientes a funcionar de modo mais adequado, é melhor deixar o processo sem interpretação.

Os críticos da abordagem de Kernberg argumentam que isso interfere no desenvolvimento natural das transferências do *self*-objeto. Alguns chegaram mesmo a sugerir que confrontar de forma ostensiva a agressão oral dos pacientes pode resultar em deterioração de seu funcionamento (Brandschaft e Stolorow, 1984). De acordo com esse ponto de vista, o retrato *borderline* da raiva, do desprezo e da desvalorização é um artefato da ferida narcísica induzida pelas "intervenções críticas" do terapeuta. Assim, as diferenças nos tipos dos pacientes descritos por Kernberg e Kohut poderiam ser vistas, em parte, como resultantes de fatores iatrogênicos (Adler, 1986). Psicoterapeutas que têm de lidar com a tarefa formidável de tratar pacientes narcisistas devem evitar uma abordagem "ou isso/ou aquilo" às teorias de Kernberg e Kohut. Em vez de ficarem obcecados sobre qual delas é "correta", é mais útil que se dediquem a ouvir seus pacientes atentamente, observando o desenvolvimento da transferência e da contratransferência e, sobretudo, notando suas respostas às tentativas de intervenção. Dessa maneira, os terapeutas logo encontrarão uma conclusão provisória sobre qual modelo teórico e técnico é o mais útil para o paciente em consideração. Alguns pacientes simplesmente não toleram qualquer coisa que não seja a abordagem empática e de proximidade com a experiência baseada no modelo de Kohut. Qualquer desvio deste padrão de intervenções é confrontado com "fechamentos" prolongados, o paciente se recusando a falar e se sentindo mal-interpretado ou mesmo decidindo abandonar a terapia de forma abrupta. Em outros casos, o paciente pode se sentir compreendido em relação às interpretações de inveja e desprezo e pode, portanto, responder melhor à técnica de Kernberg. Alguns pacientes narcisistas não desenvolvem qualquer transferência de *self*-objeto descritas por Kohut, mas, em vez disso, apresentam ao terapeuta uma desvalorização e raiva contínuas. Em alguns casos, o terapeuta deve interpretar e confrontar esses ataques verbais abertos ou o paciente pode achar difícil ou mesmo impossível persistir no tratamento. Mitchell (1988) destacou que é errôneo considerar a abordagem de Kohut como mais empática do que a de Kernberg. Ambas respondem de forma empática a dimensões diferentes do paciente.

Outros pacientes ainda podem se beneficiar de uma combinação de técnicas. Embora os puristas possam argumentar que as duas teorias são incompatíveis, o paciente normalmente não está ciente delas. Além disso, o terapeuta trata pacientes, não teorias. Muitos pacientes requerem a abordagem psicológica do *self* como técnica logo no início do tratamento, pois isso ajuda a construir uma aliança terapêutica baseada no senso de que o terapeuta compreende e tem empatia com a experiência de vitimização. De fato, a construção de uma aliança terapêutica é um desafio formidável em se tratando de pacientes com TPN. Eles temem ter que encarar as próprias imperfeições e exposições humilhantes, bem como apresentam uma capacidade limitada de se autorrevelarem devido a esses medos (Ronningstam 2014). Eles também podem esperar que o terapeuta venha a culpá-los ou a desvalorizá-los de uma forma que faça com que se sintam como se fossem inúteis ou incompetentes. Além disso, eles podem ser altamente defensivos contra a possibilidade de verem seus traços de caráter como problemáticos. Em alguns casos, eles têm relacionamentos que mantêm sua autoestima, de forma que eles se convencem de que estão funcionando bem. A construção da aliança pode ser operacionalizada pela identificação de metas com as quais o terapeuta e o paciente podem concordar e pelo reconhecimento de que alcançar essa metas pode resultar em lesões à autoestima do paciente e em exposição de sua vulnerabilidade.

Depois da aliança ter sido estabelecida, o terapeuta pode começar a confrontar os pacientes com suas próprias contribuições para suas dificuldades interpessoais, como expectativas desmesuradas que outras pessoas não podem atender. Falando de maneira prática, a patologia narcisista raramente pode ser conceituada como culpa total dos pais ou do paciente. Mais comumente, ambas as partes contribuíram para a dificuldade, e uma terapia abrangente deve lidar com esses problemas a partir de ambos os ângulos. De fato, a maioria dos analistas e outros terapeutas dinamicamente orientados operam a partir de um meio-termo entre os dois extremos (Gabbard, 1998; Mitchell, 1988). Josephs (1995) indicou que, embora a empatia em relação às necessidades arcaicas do *self*-objeto do paciente seja inicialmente útil, ela deve ser, em última instância, contrabalançada pela interpretação da função defensiva da transferência do *self*-objeto.

A partir de um modelo fundamentado na mentalização, os terapeutas podem ajudar o paciente utilizando algumas das estratégias, descritas no Capítulo 15, referentes a pacientes *borderline*. Estudos sugerem que indivíduos com o diagnóstico de TPN têm dificuldades com a capacidade empática e, por esse motivo, podem se beneficiar da ajuda advinda da mentalização da experiência de outras pessoas (Ritter et al., 2011). A ênfase seria em promover um senso de apego seguro com pacientes hipervigilantes, de modo que seu estado de excitação decairia a um nível que favorecesse a reflexão (Allen, 2003). Tanto com os narcisistas distraídos quanto com os hipervigilantes, o terapeuta pode desejar explorar as fantasias dos pacientes acerca do seu estado interior (do terapeuta). Com pacientes distraídos, em particular, os terapeutas deveriam encorajá-los a tornarem-se mais curiosos sobre como seu comportamento e seus comentários afetam outras pessoas. Outras técnicas úteis são identificar sentimentos no paciente e perguntar a eles sobre se há outras possibilidades que poderiam ser cogitadas quando estão convencidos de que sabem o que se passa na mente do terapeuta.

Por fim, não devemos supor que a etiologia e a patogênese da doença de caráter narcisista sempre se encaixarão nitidamente na estrutura teórica de Kohut e de Kernberg. Como foi observado na seção "Compreensão psicodinâmica", pode haver características genéticas e constitucionais do paciente que dificultem para os pais lidarem com as demandas da criança. Suas falhas de empatia podem, assim, estar relacionadas a características hereditárias da criança, em vez de aspectos negativos inerentes aos pais. Em nítido contraste com os pais com falhas empáticas, alguns pais de pacientes narcisistas tendem a ser excessivamente indulgentes. Eles parecem encorajar a grandiosidade por meio de um padrão de espelhamento excessivo. Esses pais inundam seus filhos de admiração e aprovação, fazendo os filhos se sentirem verdadeiramente especiais e dotados. Quando essas crianças crescem, elas são repetidamente "estilhaçadas" pela falta de respostas das outras pessoas que correspondam as dos pais.

Em outros casos, o incesto entre mãe e filho ou suas variantes podem produzir um quadro narcisista do tipo hipervigilante (Gabbard e Twemlow, 1994). Esses pacientes têm uma visão grandiosa de si próprios como possuidores do direito de ocupar uma posição especial entre os outros, combinada com uma tendência paranoide de antecipar a retaliação ou o abandono em função de transgressões edípicas percebidas. Por essa razão, os terapeutas podem se beneficiar da utilização de uma abordagem receptiva com pacientes narcisistas; a terapia deve ser um esforço colaborativo, no qual o paciente e o terapeuta descobrem juntos as origens das dificuldades do paciente, sem forçar que o material se adeque a uma teoria ou a outra.

Contratransferência

Independentemente da estrutura teórica do terapeuta, alguns problemas previsíveis de contratransferência surgem no tratamento de pacientes narcisistas (Gabbard, 2013). Alguns desses problemas são de magnitude e intensidade suficientes para deteriorar a situação terapêutica de forma irrevogável. Por essa razão, nunca é demais destacar a importância do manejo ótimo dos padrões contra transferenciais.

Em virtude de a contratransferência estar intimamente relacionada à transferência, uma análise das transferências narcisistas pode ajudar os terapeutas a antecipar muitos dos problemas de contratransferência que ocorrem com TPN. O Quadro 16-5 resume as principais transferências narcisistas.

Há pouca dúvida de que um tratamento psicoterápico fornece uma oportunidade de gratificar os desejos de ser amado, necessário e idealizado (Finell, 1985). Questões narcísicas não são da esfera exclusiva do TPN. Essas questões existem em todos os pacientes e em todos os terapeutas. Os terapeutas que não conseguem reconhecer e aceitar as próprias necessidades narcísicas e aproveitá-las a serviço da realização de um tratamento efetivo podem, em vez disso, rejeitá-las e externalizá-las. Essas defesas contribuem para uma visão errônea do paciente como o único portador do narcisismo na díade paciente-terapeuta.

Um outro problema de contratransferência que regularmente vem à tona no tratamento de pacientes narcisistas é o aborrecimento. Isso normalmente surge de um sentimento de que o paciente é indiferente ou alheio à presença do terapeuta. Por períodos prolongados, o terapeuta pode ter que tolerar um senso de estar sendo usado como uma caixa de ressonância pelo paciente. Esse padrão é particularmente típico do paciente narcisista distraído que discursa como se estivesse falando para uma plateia, ignorando o terapeuta como uma pessoa separada, com sentimentos e pensamentos separados.

QUADRO 16-5 Variedades de transferência narcisista

Necessidade de admiração e de afirmação do terapeuta
Idealização do terapeuta
Pressuposição do caráter gêmeo entre o terapeuta e o paciente
Propensão a se sentir envergonhado e humilhado pelo terapeuta
Desprezo e desvalorização em relação ao terapeuta, frequentemente relacionados à inveja
Negação da autonomia do terapeuta
Controle onipotente do terapeuta
Insistência sobre a relação diádica exclusiva que não permite um terceiro
Uso do terapeuta como uma caixa de ressonância sem empatia em relação à experiência do terapeuta
Negação da dependência em relação ao terapeuta
Incapacidade de aceitar ajuda do terapeuta

O senhor F. F. buscou a terapia depois de três tentativas anteriores malsucedidas. Seu último tratamento havia durado três anos com um terapeuta em outra cidade. O senhor F. F. denegriu essa experiência terapêutica como uma "completa perda de tempo" e não conseguia sequer recordar o nome de seu terapeuta anterior. (Esses dois sinais, a incapacidade de recordar o nome do terapeuta anterior e a completa desvalorização da experiência terapêutica pregressa, são muitas vezes pistas diagnósticas para a patologia de caráter narcisista.) O senhor F. F. disse que o "doutor seja lá qual for seu nome" o interrompia muito e que ele não era um bom ouvinte. O senhor F. F. falava longamente sobre sua necessidade de um terapeuta de fato "especial". Ele chegou mesmo a especular que talvez não houvesse ninguém na cidade que pudesse realmente compreendê-lo.

Conforme o senhor F. F. continuava a divagar longamente por várias sessões, o terapeuta começou a temer cada sessão. O terapeuta se viu pensando sobre seus planos para o fim da tarde, sua situação financeira, burocracias a resolver e uma variedade de outros assuntos sem dar muita atenção ao senhor F. F. e a seus problemas. O terapeuta também se viu olhando para o relógio mais frequentemente do que o comum, ansiando pelo fim da sessão com o paciente. Quando o terapeuta intervinha, o senhor F. F. frequentemente ignorava seus comentários e dizia: "Deixe-me apenas terminar essa linha de pensamento" ou "Ah, sim, eu já estava consciente disso".

Depois de retornar de um período de férias de três semanas, o terapeuta retomou as sessões com o senhor F. F. Na primeira sessão, o paciente começou exatamente de onde havia parado no fim da última sessão, como se não houvesse transcorrido tempo algum. O terapeuta, exasperado por sua percepção de que ele não tinha qualquer importância para o senhor F. F., disse: "Você age como se tivéssemos nos visto ontem. A separação de mim por três semanas não teve qualquer impacto sobre você?". O senhor F. F. detectou um tom crítico, sarcástico na voz do terapeuta e replicou: "Você tem o mesmo problema do meu último terapeuta. Vocês estão sempre se colocando no meio das coisas. Eu não lhe pago para falar de você ou de seus sentimentos. Estou aqui para falar de mim."

Todos temos a necessidade de que necessitem de nós, e é difícil para os terapeutas, portanto, tolerar uma "existência satélite" (Kernberg, 1970) para a qual muitos pacientes narcisistas os designam. Esse sentimento de ser excluído pelo paciente pode representar um processo de identificação projetiva (Adler, 1986; Finell, 1985), no qual o paciente exclui o terapeuta da mesma forma que ele foi excluído pelos próprios pais no passado. Devido ao fato de o paciente narcisista tender a tratar o analista como uma extensão de si próprio, o primeiro é propenso a evocar certos estados no último que refletem as próprias lutas interiores (Groopman e Cooper, 2001). Em outras palavras, um aspecto do paciente é projetado sobre o terapeuta, que se identifica com aquele *self* antes de ajudar o paciente a reintrojetá-lo. A contenção desse aspecto projetado do paciente pode ser uma parte importante na psicoterapia dos indivíduos narcisistas. Compreender esse padrão pode impedir o terapeuta de se retrair em relação ao paciente, de confrontá-lo de uma maneira sádica ou de se sentir magoado e abusado por ele.

A variante hipervigilante da personalidade narcisista leva o terapeuta a lutar contra problemas contratransferenciais relativos ao fato de se sentir controlado. Quando o paciente lê todos os movimentos como uma indicação de aborrecimento e de rejeição, o terapeuta pode se sentir coagido a se sentar calmamente e a focar sua atenção sobre o paciente a cada momento. As intervenções concebidas para lidar com essa interação podem tratar produtivamente do desenvolvimento dessa contratransferência. Um terapeuta trabalhando com a perspectiva de Kernberg diria: "Você parece ter uma expectativa irreal de que pode controlar as outras pessoas e fazê-las se comportar como extensões de si mesmo, em vez de permitir que elas respondam a partir de seu interior de acordo com as próprias necessidades". Uma intervenção com a psicologia do *self* pode consistir em: "Parece que você se incomoda muito quando pigarreio ou me mexo em minha cadeira, porque você sente que não estou lhe dando toda a minha atenção". Independentemente dos prós e dos contras dessas duas amostras de intervenção, o ponto principal é que esses comentários trazem uma interação comportamental associada a uma resposta contratransferencial para o domínio verbal, em que isso pode ser discutido como uma questão entre o paciente e o terapeuta.

O terapeuta muitas vezes luta contra sentimentos contratransferenciais em resposta à desvalorização intensa levada a cabo pelo paciente.

> A senhora G. G. era uma paciente narcisista funcionando em um nível explicitamente *borderline* e que havia sido hospitalizada por abuso de substâncias. Ela exigiu barbitúricos para insônia e ficou enraivecida quando o médico no hospital se recusou a prescrevê-los. Cada vez que o médico fazia suas rondas diárias, a senhora G. G. enumerava as várias limitações do médico: "Você é apenas um residente, logo, você não sabe como se relacionar com seus pacientes. Quando você tentar partir para a prática depois de sua residência, não terá paciente porque não

sabe como se relacionar com as pessoas. Em vez de ouvir as minhas necessidades, pratica uma psiquiatria de manual. Você nem mesmo sabe como se vestir. É uma completa piada como médico." O médico, então, perguntou: "Por que você sente tanto ódio de mim?". A senhora G. G. respondeu: "Ódio? Você não merece ser odiado! Você está abaixo da linha do desprezo!"

Essa bateria de ataques verbais é muito comum nos pacientes narcisistas. Quando eles chegam tão longe, o médico se sente inútil e impotente, bem como magoado e com raiva. Esses indivíduos geram um forte ódio contratransferencial, que pode levar a comentários vingativos ou a decisões conduzidas imprudentemente como uma forma de dar o troco no paciente. Apesar de, como terapeutas, sermos capazes de conter uma certa quantidade de abusos, todos temos um limite que apenas nós mesmos podemos determinar. Quando essa linha é ultrapassada, o terapeuta pode precisar confrontar o desprezo do paciente energicamente, apontando como essa postura agressiva está destruindo as chances dele obter um tratamento efetivo.

As transferências narcisistas do paciente podem desencadear conflitos latentes no interior do terapeuta de forma que as contratransferências que estão normalmente inativas vêm à tona. Cohen (2002), por exemplo, descreveu como começou a sentir que a rejeição do paciente em relação a ele era justificada. Sentimentos de insegurança e insuficiência há muito presentes no terapeuta são desencadeados pela atitude do paciente de pseudoautossuficiência. Além disso, os terapeutas devem estar conscientes de como os próprios desejos de que o paciente se comporte de determinada maneira podem reforçar resistências narcisistas (Gabbard 2000; Wilson 2003). O aparente altruísmo do terapeuta ao tentar ajudar pessoas com dificuldades emocionais sempre tem uma tendência subjacente de autointeresse (Gabbard, 2000). Todo terapeuta vai ao trabalho dia após dia com a esperança de gratificar um desejo por uma forma específica de relação objetal envolvendo um cuidador altruísta devotado e um paciente agradecido, que reconhece estar sendo ajudado. O paciente narcisista ingrato pode frustrar o desenvolvimento dessa relação desejada pelo terapeuta e fazer o último emitir mensagens sutis, ou não tão sutis, ao paciente de que ele deveria ser diferente do que é em sua abordagem terapêutica. Então, os pacientes são colocados no papel de ter que lidar com os desejos do terapeuta de ter um "bom" paciente e um "bom" processo terapêutico. Essa pressão do terapeuta pode reforçar as resistências narcisistas do paciente (Wilson, 2003). Visto que alguns materiais apresentados pelos pacientes com TPN são difíceis de tolerar, os terapeutas podem perder a sintonia com o indivíduo narcisista, parar de escutar, fornecer interpretações fáceis para fazê-lo mudar de assunto ou enviar outras mensagens a respeito da não aceitabilidade do que o paciente está expressando. Como outras pessoas, os terapeutas podem sentir que eles estão sendo sugados em tudo o que eles têm para dar e, então, descartados depois de o paciente ter terminado com eles. A experiência de ser usado dessa forma pode desafiar a paciência do terapeuta mais tolerante, e muitos terapeutas fazem esforços para engajar o paciente em um nível diferente para não deixar o consultório com esse sentimento.

Por fim, uma outra forma de contratransferência surge com um paciente narcisista particularmente encantador ou divertido. Russ e colaboradores (2008) relataram um terceiro subtipo de TPN que eles caracterizaram como um indivíduo de alto funcionamento que é relativamente bem-sucedido em seu campo. Esses pacientes podem, de fato, produzir sentimentos de inveja e admiração no terapeuta, de forma que os terapeutas se veem "aproveitando o *show*", em vez de trabalhando terapeuticamente para ajudar o paciente (Gabbard, 2013). Nessas circunstâncias, o fato de ele estar sendo tratado como uma extensão do *self* do paciente pode passar despercebido pelo terapeuta, que está simplesmente satisfazendo as necessidades do paciente de afirmação e validação. Essas terapias podem se tornar estagnadas em uma sociedade de admiração mútua, na qual o paciente e o terapeuta se lisonjeiam.

Psicoterapia de grupo

A psicoterapia dinâmica de grupo para pacientes com TPN é carregada de dificuldades caso esse seja o único tratamento utilizado (Azima, 1983; Horner, 1975; Wong, 1979, 1980; Yalom, 1985). Piper e Ogrodniczuk (2005) observam que a sede de admiração, o senso de direito e a falta de empatia podem afastar outras pessoas. Como resultado, as taxas de evasão são altas nos pacientes narcisistas. Os pacientes narcisistas distraídos podem desfrutar da ideia de ter uma audiência em uma psicoterapia de grupo, mas eles podem também se ressentir do fato de que outras pessoas tomem uma parte do tempo e da atenção do terapeuta. Por conseguinte, esse paciente pode deixar a terapia de grupo porque nunca consegue ter tempo suficiente. O paciente narcisista hipervigilante pode se sentir ofendido pela simples sugestão da terapia de grupo. O próprio encaminhamento é experienciado como uma rejeição ou uma indicação de que o terapeuta não está interessado no paciente. A maioria dos pacientes narcisistas vê a psicoterapia de grupo como uma situação na qual suas características especiais e sua singularidade não serão notadas. Os pacientes narcisistas tendem a pôr uma ênfase extraordinária sobre a terapia de grupo por causa de sua necessidade de gratificação narcísica por meio do grupo (Roth, 1998). Quando os pacientes narcisistas entram em uma terapia de grupo, frequentemente monopolizam as discussões ou assumem o papel de "assistente do médico", fazendo observações acerca dos problemas dos outros, mas negando os próprios (Wong, 1979).

Apesar dos problemas inerentes para pacientes narcisistas em contextos de grupo, há algumas vantagens claramente evidentes. Em grupo, os pacientes narcisistas devem confrontar e aceitar o fato de que outros têm necessidades e de que eles próprios não podem esperar ser o centro das atenções o tempo inteiro. Além disso, os pacientes narcisistas também podem se beneficiar do *feedback* que os outros fornecem em relação ao impacto que seus traços de caráter têm sobre outras pessoas. Os pacientes narcisistas podem ter efeitos terapêuticos sobre os outros membros do grupo ao ativarem sentimentos latentes de inveja e de voracidade em pacientes com outras formas de perturbação caracterológica (Azima, 1983).

Alguns autores sugeriram que a psicoterapia de grupo e a individual combinadas podem beneficiar pacientes narcisistas mais do que as duas abordagens sozinhas (Horwitz, 1977; Wong, 1979, 1980). Poucos grupos podem absorver as demandas intensas do paciente narcisista por atenção, mas se um procedimento individual é iniciado antes, o paciente pode fazer menos exigências ao grupo. Wong (1979, 1980) recomendou especificamente um período preparatório bastante extenso de terapia individual com uma abordagem técnica feita ao longo das linhas descritas por Kohut, de forma que uma aliança terapêutica sólida exista no momento em que o paciente adentra o grupo. Esse período preparatório também dá tempo ao paciente para explorar fantasias pessoais sobre a psicoterapia de grupo. Wong sugeriu o uso do mesmo terapeuta tanto para psicoterapia de grupo quanto para psicoterapia individual. Mesmo com a combinação, entretanto, o terapeuta deve apoiar ativamente o paciente se os outros membros do grupo começarem a usar o membro narcisista como "bode expiatório". O terapeuta de grupo pode ajudar os outros pacientes a ter empatia com o membro narcisista em sua necessidade de ser reconhecido e admirado.

Como foi discutido no Capítulo 5, a psicoterapia de grupo pode servir para diluir transferências negativas intensas. Esse princípio é certamente aplicável a pacientes narcisistas, e os outros membros no grupo são muitas vezes úteis ao apontar as distorções envolvidas na desvalorização ou na idealização do terapeuta. De forma semelhante, as reações contratransferenciais, que são tão problemáticas no tratamento de pacientes narcisistas, podem também ser diluídas na terapia de grupo (Wong, 1979). Entretanto, é aconselhável ter apenas um membro narcisista por vez em um grupo heterogêneo, a fim de que o impacto das exigências desses pacientes não oprima os outros integrantes.

Transtorno da personalidade narcisista ao longo do ciclo vital

Os pacientes narcisistas que buscam tratamento quando são adultos jovens com frequência reclamam sobre a qualidade de suas relações amorosas. Eles podem ter tido repetidos relacionamentos amorosos de curta duração e insatisfatórios. Após o esplendor inicial da relação se esvanecer, a idealização do parceiro vira desvalorização ou tédio, e eles desistem da relação e procuram novos parceiros que podem preencher suas necessidades de admiração, afirmação, amor incondicional, bem como harmonização perfeita. Esse padrão de sugar e de descartar as pessoas pode, eventualmente, tornar-se incômodo. Esses pacientes podem se estabilizar e vir a casar quando chegarem aos 30 ou 40 anos.

Não é surpreendente que um certo padrão de conflitos conjugais ocorram nos casamentos de pacientes com TPN. Eles podem procurar primeiro uma terapia conjugal com o pretexto de terem problemas sexuais, depressão ou comportamento impulsivo (Lansky, 1982). Por baixo da apresentação disfarçada, com frequência está um medo de ser constrangido ou humilhado pelo parceiro conjugal (i.e., um medo de fragmentação do *self*, nos termos da psicologia do *self*). O marido narcisista, por exemplo, pode culpar a esposa por tentar deliberadamente humilhá-lo ao invés de reconhecer que ele tem um problema que diz respeito a ser excessivamente vulnerável, dependente e necessitar de respostas do *self*-objeto como espelhamento, da parte de sua esposa. Esse mesmo marido pode, eventualmente, chegar a um estado de raiva narcísica crônica, no qual ele mantém ressentimento e amargura intratáveis com relação à esposa por ela não tratá-lo da maneira que ele sente ter direito. Esses casamentos podem ser altamente refratários à terapia conjugal, porque o cônjuge narcisista percebe a ofensa como algo tão danoso que o perdão está fora de questão, e nada que o cônjuge ofensor faça pode aliviar o sofrimento.

Independentemente de os pacientes narcisistas escolherem casar durante suas vidas ou não, eles estarão propensos a ver o processo de envelhecimento como algo muito doloroso. Em muitos casos, esses pacientes são fisicamente atraentes ou encantadores no trato interpessoal e obtiveram um certo grau de sucesso durante os anos em que eram adultos jovens. Como o estudo de Rose (2002) sugeriu, tipos distraídos podem até mesmo ser relativamente felizes se as circunstâncias de vida tiverem sido boas. Contudo, embora eles possam adiar o enfrentamento do vazio em seus núcleos, eles não conseguem, em última instância, escapar dessa tarefa. Como observou Kernberg (1974b),

> Se considerarmos que ao longo de uma vida comum a maioria das gratificações narcísicas ocorre na adolescência e no início da idade adulta, e mesmo se os triunfos e gratificações narcísicas são alcançados ao longo da vida adulta, o indivíduo deve eventualmente encarar os conflitos básicos que cercam o envelhecimento, doenças crônicas, limitações físicas e mentais e, acima de tudo, separações, perdas e solidão – logo, temos que concluir que a confrontação eventual do *self* grandioso com a natureza frágil, limitada e transitória da vida humana é inevitável. (p. 238)

Muitos pacientes narcisistas não envelhecem bem. Suas fantasias grandiosas de uma juventude e beleza sem fim são diaceradas pelas vicissitudes do envelhecimento. Para provar sua juventude e seu vigor, eles podem buscar freneticamente relacionamentos extraconjugais com parceiros com metade de sua idade ou tomar parte em atividades não recomendáveis, como maratonas. Também são comuns conversões religiosas drásticas, nas quais o narcisista evita o luto por meio de uma fuga maníaca na direção da sombra de um objeto idealizado (Deus).

Muitos dos prazeres da meia-idade e da velhice envolvem o gozo vicário com o sucesso de pessoas mais jovens, como dos próprios filhos (Kernberg, 1974b). Uma das tragédias que pessoas com TPN tem de encarar é que elas são usurpadas dessa fonte de prazer por causa de sua inveja e seu desespero. Esses sentimentos podem levar os pacientes a buscar tratamento pela primeira vez quando eles já estão na casa dos 40 anos. Confrontados com um senso de terem perdido algo e com o sentimento de que suas vidas estão em um curso equivocado, eles finalmente podem estar receptivos ao tratamento. Eles muitas vezes se veem sozinhos, sem quaisquer relacionamentos que os apoiem e com um sentimento devastador de não serem amados. Veem-se confirmando a advertência de Benjamin Franklin: "Aquele que amar a si mesmo não terá rivais".

Alguns pacientes com altos níveis de narcisismo patológico podem responder favoravelmente a certos eventos da vida, de modo que há razões para se ter esperança. Ronningstam e colaboradores (1995) relataram mudanças no narcisismo em um estudo de três anos de seguimento em que 20 pacientes com TPN foram acompanhados. Apesar de 40% permanecerem sem mudança alguma, 60% apresentaram melhora significativa. O exame de eventos da vida nos casos de pacientes que apresentaram melhora indicaram que três tipos de experiências fizeram diferença em sua orientação narcisista. Para nove sujeitos, *realizações corretivas* ocorreram, levando a um aumento na aceitação de um conceito mais realista junto a uma diminuição de fantasias exageradas. Para quatro dos pacientes, uma *relação corretiva* foi o instrumento para a redução do narcisismo patológico. Essa observação levou os investigadores a concluírem que algumas defesas narcisistas não estão tão arraigadas como elas parecem estar em certos indivíduos que foram diagnosticados com TPN. Por fim, em três dos pacientes ocorreram *desilusões corretivas*, que os ajudaram a obter uma avaliação mais realista deles mesmos.

Os pacientes narcisistas oferecem enormes desafios aos terapeutas. O esforço vale a pena, contudo, porque mesmo se o sucesso for apenas parcial, ele ajuda a atenuar os danos da segunda metade da vida. Se, por meio do tratamento, os pacientes narcisistas podem alcançar algum grau de empatia, podem substituir parcialmente sua inveja por admiração e começar a aceitar as outras pessoas como indivíduos separados e com necessidades próprias, logo eles podem ser capazes de evitar terminar suas vidas em um isolamento amargurado.

Referências

Adler G: Psychotherapy of the narcissistic personality disorder patient: two contrasting approaches. Am J Psychiatry 143:430–436, 1986

Allen JG: Mentalizing. Bull Menninger Clin 67:91–112, 2003

American Psychiatric Association: Diagnostic and Statistical Manual of Mental Disorders, 5th Edition. Washington, DC, American Psychiatric Association, 2013

Azima FJC: Group psychotherapy with personality disorders, in Comprehensive Group Psychotherapy, 2nd Edition. Edited by Kaplan HI, Sadock BJ. Baltimore, MD, Williams & Wilkins, 1983, pp 262–268

Brandschaft B, Stolorow R: The borderline concept: pathological character or iatrogenic myth? in Empathy II. Edited by Lichtenberg J, Bornstein M, Silver D. Hill- sdale, NJ, Analytic Press, 1984, pp 333–357

Campbell WK, Miller JD (eds): The Handbook of Narcissism and Narcissistic Personality Disorder: Theoretical Approaches, Empirical Findings, and Treatments. Hoboken, NJ, Wiley, 2011

Cohen DW: Transference and countertransference states in the analysis of pathological narcissism. Psychoanal Rev 89:631–651, 2002

Cooper AM: Further developments in the clinical diagnosis of narcissistic personality disorder, in Disorders of Narcissism: Diagnostic, Clinical, and Empirical Implications. Edited by Ronningstam EF. Washington, DC, American Psychiatric Press, 1998, pp 53–74

Cooper AM, Michels R: Book review of Diagnostic and Statistical Manual of Mental Disorders, 3rd Edition, Revised (DSM-III-R by the American Psychiatric Association). Am J Psychiatry 145:1300–1301, 1988

Curtis HC: Clinical perspectives on self psychology. Psychoanal Q 54:339–378, 1985

Dickinson KA, Pincus AL: Interpersonal analysis of grandiose and vulnerable narcissism. J Pers Disord 17:188–207, 2003

Finell JS: Narcissistic problems in analysts. Int J Psychoanal 66:433–445, 1985

Gabbard GO: Further contributions to the understanding of stage fright: narcissistic issues. J Am Psychoanal Assoc 31:423–441, 1983

Gabbard GO: Two subtypes of narcissistic personality disorder. Bull Menninger Clin 53:527–532, 1989

Gabbard GO: Transference and countertransference in the treatment of narcissistic patients, in Disorders of Narcissism: Diagnostic, Clinical, and Empirical Implications. Edited by Ronningstam EF. Washington, DC, American Psychiatric Press, 1998, pp 125–146

Gabbard GO: On gratitude and gratification. J Am Psychoanal Assoc 48:697–716, 2000

Gabbard GO: Countertransference issues in the treatment of pathological narcissism, in Understanding and Treating Pathological Narcissism. Edited by Ogrodniczuk JS. Washington, DC, American Psychological Association, 2013, pp 207–217

Gabbard GO, Twemlow SW: The role of mother–son incest in the pathogenesis of narcissistic personality disorder. J Am Psychoanal Assoc 42:159–177, 1994

Glassman M: Kernberg and Kohut: a test of competing psychoanalytic models of narcissism. J Am Psychoanal Assoc 36:597–625, 1988

Groopman L, Cooper AM: Narcissistic personality disorder, in Treatments of Psychiatric Disorders, 3rd Edition, Vol 2. Edited by Gabbard GO. Washington, DC, American Psychiatric Publishing, 2001, pp 2309–2326

Heiserman A, Cook H: Narcissism, affect, and gender: an empirical examination of Kernberg's and Kohut's theories of narcissism. Psychoanalytic Psychology 15:74–92, 1998

Hibbard S: Narcissism, shame, masochism, and object relations: an exploratory correlational study. Psychoanalytic Psychology 9:489–508, 1992

Horner AJ: A characterological contraindication for group psychotherapy. J Am Acad Psychoanal 3:301–305, 1975

Horton RS: Parenting as a cause of narcissism: empirical support for psychodynamic and social learning theories, in The Handbook of Narcissism and Narcissistic Personality Disorder: Theoretical Approaches, Empirical Findings, and Treatments. Edited by Campbell WK, Miller JD. Hoboken, NJ, Wiley, 2011, pp 181–190

Horwitz L: Group psychotherapy of the borderline patient, in Borderline Personality Disorders: The Concept, the Syndrome, the Patient. Edited by Hartocollis PL. New York, International Universities Press, 1977, pp 399–422
Josephs L: Balancing Empathy and Interpretation: Relational Character Analysis. Northvale, NJ, Jason Aronson, 1995
Kernberg OF: Factors in the psychoanalytic treatment of narcissistic personalities. J Am Psychoanal Assoc 18:51–85, 1970
Kernberg OF: Contrasting viewpoints regarding the nature and psychoanalytic treatment of narcissistic personalities: a preliminary communication. J Am Psychoanal Assoc 22:255–267, 1974a
Kernberg OF: Further contributions to the treatment of narcissistic personalities. Int J Psychoanal 55:215–240, 1974b
Kernberg OF: Severe Personality Disorders: Psychotherapeutic Strategies. New Haven, CT, Yale University Press, 1984
Kernberg OF: Pathological narcissism and narcissistic personality disorder: theoretical background and diagnostic classification, in Disorders of Narcissism: Diagnostic, Clinical, and Empirical Implications. Edited by Ronningstam EF. Washington, DC, American Psychiatric Press, 1998, pp 29–51
Kernberg OF: Narcissistic personality disorder, in Psychodynamic Psychotherapy for Personality Disorders: A Clinical Handbook. Edited by Clarkin JF, Fonagy P, Gabbard GO. Washington, DC, American Psychiatric Publishing, 2009, pp 257–287
Klonsky ED, Jane JS, Turkheimer E, et al: Gender role and personality disorders. J Pers Disord 16:464–476, 2002
Kohut H: The Analysis of the Self: A Systematic Approach to the Psychoanalytic Treatment of Narcissistic Personality Disorders. New York, International Universities Press, 1971
Kohut H: The Restoration of the Self. New York, International Universities Press, 1977
Kohut H: How Does Analysis Cure? Edited by Goldberg A. Chicago, IL, University of Chicago Press, 1984
Lansky MR: Masks of the narcissistically vulnerable marriage. International Journal of Family Psychiatry 3:439–449, 1982
Lasch C: The Culture of Narcissism: American Life in an Age of Diminishing Expectations. New York, WW Norton, 1979
Lewis HB (ed): The Role of Shame and Symptom Formation. Hillsdale, NJ, Lawrence Erlbaum, 1987
Miller JP: How Kohut actually worked. Progress in Self Psychology 1:13–30, 1985
Mitchell SA: Relational Concepts in Psychoanalysis: An Integration. Cambridge, MA, Harvard University Press, 1988
Modell AH: "The holding environment" and the therapeutic action of psychoanalysis. J Am Psychoanal Assoc 24:285–307, 1976
Ogrodniczuk JS (ed): Understanding and Treating Pathological Narcissism. Washington, DC, American Psychological Association, 2013
Ornstein PH: A discussion of the paper by Otto F. Kernberg on "Further contributions to the treatment of narcissistic personalities." Int J Psychoanal 55:241–247, 1974a
Ornstein PH: On narcissism: beyond the introduction, highlights of Heinz Kohut's contributions to the psychoanalytic treatment of narcissistic personality disorders. Annual of Psychoanalysis 2:127–149, 1974b

Ornstein P: Psychoanalysis of patients with primary self-disorder: a self psychological perspective, in Disorders of Narcissism: Diagnostic, Clinical, and Empirical Implications. Edited by Ronningstam EF. Washington, DC, American Psychiatric Press, 1998, pp 147–169

Piper WE, Ogrodniczuk JS: Group treatment for personality disorders, in The American Psychiatric Publishing Textbook of Personality Disorders. Edited by Oldham JG, Skodol A, Bender O. Washington, DC, American Psychiatric Publishing, 2005

Ritter K, Dziobek I, Preibler S, et al: Lack of empathy in patients with narcissistic personality disorder. Psychiatry Res 187:241–247, 2011

Ronningstam E: Psychoanalytic theories on narcissism and narcissistic personality, in The Handbook of Narcissism and Narcissistic Personality Disorder: Theoretical Approaches, Empirical Findings, and Treatments. Edited by Campbell WK, Miller JD. Hoboken, NJ, Wiley, 2011, pp 41–55

Ronningstam EF: Treatment of narcissistic personality disorder, in Treatments of Psychiatric Disorders, 5th Edition. Edited by Gabbard GO, Washington, DC, American Psychiatric Publishing, 2014

Ronningstam E, Gunderson J, Lyons M: Changes in pathological narcissism. Am J Psychiatry 152:253–257, 1995

Rose P: The happy and unhappy faces of narcissism. Pers Individ Diff 33:379–391, 2002

Rosenfeld HA: On the psychopathology of narcissism: a clinical approach. Int J Psychoanal 45:332–337, 1964

Roth BE: Narcissistic patients in group psychotherapy: containing affects in the early group, in Disorders of Narcissism: Diagnostic, Clinical, and Empirical Implications. Edited by Ronningstam EF. Washington, DC, American Psychiatric Press, 1998, pp 221–237

Rothstein A: The Narcissistic Pursuit of Perfection. New York, International Universities Press, 1980

Russ E, Shedler J, Bradley R, et al: Refining the construct of narcissistic personality disorder: diagnostic criteria and subtypes. Am J Psychiatry 165:1473–1481, 2008

Stein J: The new greatest generation. Time, May 20, 2013, pp 26–34

Stein MH: Book review of The Restoration of the Self by Heinz Kohut. J Am Psychoanal Assoc 27:665–680, 1979

Steiner J: Seeing and being seen: narcissistic pride and narcissistic humiliation. Int J Psychoanal 87:939–951, 2006

Stinson FS, Dawson DA, Goldstein RB, et al: Prevalence, correlates, disability, and comorbidity of DSM-IV narcissistic personality disorder: results from the Wave II National Epidemiological Survey on Alcohol and Related Conditions. J Clin Psychiatry 69:1033–1045, 2008

Twenge JM, Campbell WK: The Narcissism Epidemic: Living in the Age of Entitlement. New York, Free Press, 2009

Vernon PA, Villani VC, Vickers LC, et al: A behavioral genetic investigation of the dark triad and the big V. Journal of Personality and Individual Differences 44:445–452, 2008

Wilson M: The analyst's desire and the problem of narcissistic resistances. J Am Psychoanal Assoc 51:72–99, 2003

Wink P: Two faces of narcissism. J Pers Soc Psychol 61:590–597, 1991

Winnicott DW: The Maturational Processes and the Facilitating Environment: Studies in the Theory of Emotional Development. London, Hogarth Press, 1965

Wong N: Clinical considerations in group treatment of narcissistic disorders. Int J Group Psychother 29:325–345, 1979

Wong N: Combined group and individual treatment of borderline and narcissistic patients: heterogeneous *versus* homogeneous groups. Int J Group Psychother 30: 389–404, 1980

Yalom ID: The Theory and Practice of Group Psychotherapy, 3rd Edition. New York, Basic Books, 1985

Capítulo 17

Transtornos da Personalidade do Grupo B

Antissocial

Os indivíduos antissociais são talvez os mais extensamente estudados entre aqueles com transtornos da personalidade, mas também são os pacientes que os clínicos tendem a evitar ao máximo. Na situação terapêutica, esses pacientes podem mentir, enganar, roubar, ameaçar e agir de qualquer outra forma irresponsável e falsa. Eles foram chamados de "psicopatas", "sociopatas" e "pessoas com transtorno de caráter" – termos que, em psiquiatria, foram equiparados a intratáveis. Pode-se até argumentar que esses pacientes deveriam ser considerados "criminosos" e que não deveriam ser incluídos no escopo da psiquiatria. A experiência clínica indica, entretanto, que o rótulo de antissocial é aplicável a um amplo grupo de pacientes, que vai desde os totalmente intratáveis àqueles que são tratáveis sob certas condições. A existência deste último grupo justifica uma compreensão detalhada desses pacientes, de modo que aqueles que são receptivos à ajuda possam receber o melhor tratamento possível.

Em seu clássico *A Máscara da Sanidade* (*The Mask of Sanity*), Hervey Cleckley (1941/1976) forneceu a primeira descrição clínica abrangente desses pacientes. Como o título sugere, Cleckley via o psicopata como um indivíduo que não era explicitamente psicótico, mas cujo comportamento era tão caótico e tão pouco harmonizado às demandas da realidade e da sociedade que indicava a existência de uma psicose sob a superfície. Enquanto os psicopatas pareciam capazes de se relacionar superficialmente com outras pessoas, eles eram completamente irresponsáveis em todas as suas relações e não tinham qualquer consideração pelos sentimentos ou pelas preocupações dos outros.

O termo *psicopata* caiu em desuso durante as décadas que se seguiram ao aparecimento do trabalho inovador de Cleckley. *Sociopata* foi utilizado ostensivamente, por um certo tempo, como um reflexo das origens sociais em vez das origens psicológicas de algumas das dificuldades enfrentadas por estes indivíduos. Pela época em que foi publicado o segundo *Manual diagnóstico e estatístico de transtornos mentais* (DSM-II; American Psychiatric Association, 1968), em 1968, o termo *personalidade antissocial* havia se tornado a nomenclatura preferida. Com a chegada do DSM-III, em 1980 (American Psychiatric Association, 1980), o diagnóstico de transtorno da personalidade antissocial (TPAS) foi alterado de forma considerável em relação à descrição original de Cleckley. Embora os critérios do DSM-III fornecessem mais detalhes diagnósticos do que os que eram dados para qualquer outro transtorno da personalidade, eles estreitaram o foco do transtorno para uma população criminosa com probabilidade de estar conectada a grupos socioeconômicos de estratos mais baixos, oprimidos e desfavorecidos (Halleck, 1981; Meloy, 1988; Modlin, 1983).

Quando os critérios do DSM-III foram aplicados a infratores encarcerados, os pesquisadores descobriram que a maioria dessas populações (de 50 a 80%) tinha o diagnóstico de TPAS (Hare, 1983; Hart e Hare, 1998). Resultados surpreendentemente diferentes foram obtidos quando os pesquisadores utilizaram critérios diagnósticos que se assemelhavam mais à tradição de Cleckley, na qual a psicopatia era enfatizada. Por exemplo, se o Inventário de Psicopatia de Hare – Revisado (PCL-R, na sigla em inglês) fosse utilizado, apenas 15 a 25% da população carcerária seria qualificada como psicopata (Hare, 1991; Hare et al., 1991; Ogloff, 2006). Em um estudo com 137 mulheres dependentes de cocaína que buscaram tratamento (Rutherford et al., 1999), mais de um quarto delas foi diagnosticado com TPAS pelos critérios do DSM, mas apenas 1,5% foi diagnosticado com um nível moderado de psicopatia pelo PCL-R. Esse instrumento se baseia em avaliações clínicas de *experts*, em vez de relatos pessoais, e inclui itens tais como irresponsabilidade; impulsividade; falta de objetivos realistas a longo prazo; comportamento sexual promíscuo; problemas comportamentais precoces; estilo de vida parasitário; insensibilidade e falta de empatia; afetos superficiais; ausência de remorso ou culpa; necessidade de estímulo e propensão ao tédio; senso grandioso de valor próprio; e loquacidade associada a charme superficial.

O termo *psicopatia* cresceu novamente em popularidade nos últimos anos como um rótulo diagnóstico que implica características biológicas e psicológicas particulares que não são cobertas pelos critérios do DSM-5 para TPAS (Quadro 17-1; American Psychiatric Association, 2013) (Hart e Hare, 1998; Meloy, 1988, 1995; Person, 1986; Reid et al., 1986).

A *psicopatia*, como foi definida por Hare (1991), enfatiza os traços catalogados anteriormente, os quais se dividem em características interpessoais/psicodinâmicas

QUADRO 17-1	Critérios para o transtorno da personalidade antissocial do DSM-5

301.7 (F60.2)

A. Um padrão difuso de desconsideração e violação dos direitos das outras pessoas que ocorre desde os 15 anos de idade, conforme indicado por três (ou mais) dos seguintes:
   1. Fracasso em ajustar-se às normas sociais relativas a comportamentos legais, conforme indicado pela repetição de atos que constituem motivos de detenção.
   2. Tendência à falsidade, conforme indicado por mentiras repetidas, uso de nomes falsos ou de trapaça para ganho ou prazer pessoal.
   3. Impulsividade ou fracasso em fazer planos para o futuro.
   4. Irritabilidade e agressividade, conforme indicado por repetidas lutas corporais ou agressões físicas.
   5. Descaso pela segurança de si ou de outros.
   6. Irresponsabilidade reiterada, conforme indicado por falha repetida em manter uma conduta consistente no trabalho ou honrar obrigações financeiras.
   7. Ausência de remorso, conforme indicado pela indiferença ou racionalização em relação a ter ferido, maltratado ou roubado outras pessoas.
B. O indivíduo tem no mínimo 18 anos de idade.
C. Há evidências de transtorno da conduta com surgimento anterior aos 15 anos de idade.
D. A ocorrência de comportamento antissocial não se dá exclusivamente durante o curso de esquizofrenia ou transtorno bipolar.

Fonte: Reimpresso a partir do *Diagnostic and Statistical Manual of Mental Disorders*, 5ª Edição. Washington, D.C., *American Psychiatric Publishing*, 2003 Usado sob permissão. Copyright © 2013 American Psychiatric Association.

de um lado e atitudes antissociais de outro. Apesar desses dois componentes estarem obviamente correlacionados, eles podem ocorrer de forma separada em alguns indivíduos (Livesley, 2003). Alguns indivíduos podem apresentar falta de empatia ou serem insensíveis, grandiosos e manipuladores, mas podem não exibir problemas comportamentais como àquele componente do construto de Hare. Como princípio geral, entretanto, a psicopatia é muito mais grave tanto em suas manifestações clínicas como em sua resistência ao tratamento. Esses pacientes provavelmente têm diferenças neuropsicológicas substanciais, se comparados com não psicopatas, e podem ser mais cruéis e mais incapazes de qualquer tipo de apego emocional, exceto pelo estilo de interação sadomasoquista baseada no poder (Meloy, 1988). Hare (2006) estima que de 20 a 50% dos indivíduos que preenchem os critérios para TPAS também preenchem os critérios para psicopatia.

Os critérios do DSM-5 não são particularmente úteis na determinação da tratabilidade. Com pacientes antissociais, o clínico deve antes de tudo determinar se um paciente em particular pode ser tratado nessas circunstâncias. Esse dilema pode ser conceitualizado considerando-se a apresentação antissocial como uma subcategoria do transtorno da personalidade narcisista (Kernberg, 1984, 1998; Meloy, 1988, 1995; Reid, 1985). De fato, há um *continuum* narcisista da patologia antissocial variando da mais primitiva psicopatia, em sua forma mais pura, passando pelo transtorno de personalidade narcisista com características antissociais egossintônicas e chegando até o narcisismo, no qual o paciente é simplesmente desonesto na transferência (Kernberg, 1984, 1998).

Os clínicos encontrarão muitos pacientes com características antissociais. O psiquiatra dinâmico deve abordar cada paciente tendo em mente esse *continuum* narcisista. Utilizando tanto a compreensão dinâmica como um diagnóstico cuidadoso (discutido mais adiante neste capítulo) relacionado à psicopatia e à patologia narcisista e antissocial, os clínicos podem tomar uma decisão dinamicamente elaborada sobre se um paciente pode ser tratado e que condições justificam um esforço terapêutico. Neste capítulo, o termo *psicopatia* é usado estreitamente para designar o subgrupo de pacientes contemplados pelos critérios do PCL-R de Hare e pelas descrições psicodinâmicas de Meloy (1988, 1995) e Person (1986). O termo *pacientes antissociais* é empregado de forma genérica para descrever pacientes ao longo do *continuum* e que mostram graus variáveis de comportamento antissocial.

Epidemiologia

Uma quantidade considerável de conhecimento foi acumulada no que diz respeito à epidemiologia do TPAS, a qual tem uma prevalência durante a vida de 3,6% na população dos Estados Unidos (Black, 2013). As pessoas com esse transtorno são comumente encontradas em áreas empobrecidas dos centros das cidades, e muitas abandonam os estudos no ensino médio. Há um curso descendente na vida de indivíduos antissociais (Person, 1986), que tendem a ganhar e perder dinheiro de forma cíclica até que "colapsam" na meia-idade, o que frequentemente ocorre acompanhado de alcoolismo e debilitação graves (Halleck, 1981). Mesmo que sua impulsividade possa melhorar com a idade, eles continuam a apresentar conflitos no trabalho, com os pais e em relacionamentos amorosos (Paris, 2003). Alguns morrem prematuramente.

Há uma correlação impressionante entre a patologia de caráter antissocial e o abuso de substâncias (Cadoret, 1986; Halleck, 1981; Meloy, 1988; Modlin, 1983; Reid, 1985; Vaillant, 1983; Walsh et al., 2007). É claro que também está muito bem-estabelecido que a atividade criminosa está intimamente ligada ao abuso de substâncias (Holden, 1986). Entre os criminosos, 52 a 65% foram identificados como indivíduos que abusavam de substâncias. A comorbidade entre abuso de substância e TPAS varia de 42 a 95% (Meloy e Yakeley, 2014).

É geralmente reconhecido que a maioria dos pacientes com problemas antissociais é do sexo masculino e, de fato, a razão entre homens e mulheres com TPAS é de cerca de 4 para 1 (Black, 2013). Ligações familiares entre psicopatia e transtorno de somatização (histeria) foram extensamente documentadas (Cadoret, 1978; Cloninger e Guze, 1975; Cloninger et al., 1984; Woerner e Guze, 1968). Um explicação proposta para essa correlação é que o gênero influencia o quanto os indivíduos com tendências de personalidade histérica ou histriônica irão desenvolver transtorno de somatização ou TPAS (Lilienfeld et al., 1986).

A psicopatia pode e de fato ocorre em pacientes do sexo feminino, apesar de se manifestar com muito mais frequência entre homens. Os clínicos podem negligenciar o diagnóstico em mulheres devido a estereótipos relacionados a papéis de gênero. Uma mulher sedutora e manipuladora que apresenta considerável atividade antissocial é muito mais propensa a ser rotulada como histérica, histriônica ou *borderline*, especialmente por clínicos que sejam do sexo masculino. Uma moça hospitalizada de 19 anos de idade estava amplamente envolvida em ações decorrentes de comportamento antissocial, incluindo o assassinato de um homem que ela disse que estava tentando estuprá-la, bem como em roubo, mentira e perturbação do tratamento de outros pacientes. A certa altura de sua hospitalização, ela convenceu dois pacientes do sexo masculino a usar uma alavanca em sua janela para ajudá-la a escapar. Depois de cruzar o país de avião com os dois homens (usando os cartões de crédito de seus pais), ela os abandonou sem dinheiro em um aeroporto. Ela retornou mais tarde ao hospital, e seu tratamento alcançou um ponto de mudança quando ela começou um incêndio em seu quarto, ameaçando a segurança de todos em sua unidade hospitalar. Devido ao fato de ser atraente e sedutora e ter charme interpessoal, os profissionais envolvidos em seu tratamento continuaram a dar a ela o benefício da dúvida. Alguns chegaram a ver seu comportamento como reflexo de "depressão", em vez de uma patologia antissocial. Contudo, ela preenchia os critério do DSM-5 (American Psychiatric Association, 2013) tanto para TPAS quanto para psicopatia.

As diferenças de gênero nos diagnósticos de transtornos da personalidade receberam relativamente pouca atenção na pesquisa sobre tais psicopatologias. Entretanto, uma investigação com 665 estudantes universitários mostrou uma ligação entre traços tradicionalmente definidos como masculinos e tendências antissociais (Klonsky et al., 2002). Também surgiram algumas especulações de que o transtorno da personalidade histriônica pode ser uma variante feminina da psicopatia, enquanto o TPAS é uma variante masculina. As pesquisas não corroboraram essa distinção, e, evidentemente, são necessários estudos mais aprofundados (Cale e Lilienfeld, 2002).

Compreensão psicodinâmica

Uma compreensão abrangente do TPAS deve iniciar com o reconhecimento de que fatores biológicos claramente contribuem para a etiologia e a patogênese do transtorno. Estudos com famílias relacionados a TPAS sugerem que crianças que têm um genitor com TPAS apresentam uma probabilidade próxima de 16% de desenvolver o transtorno (Black, 2013). Embora estudos de gêmeos sejam evidências convincentes de que os fatores genéticos são uma influência importante, é provável que um ambiente de abuso e negligência também estejam envolvidos. De fato, o TPAS parece um transtorno modelo para examinar a interação dos genes e do ambiente. As pesquisas mostraram consistentemente que uma vulnerabilidade genética ativada por fatores ambientais adversos trabalham de forma sinergética para produzir um comportamento antissocial ou criminoso (Cadoret et al., 1995; Caspi et al., 2002; Foley et al., 2004; Hodgins et al., 2001; Raine et al., 1996, 1997). No Estudo Multidisciplinar sobre Saúde e Desenvolvimento de Dunedin (Caspi et al., 2002), os investigadores seguiram, de forma prospectiva, uma coorte de nascimento de 1.037 crianças com idades de 3, 5, 7, 9, 11, 13, 15, 18 e 21. Depois, 96% da amostra foram contatados com a idade de 26 anos e avaliados. Entre as idades de 3 e 11 anos, 8% experienciaram maus-tratos "graves"; 28%, "prováveis" maus-tratos; e 64% não experienciaram quaisquer maus-tratos. Os maus-tratos foram definidos como rejeição materna, perda repetida do cuidador principal, disciplina severa, abuso físico e abuso sexual. Os investigadores descobriram que um polimorfismo funcional no gene responsável pelo neurotransmissor que metaboliza a enzima monoaminoxidase A (MAO-A) modera o efeito dos maus-tratos. Homens com baixa atividade genotípica da MAO-A que sofreram maus-tratos na infância tinham elevados traços antissociais. Homens com altos níveis de atividade da MAO-A não apresentavam traços antissociais elevados, mesmo quando eles haviam experienciado maus-tratos na infância. Entre os homens que apresentaram tanto uma baixa atividade genotípica da MAO-A quanto maus-tratos sofridos na infância, 85% desenvolveram comportamento antissocial.

Foley e colaboradores (2004) investigaram o transtorno da conduta em 514 gêmeos do sexo masculino com idades entre 8 e 17 anos. Seus achados repetiram aqueles dos estudos de Dunedin. Uma investigação sueca (Nilsson et al., 2006) de uma amostra randomizada de 81 adolescentes do sexo masculino forneceu outra repetição desses resultados. O genótipo da MAO-A parecia não ter qualquer efeito sobre a atividade criminosa de adolescentes se ele fosse considerado isoladamente, isto é, sem os fatores ambientais adversos. Por isso, os três estudos juntos oferecem um forte suporte para uma interação específica entre um genótipo e eventos traumáticos precoces. Em outras palavras, o genótipo pode moderar a sensibilidade de uma criança a estressores ambientais, e a combinação de vulnerabilidade genética e de experiências adversas parece produzir o aparecimento do comportamento antissocial. É importante notar, contudo, que um estudo adicional (Young et al., 2006) com 247 pacientes adolescentes do sexo masculino com problemas de conduta persistentes não deram suporte à hipótese de que um polimorfismo no gene que codifica a MAO-A contribui para o risco genético do transtorno da conduta. Nessa investigação, o nível de abuso e maus-tratos desempenhou um papel evidente no desenvolvimento do transtorno da conduta, mas os pesquisadores não foram capazes de identificar uma interação com o genótipo encontrado em outros estudos.

Um outro estudo sofisticado acerca da interação entre genes e o ambiente sugere que um único ambiente, *não compartilhado* por irmãos da mesma família, pode ter um impacto substancial sobre o desenvolvimento do comportamento antissocial. Reiss e colaboradores (1995, 2000) estudaram 708 famílias com ao menos dois irmãos adolescentes do mesmo sexo envolvendo múltiplas variáveis. Noventa e três famílias tinham gêmeos monozigóticos; 99, dizigóticos; 95, irmãos comuns; 181, irmãos em famílias adotivas; 110, meios-irmãos em famílias adotivas; e 130 foram caracterizadas por irmãos geneticamente não relacionados em famílias adotivas. Dados sobre estilos de paternidade/maternidade foram coletados por meio de gravações de vídeo e de questionários. Aproximadamente, 60% da variação no comportamento antissocial do adolescente poderia ser explicado pelo comportamento negativo e conflituoso dos pais direcionado de modo específico ao adolescente.

Os investigadores sugeriram que certas características hereditárias das crianças evocavam uma paternidade/maternidade severa e inconsistente. Em contraste, irmãos sem essas características herdadas não evocavam comportamento negativo dos pais e pareciam experienciar um efeito protetor quando um comportamento parental severo era direcionado ao outro irmão. Reiss e colaboradores (2000) descobriram que a resposta da família a essas características herdadas tendiam a ter uma destas quatro formas: 1) exacerbar aspectos problemáticos da criança, 2) melhorar características desejáveis da criança, 3) proteger a criança de resultados negativos relacionados a comportamentos difíceis ou 4) levar os pais a desistirem da criança com dificuldades em uma tentativa de proteger o irmão com melhores prospectos. Eles sugeriram que "a codificação de informações genéticas nos processos familiares pode rivalizar em importância e servir paralelamente ao processo bem mais conhecido de codificação do RNA – a transdução intracelular crítica de informações genéticas no caminho da síntese proteica" (p. 386).

Os dados desse estudo de famílias foram analisados mais tarde com o objetivo de determinar se os fatores genéticos latentes e as relações entre pais e filhos avaliadas interagiram para a predição de depressão e comportamento antissocial adolescente (Feinberg et al., 2007). Essa investigação descobriu que uma interação de genótipos tanto com a negatividade dos pais quanto com o baixo afeto predisseram um comportamento antissocial geral, mas não a depressão. Em outras palavras, a influência genética era maior no comportamento antissocial adolescente quando faltava afeto aos pais e quando eles demonstravam grande negatividade.

Também evidências vêm sendo acumuladas sobre as características do substrato biológico para psicopatia e TPAS. Os níveis de ácido 5-hidroxi-indolacético (5-HIAA) são significativamente mais baixos em crianças com história familiar de TPAS do que naquelas sem (Constantino et al., 1997). A psicopatia, em particular, parece ter fortes origens biológicas, sugeridas pelo estudo de crianças com traços insensíveis e sem emoções, incluindo características como falta de empatia e ausência de culpa (Blair et al., 2001). Essas crianças têm dificuldade de processar o medo e a tristeza. Quando meninos que apresentam traços insensíveis e sem emoções são comparados com sujeitos do grupo-controle da mesma idade, eles têm uma reação amigdalar muito menor a faces assustadoras (Jones et al., 2009). Além disso, um pobre condicionamento automático aos pares está fortemente correlacionado a tendências psicopatas e de criminalidade na idade adulta (Gao et al., 2010). Por isso, crianças que crescem para ser psicopatas não demonstram qualquer indicação de que tiveram um tipo de aprendizado que leva a um aumento de ansiedade e de medo quando um ato antissocial é contemplado. Essas crianças, logo aos três anos de idade, mostram uma ausência de medo das consequências por seus atos, de acordo com medições de reatividade eletrodérmica reduzida. A amígdala processa o medo, a vergonha e a culpa, e está envolvida no desenvolvimento, em crianças pequenas, do desejo de se comportar bem. As crianças com traços insensíveis e sem emoções não se sentem desconfortáveis quando machucam alguém ou transgridem regras colocadas pelos pais. Em estudos de imagem, os indivíduos com psicopatia apresentaram reduções de volume bilateral na amígdala quando comparados com sujeitos do grupo-controle (Yang et al., 2009). Há também ligações surpreendentes entre uma capacidade diminuída de resposta do sistema nervoso autônomo e o risco de comportamento criminoso (Brennan et al., 1997; Raine et al., 1990, 1995). De fato, uma elevada capacidade de resposta do sistema nervoso autônomo parece proteger contra o comportamento criminoso, de acordo com estudos de acompanhamento prospectivos feitos com adolescentes. A partir de uma perspectiva psicodinâmica, os indivíduos que possuem padrões fortemente internalizados sobre certo e errado – com frequência associados ao superego e ao ego ideal – experienciam ansiedade e capacidade de resposta autônoma elevada na forma de culpa ao transgredirem esses padrões morais.

Os pacientes com TPAS frequentemente apresentam ansiedade e transtornos do humor comórbidos. No entanto, uma das diferenças notáveis entre a psicopatia e o TPAS é que os transtornos do humor e de ansiedade raramente se apresentam com psicopatia. Parece que a ausência de reação amigdalar devida a déficits estruturais nessa área impede indivíduos psicopatas de desenvolverem transtornos do humor e de ansiedade (Blair, 2012). Os psicopatas também têm uma espessura reduzida do córtex temporal, bem como uma conectividade diminuída entre a ínsula e o córtex cingulado anterior dorsal (Ly et al., 2012). A capacidade de aprender o medo a partir de uma experiência depende do funcionamento integrado da amígdala e do córtex temporal, e os psicopatas parecem não ter essa integração (Blair, 2012).

Um número crescente de evidências vem documentando diferenças funcionais e anatômicas características de psicopatas. Vinte e cinco psicopatas foram comparados com 18 sujeitos com transtorno da personalidade *borderline* e 24 sujeitos do grupo-controle (Herpertz et al., 2001). Os psicopatas foram caracterizados por capacidade de resposta eletrodérmica reduzida, ausência de reflexo diante de surpresas e menos expressão facial. Os pesquisadores concluíram que os indivíduos psicopatas têm uma ausência de medo em resposta a eventos e um déficit geral no processamento de informações afetivas. A capacidade inferior de resposta emocional era notável e extraordinariamente específica de psicopatas. Ainda em uma outra investigação feita por Raine e colaboradores (2003), os corpos calosos de 15 homens com pontuações elevadas de psicopatia foram comparados aos 25 sujeitos do grupo-controle. Aqueles com psicopatia tiveram um aumento estatisticamente significativo no volume da substância branca calosa bem como na extensão calosa. Eles também demonstraram uma redução de 15% na espessura calosa e um aumento funcional na conectividade inter-hemisférica. Os investigadores sugeriram que um processo atípico de desenvolvimento neural envolvendo uma suspensão precoce no corte dos axônios ou aumento na mielinização da substância branca podem ser responsáveis por essas anormalidades do corpo caloso na psicopatia.

Vários déficits neuropsicológicos na infância também parecem predizer o desenvolvimento do TPAS. Por exemplo, crianças com transtorno de déficit de atenção/hiperatividade correm riscos significativamente mais altos de TPAS subsequente (Mannuzza et al., 1998). Os homens que são expostos à deficiência nutricional materna grave, em circunstância pré-natal, durante o primeiro ou o segundo trimestre de gravidez, apresentaram um risco aumentado de TPAS (Neugebauer et al., 1999). Usando imagens de ressonância magnética estrutural, Reine e colaboradores (2000) constataram que pacientes com personalidade antissocial tinham uma redução de 11% no volume de substância cinzenta pré-frontal quando comparados a sujeitos saudáveis, sujeitos do grupo-controle psiquiátrico e 26 sujeitos com dependência de substâncias. Os investigadores sugeriram que esse déficit estrutural pode se relacionar com a baixa excitação autonômica, a falta de consciência e as decisões difíceis típicas de indivíduos antissociais e psicopatas.

Um estudo prospectivo elaborado de modo sofisticado (Johnson et al., 1999) demonstrou que o abuso físico e a negligência infantis (mas não o abuso sexual) prediziam um aumento na prevalência de sintomas antissociais na idade adulta. Apesar de ser verdade que experiências de abuso infantil possam predizer sintomas de TPAS em adultos, a etiologia não pode ser reduzida a uma fórmula simples em que vítimas se tornam algozes. Em um estudo (Luntz e Widom, 1994), 86% das crianças abusadas e negligenciadas não desenvolveram TPAS, enquanto 7% sem história de abuso e negligência, sim. Do mesmo modo, em uma investigação com 85 mulheres presidiárias (Zlotnick, 1999), o abuso infantil não estava associado ao TPAS.

As características da criança que podem ser herdadas, com frequência agravadas por lesão cerebral perinatal, podem criar dificuldades específicas para os pais. A criança pode ser difícil de acalmar e pode carecer da capacidade de resposta afetiva normal que os pais anseiam ver. Em alguns casos, os pais podem já ter tendências abusivas devido as próprias psicopatologias; em outros, eles podem ficar cada vez mais impacientes e irritados com a criança que não responde da maneira que eles desejam. Meloy (1988) notou dois processos separados que frequentemente aparecem no desenvolvimento de indivíduos antissociais. Um é o desapego profundo de todas relações e da experiência afetiva em geral. O outro é um caminho mais relacionado ao objeto, caracterizado por tentativas sádicas de se vincular a outras pessoas, de modo a exercitar o poder e a destrutividade. Há também um problema significativo com a internalização de outras pessoas devido a déficits genéticos/biológicos da criança e ao ambiente doméstico adverso no qual ela nasceu.

O grave prejuízo da internalização em psicopatas obviamente leva a um enorme fracasso no desenvolvimento do superego – o aspecto clássico, em um sentido dinâmico, de tal indivíduo. A ausência de qualquer senso moral nos psicopatas é uma das qualidades assustadoras que os faz parecerem carentes de humanidade básica. Seu único sistema de valores sobre qualquer consequência é o exercício de poder agressivo, e seu único traço de desenvolvimento do superego pode ser os precursores do superego sádico (ou *self*-objetos estranhos) manifestados por seu comportamento sádico e cruel (Kernberg, 1984).

Os pacientes mais evoluídos, que não se encaixam na categoria do psicopata "puro", podem apresentar lacunas de superego (Johnson, 1949). Em virtude de seus fatores constitucionais relativamente mais favoráveis e de suas experiências ambientais com os pais, esses indivíduos têm algo como um semblante de consciência, mas com áreas circunscritas nas quais o superego não parece operar. Alguns desses indivíduos foram encorajados de forma sutil, ou nem tão sutil, em seu comportamento antissocial por um dos pais ou por ambos.

> Allen era um garoto de 10 anos de idade que foi hospitalizado por seus pais. Durante o processo de entrevista para a internação com o psiquiatra e o assistente social, sua mãe e seu pai descreveram uma longa história de comportamento agressivo. De forma repetida, Allen havia brigado na escola, praticado pequenos atos de vandalismo em propriedades de vizinhos e se recusava a obedecer aos pais. O pai de Allen descreveu o incidente que finalmente levou seu filho à internação hospitalar: "Um velho passava por nossa casa dirigindo enquanto Allen estava no quintal com seu arco e flecha. Mesmo com esse cara dirigindo a 55 km por hora, Allen foi capaz de atirar uma flecha que atravessou o para-brisa e atingiu o senhor no olho. Você tem de admitir que esse foi um belo disparo." Enquanto um sorriso se esboçou nos lábios do pai, um olhar confuso apareceu no rosto de Allen.

Criminosos de colarinho branco frequentemente preenchem essa categoria de lacunas no superego. Sua estrutura de personalidade narcisista permite que tenham sucesso, mas certos defeitos em suas consciências eventualmente se tornam manifestos em comportamentos antissociais, os quais são detectados por outros. Nesse contexto, é importante distinguir entre um *comportamento* antissocial e uma verdadeira personalidade antissocial. O comportamento de natureza antissocial pode surgir da pressão dos pares, do conflito neurótico ou do pensamento psicótico. Nesses casos, pode não haver qualquer relação com o TPAS.

Outro aspecto da patologia do superego, mais característico do verdadeiro psicopata do que das variantes narcisistas de alto nível, é a completa falta de esforço para justificar ou racionalizar moralmente o comportamento antissocial (Meloy, 1988). Quando são confrontados com seu comportamentos antissocial, os psicopatas são propensos a dar uma resposta cínica, declarando que as vítimas de suas atitudes antissociais mereceram o que sofreram. Os psicopatas também podem escolher mentir para evitar qualquer responsabilidade por seu comportamento.

O senhor H. H. era um homem de 23 anos que teve sua hospitalização involuntária de longa duração determinada por decisão judicial. Logo depois de sua internação, ele foi examinado por um consultor e o seguinte diálogo aconteceu:

CONSULTOR: O que o traz ao hospital?
SENHOR H. H.: A justiça me enviou.
CONSULTOR: Por quê?
SENHOR H. H.: Eu me envolvi em um acidente de carro, e meu melhor amigo foi morto acidentalmente.
CONSULTOR: Como isso aconteceu?
SENHOR H. H.: Eu estava dirigindo pela rua, pensando na vida, quando o cara na minha frente pisou fundo no freio. Bati em sua traseira, e a arma que estava no meu porta-luvas saiu e, acidentalmente, disparou na cabeça de meu amigo.
CONSULTOR: Por que você tinha uma arma em seu porta-luvas?
SENHOR H. H.: Você tem que ter uma arma na vizinhança de onde venho. Tenho que me proteger. Há todos os tipos de traficantes por perto.
CONSULTOR: Por que a justiça o enviou para um hospital como resultado de um acidente?
SENHOR H. H.: Boa pergunta.
CONSULTOR: Você tem problemas emocionais?
SENHOR H. H.: Não, sou um cara bem despreocupado.
CONSULTOR: Você já teve algum outro problema com a justiça?
SENHOR H. H.: A única coisa que aconteceu, além disso, não foi minha culpa também. Alguns amigos meus arrancaram uma máquina de trocar dinheiro de uma lavanderia e a deixaram na minha varanda para fazer uma brincadeira. A polícia achou que eu tinha feito isso e me prendeu.

A negação de responsabilidade do senhor H. H. mostra sua falta de preocupação em relação a seu "melhor amigo" e sua completa incapacidade de reconhecer os próprios problemas que possam ter contribuído para sua situação. Essa vinheta sublinha a dificuldade que os terapeutas podem ter para engajar pacientes antissociais ao tratamento, em virtude da externalização de todos os problemas.

O comportamento antissocial é comumente caracterizado como uma variação primitiva do *continuum* do TPN (Kernberg, 1984, 1998; Meloy, 1988, 1995). A Figura 17-1 ilustra esse *continuum*. Na parte inferior do *continuum*, estão os indivíduos psicopatas que não podem imaginar o altruísmo em outras pessoas e que são totalmente incapazes de investirem em relações não exploratórias. O próximo degrau acima no *continuum* envolve o TPAS propriamente dito, no qual há alguma capacidade para a ansiedade e a depressão. Um degrau acima do TPAS está o narcisismo maligno, caracterizado por sadismo egossintônico e uma orientação paranoide. As pessoas nessa categoria diferem de indivíduos psicopatas e antissociais por terem alguma capacidade de lealdade e de preocupação com outros indivíduos. Essas pessoas também conseguem imaginar que os outros tenham preocupações

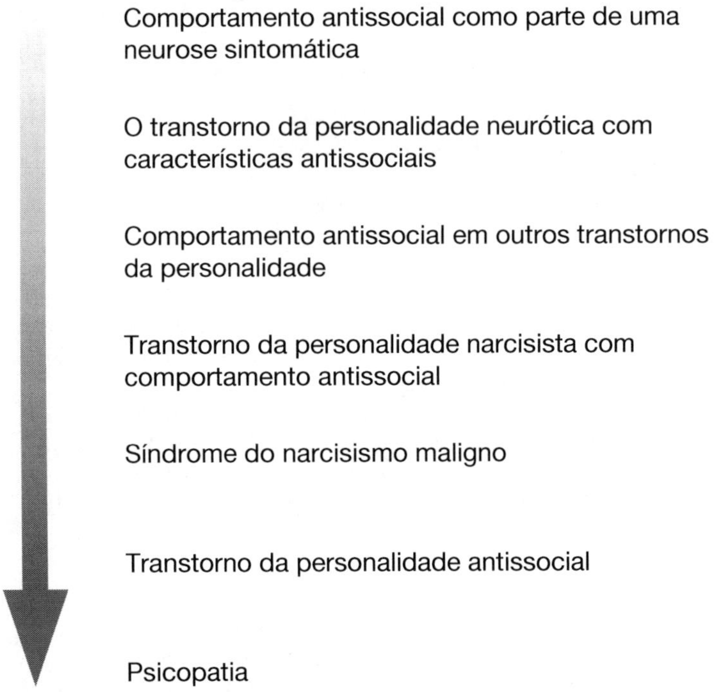

Comportamento antissocial como parte de uma neurose sintomática

O transtorno da personalidade neurótica com características antissociais

Comportamento antissocial em outros transtornos da personalidade

Transtorno da personalidade narcisista com comportamento antissocial

Síndrome do narcisismo maligno

Transtorno da personalidade antissocial

Psicopatia

FIGURA 17–1 Um *continuum* de comportamento antissocial e psicopata.
Fonte: Fundamentada em Kernberg, 1998.

morais e convicções diferentes das delas. A próxima categoria no *continuum* inclui pacientes com TPN que apresentam comportamento antissocial. Esses indivíduos carecem das qualidades paranoides e sádicas do narcisista maligno, mas eles podem explorar outras pessoas de forma implacável em nome dos próprios objetivos. No entanto, eles realmente experienciam culpa e preocupação algumas vezes e também podem ser capazes de fazer planos realistas para o futuro. Sua dificuldade em se comprometer com relações objetais profundas pode ser refletida no que parece um comportamento antissocial. Conforme se ascende na hierarquia do *continuum*, são encontrados comportamentos antissociais ocasionais em outros transtornos da personalidade, como *borderline*, histriônico ou paranoide. Esses fenômenos ocorrem em indivíduos com estruturas do superego muito mais desenvolvidas. Nos dois patamares superiores do *continuum*, pode-se encontrar indivíduos com traços caracterológicos neuróticos que podem se comportar de maneira antissocial a partir de um senso inconsciente de culpa, na esperança de serem apanhados e punidos. Todas as variações de TPN e TPAS podem se apresentar em indivíduos que são encantadores e manipuladores de forma que os outros são frequentemente enganados.

Na hierarquia da Figura 17-1, deliberadamente deixei de fora uma categoria controversa designada por *psicopata bem-sucedido*. Frequentemente, há "operadores suaves", que funcionam bem nos negócios, na política, na justiça ou na aplicação da lei e que se esquivaram da prisão ou da condenação. Embora existam desafios metodológicos formidáveis na tentativa de estudar esse grupo que tem evitado a prisão, alguns investigadores encontraram formas de estudá-los. Um estudo na região metropolitana de Los Angeles foi realizado com 91 homens (Ishikawa et al., 2001). Usando o Inventário de Psicopatia de Hare, os investigadores foram capazes de identificar 13 psicopatas bem-sucedidos e 17 psicopatas malsucedidos, os últimos tendo condenações criminais. Eles também envolveram 26 sujeitos do grupo-controle. Nesse estudo, os psicopatas bem-sucedidos não manifestaram a reatividade autonômica reduzida, característica do típico psicopata. De fato, eles demonstraram de modo efetivo uma reatividade autonômica significativamente maior do que o grupo-controle. Quando o teste neuropsicológico foi realizado, os psicopatas bem-sucedidos também tiveram uma função executiva muito melhor do que os sujeitos do grupo-controle ou do que os psicopatas malsucedidos. Os grupos não diferiam na avaliação da resposta de condutância cutânea; tampouco diferiam em termos de taxas de crimes autorrelatados. Em uma publicação subsequente feita por esse grupo (Yang et al., 2005), investigadores relataram que os psicopatas malsucedidos, mas não os psicopatas bem-sucedidos ou "de colarinho branco", apresentaram uma redução de 22,3% no volume da substância cinzenta frontal quando comparados com sujeitos do grupo-controle. As descobertas podem ser relevantes com relação a pobreza na tomada de decisões e comportamento impulsivo desregulado que faz os psicopatas malsucedidos serem pegos. Essa combinação do volume pré-frontal normal e do funcionamento autônomo elevado pode permitir que os psicopatas bem-sucedidos reajam de modo sensível a indicações do meio que sinalizam perigo e, assim, evitem condenações. Mais pesquisas são necessárias, evidentemente, pois esses indivíduos raras vezes buscam tratamento ou chegam a ser processados em âmbito criminal. Por isso, os dados acumulados são mínimos.

A diferenciação, psicodinamicamente fundamentada, do paciente narcisista de nível mais evoluído e tratável com características antissociais em relação ao psicopata puro intratável é um empreendimento muito complicado, por conta da tendência que os pacientes antissociais têm de enganar os clínicos. Há bem poucos estudos para guiar o clínico nesse processo de diferenciação, mas, na próxima seção, são examinados alguns dos critérios que se têm descoberto úteis na determinação da tratabilidade.

Abordagens de tratamento

Tratamento institucional

Muitas vezes se escuta a vasta generalização de que pacientes antissociais e psicopatas não podem ser tratados. No entanto, muito disso depende do contexto do tratamento e do preparo da equipe que trabalha no ambiente terapêutico. Uma análise de oito estudos utilizando critérios rigorosos no diagnóstico de psicopatas (Salekin et al., 2010) revelou que três desses estudos apresentaram resultados de tratamento positivos. Quando o tratamento de jovens psicopatas foi avaliado, foram detectados resultados promissores em seis dos oito estudos. Esses tratamentos tiveram lugar em contextos correcionais ou institucionais, nos quais os pacientes poderiam ser cuidadosamente monitorados.

Há um amplo consenso de que pacientes com comportamento antissocial grave provavelmente não se beneficiam de uma abordagem de tratamento caracterizada de modo exclusivo por psicoterapia ambulatorial (Frosch, 1983; Gabbard e Coyne, 1987; Meloy, 1995; Person, 1986; Reid, 1985). Alguma forma de ambiente residencial ou institucional é necessária mesmo para uma melhora modesta do paciente. Se a psicoterapia for empregada como tratamento, ela deve iniciar enquanto o paciente antissocial é contido pela estrutura de um ambiente constantemente supervisionado. Esses indivíduos voltados para a ação jamais entrarão em contato com seus estados afetivos enquanto tiverem o canal comportamental para descarregar seus impulsos. É apenas quando eles são imobilizados por um contexto de internação ou correcional que a equipe de tratamento começa a vê-los demonstrando emoções como ansiedade e vazio (Frosch, 1983; Person, 1986). Quando esses pacientes foram incorporados a programas de tratamento em hospital-dia, foram registradas taxas elevadas de evasão (Karterud et al., 2003).

A decisão de hospitalizar um paciente antissocial em uma unidade de psiquiatria geral onde se encontram indivíduos com diagnósticos variados normalmente leva ao arrependimento. Os psicopatas de comportamento disruptivo podem interferir grosseiramente no tratamento de outros pacientes e levar todos os programas terapêuticos a uma paralisação caótica. Esses pacientes roubam, agridem e assediam sexualmente outros pacientes; eles também mentem para os membros da equipe e os ridicularizam, contrabandeam drogas e álcool para a unidade, debocham da filosofia de tratamento, assim como corrompem membros da equipe para que tenham um comportamento desonesto e antiético. Alguns destroem sistematicamente qualquer aliança terapêutica que outros pacientes desenvolveram com a equipe de tratamento.

> O senhor I. I. era um clérigo de 46 anos que foi forçado a buscar tratamento médico por seus superiores na igreja devido ao fato de que seu comportamento estava criando caos em sua congregação. Ele seduziu várias mulheres ligadas à sua igreja e se deleitava em "minar sua fé" ao questionar os princípios básicos de suas crenças. Padrões semelhantes de comportamento e de relações objetais ocorreram no hospital. O senhor I. I. ficava em silêncio na maioria dos encontros de grupo, mas ele insidiosamente "envenenou" o ambiente ao desvalorizar os membros da equipe em encontros privados com outros pacientes e ao corroer de modo sistemático a fé de outros pacientes de que o tratamento pudesse ser útil. Ele via todas as suas relações com as pacientes do sexo feminino e com as profissionais envolvidas no tratamento como conquistas sexuais e, mesmo quando sua atuação sexual foi barrada pela

estrutura da unidade hospitalar, o senhor I. I. encontrou outras formas de dominar e humilhar as mulheres. Muitas vezes, ele fazia piadas com outros pacientes sobre os méritos sexuais relativos de várias enfermeiras e médicas da unidade, bem como desvalorizava o conhecimento de todos os membros da equipe, independentemente do gênero. Seu tratamento acabou quando ele planejou e executou uma fuga com uma paciente internada. Durante vários meses depois da partida do senhor I. I., contudo, seu impacto na unidade de tratamento ainda era sentido na dúvida difundida entre os pacientes sobre o valor da intervenção terapêutica – uma dúvida que ele alimentou por meio de seus comentários e ações.

Os psicopatas mais sofisticados e inteligentes podem apresentar um problema diferente no ambiente hospitalar. Devido ao fato de saberem que a hospitalização é muito mais confortável do que a prisão, eles podem iludir a equipe de tratamento para que pense que estão se beneficiando muito da intervenção. Esses pacientes podem ser sedutores extremamente habilidosos que convencem a equipe de que deveriam receber alta antes do esperado. As mudanças de comportamento de pacientes antissociais que ocorrem durante a hospitalização, entretanto, normalmente não continuam depois da alta (Frosch, 1983). Esses pacientes muitas vezes perpassam as etapas do tratamento sem serem tocados por ele. Quando eles regressam a seu comportamento antissocial depois de receberem alta, a equipe do hospital pode se sentir ultrajada por ter sido enganada.

Para evitar a perda de um enorme investimento de tempo, dinheiro e energia, os clínicos hospitalares devem determinar quais pacientes antissociais justificam uma tentativa de hospitalização psiquiátrica. Há um amplo consenso de que os verdadeiros psicopatas não são adequados para as unidades de psiquiatria geral, pois são incapazes de se beneficiarem desse tipo de tratamento, talvez porque tendam a transformar a experiência em uma situação de exploração, como no provérbio da "raposa no galinheiro". As unidades especializadas, como aquelas em ambientes prisionais (Kiger, 1967; Sturup, 1968), os programas residenciais comunitários (Reid e Solomon, 1981) e os programas de isolamento em locais despovoados (Reid, 1985) podem ser bem melhores para pacientes psicopatas, além de serem geralmente vistos como a única esperança para aqueles que se incluem nessa categoria diagnóstica.

Em contextos institucionais especializados do passado, como a Instituição Patuxent, em Maryland, ou a Instituição Herstedvester, na Dinamarca, o tratamento de psicopatas foi aprimorado pela composição homogênea do meio. Esses programas são fortemente dependentes de confrontações de grupo pelos pares. Outros psicopatas estão familiarizados com as técnicas de "vigaristas" de seu bando; quando essas técnicas são consistentemente confrontadas, sua efetividade é neutralizada. Esses programas também empregam um estrutura firme com regras claras e rigidamente aplicadas. As consequências para a quebra de regras de qualquer tipo são rapidamente implementadas, sem qualquer tolerância à negociação ou a racionalizações por parte dos pacientes (Reid, 1985; Yochelson e Samenow, 1977).

Uma vez que instituições como essas tenham estabelecido o controle sobre os pacientes e bloqueado seus meios habituais de descarga de afetos desagradáveis por meio de ação, os pacientes podem começar a enfrentar suas ansiedades e sua agressividade. As respostas previsíveis e consistentes da equipe a todas as quebras de estrutura frustram os esforços habituais de se locomover pelo "sistema". No entanto, esses programas dependem de tratamento imposto judicialmente, pois os pacientes podem desejar deixar a instituição tão logo os sentimentos desagradáveis apareçam em suas consciências.

Uma pequena subamostra de pacientes com características antissociais, normalmente aqueles com TPN ou transtorno da personalidade *borderline*, pode se beneficiar da hospitalização voluntária em uma unidade de psiquiatria geral (Gabbard e Coyne, 1987). Contudo, diferenciar esses paciente de psicopatas puros pode ser difícil devido às intensas reações de contratransferência suscitadas por indivíduos antissociais. Os profissionais de saúde mental, pela própria natureza de sua escolha profissional, estão inclinados a serem caridosos ou gentis em relação àqueles que eles tratam. Eles estão inclinados a dar aos pacientes o benefício da dúvida e a vê-los como tratáveis de alguma forma, não importando o quão resistentes eles possam ser. Essa tendência pode levar os profissionais envolvidos no tratamento a minimizarem a dimensão da crueldade dos psicopatas e a assumirem que o comportamento antissocial é realmente um "pedido de ajuda". Em particular, os membros da equipe hospitalar muitas vezes têm uma necessidade profunda de se verem como capazes de tratar o paciente intratável. Eles podem tomar medidas extraordinárias para se conectar com um paciente que não tem interesse em relações humanas significativas. Para chegar a esses pacientes, os profissionais podem compactuar com a tendência deles a minimizarem a dimensão de seu comportamento antissocial e de sua patologia do superego. Um aspecto dessa negação contratransferencial é que os clínicos podem subdiagnosticar psicopatas e, dessa forma, vê-los como mais tratáveis do que eles realmente são. Em um estudo, por exemplo, apenas metade dos pacientes que preenchiam os critérios do DSM-III-R (American Psychiatric Association, 1987) para TPAS foi diagnosticada com esse transtorno (Gabbard e Coyne, 1987).

O subdiagnóstico pode resultar da visão de que o paciente é meramente narcisista, em vez de psicopata, e imaturo – com uma estrutura de caráter que "ainda não está cristalizada" ou, primariamente, como um usuário abusivo de substâncias. De fato, o abuso de substâncias pode ser um pretexto utilizado pelos próprios psicopatas. Em alguns casos, a equipe de tratamento compactua com esse pretexto ao argumentar veementemente que os crimes de um paciente ocorreram apenas sob a influência de drogas e álcool, de modo que ele não deveria ser visto como antissocial. Muitas vezes, esses profissionais argumentam que tratar o abuso de substâncias do paciente elimina o comportamento antissocial problemático. Esse ponto de vista não considera a sobreposição extensiva entre psicopatia e abuso de substâncias, como foi descrito anteriormente neste capítulo. Além disso, alguns estudos demonstraram que um diagnóstico de abuso de substâncias comórbido melhora em nada os prospectos do psicopata em relação à mudança psíquica (Gabbard e Coyne, 1987; Woody et al., 1985).

Devido à contaminação da contratransferência na distinção entre o paciente antissocial tratável e o psicopata puro, os critérios objetivos são essenciais para essa determinação. Os "sentimentos instintivos" sobre certos pacientes são notoriamente duvidosos. Um estudo de pacientes com características antissociais hospitalizados em uma unidade de psiquiatria geral identificou três preditores de um resultado de tratamento razoavelmente positivo (Gabbard e Coyne, 1987) (Quadro 17-2): presença de ansiedade, depressão e um diagnóstico psicótico.

A presença do diagnóstico de um episódio depressivo maior descarta efetivamente (por definição) a presença de psicopatia verdadeira. Os pacientes que preenchem os critérios para depressão têm algum desenvolvimento do superego e alguma capacidade, ainda que mínima, para o remorso. De modo semelhante, a presença de ansiedade representa alguma preocupação sobre o comportamento de alguém e suas consequências. De Brito e Hodgins (2009) notaram que cerca de metade da população com TPAS é caracterizada por ansiedade concomitante e teve níveis relativamente baixos de traços insensíveis e sem emoções na infância. Uma das razões pelas quais a ansiedade é um bom fator prognóstico é que ela marca uma capacidade para relações objetais internalizadas e pode, também, sinalizar a presença de outros afetos (Meloy e Yakeley, 2014). Ademais, a ansiedade muitas vezes reflete uma capacidade para formar um vínculo emocional. O tratamento geralmente depende de alguma capacidade de apego.

O tratamento farmacológico não foi particularmente efetivo para psicopatas verdadeiros. Duas metanálises recentes de estudos de agentes farmacológicos (Khalifa et al., 2010; National Institute for Health and Clinical Excellence, 2009) concluíram que não há consistência evidente que apoie o uso de qualquer medicamento para tratar um TPAS. Por fim, a presença de um diagnóstico psicótico, como nos casos de mania, sugere que o tratamento farmacológico pode melhorar o prognóstico. É sabido que indivíduos em meio a episódios maníacos muitas vezes demonstram comportamento antissocial.

O estudo de Gabbard e Coyne (1987) que indicou fatores prognósticos positivos também delineou vários indícios de resposta negativa ao tratamento para a mesma população (ver Quadro 17-2). Quando não há outra forma de manter pacientes psicopatas envolvidos no tratamento, eles podem se beneficiar da hospitalização involuntária em um estabelecimento penal especializado. Os psicopatas que são forçados a procurar tratamento hospitalar como uma alternativa à prisão, entretanto, simplesmente exploram a oportunidade de ludibriar a equipe da unidade, que está disposta a ver, de qualquer forma, esses pacientes como "doentes" ou "perturbados", em vez de como criminosos com necessidade de punição. Sob essas condições, os pacientes ou perturbam a unidade ou simplesmente seguem as etapas do tratamento. Muitos pacientes utilizam o hospital como "esconderijo" para situações legais não resolvidas que requeiram presença diante da justiça. Uma história de violência grave não projeta uma boa perspectiva de tratamento, pois quando os pacientes ficam frustrados, eles podem recorrer à violência, seja contra membros da equipe, seja contra outros pacientes. Do mesmo modo, uma condição

QUADRO 17-2 Preditores de resposta positiva e negativa ao tratamento em uma unidade de psiquiatria geral

Resposta negativa

História de detenção por crime violento
História de mentir, usar nome falso e enganar repetidamente
Situação legal não resolvida quando da internação hospitalar
História de condenação por crime violento
Hospitalização forçada como uma alternativa à prisão
História de violência em relação a outras pessoas
Diagnóstico de prejuízo orgânico do cérebro

Resposta positiva

Presença de ansiedade
Diagnóstico de depressão
Outro diagnóstico psicótico que não o de depressão ou síndrome orgânica cerebral.

Fonte: Fundamentado em Gabbard e Coyne, 1987.

que envolva prejuízos cerebrais graves pode interferir na capacidade do paciente de compreender e de se beneficiar de *feedback* construtivo fornecido pelo ambiente hospitalar, o qual pode, por sua vez, aumentar a frustração.

Pacientes antissociais raras vezes têm todos os preditores positivos e normalmente apresentam alguns dos prognósticos negativos do Quadro 17-2. Apesar de não haver paciente antissocial ideal, cada preditor positivo adicional melhora a adequação de um paciente para o tratamento hospitalar e cada preditor negativo piora a receptividade do paciente ao tratamento hospitalar (Gabbard e Coyne, 1987).

Mesmo com um perfil relativamente favorável, os pacientes antissociais apresentam um conjunto de dificuldades em um típico ambiente psiquiátrico. Apenas o tratamento hospitalar de longo prazo tem uma chance de produzir alguma mudança duradoura nesses pacientes. Eles tentam continuar naturalmente com seus padrões de impulsividade, traduzindo seus sentimentos em ações. A base do tratamento deve ser, portanto, uma estrutura rigidamente controlada. Desde o primeiro dia, os profissionais envolvidos no tratamento devem prever e abordar formas prováveis de atuações dos pacotes no hospital. Algumas expectativas devem ser explícitas no momento da internação. Por exemplo, o paciente deve ser informado de que abusos de substância, violência, roubo e relações sexuais com outros pacientes não serão tolerados. Se o paciente faz uso abusivo de drogas, todas as correspondências devem ser abertas em frente aos membros da equipe para ajudar a prevenir o contrabando de substâncias. Os pacientes devem ser claramente informados de que serão acompanhados pela equipe, toda vez que deixarem a unidade, e de que permanecerão sob esse nível de responsabilidade por um tempo considerável. As ligações telefônicas e o acesso a dinheiro e a cartões de crédito também devem ser restringidos. O paciente deve ser conscientizado de que qualquer quebra na estrutura resultará em consequências, como a restrição ao quarto. A intervenção terapêutica deve ser vista, inicialmente, como apenas uma tentativa – como um período de avaliação – para determinar a adequação do paciente ao tratamento. Todas essas condições devem ser escritas como em um "contrato" no momento da admissão, e o paciente receberá uma cópia para referência.

Os membros da equipe devem monitorar escrupulosamente suas reações contratransferenciais, tanto no âmbito individual como em contextos de grupo. Duas reações comuns da equipe são a descrença e a conivência (Symington, 1980). A *descrença* pode vir à tona como negação de que o paciente esteja realmente "tão mal". Racionalizar o comportamento antissocial como resultante de problemas, como abuso de drogas e rebeldia juvenil, pode fazer os membros da equipe negarem a presença de características psicopáticas e, em vez disso, verem o paciente como deprimido ou incompreendido.

A *conivência* é uma das formas mais problemáticas de contratransferência. Um desenvolvimento comum do tratamento hospitalar de pacientes antissociais é o de que o paciente corrompa um ou mais membros da equipe. Na crença de estarem ajudando o paciente, os membros da equipe envolvidos nessa atuação contratransferencial podem cometer atos ilegais ou se comportarem de uma outra forma antiética. É sabido que os membros da equipe podem mentir para proteger esses pacientes; é sabido também que podem falsificar registros, ser sexualmente seduzidos e ainda ajudar esses pacientes a fugir do hospital. Esses desenvolvimentos da contratransferência podem ser compreendidos como parte do processo de identificação projetiva por meio do qual um aspecto corrupto do *self* do paciente invade o profissional envolvido no tratamento e transforma o comportamento desse indivíduo. Os membros que estão envolvidos nessa atuação contratransferencial frequentemente relatam: "Eu não agia como se fosse eu mesmo/mesma".

Outras reações contratransferenciais comuns no tratamento de pacientes antissociais incluem: sentimentos de desamparo e de impotência face a um indivíduo com uma doença resistente ao tratamento, desejo de destruir o paciente que advêm da raiva e sentimentos de inutilidade e de perda da identidade (Strasberger, 1986). A equipe de tratamento também pode temer uma agressão dos pacientes antissociais, que frequentemente são ameaçadores e intimidadores. (Alguns pacientes psicopatas suscitam um medo intenso de predação nos profissionais envolvidos no tratamento ao meramente olhar para eles [Meloy, 1988].) O medo da agressão pode levar os membros da equipe a evitar a implementação da estrutura rígida de que o paciente necessita desesperadamente. Para evitar o surgimento de raiva ou violência no paciente, os membros da equipe podem racionalizar o afrouxamento da estrutura e sua indulgência em relação ao paciente. Talvez uma das mais problemáticas contratransferências seja a assunção da complexidade psicológica em um indivíduo psicopata (Meloy e Yakeley, 2014). A equipe de tratamento institucional, com frequência tem uma grande dificuldade em aceitar que o psicopata é fundamentalmente *diferente* deles. O psicopata não tem qualquer preocupação em relação aos sentimentos ou à segurança de outras pessoas e interage com a equipe de tratamento apenas para atender aos próprios interesses. O psicopata pode explorar esse ponto cego da contratransferência ao se apresentar como uma pessoa idêntica aos profissionais envolvidos no tratamento. A *gemelaridade narcisista* é uma estratégia comum para envolver profissionais engajados no tratamento em uma conivência corrupta. Ao convencer membros da equipe de que eles são todos fundamentalmente iguais, o paciente ganha a confiança dos profissionais envolvidos no tratamento para garantir a si maior liberdade e poder. Essa sintonia em relação à equipe de tratamento reflete o senso de empatia altamente desenvolvido apresentado por muitos pacientes psicopatas, apesar da visão tradicional desses indivíduos como não empáticos.

Um aspecto importante acerca do tratamento hospitalar de pacientes antissociais é o foco contínuo em seus processos de pensamento defeituosos (Yochelson e Samenow, 1976). Quando se colocam como vítimas em virtude de serem responsabilizados por seu comportamento, os pacientes antissociais devem ser confrontados com o fato de serem responsáveis pelo que acontece a eles. Os membros da equipe também devem funcionar como egos auxiliares em termos de julgamento. A equipe deve indicar repetidamente como esses pacientes falham em antecipar as consequências de seus comportamentos.

O paciente antissocial tende a se mover diretamente do impulso à ação. A equipe do hospital deve, portanto, ajudar esses pacientes a inserir *pensamento* entre o impulso e a ação. Em outras palavras, cada vez que um paciente antissocial tem um impulso, a equipe deve encorajá-lo a pensar sobre o que pode resultar dessa ação. Nesse contexto, os pacientes devem aprender que impulsos e ações surgem de sentimentos. Muitas vezes, a linguagem das emoções é tão estranha aos pacientes que eles não conseguem identificar seus estados internos. A impulsividade desses pacientes também deve ser reconhecida devido ao risco suicida que isso representa. Em um levantamento no Colorado com 4.745 sujeitos, o comportamento antissocial foi relacionado ao risco de suicídio, tanto em homens como em mulheres (Verona et al., 2004). Os autores observaram que o comportamento suicida nessa coorte não estava necessariamente relacionado ao transtorno depressivo comórbido.

Todas essas estratégias focalizam o "aqui e agora" do ambiente, pois explorar as origens na infância desses problemas é muitas vezes inútil com pacientes antissociais. Qualquer tentativa feita pelo paciente antissocial de corromper membros da equipe deve também ser confrontada *no momento em que ela ocorre*. Se uma intervenção não for feita imediatamente depois do comportamento manifestado, o paciente poderá rejeitá-la e esquecê-la.

Embora a falta de empatia seja geralmente considerada uma característica do TPAS, essa compreensão é problemática. Muitos indivíduos antissociais têm uma capacidade bem desenvolvida para reconhecer o estado interno de outra pessoa como meio de explorá-la. Por isso, uma falta de compaixão ou de ressonância social pode ser uma descrição melhor desse subgrupo de pacientes antissociais.

O senhor J. J. era uma homem de 40 anos que foi internado em um hospital alegando estar deprimido, porque sua esposa e seus filhos haviam morrido em um acidente de carro. Ele se apresentou de forma angustiada à psiquiatra, que o acolheu no hospital, sabendo que ela se comoveria com sua profunda lealdade à esposa falecida. Ele falou longamente sobre como o relacionamento deles significava tudo para ele. A certa altura, ele disse à psiquiatra: "Nós não fazíamos apenas sexo. Nós fazíamos amor." A psiquiatra estava profundamente tocada por sua forma de caracterizar o relacionamento íntimo do casal e estava convencida de que ele estava dizendo a verdade sobre sua situação. Depois de ludibriar outros pacientes ao vender-lhes pedaços de terra que não existiam, ele desapareceu do hospital. Mais tarde, veio à tona que o senhor J. J. havia inventado a morte de sua família e usou a mesma história em vários hospitais no passado, de modo a obter a internação e envolver pacientes crédulos em seu esquema desonesto. Sua psiquiatra ficou com o sentimento de ter sido enganada e humilhada. Embora o senhor J. J. apresentasse uma clara falta de compaixão, ele certamente era habilidoso no uso de sua empatia ou capacidade de mentalizar para manipular outras pessoas.

Psicoterapia individual

O psicopata puro, no sentido dinâmico e biológico, não responde à psicoterapia, de modo que esse procedimento não deve ser tentado (Kernberg, 1984; Meloy, 1988, 1995; Woody et al., 1985). Mais adiante no *continuum*, o paciente que tem um TPN com características antissociais graves é, de alguma forma, mais receptivo à psicoterapia. Esses pacientes podem revelar sutilmente a dependência na transferência, seu comportamento antissocial pode ter uma qualidade raivosa em relação a isso e seu "objeto ideal" interno pode ser um tanto menos agressivo do que aquele do psicopata puro (Kernberg, 1984; Meloy, 1988). Eles podem tentar racionalizar ou justificar seu comportamento, refletindo assim algum sistema de valores rudimentar. Sua possibilidade de tratamento é fundamentalmente determinada por sua capacidade de formar um certo semblante de apego em relação a outras pessoas e de exercitar funções rudimentares do superego.

A presença de depressão genuína parece um sinal de receptividade à psicoterapia, da mesma forma que ela é um preditor positivo da resposta ao tratamento hospitalar. Em um estudo de pacientes com TPAS que eram adictos a opioides, a presença de depressão parecia indicar adequação à psicoterapia, mesmo na presença de manifestações comportamentais de psicopatia (Woody et al., 1985). No estudo, os pacientes antissociais que não eram deprimidos se saíram mal na psicoterapia. Além disso, a ausência de relações com outras pessoas foi o preditor mais negativo da resposta psicoterapêutica.

Os clínicos que avaliam pacientes antissociais devem se sentir confortáveis ao fazer recomendações para que não haja tratamento. Essa decisão pode ser uma determinação perfeitamente racional baseada nas capacidades e nas fraquezas do paciente e no perigo que ele pode representar para aqueles que estão tentando tratá-lo. Essa maneira de avaliar a possibilidade de tratamento difere em muito da resposta contratransferencial automática descrita anteriormente. Nenhuma pesquisa indica a eficácia da terapia informada dinamicamente com esse grupo de pacientes.

Se os terapeutas puderem aceitar o fato de que esses pacientes decepcionam, eles podem, mesmo assim, proceder à psicoterapia, com base nas recomendações daqueles terapeutas que tiveram experiências extensas com essa população (Adler e Shapiro, 1969; Frosch, 1983; Kernberg, 1984; Lion, 1978; Meloy, 1988, 1995; Person, 1986; Reid, 1985; Strasberger, 1986; Vaillant, 1975). Essas recomendações podem ser condensadas em nove princípios básicos de técnica:

1. *O terapeuta deve ser estável, persistente e completamente incorruptível.* Mais do que com qualquer grupo de pacientes, o terapeuta deve ser absolutamente escrupuloso sobre a manutenção de procedimentos normais na terapia (Person, 1986). Desviar-se da estrutura e do contexto normal das horas é inoportuno. Esses pacientes fazem qualquer coisa que puderem para corromper o terapeuta a uma conduta desonesta e não ética. O filme de David Mamet, *O jogo de emoções* (1987), retratou os perigos de tentar ajudar um indivíduo antissocial ao se afastar do papel de terapeuta e se tornar excessivamente envolvido na vida do paciente.
2. *O terapeuta deve confrontar repetidamente a negação e a minimização do paciente em relação a seu comportamento antissocial.* A negação generalizada chega a se infiltrar na escolha de palavras feita pelo paciente antissocial. Se o paciente diz: "Passei esse cara pra trás", o terapeuta precisa deixar claro: "Então, você é um ladrão". Se o paciente diz: "Eliminei esse cara", o terapeuta pode confrontar o paciente ao responder: "Então, você é um assassino". Essa técnica de confrontação repetida possibilita que o terapeuta ajude esses pacientes a se tornarem conscientes de sua tendência a projetar todas as responsabilidades, e eles podem, portanto, começar a reconhecer e aceitar a responsabilidade por seu comportamento antissocial.
3. *O terapeuta deve ajudar o paciente a conectar ações com estados internos.* Assim como com os pacientes antissociais que passam por tratamento hospitalar, aqueles que passam por psicoterapia individual necessitam de orientação a esse respeito.
4. *Confrontações de comportamentos aqui e agora são mais efetivas do que interpretações de materiais inconscientes do passado.* Em particular, a difamação do terapeuta por parte do paciente e a desvalorização desdenhosa do processo devem ser repetidamente desafiadas.
5. *A contratransferência deve ser rigorosamente monitorada para evitar a atuação por parte do terapeuta.* Qualquer conivência também deve ser cuidadosamente evitada, apesar da tendência de se "tomar o caminho da menor resistência".
6. *O terapeuta deve evitar ter expectativas excessivas de melhora.* Os pacientes antissociais detectam esse *furor terapêutico* e se deleitam em frustrar os desejos de seus terapeutas para mudá-los. Os terapeutas cuja autoestima depende da melhora de seus pacientes não devem tratar indivíduos antissociais.

7. *Condições tratáveis, como ansiedade e depressão, devem ser identificadas e tratadas.*
8. *A mentalização e a empatia no paciente devem ser promovidas.* Esse grupo de pacientes foi motivado por autointeresse ao longo da vida e, muitas vezes, não param e pensam em qual será o impacto final sobre os outros daquilo que dizem e fazem. Por isso, tentar desenvolver uma capacidade de mentalização associada à compaixão pela vítima pode ser um esforço sistemático válido de psicoterapia. Um projeto-piloto de terapia baseada em mentalização para homens violentos com diagnóstico de TPAS constatou que o tratamento leva à redução de atos agressivos (McGauley et al., 2011).
9. *O terapeuta deve estar alerta para complicações legais no tratamento.* Poucos pacientes antissociais buscam tratamento por si próprios. Se fazem isso, deve-se estar atento à sua motivação. Talvez haja ações ou processos pendentes na justiça que possam vir a ser julgados em breve e que os motivaram a buscar tratamento. Eles podem desejar ter uma "boa imagem" ao olhos de um juiz ou de um júri ao afirmarem ter problemas emocionais e ao se disporem a buscar tratamento para isso.

Um comentário final é necessário. Os terapeutas que tratam de pacientes antissociais não podem esperar manter, de forma razoável, uma posição neutra em relação às atividades antissociais do paciente. Tentar fazer isso seria equivalente a um aval ou à conivência silenciosa em relação às ações do paciente. Mais especificamente, o ultraje moral do terapeuta ficará evidente em uma miríade de comunicações não verbais e de entonações vocais, de modo que o paciente verá cada esforço de neutralidade como hipócrita. Quando os terapeutas ficam chocados com um comportamento antissocial do paciente, eles simplesmente devem se manifestar nesse sentido (Gedo, 1984). A empatia, de acordo com a abordagem psicológica do *self*, é tanto equivocada quanto conivente nessas circunstâncias.

Mesmo quando os terapeutas são capazes de navegar pelos vários obstáculos de resistência apresentados pelo paciente antissocial, suas tentativas de serem efetivos ainda podem ser inúteis. Os terapeutas competentes que são capazes de evitar serem destruídos pelo paciente são os mais propensos a evocar inveja intensa, a qual pode vir à tona como ódio em relação ao objeto idealizado ou amado (i.e., o terapeuta), eventualmente levando a uma reação terapêutica negativa intratável. Apesar dessas armadilhas, entretanto, muitos clínicos experientes acreditam que os esforços psicoterapêuticos com esses pacientes muitas vezes produzem efeitos suficientes, de modo a justificar esse tratamento heroico.

Perspectivas e prevenção

As pesquisas que sugerem que o ambiente influencia na expressão ou supressão de alguns genes em particular traz a esse campo esperança quanto a trabalho na prevenção. Os indivíduos adultos com TPAS e/ou psicopatia representam um risco imenso para a sociedade e um grande desafio para os profissionais envolvidos no tratamento. Talvez a maior esperança nessa área seja o trabalho preventivo na terapia familiar. Reiss e colaboradores (1995, 2000) enfatizaram que o comportamento antissocial surge, em parte, pela excessiva exigência dos pais em respostas a características hereditárias da criança. Essa observação é uma das várias que podem informar a abordagem da terapia familiar.

Há pelo menos um relato na literatura de uma intervenção preventiva baseada na família de pré-escolares com alto risco de comportamento antissocial (Brotman et al., 2007). Nessa investigação, 92 irmãos em idade pré-escolar de jovens delinquentes foram designados de forma randômica para um dos dois seguintes grupos: um programa de 22 semanas com uma sessão de grupo semanal para pais e pré-escolares, acompanhada por 10 visitas domiciliares quinzenais conduzidas por um período de 6 a 8 meses, ou uma condição-controle consistindo de avaliações e de ligações telefônicas mensais. Os níveis de cortisol salivar, uma medida útil para estudar problemas de conduta e comportamento antissocial, foram tomadas no início e no fim do protocolo. É sabido que baixos níveis de cortisol salivar estão relacionados ao desenvolvimento eventual de problemas de conduta, e os pesquisadores levantaram a hipótese de que a experiência social no início da vida pode alterar a liberação de cortisol. O desafio social oferecido pelos investigadores foi a entrada em um grupo de colegas desconhecidos. Em comparação aos controles, as crianças na condição de intervenção apresentaram níveis aumentados de cortisol antecipadamente ao desafio. Em outras palavras, elas desenvolveram o tipo de ansiedade associada com melhores prognósticos para o desenvolvimento de compaixão e preocupação com outras pessoas. Os investigadores concluíram que uma intervenção preventiva baseada na família das crianças com alto risco de comportamento antissocial foi capaz de alterar a resposta ao estresse em antecipação a um desafio social dos colegas. Depois da intervenção, os níveis de cortisol das crianças estavam próximos daqueles encontrados em crianças de baixo risco com desenvolvimento normal.

Essas descobertas também suscitaram a possibilidade de que intervenções precoces envolvendo terapia individual dos pais poderiam servir para influenciar a manifestação de genes que levam ao comportamento antissocial. Um benefício ignorado da psicoterapia individual é seu impacto positivo na *prole* do paciente. Considerando o pessimismo sobre o tratamento do TPAS, as estratégias para a prevenção assumem importância crucial do ponto de vista da saúde pública.

Referências

Adler G, Shapiro LN: Psychotherapy with prisoners. Curr Psychiatr Ther 9:99–105, 1969
American Psychiatric Association: Diagnostic and Statistical Manual of Mental Disorders, 2nd Edition. Washington, DC, American Psychiatric Association, 1968
American Psychiatric Association: Diagnostic and Statistical Manual of Mental Disorders, 3rd Edition. Washington, DC, American Psychiatric Association, 1980

American Psychiatric Association: Diagnostic and Statistical Manual of Mental Disorders, 3rd Edition, Revised. Washington, DC, American Psychiatric Association, 1987
American Psychiatric Association: Diagnostic and Statistical Manual of Mental Disorders, 5th Edition. Washington, DC, American Psychiatric Association, 2013
Black DW: Bad Boys, Bad Men: Confronting Antisocial Personality Disorder (Sociopathy). New York, Oxford University Press, 2013
Blair RJR: Corticol thinning and functional connectivity in psychopathy. Am J Psychiatry 169:684–687, 2012
Blair RJ, Colledge E, Murray L, et al: A selective impairment in the processing of sad and fearful expressions in children with psychopathic tendencies. J Abnorm Child Psychol 29:491–498, 2001
Brennan PA, Raine A, Schulsinger F, et al: Psychophysiological protective factors for male subjects at high risk for criminal behavior. Am J Psychiatry 154:853–855, 1997
Brotman LM, Gouley KK, Huang KY, et al: Effects of a psychosocial family-based preventive intervention on cortisol response to a social challenge in preschoolers at high risk for antisocial behavior. Arch Gen Psychiatry 64:1172–1179, 2007
Cadoret RJ: Psychopathology in the adopted-away offspring of biologic parents with antisocial behavior. Arch Gen Psychiatry 35:176–184, 1978
Cadoret RJ: Epidemiology of antisocial personality, in Unmasking the Psychopath: Antisocial Personality and Related Syndromes. Edited by Reid WII, Dorr D, Walker JI, et al. New York, WW Norton, 1986, pp 28–44
Cadoret RJ, Yates WR, Troughton E, et al: Genetic-environmental interaction in the genesis of aggressivity and conduct disorders. Arch Gen Psychiatry 52:916–924, 1995
Cale EM, Lilienfeld SO: Histrionic personality disorder and antisocial personality disorder: sex-differentiated manifestations of psychopathy? J Pers Disord 16:52– 72, 2002
Caspi A, McClay J, Moffitt TE, et al: Role of genotype in the cycle of violence in maltreated children. J Sci 297:851–854, 2002
Cleckley HM: The Mask of Sanity: An Attempt to Clarify Some Issues About the So-Called Psychopathic Personality, 5th Edition. St Louis, MO, CV Mosby, 1941/1976
Cloninger CR, Guze SB: Hysteria and parental psychiatric illness. Psychol Med 5:27– 31, 1975
Cloninger CR, Sigvardsson S, von Knorring A-L, et al: An adoption study of somatoform disorders, II: identification of two discrete somatoform disorders. Arch Gen Psychiatry 41:863–871, 1984
Constantino JN, Morris JA, Murphy DL: CSF 5-HIAA and family history of antisocial personality disorder in newborns. Am J Psychiatry 154:1771–1773, 1997
De Brito SA, Hodges S: Antisocial personality disorder, in Personality, Personality Disorder and Violence. Edited by McMurran M. Chichester, UK, Wiley, 2009, pp 144–153
Feinberg ME, Button TM, Neiderhiser JM, et al: Parenting and adolescent antisocial behavior and depression: evidence of genotype X parenting environment interaction. Arch Gen Psychiatry 64:457–465, 2007
Foley DL, Eaves LJ, Wormley B, et al: Childhood adversity, monoamine oxidase A genotype, and risk for conduct disorder. Arch Gen Psychiatry 61:738–744, 2004
Frosch JP: The treatment of antisocial and borderline personality disorders. Hosp Community Psychiatry 34:243–248, 1983
Gabbard GO, Coyne L: Predictors of response of antisocial patients to hospital treatment. Hosp Community Psychiatry 38:1181–1185, 1987

Gao Y, Raine A, Venables PH, et al: Association of poor childhood fear conditioning and adult crime. Am J Psychiatry 167:56–60, 2010

Gedo JE: Psychoanalysis and Its Discontents. New York, Guilford, 1984

Halleck SL: Sociopathy: ethical aspects of diagnosis and treatment. Curr Psychiatr Ther 20:167–176, 1981

Hare RD: Diagnosis of antisocial personality disorder in two prison populations. Am J Psychiatry 140:887–890, 1983

Hare RD: The Hare Psychopathy Checklist – Revised. Toronto, Ontario, Multi-Health Systems, 1991

Hare RD: Psychopathy: a clinical and forensic overview. Psychiatr Clin North Am 29:709–724, 2006

Hare RD, Hart SD, Harpur TJ: Psychopathy and the DSM-IV criteria for antisocial personality disorder. J Abnorm Psychol 100:391–398, 1991

Hart SD, Hare RD: Association between psychopathy and narcissism: theoretical views and empirical evidence, in Disorders of Narcissism: Diagnostic, Clinical, and Empirical Implications. Edited by Ronningstam EF. Washington, DC, American Psychiatric Press, 1998, pp 415–436

Herpertz SC, Werth U, Lukas G, et al: Emotion in criminal offenders with psychopathy and borderline personality disorder. Arch Gen Psychiatry 58:737–745, 2001

Hodgins S, Kratzer L, McNeil TF: Obstetric complications, parenting, and risk of criminal behavior. Arch Gen Psychiatry 58:746–752, 2001

Holden C: Growing focus on criminal careers. Science 233:1377–1378, 1986

Ishikawa SS, Raine A, Lencz T, et al: Autonomic stress reactivity and executive function in successful and unsuccessful criminal psychopaths from the community. J Abnorm Psychol 110:423–432, 2001

Johnson AM: Sanctions for superego lacunae of adolescents, in Searchlights on Delinquency: New Psychoanalytic Studies. Edited by Eissler KR. New York, International Universities Press, 1949, pp 225–245

Johnson JG, Cohen PA, Brown J, et al: Childhood maltreatment increases risk for personality disorders during early childhood. Arch Gen Psychiatry 56:600–606, 1999

Jones AP, Laurens KR, Herba CM, et al: Amygdala hypoactivity to fearful faces in boys with conduct problems and callous-unemotional traits. Am J Psychiatry 166:95–102, 2009

Karterud S, Pedersen G, Bjordal E, et al: Day treatment of patients with personality disorders: experiences from a Norwegian treatment research network. J Pers Disord 17:243–262, 2003

Kernberg OF: Severe Personality Disorders: Psychotherapeutic Strategies. New Haven, CT, Yale University Press, 1984

Kernberg OF: Pathological narcissism and narcissistic personality disorder: theoretical background and diagnostic classification, in Disorders of Narcissism: Diagnostic, Clinical, and Empirical Implications. Edited by Ronningstam EF. Washington, DC, American Psychiatric Press, 1998, pp 29–51

Khalifa N, Duggan C, Stoffers J, et al: Pharmacological interventions for antisocial personality disorder. Cochrane Database of Systematic Reviews 2010, Issue 8. Art. No.: CD007667. DOI: 10.1002/14651858.CD007667.pub2

Kiger RS: Treating the psychopathic patient in a therapeutic community. Hosp Community Psychiatry 18:191–196, 1967

Klonsky ED, Jane JS, Turkheimer E, et al: Gender role in personality disorders. J Pers Disord 16:464–476, 2002

Lilienfeld SO, VanValkenburg C, Larntz K, et al: The relationship of histrionic personality disorder to antisocial personality and somatization disorders. Am J Psychiatry 143:718–722, 1986

Lion JR: Outpatient treatment of psychopaths, in The Psychopath: A Comprehensive Study of Antisocial Disorders and Behaviors. Edited by Reid WH. New York, Brunner/Mazel, 1978, pp 286–300

Livesley WJ: Practical Management of Personality Disorder. New York, Guilford, 2003

Luntz BK, Widom CS: Antisocial personality disorder in abused and neglected children grown up. Am J Psychiatry 151:670–674, 1994

Ly M, Motzkin JC, Philippi CL, et al: Corticol thinning in psychopathy. Am J Psychiatry 169:743–749, 2012

Mannuzza S, Klein RG, Bessler A, et al: Adult psychiatric status of hyperactive boys grown up. Am J Psychiatry 155:493–498, 1998

McGauley G, Yakeley J, Williams A, et al: Attachment, mentalization and antisocial personality disorder: the possible contribution of mentalization based treatment. Eur J Psychother Couns 13:1–22, 2011

Meloy JR: The Psychopathic Mind: Origins, Dynamics, and Treatment. Northvale, NJ, Jason Aronson, 1988

Meloy JR: Antisocial personality disorder, in Treatments of Psychiatric Disorders, Vol 2, 2nd Edition. Edited by Gabbard GO. Washington, DC, American Psychiatric Press, 1995, pp 2273–2290

Meloy JR, Yakeley J: Antisocial personality disorder, in Gabbard's Treatment of Psychiatric Disorders, 5th Edition. Edited by Gabbard GO, Washington DC, American Psychiatric Publishing, 2014

Modlin HC: The antisocial personality. Bull Menninger Clin 47:129–144, 1983

National Institute for Health and Clinical Excellence: Antisocial Personality Disorder: Treatment, Management and Prevention. NICE Clinical Guidelines 77. London, National Institute for Health and Clinical Excellence, 2009

Neugebauer R, Hoek H, Susser E: Prenatal exposure to wartime famine and development of antisocial personality disorder in early adulthood. JAMA 282:455–462, 1999

Nilsson KW, Sjoberg RL, Damberg M, et al: Role of monoamine oxidase-A genotype and psychosocial factors in male adolescent criminal activity. Biol Psychiatry 59:121–127, 2006

Ogloff JRP: Psychopathy/antisocial personality disorder conundrum. Aust N Z J Psychiatry 40:519–528, 2006

Paris J: Personality disorders over time: precursors, course and outcome. J Pers Disord 17:479–488, 2003

Person ES: Manipulativeness in entrepreneurs and psychopaths, in Unmasking the Psychopath: Antisocial Personality and Related Syndromes. Edited by Reid WH, Dorr D, Walker JI, et al. New York, WW Norton, 1986, pp 256–273

Raine A, Venables PH, Williams M: Relationships between central and autonomic measures of arousal at age 15 years and criminality at age 24 years. Arch Gen Psychiatry 47:1003–1007, 1990

Raine A, Venables PH, Williams M: High autonomic arousal and electrodermal orienting at age 15 years as protective factors against criminal behavior at age 29 years. Am J Psychiatry 152:1595–1600, 1995

Raine A, Brennan P, Mednick B, et al: High rates of violence, crime, academic problems, and behavioral problems in males with both early neuromotor deficits and unstable family environments. Arch Gen Psychiatry 53:544–549, 1996

Raine A, Brennan P, Mednick SA: Interaction between birth complications and early maternal rejection in predisposing individuals to adult violence: specificity to serious, early onset violence. Am J Psychiatry 154:1265–1271, 1997

Raine A, Lencz T, Bihrle S, et al: Reduced prefrontal gray matter volume and reduced autonomic activity in antisocial personality disorder. Arch Gen Psychiatry 57: 119–127, 2000

Raine A, Lencz T, Taylor K, et al: Corpus callosum abnormalities in psychopathic antisocial individuals. Arch Gen Psychiatry 60:1134–1142, 2003

Reid WH: The antisocial personality: a review. Hosp Community Psychiatry 36:831–837, 1985

Reid WH, Solomon G: Community-based offender programs, in Treatment of Antisocial Syndromes. Edited by Reid WH. New York, Van Nostrand Reinhold, 1981, pp 76–94

Reid WH, Dorr D, Walker JI, et al (eds): Unmasking the Psychopath: Antisocial Personality and Related Syndromes. New York, WW Norton, 1986

Reiss D, Hetherington EM, Plomin R, et al: Genetic questions for environmental studies: differential parenting and psychopathology in adolescence. Arch Gen Psychiatry 52:925–936, 1995

Reiss D, Neiderhiser JM, Hetherington EM, et al: The Relationship Code: Deciphering Genetic and Social Influences on Adolescent Development. Cambridge, MA, Harvard University Press, 2000

Rutherford MJ, Cacciola JS, Alterman AI: Antisocial personality disorder and psychopathy in cocaine-dependent women. Am J Psychiatry 156:849–856, 1999

Salekin RT, Worley C, Grimes RD: Treatment of psychopathy: a review and brief introduction to the mental model approach for psychopathy. Behav Sci Law 28:235–266, 2010

Strasberger LH: The treatment of antisocial syndromes: the therapist's feelings, in Unmasking the Psychopath: Antisocial Personality and Related Syndromes. Edited by Reid WH, Dorr D, Walker JI, et al. New York, WW Norton, 1986, pp 191–207

Sturup GK: Treating the Untreatable: Chronic Criminals at Herstedvester. Baltimore, MD, Johns Hopkins University Press, 1968

Symington N: The response aroused by the psychopath. International Review of Psychoanalysis 7:291–298, 1980

Vaillant GE: Sociopathy as a human process: a viewpoint. Arch Gen Psychiatry 32: 178–183, 1975

Vaillant GE: Natural history of male alcoholism, V: is alcoholism the cart or the horse to sociopathy? Br J Addict 78:317–326, 1983

Verona E, Sachs-Ericsson, N, Joiner TE: Suicide attempts associated with externalizing psychopathology in an epidemiological sample. Am J Psychiatry 161:444–451, 2004

Walsh Z, Allen LC, Cosson DS: Beyond social deviance: substance use disorders and the dimensions of psychopathy. J Pers Disord 21:273–288, 2007

Woerner PI, Guze SB: A family and marital study of hysteria. Br J Psychiatry 114:161–168, 1968
Woody GE, McLellan AT, Luborsky L, et al: Sociopathy and psychotherapy outcome. Arch Gen Psychiatry 42:1081–1086, 1985
Yang Y, Raine A, Lencz T, et al: Volume reduction in prefrontal gray matter in unsuccessful criminal psychopaths. Biol Psychiatry 57:1103–1108, 2005
Yang Y, Raine A, Narr K, et al: Localization of deformations within the amygdala in individuals with psychopathy. Arch Gen Psychiatry 66:986–994, 2009
Yochelson S, Samenow SE: The Criminal Personality, Vol 1: A Profile for Change. New York, Jason Aronson, 1976
Yochelson S, Samenow SE: The Criminal Personality, Vol 2: The Treatment Process. New York, Jason Aronson, 1977
Young SE, Smolen A, Hewitt JK: Interaction between MAO-A genotype and maltreatment in the risk for conduct disorder: failure to confirm in adolescent patients. Am J Psychiatry 163:1019–1025, 2006
Zlotnick C: Antisocial personality disorder, affect dysregulation and childhood abuse among incarcerated women. J Pers Disord 13:90–95, 1999

Capítulo 18

Transtornos da Personalidade Histérica e Histriônica

Os critérios do DSM-5 (American Psychiatric Association, 2013) para transtorno da personalidade histriônica (Quadro 18–1) não abrangem a personalidade histérica bem-integrada e de alto nível funcional. Essa última condição tem uma tradição consagrada ao longo dos anos entre terapeutas de orientação dinâmica. Infelizmente, os critérios para o transtorno da personalidade histriônica são tão próximos do quadro clínico apresentado por pacientes narcisistas e *borderline* que não se prestam prontamente ao paciente histérico tradicional. Devido ao fato de tanto o transtorno da personalidade histérica de alto nível quanto o transtorno de personalidade histriônica mais primitivo serem encontrados na prática clínica, ambos são considerados neste capítulo o objetivo de se fazer distinções clinicamente úteis a fim de auxiliar o tratamento.

Histérico *versus* histriônico

A natureza rigorosamente ateórica dos critérios de transtorno da personalidade no DSM-5 é particularmente problemática quando se considera pacientes com tendências histéricas ou histriônicas. Para determinar o tratamento apropriado para esse grupo distinto de pacientes, uma avaliação psicodinâmica cuidadosa é muito mais crucial do que uma catalogação descritiva dos comportamentos manifestos. Uma fonte primária de confusão na literatura relacionada, tem sido a tendência em se basear nas características comportamentais, e não na compreensão dinâmica.

Outra complicação é que o termo *histérica* foi usado não apenas para descrever um transtorno da personalidade, mas também para se referir a uma doença, em grande parte de mulheres, caracterizada por cirurgias frequentes e várias

QUADRO 18–1 Critérios para o transtorno da personalidade histriônica do DSM-5

301.50 (F60.4)

Um padrão difuso de emocionalidade e busca de atenção em excesso que surge no início da vida adulta e está presente em vários contextos, conforme indicado por cinco (ou mais) dos seguintes:
1. Desconforto em situações em que não é o centro das atenções.
2. A interação com os outros é frequentemente caracterizada por comportamento sexualmente sedutor inadequado ou provocativo.
3. Exibe mudanças rápidas e expressão superficial das emoções.
4. Usa reiteradamente a aparência física para atrair a atenção para si.
5. Tem um estilo de discurso que é excessivamente impressionista e carente de detalhes.
6. Mostra autodramatização, teatralidade e expressão exagerada das emoções.
7. É sugestionável (i.e., facilmente influenciado pelos outros ou pelas circunstâncias).
8. Considera as relações pessoais mais íntimas do que na realidade são.

Fonte: Reimpresso a partir do *Diagnostic and Statistical Manual of Mental Disorders*, 5ª Edição. Washington, D.C., *American Psychiatric Publishing*, 2003 Usado sob permissão. Copyright © 2013 American Psychiatric Association.

reclamações somáticas, e que denota inúmeros sintomas conversivos, como paralisia ou cegueira, que não têm base física. A primeira condição, conhecida como histeria de Briquet ou síndrome de Briquet, é atualmente abrangida pelos sintomas somáticos e transtornos relacionados no DSM-5 (American Psychiatric Association, 2013). Os sintomas conversivos também são classificados nesse grupo de condições. A sintomatologia conversiva histérica foi o que abriu os portões do inconsciente para Freud e levou ao desenvolvimento da psicanálise. Freud compreendeu os sintomas conversivos como sintomas físicos simbólicos que representavam desejos instintivos deslocados e reprimidos. Entretanto, há um amplo consenso na psiquiatria moderna de que os sintomas conversivos histéricos e o transtorno da personalidade histérica não estão relacionados de forma clínica ou dinâmica (Chodoff, 1974; Gabbard, 2014). Apesar de os sintomas conversivos ocorrerem no contexto do transtorno da personalidade histérica, eles também podem se mostrar em uma ampla variedade de outros diagnósticos de caráter.

Durante a primeira metade do século XX, os conflitos intrapsíquicos associados à personalidade histérica eram tidos como sendo derivados de questões de desenvolvimento da fase genital-edípica. Parte do legado de Freud no seu trabalho sobre sintomas conversivos histéricos foi a visão mais generalizada de que a sexualidade reprimida era de importância suprema, tanto em neuroses de caráter quanto em sintomas neuróticos. Esforços psicanalíticos clinicamente malsucedidos para tratar esses pacientes levaram alguns a questionar a formulação de Freud. A começar por Marmor e seu clássico artigo de 1953, a literatura psiquiátrica identificou questões pré-genitais como centrais à patogênese do transtorno da personalidade histérica (Chodoff, 1974).

A literatura das últimas quatro décadas viu uma convergência de opiniões concernentes à existência tanto de pacientes histéricos "saudáveis" quanto "doentes" (Baumbacher e Amini, 1980–1981; Blacker e Tupin, 1977; Chodoff, 1974; Easser e Lesser, 1965; Horowitz, 1997, 2001; Kernberg, 1975; Lazare, 1971; Sugarman, 1979; Wallerstein, 1980–1981; Zetzel, 1968). Os pacientes histéricos "saudáveis" são chamados por uma variedade de nomes, incluindo "bom", "fálico" e "verdadeiro". Ainda mais rótulos foram aplicados àqueles no último grupo – "histéricos orais", "assim chamados bons histéricos", "histeroides" e "personalidades infantis". Alguns (Gabbard, 2014) argumentaram que há sobreposição considerável com o transtorno da personalidade *borderline* neste último grupo. De fato, Blagov e Western (2008) pediram a um grupo de 1.201 clínicos experientes para que descrevessem um paciente aleatório com patologia de personalidade usando psicometria rigorosa, incluindo o Procedimento de Avaliação Shedler-Westen II (SWAP-II) revisado, um Q-sort que abrange a personalidade e sua patologia em adultos. Usando as medidas baseadas no DSM-IV-TR (American Psychiatric Association, 2000), eles identificaram os pacientes que preenchiam os critérios para o transtorno de personalidade histriônica e constataram que as características mais distintivas e que melhor descreviam os pacientes incluíam algumas características do transtorno de personalidade histriônica, mas também muitas características do transtorno da personalidade *borderline*. Um estudo com 2.289 pacientes em um hospital-dia na Noruega (Bakkevig e Karterud, 2010) encontrou uma prevalência muito baixa de transtorno de personalidade histriônica (0,4%). Mais surpreendente ainda foi a alta taxa de comorbidade, particularmente com transtornos da personalidade *borderline*, narcisista e dependente. Os autores concluíram que a categoria transtorno de personalidade histriônica tem pouca validade como construto. Tendo em vista a clareza, neste capítulo refiro-me ao grupo mais saudável como aqueles com transtorno de personalidade histérica e ao grupo mais perturbado como aqueles com transtorno da personalidade histriônica.

Definir a inter-relação exata entre a personalidade histérica e a histriônica é um processo controverso. Apesar de alguns especialistas argumentarem que os dois são simplesmente gradações ao longo de um *continuum* (Blacker e Tupin, 1977; Lazare, 1971; Wallerstein, 1980–1981; Zetzel, 1968), outros veem os dois grupos como tão diferentes que constituem entidades acentuadamente distintas (Baumbacher e Amini, 1980–1981; Sugarman, 1979). Horowitz (1997, 2001) observou que pacientes que exibem um estilo interpessoal característico de um transtorno de personalidade histriônica podem ser psiquiatricamente saudáveis, neuróticos, narcisistas ou *borderline* em termos de coerência de sua identidade e da continuidade de sua consideração por outras pessoas significativas. Esses níveis são diferenciados pelo nível de integração do *self* e dos outros nos esquemas que o indivíduo tem das pessoas. Os esquemas das pessoas de "todos bons" e de "todos maus", que são cindidos um do outro, estão associados ao nível *borderline*. O paciente histriônico organizado em um nível narcisisticamente vulnerável tem um esquema de *self* mais coeso, mas é suscetível a um sentimento grandioso ou empobrecido ao extremo. Esses indivíduos também veem outras pessoas como extensões de si próprios. No modelo de Horowitz, o paciente histriônico neuroticamente organizado tem conflitos internos não resolvidos de longa data que são expressos em ciclos repetitivos de relacionamentos desadaptativos na esfera íntima e no trabalho. Para essa discussão, o paciente histriônico neuroticamente organizado é considerado idêntico ao indivíduo com transtorno da personalidade histérica, enquanto pacientes com personalidades que são organizadas em um nível narcisista ou *borderline* são incluídas no grupo do transtorno de personalidade histriônica.

O que parece ligar pessoas histéricas a pessoas histriônicas é uma sobreposição das características comportamentais explícitas, como emotividade lábil e superficial, busca de atenção, funcionamento sexual perturbado, dependência e desamparo, bem como autodramatização. Essas qualidades vieram a ser associadas com o uso de "histérico" por leigos para designar reações exageradamente dramáticas. O paradoxo é que essas características são muito mais típicas de pacientes histriônicos do que de pacientes histéricos. Como Wallerstein (1980–1981) observou: "Aqueles que parecem mais histéricos sob o ponto de vista comportamental, no sentido do tipo de caráter dramático e extravagante, são os mesmos que parecem menos histéricos no sentido da dinâmica do histérico 'bom' ou 'verdadeiro'" (p. 540). Zetzel (1968) observou, de forma semelhante, que os "assim chamados bons histéricos" que parecem "floridamente" histéricos são muitas vezes confundidos com pacientes histéricos analisáveis e de alto nível, embora, na realidade, sejam organizados de forma primitiva e difíceis de analisar – pacientes a que me refiro aqui como tendo personalidades histriônicas.

Apesar da controvérsia que cerca a validade do diagnóstico, há pouca dúvida de que os indivíduos que recebem esse diagnóstico vivam com uma boa quantidade de sofrimento e de dor emocional. Clínicos habilidosos continuam a achar o diagnóstico útil para identificar um conjunto de características que oferece um quadro conceitual que é valioso para os psicoterapeutas. Além disso, algumas pesquisas sugerem que as características encontradas nesses pacientes são particularmente fixas e podem não declinar com a maturidade. Embora vários transtornos da personalidade apresentem declínio na sintomatologia ao longo do tempo, um estudo com 1.477 sujeitos (Gutierrez et al., 2012) mostrou que pacientes com transtorno de personalidade histriônica não apresentam reduções lineares em suas características clínicas ao longo da vida. Além disso, eles podem recorrer ao abuso de substâncias para lidar com seu sofrimento. Em um estudo epidemiológico com mais de 40 mil indivíduos (Trull et al., 2010), o transtorno de personalidade histriônica obteve as maiores taxas de comorbidade com a dependência de drogas ao longo da vida (29,72%) em relação a todos os transtornos da personalidade. As pessoas com transtorno da personalidade histriônico evidentemente necessitam de tratamento, e os clínicos devem avaliar cuidadosamente o nível de funcionamento da personalidade, de modo que a terapia possa ser adaptada ao paciente de forma individual.

As características interpessoais explícitas podem não ser extremamente úteis na compreensão da organização psicodinâmica subjacente desses pacientes. As características de comportamento explícitas, como busca de atenção, autodramatização, funcionamento sexual perturbado, dependência, desamparo, bem como afeto lábil e superficial, ligam os pacientes aos níveis mais altos e mais baixos do espectro em relação à superfície. O psicoterapeuta deve fazer distinções finas entre esses dois subgrupos para planejar intervenções estratégicas. O indivíduo neuroticamente organizado pode ser tratado com psicanálise ou com uma psicoterapia altamente exploratória, enquanto aqueles com organizações intrapsíquicas mais primitivas podem necessitar muito mais de uma abordagem expressiva de apoio.

A literatura que distingue os dois grupos é resumida no Quadro 18-2, que lista as características que diferenciam o transtorno da personalidade neuroticamente organizada (histérica) da variante mais primitiva do transtorno da personalidade (histriônica) (Easser e Lesser, 1965; Kernberg, 1975; Lazare, 1971; Sugarman, 1979; Zetzel, 1968). A verdadeira personalidade histriônica é mais florida do que a histérica em praticamente todas as formas. Todos os sintomas dos critérios do DSM-5 são mais exagerados na pessoa histriônica. Maior labilidade afetiva, mais impulsividade e sedução mais explícita são todas marcas bem-conhecidas. A sexualidade desses pacientes é, com frequência, tão direta e não modulada que pode, de fato, "desinteressar" membros do sexo oposto. Sua necessidade exigente e exibicionista de ser o centro das atenções também pode falhar em engajar outras pessoas devido à sua natureza cruel. A esse respeito, esses pacientes claramente têm muito em comum com pessoas que possuem transtorno da personalidade narcisista.

Por contraste, as pessoas que têm um transtorno da personalidade histérica verdadeiro podem ser muito mais sutilmente dramáticas e exibicionistas, e sua sexualidade pode ser expressa de forma mais tímida e cativante. Além disso, Wallerstein (1980–1981) sugeriu que um grupo considerável de pacientes histéricos de alto nível não são de forma alguma dramáticos ou extravagantes. Ele descreveu esses pacientes como "pessoas constrangidas, tímidas e mesmo caladas em encontros interpessoais, chegando, em casos extremos, a serem totalmente inibidas e acanhadas no comportamento e na interação" (p. 540). Ele apontou, de forma convincente, que um foco no comportamento explícito, e não na dinâmica subjacente, pode levar a erros diagnósticos.

Os pacientes com transtorno da personalidade histérica são, muitas vezes, razoavelmente bem-sucedidos no trabalho e demonstram ambição, bem como competitividade construtiva. Esse domínio ativo pode ser justaposto ao aspecto sem rumo, desamparado, dependente que impede pacientes histriônicos de serem bem-sucedidos, exceto no sentido de manipular passivamente outras pessoas para que satisfaçam suas necessidades. Enquanto o paciente histérico verdadeiro alcançou relações objetais maduras completas, caracterizadas por temas edípicos triangulares, e foi capaz de formar relações significativas com ambos os pais, o paciente histriônico está fixado em um nível diádico mais primitivo de relações objetais,

QUADRO 18-2 Diferenciação de variantes neuróticas e primitivas do transtorno da personalidade histriônica

Variante neurótica (histérica)	Variante primitiva (histriônica)
Emocionalidade contida e circunscrita	Emocionalidade florida e generalizada
Exibicionismo sexualizado e necessidade de ser amado	Exibicionismo ávido, com uma qualidade oral e exigente, que é "frio" e menos envolvente
Bom controle dos impulsos	Impulsividade generalizada
Sedução sutilmente apelativa	Sedução grosseira, inadequada e repulsiva
Ambição e competitividade	Falta de propósito e desamparo
Relações objetais triangulares maduras	Relações objetais diádicas primitivas, caracterizadas por dependência ou aderência, masoquismo e paranoia
As separações dos objetos amados podem ser toleradas	A ansiedade de separação intensa ocorre quando abandonado por objetos amados
Superego rigoroso e algumas defesas obsessivas	Superego frouxo e uma predominância de defesas primitivas, tais como cisão e idealização quando sob estresse
Desejos transferenciais sexualizados desenvolvem-se gradualmente e são vistos como irrealistas	Intensos desejos transferenciais sexualizados desenvolvem-se rapidamente e são vistos como realistas

frequentemente caracterizados por dependência ou aderência, masoquismo e paranoia.

Os pacientes histéricos conseguem tolerar a separação de seus objetos amados mesmo se eles puderem identificar esses relacionamentos como sua principal área de dificuldade. Os pacientes histriônicos, por sua vez, são frequentemente sobrecarregados por uma ansiedade de separação quando afastados de seus objetos amados. O superego rigoroso e outras defesas obsessivas do paciente histérico contrastam com o superego frouxo e com defesas predominantemente mais primitivas do indivíduo histriônico, como cisão e idealização.

Quando os pacientes histéricos iniciam uma psicoterapia ou psicanálise, os desejos transferenciais sexualizados desenvolvem-se gradualmente ao longo de um tempo considerável e são em geral vistos como irrealistas pelos próprios pacientes. Os pacientes histriônicos, por sua vez, desenvolvem desejos transferenciais eróticos intensos quase que imediatamente e com frequência veem esses desejos como expectativas realistas. Quando os desejos são frustrados, o paciente pode ficar furioso com o terapeuta por este não correspondê-lo. Zetzel (1968) apontou que a capacidade do paciente histérico de diferenciar a aliança terapêutica de sentimentos transferenciais está intimamente relacionada com a aptidão para separar a realidade interna da externa, uma função do ego que é comprometida no indivíduo histriônico.

As características distintivas do transtorno de personalidade histriônica realçam sua relação próxima com o transtorno da personalidade *borderline*. Kernberg (1975), por exemplo, conceituou explicitamente a personalidade infantil como tendo uma organização da personalidade *borderline* subjacente. Não é só da sexualidade genital que esses pacientes se defendem, mas também da oralidade primitiva e passiva (Lazare, 1971).

Os pacientes com transtorno da personalidade histérica, em contrapartida, normalmente se apresentam com problemas que giram em torno da sexualidade genital em si mesma ou das dificuldades com os objetos sexuais em suas vidas. Embora a mulher histérica classicamente tenha sido descrita como "frígida" ou não orgásmica, ela pode também ser promíscua ou orgásmica por inteiro, mas basicamente insatisfeita com suas relações sexuais. Ela pode ser incapaz de ter um compromisso amoroso ou sexual com um homem que é apropriado para ela e, em vez disso, apaixonar-se desesperadamente por um homem que não está disponível. Outro problema recorrente para a paciente histérica é que os homens muitas vezes interpretam mal as suas ações como investidas sexuais, e ela é continuamente surpreendida com essa má compreensão – um fato que reflete a natureza inconsciente de sua sedução.

Gênero e diagnósticos

Ao longo da história da psiquiatria, a personalidade histérica tem sido associada ao gênero feminino. Essa tendência a pensar o diagnóstico apenas em relação às mulheres, provavelmente se relaciona mais com estereótipos culturais acerca do papel sexual do que à psicodinâmica. Hollender (1971) e Lerner (1974) observaram que as características da personalidade histérica refletem expectativas culturais acerca de como as mulheres supostamente deveriam se adaptar à sociedade norte-americana. Outro contribuinte evidente para a tendência esmagadora de ver a personalidade histérica como uma doença de mulheres é o fato de que, a literatura sobre esse transtorno foi escrita em sua maioria por homens (Chodoff e Lyons, 1958; Luisada et al., 1974).

Apesar da associação predominante entre personalidade histérica e feminilidade, o transtorno da personalidade histérica foi extensamente documentado em homens (Blacker e Tupin, 1977; Bollas, 2000; Cleghorn, 1969; Halleck, 1967; Kolb, 1968; Lubbe, 2003; Luisada et al., 1974; MacKinnon et al., 2006; Malmquist, 1971). As descrições de pacientes histéricos caem em dois subtipos gerais: o hipermasculino e o passivo/efeminado. Aqueles que se incluem no subtipo hipermasculino são diretamente análogos à histérica clássica naquilo que os torna caricaturas da masculinidade. Como foi observado no Capítulo 16, um estudo com 655 estudantes universitários (Klonsky et al., 2002) constatou que tanto as características narcisistas quanto as histriônicas foram associadas a homens e mulheres que se comportavam geralmente de forma consistente com seu gênero. Eles podem ser "Don Juans" que agem sedutoramente em relação a todas as mulheres e, até mesmo, envolverem-se em um comportamento antissocial. O subtipo de homens passivos/efeminados pode incluir homossexuais "afetados" (MacKinnon et al., 2006) e extravagantes, ou heterossexuais passivos e impotentes que temem as mulheres. A mesma distinção entre a personalidade histérica de alto nível e a personalidade histriônica de baixo nível pode ser feita em pacientes do sexo masculino, amplamente baseada nos mesmos critérios utilizados para distinguir os dois grupos entre mulheres.

Em um estudo com 27 homens com transtorno da personalidade histérica, Luisada e colaboradores (1974) constataram que a maioria era heterossexual, mas que todos tinham alguma forma de relacionamento sexual perturbado. Comportamentos antissociais, como mentir e desconfiar, eram problemas comuns no grupo, da mesma forma que o abuso de álcool e drogas. Esses investigadores identificaram tanto o subtipo hipermasculino como o passivo/efeminado com relações instáveis típicas em ambos. Muitos desses pacientes provavelmente iriam receber um diagnóstico de transtorno da personalidade narcisista, alguns com características antissociais, mas como grupo eles tendiam a ter muito mais calor e empatia em relação aos outros do que o verdadeiro narcisista. Embora alguns pesquisadores tenham tentado ligar a psicopatia e o transtorno de personalidade histriônica (Hamburger et al., 1996), a literatura fornece suporte bastante fraco para a noção de que esse transtorno é uma variante de tipo feminino da psicopatia ou do transtorno da personalidade antissocial (Cale e Lilienfeld, 2002). Mitchell (2000) argumentou que ao feminilizar os sintomas da histeria ao longo do tempo, os pacientes histéricos masculinos se tornaram marginalizados na teoria e na prática psicanalítica. Ainda assim, muitos dos mesmos temas aparecem em pessoas de ambos os gêneros que possuem transtorno da personalidade histérica ou transtorno de personalidade histriônica. Esses temas incluem sedução, promiscuidade, ciúme sexual, anseio pelo amor ideal, excentricidade e sexualização.

Estilo cognitivo e mecanismos de defesa

Um aspecto do funcionamento intrapsíquico que liga os transtornos da personalidade histérica e histriônica é o *estilo cognitivo*. Shapiro (1965) identificou o estilo cognitivo típico de pacientes com esses transtornos da personalidade como geralmente "global, relativamente difusos e carentes de nitidez, sobretudo em detalhes significativos. Em uma palavra, é impressionista" (p.111). Quando um terapeuta pergunta a um paciente com esse estilo cognitivo: "Como foi seu fim de semana?", a resposta provavelmente seguirá a linha: "Simplesmente ótimo" ou "Realmente terrível", sem qualquer detalhe que apoie a resposta. O mesmo tipo de resposta provavelmente se aplicará a figuras significativas na vida do paciente. Quando foi solicitado a uma paciente histérica para que descrevesse seu pai, ela respondeu: "Ele é simplesmente demais!"

De forma semelhante, quando pacientes com essa forma de estilo cognitivo lidam com uma tarefa, como um teste psicológico, eles ficam inclinados a evitar se concentrar sobre fatos e, em vez disso, respondem com palpites. Quando um profissional altamente bem-sucedido e inteligente foi solicitado a estimar a população dos Estados Unidos, ele replicou de forma precipitada: "Não sei. Acho que em torno de 5 bilhões." Quando o psicólogo o pressionou a pensar um pouco mais sobre a questão, o homem reconheceu que ele havia dado a população do mundo em vez da população do país. O paciente não era ignorante, mas seu estilo cognitivo histérico fez com que se ressentisse de ter que se concentrar em tais detalhes. O terapeuta pode se frustrar de forma considerável, por exemplo, ao obter fatos históricos sobre a família do paciente.

Esse estilo cognitivo global e impressionista está intimamente conectado com o uso de mecanismos de defesa por pacientes histéricos e histriônicos (Horowitz, 1977a, 1997, 2001). Esses pacientes inibem o processamento de informações de modo a mitigar emoções fortes. Repressão, negação, dissociação e supressão são estratégias defensivas que também reduzem a excitação emocional. Esses pacientes podem dizer "Não sei" quando o que realmente pensam é "Não devo saber" (Horowitz, 1997). Nos primeiros textos sobre histeria, esse embotamento da conexão emocional era frequentemente descrito como *la belle indifférence* (a bela indiferença), referindo-se à aparente falta de preocupação das pacientes do sexo feminino em relação aos sintomas conversivos delas. O estilo cognitivo histérico ou histriônico pode pode contribuir para a falência em integrar ou reconhecer implicações, consequências e detalhes da experiência.

Em contrapartida, essa inibição da excitação emocional geralmente oscila com demonstrações emocionais exageradas, elaboradas para suscitar respostas de outras pessoas. Os pacientes histéricos/histriônicos empregam sua atenção globalmente e de forma difusa, mas muito de seu foco é sobre se outras pessoas estão dando atenção a eles ou não.

Os *estados dissociativos*, como sintomas conversivos, foram frequentemente classificados como fenômenos histéricos, embora sejam encontrados em pacientes com uma variedade de diagnósticos. A manifestação mais extrema de dissociação é o transtorno dissociativo de identidade, o qual envolve tanto a cisão – no sentido em que diferentes representações do *self* são mantidas de forma separada – quanto a repressão – no sentido em que a personalidade primária normalmente não tem memória dos *alters*. As reações de pacientes histriônicos a suas explosões emocionais se parecem com a dissociação e o transtorno dissociativo de identidade, ainda que de uma forma atenuada. Esses pacientes muitas vezes têm poucas recordações de suas ações, as quais eles dizem parecer como que de "outra pessoa".

Uma paciente histriônica que também tinha sintomas dissociativos descobriu cortes em seu seio esquerdo, mas ela não conseguia explicar como isso havia acontecido. Logo após essa descoberta, seu marido a encontrou no banheiro às 3h da madrugada; ela estava em um estado dissociado, cortando seu seio esquerdo suavemente com uma lâmina de barbear. Hipnotizada para propósitos diagnósticos, a paciente disse: "Devo sofrer como minha mãe sofreu". Recentemente, a mãe dela havia se submetido a uma cirurgia decorrente de um câncer de mama. Essa paciente também ilustra o mecanismo de defesa de identificação, outra defesa histérica comum (MacKinnon et al., 2006).

Um mecanismo de defesa final que pode ser encontrado tanto nos pacientes histéricos como nos histriônicos é a própria *emocionalidade*. Tornar-se intensamente emocional, ainda que de forma rasa e superficial, pode gerar uma defesa contra afetos mais profundos e sinceros que o paciente deseja evitar (MacKinnon et al., 2006). A emocionalidade automática, com o estilo cognitivo impressionista e global, serve para evitar que o paciente histriônico fique em contato com quaisquer estados de afeto genuínos ou atitudes em relação ao *self* e aos outros.

Compreensão psicodinâmica

Por causa de uma variedade de comportamentos explícitos, presentes nas categorias de transtorno de personalidade histriônica e histérica, em ambos os gêneros, uma avaliação psicodinâmica cuidadosa é crucial para a designação informada do tipo apropriado de psicoterapia. As pacientes com estilos de personalidade histriônica ou histérica tendem a encontrar dificuldades em duas das clássicas fases psicossexuais de desenvolvimento: elas experimentam relativa privação maternal durante a fase oral e têm dificuldade em resolver a situação edípica e desenvolver uma identidade sexual definida (Blacker e Tupin, 1977). Embora tanto pacientes histéricos quanto histriônicos tenham alguma dificuldade com questões orais e fálico-edípicas, o paciente histriônico obviamente encontra maior dificuldade nas fases mais precoces, enquanto o paciente histérico está fixado, primariamente, na última fase.

No caso da paciente organizada de forma mais primitiva, a falta de cuidado maternal a leva a se voltar para o pai, de modo a obter gratificação das necessidades de dependência (Blacker e Tupin, 1977; Hollender, 1971; MacKinnon et al., 2006). Ela logo aprende que a sedução e as manifestações exibicionistas e dramáticas das emoções são necessárias para ganhar a atenção do pai. Conforme amadurece, ela aprende que deve reprimir sua sexualidade genital para permanecer a "garotinha do papai". Quando a garotinha cresce, a necessidade primitiva característica de todas as suas relações sexuais pode ser designada "a equação seio-pênis". Ela muitas vezes se engaja em um comportamento sexual promíscuo que é, no fim, insatisfatório, pois o pênis do homem serve apenas como um substituto para o seio materno que ela inconscientemente anseia.

A mulher com a variante mais neurótica negociou a fase oral de desenvolvimento com um grau razoável de sucesso. Ela também está desapontada com a mãe, mas o despontamento ocorre em uma fase mais avançada do desenvolvimento. Na fase fálica do desenvolvimento imediatamente anterior à situação edípica integral, a garotinha deve chegar a um acordo com o fato de que ela não pode possuir fisicamente sua mãe como seu pai pode. O objetivo do indivíduo histérico é ser o objeto de desejo de outras pessoas (Bollas, 2000). No caso da garotinha, ela pode sentir que perdeu para a mãe e fará qualquer coisa para se tornar o objeto de desejo do pai. Muitas vezes, isso pode levar a uma falsa adaptação do *self*, na qual ela suspende sua verdadeira natureza para tentar se tornar o que os outros querem. Muitas mulheres histéricas abordam os homens tentando se tornar o que pensam que um homem mais desejaria que elas fossem, e os homens acabam desapontados porque sentem que foram enganados pela apresentação falsa que a mulher fez de si mesma.

Bollas (2000) observou que pessoas histéricas tendem a erotizar uma narrativa de vida na qual elas são o objeto erótico de alguém. A ocorrência de múltiplos parceiros amorosos, típico dos transtornos da personalidade histérica e histriônica, com frequência se desvela em um padrão fixo: o parceiro amoroso escolhido jamais será o certo e é, por isso, dispensável. Dessa forma, as mulheres se guardam para o pai. Enquanto garotinhas, elas frequentemente idealizaram o pai, talvez como o único homem que valha a pena ser possuído. Esse apego intenso levou a sentimentos de rivalidade em relação à mãe e a um desejo ativo de substituí-la. No decurso da terapia ou da análise, muitas pacientes histéricas recordam fantasias dessa natureza. Se elas percebem que se atribui a seus irmãos um *status* especial em relação ao pai por serem do gênero masculino, elas também podem desenvolver um ressentimento profundo e tornarem-se altamente competitivas em relação aos homens.

Embora a anorgasmia tenha sido classicamente associada com a histeria, a sintomatologia sexual, na realidade, é muito mais variada em pacientes com transtorno da personalidade histriônica ou histérica. Alguns podem ter funcionamento sexual relativamente assintomático, mas são privados de qualquer experiência externa autêntica de amor ou de intimidade durante as relações sexuais. As partes sexuais do corpo podem ser exibidas por meio de formas provocativas de se vestir, mesmo se houver pouca excitação erótica associada ao comportamento provocativo. De fato, uma ocorrência comum nas pacientes histriônicas e histéricas é a surpresa quando outros respondem a elas como se fossem sedutoras ou sexualmente provocativas. Em outras palavras, há uma dissociação entre o comportamento sexualizado explícito inconscientemente elaborado para atrair a atenção e a sintonia empática sobre como isso afeta os outros. Toda a sexualidade pode ser matizada com significados incestuosos por causa do apego edípico ao pai. Essas mulheres também podem escolher parceiros inapropriados como uma defesa adicional contra a desistência de uma anseio edípico. Essas dinâmicas são muitas vezes encobertas, entretanto, e com frequência apenas se tornam claras depois de uma avaliação cuidadosa. Embora algumas pacientes histéricas possam ter apegos conscientes e explícitos em relação ao pai, outras reprimem essa dimensão do desenvolvimento. A experiência consciente em relação ao pai, pode ser matizada com a raiva como uma defesa contra seu anseio subjacente. De modo semelhante, elas podem ser desconhecedoras de seus sentimentos de rivalidade em relação à mãe, a quem conscientemente amam. As evidências de uma dinâmica neurótica no paciente histérico podem advir, alternativamente, de padrões persistentes de relação triangular, como se apaixonar por homens casados, ou de desenvolvimentos que surgem de modo lento na transferência, como rivalidade intensa com outras pacientes. A repressão da dinâmica é algo que pode depender da resposta do pai aos anseios edípicos da filha. Se perceber esses sentimentos como inaceitáveis, ele transmitirá essa atitude à filha, que, então, sentirá que deve reprimi-los. Em mulheres homossexuais, pode haver uma situação de Édipo negativa – em outras palavras, elas sentem apego intenso por suas mães, enquanto desprezam seus pais como um rival que sempre pareceu vencer a disputa pela afeição da mãe. Como resultado, elas podem ter uma série de amantes do sexo feminino às quais são diferentemente apegadas e, por essa razão, não estão disponíveis de fato.

O típico comportamento teatral exagerado dessas pacientes muitas vezes se relaciona a uma experiência central no início da infância que envolveu o fato de não serem reconhecidas. Em outras palavras, pais que eram muito absorvidos em si mesmos, muito deprimidos ou muito ressentidos em relação às suas necessidades de desenvolvimento infantil podem ter deixado a criança de lado e não ter reconhecido a experiência afetiva interna dela. A esse respeito, os cuidadores podem não ter fornecido a função continente necessária para ajudar a criança a processar e a metabolizar estados de afeto opressivos e assustadores. Como destacou Riesenberg-Malcolm (1996), a hipérbole ou o exagero pode ser um esforço dos pacientes para se distanciarem do que está acontecendo internamente, enquanto também fazem com que outras pessoas tomem conhecimento de emoções não reconhecidas.

Muito da dinâmica de desenvolvimento que se aplica a pacientes do sexo feminino se aplica de forma semelhante a pacientes do sexo masculino. Enquanto as mulheres histéricas são frequentemente "a menina do papai", muitos homens histéricos foram "os meninos da mamãe". Eles podem reagir a temas de separação-individuação em sua infância erotizando o objeto ausente (Bollas, 2000). Tão logo o objeto maternal esteja distante, eles imaginam suas mães com outro homem que é preferido em relação a eles. Por essa razão, muitos homens histéricos do tipo "Don Juan" são atormentados por uma combinação de medos de separação e de exclusão (Lubbe, 2003). Isso pode levá-los a comportamentos hipermasculinos, nos quais eles sentem-se triunfantes sobre seus rivais sexuais ao seduzirem mulheres sistematicamente, muitas das quais já estão envolvidas com outros homens. Como sua contraparte feminina, o homem histérico deseja ser o objeto do desejo e pode ir de relação em relação procurando a substituta perfeita para sua mãe, descobrindo apenas que nenhuma delas fornece a afirmação especial de que ele precisa.

Outras adaptações também são possíveis. Alguns homens com essa configuração histérica escolhem um estilo de vida celibatário, como o sacerdócio, de maneira a manter, inconscientemente, uma lealdade inabalável à mãe. Outros garotos lidam com a percepção da sua adequação genital, ao se entregarem a atividades hipermasculinas solitárias, como o fisiculturismo. Assim, eles podem se reassegurar em relação ao fato de serem "homens reais", não tendo de se sentir inferiores em qualquer aspecto. Os homens homossexuais podem ter experienciado uma situação edípica negativa, na qual suas mães foram percebidas como rivais na busca da atenção do pai; eles podem procurar homens mais velhos para preencher seus anseios por um pai a quem podem se sentir próximos. De fato, Isay (2009) apontou como meninos que se sentem atraídos por outros garotos podem experienciar seus pais se distanciando deles por não corresponderem às suas expectativas.

Nenhuma discussão sobre histeria estaria completa sem referência ao incesto e à sedução infantil. Freud originalmente acreditava que muitos dos indivíduos histéricos haviam sido seduzidos por seus pais, porque ele ouvia com muita frequência relatos como esses de seus pacientes. Mais tarde, ele se convenceu de que muitos desses relatos eram fantasias decorrentes de desejos edípicos. Em meio ao furor sobre se a visão de Freud estaria correta, muitos clínicos adotaram uma posição "ou isso/ou aquilo". Ou as meninas são realmente seduzidas ou elas apenas fantasiam a sedução. Essa dicotomia é ainda mais complicada pelo fato de que muitas mulheres que foram vitimizadas pelo incesto, ainda assim têm fantasias poderosas e anseios em relação àquele que perpetrou o incesto. Mesmo mulheres que jamais foram violadas pelo pai podem continuar a ter desejos sexuais poderosos conscientes ou inconscientes em relação a ele. Por fim, há um meio-termo considerável em que interações erotizadas ocorrem e que *não* resultam em incesto explícito, mas que *realmente* encorajam fantasias.

Em termos de patogênese do desenvolvimento das variantes neuróticas e mais primitivas desse transtorno da personalidade, uma história de incesto real é muito mais provável de ser encontrada na paciente histriônica. Essas pacientes podem passar a vida adulta repetindo o trauma original ao buscar homens que são proibidos de uma forma ou de outra, como terapeutas, homens casados ou chefes. Elas podem tentar, inconscientemente, dominar de forma ativa um trauma passado experienciado de forma passiva ao ser a pessoa que o inicia, em vez da pessoa que se submete de forma passiva.

A paciente histérica de nível mais alto é muito menos propensa a apresentar uma história de incesto explícito, mas pode ter experienciado algo ao qual ela percebeu como uma relação especial com o pai. As pacientes histéricas frequentemente têm um pai que era infeliz com sua esposa e que se voltou para a paciente para obter o preenchimento e a gratificação que não era possível no casamento. A paciente pode receber uma mensagem implícita de que ela deve permanecer leal ao pai para sempre, de forma a resgatá-lo de um casamento infeliz. Pais nessa situação podem dar sinais sutis ou mesmo explícitos de desaprovação toda vez que suas filhas demonstram interesse em outros homens. Nesse cenário, a paciente histérica se encontra rodeada por uma dinâmica similar ao incesto, só que de uma forma atenuada. Pacientes histéricas com essas dinâmicas e constelações familiares podem se ver incapazes de abandonar sua dependência do pai e de seguir a própria vida.

Abordagens de tratamento

Psicoterapia individual

Duas metanálises de psicoterapia para transtornos da personalidade (Leichsenring e Leibing, 2003; Perry et al., 1999) sugerem que essas condições respondem tanto à terapia psicodinâmica como à terapia cognitivo-comportamental (TCC). No entanto, nenhum dos estudos incluídos focou especificamente o transtorno de personalidade histriônica. Os pacientes com transtorno da personalidade histérica geralmente respondem bem à psicoterapia individual expressiva ou à psicanálise. Os pacientes com organizações mais primitivas demandam abordagens muito similares àquelas utilizadas para o transtorno da personalidade *borderline* (ver Cap. 15). Uma ênfase sobre a mentalização, por exemplo, pode ser consideravelmente benéfica.

Ainda que alguns pacientes com transtorno da personalidade histérica se apresentem com um sintoma discreto, como disfunção sexual, eles iniciam a psicoterapia mais comumente por causa de uma insatisfação geral com seus padrões de relacionamento. O evento precipitante pode ser o fim de uma casamento ou de uma relação amorosa. Eles também podem experienciar sentimentos vagos de depressão ou de ansiedade relacionados ao desapontamento com seu parceiro atual (MacKinnon et al., 2006). Diferente de muitos pacientes com outros transtornos da personalidade, o indivíduo com transtorno da personalidade histérica prontamente se torna apegado ao terapeuta e desenvolve de modo rápido uma aliança terapêutica na qual o terapeuta é percebido como alguém que ajuda. O processo de psicoterapia geralmente funcionará bem se o terapeuta aderir a vários princípios gerais.

Princípios de técnica

Uma regra de ouro em um trabalho expressivo é lidar com a resistência antes de tentar interpretar o conteúdo subjacente. No caso do indivíduo histérico, esse axioma determina que o estilo cognitivo do paciente deve ser abordado em primeiro lugar, pois isso está intimamente atrelado à configuração defensiva dele. Os pacientes histéricos com frequência iniciam a psicoterapia com uma expectativa inconsciente de que o terapeuta deve ser capaz de compreendê-los intuitivamente, de forma global e não verbal, sem mais detalhes de seu mundo intrapsíquico (Allen, 1977; Gabbard, 2014). Essa expectativa é frequentemente ligada a um desejo pungente de que a mãe e/ou o pai os tivessem reconhecido e compreendido na infância. Desse modo, a expectativa de ser visto, ouvido e compreendido é carregada de uma mistura de esperança e desapontamento (Riesenberg-Malcolm, 1996). Esses pacientes temem que seu desempenho venha a ser desprezado ou denegrido pelo terapeuta. De fato, uma reação contratransferencial frequente a demonstrações exageradas de emocionalidade é exatamente esse tipo de desprezo. O terapeuta deve considerar que algo de importante está sendo comunicado na demonstração hiperbólica de emoção e, também, que esses sentimentos exagerados contêm um núcleo verdadeiro. Algo desesperado está sendo comunicado ao terapeuta – algo com o efeito de: "Por favor, me reconheça! Por favor, sintonize-se com a minha dor!"

Mesmo quando o terapeuta cria empatia com a comunicação afetiva, ele também deve transmitir ao paciente que mais detalhes são necessários para uma maior compreensão. Essa abordagem encoraja o paciente a começar a articular em palavras o que é transmitido por meio de sentimentos. Algumas questões cuidadosamente planejadas são úteis: O que o paciente teme? O que o paciente quer? Quais são os conflitos que o paciente tem (Horowitz, 1997)? O que você está fazendo em seus relacionamentos o está levando para onde você quer? Se não está, o que poderia ser mais efetivo? O terapeuta também pode tentar colocar em palavras os sentimentos do paciente se baseando naquilo que observa. Essa perspectiva de fora (Gabbard, 1997) pode ajudar os pacientes a ganhar um maior senso do *self* ao internalizar como o terapeuta os vê.

A experiência interna do paciente histérico e histriônico é, com frequência, como a de uma folha no vento fustigada por poderosos estados de sentimento. Pode haver uma repressão completa das ideias que conectam um sentimento a outro. Ao instigar o paciente histérico a refletir e a prestar atenção detalhada à realidade interna e externa, o terapeuta ajuda o paciente a recuperar as conexões ideacionais entre os sentimentos. Como Allen (1977) observou, parte desse processo envolve ensinar a pessoa histérica a sentir com mais profundidade e autenticidade. Sentimentos mais superficiais e rasos defendem contra afetos mais perturbadores e experienciados de forma mais profunda. Conforme a tolerância a esses estados de sentimentos mais profundos aumenta, um aumento concomitante ocorre na capacidade do paciente de prestar atenção a detalhes (Horowitz, 1977b).

Conforme os pacientes no *continuum* histriônico se tornam capazes de identificar seus sentimentos, atitudes e estados ideacionais, eles desenvolvem um senso maior do *self* como agente numa interação mais efetiva com o ambiente, em vez do *self* como vítima passiva do ambiente (Horowitz, 1977b). Esses pacientes frequentemente experienciam imagens visuais e fantasias vívidas, mas eles não as traduzem em palavras a menos que o terapeuta auxilie nesse processo. Assim, os terapeutas ajudam seus pacientes a identificar o que eles querem e sentem. Os pacientes também aprendem que ter certos pensamentos ou sentimentos não é algo perigoso.

Quando sentimentos e pensamentos ameaçadores surgem, os pacientes mais histriônicos ou primitivamente organizados com frequência expressam um desejo de saber tudo sobre a vida do terapeuta. Eles são altamente sugestionáveis e, se os terapeutas partilharem muito as próprias vidas e crenças, os pacientes adotarão de imediato qualidades similares para agradar os terapeutas e evitar, dessa maneira, a árdua tarefa de entrar em contato com os próprios sentimentos e crenças. Os terapeutas devem, de forma semelhante, evitar dar uma grande quantidade de conselhos a pacientes histéricos organizados neuroticamente, pois eles necessitam aprender que possuem recursos consideráveis em si próprios, com os quais podem lidar com seus problemas.

Os pacientes em terapias de longo prazo descobrem que o processo para modificar seu estilo cognitivo leva, também, a uma alteração na relação objetal. Conforme os pacientes começam a prestar atenção com mais detalhe ao *self* e aos outros em contextos interpessoais, eles desenvolvem novos padrões de percepção das relações (Horowitz, 1977b). Em vez de sempre verem a si mesmos como vítimas dos outros, os pacientes começam a compreender que têm um papel ativo na perpetuação de certos padrões de relação com os demais. Eles desenvolvem uma capacidade de comparar fatos reais de uma situação interpessoal com padrões internos muitas vezes impostos às circunstâncias externas. Por fim, a representação do *self* da criança passiva, tão típica do paciente histérico, é substituída por uma representação mais madura, envolvendo atividade e sexualidade. Entretanto, essa transição pode levar anos, porque os pacientes frequentemente experienciam a perda do estilo cognitivo histérico como uma ameaça a um senso básico de identidade.

Na psicoterapia da variante histérica, e, em menor escala, da variante mais primitiva, o trabalho terapêutico dentro da transferência é um veículo primário para a mudança. Os problemas que o paciente encontra em relações fora da terapia são reproduzidos dentro da transferência. Esses pacientes frequentemente se apaixonam e/ou experimentam anseios eróticos em relação ao terapeuta. Embora a psicoterapia com pacientes histéricos possa ser efetiva e gratificante, o mau manejo da transferência, particularmente a transferência erótica, é uma causa comum de fracasso terapêutico. Por essa razão, neste capítulo, é apropriado fornecer uma visão abrangente da transferência erótica, sabendo que isso não está restrito exclusivamente a pacientes do *continuum* histriônico.

Manejo da transferência erótica

Apesar da pervasividade do fenômeno da transferência erótica, não apenas em pacientes histéricos, mas também em outros, muitos terapeutas não recebem treinamento adequado para o manejo efetivo terapêutico de sentimentos transferenciais. Uma residente em psiquiatra que estava lutando com sentimentos sexuais de um paciente em relação a ela levou o problema a seu supervisor de psicoterapia, um analista. Ele respondeu coçando a cabeça e replicando: "Não sei o que vocês garotas fazem a respeito desse problema". Historicamente, um sexismo sutil (ou não tão sutil) tem permeado programas de treinamento de psicoterapia. Em virtude da maioria de relatos de transferência erótica na literatura, de Freud ao presente, ter sido de pacientes do sexo feminino que se apaixonaram por seus terapeutas ou analistas, os supervisores do sexo masculino, algumas vezes e de forma inadvertida, promoveram entre seus supervisionandos do sexo masculino uma atitude casual e denegridora em relação às pacientes que desenvolvem uma transferência erótica. Um residente que estava começando o treinamento em psicoterapia disse a seu supervisor que estava em dúvida sobre como deveria abordar sua primeira paciente de psicoterapia. O supervisor disse: "É realmente muito simples. Você sabe como seduzir uma mulher?" O supervisor começou a fazer uma analogia entre "fisgar" a paciente em um processo psicoterapêutico e seduzir uma mulher. Essa atitude não profissional tipifica uma tendência histórica e infeliz de "desfrutar" a transferência erótica, em vez de analisá-la e compreendê-la.

Devido ao fato de o termo ser usado amplamente para descrever uma série de diferentes desenvolvimentos transferenciais, uma definição clara do fenômeno é relevante para uma discussão acerca desse manejo. Person (1985) forneceu uma definição sucinta que se aplica tanto à psicoterapia quanto à psicanálise:

> O termo *transferência erótica* é usado de forma intercambiável com o termo *transferência amorosa*. Os termos se referem a uma mistura de sentimentos ternos, eróticos e sexuais que um paciente experimenta em relação a seu analista e, como tal, forma parte de uma transferência positiva. Os componentes da transferência sexual isolados representam uma transferência erótica truncada, que não foi totalmente desenvolvida ou experienciada. (p. 161)

Nos pacientes com a variante histérica ou neurótica, a transferência erótica normalmente se desenvolve de modo gradual e com considerável constrangimento e embaraço. Os anseios sexuais em relação ao terapeuta são com frequência experienciados como egodistônicos, e o paciente sabe que a satisfação desses desejos seria inapropriada.

O paciente organizado mais primitivamente em relação ao espectro histriônico, bem como os pacientes *borderline*, podem desenvolver uma subtipo de transferência erótica muitas vezes denominada *transferência erotizada* (Blum, 1973). Em contraste com a transferência amorosa comum, o paciente no processo de uma transferência erotizada faz uma exigência persistente e egossintônica de gratificação sexual. Devido às deficiências do ego desses pacientes, suas realidades interna e externa têm um aspecto confuso, e eles veem suas expectativas de consumação sexual com o terapeuta como algo razoável e desejável. Seu aparente desconhecimento quanto ao cruzamento dos limites simbolicamente incestuosos podem decorrer de uma história de infância de vitimização em seduções sexuais reais realizadas pelos pais ou por figuras parentais (Blum, 1973; Kumin, 1985–1986).

Em virtude de a ausência ser erotizada pelos pacientes histéricos, a psicoterapia é uma situação que é inerentemente estimulante. A ausência da intimidade física na situação terapêutica e às separações repetidas ao fim de cada sessão são vistas como continuamente excitantes por muitos pacientes histéricos. Alguns podem mesmo desenvolver o que Bollas (2000) chamou de adição à transferência, pois a terapia é experienciada como uma relação exclusiva. Esses pacientes podem desejar que o tratamento continue para sempre, sem qualquer interesse em terminá-lo. Muitos pacientes histéricos e histriônicos, é claro, lidam com o terapeuta como um desafio – isto é, eles almejam se tornar o objeto de desejo do terapeuta. Por isso, o terapeuta está destinado a ficar fascinado e estupefato pelo paciente, que não mede esforços em relação a vestimentas, modos e comportamento para tentar alcançar esse fim.

O espectro das transferências, que vai da erótica à erotizada, é apropriadamente descrito por Person (1985) como "tanto uma mina de ouro quanto um campo minado" (163). Essas transferências podem estabelecer o cenário para atuações contratransferenciais devastadoras. O sexo entre terapeuta e paciente estigmatizou gravemente as profissões relacionadas à saúde mental, arruinou as carreiras de muitos psiquiatras e psicoterapeutas e causou dano psicológico grave aos pacientes que são suas vítimas (Gabbard, 1989; Gabbard e Lester, 2003; Pope e Bouhoutsos, 1986). Alguns levantamentos revelam que essa forma de violação dos limites não é rara (Gabbard e Lester, 2003), de modo que não pode ser rejeitada como uma aberração ocasional que acomete apenas o terapeuta seriamente perturbado. Muitos desses terapeutas desafortunados parecem estar tanto procurando uma cura para eles próprios como fazendo uma tentativa desesperada de curar seus pacientes (Gabbard e Lester, 2003). O aspecto de "mina de ouro" das transferências eróticas é que elas oferecem ao terapeuta uma recapitulação ao vivo das relações passadas, bem como um vislumbre de padrões comuns em relações românticas extratransferenciais no contexto da relação transferencial. Dessa forma, os problemas de uma paciente com o amor e sexualidade podem ser examinados e compreendidos conforme se desenvolvem em uma relação segura, na qual o paciente não é explorado ou abusado. Para extrair o ouro da experiência sem ser destruído pelo campo minado, os terapeutas podem achar úteis quatro princípios da técnica (ver Quadro 18-3). Apesar de haver diferenças de gênero definidas na expressão da transferência erótica, discuto primeiramente como lidar com a transferência erótica em geral e, depois, examino os aspectos específicos do fenômeno determinados pelo gênero.

Exame de sentimentos contratransferenciais. As reações contratransferenciais do terapeuta em relação aos sentimentos eróticos transferenciais do paciente podem representar, de forma limitada, a contratransferência como uma reativação de uma relação do passado do terapeuta, como uma ampla identificação com um aspecto projetado do paciente, ou como uma mistura de ambas (Gabbard, 2010). Embora o paciente possa representar bem um objeto proibido, porém sexualmente excitante, do passado do terapeuta, o desejo do terapeuta pelo paciente pode também estar ligado ao desejo incestuoso real de uma figura parental da fase edípica do desenvolvimento do paciente. Dessa forma, o primeiro passo no monitoramento da contratransferência, ao se manter a prática da psiquiatria dinâmica, é a avaliação do terapeuta do peso relativo de suas próprias contribuições *versus* as do paciente. Os terapeutas que tentam lidar com a transferência erótica na psicoterapia intensiva sem uma experiência de tratamento pessoal, entretanto, encontram-se em desvantagem séria.

QUADRO 18–3	Manejo terapêutico da transferência erótica
1. Exame de sentimentos contratransferenciais.	
2. Aceitação não exploradora da transferência erótica como material terapêutico importante a ser compreendido.	
3. Avaliação dos vários sentidos da transferência em sua função como resistência a um aprofundamento do processo terapêutico.	
4. Interpretação de conexões entre a transferência e as relações atuais e passadas.	

Vários padrões comuns de contratransferência têm relação com a transferência erótica. O primeiro, comum em residentes do sexo masculino tratando pacientes do sexo feminino atraentes, é ver a transferência erótica onde ela não existe. Os terapeutas podem responder à própria excitação sexual rejeitando-a projetivamente e, em vez disso, vê-la em suas pacientes, que eles rotulam de "sedutoras". Nessas circunstâncias, o residente que é pressionado a dar detalhes sobre o porquê de a paciente ser sedutora ou por que ela estaria sexualmente interessada nele fica com frequência perdido quando se trata de apresentar evidências convincentes. Em virtude da ansiedade relativa aos próprios sentimentos sexuais, ele tenta evitá-los, tanto quanto a paciente histérica tenta evitar os sentimentos sexuais dela. Embora essa evitação possa simplesmente refletir a ansiedade de iniciantes quanto a ter sentimentos sexuais na psicoterapia, isso também pode ser uma repetição da resposta do pai da paciente ao próprio desejo sexual pela filha (Gorkin, 1985).

Outra possibilidade é que a rejeição projetiva dos próprios sentimentos sexuais do terapeuta pela paciente possam influenciá-la sutilmente a desenvolver uma transferência erótica. A perspectiva construtivista enfatiza a influência contínua da subjetividade do terapeuta sobre a transferência do paciente. A transferência erótica, em particular, pode refletir contribuições significativas do terapeuta (Gabbard, 1996). Essas contribuições podem envolver uma variedade de fatores, incluindo as expectativas do terapeuta, suas necessidades, seu ponto de vista teórico, sua contratransferência e mesmo elementos cotidianos como o sexo, a aparência física e a idade do terapeuta. Todos esses fatores podem determinar parcialmente como o paciente vê o terapeuta, e a autoanálise contínua ajuda o terapeuta a separar o que está vindo do paciente daquilo que deriva da influência do terapeuta sobre o paciente. Os pacientes que estão no *continuum* histérico-histriônico são muito sugestivos e, se eles acreditam que o terapeuta quer que eles se apaixonem na transferência, eles podem concordar com isso prontamente.

Uma segunda reação de contratransferência é a fria indiferença em resposta às confissões do paciente quanto a anseios eróticos em relação ao terapeuta (MacKinnon et al., 2006). Para controlar quaisquer reações contratransferenciais sexuais aos sentimentos do paciente, o terapeuta pode se tornar mais quieto, menos empático e mais distante. Essa "camisa de força" sobre todas as emoções ajuda a manter rigidamente o controle dos impulsos sexuais que parecem ameaçadores.

Uma terceira reação comum de contratransferência é a ansiedade decorrente do medo de que sentimentos sexuais – seja no paciente ou no terapeuta – saiam do controle. Essa ansiedade pode levar o terapeuta a desviar a conversa em relação às expressões de amor ou de excitação sexual do paciente ou a interpretar esses sentimentos de forma prematura como "resistência", o que constitui um afastamento da tarefa do terapeuta. Quando um terapeuta inadequadamente diz à paciente que não permite que a terapia seja desviada por causa de seus sentimentos em relação a ele, o terapeuta pode, de modo inadvertido, coagi-la a manter o vínculo com problemas externos à terapia e que a levaram ao tratamento. Essas tentativas ansiosas de eliminar os sentimentos transferenciais eróticos podem enviar aos pacientes a mensagem de que os sentimentos sexuais são inaceitáveis e possivelmente repugnantes, uma visão que muitas vezes reflete os sentimentos desses pacientes. A própria repugnância subjacente do terapeuta se relaciona à mensagem implícita na transferência erótica intensa de que a terapia é inútil – apenas o sexo ou o "amor" podem curar (Gorkin, 1985).

No quarto padrão contratransferencial, que pode ser mais insidioso do que os outros, os terapeutas podem encorajar e promover sentimentos eróticos para a própria gratificação pessoal. Esses terapeutas, que escutam as fantasias sexuais de seus pacientes com deleite voyeurístico, podem ter sido atraídos para a profissão porque anseiam ser idealizados e amados. Por baixo desse desejo, eles podem obter um prazer sádico por meio da excitação dos desejos sexuais fúteis de seus pacientes. Esse padrão pode muitas vezes ser rastreado até as interações durante a infância desses terapeutas, em que sentiram ser excitados pelo progenitor do sexo oposto para depois se verem frustrados. Ao praticarem a psicoterapia, esses indivíduos podem estar tentando reverter tal situação infantil. Dessa forma, os terapeutas devem estar conscientes dos próprios desejos na relação terapêutica. Como observou Kumin (1985-1986): "Tanto a capacidade quanto a incapacidade do analista de interpretar de forma precisa os desejos do paciente na transferência exigem uma apreciação não apenas do que e quem o paciente deseja, mas também do que e quem o próprio analista deseja" (p. 13). Kumin também sugeriu que os desejos do terapeuta pelo paciente podem apresentar uma resistência mais importante do que os desejos do paciente pelo terapeuta. Vários processos psicoterapêuticos chegaram a um impasse em meio ao processo de uma transferência erótica intensa, porque o terapeuta ficou muito ocupado em aproveitar o calor dos sentimentos sexuais. Devemos lembrar que todos nós, os terapeutas, podemos ser mestres do autoengano quando se trata de racionalizar a necessidade de empurrar os limites a um ponto de ruptura, porque, em determinado caso, é o melhor para o paciente (Gabbard e Hobday, 2012).

Aceitação não exploradora da transferência erótica como material terapêutico importante a ser compreendido. Um terapeuta pode desejar transmitir ao paciente que os sentimentos sexuais ou de amor são aspectos aceitáveis da experiência terapêutica. O terapeuta pode fazer um comentário pedagógico, como: "Na psicoterapia, você está propenso a experimentar um amplo conjunto de sentimentos – ódio, amor, inveja, excitação sexual, medo, raiva e alegria – com os quais se deve lidar como tópicos aceitáveis para discussão e como portadores de informações importantes para a terapia". Embora seja verdade que a transferência erótica possa servir como resistência ao surgimento de outros materiais na terapia, normalmente é um erro técnico interpretar de imediato esses sentimentos de resistência. Para compreender o que vem sendo repetido desde o passado, deve-se permitir que a transferência erótica seja desenvolvida integralmente.

Freud (1914/1958) utilizou pela primeira vez o termo *atuação* para descrever a tendência de um paciente a repetir em sua ação algo do passado, em vez de recordá-la e verbalizá-la. Os pacientes podem ser informados de que os sentimentos que se desenvolvem na terapia fornecem dados importantes sobre os sentimentos que se desenvolvem em suas outras relações, tanto passadas como presentes. Se um paciente insiste em obter gratificação do terapeuta em relação a seus desejos de transferência, o terapeuta pode apontar que não gratificar os desejos pode levar a um entendimento melhor do que ocorre em outras relações. O terapeuta deve ter em mente que a transferência erótica pode ser intensamente desagradável para o paciente (da mesma forma que pode ser para o terapeuta), não apenas por causa da frustração que traz, mas também porque pode ser constrangedora. O terapeuta pode desejar comunicar uma compreensão empática da vergonha do paciente: "Sei que é difícil e doloroso para você ter esses sentimentos e verdadeiramente discuti-los comigo, mas se pudermos explorá-los juntos, poderemos ser capazes de ajudá-lo a compreender de forma mais completa os problemas que o trouxeram aqui".

Os terapeutas devem lembrar que, da perspectiva do paciente, os sentimentos transferenciais são profundamente reais. Por isso, os esforços para rejeitá-los ao sugerir que os sentimentos não são "reais" provavelmente darão errado. O paciente pode se sentir incompreendido, invalidado e humilhado.

Avaliação dos vários sentidos da transferência em sua função como resistência a um aprofundamento do processo terapêutico. A transferência erótica é uma resistência, no sentido em que algo está sendo repetido em vez de ser relembrado e verbalizado. A resistência não deve ser equiparada, entretanto, com "algo ruim que deve ser removido imediatamente", como com frequência é feito por terapeutas iniciantes (Gabbard, 2010). Como recém-observado, a transferência erótica também é uma comunicação importante que deve ser compreendida. Como todos os outros fenômenos mentais, a transferência erótica é determinada pelo princípio da função múltipla. Ela não deve ser tomada simplesmente por seu valor real, mas antes deve ser explorada por meio das associações, sonhos e memórias do paciente com todos os seus múltiplos sentidos, alguns dos quais podem ser inconscientes. No contexto psicoterapêutico, há fluidez considerável de gênero e de orientação sexual (Gabbard e Wilkinson, 1996). Por exemplo, a transferência erótica de um paciente do sexo masculino em relação a uma terapeuta pode representar anseios homossexuais passivos, mesmo que o terapeuta seja do sexo oposto (Torras de Bea, 1987). Visto que a transferência erótica também deve ser compreendida em termos de sua função em um momento particular da terapia, o terapeuta deve avaliar o que precedeu seu desenvolvimento e o que ocorre depois de seu florescimento.

> Um paciente iniciou sua sessão de terapia dizendo que ele foi ajudado enormemente na última sessão pela explanação do terapeuta. Depois de comentar sobre como a interpretação do terapeuta o ajudou no trabalho, o paciente começou a contradizer o que havia acabado de verbalizar, ao afirmar que suas relações estavam se deteriorando. Conforme continuava a falar, ele revelou que vinha tendo fantasias sexuais com o terapeuta e que acreditava que o terapeuta poderia ajudá-lo apenas se ejaculasse sêmen em seu reto para torná-lo mais masculino. O terapeuta apontou que o paciente estava desvalorizando a ajuda dos *insights* que havia recebido nas sessões anteriores ao se aferrar à crença mágica de que uma ligação sexual era a única forma de ser ajudado. O paciente reconheceu que ele precisava desvalorizar a ajuda do terapeuta, porque se sentia muito inferior a ele, a quem ele dizia estar "no Monte Olimpo". O terapeuta, então, explicou que a inveja do paciente havia crescido enquanto era ajudado, de forma que ele havia sexualizado a transferência para desvalorizar a ajuda. (Se os *insights* do terapeuta não tinham sido particularmente úteis ou efetivos, havia muito menos a invejar.) Em resposta, o paciente disse que seus sentimentos libertadores quanto a ter sido ajudado haviam se alternado com sentimentos de humilhação, pois tinha de reconhecer que o terapeuta sabia algo que ele não sabia, o que fazia com que se sentisse vulnerável.

Nesse caso, a transferência erótica do paciente foi uma forma de se defender da inveja da competência do terapeuta, desvalorizando-a. A sexualização na transferência também pode ser uma forma de se defender de outros sentimentos.

> Um paciente estava vendo a terapeuta pela última vez antes de sua saída, com o fim de seu programa de treinamento na residência. Ele disse a ela que havia visto um filme na noite anterior, no qual uma psiquiatra havia beijado um de seus pacientes. Ele observou que o paciente parecia ter se beneficiado da afeição da terapeuta e perguntou à terapeuta se ela poderia fazer o mesmo com ele. Após uma reação inicialmente ansiosa à essa solicitação, a terapeuta perguntou se o pedido inesperado poderia estar relacionado ao término da terapia. O paciente respondeu que ele preferia não pensar sobre esse assunto. A terapeuta, então, apontou ao paciente que seu desejo de sexualizar a relação entre os dois poderia ser uma defesa contra o enfrentamento do luto relacionado ao fim dos encontros.

Sexualizar o fim de uma relação é um fenômeno comum (na terapia e na vida em geral). Isso serve para evitar o processo de luto conectado à perda de uma figura importante. Nesse esboço, o desejo do paciente de se tornar fisicamente envolvido com sua terapeuta foi também uma forma de negar a natureza definitiva do término: um beijo pode conduzir a um começo, em vez de um final. De fato, muitos casos de violações dos limites sexuais entre terapeuta e paciente ocorrem perto do momento em que o tratamento acaba (Gabbard e Lester, 2003). A sexualização pode ser uma defesa maníaca contra a perda o que leva os dois membros da díade terapêutica a se envolver em uma negação mútua. Ambos podem pensar consigo próprios: "Não acabou – isso foi simplesmente transformado em outra coisa". Os terapeutas que veem a transferência amorosa como uma resposta natural e compreensível a seu enorme apelo sexual estão negligenciando o lado mais sombrio da transferência erótica. A hostilidade com frequência está justamente sob a superfície da transferência amorosa de um paciente. De fato, as transferências eróticas frequentemente encobrem agressividade e sadismo consideráveis (Kumin, 1985–1986). A exploração de desejos transferenciais de uma relação sexual regularmente revela desejos de machucar, confundir ou destruir o terapeuta. As demandas do paciente para que se cruze os limites sexuais podem ser tão atormentadoras, especialmente em casos da variante erotizada típica de pacientes histriônicos e *borderlines*, que o terapeuta teme cada sessão. O terapeuta pode se sentir usado e transformado em um objeto de gratificação necessário, cuja única função é satisfazer as demandas inadequadas do paciente (Frayn e Silberfeld, 1986).

> A senhorita K. K. era uma paciente homossexual de 24 anos que possuía as características típicas daqueles que estão no extremo histriônico do *continuum* histérico-histriônico. Ela tinha uma história de abuso sexual por parte de parentes do sexo masculino. A paciente formou uma transferência erotizada intensa com sua terapeuta quase que imediatamente. Ela flertou de forma provocativa com a terapeuta durante as sessões ao tocar os pés da profissional com os seus, perguntando: "Isto a deixa nervosa?". A senhorita K. K. sustentou firmemente que sua terapeuta apenas poderia conhecê-la se dormisse com ela. Ela também quis saber a orientação sexual da terapeuta. Apesar de a terapeuta ter frustrado o desejo da paciente em destruir sua relação profissional ao transformá-la em uma relação sexual, a paciente continuou seus esforços de sedução. A paciente regularmente apresentava fantasias sexuais explícitas sobre a terapeuta:
> "Fico acariciando seu corpo – suas costas, seus quadris, suas coxas. Afago suave e rapidamente sua vagina com minha mão. Você geme suavemente e aperta minhas costas com suas mãos. Eu a beijo e sussurro suavemente em seu ouvido que vou fazer amor com você. Massageio e beijo seus seios de leve. Beijo sua barriga e me direciono para sua vagina. Então, beijo a parte de dentro de suas coxas, enquanto pressiono seu clitóris com minha língua. Continuo a beijar, chupar e acariciar você com minha língua. Você geme com prazer enquanto tem um orgasmo. Beijo suas coxas novamente, aperto levemente seus seios e deslizo meus dedos pelos lados até seus quadris. Eu começo a lamber seu clitóris novamente e enfio minha língua dentro de você. Então, lambo e chupo seu clitóris enquanto suavemente deslizo um, depois dois dos meus dedos para dentro de você. Você tem um longo, prazeroso e múltiplo orgasmo, que termina com você acariciando meus cabelos e comigo beijando levemente sua vagina."
> Não é necessário dizer que a expressão dessas fantasias pela paciente fez a terapeuta se sentir desconfortável e ansiosa, bem como controlada. Se interrompesse as fantasias, ela sentia que estaria revelando seu desconforto e sua desaprovação a

respeito dos sentimentos transferenciais da paciente. Se permanecesse em silêncio, sentia que estaria sendo conivente com um emparelhamento exibicionista-voyeurista.

A paciente finalmente revelou alguns dos sentimentos agressivos subjacente que estavam sendo disfarçados pela transferência erotizada. Ela comentou com a terapeuta: "Você sabe que estou ciente de que ainda quero deixá-la chateada. Provavelmente, forçá-la a me rejeitar. Fazer você me odiar. Estou sendo bem-sucedida? Eu realmente gostaria que você gostasse de mim. Mas desde que compreendi que isso não está em questão, apenas irei afastar você. É uma merda, não é? Veja, enxergo nossa relação de duas formas: ou nós transamos, ou faço você me odiar."

Em grande medida, a senhorita K. K. induziu uma paralisia na terapeuta, que se sentia cruel e sádica por frustrar os desejos da paciente. Uma supervisão ajudou a terapeuta a compreender que ela estava sendo controlada por um processo de identificação projetiva, de modo que os limites profissionais normais da psicoterapia pareciam impiedosos e pouco razoáveis. Em outras palavras, um objeto frio e que causava privação no passado da paciente foi projetado na terapeuta, que inconscientemente se identificou com o material projetado. Além disso, a própria raiva em relação à paciente por seu controle implacável da terapia também contribuiu para seu sentimento de que qualquer intervenção pareceria fria e impiedosa.

Conforme a psicoterapia continuou, foi ficando mais claro que o desejo sexual explícito era apenas a ponta de um *iceberg*. Durante uma sessão, a senhorita K. K. relatou um sonho no qual ela estava em um consultório com alta tecnologia. Havia uma máquina que poderia traduzir os pensamentos da paciente, de modo que ela não precisava verbalizá-los para a terapeuta. De acordo com as associações da paciente relativas ao sonho, ela reconhecia que seus anseios pela terapeuta não eram verdadeiramente sexuais, mas antes um desejo de que sua terapeuta conhecesse de fato sua intimidade. A terapeuta eventualmente ajudou a senhorita K. K. a ver que seu desejo por sexo continha um desejo por fusão – um desejo de que a terapeuta conhecesse seus pensamentos sem que ela tivesse que verbalizá-los. Esse anseio regressivo de retornar para o estado simbiótico entre mãe e bebê é muitas vezes um componente poderoso de transferências eróticas ou erotizadas na díade entre paciente-mulher e terapeuta-mulher. O desejo sexualizado pode ser preferível ao desejo mais ameaçador de fusão.

Interpretação de conexões entre a transferência e as relações atuais e passadas.
Uma interpretação que clareia os sentidos e as funções da transferência erótica frequentemente reduz o desejo e a resistência inerentes à transferência amorosa (Kumin, 1985–1986). Para evitar uma interpretação prematura, o terapeuta pode ter que formular silenciosamente a interpretação, a fim de auxiliar com desejos contratransferenciais. Muitas vezes, é uma atitude sensata pronunciar silenciosamente as palavras de interpretação para si mesmo quatro vezes antes de expressá-la para o paciente. O tempo apropriado para interpretações transferenciais é uma questão de discernimento (Gabbard, 2010). Uma diretriz é evitar interpretá-la até que as

ligações subjacentes com relações do passado e com relações extratransferenciais atuais estejam próximas da consciência. O terapeuta pode usar o modelo do triângulo de *insight* descrito no Capítulo 4 para estabelecer conexões entre sentimentos transferenciais e relações passadas, bem como entre a transferência e as relações extratransferenciais atuais. Ao apontar que a transferência amorosa é uma repetição de algo do passado e ao perguntar ao paciente se a situação é remanescente de situações do passado, o terapeuta pode estabelecer uma base para intervenções interpretativas. No entanto, deve-se evitar a implicação de que os sentimentos sejam realmente por outra pessoa, e não pelo terapeuta. Um procedimento mais efetivo seria ajudar os pacientes a compreender que o amor que eles sentem pelo terapeuta é tanto real quanto deslocado, no sentido em que deriva em parte de sentimentos que foram experienciados em relação a objetos do passado (Gabbard, 1996).

A transcrição atual de uma sessão de psicoterapia pode ilustrar algumas das abordagens técnicas para a interpreção da transferência erótica.

> A senhora L. L. era uma paciente casada de 26 anos com um transtorno da personalidade histérica com base neurótica. Ela tinha consultas duas vezes por semana com um terapeuta que utilizava psicoterapia expressiva de apoio com ênfase predominantemente expressiva. Ela iniciou a psicoterapia com queixas de anorgasmia, dores de cabeça, dificuldades conjugais constantes, medo de "ter de ficar em pé por si mesma", sentimentos de não ser amada e de não ser desejada e uma preocupação generalizada de que ela fosse dependente demais. A meio caminho do segundo ano de tratamento, o seguinte diálogo ocorreu em uma sessão:
>
> SENHORA L. L.: Meu marido e eu não estamos nos dando muito bem. Nós não nos vemos muito e, quando nos vemos, discutimos. Eu gostaria de contar com você novamente como um amigo, mas quando entrei aqui, algo mudou. Não sei o que dizer hoje. Gostaria de ficar zangada com você, mas não sei por quê. Provavelmente por precisar de atenção e meu marido não estar me dando nenhuma. Quando não tenho nada para dizer, é normalmente porque eu tenho sentimentos por você – senti um frio na barriga só de falar nisso agora. Há dois tipos de sentimentos que tenho aqui – um é quando sinto que você é como meu pai e quero que me embale e me dê um tapinha nas costas. O outro é quando quero que você me abrace bem apertado... (*a paciente para*).
> TERAPEUTA: Você sentiu uma coisa que fez com que parasse no meio da frase. Qual foi esse sentimento?
> SENHORA L. L.: Não quero dizer. É ridículo. (*Com grande hesitação*) Não posso simplesmente vir aqui... e olhar para você... e pensar: "Eu quero fazer amor com você". Não posso me sentir desse jeito. Essa não sou eu.
> TERAPEUTA: Pensar que poderia ter sentimentos sexuais é tão inaceitável que você não pode conceber os sentimentos como seus?
> SENHORA L. L.: Simplesmente não sou assim. Nem mesmo com meu marido. Meu subconsciente quer se pendurar em você e abraçá-lo

fortemente, mas minha mente consciente quer fingir que não tenho esses sentimentos. Eu preferiria voltar a apenas ter o sentimento de que você é como meu pai e de que preciso de um tapinha nas costas.

TERAPEUTA: É particularmente inaceitável para você ter sentimentos sexuais por uma pessoa que você também vê como um pai. Penso se a mesma coisa aconteceu em sua relação com seu pai quando você era uma menininha.

SENHORA L. L.: Sempre fui muito especial para meu pai. Quando meu pai me conduziu pela igreja e me entregou no altar, no meu casamento, ele me disse que eu sempre fui a favorita entre as suas três filhas. Eu não deveria estar falando dessa maneira. Tenho que sair, entrar no carro com meu marido e passar o fim de tarde com ele, mas meus pensamentos serão sobre você.

TERAPEUTA: Parece que há uma similaridade entre seu apego a mim e seu apego a seu pai, no sentido em que ambos tornam difícil para você investir emocionalmente em seu marido.

Nessa vinheta, o terapeuta estabelece uma conexão entre a transferência erótica da paciente e seus sentimentos pelo pai. Sentimentos sexuais são proibidos em ambas as relações, porque a paciente os vê como incompatíveis com sua visão paternal do terapeuta e de seu pai. Depois de fazer a ligação dos sentimentos transferenciais com a relação passada da paciente com o pai, o terapeuta conecta esses anseios à dificuldade dela com seu marido, uma relação extratransferencial atual.

Mesmo terapeutas experientes sentem-se frequentemente desconcertados por expressões de amor e de desejo de um paciente. Como é há muito sabido pelos poetas, a paixão nubla o discernimento. Pela própria natureza, sentimentos de amor e de desejo sexual tendem a suscitar representações tanto no paciente como no terapeuta (Gabbard, 1994). Em outras palavras, ambos são propensos a perder sua consciência reflexiva acerca de características transferenciais e contratransferenciais dos sentimentos, pois esses parecem tão reais e convincentes. Os terapeutas devem monitorar cuidadosamente desvios da sua prática clínica padronizada como uma forma de alertar a si próprios em relação *enactments* contratransferenciais. Vários sinais de alerta são particularmente úteis nessa forma de monitoramento de limites (Gabbard, 2003): sessões estendidas para além de sua duração típica, redução da taxa ou não cobrança do paciente, revelação sobre a própria vida para o paciente, devaneios constantes sobre o paciente, grande cuidado com a própria aparência no dia da consulta com o paciente, abraçar o paciente ou estabelecer outras formas de contato físico, desejar encontrar o paciente em um contexto não clínico e imaginar que é possível salvar o paciente de seu sofrimento (Gabbard e Wilkinson, 1994; Gutheil e Gabbard, 1993). Quando o terapeuta começa a observar que está se desviando desses parâmetros ou sendo tomado por sentimentos eróticos em relação ao paciente, é sensato procurar uma consultoria ou a supervisão de um colega respeitado. De fato, é bastante sensato que todos os terapeutas façam uso regular de supervisões quando estão tratando um paciente com transferência erótica ou experienciando uma contratransferência erótica (Gabbard, 1996, 2003; Gabbard e Lester, 2003). Além disso, os sentimentos sexuais na díade podem estar "fora de sincronia", e o desejo pode oscilar entre o terapeuta e o paciente e, apenas ocasionalmente, residir em ambos de forma conjunta.

Os terapeutas também devem estar cientes de que nem todos os pacientes que experienciam sentimentos sexuais em relação ao terapeuta respondem a esforços interpretativos. Os pacientes organizados de forma primitiva podem traduzir seus sentimentos em ações e se jogar aos pés do terapeuta, sentar em seu colo ou abraçá-lo de forma passional enquanto se dirigem à porta do consultório. Nesses casos, o terapeuta deve estabelecer limites rigorosos. Os pacientes podem precisar que seja dito que eles devem retornar a suas cadeiras e que o contato físico está para além dos limites. Por vezes, um comentário educativo também é útil: "A psicoterapia é um tratamento verbal que somente pode funcionar sob certas circunstâncias. Uma dessas circunstâncias é que você sente em sua cadeira e eu sente na minha."

Diferenças de gênero na transferência erótica

A maioria dos casos relatados na literatura envolvendo transferências eróticas ou erotizadas envolve pacientes do sexo feminino com terapeutas do sexo masculino (Lester, 1985). No entanto, não é de todo raro em outras constelações de gênero. Gornick (1986) observou que alguns pacientes homens acham muito mais inaceitável ser passivo ou dependente diante de uma mulher do que expressar sentimentos sexuais diretos. A vergonha por ser dependente pode levar alguns pacientes do sexo masculino a se defender desses sentimentos ao "virarem a mesa" e utilizarem sentimentos sexuais na transferência para restaurar um senso de dominância masculina.

Quando uma terapeuta mulher está tratando um paciente homem, outra diferença de gênero aparece – nomeadamente, o risco de violência. As terapeutas, como regra geral, estão mais propensas a experienciarem uma ameaça à sua segurança do que um terapeuta do sexo masculino (Celenza, 2006; Hobday et al., 2008). Se o paciente do sexo masculino tem transtorno da personalidade antissocial grave ou *borderline* e um controle de impulsos pobre, uma terapeuta do sexo feminino pode ficar em perigo dentro de um consultório fechado. Interpretar a transferência de um paciente agressivo ou impulsivo pode não ter qualquer utilidade, e os limites devem ser claramente estabelecidos. Em alguns casos, o tratamento pode mesmo ter que ser interrompido, porque não é possível trabalhar em um contexto no qual há ameaça de violência. As terapeutas devem fazer um cálculo cuidadoso sempre que transferência eróticas ou erotizadas aparecerem em um paciente do sexo masculino (Gabbard, 2010). Alguns pacientes do sexo masculino se sentem inibidos em relação a trazer sentimentos sexuais com uma terapeuta do sexo feminino e podem iniciar relações com mulheres que eles conhecem como uma forma de deslocar seus sentimentos de transferência (Person, 1985). Outros utilizam comentários sexuais grosseiros para perturbar a terapeuta e ganhar preponderância na díade terapêutica. As terapeutas devem contemplar questões específicas quando sentimentos eróticos surgem na terapia. O paciente pode utilizar a fantasia sexual de forma produtiva ao mantê-la no âmbito da fantasia e explorar seu significado? Ou falar sobre fantasias sexuais provavelmente levará a alguma forma de ação, na qual o paciente do sexo masculino acredita que a terapeuta o está convidando para um contato sexual real? Em outras palavras, o paciente estaria interpretando mal a exploração como se fosse um *enactment*?

Em virtude de terem aparecido na literatura muito mais relatos de casos de pacientes do sexo feminino com transferências eróticas, Person (1985) observou que os clínicos podem ter a impressão de que sentimentos sexuais na terapia estão exclusiva e especificamente relacionados à psicologia das mulheres. No entanto, embora muitos pacientes do sexo masculino sendo tratados por um terapeuta do sexo masculino possam suprimir ou negar transferências eróticas devido a ansiedades homossexuais, alguns desenvolvem uma transferência erótica ou erotizada integral em relação ao terapeuta que precisa ser compreendida e interpretada de forma sistemática. Em muitos casos, a transferência sexualizada é uma defesa contra sentimentos mais desconfortáveis de amor e anseio que são difíceis de expressar (Gabbard, 1994).

Psicoterapia de grupo

Os clínicos observaram com frequência que pacientes que são bons candidatos para a psicoterapia individual dinâmica também são bons candidatos para a psicoterapia de grupo dinâmica. Esse é o caso dos pacientes histéricos, que frequentemente se tornam "estrelas" em seus grupos. Eles são altamente valorizados por outros membros do grupo devido à sua habilidade para expressar sentimentos de modo direto e por seu cuidado e preocupação com os outros membros. O estilo cognitivo do paciente histérico e suas defesas associadas à repressão e à negação podem ser abordadas de maneira bastante efetiva na psicoterapia de grupo. Outros pacientes no grupo ajudam os membros histéricos a ver como eles tendem a distorcer sua visão de si e dos outros ao omitirem detalhes de situações de interação. Por exemplo, quando uma paciente histérica descreveu como ela era incompreendida como sedutora quando estava sendo simplesmente amigável com um homem no trabalho, os pacientes do sexo masculino no grupo apontaram que ela poderia estar negligenciando o que havia dito (ou como havia dito o que disse) na interação. Além disso, eles apontaram como essa paciente se comportava de forma semelhante no próprio grupo e como parecia alheia aos sinais de flerte que ela também dava aos homens no grupo.

Os pacientes histéricos geralmente formam uma transferência maternal positiva em relação ao grupo como um todo. Eles tomam a terapia de grupo como uma oportunidade de receber uma parte do cuidado maternal que acreditam ter perdido durante a infância. Consequentemente, ficam bastante motivados para frequentar a terapia de grupo e para encorajar os outros a vê-la como um recurso valioso. Pacientes histriônicos, entretanto, podem ser mais problemáticos em grupos, pois muitas vezes "apagam" os outros membros ao exigir serem o centro das atenções por meio de exposições inadequadas de suas emoções. Esses pacientes podem ser efetivamente tratados em psicoterapia de grupo apenas se eles também forem tratados com psicoterapia individual, assim como no caso de psicoterapia de grupo com pacientes *borderline* (ver Cap. 15).

Considerações finais

O *continuum* que vai do histriônico ao histérico envolve uma variedade de patologias de caráter com uma ordem de forças e de fraquezas em pacientes situados ao longo desse *continuum*. Antes de desenvolver o plano de tratamento, deve-se primeiramente avaliar o paciente em termos de características histéricas *versus* características histriônicas, e as considerações concernentes à adequação para terapia expressiva *versus* terapia de apoio que se seguem a essa avaliação. Esses pacientes podem ser gratificantes para o terapeuta, e é preciso cautela quanto à omissão da transferência negativa que se esconde por trás do desejo de agradar o terapeuta. Como ocorre com indivíduos com transtorno da personalidade narcisista, alguns pacientes histriônicos podem colocar ênfase excessiva em sua aparência pessoal e na capacidade de atrair outras pessoas. Por essa razão, o declínio em sua capacidade de fascinar pode estar associado a tendências depressivas, mas isso também pode fazê-los mais autênticos em sua expressão afetiva. Em contrapartida, esse declínio da juventude e do apelo sexual podem levá-los a se tornarem até mais desesperados na sexualização das relações terapêuticas. Os terapeutas devem ser sensíveis à ferida narcísica inerente a essa crise do desenvolvimento e ajudá-los a ver que eles têm profundidade para além da aparência física e do aspecto sexualmente desejável.

Referências

Allen DW: Basic treatment issues, in Hysterical Personality. Edited by Horowitz MJ. New York, Jason Aronson, 1977, pp 283–328

American Psychiatric Association: Diagnostic and Statistical Manual of Mental Disorders, 4th Edition, Text Revision. Washington, DC, American Psychiatric Association, 2000

American Psychiatric Association: Diagnostic and Statistical Manual of Mental Disorders, 5th Edition. Washington, DC, American Psychiatric Association, 2013

Bakkevig JF, Karterud S: Is the Diagnostic and Statistical Manual of Mental Disorders, Fourth Edition, histrionic personality disorder category a valid construct? Compr Psychiatry 51:462–470, 2010

Baumbacher G, Amini F: The hysterical personality disorder: a proposed clarification of a diagnostic dilemma. Int J Psychoanal Psychother 8:501–532, 1980–1981

Blacker KH, Tupin JP: Hysteria and hysterical structures: developmental and social theories, in Hysterical Personality. Edited by Horowitz MJ. New York, Jason Aronson, 1977, pp 95–141

Blagov PS, Westen D: Questioning the coherence of histrionic personality disorder: borderline and hysterical subtypes in adults and adolescents. J Nerv Ment Dis 196:785–797, 2008

Blum HP: The concept of erotized transference. J Am Psychoanal Assoc 21:61–76, 1973

Bollas C: Hysteria. London, Routledge, 2000

Cale EM, Lilienfeld SO: Histrionic personality disorder and antisocial personality disorder: sex-differentiated manifestations of psychopathy? J Pers Disord 16:52–72, 2002

Celenza A: The threat of male-to-female erotic transference. J Am Psychoanal Assoc 54:1207–1231, 2006

Chodoff P: The diagnosis of hysteria: an overview. Am J Psychiatry 131:1073–1078, 1974

Chodoff P, Lyons H: Hysteria, the hysterical personality and "hysterical" conversion. Am J Psychiatry 114:734–740, 1958

Cleghorn RA: Hysteria: multiple manifestations of semantic confusion. Can Psychiatr Assoc J 14:539–551, 1969

Easser BR, Lesser SR: Hysterical personality: a re-evaluation. Psychoanal Q 34:390–405, 1965

Frayn DH, Silberfeld M: Erotic transferences. Can J Psychiatry 31:323–327, 1986

Freud S: Remembering, repeating and working-through (further recommendations on the technique of psycho-analysis II) (1914), in The Standard Edition of the Complete Psychological Works of Sigmund Freud, Vol 12. Translated and edited by Strachey J. London, Hogarth Press, 1958, pp 145–156

Gabbard GO (ed): Sexual Exploitation in Professional Relationships. Washington, DC, American Psychiatric Press, 1989

Gabbard GO: On love and lust in erotic transference. J Am Psychoanal Assoc 42:385–403, 1994

Gabbard GO: Love and Hate in the Analytic Setting. Northvale, NJ, Jason Aronson, 1996

Gabbard GO: A reconsideration of objectivity in the analyst. Int J Psychoanal 78:15–26, 1997

Gabbard GO: Miscarriages of psychoanalytic treatment with suicidal patients. Int J Psychoanal 84:249–261, 2003

Gabbard GO: Long-Term Psychodynamic Psychotherapy: A Basic Text, 2nd Edition. Washington, DC, American Psychiatric Publishing, 2010

Gabbard GO: Histrionic personality disorder, in Gabbard's Treatments of Psychiatric Disorders, 5th Edition, Washington, DC, American Psychiatric Publishing, 2014

Gabbard GO, Hobday GS: A psychoanalytic perspective on ethics, self-deception, and the corrupt physician. Br J Psychother 28:221–234, 2012

Gabbard GO, Lester EP: Boundaries and Boundary Violations in Psychoanalysis. Washington, DC, American Psychiatric Publishing, 2003

Gabbard GO, Wilkinson SM: Management of Countertransference With Borderline Patients. Washington, DC, American Psychiatric Press, 1994

Gabbard GO, Wilkinson SM: Nominal gender and gender fluidity in the psychoanalytic situation. Gender and Psychoanalysis 1:463–481, 1996

Gorkin M: Varieties of sexualized countertransference. Psychoanal Rev 72:421–440, 1985

Gornick LK: Developing a new narrative: the woman therapist and the male patient. Psychoanalytic Psychology 3:299–325, 1986

Gutheil TH, Gabbard GO: The concept of boundaries in clinical practice: theoretical and risk management dimensions. Am J Psychiatry 150:188–196, 1993

Gutierrez F, Vall G, Peri JM, et al: Personality disorder features through the life course. J Pers Disord 26:763–774, 2012

Halleck SL: Hysterical personality traits: psychological, social, and iatrogenic determinants. Arch Gen Psychiatry 16:750–757, 1967

Hamburger ME, Lilienfeld SO, Hogben M: Psychopathy, gender, and gender roles: implications for antisocial and histrionic personality disorders. J Psychother Pract Res 10:41–55, 1996

Hobday GS, Mellman L, Gabbard GO: Complex sexualized transferences when the patient is male and the therapist female. Am J Psychiatry 165:1525–1530, 2008

Hollender M: Hysterical personality. Comment on Contemporary Psychiatry 1:17–24, 1971

Horowitz MJ: The core characteristics of hysterical personality (Introduction), in Hysterical Personality. Edited by Horowitz MJ. New York, Jason Aronson, 1977a, pp 3–6

Horowitz MJ: Structure and the processes of change, in Hysterical Personality. Edited by Horowitz MJ. New York, Jason Aronson, 1977b, pp 329–399

Horowitz MJ: Psychotherapy for histrionic personality disorder. J Psychother Pract Res 6:93–107, 1997

Horowitz MJ: Histrionic personality disorder, in Treatments of Psychiatric Disorders, Vol 2, 3rd Edition. Edited by Gabbard GO. Washington, DC, American Psychiatric Publishing, 2001, pp 2293–2307

Isay R: Becoming Gay: The Journey to Self-Acceptance. New York, Owl Books, 2009

Kernberg OF: Borderline Conditions and Pathological Narcissism. New York, Jason Aronson, 1975

Klonsky ED, Jane JS, Turkheimer E, et al: Gender role and personality disorders. J Pers Disord 16:464–476, 2002

Kolb LC: Noyes' Modern Clinical Psychiatry, 7th Edition. Philadelphia, PA, WB Saunders, 1968

Kumin I: Erotic horror: desire and resistance in the psychoanalytic situation. Int J Psychoanal Psychother 11:3–20, 1985–1986

Lazare A: The hysterical character in psychoanalytic theory: evolution and confusion. Arch Gen Psychiatry 25:131–137, 1971

Leichsenring F, Leibing E: The effectiveness of psychodynamic therapy and cognitive-behavioral therapy in the treatment of personality disorders: a meta-analysis. Am J Psychiatry 160:1223–1232, 2003

Lerner HE: The hysterical personality: a "woman's disease." Compr Psychiatry 15: 157–164, 1974

Lester EP: The female analyst and the erotized transference. Int J Psychoanal 66:283–293, 1985

Lubbe T: Diagnosing a male hysteric: Don Juan-type. Int J Psychoanal 84:1043–1059, 2003

Luisada PV, Peele R, Pitard EA: The hysterical personality in men. Am J Psychiatry 131:518–521, 1974

MacKinnon RA, Michels R, Buckley PJ: The Psychiatric Interview in Clinical Practice, 2nd Edition. Washington, DC, American Psychiatric Publishing 2006
Malmquist C: Hysteria in childhood. Postgrad Med 50:112–117, 1971
Marmor J: Orality in the hysterical personality. J Am Psychoanal Assoc 1:656–671, 1953
Mitchell J: Madmen and Medusas. London, Penguin, 2000
Perry JC, Barron E, Ianni F: Effectiveness of psychotherapy for personality disorders. Am J Psychiatry 156:1312–1321, 1999
Person ES: The erotic transference in women and in men: differences and consequences. J Am Acad Psychoanal 13:159–180, 1985
Pope KS, Bouhoutsos JC: Sexual intimacy between therapists and patients. New York, Praeger, 1986
Riesenberg-Malcolm R: "How can we know the dancer from the dance?" Hyperbole in hysteria. Int J Psychoanal 77:679–688, 1996
Shapiro D: Neurotic Styles. New York, Basic Books, 1965
Sugarman A: The infantile personality: orality in the hysteric revisited. Int J Psychoanal 60:501–513, 1979
Torras de Bea E: A contribution to the papers on transference by Eva Lester and Marianne Goldberger and Dorothy Evans. Int J Psychoanal 68:63–67, 1987
Trull TJ, Seungmin J, Tomko RL, et al: Revised NESARC personality disorder diagnoses: gender, prevalence, and comorbidity with substance dependence disorders. J Pers Disord 24:412–426, 2010
Wallerstein RS: Diagnosis revisited (and revisited): the case of hysteria and the hysterical personality. Int J Psychoanal Psychother 8:533–547, 1980–1981
Zetzel ER: The so called good hysteric. Int J Psychoanal 49:256–260, 1968

Capítulo 19

Transtornos da Personalidade do Grupo C

Obsessivo-compulsiva, evitativa e dependente

Os três transtornos da personalidade classificados no Grupo C do DSM-5 (American Psychiatric Association, 2013) – obsessivo-compulsivo, evitativo e dependente – são agrupados em conjunto, pois as pessoas com essas condições normalmente têm em comum ansiedades ou medos como uma característica proeminente. Esses transtornos são também caracterizados pelo conflito intrapsíquico quanto a sentimentos dolorosos em relação a si mesmo ou a outras pessoas. Na pesquisa de psicoterapia, os transtornos da personalidade dependente, evitativa e obsessivo-compulsiva são, com frequência, estudados em conjunto, e há uma crescente base de dados sugerindo que todos os três transtornos melhoram com a psicoterapia dinâmica (Perry, 2014).

Transtorno da personalidade obsessivo-compulsiva

O transtorno da personalidade obsessivo-compulsiva (TPOC) é um transtorno comum. No Levantamento Epidemiológico Nacional sobre Álcool e Condições Relacionadas de 2001-2002 (Grant et al., 2004), foi descoberto que o TPOC é o transtorno da personalidade mais prevalecente na população em geral (7,88%). No entanto, ele é normalmente confundido com o transtorno obsessivo-compulsivo (TOC).

A distinção entre o TOC (ou neurose obsessivo-compulsiva) e o TPOC está baseada na diferença entre sintomas e traços de caráter duradouros. Como foi descrito no Capítulo 9, o paciente com TOC é atormentado com pensamentos desagradáveis recorrentes e é levado a executar comportamentos ritualísticos. Essas manifestações sintomáticas são em geral egodistônicas, pois o paciente as reconhece como problemas e, comumente, deseja se livrar delas. Em contraste, os traços que constituem o diagnóstico de TPOC do DSM-5 (Quadro 19-1) são padrões de comportamento para toda a vida que podem ser egossintônicos. Esses traços não necessariamente causam sofrimento nos próprios pacientes e podem mesmo ser vistos como altamente adaptativos. De fato, estudos com médicos sugerem que algumas características obsessivo-compulsivas contribuem significativamente para o sucesso como médico (Gabbard, 1985; Vaillant et al., 1972). A devoção inabalável ao trabalho típica da pessoa obsessivo-compulsiva também leva a grandes realizações em outras profissões diferentes da medicina, nas quais a atenção ao detalhe também é essencial. Entretanto, o sucesso na esfera do trabalho muitas vezes tem um custo elevado para essas pessoas. As outras pessoas significativas de suas vidas muitas vezes acham que essas pessoas são difíceis de conviver e frequentemente as instigam a buscar cuidados psiquiátricos.

Embora as distinções entre o TOC e o TPOC nos DSM-5 sejam claras e úteis, há certa controvérsia a respeito da dimensão da sobreposição entre essas duas entidades diagnósticas. Os sintomas de uma natureza obsessivo-compulsiva também foram relatados como ocorrências transitórias durante o tratamento psicanalítico de pacientes com TPOC (Munich, 1986). No entanto, estudos empíricos indicam que uma grande variedade de transtornos da personalidade podem ocorrer em pacientes com TOC. Em um estudo, menos da metade dos pacientes com TOC preencheu os critérios para TPOC (Rasmussen e Tsuang, 1986). Na verdade, o diagnóstico caracterológico mais comum nessa amostra foi um transtorno da personalidade misto com características evitativas, dependentes e passivo-agressivas. Em um estudo (Baer et al., 1990) que avaliou 96 pacientes com TOC, apenas 6% tinham um diagnóstico de TPOC. Outras investigações descobriram que o TPOC é significativamente mais comum em pacientes com TOC do que naqueles com pânico e transtorno depressivo maior (Diaferia et al., 1997), e que sintomas obsessivos são mais prováveis de estarem associados a traços de TPOC do que a traços de outros transtornos da personalidade (Rosen e Tallis, 1995). Em um estudo escandinavo acerca da comorbidade entre TOC e transtornos da personalidade (Bejerot et al., 1998), 36% dos pacientes com TOC foram também diagnosticados com TPOC. Um estudo controlado que incluiu 72 pacientes com TOC e 198 parentes de primeiro grau (Samuels et al., 2000) descobriu uma prevalência comparativamente alta de TPOC em famílias de indivíduos com TOC, sugerindo que pode haver alguma etiologia familiar comum entre o TPOC e o TOC. Apesar da incerteza sobre se as duas condições são verdadeiramente relacionadas, o TPOC e o TOC são em geral discutidos em separado, porque as implicações de tratamento para os dois são bastante diferentes.

QUADRO 19-1 Critérios para o transtorno da personalidade obsessivo-compulsiva do DSM-5

301.4 (F60.5)

Um padrão difuso de preocupação com ordem, perfeccionismo e controle mental e interpessoal à custa de flexibilidade, abertura e eficiência que surge no início da vida adulta e está presente em vários contextos, conforme indicado por quatro (ou mais) dos seguintes:
1. É tão preocupado com detalhes, regras, listas, ordem, organização ou horários a ponto de o objetivo principal da atividade ser perdido.
2. Demonstra perfeccionismo que interfere na conclusão de tarefas (p. ex., não consegue completar um projeto porque seus padrões próprios demasiadamente rígidos não são atingidos).
3. É excessivamente dedicado ao trabalho e à produtividade em detrimento de atividades de lazer e amizades (não explicado por uma óbvia necessidade financeira).
4. É excessivamente consciencioso, escrupuloso e inflexível quanto a assuntos de moralidade, ética ou valores (não explicado por identificação cultural ou religiosa).
5. É incapaz de descartar objetos usados ou sem valor mesmo quando não têm valor sentimental.
6. Reluta em delegar tarefas ou trabalhar com outras pessoas a menos que elas se submetam à sua forma exata de fazer as coisas.
7. Adota um estilo miserável de gastos em relação a si e a outros; o dinheiro é visto como algo a ser acumulado para futuras catástrofes.
8. Exibe rigidez e teimosia.

Fonte: Reimpresso a partir do *Manual diagnóstico e estatístico de transtornos mentais*, 5ª Edição. Washington, D.C., *American Psychiatric Publishing*, 2003 Usado sob permissão. Copyright © 2013 American Psychiatric Association.

Compreensão psicodinâmica

As contribuições psicanalíticas iniciais (Abraham, 1921/1942; Freud, 1908/1959; Jones, 1948; Menninger, 1943) conectaram certos traços de caráter – particularmente obstinação, parcimônia e disposição metódica – com a fase anal do desenvolvimento psicossexual. Os pacientes com essas características de personalidade eram vistos como se tivessem regredido da ansiedade de castração associada à fase edípica do desenvolvimento para a segurança relativa do período anal. Levados por um superego punitivo, eles presumivelmente empregavam operações defensivas características do ego, incluindo isolamento afetivo, intelectualização, formação reativa, anulação e deslocamento (ver Cap. 2). Sua disposição obsessiva para a ordem, por exemplo, foi conceituada como uma formação reativa contra um desejo subjacente de se envolver com a sujeira anal e suas derivações. A dificuldade considerável que as pessoas com uma personalidade obsessivo-compulsiva têm em expressar a agressividade estava relacionada a lutas de poder precoces com figuras maternas em torno do treinamento do controle esfincteriano. A teimosia do indivíduo obsessivo também podia ser vista como resultado dessas mesmas lutas.

Contribuições modernas (Gabbard, 1985; Gabbard e Menninger, 1988; Gabbard e Newman, 2005; Horowitz, 1988; Josephs, 1992; McCullough e Maltsberger, 2001; Salzman, 1968, 1980, 1983; Shapiro, 1965) foram além das vicissitudes da fase anal para enfocar questões de autoestima, fobia afetiva, perfeccionismo, questões interpessoais, ausência de diversão ou prazer, equilíbrio de trabalho e relacionamentos amorosos e esforços para controlar a si mesmo e aos outros. Os indivíduos com TPOC têm bastante dúvida sobre si próprios. Quando crianças, eles não se sentiam suficientemente valorizados ou amados pelos pais. Em alguns casos, essa percepção pode se relacionar à frieza ou à distância reais de figuras parentais, enquanto em outros as crianças podem simplesmente ter necessitado de mais reasseguramento e afeto do que as crianças comuns para obterem um senso de aprovação parental. O tratamento psicodinâmico desses pacientes revela anseios de dependência fortes não satisfeitos, além de uma reserva de raiva direcionada aos pais por não terem sido mais disponíveis emocionalmente. Em virtude dos pacientes obsessivo-compulsivos acharem tanto a raiva quanto a dependência conscientemente inaceitáveis, eles se protegem desses sentimentos com defesas como formação reativa e isolamento afetivo. Em um esforço para negar qualquer dependência de alguém, muitas pessoas obsessivo-compulsivas vão às últimas consequências para demonstrar de sua independência e seu "ríspido individualismo". De forma semelhante, eles lutam pelo controle completo sobre toda a raiva e podem mesmo parecer respeitosos e obsequiosos para evitar qualquer impressão de estarem nutrindo sentimentos de raiva.

As relações íntimas representam um problema significativo para o paciente obsessivo-compulsivo. A intimidade suscita a possibilidade de ser sobrecarregado por desejos poderosos de serem cuidados, com o potencial concomitante de frustração desses desejos, o que resulta em sentimentos de ódio e ressentimento, bem como um desejo de vingança. Esses sentimentos inerentes às relações íntimas são ameaçadores, porque eles têm o potencial de se tornarem algo "fora do controle", um dos medos fundamentais da pessoa obsessivo-compulsiva. As outras pessoas significativas frequentemente reclamam que a pessoa obsessivo-compulsiva que amam é muito controladora. É muito frequente ocorrerem estagnações e impasses nessas relações, porque indivíduos obsessivo-compulsivos se recusam a reconhecer que outra pessoa possa ter uma melhor maneira de fazer as coisas. Essa necessidade de controlar outras pessoas muitas vezes decorre de uma preocupação fundamental de que os recursos de apoio no ambiente sejam extremamente frágeis e possam desaparecer a qualquer momento. Em alguma parte de toda pessoa obsessivo-compulsiva está uma criança que não se sente amada. A baixa autoestima conectada a esse senso infantil de não ser valorizado muitas vezes leva à suposição de que os outros prefeririam não ter que conviver com pessoas obsessivo-compulsivas. O alto nível de agressividade e os desejos destrutivos intensos à espreita no inconsciente da pessoa obsessivo-compulsiva podem também contribuir para esse medo de perder os outros. Esses pacientes com frequência temem que sua destrutividade afaste outras pessoas ou que isso leve a uma agressividade na direção contrária, uma projeção da sua própria raiva.

Apesar dos esforços dos pacientes com TPOC para serem respeitosos, atenciosos e obedientes, o medo de que eles venham a afastar outras pessoas muitas vezes se torna uma profecia autorrealizada. O comportamento obsessivo-compulsivo tende a irritar e exasperar aqueles que entram em contato com ele. A pessoa que apresenta o comportamento, entretanto, pode ser percebida de maneiras um tanto diferentes, dependendo do diferencial de poder na relação (Josephs, 1992). Em relação aos subordinados, os indivíduos com TPOC se apresentam como dominadores, hipercríticos e controladores. Em relação a seus superiores, eles podem parecer insinuantes e obsequiosos de uma maneira que pode parecer falsa. Ironicamente, então, a mesma aprovação e amor que eles buscam é comprometida, e as pessoas com TPOC sentem-se cronicamente pouco estimadas, conforme trabalham da própria forma atormentada para ganhar a desejada aprovação dos outros.

As pessoas obsessivo-compulsivas também são caracterizadas por uma busca de perfeição. Elas parecem nutrir uma crença secreta de que, se puderem alcançar um estágio transcendente de infalibilidade, elas finalmente receberão a aprovação e a estima dos pais de que elas careciam quando eram crianças. Essas crianças muitas vezes crescem com a convicção de que simplesmente não fizeram o esforço suficiente, e como adultos, elas sentem de maneira crônica que "não estão fazendo o suficiente". O pai ou a mãe que parece jamais estar satisfeito é internalizado como um superego severo que espera mais e mais do paciente. Muitos indivíduos obsessivo-compulsivos se tornam viciados em trabalho, porque são inconscientemente levados por essa convicção de que o amor e a aprovação podem ser obtidos apenas por meio de esforços heroicos para se atingir alturas extraordinárias na profissão que escolheram. A ironia nessa luta pela perfeição, entretanto, é que as pessoas obsessivo-compulsivas raramente parecem satisfeitas com quaisquer de suas realizações. Elas parecem ser movidas mais por um desejo de obter alívio de seu superego atormentador do que por um desejo genuíno de obter prazer.

Esses fundamentos dinâmicos levam a um estilo cognitivo característico (Horowitz, 1988; Shapiro, 1965). Enquanto pacientes histéricos e histriônicos tendem a supervalorizar estados afetivos à custa de pensamento cuidadoso, o inverso é verdadeiro para as pessoas obsessivo-compulsivas. Não muito diferente de Spock, o conhecido personagem de *Star Trek*, os indivíduos obsessivo-compulsivos procuram ser integralmente racionais e lógicos diante de qualquer empreendimento. Eles temem qualquer situação de descontrole emocional, e sua tendência mecanicista de serem totalmente sem afeto pode levar aqueles que estão ao redor a uma perturbação. Além disso, seu pensamento é lógico apenas dentro de certos parâmetros estreitos. Seus padrões de pensamento podem ser caracterizados como rígidos e dogmáticos (Shapiro, 1965). Dinamicamente, essas qualidades podem ser compreendidas como compensatórias pelo autoquestionamento e ambivalência subjacentes que atormentam a pessoa obsessivo-compulsiva.

Em contraste com o estilo cognitivo do paciente histérico, o estilo do indivíduo obsessivo-compulsivo envolve uma uma atenção cuidadosa a detalhes, e uma quase falta de espontaneidade ou flexibilidade, com os pressentimentos impressionistas sendo automaticamente rejeitados como "ilógicos". As pessoas obsessivo-compulsivas despendem uma energia para manter seus estilos cognitivos e de atenção rígidos, de modo que absolutamente nada do que fazem é sem esforço. Um conjunto de crenças desadaptativas assombram as pessoas com TPOC. Entre essas crenças está a seguinte: "É importante fazer um trabalho perfeito em tudo"; "Qualquer falha ou defeito de execução pode levar a uma catástrofe"; "As pessoas devem fazer as coisas do meu jeito"; "Os detalhes são extremamente importantes" (Gabbard e Newman, 2005). Tirar férias, ou mesmo relaxar, em geral não exercem qualquer encantamento sobre a pessoa verdadeiramente obsessivo-compulsiva.

Embora muitos desses indivíduos sejam grandes empreendedores, alguns percebem que seu estilo de caráter prejudica sua capacidade de serem bem-sucedidas no trabalho. As pessoas obsessivo-compulsivas podem, de forma infindável, ruminar sobre pequenas decisões, exasperando aqueles que estão à sua volta. Muitas vezes, elas se afundam em detalhes e perdem a linha do propósito principal da tarefa em questão. Sua indecisão pode ser dinamicamente relacionada a sentimentos profundos de autoquestionamento. Elas podem sentir que o risco de cometerem um erro é tão grande que pode impedir uma decisão definitiva de uma forma ou de outra. De modo semelhante, sua preocupação de que o resultado final de um projeto possa ser menos do que perfeito pode contribuir para sua indecisão. Muitas pessoas obsessivo-compulsivas são extremamente articuladas no âmbito verbal, mas enfrentam grandes obstáculos psicológicos em sua escrita por causa da preocupação de que o resultado final não será perfeito.

A qualidade de "impulso" inerente às ações das pessoas obsessivo-compulsivas foi bem-descrita por Shapiro (1965) como tendo "a aparência de serem pressionadas ou motivadas por algo além do interesse da pessoa que age. Ela não parece muito entusiasmada. Seu interesse genuíno na atividade, em outras palavras, não parece explicar a intensidade com a qual essa pessoa se dedica a ela" (p. 33). Esses pacientes são sempre levados pelos próprios supervisores internos que prescrevem comandos sobre o que eles "devem" ou "são obrigados" a fazer. Dizendo de uma forma dinâmica, eles têm pouca autonomia devido às obrigações impostas pelo próprio superego. Eles se comportam dessa maneira porque devem fazê-lo, independentemente de como seu comportamento afeta as outras pessoas.

O superego hipertrofiado do paciente obsessivo-compulsivo é implacável em suas exigências de perfeição. Quando essas exigências não são satisfeitas por um longo período, uma depressão pode se iniciar. Essa ligação dinâmica entre o caráter obsessivo-compulsivo e a depressão tem sido observada por clínicos há muitos anos. A pessoa obsessivo-compulsiva pode estar sob risco particularmente alto de depressão na meia-idade, quando os sonhos idealísticos da juventude são estilhaçados pela realidade do tempo que corre com o avanço da idade. Esses pacientes podem se tornar suicidas nesse ponto do ciclo de vida e exigir hospitalização, apesar de uma longa história de funcionamento razoavelmente bom em uma situação de trabalho. Muitos dos pacientes deprimidos perfeccionistas descritos no Capítulo 8 como tendo uma doença particularmente resistente ao tratamento são orientados por características de personalidade obsessivo-compulsivas.

Como foi descrito no Capítulo 8, a depressão muitas vezes está ligada ao senso de que alguém está aquém do que deveria ser ou do que deveria fazer. Essa tendência perfeccionista, a julgar a si mesmo como sempre estando aquém, está também associada à ansiedade. Muitos pacientes com TPOC descrevem uma ansiedade que os mantêm acordados à noite, enquanto tentam concatenar como tornar completo tudo em sua agenda dentro de um prazo específico. O perfeccionismo trabalha contra a conclusão da tarefa, de modo que eles começam a pensar sobre o que mais podem sacrificar para realizar seu trabalho.

Embora muitas pessoas com TPOC assumam que estão seguindo um "roteiro" escrito pelos pais, existem, de forma clara, fatores genéticos que também operam. Em um estudo com 292 jovens adultas gêmeas realizado pelo Registro de Gêmeos da Michigan State University (Moser et al., 2012), tanto a ansiedade quanto o perfeccionismo mal-adaptativo foram identificados como moderadamente hereditários, com estimativas variando de 0,45 a 0,66. Os autores sugeriram que fatores genéticos eram fundamentalmente responsáveis pelas associações entre as duas entidades medidas. As mesmas dificuldades com ansiedade e perfeccionismo podem contribuir para problemas que indivíduos obsessivo-compulsivos têm em delegar tarefas a outras pessoas. A rigidez quanto a como as coisas devem ser feitas podem convencê-los de que apenas eles podem realizar a tarefa da maneira adequada. É digno de nota, nesse sentido, que um achado do Estudo Colaborativo Longitudinal dos Transtornos da Personalidade (McGlashan et al., 2005) foi que a rigidez e os problemas em delegar foram os critérios mais prevalentes e que menos mudaram ao longo de dois anos em pacientes com TPOC.

A estrutura de caráter complexa do paciente com TPOC pode ser resumida como envolvendo um senso público do *self*, um senso privado do *self* e um senso inconsciente do *self* (Josephs, 1992). Cada um deles tem uma dimensão que é mais aplicável a superiores e outra que está ligada a relações com subordinados. Por exemplo, o senso público do *self* na relação com os superiores é a de um trabalhador responsável e consciente que é sério, atencioso, socialmente adequado em todas as situações e previsível. O senso público do *self* em relação a subordinados é o de um mentor compreensivo ou crítico construtivo, que oferece *feedbacks* valiosos àqueles que o ouvirem. Infelizmente, esse senso público de *self* experienciado de modo subjetivo não é sempre percebido pelos outros. As reações dos outros, na verdade, dão origem a um senso privado do *self* que é totalmente consciente, mas amplamente escondido dos outros. Os pacientes com TPOC com frequência têm um senso de que não são apreciados e, consequentemente, sentem-se feridos e com raiva. A falta de aprovação leva-os a serem torturados pelo autoquestionamento. Essa insegurança deve ser protegida em relação àqueles em posições superiores, pois os indivíduos com TPOC temem a humilhação e a vergonha associadas à exposição desse seu lado de autoquestionamento. Eles muitas vezes se convencem de que os outros os veem como fracos ou lamurientos. Convivendo lado a lado com esse aspecto do senso privado do *self*, está uma convicção profunda de superioridade moral em relação àqueles que estão em posições subordinadas. Devido ao fato de os pacientes com TPOC serem tão defensivos em relação aos próprios sadismo e agressividade, eles não querem parecer desdenhosos. Eles tentam mascarar esse aspecto do senso privado do *self* para evitar parecerem pretensiosos, afetados ou excessivamente críticos. Eles podem, então, se sentir orgulhosos do quão atenciosos e reservados eles são em relação àqueles "abaixo deles".

As duas dimensões do senso inconsciente do *self* podem ser resumidas como as de um masoquista servil em relação aos superiores e de um sádico controlador em relação aos subordinados (Josephs, 1992). O desejo inconsciente sádico e malvado de infligir dor àqueles que não se submetem em seu controle é totalmente inaceitável para os pacientes com TPOC e deve ser, portanto, reprimido por completo. Fazer algo diferente disso seria comprometer seus altos padrões morais. Em relações com figuras de autoridade, por outro lado, esses pacientes temem a humilhação no contexto de serem submissos e ansiarem por amor, de modo que se submetem de forma masoquista aos próprios padrões morais excessivamente rígidos e se torturam por não viverem de acordo com essas expectativas. Essa tortura autoimposta poupa-os daquilo que temem – a saber, o controle, a dominação e a humilhação sádica dos outros. A mensagem inconsciente enviada ao superior é: "Não há necessidade de me criticar e atacar, porque você pode ver que já estou me atormentando sem qualquer piedade".

Considerações psicoterapêuticas

O TPOC com frequência apresenta grande melhora por meio de psicanálise ou psicoterapia individual com ênfase expressiva (Gabbard e Newman, 2005; Gunderson, 1988; Horowitz, 1988; McCullough e Maltsberger, 2001; Munich, 1986; Salzman, 1980). Winston e colaboradores (1994) descreveram um ensaio controlado com 25 pacientes com transtornos do Grupo C que foram tratados com terapia dinâmica, a duração média sendo de 40,3 sessões. Embora muitos pacientes necessitem um tratamento mais longo, os que constavam dessa amostra melhoraram significativamente em todas as medidas se comparados com pacientes em uma lista de espera. O acompanhamento de uma média de 1,5 ano depois da conclusão do tratamento demonstrou benefícios continuados. Dados de pesquisa também sugerem que possa haver melhoras contínuas após o fim da terapia. Como foi notado no Capítulo 4, Svartberg e colaboradores (2004) designaram randomicamente pacientes com transtornos da personalidade do Grupo C para receberem 40 sessões semanais de terapia dinâmica ou de terapia cognitiva. O grupo geral de pacientes mostrou melhoras estatisticamente significativas em todas as medidas durante o tratamento e também durante um período de seguimento de dois anos. Mudanças consideráveis no sofrimento dos sintomas depois do tratamento foram encontradas no grupo que recebeu psicoterapia dinâmica, mas não naqueles que receberam terapia cognitiva. Dois anos depois do tratamento, 54% dos pacientes de terapia dinâmica e 42% dos pacientes de terapia cognitiva tinham se recuperado dos sintomas, enquanto aproximadamente 40% dos pacientes em ambos os grupos mostraram recuperação em termos de problemas interpessoais e de funcionamento da personalidade. Embora a patologia central da personalidade tenha melhorado minimamente durante o tratamento, dois anos depois a melhora foi evidente entre 35 e 38% dos pacientes. Consequentemente, houve um efeito de "libertação prolongada", sugerindo que muitos pacientes internalizaram o diálogo terapêutico e continuaram a utilizá-lo depois do término do tratamento.

Considerando as resistências normalmente encontradas na psicoterapia de pacientes obsessivo-compulsivos, deve-se ser empático com as implicações que a psicoterapia dinâmica tem para esses. A própria ideia do inconsciente ameaça seu senso de controle. Para lidar com o sentimento de ser ameaçado, a pessoa obsessivo-compulsiva pode minimizar todos os *insights* do terapeuta como "nada de novo". Os pacientes obsessivo-compulsivos podem primeiramente ser relutantes em admitir que o terapeuta esteja dizendo algo que eles já não soubessem (Salzman, 1980). A resistência pode ser entendida como operações de defesa típicas do paciente quando manifestadas no processo psicoterapêutico. Essas defesas incluem o isolamento afetivo, a intelectualização, a anulação, a formação reativa e o deslocamento. O isolamento afetivo pode se apresentar como uma falta de consciência de quaisquer sentimentos em relação ao terapeuta, particularmente a dependência ou a raiva. O paciente pode falar longamente sobre informações factuais, tanto de situações passadas como presentes, sem qualquer reação emocional aparente a esses eventos. Quando o terapeuta retorna de férias prolongadas, o paciente obsessivo-compulsivo tende a ser relutante em admitir qualquer reação emocional à separação. Se a formação reativa é uma defesa proeminente, o paciente provavelmente responderá assim: "Oh, não, isso não me incomodou. Só espero que você tenha tido um grande momento e que se sinta renovado." Usando a distinção entre as apresentações pública, privada e inconsciente do *self*, é possível descrever a resistência primordial como uma tentativa de esconder o senso privado do *self* por trás da apresentação pública do *self* como obediente e consciencioso (Josephs, 1992).

As pessoas obsessivo-compulsivas também respondem à ameaça de afeto intenso com uma divagação obsessiva que serve como um recurso para mascarar seus reais sentimentos. Mais precisamente, esse recurso pode servir como um relaxante que bota as outras pessoas para dormir. Como o paciente vagueia cada vez mais longe em relação ao ponto original, o terapeuta pode perder o rastro da linha que conecta as associações do paciente e começar a "dessintonizá-lo". Como esses pacientes podem experienciar os pensamentos como tendo tanto poder quanto as ações, eles podem sentir a necessidade de desfazer o que já foi dito anteriormente, como se segue:

Durante o fim de semana, ao visitar meus pais, fiquei um tanto irritado com meu pai. Bem, eu não diria realmente que fiquei irritado, no sentido de que de fato tenha sentido alguma raiva em relação a ele. O fato é que ele apenas se sentou e ficou assistindo à TV e parecia não ter qualquer interesse em falar comigo. A certa altura, pensei em desligar a TV e confrontá-lo, mas é claro que não fiz isso de fato. Eu jamais seria tão grosseiro com alguém.

O padrão de discurso divagante típico do paciente obsessivo-compulsivo na psicoterapia inclui o cancelamento frequente de pensamentos e desejos que acabaram de ser verbalizados. Além disso, uma inclusão excessiva de pensamentos induz o paciente a trazer eventos periféricos que levam o conteúdo da divagação para cada vez mais longe do tema principal da sessão.

Muitos indivíduos obsessivo-compulsivos tentam se tornar o "paciente perfeito". Eles podem expressar exatamente aquilo que pensam que o terapeuta quer ouvir, com a fantasia inconsciente de que eles finalmente terão o amor e a estima que sentem que perderam quando crianças. Como observaram McCullough e Maltsberger (2001), "o paciente ritualiza o encontro terapêutico e está propenso a manter certa distância do terapeuta ao nunca chegar atrasado, ao pagar os honorários imediatamente e ao se tornar superficialmente muito 'bom' para permanecer no tratamento" (p. 2346). Os pacientes com TPOC têm bastante dificuldade em aprender que comentários espontâneos, atrasos ocasionais ou pagamentos atrasados de honorários podem ajudar ambos os membros da díade a aprofundar a compreensão do processo. Em virtude de estarem certos de que qualquer expressão de raiva resulta em desaprovação, esses pacientes podem não experienciar qualquer raiva conscientemente enquanto, no âmbito inconsciente, expressam raiva ao monopolizarem por completo a sessão. Um paciente obsessivo-compulsivo falou sem parar por 50 minutos, terminando exatamente no fim da sessão, sem deixar o terapeuta emitir uma única palavra. Dessa maneira, o paciente foi capaz de expressar sua raiva sem ter de reconhecer quaisquer sentimentos de raiva.

Outros pacientes obsessivo-compulsivos manifestam sua resistência ao recriarem o conflito de poder com os pais na relação de transferência com o terapeuta.

O senhor M. M. era um impressor obsessivo-compulsivo que frequentava a terapia psicanalítica duas vezes por semana. No início, ele se apresentou como um "bom garoto", submisso e passivo, que era completamente incapaz de expressar qualquer raiva dentro das sessões de terapia. Entretanto, ele desenvolveu um padrão de não falar por aproximadamente metade da sessão de 50 minutos e de não pagar os honorários. Apesar de ter negado qualquer raiva em relação ao terapeuta quando esse comportamento foi trazido à tona, ele desenvolveu um padrão de descarregar sua raiva com uma deixa ao fim das sessões. Um dia, depois de não ter conseguido dar voz à sua raiva devido ao terapeuta estar "olhando" para ele durante a sessão, o senhor M. M. avançou em direção à porta e disse: "Acho que você não pegou meu resfriado", referindo-se a uma preocupação previamente expressada de que ele teria passado seu resfriado para o terapeuta. Em outra ocasião, depois de ser confrontado sobre sua falha em pagar os honorários, o senhor M. M. saiu da sessão com o seguinte comentário: "Não morra congelado!". Logo depois disso, outra sessão terminou com um: "Não escorregue no gelo!".

Uma das mais notáveis deixas do senhor M. M. foi proferida depois de uma sessão na qual ele ficou em silêncio por muito tempo, exceto por um comentário ocasional sobre o fato de não pagar os honorários. O terapeuta conectou o não pagamento à sua falha em produzir material verbal para as sessões. Depois de um silêncio prolongado, o senhor M. M. foi informado de que o tempo havia acabado. Conforme se encaminhou para a porta, ele se voltou para o terapeuta e disse: "Quase comprei um livro para você em uma loja ontem. Era de um médico e tinha como título *Trinta Anos de Prática Retal*." Depois, ele rapidamente deixou o consultório e bateu a porta. Durante a sessão seguinte, o terapeuta trouxe à tona esse comentário sobre seu desejo, aparentemente benevolente, de comprar uma presente para ele. O senhor M. M. foi capaz de explorar seu sentimento de que a tentativa do terapeuta de extrair dinheiro e palavras era comparável a um dedo intrusivo que procurava extrair fezes de seu ânus.

Na transferência, o senhor M. M. havia recriado uma relação altamente ambivalente com sua mãe, a qual envolvia questões de retenção e controle. Ele experienciou seu terapeuta como uma mãe que estava exigindo que ele produzisse suas fezes (palavras e dinheiro) quando e onde ela ordenasse. A fim de desafiar o que ele sentia ser um comando sádico e irracional, o senhor M. M. retinha suas produções até o último momento, então as deixava ir por seu próprio controle. Fazendo isso, ele tentava tornar ativo o que era experienciado de forma passiva, soltando sua agressividade sádica em comentários raivosos. No entanto, como esses exemplos ilustram, sua defesa caracterológica de formação reativa tirava o melhor dele em cada deixa antes do término da sessão. Vistas por meio da formação reativa, as deixas podem ser ouvidas da seguinte maneira: "Não escorregue no gelo!" seria "Espero que você escorregue no gelo". "Não morra congelado!" significaria "Eu gostaria que você congelasse até a morte". Mesmo a tentativa do senhor M. M. de equiparar seu terapeuta com uma mãe sádica e intrusiva que estaria extraindo forçosamente conteúdos de seu corpo tinha que ser camuflada no pensamento de compra de um presente para ele. Apesar da formação reativa, a raiva nessas deixas ainda assim atingia o terapeuta. Devido às preocupações onipotentes do senhor M. M. em relação ao poder devastador de sua raiva, ele tinha que sair imediatamente depois de qualquer expressão hostil. O senhor M. M. temia que seu terapeuta ficasse tão profundamente afetado por esses comentários que ele viria a retaliar de uma maneira massiva e destrutiva. Por isso, o senhor M. M. expressava sua raiva apenas quando deixava o consultório, fora do perigo de ser retaliado (Gabbard, 1982).

Abordagens terapêuticas para lidar com essas resistências características de pacientes obsessivo-compulsivos começam com uma atenção cuidadosa à contratransferência. O terapeuta pode sentir uma atração forte para se desembaraçar da apresentação digressiva e mecanicista de material factual. Os terapeutas podem começar a isolar o afeto da mesma forma que o paciente, em vez de experimentar a irritação e a raiva como uma parte importante do processo que precisa ser interpretada para o paciente. Por exemplo, quando o terapeuta começa a se sentir enfadado e distante em função do material, um comentário útil pode ser: "É possível que você esteja apresentando todo esse material factual como uma forma de se manter emocionalmente distante de mim?". Outra armadilha da contratransferência para o terapeuta é obscurecer certos aspectos da psicopatologia do paciente devido às próprias tendências obsessivo-compulsivas do terapeuta. Em virtude de os traços obsessivo-compulsivos serem altamente adaptativos ao se frequentar faculdades de medicina e treinamentos de residência psiquiátrica, (Gabbard, 1985), os terapeutas podem estar propensos a negligenciar como esses traços podem afetar negativamente as relações de um paciente. O reconhecimento das consequências relacionais das tendências obsessivo-compulsivas pode fazer os terapeutas se sentirem desconfortáveis, pois a situação do paciente pode ressoar com inclinações similares dàs próprias relações pessoais do terapeuta.

Uma estratégia efetiva no tratamento psicoterapêutico de pacientes com estrutura de caráter obsessivo-compulsiva é atravessar a "cortina de fumaça" das palavras e ir diretamente atrás dos sentimentos. O processo terapêutico frequentemente fica atolado na busca do paciente por fatos para evitar sentimentos, como no exemplo a seguir.

O senhor N. N. era um estudante de pós-graduação de 29 anos que buscou psicoterapia. Sua queixa principal era de não ser capaz de completar sua dissertação. O terapeuta era um psiquiatra residente um pouco mais novo do que ele. Nas sessões iniciais, o paciente lutava contra sua preocupação sobre a idade do terapeuta ao tentar estabelecer alguns fatos.

> SENHOR N.N.: Você parece não ter idade suficiente para ser um psiquiatra completamente formado. Eu arriscaria dizer que você tem aproximadamente a mesma idade que eu. Isso é verdade?
> TERAPEUTA: Sim. Tenho aproximadamente a mesma idade que você.
> SENHOR N.N.: Presumo, claro, que você teve um treinamento considerável em psicoterapia. Não estou certo?
> TERAPEUTA: Sim, tive.
> SENHOR N.N.: Quanto dura uma residência em psiquiatria aproximadamente?
> TERAPEUTA: Quatro anos.
> SENHOR N.N.: E em qual ano você está?
> TERAPEUTA: Estou no terceiro ano.
> SENHOR N.N.: Eu acho que você provavelmente tem um supervisor, não?

A esta altura, o residente compreendeu que tal abordagem de pergunta e resposta estava negligenciando os sentimentos do paciente. Em vez de simplesmente responder a todas as questões factuais do paciente, o terapeuta decidiu abordar o próprio processo.

> TERAPEUTA: Senhor N.N., parece-me que essa tentativa de estabelecer os fatos acerca de meu treinamento é uma forma de não abordar os sentimentos que o senhor está tendo por consultar um terapeuta

que possui aproximadamente a sua idade e que está em treinamento. Penso se não há alguma raiva e, possivelmente, até um pouco de humilhação sobre o fato de ter sido encaminhado para um residente.

Essa vinheta ilustra como o terapeuta deve abordar francamente os sentimentos do paciente, mesmo quando o paciente está negando sua existência. Os pacientes obsessivo-compulsivos também fogem de sentimentos de transferência recuando em direção a longos discursos sobre eventos historicamente distantes. O terapeuta deve trazer o paciente de volta para o aqui e agora na transferência e tentar estabelecer o que está acontecendo na situação presente que tenha levado o paciente a buscar refúgio no passado (Salzman, 1980, 1983). Ao manter certos temas e objetivos de tratamento abrangentes em mente, muitas vezes aqueles pelos quais o paciente originalmente buscou tratamento, o terapeuta pode manter pontos firmes para o processo (Salzman, 1980, 1983). Quando o paciente rumina de modo interminável a respeito de minúcias aparentemente irrelevantes, o terapeuta deve interromper as ruminações e trazer o paciente de volta ao tema ou à questão central que iniciou a sessão. A psicoterapia de grupo é, com frequência, altamente efetiva ao lidar com esse problema, porque o paciente pode aceitar esse *feedback* de seus pares sem a mesma luta pelo poder que acompanha o *feedback* do terapeuta.

Os conflitos em torno de sentimentos estão no núcleo da psicoterapia dinâmica do TPOC. Há culpa relativa à raiva, constrangimento quanto a chorar, dor e à ansiedade em relação à intimidade e vergonha sobre as imperfeições. O foco sobre a fobia afetiva tem se tornado uma abordagem sistemática ao TPOC e a outros transtornos da personalidade do Grupo C (Svartberg e McCullough, 2010; Towne et al., 2012). Os objetivos principais envolvem reestruturar as defesas através da identificação de padrões de evitação de sentimentos conflituosos inconscientes, reestruturar o afeto por meio de exposição e dessensibilização e construir um senso adaptativo do *self* e dos outros através da redução da vergonha associada à autoimagem, da diminuição das expectativas e encorajamento da exposição de sentimentos positivos. O terapeuta deve acompanhar o afeto do paciente verbalmente e não verbalmente, além de observar quaisquer defesas estabelecidas contra o afeto e apontá-las conforme ocorrem. Nessa abordagem, também é essencial ajudar o paciente a experienciar sentimentos no aqui e agora, em vez de simplesmente falar sobre eles como abstrações. Pesquisas rigorosas esclareceram quais tipos de intervenções de terapeutas são mais úteis à abordagem da fobia afetiva (Town et al., 2012). Em comparação a autorrevelação, questionamentos ou fornecimento de informação, o uso de confrontação, clarificação e apoio pelo terapeuta resultou em níveis muito mais altos de afeto imediato. Esses dados processados derivaram do estudo de horas de sessões gravadas em vídeo, com seis casos de psicoterapia dinâmica de curto prazo. As intervenções confrontadoras que tentam direcionar a pressão em direção da experiência visceral de afeto, ou das defesas usadas pelo paciente contra sentimentos, levaram aos níveis mais altos de experiência afetiva imediata.

Além de interpretar e confrontar as defesas características do paciente e ajudá-lo a expressar os sentimentos por trás dessas defesas, outro objetivo global da psicoterapia ou psicanálise é atenuar e modificar as atitudes severas do superego. Em termos mais simples, isso significa que esses pacientes devem aceitar a sua própria humanidade. Eles devem aceitar que seu desejo de transcender sentimentos de raiva, ódio, desejo sexual, dependência e outros está condenado ao fracasso. Os sentimentos devem finalmente ser tomados como parte da condição humana. Eles devem ser integrados como parte da experiência do *self* da pessoa, em vez de serem suprimidos, negados, reprimidos ou repudiados como pertencentes a outro indivíduo. Para atingir esse objetivo de fazer do superego uma estrutura mais benigna, o reasseguramento raramente é útil. Comentários como: "Você não está tão mal quanto pensa que está" ou "Você é muito duro consigo mesmo" parecem vazios para o paciente.

As mudanças do superego são mais propensas a acontecer por meio da interpretação detalhada dos conflitos do paciente em torno da dependência, da agressividade e da sexualidade, com a presença útil e benigna do terapeuta ao longo do tempo. Ao manter uma postura não julgadora, o terapeuta ajuda o paciente a descobrir que suas percepções do terapeuta são distorcidas, de acordo com modelos forjados por relações passadas. Embora o paciente venha a tentar ver repetidamente o terapeuta como crítico e julgador, o terapeuta pode ajudar ao apontar que o paciente está atribuindo a sua própria atitude crítica e julgadora ao terapeuta.

Conforme esses pacientes começam a entender que as outras pessoas não são nem de perto tão críticas quanto eles próprios, sua autoestima pode aumentar de forma correspondente. Eles percebem que as outras pessoas os aceitaram durante muito mais tempo do que poderiam ter imaginado. À medida que experienciam a aceitação do terapeuta pelo que são, esses pacientes também passam a se aceitar cada vez mais. Enquanto aprendem que seus conflitos com respeito à agressividade e à dependência derivam de situações da infância, eles ganham maior domínio sobre esses sentimentos e os aceitam como parte de serem humanos. O terapeuta pode utilizar confrontações periódicas sobre expectativas irreais que esses pacientes tão frequentemente nutrem em relação a eles próprios. Um paciente, por exemplo, repreendeu a si mesmo em uma sessão de psicoterapia por seus sentimentos de rivalidade com o irmão mais velho durante a reunião de Natal da família. O terapeuta comentou: "Você parece acreditar que deve ser capar de transcender todos os sentimentos de competição com seu irmão e que você é um fracasso se não conseguir".

Como na psicoterapia da maioria dos pacientes, as resistências são interpretadas diante de conteúdos subjacentes. No entanto, a falha em respeitar as defesas do paciente podem levar a intepretações prematuras e não recomendadas. Os terapeutas que ficam irritados ou exasperados e que interpretam o senso inconsciente ou privado do *self* do paciente podem expor o paciente de uma forma terrivelmente vergonhosa ou humilhante para ele. Se o terapeuta puder conter a irritação contratransferencial, o paciente pode começar a expressar as dúvidas e as inseguranças privadas e o desprezo oculto que tem por outras pessoas. As defesas contra a raiva, como a formação reativa, podem ter de ser abordadas por algum tempo antes de o paciente poder ver o padrão defensivo de forma clara o suficiente para relacioná-lo com a raiva subjacente. Por exemplo, o terapeuta pode ter que transmitir uma interpretação como a seguinte: "Cada vez que anuncio um período de férias, noto que você diz 'sem problema!'. Eu me pergunto se essa resposta encobre quaisquer outros sentimentos que são mais inaceitáveis." Quando os pacientes obsessivo-compulsivos conseguem finalmente experienciar e expressar uma raiva não disfarçada em relação ao terapeuta, eles entendem que essa não é nem de perto tão destrutiva quanto pensavam. O terapeuta é uma figura duradoura e consistente, que está ali semana após semana, claramente incólume diante de expressões de raiva. De modo semelhante, esses pacientes descobrem que eles próprios não são transformados por sua raiva em monstros destrutivos.

Os pacientes com TPOC tendem a ser atormentados por "crimes em pensamento". No inconsciente do paciente, há pouca diferença entre ter um pensamento raivoso e dar um soco no nariz de alguém. Parte das modificações do superego que acontecem na terapia dinâmica ou na psicanálise envolve ajudar o paciente a considerar que aqueles impulsos, sentimentos ou pensamentos hostis simplesmente não são o mesmo que ações. O paciente acaba por compreender que os pensamentos e os sentimentos não estão sujeitos aos mesmos padrões morais que as ações destrutivas. A aceitação da própria vida interior também reduz a ansiedade.

Para o paciente obsessivo-compulsivo, os sentimentos sexuais são frequentemente tão inaceitáveis quanto a raiva ou a dependência. Novamente, a transferência é o âmbito para uma reencenação da situação da infância na qual o paciente vê o terapeuta como um dos pais que desaprova a sexualidade. Ao evitar a posição de uma desaprovação julgadora, o terapeuta permite ao paciente acabar vendo essas proibições como internas, não externas. A ameaça (de castração ou de perda de amor) atribuída ao terapeuta pode, então, ser compreendida, como algo ilusório que emana de dentro do paciente.

Uma estratégia útil no trabalho com pacientes com TPOC é conseguir sua colaboração em uma exploração ativa de como o pensamento obsessivo serve de defesa contra a perda (Cooper, 2000). Ao ruminarem sobre as várias alternativas até o ponto de se paralisarem na indecisão, esses pacientes podem estar evitando deixar qualquer coisa de lado. Eles mantêm todas as possibilidades vivas ao pensarem que existem alternativas infindáveis. Essa fantasia pode ser ativamente explorada com os pacientes, que podem ser ajudados a fazer o luto da perda de todas as coisas que eles desejavam. Muitas pessoas com TPOC apresentam questões depressivas subjacentes, e não é surpreendente que esses pacientes tenham uma prevalência relativamente alta de depressão maior (Skodol et al., 1999).

Finalmente, outra chave para a psicanálise ou a psicoterapia bem-sucedida com pacientes que têm TPOC é a empatia pela vergonha e pela culpa associadas a aspectos inaceitáveis do senso privado do *self* e do senso inconsciente do *self*, que fazem esses pacientes se engajarem em uma autoaversão. As intervenções que reconhecem o medo desses pacientes de que outros descubram seus impulsos sádicos, anseios submissos e insegurança difusa podem ajudar a criar um ambiente acolhedor no qual os aspectos mais obscuros da psique possam ser explorados.

Transtorno da personalidade evitativa

A categoria controversa de transtorno da personalidade evitativa foi elaborada para caracterizar um grupo de indivíduos socialmente retraídos que são distintos de pacientes esquizoides. Diferentemente dos pacientes esquizoides (discutidos no Cap. 14), os indivíduos evitativos anseiam por relações interpessoais próximas, mas também as temem. Esses indivíduos evitam relações e situações sociais, porque temem a humilhação conectada com a falha e a dor relacionada à rejeição. Seu desejo de relações pode não ser imediatamente aparente por causa de sua tímida e retraída autoapresentação.

Há controvérsia acerca da distinção entre fobia social generalizada e transtorno da personalidade evitativa. Se, por um lado, houve ampla pesquisa sobre fobias sociais; por outro, relativamente poucos estudos focalizaram o transtorno da personalidade evitativa, sobretudo as intervenções de tratamento. As revisões da literatura comparando a fobia social e o transtorno da personalidade evitativa (Alden et al., 2002; Rettew, 2000) concluíram que, a partir da perspectiva da fenomenologia, da demografia, da etiologia, da duração e do tratamento, há poucas evidências de diferença qualitativa substancial entre as duas condições. Quaisquer diferenças entre os dois quadros que possam ser detectadas parecem estar relacionadas mais com a gravidade do que com discrepâncias sintomáticas.

Os critérios para o transtorno da personalidade evitativa (Quadro 19-2) são frequentemente identificados em populações clínicas. Um estudo norueguês (Torgersen et al., 2001) descobriu que esse era o transtorno da personalidade mais comum, com uma prevalência de 5%, enquanto a prevalência nos Estados Unidos é de 2,36% (Grant et al., 2004). No entanto, o transtorno raramente é o diagnóstico primário ou único na prática clínica (Gunderson, 1988). Ele é comumente um diagnóstico suplementar de outro transtorno da personalidade ou outro diagnóstico. A centralidade da vergonha no paciente evitativo fornece uma ligação psicodinâmica com certos tipos de indivíduos narcisistas (sobretudo, o tipo fenomenologicamente hipervigilante e alguns daqueles descritos por Kohut). De fato, alguns dados (Dickinson e Pincus, 2003) sugerem que indivíduos narcisistas hipervigilantes podem ser diagnosticados erroneamente como tendo transtorno da personalidade evitativa, pois eles apresentam-se de modo explícito com medos consideráveis de se relacionarem com outras pessoas, com falta de confiança em iniciar e manter relações sociais e com medo de serem constrangidos ou desapontados quando suas necessidades não são satisfeitas dentro das relações. Tanto as pessoas com transtorno da personalidade evitativa quanto indivíduos narcisistas hipervigilantes têm necessidade de serem amados e aceitos pelos outros, mas a grandiosidade tranquila e o senso de direito típico do transtorno da personalidade narcisista não estão pre-

QUADRO 19-2 Critérios para o transtorno da personalidade evitativa do DSM-5

301.82 (F60.6)

Um padrão difuso de inibição social, sentimentos de inadequação e hipersensibilidade a avaliação negativa que surge no início da vida adulta e está presente em vários contextos, conforme indicado por quatro (ou mais) dos seguintes:
1. Evita atividades profissionais que envolvam contato interpessoal significativo por medo de crítica, desaprovação ou rejeição.
2. Não se dispõe a envolver-se com pessoas, a menos que tenha certeza de que será recebido de forma positiva.
3. Mostra-se reservado em relacionamentos íntimos devido ao medo de passar vergonha ou de ser ridicularizado.
4. Preocupa-se com críticas ou rejeição em situações sociais.
5. Inibe-se em situações interpessoais novas em razão de sentimentos de inadequação.
6. Vê a si mesmo como socialmente incapaz, sem atrativos pessoais ou inferior aos outros.
7. Reluta de forma incomum em assumir riscos pessoais ou se envolver em quaisquer novas atividades, pois estas podem ser constrangedoras.

Fonte: Reimpresso a partir do *Manual diagnóstico e estatístico de transtornos mentais*, 5ª Edição. Washington, D.C., *American Psychiatric Publishing*, 2003 Usado sob permissão. Copyright © 2013 American Psychiatric Association.

sentes em indivíduos evitativos. Além disso, a pessoa narcisista hipervigilante exige admiração, independentemente de ela ser merecida.

Compreensão psicodinâmica

As pessoas podem ser tímidas e evitativas por uma variedade de razões. Elas podem ter uma predisposição constitucional para evitar situações estressantes, baseada em um temperamento inato que é integrado secundariamente na totalidade de seu estilo de personalidade (Gunderson, 1988). A dimensão referida como *evitação de dano* no modelo psicobiológico de Cloninger e colaboradores (1993), por exemplo, pode ser uma fator biológico comum na maioria dos pacientes com transtorno da personalidade evitativa. Alguns dados de pesquisas sugerem que o traço de timidez tem origem genética constitucional, mas que ele requer uma experiência ambiental específica para se desenvolver como um traço pleno (Kagan et al., 1988). Nachmias e colaboradores (1996) descobriram que o estado do apego moderava a expressão da inibição do temperamento. As crianças com vulnerabilidades biológicas quando inibidas e tímidas demonstravam uma maior excitação autonômica em relação a estranhos se elas fossem inseguramente apegadas do que se elas tivessem um estado de apego seguro. As experiências ambientais adversas também apareceram em outra pesquisa com estudantes portadores de sintomas de transtorno da personalidade evitativa (Meyer e Carver, 2000). Os estudantes com esses sintomas relataram significativamente mais memórias de infância negativas como a de serem isolados, rejeitados e sujeitos a experiências sociais infantis adversas. A timidez ou a evitação é uma defesa contra o constrangimento, a humilhação, a rejeição e o fracasso. Como com qualquer outra forma de ansiedade, o significado psicodinâmico da ansiedade deve ser explorado para que se entenda completamente suas origens em cada paciente individual. Entretanto, a psicoterapia e a psicanálise dos indivíduos com essas preocupações muitas vezes revelam a vergonha como uma experiência afetiva central.

A vergonha e a autoexposição estão intimamente ligadas. O que os pacientes evitativos geralmente temem é qualquer situação na qual eles devam revelar aspectos deles próprios que os deixem vulneráveis. Enquanto a culpa envolve preocupações sobre a punição por se ter violado alguma regra interna, a vergonha se relaciona mais com uma avaliação do *self* como algo inadequado, como se nada estivesse de acordo com um padrão interno. Nesse sentido, a culpa está mais proximamente relacionada ao superego no modelo estrutural, enquanto a vergonha está mais proximamente conectada ao ideal de ego (ver Cap.2). Os indivíduos com transtorno da personalidade evitativa podem sentir que as situações sociais devem ser evitadas, porque suas inadequações serão reveladas, de modo que todos as vejam. Eles podem se sentir constrangidos em relação a muitos aspectos diferentes deles próprios; por exemplo, eles podem perceber a si mesmos como fracos, incapazes de competir, física e mentalmente defeituosos, desajeitados e repugnantes, incapazes de controlar funções corporais ou exibicionistas (Wurmser, 1981).

A palavra "vergonha" em inglês (*shame*) é etimologicamente derivada do verbo inglês "esconder" (*to hide*), e o paciente evitativo muitas vezes desiste de relações interpessoais e de situações de exposição a partir de um desejo de "se esconder" do afeto muito desagradável de vergonha. A vergonha não pode ser ligada de forma reducionista a um momento de desenvolvimento na vida da criança, mas parece, em vez disso, evoluir a partir de muitas experiências de desenvolvimento diferentes em várias idades (Nathanson, 1987). Aparentemente presente desde o início da vida, a vergonha, com certeza, está evidente no começo da ansiedade em relação a estranhos, em torno dos oito meses de idade (Broucek, 1982). Ela também está conectada a sentimentos que surgem a partir de acidentes com vazamentos do intestino e da bexiga, e de uma internalização de repreensões dos pais muitas vezes associadas a esses acidentes. A criança com dois anos que fica alegre brincando nua pode também desenvolver vergonha quando um dos pais, sendo severo, interrompe essa atividade ao insistir que a criança se vista (Gabbard, 1983). Todas essas experiências de desenvolvimento podem ser reativadas no paciente evitativo quando expostos a um grupo ou a um indivíduo que tem uma grande importância para ele.

A teoria do apego tem muito a oferecer ao entendimento dos pacientes evitativos. Os adultos com um estilo de apego evitativo geralmente se sentiram repelidos pelos pais ou cuidadores na infância e são, dessa maneira, medrosos para desenvolverem relações de amor na idade adulta (Connors, 1997). Eles frequentemente têm a percepção de que suas necessidades de desenvolvimento foram excessivas ou inapropriadas, e experienciaram uma falha nas respostas adequadas do *self*-objeto (Miliora, 1998).

Abordagens psicoterapêuticas

Embora a pesquisa empírica sobre a terapia dinâmica do transtorno da personalidade evitativa seja limitada, dois estudos diferentes, ambos os quais foram mencionados anteriormente neste capítulo na discussão do TPOC, sugerem que essa abordagem é útil. No estudo controlado feito por Winston e colaboradores (1994), os pacientes com transtornos da personalidade do Grupo C que foram tratados com terapia dinâmica se saíram melhor do que os sujeitos em um grupo-controle de uma lista de espera. No estudo de Svartberg e colaboradores (2004), os pacientes do Grupo C se saíram muito bem com a terapia dinâmica e continuaram a apresentar mais mudanças após o fim do tratamento.

Em um estudo focado especialmente no transtorno da personalidade evitativa, 62 pacientes com essa condição foram designados para 20 sessões de terapia cognitivo-comportamental (TCC), para 20 sessões de terapia dinâmica breve ou para uma condição de controle em lista de espera (Emmelkamp et al., 2006). Os pacientes em ambas as condições de tratamento apresentaram melhoras estatisticamente significativas nas avaliações de sintomas de ansiedade, comportamentos evitativos e crenças centrais relacionadas à evitação e à dependência. No entanto, nos seis meses de seguimento, os efeitos da TCC foram superiores àqueles da terapia dinâmica breve para taxas de remissão do transtorno da personalidade evitativa. Dos pacientes que receberam terapia dinâmica breve, 36% continuaram a preencher os critérios de transtorno da personalidade evitativa, enquanto apenas 9% daqueles tratados com TCC preencheram. Porém, as taxas de remissão de 64 e 91%, respectivamente, são impressionantes.

Os pacientes com transtorno da personalidade evitativa podem ser mais responsivos à psicoterapia expressiva de apoio se ela for combinada com um encorajamento firme à exposição da pessoa em relação às situações que ela teme (Gabbard e Bartlett, 1998; Sutherland e Frances, 1995). Esse encorajamento a enfrentar a situação temida deve, é claro, estar ligado à valorização empática do constrangimento e da humilhação associados à exposição. Pode-se dizer que a terapia é expressiva de apoio no sentido de que os elementos expressivos envolvem a exploração das causas subjacentes à vergonha e suas ligações com experiências de desenvolvimento passadas, enquanto os elementos de apoio envolvem o encorajamento empaticamente fundamentado para confrontar a situação temida, em vez de recuar diante do medo dela. Essa abordagem pode ser combinada com um inibidor seletivo da recaptação de serotonina (ISRS) para lidar com o temperamento biológico.

As ansiedades e as fantasias são mais ativadas na situação real de exposição do que na postura defensiva de retraimento. Tal fato pode ser explicado a esses pacientes em uma intervenção educacional para ajudá-los a ver o valor de se buscar ativamente as situações temidas. Os terapeutas devem estar preparados para que o paciente concorde com a necessidade de encarar as situações temidas, mas que, depois, venham a falhar em dar seguimento à tarefa que lhe foi atribuída. Os pacientes evitativos podem temer a revelação disso na terapia por medo de serem reprovados e criticados pelo terapeuta (Newman e Fingerhut, 2005).

Os esforços exploratórios iniciais podem ser frustrantes, visto que os pacientes evitativos não estão completamente seguros sobre o que eles temem. Eles muitas vezes recorrem a clichês psiquiátricos, como a "rejeição". O terapeuta deve procurar mais detalhes acerca de situações reais para ajudar o paciente a ir além de explicações vagas para a evitação. Ele pode perguntar: "Qual foi sua fantasia acerca do que seus colegas de trabalho poderiam pensar a seu respeito quando você se sentou no refeitório com eles ontem?". De forma semelhante, as fantasias específicas podem ser exploradas no contexto da transferência. Os pacientes evitativos normalmente têm bastante ansiedade em relação à exposição inerente à psicoterapia. Quando um paciente fica ruborizado em relação a algo que foi verbalizado, o terapeuta pode perguntar: "Você poderia partilhar comigo o que é que o está constrangendo neste instante? Há alguma reação que você imagina que eu esteja tendo a algo que você acabou de dizer?" Ao procurar os detalhes de situações específicas, o paciente desenvolve uma consciência maior acerca dos correlatos cognitivos do afeto de vergonha.

> A senhorita O. O. era uma estudante de enfermagem de 24 anos que buscou a psicoterapia porque se sentia insatisfeita com sua vida, tinha dificuldades em estabelecer relações heterossexuais e experienciava ansiedade em situações sociais. Ela descreveu problemas crônicos por se sentir tímida e envergonhada na presença de homens. Visto que ela era excepcionalmente atraente, com frequência era convidada para sair, mas sua ansiedade em relação a cada encontro aumentava até o ponto em que ela tinha que beber para relaxar. Ela disse ao terapeuta que se sentia em risco de desenvolver uma dependência em relação ao álcool, porque era capaz de "se abrir" para um homem apenas quando estava sob o efeito da substância. A senhorita O. O. também observou a mesma experiência de ansiedade quando se percebeu "se soltando" com outras pessoas, como colegas da escola de enfermagem.
>
> Ela tentou fazer psicoterapia de grupo por vários meses, mas não conseguia falar e ficava muito retraída. Raramente falava por medo de "dizer coisas erradas". Quando começou a faltar as sessões de psicoterapia de grupo, ela racionalizou sua ausência dizendo que isso não importava, pois, de qualquer forma, ela não estava participando. A senhorita O. O. decidiu buscar a psicoterapia individual, pois pensava que seria mais fácil se abrir para uma pessoa do que para oito.
>
> Em sua terceira sessão de psicoterapia, ela começou a ficar em silêncio frequentemente. O terapeuta era paciente durante esses silêncios, mas depois de algumas sessões, ele observou que os silêncios pareciam ocorrer quando ela estava para experienciar fortes sentimentos. Ela reconheceu que tinha um medo terrível de perder o controle ao se tornar mais emocional. O terapeuta perguntou à senhorita O. O. se ela estava preocupada a respeito da reação dele à sua expressão de emoção. A senhorita O. O. disse que se sentia certa de que ele iria criticá-la e "envergonhá-la" por ela "agir como uma criancinha".
>
> A essa altura, o terapeuta perguntou à senhorita O. O. se esse medo estava fundamentado em quaisquer experiências passadas semelhantes. Ela se lançou a uma

extensa descrição de como seu pai a tratava quando era criança. A senhorita O. O. disse que ele era "um homem grande, que não podia ser criticado, mas que se permitia criticar à vontade". Toda vez que levava um boletim escolar para casa, ele gritava com ela, perguntando: "Por que você não tirou 10?". A senhorita O. O. também se lembrou de derramar seu leite na mesa de jantar e de ser severamente reprimida pelo pai, que a criticou: "Por que você não pode ser mais parecida com sua irmã?". Com um considerável constrangimento, ela disse que seu pai jamais a fez se sentir confortável quanto ao fato de ser mulher. Ele caçoou dela no dia de sua menarca ao dizer que agora ela tinha uma desculpa para se sentir "mal" uma vez por mês. Ela lembrava ter ficado extraordinariamente magoada e de chorar por horas em seu quarto. Certo dia, ao chegar em casa, cheia de animação pelo fato de que havia sido escolhida como líder de torcida, seu pai a chamou de "vaidosa e mimada". Ela tinha uma forte convicção de que jamais seria capaz de corresponder às expectativas do pai.

A certa altura da terapia, a senhorita O. O. estava falando de sua dificuldade em ir a festas ou a outras ocasiões sociais. Novamente, o terapeuta perguntou sobre experiências passadas que poderiam estar relacionadas a esse medo. A senhorita O. O. se lembrou de que, quando era uma menininha, sua mãe a vestiu e a levou à casa de um amigo, e todos sempre comentavam como ela estava "bonitinha". Ela se recordava de seu sentimento de constrangimento diante desses elogios, como se estivesse "se exibindo". Conforme o terapeuta a ajudou a explorar aquele sentimento mais profundamente, a senhorita O. O. compreendeu que, em certa medida, ela havia gostado daquela exposição, porque recebera um *feedback* positivo em contraste com as críticas constantes do pai. O terapeuta a encorajou a comparecer a alguns dos eventos sociais para os quais ela era convidada para ver que outras associações vinham à sua mente durante um ataque de ansiedade.

Quando a senhorita O. O. começou a se socializar mais sem ficar alcoolizada antes, ela compreendeu que temia gostar de si mesma. Se desfrutasse dos elogios dos homens que pairavam em torno dela em eventos sociais, em seguida ela ficava convencida de que era "vaidosa e mimada" como seu pai havia dito. Essa convicção fazia ela se sentir uma "menina má".

O caso da senhorita O. O. ilustra que o sucesso em situações interpessoais muitas vezes pode ser temido em todos os aspectos como um fracasso. A emoção de uma demonstração exibicionista pode desencadear, automaticamente, repressões iniciais dos pais quanto a "se exibir". Muitos indivíduos com transtorno da personalidade evitativa temem se tornar intoxicados consigo próprios quando estão sob os holofotes. Essa dinâmica é central para a experiência do medo do palco (Gabbard, 1979, 1983). Coexistindo com o medo da senhorita O. O. de aproveitar seu momento no centro das atenções, havia outro medo de que ela ficasse aquém das altas expectativas que tinha colocado para si própria. Essas expectativas foram internalizadas por conviver com um pai que tinha expectativas excessivamente altas. Na terapia, ela acabou sendo capaz de reconhecer sua raiva intensa do pai por várias vezes envergonhá-la e fazê-la se sentir em conflito com relação à sua sexualidade e à sua feminilidade. Miller (1985) observou uma conexão consistente entre a inibição da raiva e a experiência da vergonha. A senhorita O. O. nunca conseguia expressar livremente sua raiva em relação ao pai e se sentia até mesmo envergonhada por ter esses sentimentos.

Transtorno da personalidade dependente

A dependência, como a rejeição, tornou-se um clichê psiquiátrico. Todos são dependentes em algum nível, e a maioria dos pacientes em um contexto clínico tem algum conflito sobre seus sentimentos de dependência. Particularmente na cultura dos Estados Unidos, na qual um mito poderoso se centra no individualismo rude e na independência, a palavra "dependência" é muitas vezes usada de modo pejorativo. Contudo, os psicólogos do *self* argumentariam que a verdadeira independência não é nem possível, nem desejável (ver Cap. 2). A maioria de nós necessita de várias funções do *self*-objeto, como aprovação, empatia, validação e admiração para nos sustentar e regular nossa autoestima.

A categoria do DSM-5 de transtorno da personalidade dependente (TPD) é pensada de modo a apreender uma dependência tão extrema que seja patológica (Quadro 19-3). Os indivíduos com tal condição são incapazes de tomar decisões por si próprios, são incomumente submissos, estão sempre necessitando de segurança e não conseguem funcionar bem sem alguém que tome conta deles.

O TPD, como o transtorno da personalidade evitativa, raramente é utilizado como um diagnóstico único ou principal. Vários estudos (Bornstein, 1995; Loranger, 1996; Skodol et al., 1996) demonstraram taxas de comorbidade altas para pacientes com TPD. Estão incluídos entre as condições frequentemente encontradas em conjunto com o TPD a depressão maior, o transtorno bipolar, alguns transtornos de ansiedade e os transtornos alimentares. Skodol e colaboradores (1996) sugeriram que não há qualquer relação específica entre o TPD e a depressão. O TPD simplesmente apresenta um conjunto de comportamentos e traços mal adaptativos que atravessam um amplo espectro da psicopatologia da personalidade e estão relacionados a uma variedade de sofrimentos psicológicos. De fato, a maioria dos estudos demonstra que um paciente diagnosticado com TPD também preenche critérios para vários outros transtornos da personalidade. Embora mais de 50% dos pacientes diagnosticados com TPD também recebam o diagnóstico de transtorno da personalidade *borderline*, os dois diagnósticos podem ser diferenciados com base em aspectos determinantes dos padrões de relacionamento. Os pacientes *borderline* reagem ao abandono com raiva e manipulação, enquanto os pacientes dependentes se tornam submissos e apegados (Hirschfeld et al., 1991). Além disso, a qualidade intensa e instável das relações dos pacientes *borderline* não é encontrada nas relações das pessoas com TPD.

Um levantamento norueguês descobriu que a prevalência do TPD é de 1,5%, com a prevalência duas vezes maior em mulheres do que em homens (Torgerson et al., 2001). No entanto, esse fato pode estar relacionado a estereótipos de gênero arraigados na cultura que sugerem que a dependência é mais aceitável em mulheres

QUADRO 19-3	Critérios para o transtorno da personalidade dependente do DSM-5

301.6 (F60.7)

Uma necessidade difusa e excessiva de ser cuidado que leva a comportamento de submissão e apego e a medos de separação que surge no início da vida adulta e está presente em vários contextos, conforme indicado por cinco (ou mais) dos seguintes:
1. Tem dificuldades em tomar decisões cotidianas sem uma quantidade excessiva de conselhos e reasseguramento de outros.
2. Precisa que outros assumam responsabilidade pela maior parte das principais áreas de sua vida.
3. Tem dificuldades em manifestar desacordo com outros devido a medo de perder apoio ou aprovação. (Nota: Não incluir os medos reais de retaliação.)
4. Apresenta dificuldade em iniciar projetos ou fazer coisas por conta própria (devido mais a falta de autoconfiança em seu julgamento ou em suas capacidades do que a falta de motivação ou energia).
5. Vai a extremos para obter cuidado e apoio de outros, a ponto de voluntariar-se para fazer coisas desagradáveis.
6. Sente-se desconfortável ou desamparado quando sozinho devido a temores exagerados de ser incapaz de cuidar de si mesmo.
7. Busca com urgência outro relacionamento como fonte de cuidado e amparo logo após o término de um relacionamento íntimo.
8. Tem preocupações irreais com medos de ser abandonado à própria sorte.

Fonte: Reimpresso a partir do *Manual diagnóstico e estatístico de transtornos mentais*, 5ª Edição. Washington, D.C., *American Psychiatric Publishing*, 2003 Usado sob permissão. Copyright © 2013 American Psychiatric Association.

do que em homens e que permitem às mulheres expressar a dependência de forma mais evidente.

Compreensão psicodinâmica

Embora os primeiros escritores psicanalíticos acreditassem que os problemas com a dependência fossem conectados a perturbações durante a fase oral do desenvolvimento psicossexual, essa visão não é completamente aceita hoje (Gunderson, 1988). Essa formulação tem o mesmo problema de outras explicações para uma psicopatologia baseadas em fases específicas. Um padrão difuso de reforço dos pais em relação à dependência ao longo de todas as fases do desenvolvimento é mais propensa a influenciar na experiência de pacientes com TPD. Um estudo empírico (Head et al., 1991) descobriu que as famílias de pessoas com TPD eram caracterizadas por expressividade baixa e controle alto, em contraste com famílias em um grupo-controle clínico e um grupo-controle saudável. Outro estudo sobre o ambiente familiar inicial (Baker et al., 1996) constatou que as famílias de pacientes com TPD apresentavam pouca independência e controle alto.

O apego inseguro é uma marca distintiva do TPD, e estudos de pacientes com TPD (West et al., 1994) constataram um padrão de apego emaranhado. Muitos desses pacientes cresceram com pais que, de uma maneira ou de outra, comunicavam que a independência era cheia de perigos. Eles podem ter sido sutilmente recompensados por manter lealdade aos pais, que pareciam rejeitá-los em face de qualquer movimento em direção à independência. A dependência interpessoal também parece ter uma influência genética modesta, associada a fatores ambientais que contribuem para o quadro clínico (O'Neill e Kendler, 1998); dessa forma, um temperamento de base biológica também pode ser um fator etiológico no quadro geral.

Borstein (1993) afirmou que a dependência e a passividade não devem ser automaticamente equiparadas. A motivação central de pacientes com TPD é obter e manter relações de cuidado e apoio. Para atingir esse objetivo, eles podem se engajar em comportamentos ativos e assertivos que são bastante adaptativos. Por exemplo, os pacientes com TPD estão mais propensos a pedir *feedbacks* em testes psicológicos, a solicitar ajuda quando têm de resolver problemas difíceis em ambientes laboratoriais e a buscar atenção médica quando sintomas físicos ocorrem.

Uma postura submissa em relação a outras pessoas pode ter uma miríade de significados. Da mesma forma que o paciente evitativo foge da exposição como um resultado de fatores inconscientes determinados de forma múltipla, o paciente dependente busca cuidado por causa das ansiedades que subjazem à superfície. O clínico deve perguntar a cada indivíduo: "O que há com relação à independência ou à separação que é assustador?". O apego dependente muitas vezes mascara a agressividade. Ele pode ser visto como uma formação de compromisso, no sentido em que defende contra a hostilidade que também é expressa de forma concomitante. Como muitos profissionais da saúde mental sabem por experiência própria, a pessoa que é objeto do apego do paciente dependente pode experienciar as demandas do paciente como hostis e atormentadoras.

O comportamento dependente também pode ser uma forma de evitar a reativação de experiências traumáticas passadas. O terapeuta deve explorar com o paciente quaisquer memórias de separações passadas e seus impactos.

> O senhor P. P. tinha 29 anos, era casado e funcionário dos correios. Ele possuia um transtorno distímico de longa duração e reclamava cronicamente de insônia, falta de energia, dificuldade para tomar decisões e ansiedade. Ainda assim, ele conseguia realizar seu trabalho de forma conscienciosa, mesmo quando achava que era difícil tomar qualquer iniciativa quando isso era esperado dele. Antes de sua hospitalização psiquiátrica, em função de desejos e pensamentos suicidas, o senhor P. P. se desfez em lágrimas em frente a seu supervisor quando foi dito que ele não estava fazendo seu trabalho de maneira adequada.
>
> Durante a entrevista de admissão para a hospitalização, o senhor P. P. expressou uma preocupação extrema sobre o fato de estar longe de sua esposa, mesmo compreendendo que seus desejos suicidas eram suficientemente perigosos para justificar o tratamento hospitalar. A senhora P. P. explicou que seu marido nunca gostou de ficar longe dela. Ele se apoiava nela para tomar todas as decisões em casa e não conseguia funcionar muito bem sem ela. Quase que imediatamente depois de ter sido admitido, o senhor P. P. se aferrou a uma paciente do sexo feminino aproximadamente da mesma idade dele, procurando sua orientação da mesma forma

que se relacionava com a esposa. Ele fazia todas as suas refeições e passava todo o seu tempo livre com ela quando não estava envolvido em atividades de tratamento. Ele não fez qualquer insinuação sexual em relação a essa paciente e simplesmente relatava que se sentia seguro em sua companhia.

A história do senhor P. P. revela um padrão de dependência ansiosa ao longo de sua vida. Ele sempre experimentou uma ansiedade considerável diante da possibilidade de fazer algo sozinho ou de iniciar qualquer plano de ação sem consultar outras pessoas. Ele tinha fobia da escola quando começou o ensino fundamental, e sua mãe disse que ele chorava até que ela o levasse para casa. De forma semelhante, quando tinha 10 anos, ele foi enviado à casa do tio para passar a noite e chorou tanto que sua mãe teve que retornar à casa do tio para buscá-lo. Ao se formar no ensino médio, todos os seus amigos e colegas se alistaram nas forças armadas, e ele seguiu o exemplo deles. Depois de serem dispensados de suas funções, eles foram trabalhar na agência dos correios, de modo que ele se candidatou a uma vaga com seus amigos e colegas. Qualquer ação independente de sua parte parecia reativar a ansiedade dolorosa associada às separações precoces. Ele se comportava como se estivesse convencido de que seria abandonado por qualquer comportamento autônomo.

As origens da dependência do senhor P. P. e da ansiedade de separação se tornaram mais claras quando sua mãe começou a ligar para ele no hospital. Ela reclamava de sua decisão de ser hospitalizado: "Como você pode justificar o fato de ficar longe de nós dessa maneira? Sua condição não pode ser tão ruim. E se precisarmos de você para algo e não estiver disponível?" O paciente explicou que, mesmo sendo adulto, ele respondia às ligações da mãe para ir à casa dela a cada semana para realizar várias tarefas domésticas. Além disso, seus pais praticamente não se comunicavam um com o outro e sua mãe contava com ele para conversar. O senhor P. P. cresceu em uma família em que sua mãe havia transmitido uma mensagem clara: que ela precisava dele como um apoio em relação a seu marido emocionalmente distante. A independência era, dessa forma, vista como uma ação agressiva e desleal, que levaria à perda do amor da mãe.

Considerações psicoterapêuticas

Como foi observado anteriormente neste capítulo, dois ensaios controlados randomizados (Svartberg et al., 2004; Winston et al., 1994) sugeriram que 40 sessões semanais de psicoterapia dinâmica são altamente efetivas no tratamento de pacientes com transtornos da personalidade do Grupo C. Os pacientes com TPD também tendem a ter uma taxa de perdas nas pesquisas mais baixa do que indivíduos com outros transtornos da personalidade (Karterud et al., 2003; Shea et al., 1990). Ao usar o modelo de fobia afetiva (Svartberg e McCullough, 2010), pode-se procurar sentimentos subjacentes de apego a outras pessoas, bem como todos os problemas incorporados ao senso de relação que um indivíduo tem com os demais. A complacência excessiva dos pais é uma fonte de dificuldade, a qual pode criar uma combinação de raiva e dependência, muitas vezes referida como *dependência hostil*. As crianças que foram criadas com grande independência ou isolamento no início da vida também podem ter ansiedade com relação à independência associada ao apego inseguro, e podem se comportar de uma maneira apegada ou dependente para lidar com isso. A psicoterapia com esses pacientes apresenta um dilema terapêutico imediato: para que superem seus problemas com a dependência, eles devem primeiramente desenvolver uma dependência em relação a seus terapeutas. Esse dilema muitas vezes se transforma em uma forma específica de resistência, na qual o paciente vê a dependência do terapeuta como um fim em si mesmo, em vez de um meio para se chegar a um fim. Depois de um período de terapia, esses pacientes podem esquecer a natureza da queixa que os levou ao tratamento e seu único propósito se torna a manutenção de seu apego ao terapeuta. Temendo o fim do processo terapêutico, eles podem lembrar repetidamente o terapeuta do quão horríveis eles se sentem para que assegurem a continuação do tratamento. Se o terapeuta faz um comentário em relação a alguma melhora, o paciente, de forma paradoxal, pode piorar em função de o pensamento de melhora ser equiparado ao fim do tratamento.

Uma regra importante no tratamento de pacientes dependentes é recordar que o que eles dizem que querem provavelmente não é aquilo de que precisam. Eles tentam fazer o terapeuta dizer para eles o que devem fazer, permitindo, assim, a continuação da dependência e a conivência com o comportamento de evitação de tomada de decisões ou de afirmação dos próprios desejos. O terapeuta deve se sentir confortável ao frustrar esses desejos e, em vez de satisfazê-los, deve promover o pensamento e a ação independentes no paciente. O terapeuta deve transmitir que a ansiedade produzida por essa frustração é tolerável e produtiva, uma vez que pode levar a associações sobre as origens da dependência e dos medos relacionados a ela.

Outro desenvolvimento de transferência comum é a idealização do terapeuta (Perry, 2014). O paciente pode começar a olhar o terapeuta como onisciente e apresentar um desejo de transferir toda a responsabilidade por decisões importantes para o terapeuta. Com frequência, os pacientes têm a fantasia de que a solução de todos os seus problemas é vir a ser exatamente como o terapeuta. O desejo de ignorar o difícil trabalho de encontrar um autêntico senso de *self*, separado do terapeuta, precisa ser interpretado e confrontado conforme a terapia progride. O paciente pode mesmo tentar minar os objetivos terapêuticos para demonstrar que não consegue pensar ou funcionar sem depender do terapeuta.

A psicoterapia dinâmica com tempo limitado tem sido bem-sucedida com vários pacientes com TPD (Gunderson, 1988). Saber desde o início da psicoterapia que a relação entre paciente e terapeuta terminará depois de 12, 16 ou 20 sessões, força os indivíduos com TPD a confrontar suas mais profundas ansiedades relativas à perda e à independência. Além disso, essa abordagem também ajuda o paciente a lidar com fantasias poderosas envolvendo a infindável disponibilidade de figuras cuidadoras. Quando a terapia de longo prazo e sem fim predeterminado chega a um "beco sem saída", uma modificação para a técnica de tempo limitado pode ser utilizada, estabelecendo-se um prazo para o término do tratamento. As ansiedades que podem ter ficado adormecidas são rapidamente trazidas à tona com o fim da terapia à vista.

Um subgrupo de pacientes dependentes é simplesmente incapaz ou relutante em fazer uso da estrutura da psicoterapia breve. A perspectiva de perder o terapeuta depois de "recém ter começado" gera muita ansiedade. Devido a menores quantidades de força do ego ou maiores graus de ansiedade de separação, esses pacientes precisam desenvolver uma transferência dependente positiva em relação ao terapeuta por um longo período de tempo. No entanto, ganhos terapêuticos consideráveis são possíveis com essa estratégia de apoio, como foi documentado pela pesquisa de Wallerstein (1986) (discutida no Cap. 4). Alguns pacientes mudam como parte de um "intercâmbio transferencial" (Wallerstein, 1986, p. 690) com o terapeuta. Eles estão disposto a fazer algumas alterações em sua vida em troca da aprovação do terapeuta. Outros podem se tornar "pacientes para a vida toda", que podem manter a mudança enquanto souberem que o terapeuta sempre estará lá para eles. Esses pacientes podem ser bem-sucedidos mesmo quando o terapeuta reduz o número de sessões para uma a cada dois ou três meses, contanto que não haja ameaça de fim do tratamento (Gabbard, 2009).

No caso de pacientes com TPD, questões culturais devem ser consideradas na compreensão diagnóstica e devem ser levadas em conta no planejamento do tratamento. Em algumas culturas, a dependência não apenas é esperada, mas apreciada como uma forma de lealdade a membros mais velhos da família. Quando os membros da família acompanham o paciente a uma consulta, há uma oportunidade de compreender a família e as visões culturais de dependência, bem como se pode incorporá-las ao tratamento. Quando uma autonomia crescente do paciente é experimentada como uma ameaça à família, o terapeuta pode considerar a terapia familiar como um tratamento adjunto (Perry, 2005).

Os pacientes com TPD normalmente evocam problemas contratransferenciais relacionados a conflitos de dependência em profissionais envolvidos em seu tratamento. Os médicos em geral, e os psiquiatras em particular, podem se sentir em conflito sobre a própria dependência (Gabbard, 1985; Gabbard e Menninger, 1988; Vaillant et al., 1972). Os psicoterapeutas devem estar atentos ao desdém ou ao desprezo contratransferencial em relação ao paciente dependente. Os anseios do paciente podem suscitar os anseios inconscientes do terapeuta, e uma sintonia empática com esses desejos de dependência pode ser algo acentuadamente desconfortável. Os terapeutas que repudiam os anseios de seus pacientes podem estar repudiando os próprios anseios também. Outras dificuldades contratransferenciais incluem sentir-se agradado pela idealização do paciente, o que leva o terapeuta a evitar confrontar-se com a falta de mudança real por parte do paciente (Perry, 2014). Os terapeutas podem também se tornar excessivamente autoritários e diretivos, sobretudo se o paciente permanece em relações abusivas e não dá atenção à advertência do terapeuta de que a relação é destrutiva.

Um axioma básico da psicoterapia psicodinâmica é que ela é não coerciva – ninguém pode obrigar uma pessoa a fazer qualquer coisa. Por isso, uma posição contratransferencial a ser evitada é aquela na qual o terapeuta trabalha mais duro do que o paciente para tentar fazê-lo "crescer" ou separá-lo da família. O paciente e a família podem ter razões pelas quais eles preferem ficar juntos que estão superando quaisquer esforços do terapeuta para ajudá-los a se separarem. Frequentemente, há um efeito paradoxal de desistir de uma posição em que se tentar fazer o paciente deixar sua casa e, em vez disso, o terapeuta se foca em como a família vê a situação. Em outras palavras, o terapeuta pode perguntar à família e ao paciente: "O que vocês acham da possibilidade de permitir que o paciente continue a viver com a família?". Essa abordagem tira do terapeuta a aparência de estar tentando "arrancar" o paciente do sistema familiar. Isso também facilita a introspecção da família em relação ao paciente sobre o que eles realmente querem e o que temem se houver qualquer mudança. Os terapeutas atuais normalmente veem como uma "falha na decolagem" de jovens adultos que estão incorporados em um sistema familiar que é repleto de ansiedades. Uma exploração aprofundada desses medos pode ser a melhor e menos julgadora abordagem em relação ao paciente dependente.

Outros transtornos da personalidade especificados e não especificados

Tendo completado nosso levantamento dos transtornos da personalidade do DSM-5, vale a pena observar que os pacientes geralmente não apresentam "culturas puras" de um único transtorno da personalidade. É comum que os paciente apresentem traços e características de mais de um transtorno da personalidade do DSM-5. Segundo o DSM-5, o clínico tem duas opções nessas situações. A categoria *outro transtorno da personalidade especificado* é usada nas situações em que o clínico deseja comunicar a razão específica pela qual a apresentação não satisfaz os critérios para qualquer transtorno da personalidade em particular.

A alternativa é o *transtorno da personalidade não especificado*, na qual os sintomas de sofrimento clinicamente significativo ou prejuízo nas áreas social ou ocupacional de funcionamento estão presentes, mas não preenchem os critérios para quaisquer dos transtornos no DSM-5. A categoria transtorno da personalidade não especificado é usada nas situações em que o clínico opta por não definir a razão pela qual os critérios não são preenchidos para quaisquer transtornos da personalidade. Essa categoria inclui situações nas quais são necessárias mais informações.

Essa discussão acerca de características da personalidade que não se enquadram em categorias puras é uma observação auspiciosa e adequada para encerrar este livro. O psiquiatra dinâmico fica intrigado com a singularidade e as idiossincrasias do indivíduo. De fato, os psiquiatras dinâmicos estão mais interessados em como os pacientes diferem uns dos outros do que em como eles são semelhantes. Esse axioma em nenhuma parte é mais relevante do que na situação dos transtornos da personalidade. Contudo, independentemente do diagnóstico, o psiquiatra dinâmico está sempre tratando tanto a pessoa quanto a doença, sabendo que aquela sempre afeta esta.

Referências

Abraham K: Contributions to the theory of the anal character (1921), in Selected Papers of Karl Abraham, MD. London, Hogarth Press, 1942, pp 370–392

Alden LE, Laposa JM, Taylor CT, et al: Avoidant personality disorder: current status and future directions. J Pers Disord 16:1–29, 2002

American Psychiatric Association: Diagnostic and Statistical Manual of Mental Disorders, 5th Edition. Washington, DC, American Psychiatric Association, 2013

Baer L, Jenike MA, Ricciardi JN, et al: Standardized assessment of personality disorders in obsessive-compulsive disorder. Arch Gen Psychiatry 47:826–830, 1990

Baker JD, Capron EW, Azorlosa J: Family environment characteristics of persons with histrionic and dependent personality disorders. J Pers Disord 10:81–87, 1996

Bejerot S, Ekselius L, von Konorring L: Comorbidity between obsessive-compulsive disorder (OCD) and personality disorders. Acta Psychiatr Scand 97:398–402, 1998

Bornstein RF: The Dependent Personality. New York, Guilford, 1993

Bornstein RF: Comorbidity of dependent personality disorder and other psychological disorders: an integrative review. J Pers Disord 9:286–303, 1995

Broucek FJ: Shame and its relationship to early narcissistic developments. Int J Psychoanal 63:369–378, 1982

Cloninger CR, Svrakic DM, Pryzbeck TR: A psychobiological model of temperament and character. Arch Gen Psychiatry 50:975–990, 1993

Connors ME: The renunciation of love: dismissive attachment and its treatment. Psychoanalytic Psychology 14:475–493, 1997

Cooper S: Obsessional thinking: the defence against loss. Br J Psychother 16:412–422, 2000

Diaferia G, Bianchi I, Bianchi ML, et al: Relationship between obsessive-compulsive personality disorder and obsessive-compulsive disorder. Compr Psychiatry 38:38–42, 1997

Dickinson KA, Pincus AL: Interpersonal analysis of grandiose and vulnerable narcissism. J Pers Disord 17:188–207, 2003

Emmelkamp PM, Benner A, Kuipers A, et al: Comparison of brief dynamic and cognitive-behavioral therapies in avoidant personality disorder. Br J Psychiatry 189:60–64, 2006

Freud S: Character and anal erotism (1908), in The Standard Edition of the Complete Psychological Works of Sigmund Freud, Vol 9. Translated and edited by Strachey J. London, Hogarth Press, 1959, pp 167–175

Gabbard GO: Stage fright. Int J Psychoanal 60:383–392, 1979

Gabbard GO: The exit line: heightened transference-countertransference manifestations at the end of the hour. J Am Psychoanal Assoc 30:579–598, 1982

Gabbard GO: Further contributions to the understanding of stage fright: narcissistic issues. J Am Psychoanal Assoc 31:423–441, 1983

Gabbard GO: The role of compulsiveness in the normal physician. JAMA 254:2926–2929, 1985

Gabbard GO: What is a "good enough" termination? J Am Psychoanal Assoc 57:575–594, 2009

Gabbard GO, Bartlett AB: Selective serotonin reuptake inhibitors in the context of an ongoing analysis. Psychoanalytic Inquiry 18:657–672, 1998

Gabbard GO, Menninger RW: The psychology of the physician, in Medical Marriages. Edited by Gabbard GO, Menninger RW. Washington, DC, American Psychiatric Press, 1988, pp 23–38

Gabbard GO, Newman CF: Psychotherapy of obsessive-compulsive personality disorder, in Oxford Textbook of Psychotherapy. Edited by Gabbard GO, Beck J, Holmes JA. Oxford, England, Oxford University Press, 2005

Grant BF, Hasin DS, Stinson FS, et al: Prevalence, correlates and disability of personality disorders in the United States: results from the National Epidemiologic Survey on Alcohol and Related Conditions. J Clin Psychiatry 65:948–958, 2004

Gunderson JG: Personality disorders, in The New Harvard Guide to Psychiatry. Edited by Nicholi AM Jr. Cambridge, MA, Belknap Press, 1988, pp 337–357

Head SB, Baker JD, Williamson DA: Family environment characteristics and dependent personality disorder. J Pers Disord 5:256–263, 1991

Hirschfeld RMA, Shea MT, Weise R: Dependent personality disorder: perspectives for DSM-IV. J Pers Disord 5:135–149, 1991

Horowitz MJ: Introduction to Psychodynamics: A New Synthesis. New York, Basic Books, 1988

Jones E: Anal-erotic character traits, in Papers on Psycho-Analysis, 5th Edition. Baltimore, MD, Williams & Wilkins, 1948, pp 413–437

Josephs L: Character Structure and the Organization of the Self. New York, Columbia University Press, 1992

Kagan J, Reznick JS, Snidman N: Biological bases of childhood shyness. Science 240:167–171, 1988

Karterud S, Pedersen G, Bjordal E, et al: Day treatment of patients with personality disorders: experiences from a Norwegian treatment research network. J Pers Disord 17:243–262, 2003

Loranger AW: Dependent personality disorder: age, sex, and Axis I comorbidity. J Nerv Ment Dis 184:17–21, 1996

McCullough PK, Maltsberger JT: Obsessive-compulsive personality disorder, in Treatments of Psychiatric Disorders, Vol 2, 3rd Edition. Edited by Gabbard GO. Washington, DC, American Psychiatric Publishing, 2001, pp 2341–2352

McGlashan TH, Grilo CM, Sanislow CA, et al: Two-year prevalence and stability of individual DSM-IV criteria for schizotypal, borderline, avoidant and obsessive-compulsive personality disorders: toward a hybrid model of Axis II disorders. Am J Psychiatry 162:883–889, 2005

Menninger WC: Characterologic and symptomatic expressions related to the anal phase of psychosexual development. Psychoanal Q 12:161–193, 1943

Meyer B, Carver CS: Negative childhood accounts, sensitivity, and pessimism: a study of avoidant personality disorder features in college students. J Pers Disord 14:233–248, 2000

Miliora MT: Facial disfigurement: a self-psychological perspective on the "hide-andseek" fantasy of an avoidant personality. Bull Menninger Clin 62:378–394, 1998

Miller S: The Shame Experience. Hillsdale, NJ, Analytic Press, 1985

Moser JS, Slane JD, Burt SA, et al: Etiologic relationships between anxiety and dimensions of maladaptive perfectionism in young adult female twins. Depress Anxiety 29:47–53, 2012

Munich RL: Transitory symptom formation in the analysis of an obsessional character. Psychoanal Study Child 41:515–535, 1986

Nachmias M, Gunnar M, Mangelsdorf S, et al: Behavioral inhibition and stress reactivity: the moderating role of attachment security. Child Dev 67:508–522, 1996

Nathanson DL: A timetable for shame, in The Many Faces of Shame. Edited by Nathanson DL. New York, Guilford, 1987, pp 1–63

Newman CF, Fingerhut R: Psychotherapy for avoidant personality disorder, in Oxford Textbook of Psychotherapy. Edited by Gabbard GO, Beck JS, Holmes JA. Oxford, England, Oxford University Press, 2005

O'Neill FA, Kendler KS: Longitudinal study of interpersonal dependency in female twins. Br J Psychiatry 172:154–158, 1998

Perry JC: Dependent personality disorder, in Oxford Textbook of Psychotherapy. Edited by Gabbard GO, Beck J, Holmes JA. Oxford, Oxford University Press, 2005

Perry JC: Cluster C personality disorders: avoidant, obsessive-compulsive and dependent, in Gabbard's Treatment of Psychiatric Disorders, 5th Edition. Edited by Gabbard GO. Washington, DC, American Psychiatric Publishing, 2014

Rasmussen SA, Tsuang MT: Clinical characteristics and family history in DSM-III obsessive-compulsive disorder. Am J Psychiatry 143:317–322, 1986

Rettew DC: Avoidant personality disorder, generalized social phobia, and shyness: putting the personality back into personality disorders. Harv Rev Psychiatry 8: 283–297, 2000

Rosen KV, Tallis F: Investigation into the relationship between personality traits and OCD. Behav Res Ther 33:445–450, 1995

Salzman L: The Obsessive Personality: Origins, Dynamics, and Therapy. New York, Science House, 1968

Salzman L: Treatment of the Obsessive Personality. New York, Jason Aronson, 1980

Salzman L: Psychoanalytic therapy of the obsessional patient. Curr Psychiatr Ther 22:53–59, 1983

Samuels J, Nestadt G, Bienvenu OJ, et al: Personality disorders and normal personality dimensions in obsessive-compulsive disorder. Br J Psychiatry 177:457–462, 2000

Shapiro D: Neurotic Styles. New York, Basic Books, 1965

Shea MT, Pilkonis PA, Beckham E, et al: Personality disorders and treatment outcome in the NIMH Treatment of Depression Collaborative Research Program. Am J Psychiatry 147:711–718, 1990

Skodol AE, Gallaher PE, Oldham JM: Excessive dependency and depression: is the relationship specific? J Nerv Ment Dis 184:165–171, 1996

Skodol AE, Stout RL, McGlashan TH, et al: Co-occurrence of mood and personality disorders: a report from the Collaborative Longitudinal Personality Disorders Study (CLPS). Depress Anxiety 10:175–182, 1999

Sutherland SM, Frances A: Avoidant personality disorder, in Treatments of Psychiatric Disorders, Vol 2, 2nd Edition. Edited by Gabbard GO. Washington, DC, American Psychiatric Press, 1995, pp 2345–2353

Svartberg M, McCullough L: Cluster C personality disorders: prevalence, phenomenology, treatment effects, and principles of treatment, in Psychodynamic Psychotherapy for

Personality Disorders: A Clinical Handbook. Edited by Clarkin JF, Fonagy P, Gabbard GO. Washington, DC, American Psychiatric Publishing, 2010, pp 337–367

Svartberg M, Stiles TC, Seltzer MH: Randomized, controlled trial of the effectiveness of short-term dynamic psychotherapy and cognitive therapy for Cluster C personality disorders. Am J Psychiatry 161:810–817, 2004

Torgersen S, Kringlen E, Cramer V: The prevalence of personality disorders in a community sample. Arch Gen Psychiatry 58:590–596, 2001

Town JM, Hardy GE, McCullough L, et al: Patient affect experiencing following therapist interventions in short-term dynamic psychotherapy. Psychother Res 22:208–219, 2012

Vaillant GE, Sobowale NC, McArthur C: Some psychologic vulnerabilities of physicians. N Engl J Med 287:372–375, 1972

Wallerstein RS: Forty-Two Lives in Treatment: A Study of Psychoanalysis and Psychotherapy. New York, Guilford, 1986

West M, Rose S, Sheldon-Keller A: Assessment of patterns of insecure attachment in adults and application to dependent and schizoid personality disorders. J Pers Disord 8:249–256, 1994

Winston A, Laikin M, Pollack J, et al: Short-term psychotherapy of personality disorders. Am J Psychiatry 151:190–194, 1994

Wurmser L: The Mask of Shame. Baltimore, MD, Johns Hopkins University Press, 1981

Índice

Os números reproduzidos em **negrito** se referem a quadros e figuras.

AA. *Ver* Alcoólicos Anônimos
Abandono
   compulsão alimentar e medo de, 369
   transtorno da personalidade *borderline* e, 434, 440-441
   transtorno da personalidade esquizoide e, 415-416
Abraham, Karl, 223
Ab-reação, e psicologia do ego, 34
Abstinência
   psicoterapia expressiva de apoio e conceito de, 104-106
   transtornos relacionados a substâncias e, 351
Abuso de cocaína, 352, 353, 356
Abuso de substâncias. *Ver também* Transtornos relacionados a substâncias
   fatores de risco para suicídio e, 245
   parafilias e, 324
   patologia antissocial do caráter e, 518
   terapia de grupo e, 142
   transtorno da personalidade antissocial e, 530-531
   transtorno da personalidade histriônica e, 548
Abuso físico. *Ver também* Violência doméstica
   depressão e, 226
   transtorno da personalidade antissocial e, 523
   transtorno da personalidade *borderline* e, 434, 435, 437-438
   transtorno de estresse pós-traumático e, 282
Abuso sexual
   depressão e, 221, 226
   disfunções sexuais e, 333-334
   fatores de risco para o suicídio e, 230-231
   funcionamento cerebral e efeitos biológicos do, 5
   pedofilia e, 320, 321
   sadismo e masoquismo, 317
   transtorno da personalidade *borderline* e, 434
   transtorno da personalidade histérica e, 557
   transtorno de pânico e, 264-265
   transtornos dissociativos e, 286, 291, 292, 294
Acasalamento, e terapia de grupo, 136-137
Acetato de ciproterona, 325
Adequação de modelo de encaixe, de parentalidade, 15-16, 43
Adesão, à farmacoterapia
   abordagens psicodinâmicas para, 150
   aliança terapêutica e, 155
   depressão e, 242
   esquizofrenia e, 194
   psicoterapia e, 156-157
   resistência e, 154
   transtorno bipolar e, 150, 236
Adição à heroína, 353
Adições a opiáceos, 354

Afeto. *Ver também* Fobia de afeto; Emoção(ões)
  exame do estado mental e, 86
  isolamento de, **38**
  transtornos relacionados a substâncias e, 353, 354
Agonistas parciais do hormônio liberador de gonadotrofina, 325
Agorafobia, 262, 272
Agressividade. *Ver também* Violência
  depressão e, 224
  mania e, 235
  pedofilia e, 321
  pesquisa com primatas sobre influências genéticas e ambientais sobre, 16-18
  suicídio e, 229, 230
  transtorno da personalidade *borderline* e, 455
  transtorno da personalidade dependente e, 600-601
  transtorno da personalidade narcisista e, 492
  transtorno da personalidade obsessivo-compulsiva e, 579-580
  transtorno da personalidade paranoide e, 409-410
Alcóolicos Anônimos (AA), 346-348, 350-351
Alcoolismo, tratamento do, 347-351
Aliança de grupo, e terapia de grupo, 140
Aliança de trabalho, 115
Aliança terapêutica. *Ver também* Pacientes; Terapeuta(s)
  anorexia nervosa e, 364
  bulimia nervosa e, 372-373
  depressão e, 236-237
  esquizofrenia, 200-202
  farmacoterapia e, 154-157
  parafilias e, 326
  psicoterapia expressiva de apoio e, 110-111, 115
  terapia de grupo e, 140
  transtorno bipolar e, 236
  transtorno da personalidade *borderline* e, 446, 450-452, 460-461
  transtorno da personalidade narcisista e, 500-501
  transtorno de estresse pós-traumático e, 283, 285
  transtornos dissociativos e, 294
Alter ego, e psicologia do *self*, 52
Altruísmo, **39**
Alucinações, e exame do estado mental, 85
Ambiente acolhedor, e transtorno do espectro autista, 385
Amígdala. *Ver também* Cérebro; Neurobiologia
  transtorno da personalidade antissocial e, 522
  transtorno da personalidade *borderline* e, 438, 440
  transtorno de pânico e, 295
Amitriptilina, 233
Amnésia dissociativa, 288-289
Anamnese associativa, e entrevista clínica, 82
Anonimato, em psicoterapia expressiva de apoio, 104, 105
Anorexia nervosa
  bulimia nervosa e, 367
  compreensão psicodinâmica da, 358-362
  tratamento da, 362-367
Ansiedade
  doença de Alzheimer e, 390
  hierarquia de desenvolvimento da, 258, 259
  pais de pacientes anoréxicos e, 359-360
  visão de Freud acerca da, 257-258
Ansiedade de castração, 58, 312-313, 316, 319, 579
Ansiedade de desintegração, 258
Ansiedade de separação
  formas de ansiedade e, 258
  transtorno da personalidade *borderline* e, 440-441
  transtorno da personalidade histriônica e, 550
  transtorno de pânico e, 264
Ansiedade de sinal, 261, 264

Ansiedade persecutória, 258, 259
Antecipação, como mecanismo de defesa, 39
Antiandrogênicos, 325
Antidepressivos, e tratamento combinado para depressão, 233, 242. *Ver também* Inibidores seletivos da recaptação de serotonina
Antipsicóticos atípicos, 194, 445
Anulação, **38**
Apego ansioso-ambivalente, 63-64
Apego e teoria do apego
  avaliação e, 92
  depressão e, 225
  estrutura teórica da psiquiatria psicodinâmica e, 63-65
  farmacoterapia e, 151-152
  hospitais e, 166-168
  terapia familiar/de casal e, 148
  transtorno da personalidade *borderline* e, 435-436
  transtorno da personalidade dependente e, 599-601
  transtorno da personalidade narcisista e, 495
  transtorno da personalidade paranoide e, 402
  transtorno de pânico e, 264
  transtorno dissociativo de identidade e, 290-291
  transtornos alimentares e, 374
Apego evitativo, 63
Apego inseguro, 64, 92
Apego resistente, 63-64
Apego seguro, 63, 64, 92
Armas (armas de fogo), e risco de suicídio, 245
Ascetismo, **39**
Aspectos adaptativos, do ego, 39-40
Associação livre, e psicoterapia expressiva de apoio, 102-104
Ataques de pânico, 262
Atribuição de tarefa, e transtorno da personalidade evitativa, 595-596

Atuação
  como defesa primitiva, **37**
  emprego do termo por Freud, 178-179, 565
Autoestima
  avaliação da, 92
  depressão e, 226
  doença de Alzheimer e, 393
  psicologia do *self* e, 51, 54, 55
  transtorno da personalidade esquizoide e, 416-417
  transtorno da personalidade narcisista e, 486
  transtorno da personalidade obsessivo-compulsiva e, 580, 590
  transtorno da personalidade paranoide e, 402, 403, 405, 409-410
  transtorno do espectro autista e, 285-287
  transtornos relacionados a substâncias e, 349, 353
Autoexposição, e transtorno da personalidade evitativa, 594-595
Automedicação
  transtorno da personalidade *borderline* e, 443
  transtornos relacionados a substâncias e, 352, 353
Autoritarismo, e farmacoterapia, 151
Avaliação
  de características histéricas *versus* características histriônicas do paciente, 573
  de fobias, 272-273
  diagnóstico e, 88-94
  entrevista clínica e, 75-88
  etapas da, **95**
  exames físicos e neurológicos e, 88
  hospitalização e, 165

Balint, Michael, 43-44, 55
Benzodiazepínicos, 245, 445
Bion, Wilfred, 135-137, 201, 456
Bode expiatório, e terapia de grupo, 137, 470-471, 507
Borderline Personality Disorder: A Clinical Guide (Transtorno da personalidade *bor-*

derline: um guia clínico; Gunderson e Links, 2008), 449
Bowlby, John, 63, 225
Bruch, Hilde, 358-360
Bulimia nervosa
  compreensão psicodinâmica da, 367-369
  compulsão alimentar e, 357-358
  definição do conceito, 366-367
  tratamento da, 369-374
Bupropiona, 336-337

Características da personalidade, e anorexia nervosa, 361-362
Catexia, e esquizofrenia, 190, 191
Causa, e significado em psiquiatria psicodinâmica, 25
Cérebro. *Ver também* Amígdala; Lesão na cabeça; Hipocampo; Eixo hipotalâmico-hipofisário-suprarrenal; Neurobiologia
  conceito de mente em psiquiatria psicodinâmica e, 5-6, 442
  córtex orbitofrontal na superfície inferior do, 21
  posições relativas do córtex pré-frontal e do hipocampo, 13
  transtornos neurocognitivos e lesão no, 388
Ciclo de vida, e transtorno da personalidade narcisista, 507-509
Cisão
  contextos hospitalares e, 166, 167, 171-177
  definição de, **37**
  dissociação e, 292-293
  teoria das relações objetais e, 45-46
  transtorno da personalidade *borderline* e, 430-431, 437, 441-442, 460, 467-470
  transtorno da personalidade paranoide e, 401-402
  tratamento combinado e, 180-181
Cisão temporal, 460
Citrato de sildenafila, 331-332, 336-337
Clarificação, e psicoterapia expressiva de apoio, 108
Cleckley, Hervey, 515-516

Clomipramina, 233
Clozapina, 194
Cognição e estilo cognitivo. *Ver também* Memória; Transtornos neurocognitivos; Pensar e pensamento
  anorexia nervosa e distorção da, 366-367
  envelhecimento e declínio na, 388-389
  esquizofrenia e reabilitação, 206
  exame do estado mental e, 85
  transtorno da personalidade *borderline* e distorções da, 428-429
  transtorno da personalidade obsessivo-compulsiva e, 581-582
  transtorno da personalidade paranoide e, 401
Colaboração
  farmacoterapia e, 151, 156
  psicoterapia para transtorno da personalidade obsessivo-compulsiva e, 591
Comorbidade, de transtornos psiquiátricos
  bulimia nervosa e, 370, 372-373
  de transtornos da personalidade, 604
  depressão e, 243
  fobia social e, 271, 272
  parafilias e, 316, 324
  pedofilia e, 321, 322
  transtorno da personalidade antissocial e, 522
  transtorno da personalidade *borderline* e, 445
  transtorno de ansiedade generalizada e, 273
  transtornos de ansiedade e, 261-262
  transtornos relacionados a substâncias e, 349, 352
Complexo de Édipo, 42, 54, 58
Complexo de Édipo negativo, 58
Comportamento. *Ver também* Agressividade; Comportamento antissocial; Terapia cognitivo-comportamental; Hiperatividade; Impulsividade; Comportamento não verbal; Comportamento autodestrutivo; Sexualidade; Comportamento social
  inibição do e fobia social, 271

transtornos da personalidade histriônica e histérica e, 548
Comportamento antissocial
  como fator de risco para transtornos relacionados a substâncias, 349
  gênero e diagnóstico do transtorno da personalidade histérica, 552
  influências genéticas e ambientais sobre o, 18-19
  mania e, 531-532
  terapia familiar e prevenção de, 537-538
  transtorno da personalidade narcisista e, 499
Comportamento autodestrutivo
  em pacientes com transtorno dissociativo de identidade, 291-292, 303
  transtorno da personalidade *borderline* e, 459, 466-468
Comportamento não verbal
  exame do estado mental e, 86-87
  inconsciente e, 10
  transferência e, 20-21
Comportamentos sociais, e transtornos do espectro autista, 384. *Ver também* Relações interpessoais; Treinamento de habilidades sociais
Comunicação. *Ver também* Comportamento não verbal; Questões abertas
  manejo da cisão em contextos hospitalares e, 174-175
  modelo de duas pessoas de tratamento combinado e, 179-181
Condição catastrófica, e transtornos neurocognitivos, 388
Confiança, e transtorno da personalidade *borderline*, 442
Confidencialidade, e tratamento combinado, 180-181
Conflito
  definição de psiquiatria psicodinâmica e, 4
  psicologia do ego e, 35
  teoria das relações objetais e, 41, 44
  terapia familiar/de casal e, 144-147

transtorno da personalidade obsessivo-compulsiva e, 589
Confrontação, em psicoterapia
  psicoterapia expressiva de apoio e, 108
  transtorno da personalidade antissocial e, 536-537
  transtorno da personalidade narcisista e, 497-498, 501
  transtorno da personalidade obsessivo-compulsiva e, 589
  transtornos relacionados a substâncias e, 351
Conhecimento relacional implícito, 117-118
Conivência, e transtorno da personalidade antissocial, 533-534, 536-537
Conselho, e psicoterapia expressiva de apoio, 108-110
Constância objetal, e abuso de substâncias, 354
Consulta, e tratamento de doença de Alzheimer, 392
Consumer Reports, 128
Contextos ambulatoriais, e tratamento combinado, 179-181
Contextos com diversos profissionais envolvidos no tratamento. *Ver* Hospitais e hospitalização
Continuum expressivo de apoio, em psicoterapia individual, 99-101, 107
Contratos
  terapia focada na transferência para transtorno da personalidade *borderline* e, 453-454
  tratamento hospitalar de transtornos dissociativos e, 303-304
Contratransferência
  anorexia nervosa e, 365-367
  contextos hospitalares e, 165, 167, 169-172
  disfunções sexuais e, 338-339
  entrevista clínica e, 80-81
  farmacoterapia e, 153
  identificação projetiva e, 48
  neutralidade e, 105

pacientes suicidas e, 246-247
parafilias e, 323, 326, 329
princípios básicos de psiquiatria psicodinâmica e, 20-21
teoria relacional norte-americana e, 50
terapia de grupo e, 139
terapia familiar e, 143
transferência erótica e, 562-564
transtorno da personalidade antissocial e, 530-531, 533-537
transtorno da personalidade *borderline* e, 461-465, 467-470
transtorno da personalidade dependente e, 603
transtorno da personalidade narcisista e, 502-507
transtorno da personalidade obsessivo-compulsiva e, 587-588
transtorno da personalidade paranoide e, 405, 410-412
transtorno de compulsão alimentar e, 373-374
transtorno de estresse pós-traumático e, 285
transtornos da personalidade esquizotípica e esquizoide e, 418
transtornos dissociativos e, 296-303
Controle. *Ver também* Poder
  anorexia nervosa e, 359-360
  transtorno da personalidade obsessivo-compulsiva e, 580
  transtorno da personalidade paranoide e, 409-411
Crianças. *Ver* Desenvolvimento; Família; Negligência; Pais; Abuso físico; Abuso sexual
Criminosos sexuais, e parafilias, 324, 325
Cuidadores, e pacientes com doença de Alzheimer, 395
Culpa, vergonha distinta da, 486, 594-595
Cultura
  atitudes quanto à sexualidade e, 311-312
  construção de gênero e, 59
  formulação psicodinâmica e, 93

gênero e diagnóstico do transtorno da personalidade histérica, 551
narcisismo e, 482
pensamento paranoide e, 399
transtorno da personalidade dependente e, 598-599, 603
transtornos alimentares e, 357-358
Cura antitransferencial, 117-118

Defesas maduras, **39**
Defesas maníacas, e depressão, 223-224
Defesas narcisistas, e transtorno do espectro autista, 386
Defesas neuróticas, **38**
Defesas primitivas, 36, **37-38**
Déficit, e teoria das relações objetais, 44
Déficit de opioides, e transtorno da personalidade *borderline*, 443, 456, 457
Delírios
  esquizofrenia e, 200-202
  exame do estado mental e, 85
Demência, e transtornos neurocognitivos, 388-395
Dependência, e terapia de grupo, 136
Dependência hostil, e transtorno da personalidade dependente, 601
Depo-Provera, 325
Depressão. *Ver também* Depressão psicótica
  aliança terapêutica e farmacoterapia para, 155
  compreensão psicodinâmica da, 223-228
  doença de Alzheimer e, 390
  estudos de resultado de tratamento para, 231-234
  etiologia da, 433-437
  fatores genéticos e ambientais na, 219
  Freud sobre introjeção e, 49
  indicações e contraindicações para tratamento combinado da, 242-243
  pesquisa sobre mecanismos neurobiológicos em psicoterapia para, 24-25
  princípios de tratamento para, 236-242
  transtorno da personalidade antissocial e, 531-532, 535-536

transtorno da personalidade *borderline* e, 428, 445
transtorno da personalidade obsessivo-compulsiva e, 582, 583, 591
transtornos relacionados a substâncias e, 350, 352, 354
Depressão psicótica, 225
Desamparo aprendido, e transtorno dissociativo de identidade, 301
Desastres naturais. *Ver* Terremoto de Kobe
Descatexia, conceito de, 190
Descontinuação de medicamento, 152-153
Descrença, e contratransferência em casos de transtorno da personalidade antissocial, 533-534
Desenvolvimento
   anorexia nervosa e, 359-360
   bulimia nervosa e, 368
   como fundamental para a psiquiatria psicodinâmica, 15-16
   entrevista clínica e, 82-82
   estrutura teórica da psiquiatria psicodinâmica e, 57-63
   hierarquia da ansiedade e, 258, **259**
   tratamento de base hospitalar e, 165-166
Desesperança, e suicídio, 230
Deslocamento, **38**
Despsicologização, do alcoolismo, 348
Dessensibilização sistêmica, e transtorno de estresse pós-traumático, 284
Desvalorização, e cisão, 46
Determinismo genético, 15-16
Determinismo psíquico, e princípios básico da psiquiatria psicodinâmica, 12-15
Diagnóstico. *Ver também* Avaliação;
   avaliação psicodinâmica e descritiva, 88-89
   características do ego e, 89-90
   de transtorno da personalidade antissocial no DSM-5, **517**, 530-531
   de transtorno da personalidade *borderline*, **430**, **432**
   de transtorno da personalidade dependente, 577, 598-599, **599-600**

de transtorno da personalidade esquizoide, **413-414**
de transtorno da personalidade esquizotípica, **414-415**
de transtorno da personalidade evitativa, **593**
de transtorno da personalidade histriônica, 545, **546**
de transtorno da personalidade narcisista, **485**
de transtorno da personalidade obessivo-compulsiva, **579**
de transtorno da personalidade paranoide, **400**, 401
de transtorno de ansiedade generalizada, 273
de transtorno dissociativo de identidade, 288
formulação psicodinâmica e, 93-94
gênero e transtorno da personalidade histérica, 551-552
relações objetais e, 90-91
self e, 91-92
Diagnóstico descritivo, 88-89
Diagrama do humor, e transtorno bipolar, 236
Dicks, Henry, 143-144
Diferenciação, e desenvolvimento, 60
Dimensão repetitiva, da transferência, 19-20
Diretrizes
   para o tratamento da anorexia nervosa, 363-367
   para o tratamento do transtorno da personalidade antissocial, 536-538
Diretrizes para o tratamento de pacientes com transtorno da personalidade *borderline (Practice Guideline for the Treatment of Patients with Borderline Personality Disorder,* American Psychiatric Association, 2001), 444
Disfunções sexuais
   compreensão psicodinâmica das, 333-337

considerações de tratamento para, 336-339
desenvolvimento do conceito, 330-334
Disposição dos assentos, e tratamento de transtorno da personalidade paranoide, 410-411
Disposição psicológica, e avaliação, 89-90
Dissociação. *Ver também* Transtornos dissociativos
   anorexia nervosa e, 360-361
   cisão e, 292-293
   como mecanismo de defesa, **37**
   self e, 288, 293
   subtipos de transtornos de estresse pós-traumático e, 281-283
   transtornos da personalidade histérica e histriônica e, 553-554
Distanciamento, e transtornos dissociativos, 286
"Distanciamento", e transtornos dissociativos, 285
Distimia, 243
Doença de Alzheimer, 388-395
Domínio das próprias ações, e transtornos dissociativos, 294
Dor
   abuso de substâncias e inflicção repetitiva de, 353
   de raiva no transtorno da personalidade *borderline*, 456
DSM-5. *Ver também* Diagnóstico
   conceitualização de depressão no, 227-228, 243
   disfunções sexuais no, 330-332, **332-333**
   distinção entre parafilia e transtornos parafílicos, 311-312
   outros transtornos da personalidade especificados e não especificados no, 604
   síndrome de Briquet no, 546
   transtorno da personalidade antissocial no, **517**
   transtorno da personalidade *borderline* no, 431, **432**
   transtorno da personalidade dependente no, 577, 598-599, **599-600**
transtorno da personalidade evitativa no, 577, **593**
transtorno da personalidade histriônica no, 545, **546**
transtorno da personalidade narcisista no, 484, **485**, 487, 488
transtorno da personalidade obsessivo-compulsiva no, 577, **579**
transtorno da personalidade paranoide no, **400**
transtorno pedofílico no, 320
transtornos alimentares no, 357-359
transtornos da personalidade esquizotípica e esquizoide no, 411-413, **413-415**
transtornos de ansiedade no, 261, 262
transtornos neurocognitivos e do neurodesenvolvimento no, 384
transtornos relacionados a substâncias no, 345
transtornos relacionados a trauma e a estressores no, 281
Dualismos, e definição da psiquiatria psicodinâmica, 5, 6
Duração
   da psicoterapia expressiva de apoio, 102
   diagnóstico de disfunção sexual e, 331-332

Educação. *Ver também* Psicoeducação
   intervenções para transtorno da personalidade evitativa e, 595-596
   manejo de cisão por membros de equipe hospitalar e, 174-175
   sexismo no treinamento de psicoterapia e, 560-561
Efeitos colaterais, de medicamentos, 153, 325
Eficácia da transferência *self*-objeto, 55
Ego. *Ver também* Psicologia do ego; Traços de caráter egossintônicos
   aspectos adaptativos do, 39-40
   diagnóstico e características do, 89-90
   esquizofrenia e limites do,191, 193
   mecanismos de defesa e, 36
   modelo de ansiedade de Freud e, 258

teoria das relações objetais e, 44-45
teoria estrutural tripartida de Freud do, 34-35
transtorno da personalidade *borderline* e fraqueza do, 429
transtorno do espectro autista e apoio do, 286
Eixo hipotalâmico-hipofisário-suprarrenal (HHS), e transtorno da personalidade *borderline*, 438
Ekman, Paul, 87
Elaboração
   psicoterapia expressiva de apoio e, 113
   transferência em terapia de grupo e, 140
Elogio, e psicoterapia expressiva de apoio, 108-110
Emerson, Ralph Waldo, 22
Emoção expressa (EE), e famílias de pacientes com esquizofrenia, 203-205
Emoção(ões). *Ver também* Afeto; Raiva; Medo
   emocionalidade em transtornos da personalidade histérica e histriônica, 554
   psicoterapia expressiva de apoio e experiência de, 117-118
   terapia de grupo e conceito de contágio, 137
Empatia
   pesquisa sobre substrato neural para, 62-63
   psicoterapia expressiva de apoio e validação da, 108-109
   psicoterapia para transtorno da personalidade obsessivo-compulsiva e, 591
   tratamento para transtorno da personalidade antissocial e, 536-537
   tratamento para transtorno da personalidade narcisista e, 496, 501
   tratamento para transtorno do espectro autista e, 386
Encorajamento para refletir, e psicoterapia expressiva de apoio, 108
Entrevista clínica, e avaliação
   contratransferência e, 80-81

diferenças entre entrevista médica e, 76-78
entre médico e paciente na, 75-76
exame do estado mental e, 84-87
importância da relação
obtenção da história e, 81-84
testagem psicológica e, 87-88
transferência e, 78-80
Entrevista estrutural, 81
Entrevista médica, diferenças
   entre entrevista clínica e, 76-78
Epidemiologia, do transtorno da personalidade antissocial, 518-519
Escala de Experiências Dissociativas (EED), 287
Escala de Funcionamento Reflexivo, 436
Escola Britânica, das relações objetais, 43-44, 49, 50, 56, 415-416
Esquizofrenia
   farmacoterapia para, 193-195
   fatores ambientais na, 187-188, 193
   genética e, 187, 192
   gerenciadores de caso e, 212
   intervenções familiares e, 203-205
   modelos psicodinâmicos de, 189-193
   não adesão a tratamentos com neurolépticos e, 150, 154
   processos psicopatológicos distintos na, 188-189
   psicoterapia individual para, 195-203
   terapia de grupo para, 203
   transtorno da personalidade esquizotípica e, 411-413
   tratamento hospitalar para, 206-212
   treinamento de habilidades psicossociais e, 205-206
Estabilizadores do humor, 235
Estresse
   depressão e, 219-220, 222, 237
   esquizofrenia e, 187-188
   reações a aniversários e, 84
   transtorno de estresse pós-traumático e gravidade do, 283
   transtorno de pânico, 263
Estrutura de referência, e cisão, 173-174

Estrutura teórica, da psiquiatria psicodinâmica
  considerações de desenvolvimento na, 57-63
  formulação psicodinâmica e, 93-94
  prática clínica e, 65-67
  psicologia do ego e, 34-40
  psicologia do *self* e, 50-57
  teoria das relações objetais e, 40-49
  teoria do apego e, 63-65
  teoria relacional norte-americana e, 49-50
  terapia familiar/de casal e, 143-145
Estudo Colaborativo sobre Cocaína do Instituto Nacional para o Abuso de Drogas (The National Institute on Drug Abuse Cocaine Collaborative Study), 356
Estudo de Tratamento de Anorexia Nervosa de Pacientes Ambulatoriais (Anorexia Nervosa Treatment of OutPatients [ANTOP]), 362-363
Estudo do Centro Psicanalítico de Columbia (Columbia Psychoanalytic Center Study), 400, 416-417
Estudo do Hospital Estadual de Camarillo (The Camarillo State Hospital Study), 195
Estudo Finlandês da Família Adotiva (Finnish Adoptive Family Study), 192
Estudo Longitudinal Colaborativo de Transtornos da Personalidade (Collaborative Longitudinal Personality Disorders Study), 412-413, 433, 583
Estudo Multidisciplinar sobre Saúde e Desenvolvimento de Dunedin (Dunedin Multidisciplinary Health and Development Study), 520
Estudo Penn-Administração de Veteranos (Veterans Administration-Penn Study), 355
Estudo Psicoterapêutico de Boston (Boston Psychotherapy Study), 195-197
Ética, e tratamento de parafilias, 326
Etiologia. *Ver também* Fatores ambientais; Genética
  da depressão, 219-223
  das parafilias, 312-313
  do transtorno da personalidade *borderline*, 433-437, 444
  dos transtornos dissociativos, 285-287, 290
  transtorno de estresse pós-traumático, 282-283
Eventos da vida. *Ver* Perda, Estresse
Eventos humilhantes, e depressão, 222-223
Evitação, e transtorno de ansiedade generalizada, 276
Evitação de dano, e transtorno da personalidade evitativa, 593
Exame de estado mental, e entrevista clínica, 84-87
Excitabilidade aumentada, e transtorno de estresse pós-traumático, 283
Exemplos de caso
  de bulimia nervosa, 370-373
  de cisão em contextos hospitalares, 172-173
  de comportamento suicida, 229
  de demência, 393-394
  de depressão, 224-225, 239-241
  de disfunções sexuais, 334-339
  de doença de Alzheimer, 391
  de esquizofrenia em contextos hospitalares, 207-212
  de farmacoterapia dinâmica, 156-157
  de fobia social, 268-269
  de formulação psicodinâmica, 93-94
  de parafilias, 326-327, 329-331
  de psicoterapia breve, 125, 126
  de transferência erótica, 566-570
  de transtorno da personalidade antissocial, 524-525, 528-530, 534-536
  de transtorno da personalidade *borderline*, 430-431, 457, 462-465
  de transtorno da personalidade dependente, 600-601
  de transtorno da personalidade esquizoide, 420-421
  de transtorno da personalidade evitativa, 596-598

de transtorno da personalidade histérica, 567-570
de transtorno da personalidade narcisista, 489, 493, 503-505
de transtorno da personalidade obsessivo-compulsiva, 585-588
de transtorno da personalidade paranoide, 404, 405, 407-410
de transtorno de ansiedade generalizada, 274-276
de transtorno de pânico, 267-268
de transtorno dissociativo de identidade, 296-297, 302
de transtorno do espectro autista, 386-387
de tratamento combinado em contextos ambulatoriais, 179-181
Exibicionismo, 316-317, 421-422
Expectativas
efeito placebo em farmacoterapia e, 156
papel na transferência, 19-20
Expressões faciais, e transtorno da personalidade borderline, 438-440, 461
Externalização, e transtorno de pânico, 266

Fairbairn, W.R.D., 43, 44, 62, 293, 335-336, 415-416, 421-422
Falha básica, e teoria das relações objetais, 43-44
Falha primária de maturação, 417-418
Falhas secundárias de maturação, 417-418
Falso self, 44
Família. Ver também Terapia familiar e terapia de casal;
Fantasia esquizoide, **38**
Farmacoterapia. Ver também Antidepressivos; Antipsicóticos atípicos; Tratamento combinado; Adesão; Automedicação; Efeitos colaterais
aliança terapêutica e, 154-157
contratransferência e, 153
esquizofrenia e, 193-195
parafilias e, 325
resistência e, 154

transferência e, 151-153
transtorno bipolar e, 236
transtorno da personalidade antissocial e, 531-532
transtorno da personalidade borderline e, 444-445
transtorno de ansiedade generalizada e, 275-276
vantagens da abordagem dinâmica à, 149-150
Fase autista, de desenvolvimento, 60
Fase crônica, de esquizofrenia, 189
Fase de recuperação, da esquizofrenia, 189
Fase edípica, de desenvolvimento, 57-58
Fase pré-mórbida, da esquizofrenia, 189
Fase prodrômica, de esquizofrenia, 189
Fase psicótica, da esquizofrenia, 189
Fase transicional, de esquizofrenia, 189
Fator liberador de corticotrofina (CRH), e depressão, 221
Fatores ambientais
depressão e, 219, 222
esquizofrenia e, 187-188, 193
pesquisa sobre a interação entre fatores genéticos e, 15-19
transtorno da personalidade antissocial e, 520-521
transtorno da personalidade evitativa e, 593
transtornos de ansiedade e, 260
Fatores de risco
para doença de Alzheimer, 391
para esquizofrenia, 192-193
para suicídio, 230-231, 244-245
para transtornos relacionados a substâncias, 349
Feminilidade primária, 58
Fenômenos clínicos, 66
Ferida narcísica, e contratransferência na farmacoterapia, 153
Fetichismo, 319-320
Fissura por drogas, 346, 354-355
Flexibilidade
transtorno da personalidade borderline e, 452-453

transtorno da personalidade paranoide e, 401
Fluoxetina, 232, 233
Fluxo sanguíneo cerebral regional (FSCr), e fobia social, 270
Fobia de afeto
    transtorno da personalidade dependente e, 601
    transtorno da personalidade obsessivo-compulsiva e, 589
Fobia social
    exemplo de caso de, 268-269
    transtorno da personalidade evitativa e, 592
    tratamento de, 270-272
Fobias, tratamento de, 268-273. Ver também Fobia social
Fobias específicas, 272
Foco, e indicações para psicoterapia breve, 123
Forma associativa, de memória implícita, 10
Forma episódica, de memória explícita, 10
Forma genérica da memória explícita, 10
Formação reativa
    definição de, **38**
    depressão e, 227
    transtorno da personalidade obsessivo-compulsiva e, 587, 590
    transtorno de pânico e, 266
Formulação psicodinâmica, 93-94
Fotografias, e revisão da vida, 392
Franklin, Benjamin, 509
Frequência de sessões, em psicoterapia expressiva de apoio, 102-103
Freud, Anna, 36
Freud, Sigmund
    aliança terapêutica e, 115
    anonimato do terapeuta e, 105
    ansiedade e, 257-258
    atuação e, 178-179, 565
    comportamento não verbal e, 86-87
    contratransferência e, 323
    depressão e, 220, 223

desenvolvimento infantil e, 15-16, 57, 58
determinismo psíquico e, 14-15
esquizofrenia e, 189-191
fetichismo e, 319
ideação suicida e, 228-229
inconsciente e, 9, 10, 12, 297
introjeção e, 49
mecanismos de defesa e, 36
memória e, 297, 298
neutralidade em psicoterapia e, 104
perversão sexual e, 311-313
psicologia do ego e, 34
psicologia do *self* e, 51-52, 56
resistência e, 22
senso do paciente relativo ao domínio das próprias ações e, 294
teoria das relações objetais e, 41, 42, 45
transferência e, 109-110
transtorno da personalidade histérica e, 546, 547, 557
transtorno da personalidade narcisista e, 494
transtorno da personalidade paranoide e, 403
Fromm-Reichmann, Frieda, 191

Ganho de peso, e tratamento de anorexia nervosa, 362-363
Gemelaridade narcisista, e transtorno da personalidade antissocial, 533-534
Gene transportador de serotonina (5-HTT)
    influência de eventos estressantes da vida sobre a depressão e, 220
    pesquisa com primatas sobre desenvolvimento e, 16-19
Gênero
    anorexia nervosa e, 358-359
    depressão e, 220
    diagnóstico de transtornos da personalidade e, 519
    diferenças neurobiológicas e, 59
    disfunções sexuais e, 331-332
    fatores de risco para o suicídio e, 230-231

formulação de Freud sobre o desenvolvimento feminino e, 58-59
parafilias e, 314-315
sadismo e masoquismo, 318
terapia familiar/de casal e, 149
transferência erótica e, 571-572
transtorno da personalidade antissocial e, 518-519
transtorno da personalidade *borderline* e, 432-433
transtorno da personalidade dependente e, 598-599
transtorno da personalidade histérica e, 551-552, 556-557
transtorno da personalidade narcisista e, 493
transtorno da personalidade paranoide e, 410-411
transtorno dissociativo de identidade e, 291-292
Genética
depressão e, 219, 220, 222
esquizofrenia e, 187, 192
pesquisa sobre interação entre fatores ambientais e, 15-19
transtorno da personalidade antissocial e, 519-521
transtorno da personalidade *borderline* e, 443-444
transtorno da personalidade obsessivo-compulsiva e, 583
transtorno de estresse pós-traumático e, 282
transtornos de ansiedade e, 259-260
transtornos dissociativos e, 287
transtornos relacionados a substâncias e, 346-347
Gerenciamento de caso
de esquizofrenia, 212
de transtorno da personalidade *borderline*, 449
Grandin, Temple, 385
Grandiosidade, e transtorno da personalidade paranoide, 402-403
Gravação, de episódios maníacos, 234

Grupo de Estudos sobre Processos de Mudança de Boston (Boston Change Process Study Group), 56-57
Grupo de suposição básica, e terapia de grupo, 135-137
Grupo-mãe, e transferência em terapia de grupo, 139-140
Grupos de apoio
para cuidadores de pacientes com doença de Alzheimer, 395
para famílias de pacientes com transtorno da personalidade *borderline*, 467-468
Grupos heterogêneos, e terapia de grupo, 137-138
Grupos homogêneos, e terapia de grupo, 137, 138
Guntrip, Harry, 43

Hartmann, Heinz, 39
Hiperatenção, e estado mental, 85
Hiperatividade, e transtornos relacionados a substâncias, 349
Hipersensibilidade, e transtorno da personalidade *borderline*, 443-444
Hipnose de estrada, e transtornos dissociativos, 285
Hipnoterapia, para transtorno de estresse pós-traumático, 284
Hipocampo. *Ver também* Cérebro; Neurobiologia
inconsciente e lesões bilaterais do, 11
posição relativa do córtex pré-frontal e, **13**
transtorno da personalidade *borderline* e, 440
transtorno de estresse pós-traumático e volume reduzido do, 17-18
transtornos dissociativos e, 286
Hipótese de trabalho, e transtorno de ansiedade generalizada, 276
História de trabalho, e transtorno da personalidade narcisista, 483
Homossexualidade
transtorno da personalidade paranoide e, 403

transtornos da personalidade histriônica e histérica e, 556-557
Hormônio andrenocorticotrófico (ACTH) transtorno da personalidade *borderline* e, 438
  depressão e, 221, 222
Hospitais e hospitalização. *Ver também* Hospitais-dia
  anorexia nervosa e, 363, 365
  aplicação de princípios dinâmicos atualmente, 165-172
  bulimia nervosa e, 370-373
  cisão em, 171-177
  esquizofrenia e, 206-212
  indicações para a abordagem dinâmica em, 177-179
  parafilias e, 329-331
  revisão histórica do tratamento psicanalítico em, 164-165
  transtorno da personalidade antissocial e, 527-536
  transtorno da personalidade *borderline* e, 464-468
  transtornos dissociativos e, 303-304
  tratamento de grupo em, 176-178
  vantagens da abordagem psicodinâmica em, 163-164
Hospitais-dia, e tratamento psicanaliticamente orientado para transtorno da personalidade *borderline*, 178-179, 465-466
Humor, como mecanismo de defesa, **39**

Id, e teoria de Freud do ego e do superego, 34, 35
Idade adulta, continuidade de padrões de apego na, 64
Idealização
  contextos hospitalares e, 175-176
  definição de, **37**
  teoria das relações objetais e, 46
  transtorno da personalidade dependente e, 602
  transtorno da personalidade narcisista e, 492-493, 499

Identidade. *Ver também Self*
  transtorno da personalidade *borderline* e, 428, 437
  transtorno da personalidade esquizoide e, 414-415
  transtornos neurocognitivos e, 388
Identificação
  definição de, **38**
  introjeção e, 49
Identificação projetiva
  anorexia nervosa e, 364
  contextos hospitalares e, 166-168, 172-175
  definição de, **37**
  teoria das relações objetais e, 46-49
  terapia familiar/de casal e, 146
  transtorno da personalidade *borderline* e, 431, 437, 460, 467-470
  transtorno da personalidade paranoide e, 402, 404, 411-412
Imagem corporal, e anorexia nervosa, 361-362, 366-367
Imipramina, 155, 233
Impulsividade
  medidas neurobiológicas de agressividade e, 16-17
  transtorno da personalidade antissocial e, 534-535
  transtornos relacionados a substâncias e, 353
Inconsciente
  modelo estrutural do, **35**
  princípios básicos de psiquiatria psicodinâmica e, 9-12
Índice da Síndrome *Borderline* (Borderline Syndrome Index), 465-466
Indivíduos não resolvidos, e padrões de apego, 64, 92
Indivíduos preocupados, e padrões de apego, 64, 92
Inibidores seletivos da recaptação de serotonina (ISRSs). *Ver também* Antidepressivos
  fobia social e, 271
  transtorno da personalidade *borderline* e, 445

Insight
  como parte integral da psicoterapia psicodinâmica, 23-24
  transtorno bipolar e, 234
  triângulo do, 113, **114**, 125
Instinto de morte, e teoria das relações objetais, 42-43
Instituição Herstedvester (Dinamarca), 529-530
Instituto Nacional para o Abuso de Álcool e Alcoolismo (National Institute on Alcohol Abuse and Alcoholism), 348
Intelectualização, **38**, 227
Internet, e organizações de sadismo/masoquismo, 318-319
Interpretação
  anorexia nervosa e, 364
  de expressões emocionais, 440
  depressão e, 237
  intervenções em transtornos dissociativos e, 295
  psicoterapia expressiva de apoio e, 106
  transferência erótica e, 568-571
Intervenções afirmativas, para transtornos dissociativos, 295
Introjeção e pacientes introjetivos
  como mecanismo de defesa, **38**
  depressão e, 227, 238
  mecanismos de mudança e, 116
  teoria das relações objetais e, 40-42, 49
Inveja, e transtorno da personalidade narcisista, 492, 498
Inveja do pênis, 58
Inventário de Psicopatia de Hare - Revisado (PCL-R), 516, 527
Inventário Multifásico de Personalidade de Minnesota (Minnesota Multiphasic Personality Inventory), 487

Jacobson, Edith, 40
Johnson, Virginia E., 331-332

Kaplan, Helen Singer, 331-332, 337-339
Kaplan, Louise, 314-315
Kernberg, Otto, 45-46, 65, 81, 165, 293, 429-431, 447, 484, 488-495, 497-500, 508

Klein, Melanie, 41-43, 45, 61, 136, 223-224
Knight, Robert, 428
Kohut, Heinz, 50-55, 61, 62, 147, 313-314, 319-320, 365, 484, 488-489, **490**, 491-494, 496-499

Lamotrigina, 445
Lar, doença de Alzheimer e importância do, 390
Lasch, Christopher, 482
Leis de denúncia, e psicoterapia para parafilias, 326
Lesão na cabeça, e transtorno da personalidade *borderline*, 444. *Ver também* Cérebro
Levantamento Epidemiológico Nacional sobre Álcool e Condições Relacionadas (National Epidemiologic Survey on Alcohol and Related Conditions), 349, 577
Levantamento Nacional sobre Parceiro(a) Sexual e Violência Sexual (National Intimate Partner and Sexual Violence Survey), 289
Limites, e violações de limites
  abstinência e, 106
  transferência erótica e tratamento para transtorno da personalidade histérica, 562, 566-567, 570
  transtorno da personalidade *borderline* e, 459-460
  transtornos dissociativos e, 300, 301
Limites, transtorno da personalidade *borderline* e estabelecimento de, 459-460, 466-467
Líquido cerebrospinal (LCS), concentrações do ácido 5-hidroxindolacético e medidas de agressividade, 16-17
Lítio, 152, 235, 236
Little, Margaret, 43
Luto, e depressão, 227-228

Mãe esquizofrenizante, 191
Mães-geladeira, e transtorno do espectro autista, 385
Mahler, Margaret, 60-61

Manejo. *Ver também* Gerenciamento de caso; Tratamento
  de cisão pelos membros da equipe do hospital, 174-175
  de demência, 393-394
  de pacientes suicidas, 246
  de transferência erótica, **563**
  de transtorno da personalidade paranoide, 409-412
Manejo psiquiátrico geral (MPG), e transtorno da personalidade *borderline*, 446, 449-450
Mania
  comportamento antissocial e, **531-532**
  princípios de tratamento para, 234-236
Máscara da Sanidade, A (Cleckley 1941/1976), 515-516
Masoquismo, 317-319, 584
Masters, William H., 331-332
Mecanismos de defesa. *Ver também* Negação; Identificação projetiva; Cisão
  anorexia nervosa e, 359-361
  avaliação de, 90
  depressão e, 227
  diferença entre resistência e, 22
  fobias e, 268, 269
  hierarquia de, 37-39
  pacientes suicidas e, 247-248
  psicologia do ego e, 35, 36
  teoria das relações objetais e, 45-49
  transtorno da personalidade *borderline* e, 430-431
  transtorno da personalidade obsessivo-compulsiva e, 585
  transtorno de ansiedade generalizada e, 276
  transtornos neurocognitivos e, 389
Medicamentos para a redução de testosterona, 325
Medicina despersonalizada, 5
Medo
  transtorno da personalidade antissocial e, 533-534
  transtorno de pânico e, 265

Membros de equipe, de hospitais
  anorexia nervosa e, 363
  cisão e, 172-177
  contratransferência e, 167, 169-172, 464-465, 467-468
  parafilias e, 329-331
  transtorno da personalidade antissocial e, 530-531
  transtorno da personalidade *borderline* e, 464-468
  transtornos dissociativos e, 303
Memória
  doença de Alzheimer e, 389, 393
  inconsciente e, 10
  transtornos dissociativos e, 287, 289, 297-299
Memória declarativa, 298
Memória explícita, 10, 298
Memória implícita, 10
Memória procedural, 10
Menninger, Karl, 125, 229
Menninger, W.C., 164-165
Mentalização
  avaliação e, 92
  como conceito-chave na teoria do apego, 65
  transtorno da personalidade antissocial e, 536-538
  transtorno da personalidade *borderline* e, 435, 436, 442, 447, 457-459
  transtorno da personalidade narcisista e, 501
  transtorno da personalidade paranoide e, 402
  transtorno do espectro autista e, 385-387
Mente, e conceito de cérebro na definição da psiquiatria psicodinâmica, 5-6, 442
Metáfora, teoria como, 66-67
Método com base em microprocessador, para monitoramento contínuo da adesão ao medicamento, 150
Microtraumas, e grupos minoritários, 81
Moclobemida, 233
Modelo de déficit de doença, 4

Modelo de doença, de transtornos relacionados a substâncias e, 346, 348, 351
Modelo de duas pessoas, para tratamento combinado, 179-181
Modelo de estresse-diátese, para transtornos do humor, 221
Modelo do consumidor, para avaliar a necessidade de psicoterapia, 148
Modelo estrutural, do inconsciente, **35**
Modelo topográfico, do inconsciente, 9-10, 34
Modelos animais. *Ver* Pesquisa com primatas
Modelos moral, de transtornos relacionados a substâncias e, 346, 347
Monoaminoxidase A (MAO-A), e transtorno da personalidade antissocial, 520
Mortalidade, e transtornos alimentares, 358-359, 366-367, 370
Morte, doença de Alzheimer e aceitação da, 395. *Ver também* Mortalidade
Mudança
   psicoterapia expressiva de apoio e mecanismos de, 115-119
   transtorno da personalidade paranoide e modelo de mudança da relação, 407

Narcisismo, distinção entre saudáveis e graus patológicos de, 481-483. *Ver também* Narcisismo hipervigilante; Narcisismo maligno; Transtorno da personalidade narcisista; Gemelaridade narcisista; Narcisismo alheio
Narcisismo alheio, 484-485, **486**, 487, 488, 493, 495, 501, 508
Narcisismo explícito, 487
Narcisismo hipervigilante, 484-487, 493, 495, 501, 502, 504, 506, 592
Narcisismo maligno, 492, 525-526
Narcisismo oculto, 487
Narcóticos Anônimos (NA), 356
National Institutes of Health, 482
Nefazadona, 242
Negação
   definição de, **37**
   demência de Alzheimer e, 392
   mania e, 234
   resistência em farmacoterapia e, 154
   teoria das relações objetais e, 49
   transtorno da personalidade antissocial e, 536-537
   transtorno da personalidade paranoide e, 410-411
   transtornos neurocognitivos e, 389
Negligência, infância
   depressão e, 221
   transtorno da personalidade antissocial e, 523
   transtorno da personalidade *borderline* e, 434, 435
Neossexualidade, 311-314
Neurobiologia. *Ver também* Cérebro
   diferenças de gênero em, 59
   do transtorno da personalidade antissocial, e, 522-523
   do transtorno da personalidade *borderline*, 437-444
   do transtorno da personalidade esquizotípica, 411-413
   do transtorno de pânico, 265
   psicoterapia psicodinâmica e, 23-25
Neurose de ansiedade, 257
Neuroticismo, e depressão, 219, 220
Neutralidade
   psicoterapia expressiva de apoio e, 104-105
   tratamento do transtorno da personalidade antissocial e, 537-538
New England Journal of Medicine, 332-333
Número de sessões, em psicoterapia breve, 124

O corpo como objeto transicional na bulimia nervosa, 368
O ego e os mecanismos de defesa (Freud, 1936/1966), 36
O jogo de emoções (*House of games,* filme), 536-537
Objetivos
   da psicoterapia breve, 125
   da psicoterapia expressiva de apoio, 101-102, 120

da terapia para transtornos da personalidade esquizotípica e esquizoide, 417-418
do tratamento para anorexia nervosa, 362-363
do tratamento para parafilias, 324-325
do tratamento para transtorno da personalidade paranoide, 406
do tratamento para transtorno do espectro autista, 386-387
"Objeto suficientemente mau", e transtorno da personalidade *borderline*, 455-456
Observação, e psicoterapia expressiva de apoio, 106, 108, 116-118
Obtenção da história, e entrevista clínica, 81-84, 237
Ódio objetivo, 20-21
Organização da personalidade *borderline*, 429-431
Organização do *self*, e transtorno da personalidade *borderline*, 436-437
Orientação, e exame do estado mental, 85
Outro dominante, e depressão, 225, 238
Outro transtorno da personalidade especificado, 604

Paciente(s). *Ver também* Avaliação; Aliança terapêutica; Transferência
  características do e indicações para psicoterapia expressiva de apoio, 121, **122**
  determinando a possibilidade de tratamento de paciente antissocial, 517-518
  indicações e contraindicações para psicoterapia breve, 123-124
  indicações e contraindicações para terapia de grupo, 140-142
  indicações e contraindicações para terapia familiar/de casal, 148-149
  indicações e contraindicações para tratamento combinado de depressão, 242-243
  indicações para abordagem dinâmica em contextos hospitalares, 177-179
  preditores de resposta positiva e negativa para tratamento de transtorno da personalidade antissocial, **532-533**
  término unilateral da psicoterapia pelo, 120
Pacientes anaclíticos
  depressão e, 227, 238
  mecanismos de mudança e, 116
Parafilias
  compreensão psicodinâmica das, 312-323
  evolução do conceito, 311-312
  tratamento das, 323-331
Parapraxias, 10, 85
Parentalidade, e estilos de parentalidade. *Ver também* Apego e teoria do apego; Família; Perda; Relações objetais
  anorexia nervosa e, 359-362
  bulimia nervosa e, 368
  ênfase na psicologia do *self* sobre as falhas de, 51, 52, 55
  esquizofrenia e, 191, 192
  fobia social e, 269-271
  parafilias e, 321, 328
  transtorno da personalidade antissocial e, 523, 524, 538
  transtorno da personalidade *borderline* e, 433-436
  transtorno da personalidade dependente e, 598-600
  transtorno da personalidade evitativa e, 594-595
  transtorno da personalidade narcisista e, 488-489
  transtorno da personalidade obsessivo-compulsiva e, 580, 581, 587
  transtorno dissociativo de identidade e, 291, 292, 294, 300, 301, 303
  transtorno do espectro autista e, 385
  transtornos afetivos e, 249
  transtornos da personalidade histriônica e histérica e, 554-558
  transtornos de ansiedade e, 263-265
Paroxetina, 24
Passado, como prólogo na psiquiatria psicodinâmica, 14-23
Paternidade/maternidade
  anorexia nervosa e, 359-360

autoestima e primeiras interações com a, 226
bulimia nervosa e, 367, 368, 372-373
demência de Alzheimer e, 394-395
envolvimento no tratamento de paciente deprimido, 241-242
exibicionismo e, 316-317
farmacoterapia para transtorno bipolar e, 236
intervenções para esquizofrenia e, 203-205
transtorno da personalidade antissocial e, 521
transtorno da personalidade dependente e, 603
transtorno da personalidade paranoide e, 401
transtornos da personalidade esquizotípica e esquizoide e, 412-414
Patuxent Institution (Maryland), 529-530
Pedofilia, 320-322, 330-331, 431
Pedófilo fixado, 321-322
Pensar e pensamento. *Ver também* Cognição e estilo cognitivo
anorexia nervosa e, 361-362
culturas e formas paranoides de, 399
psiquiatria psicodinâmica como uma forma de, 4-5
transtorno da personalidade antissocial e, 534-535
transtorno da personalidade *borderline* e, 429-430
transtorno da personalidade obsessivo-compulsiva e, 581, 591
transtorno da personalidade paranoide e, 401
Percepção, e exame do estado mental, 85
Perda
depressão e, 220-221, 226
mania e, 235
suicídio e, 229
transtorno de pânico e, 263
Perfeccionismo, e transtorno da personalidade obsessivo-compulsiva, 581, 582-583
Persona (filme), 417-418

Pesquisa com primatas, e influências ambientais *versus* genéticas sobre o desenvolvimento, 16-19, 441
Pessoa
conceito de *self* na definição da psiquiatria psicodinâmica e, 6-7
uso do termo na teoria das relações objetais, 40, 44
Plano de saúde
farmacoterapia e, 179-180
processo de revisão da utilização e, 173-174
terapia de grupo e, 138
Pluralismo, teórico na psiquiatria dinâmica moderna, 66
Poder. *Ver também* Controle
anorexia nervosa e, 359-360
pedofilia e, 321
transtorno da personalidade antissocial e, 524
Política, e funcionamento mental inconsciente, 11
Porta-voz, e terapia de grupo, 137
Posição autista-contígua, no transtorno dissociativo de identidade, 303
Posição depressiva, na teoria das relações objetais, 42, 43
Posição esquizoparanoide, 42, 43, 399
Posição passiva, e tratamento do transtorno da personalidade *borderline*, 454-455
Prática, como fase de desenvolvimento, 60
Prática clínica, papel da teoria na, 65-67
Pré-consciente, 9
Prescrição participativa, e farmacoterapia, 156
Prevenção. *Ver também* Recaída
de transtorno da personalidade antissocial, 537-538
de violência em pacientes paranoides, 409-412
Prisões
prevalência de psicopatia em, 516
tratamento do transtorno da personalidade antissocial nas, 529-532

Procedimento de Avaliação Shedler-Westen II (Shedler-Westen Assessment Procedure-II [SWAP-II]), 487-488, 547
Processo de envelhecimento, e transtorno da personalidade narcisista, 508-509
Processo de revisão da utilização, e plano de saúde, 173-174
Programa de Pesquisa Colaborativa para o Tratamento da Depressão do Instituto Nacional de Saúde Mental (National Institute of Mental Health Treatment of Depression Collaborative Research Program), 155, 233
Programação epigenética, 17-18
Programas de 12 passos, e transtornos relacionados a substâncias, 346, 348
Programas de isolamento em locais despovoados, e transtorno da personalidade antissocial, 529-530
Programas de manutenção com metadona, 355-356
Programas de residência na comunidade, e transtorno da personalidade antissocial, 529-530
Projeção
 definição de, 37
 demência e, 389
 teoria das relações objetais e, 42
 transtorno da personalidade paranoide e, 402
Projeto de Intervenções de Tratamento da Clínica Menninger (Menninger Clinic Treatment Interventions Project), 451
Projeto de Pesquisa sobre Psicoterapia da Fundação Menninger (Menninger Foundation Psychotherapy Research Project), 100, 117-118, 260-261, 450-451, 459
Propósito de vida, e doença de Alzheimer, 391-392
Provisão ótima, e psicologia do *self*, 56
Psicoeducação. Ver também Educação
 esquizofrenia em contexto hospitalar e, 206, 207
 famílias de pacientes esquizofrênicos e, 204

farmacoterapia para transtorno bipolar e, 236
intervenções em psicoterapia expressiva de apoio e, 108-109
transtorno da personalidade *borderline* e, 449, 467-468
Psicologia de duas pessoas, e teoria relacional norte-americana, 49-50
Psicologia do ego, 34-40
Psicologia do *self*
 anorexia nervosa e, 360-362
 comportamento masoquista e, 318
 estrutura teórica da psiquiatria psicodinâmica e, 50-57
 parafilias e, 313-315
 terapia familiar de casal e, 147-148
 transtorno da personalidade narcisista e, 495, 504
Psicopata bem-sucedido, 526-527
Psicopatia
 definição de, 516-517
 transtorno da personalidade histérica e, 552
 uso do termo, 515-516, 518
Psicoterapia breve. Ver também Psicoterapia psicodinâmica de curto prazo; Psicoterapia com tempo limitado
 disfunções sexuais e, 336-338
 eficácia da, 127-128
 indicações e contraindicações para, 123-124
 número de sessões, 124
 processo de, 124-126
 psicoterapia de longo prazo comparada à, 126-127
 terapia de grupo e, 138
 transtorno da personalidade dependente e, 602-603
 transtorno da personalidade evitativa e, 595-596
 transtorno de estresse pós-traumático e, 284
Psicoterapia de apoio. Ver também Psicoterapia expressiva de apoio
 continuum expressivo de apoio em, 100

Índice

esquizofrenia e, 198-199
terapia breve e, 126
transtorno da personalidade *borderline* e, 450-451
transtorno da personalidade narcisista e, 499-500
Psicoterapia de grupo com tempo delimitado, 138
Psicoterapia de longo prazo
 eficácia da, 128
 psicoterapia breve comparada à, 126-127
Psicoterapia desconstrutiva dinâmica (PDD), e transtorno da personalidade *borderline*, 446, 448-449
Psicoterapia dinâmica de curto prazo, para transtorno da personalidade dependente, 602
Psicoterapia expressiva. *Ver também* Psicoterapia expressiva de apoio
 continuum expressivo de apoio e, 100
 transtorno da personalidade *borderline* e, 450-451
Psicoterapia expressiva de apoio. *Ver também* Psicoterapia expressiva; Psicoterapia de apoio
 abstinência em, 104-106
 aliança terapêutica e, 115
 anorexia nervosa e, 362-367
 aspectos distintivos da, **117-118**
 associação livre e, 102-104
 bulimia nervosa e, 370
 duração da, 102
 elaboração e, 113
 frequência de sessões, 102-103
 indicações para, 121-123
 intervenções e, 106-110
 mecanismos de mudança e, 115-119
 neutralidade, anonimato e
 objetivos da, 102-102
 resistência e, 112-113
 sonhos e, 114
 término da, 117-121
 transferência e, 109-111, 120

transtorno da personalidade evitativa e, 595-596
transtornos de ansiedade e, 276
transtornos relacionados a substâncias e, 355-358
Psicoterapia focada na transferência (PFT), e transtorno da personalidade *borderline*, 446-448, 453-454
Psicoterapia individual. *Ver também* Psicoterapia expressiva de apoio; Psicoterapia psicodinâmica
 continuum expressivo de apoio na, 99-101, **107**
 eficácia da, 127-129
 esquizofrenia e, 195-203
 psicoterapia breve e, 123-126
 terapia de grupo comparada a, 138-139, 141, 142
 transtorno da personalidade antissocial e, 535-538
 transtorno da personalidade *borderline* e, 469-470
 transtorno da personalidade narcisista e, 495-507
 transtorno de estresse pós-traumático e, 284
 transtornos da personalidade esquizotípica e esquizoide e, 416-420
 transtornos da personalidade histérica e histriônica e, 558-572
 transtornos relacionados a substâncias e, 356
Psicoterapia psicodinâmica. *Ver também* Tratamento combinado; Psicoterapia expressiva de apoio; Terapia familiar e de casal; Terapia de grupo; Psicoterapia individual; Psicoterapia
 adesão à farmacoterapia e, 156-157
 disfunções sexuais e, 336-337
 neurobiologia e, 23-25
 pacientes com demência e, 389
 transtorno de ansiedade generalizada e, 273, 275-276
 transtorno de ansiedade social e, 272
 transtorno de pânico e, 265-266

Psicoterapia psicodinâmica de curto prazo.
Ver também Psicoterapia breve
  para depressão, 231-233
  para transtorno da ansiedade generalizada, 273
Psiquiatria biopsicossocial, 4, 93
Psiquiatria descritiva, 8-9
Psiquiatria dinâmica. Ver Psiquiatria psicodinâmica
Psiquiatria psicodinâmica. Ver também
Avaliação; Psicoterapia psicodinâmica;
Estrutura teórica; Tratamento
  anorexia nervosa e, 358-362
  definição de, 3-5
  depressão e, 223-228
  determinismo psíquico e, 12-15
  disfunções sexuais e, 333-337
  distinção entre os conceitos de pessoa e de *self* em, 6-7
  esquizofrenia e, 189-193
  inconsciente e, 9-12
  parafilias e, 312-323
  passado como prólogo em, 14-23
  psicoterapia dinâmica e, 8
  suicídio e, 228-231
  transtorno da personalidade antissocial e, 519-527
  transtorno da personalidade dependente e, 598-601
  transtorno da personalidade evitativa e, 593-595
  transtorno da personalidade narcisista e, 488-495
  transtorno da personalidade obsessivo-compulsiva e, 579-584
  transtornos da personalidade esquizotípica e esquizoide e, 412-417
  transtornos da personalidade histriônica e histérica e, 554-558
  transtornos dissociativos e, 287-294
  valor da experiência subjetiva em, 8-9
Psicoterapia. Ver também Psicoterapia breve; Terapia cognitivo-comportamental; Tratamento combinado; Confrontação; Psicoterapia individual; Psicoterapia de longo prazo; Psicoterapia psicodinâmica; Término do tratamento
  auxiliar para transtorno bipolar, 236
  doença de Alzheimer e, 392-393
  parafilias e, 325-329
  transtorno da personalidade *borderline* e, 445-465
  transtorno da personalidade dependente e, 601-604
  transtorno da personalidade evitativa e, 594-598
  transtorno da personalidade obsessivo-compulsiva e, 584-591
  transtorno de estresse pós-traumático e, 283
  transtornos relacionados a substâncias e, 355-356
Questionário de Apego
  adulto, 92
Questões abertas
  entrevista clínica e, 83
  psicoterapia expressiva de apoio e, 108
Questões legais
  tratamento de parafilias e, 323, 326
  tratamento do transtorno da personalidade antissocial e, 537-538
Raça e racismo
  contratransferência e, 80-81
  inconsciente e, 11
Racionalização, **38**, 227
Raiva
  contratransferência na farmacoterapia e, 153
  transtorno da personalidade *borderline* e, 428, 437, 455-457
  transtorno da personalidade obsessivo-compulsiva e, 587-590
  transtorno de pânico e, 265-266
Rapaport, David, 40
Reações a aniversários
  como estressores, 84
  suicídio e, 229
Reações terapêuticas negativas, à farmacoterapia, 154

Realidade, e transtorno da personalidade paranoide, 401
Reaproximação, como fase do desenvolvimento, 60
Recaídas. *Ver também* Prevenção
 parafilias e prevenção de, 324
 transtorno bipolar e, 235
 transtornos relacionados a substâncias e, 351
Rede de Hospitais-dia Psicoterapêuticos da Noruega (Norwegian Network of Psychotherapeutic Day Hospitals), 465-466
Redes de associações, e mecanismos de mudança, 116
Reforço positivo, e tratamento da anorexia nervosa, 363
Registro de Gêmeos da Michigan State University, 583
Registro de Gêmeos da Virgínia, 222
Regressão
 definição de, **37**
 pedofilia e, 321, 322
Relação bimodal, e tratamento combinado, 158
Relações interpessoais
 avaliação de, 91
 esquizofrenia e, 189, 194
 formas patológicas de narcisismo e, 483
 teoria das relações objetais e, 40
 transtorno da personalidade *borderline* e, 428-429
 transtorno da personalidade esquizoide e, 415-417
 transtorno da personalidade narcisista e, 507, 509
 transtorno da personalidade obsessivo-compulsiva e, 580
 transtornos relacionados a substâncias e, 353
Relações objetais. *Ver também* Constância objetal; Representações objetais; *Self*-objeto
 avaliação psicodinâmica e, 90-91
 estrutura teórica da psiquiatria psicodinâmica e, 40-49

parafilias e, 313-314
suicídio e, 229
terapia de grupo em contextos hospitalares e, 176-177
terapia familiar/de casal e, 145-147
transtorno da personalidade *borderline* e, 431
transtorno da personalidade esquizoide e, 415-416, 421
transtorno da personalidade paranoide e, 403-404
transtorno dissociativo de identidade e, 293-294
transtornos relacionados a substâncias e, 353
Reparação, e complexo de Édipo, 42
Representações objetais
 cisão em contextos hospitalares e, 175-176
 depressão e, 226
Repressão
 definição de, **38**
 negação e, 49
 transtornos dissociativos e, 287-288
Resistência
 associação livre em psicoterapia como, 102-103
 como princípio básico da psiquiatria psicodinâmica, 22-23
 depressão e, 238, 239
 farmacoterapia e, 154
 fobia social e, 272
 psicoterapia expressiva de apoio e, 112-113
 terapia de grupo e, 140
 terapia familiar/de casal e, 146
 transtorno da personalidade obsessivo-compulsiva e, 585-588, 590-591
 transtornos da personalidade histriônica e histérica e, 558, 565-568
Responsabilidade, e tratamento de pacientes suicidas, 248
Resposta de luta/fuga
 terapia de grupo e, 136
 transtorno de pânico e, 265

Respostas placebo, e farmacoterapia, 152, 156
Reuniões de equipe, em contextos hospitalares
  cisão e, 175-177
  contratransferência e, 169, 170, 533-535
  transtorno da personalidade antissocial e, 533-535
  transtorno da personalidade *borderline* e, 466-467
Revisão da vida, e doença de Alzheimer, 390, 392
Revista *Time*, 482
Risco de HIV, e abuso de substância, 356

Sacher-Masoch, Leopold von, 318
Sadismo, 317-319, 584
Saks, Elyn, 202-203
Sandler, Joseph, 64
Segurança. *Ver também* Violência
  teoria do apego e, 64
  transferência erótica e, 571
  tratamento de pacientes suicidas e plano para, 248
Self. *Ver também* Identidade; Autoestima
  anorexia nervosa e, 361-362
  avaliação e, 91-92
  conceito de pessoa na definição da psiquiatria psicodinâmica, 6-7
  dissociação e, 288, 293
  fatores de risco para o suicídio e, 245
  mania e falta de continuidade do, 234
  modelo de déficit de doença e, 4
  psicologia do *self* e, 50-55
  Stern e sentidos distintos do, 61
  teoria das relações objetais e, 44-45
  transtorno da personalidade obsessivo-compulsiva e, 583-584
  teoria relacional norte-americana e, 50
  transtorno da personalidade *borderline* e, 460
  transtorno da personalidade narcisista e, 491, 492, 496
  transtorno da personalidade paranoide e, 403
  transtornos neurocognitivos e, 388, 389
Self bipolar, e psicologia do *self*, 52
Self emergente, 61
Self grandioso, e psicologia do *self*, 51, 52
Self interdependente, 7
Self subjetivo, 61
Self tripolar, 52
Self verdadeiro, 44
Self-objeto
  avaliação e, 92
  como dimensão da transferência, 19-20
  psicologia do *self* e conceito de, 52, 54, 55
  terapia familiar/de casal e, 147
Senso categórico, do *self*, 61
Senso narrativo, do *self*, 61
Senso nuclear, de *self*, 61
Senso verbal, do *self*, 61
Separação-individuação, como fase de desenvolvimento, 60-61, 368
Serotonina, impacto da psicoterapia psicodinâmica sobre, 24
Sexismo, no treinamento de psicoterapia, 560-561
Sexualidade, e transtornos da personalidade histriônica e histérica, 549, 550-551, 554-556, 560-572. *Ver também* Homossexualidade; Neossexualidade; Disfunções sexuais
Sexualização, como mecanismo de defesa, **38**
Significado, e causa na psiquiatria psicodinâmica, 25
Simbiose, e desenvolvimento, 60
Síndrome de Briquet, 546
Síndrome deficitária, e esquizofrenia, 189, 190
Sintomas conversivos, 546
Sintomas negativos, de esquizofrenia, 188-189, 194, 200, 207
Sintomas positivos, de esquizofrenia, 188, 189, 203
Sintomas subliminares, de esquizofrenia, 189
Sistema de Codificação da Ação Facial, 87

Situação Estranha, 64, 92
Sociopata, uso do termo, 516
Solidão, e doença de Alzheimer, 391
Somatização, **37**, 266
Sonhos
  inconsciente e, 9-10
  psicoterapia expressiva de apoio e, 114
Stern, Daniel, 61-62
Subjetividade
  teoria relacional norte-americana e, 49-50
  terapia familiar/de casal e, 147-148
  valor da experiência subjetiva em psiquiatria psicodinâmica e, 8-9
Sublimação, **39**
Suborganizações, e relações objetais, 41
Subtipo hipermasculino, do transtorno da personalidade histérica, 552
Subtipo passivo/efeminado, de transtorno da personalidade histérica, 552
"Sucção de papel", e terapia de grupo, 137
Suicídio, e ideação suicida
  anorexia nervosa e, 366-367
  compreensão psicodinâmica do, 228-231
  e, 582
  exame do estado mental e, 86
  transtorno da personalidade antissocial e, 534-535
  transtorno da personalidade *borderline* e, 433, 443, 453, 456, 466-468
  transtorno da personalidade obsessivo-compulsiva
  transtorno de estresse pós-traumático e, 284
  transtornos relacionados a substâncias e, 350
  tratamento do, 243-249
Sullivan, Harry Stack, 190-191
Superego
  avaliação do, 90
  teoria de Freud do, 34-35, 41
  transtorno da personalidade antissocial e, 523-535

transtorno da personalidade obsessivo-compulsiva, 582, 590
transtornos relacionados a substâncias e, 354
Supermodulação, e transtorno de estresse pós-traumático, 283
Supervisão, e tratamento da doença de Alzheimer, 392
Supressão, **39**

Tédio, e tratamento do transtorno da personalidade narcisista, 502-503
Teoria da mente, e mentalização, 65, 442
Teoria do duplo eixo, 52, **53**, 489
Teoria relacional norte-americana, 49-50
Terapeuta fornecendo tratamento habitual (TH), e estudos de resultados de depressão, 232
Terapeuta(s). *Ver também* Limites; Contratransferência; Interpretação; Aliança terapêutica
  coterapeutas em terapia de grupo e, 139
  questões quanto ao tratamento de pacientes suicidas, 245-249
  suicídio de paciente e sofrimento do, 243-244
  término unilateral da psicoterapia pelo, 120-121
Terapeutas de cuidados primários, e abuso de substâncias, 356
Terapia baseada na mentalização (TBM), e transtorno da personalidade *borderline*, 446, 447
Terapia cognitivo-comportamental (TCC)
  anorexia nervosa e, 362-363
  bulimia nervosa e, 369
  depressão e, 231
  esquizofrenia e, 199-201
  fobia social e, 271
  parafilias e, 324
  transtorno da personalidade evitativa e, 595-596
  transtorno de ansiedade generalizada e, 273
  transtorno de estresse pós-traumático e, 283

transtornos relacionados a substâncias e, 351, 355
Terapia comportamental dialética (TCD), e transtorno da personalidade *borderline*, 446, 448, 469-471
Terapia de casal. *Ver* Família e terapia de casal
Terapia de exposição, para transtorno de estresse pós-traumático, 285
Terapia de grupo
  aliança de grupo e, 140
  anorexia nervosa e, 363
  aspectos singulares da experiência de grupo e, 135-137
  bulimia nervosa e, 373-374
  características de grupos psicoterapêuticos e, 137-139
  contextos hospitalares e, 176-178
  contratransferência e, 139
  esquizofrenia e, 203
  indicações e contraindicações para, 140-142
  parafilias e, 328-329
  resistência e, 140
  transferência e, 139-140
  transtorno da personalidade *borderline* e, 459-471
  transtorno da personalidade narcisista e, 506-507
  transtorno da personalidade obsessivo-compulsiva e, 589
  transtorno de compulsão alimentar e, 374
  transtornos da personalidade esquizotípica e esquizoide e, 419-422
  transtornos da personalidade histriônica e histérica e, 572-573
  transtornos relacionados a substâncias e, 351, 356
Terapia familiar de Bowen, 143
Terapia familiar e de casal
  anorexia nervosa e, 362-363
  bulimia nervosa e, 372-374
  compreensão teórica da, 143-145
  esquizofrenia e, 198-199, 203-205

indicações e contraindicações para a, 148-149
  origens do campo, 142-143
  parafilias e, 327, 328
  prevenção de comportamento antissocial e, 537-538
  psicologia do *self* e, 147-148
  relações objetais e, 145-147
  transtorno da personalidade *borderline* e, 467-470
  transtorno da personalidade narcisista e, 507-508
Terapia familiar sistêmica, 143
Terapia focada no esquema, e transtorno da personalidade *borderline*, 446
Terapia pessoal, para esquizofrenia, 198-199
Terapia psicodinâmica focal, para anorexia nervosa, 362-363
Terapia sexual, 331-332, 336-338
Término do tratamento, de psicoterapia
  psicoterapia expressiva de apoio e, 117-121
  transferência erótica e, 566-567
Terremoto de Kobe (1995), 392-393
Testagem psicológica
  entrevistas clínicas e, 87-88
  transtornos da personalidade histriônica e histérica e, 553
Teste de Apercepção Temática, 87-88
Teste de Associação Implícita, 11
Teste de Leitura de Mentes nos Olhos (Reading the Mind in the Eyes Test [RMET]), 439-440
Teste Rorschach, 87
Testes com dexametasona/hormônio liberador de corticotrofina (CRH), e transtorno da personalidade *borderline*, 437-438
Testes psicológicos projetivos, 87-88
Thoreau, Henry David, 422
Topiramato, 445
Trabalho de grupo, e terapia de grupo, 135-136
Traços de caráter egossintônicos
  suicídio e, 230

terapia de grupo e, 142
transtorno da personalidade paranoide e, 400
Transexuais, e transvestismo, 323
Transferência
  abstinência e, 105-106
  contextos hospitalares e, 169
  depressão e, 238
  entrevista clínica e, 78-81
  farmacoterapia e, 151-153
  frequência de sessões e, 102-103
  psicologia do self e, 51
  psicoterapia breve e, 125-126
  psicoterapia expressiva de apoio e, 109-111, 120
  resistência e, 112
  teoria do desenvolvimento e, 18-21
  terapia de grupo e, 139-140, 177-178
  terapia familiar/de casal e, 143, 144
  transtorno da personalidade borderline e, 451-452
  transtorno da personalidade dependente e, 602, 603
  transtorno da personalidade narcisista e, 498-499, 502, **503**, 507
  transtorno da personalidade obsessivo-compulsiva e, 586-587, 589
  transtorno da personalidade paranoide e, 402
  transtorno de estresse pós-traumático e, 285
  transtornos da personalidade histriônica e histérica e, 560-572
  transtornos dissociativos e, 300
Transferência do self-objeto adversária, 55
Transferência erótica, 560-572
Transferência especular, 51
Transferência idealizadora, 51
Transtorno afetivo bipolar, 154
Transtorno bipolar
  falta de insight no, 234
  não adesão à farmacoterapia e, 150, 236
  perda e, 235
Transtorno da conduta, 520

Transtorno da personalidade antissocial
  abordagens de tratamento para, 527-538
  compreensão psicodinâmica do, 519-527
  critérios diagnóstico para, **517**
  desenvolvimento do conceito, 515-518
  epidemiologia do, 518-519
  parafilias e, 324, 330-331
  prevenção do, 537-538
  terapia de grupo e, 142
  transtorno da personalidade borderline e, 433
  transtornos relacionados a substâncias e, 355, 357-358
Transtorno da personalidade borderline padrões de apego e, 65
  bulimia nervosa e, 370, 372-373
  características demográficas e curso da doença, 432-433
  características discriminatórias do, **429**
  cisão e, 46, 171-172, 292
  conceito do self comparado ao transtorno da personalidade narcisista, 491
  etiologia do, 433-437
  evolução do conceito de, 427-431
  neurobiologia do, 437-444
  transtorno da personalidade dependente e, 598-599
  transtorno da personalidade histriônica e, 551
  tratamento do, 444-471
  tratamento psicanaliticamente orientado em hospital-dia para, 178-179
Transtorno da personalidade dependente
  compreensão psicodinâmica do, 598-601
  considerações psicoterapêuticas para, 601-604
  introdução ao conceito de, 597-599
Transtorno da personalidade esquizoide
  terapaia de grupo para, 419-422
  compreensão psicodinâmica do, 412-417
  introdução ao conceito de, 411-413
  psicoterapia individual para, 416-420

Transtorno da personalidade esquizotípica
  compreensão psicodinâmica do, 412-417
  introdução ao conceito de, 411-413
  psicoterapia individual para, 416-420
  terapia de grupo para, 419-422
Transtorno da personalidade evitativa critérios diagnósticos para, **593**
  abordagens psicoterapêuticas ao, 594-598
  compreensão psicodinâmica do, 593-595
  fobia social e, 270
  introdução ao conceito de, 592
Transtorno da personalidade histérica
  abordagens de tratamento para, 558-573
  compreensão psicodinâmica do, 554-558
  estilo cognitivo e mecanismos de defesa em, 552-554
  gênero e diagnóstico do, 551-552
  transtorno da personalidade histriônica comparado ao, 545-551
  variantes neuróticas e primitivas do, **550**
Transtorno da personalidade histriônica
  estilo cognitivo e mecanismos de defesa no, 552-554
  abordagens de tratamento para, 558-573
  compreensão psicodinâmica do, 554-558
  critérios diagnósticos para, 545, **546**
  transtorno da personalidade histérica comparado a, 545-551
  variantes neuróticas e primitivas do, **550**
Transtorno da personalidade múltipla. Ver Transtorno dissociativo de identidade
Transtorno da personalidade não especificado, 604
Transtorno da personalidade narcisista
  transtorno da personalidade antissocial e, 525-526
  ciclo de vida e, 507-509
  compreensão psicodinâmica do, 488-495
  fenomenologia do, 484-488
  pedofilia e, 321
  transtorno da personalidade evitativa e, 592
  transtorno da personalidade histérica e, 552
  tratamento de, 495-507
Transtorno da personalidade obsessivo-compulsiva (TPOC)
  anorexia nervosa e, 361-362
  compreensão psicodinâmica do, 579-584
  considerações psicoterapêuticas no, 584-591
  defesas inconscientes e, 35-36
  introdução ao conceito de, 577-**578**
  no DSM-5, 577, 578, **579**
Transtorno da personalidade paranoide
  abordagens de tratamento do, 404-412
  compreensão psicodinâmica do, 401-404
  introdução ao conceito de, 399-401
Transtorno de ansiedade generalizada (TAG)
  tratamento do, 273-276
Transtorno de Asperger, 384
Transtorno de compulsão alimentar, 357-358, 373-374
Transtorno de déficit de atenção/hiperatividade, 523
Transtorno de estresse pós-traumático
  etiologia do, 282-283
  genética e risco de, 18-19, 282
  neurobiologia do, 17-18, 287
  subtipo dissociativo de, 281-282
  transtornos relacionados a substâncias e, 353
  tratamento do, 283-285
Transtorno de pânico, questões no tratamento de, 262-268
Transtorno dissociativo de identidade. *Ver também* Transtornos dissociativos no DSM-5, 282
  compreensão psicodinâmica do, 288-294

Transtorno do espectro autista (TEA), 384-387
Transtorno esquizofreniforme, 192
Transtorno global de desenvolvimento sem outra especificação, 384
Transtorno hipersexual, 331-332
Transtorno obsessivo-compulsivo (TOC), 577-578
Transtorno por uso de substância, 345
Transtornos afetivos
  bulimia nervosa e, 370
  compreensão psicodinâmica de, 228-231
Transtornos alimentares, introdução de conceitos, 357-359. *Ver* Anorexia nervosa; Transtorno de compulsão alimentar; Bulimia nervosa
Transtornos da personalidade. *Ver também tipos específicos*
  abordagem dinâmica em contextos hospitalares para, 178-179
  comorbidade dos, 604
  depressão maior em comorbidade com, 243
  diferenças de gênero no diagnóstico de, 519
  pedofilia e, 321
  psicoterapia breve e, 124
  segurança do apego e, 65
  sobreposições em diagnósticos de, 431
  terapia de grupo e, 142
  transtorno obsessivo-compulsivo e, 578
  transtornos relacionados a substâncias e, 349, 352
Transtornos de ansiedade. *Ver também* Transtorno de ansiedade generalizada; Transtorno de pânico; Fobias
  fatores ambientais em, 260
  fatores genéticos em, 259-260
  no DSM-5, 261, 262
  risco de suicídio e comorbidade, 231
  transtorno da personalidade antissocial e, 531-532

Transtornos dissociativos. *Ver também* Transtorno dissociativo de identidade
  compreensão psicodinâmica dos, 287-294
  etiologia dos, 285-287
  no DSM-5, 282
  tratamento dos, 294-304
Transtornos do humor. *Ver também* Depressão
  modelo de estresse-diátese para, 221
  transtorno da personalidade antissocial e, 522
Transtornos do neurodesenvolvimento, 384-387
Transtornos neurocognitivos, 387-395
Transtornos relacionados a substâncias. *Ver também* Abuso de substâncias
  desenvolvimento do conceito, 345-346
  fatores genéticos nos, 346-347
  modelos de, 346, 347
  tratamento de, 351-358
Transtornos relacionados a trauma e a estressores, no DSM-5, 281. *Ver também* Transtorno de estresse pós-traumático
Transvestismo, 322-323
Tratamento. *Ver também* Tratamento combinado; Terapia familiar e de casal; Terapia de grupo; Hospitais e hospitalização; Psicoterapia individual; Manejo; Farmacoterapia; Psicoterapia psicodinâmica
  avaliação das funções do ego e, 89
  da anorexia nervosa, 362-367
  da bulimia nervosa, 369-374
  das parafilias, 323-331
  do alcoolismo, 347-351
  do transtorno da ansiedade generalizada, 273-276
  do transtorno da personalidade antissocial, 527-538
  do transtorno da personalidade *borderline*, 444-471
  do transtorno da personalidade narcisista, 495-507
  do transtorno da personalidade paranoide, 404-412

do transtorno de estresse pós-traumático, 283-285
do transtorno de pânico, 262-268
do transtorno do espectro autista, 386-387
dos transtornos da personalidade histriônica e histérica, 558-573
dos transtornos dissociativos, 294-304
dos transtornos relacionados a substâncias, 351-358
dos transtornos sexuais, 336-339
pacientes suicidas e, 243-249
princípios do, para depressão, 236-242
Tratamento combinado. *Ver também* Farmacoterapia; Psicoterapia
contextos ambulatoriais e, 179-181
depressão e, 233, 242-243
eficácia do, 157-158
neurobiologia e, 24
transtorno de pânico e, 266-267
Tratamento de pacientes com transtornos dissociativos (TOP DD), 295-296
Tratamentos psicossociais, para esquizofrenia, 200, 205-206
Trauma. *Ver também* Microtraumas
apego e, 291
contextos hospitalares e, 167
depressão e, 221, 226
espectro de precisão na memória do, **298**
funcionamento cerebral e efeitos biológicos do, 5
transtorno da personalidade *borderline* e, 434, 436, 443
transtornos dissociativos e, 286, 289-291
do transtorno de estresse pós-traumático, 283-285
Treinamento de habilidades sociais, e esquizofrenia, 206
Treinamento de sistemas de Previsibilidade Emocional e Resolução de Problemas (Systems Training for Emotional Predictability and Problem Solving [STEPPS]), 446
Treino de relaxamento, e transtorno de pânico, 266
Triptorelina, 325

Vergonha
transtorno da personalidade evitativa e, 592, 594-595
transtorno da personalidade narcisista e, 486, 487, 497
Veteranos, transtorno de estresse pós-traumático e suicídio em, 284
Vínculo coercivo, e transtorno da personalidade *borderline*, 456
Vínculo desorientado-desorganizado, 64
Violência. *Ver também* Agressividade; Violência doméstica; Segurança
tratamento do transtorno da personalidade antissocial e medo sentido por membros da equipe, 533-534
tratamento do transtorno da personalidade paranoide e prevenção de, 409-412
Violência doméstica, e transtorno dissociativo de identidade, 289-290
Vitimização, e transtorno dissociativo de identidade, 291-292, 300
Voyeurismo, 317

Winnicott, D. W., 20-21, 43, 44, 55, 62, 415-417, 449, 454